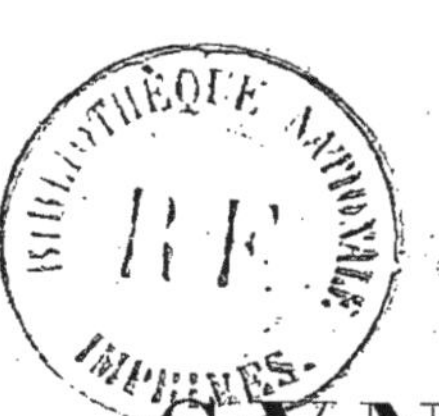

TRAITÉ

DE

GYNÉCOLOGIE

CLINIQUE ET OPÉRATOIRE

II

La Quatrième édition du Traité de Gynécologie
forme deux volumes qui ont paru successivement.

A dater de ce jour
le tome Premier n'est plus vendu séparément et le prix de l'ouvrage complet
est porté à 40 fr.

Décembre 1906.

TRAITÉ

DE

GYNÉCOLOGIE

CLINIQUE ET OPÉRATOIRE

PAR

S. POZZI

Professeur de Gynécologie à la Faculté de médecine de Paris
Chirurgien de l'hôpital Broca
Membre de l'Académie de Médecine

QUATRIÈME ÉDITION
REVUE ET AUGMENTÉE AVEC LA COLLABORATION DE
F. JAYLE

TOME II

PAGE 767 A FIN — FIGURE 527 A 894

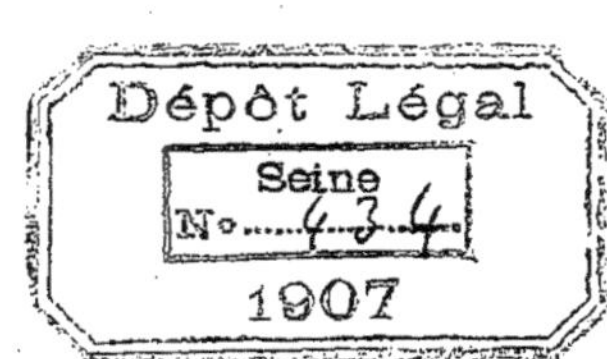

PARIS
MASSON ET Cie, ÉDITEURS
LIBRAIRES DE L'ACADÉMIE DE MÉDECINE
120, BOULEVARD SAINT-GERMAIN

1907

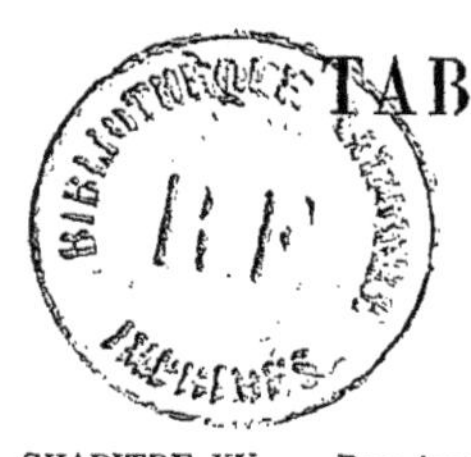

TABLE DES MATIÈRES

TOME II

ignipuncture de l'ovaire. Salpingorraphie. Salpingectomie avec conservation totale ou partielle de l'ovaire. Hystérectomie vaginale. Hystérectomie abdominale : subtotale, totale. Indications opératoires dans les annexites. Résultats opératoires.

Définition. Localisation. Types cliniques. Aperçu historique des doctrines. Rôle du tissu cellulaire, du péritoine pelvien, des lymphatiques, de l'inflammation des annexes. — Anatomie pathologique. Péri-métro-salpingite séreuse. Noyaux d'œdème inflammatoire. Collections séreuses. Paramétrites circonscrites. Paramétrite chronique atrophiante. Péri-métro-salpingite suppurée. Abcès pelviens. Phlegmon du ligament large. Abcès résiduaux tardifs. Cellulite pelvienne diffuse. — Étiologie générale. — Symptômes et diagnostic. — I. Noyaux d'œdème inflammatoire : diagnostic avec les corps fibreux; le prolapsus de l'ovaire; les kystes ovariques, les kystes du ligament large; les scybales. — II. Abcès pelviens : diagnostic avec le pyo-salpinx, le phlegmon du ligament large, l'hématocèle pelvienne. — III. Phlegmon du ligament large : diagnostic avec l'abcès pelvien; l'abcès de la fosse iliaque; la pérityphlite; l'abcès ossifluent; le cancer de l'os iliaque. — IV. Cellulite pelvienne diffuse. — Pronostic. — Traitement. Ponction par le vagin. Incision par le vagin, le rectum, la voie périnéale, par la voie pelvienne ou sacrée. Laparotomie sous-péritonéale et trans-péritonéale. Incision par la paroi abdominale des abcès devenus superficiels. Colpotomie, hystérectomie vaginale pour les abcès infiltrés dans le plancher pelvien. Manuel opératoire. Traitement des péri-métro-salpingites chroniques. Massage. Sismothérapie. Kinésithérapie. Électricité.

Division. — Kystes proligères glandulaires et papillaires. Volume. Surface externe. Pédicule. Configuration intérieure. Membrane d'enveloppe. Revêtement épithélial. Contenu. Dégénérescence calcaire et colloïde. Dégénérescence maligne. Métastases par infection spontanée. Métastases par infection opératoire. Dégénérescence sarcomateuse. Pathogénie. Théorie folliculaire. Rôle de l'épithélium. —Kystes dermoïdes. Pathogénie. Théorie de la parthénogenèse. Théorie de l'enclavement. Dégénérescence maligne. Kystes mixtes mucoïdes et dermoïdes. Genèse. — Kystes paroviariens, hyalins, papillaires, dermoïdes. — Complications des kystes de l'ovaire. Adhérences. Ascite. Apoplexie [intra-kystique. Torsion du pédicule. Suppuration.

Étiologie. — Symptômes. Période latente. Période de tuméfaction. Période de dépérissement. Tumeur pelvienne. Tumeur abdominale. Troubles de la menstruation. Stérilité. Compression de la vessie, du rectum, du diaphragme, des uretères. Affections cardiaques. Péritonites partielles. État général. Faciès ovarien. — Accidents. Inflammation. Suppuration. Torsion du pédicule. Rupture du kyste. Étranglement interne. Complications pleurales. — Pronostic. Marche. Guérison spontanée. Causes de la mort. Valeur pronostique de l'ascite. Kystes papillaires malins. Dégénérescence cancéreuse des kystes glandulaires. — Diagnostic des tumeurs pelviennes avec : noyau inflammatoire péri-métrique; hématocèle pelvienne; tumeurs des trompes; grossesse extra-utérine; rétroflexion ou latéro-version de l'utérus gravide. Diagnostic des tumeurs devenues abdominales avec : grossesse; ascite; péritonite tuberculeuse ou cancéreuse (ponction); corps fibreux de l'utérus; hématométrie; distension vésicale; tumeurs du rein, du foie, de la rate, du mésentère, de l'épiploon; échinocoques; tumeurs de la paroi abdominale; pseudo-kystes ou tumeurs-fantômes. (Incision exploratrice.) — Diagnostic de la variété du kyste. Diagnostic des adhérences.

Traitement médical. — Ponction par la paroi abdominale, par le vagin et par le rectum. — Injection iodée. Drainage. — Ovariotomie abdominale. Aperçu historique. Indications générales. Dégénérescence maligne. Age. Technique opératoire. Divers temps de l'opération. 1er temps : ouverture de l'abdomen. 2e temps : rupture des adhérences, évacuation. 3e temps : extraction du kyste et ligature du pédicule. 4e temps : toilette du péritoine et occlusion de l'abdomen. — Énucléation des kystes papillaires du ligament large et des kystes glandulaires inclus. — Opérations incomplètes; marsupialisation. — Ovariotomie vaginale. — Soins consécutifs. — Accidents. Hémorragie interne. Paralysie intestinale. Désunion secondaire de la plaie. Emphysème. Abcès superficiels. Abcès profonds. Parotidite. Péritonite. Occlusion intestinale. Tétanos. Phlébite. Embolie. Urémie. Shock. — Gravité de l'opération. Résultats statistiques. Suites. Récidives. Menstruation et fécondité post-opératoires. Folie post-opératoire.

Fréquence. — Influence de la grossesse sur les kystes. Augmentation de volume du kyste. Torsion du pédicule. Hémorragies intra-kystiques. Rupture du kyste. — Influence des kystes sur la grossesse. Phénomènes de compression. — Influence des kystes sur l'accouchement. Enclavement du

CHAPITRE XV

DES TROUBLES DE LA MENSTRUATION

MENSTRUATIONS PRÉCOCES ET TARDIVES

Dans nos climats tempérés, la menstruation commence généralement de treize à quinze ans et finit vers l'âge de quarante-cinq à cinquante, donnant ainsi à la femme une existence génitale d'environ trente à trente-cinq années. Les femmes menstruées de bonne heure le demeurent aussi un peu plus tardivement[1].

On connaît de nombreux exemples où l'établissement de la puberté s'est fait chez des enfants très jeunes. Le pubis se couvre de poils, les organes génitaux externes et les mamelles prennent un développement hâtif, enfin les menstrues apparaissent, pour se maintenir régulièrement ou cesser au bout de quelques années[2].

Sur le cadavre d'une enfant de quatre ans qui avait été bien réglée toutes les trois semaines depuis sa naissance, Campbell[3] a trouvé un développement excessif de l'appareil génital. Prochownick[4], qui a pu faire l'autopsie d'une petite fille de trois ans qui avait été réglée à un an, a pu constater sur les ovaires tous les signes d'une ovulation ancienne et récente[5].

[1] E. J. Tilt. *The change of life in health and disease.* 3e édit. Londres, 1876. — Cohnstein. Ueber Menopause (*Deutsche Klin.*, 1873, n° 5, p. 45).

[2] Puech. *Des ovaires et de leurs anomalies*, Paris, 1873. — Voir des considérations intéressantes sur la menstruation selon les races et les climats dans un discours de James Stirton: On hæmorrhages from the unimpregnated uterus (*Glasgow med. Journ.*, juill. 1887, t. II, p. 1 et suiv.). Sur l'influence de la constitution et de la couleur des cheveux, voir Sullies, *Ueber die Zeit des Eintritts der Menstruation.* Dissert. inaug., Kœnigsberg, 1886. Les femmes blondes et grandes seraient, d'après cet auteur, réglées plus tôt.

[3] Campbell, cité par F. Müller. *Die Krankheiten des weibl. Körpers*, 1888, p. 226.

[4] Prochownick. Fall von Menstruatio præcox mit Sectionsbericht (*Arch. f. Gyn.*, 1881, t. XVII, p. 530).

[5] M. Horwitz. *St-Petersb. med. Zeit.*, 1867, t. XIII, p. 221. — On trouvera dans ce mémoire l'analyse de la plupart des cas connus au moment de son apparition : on pourra compléter cet historique à l'aide du travail de Wallentin, cité plus bas. Voici, en outre, quelques indications :
A. Van Derveer. *Amer. Journ. of Obst.*, 1883, t. XVI, p. 1008. Enfant réglée depuis l'âge de 4 mois, règles survenant tous les 28 jours et durant 4 à 5 jours. A l'âge de 2 ans et 7 mois, elle avait l'aspect d'une fillette de 10 ou 12 ans; mamelles développées, ainsi que les organes génitaux externes. — Cabadé. *Gaz. méd. de Paris*, 6 oct. 1885.

On a vu des fillettes devenir enceintes, dans ces conditions, à des âges tout à fait invraisemblables : sept et huit ans[1], dix ans[2], onze ans[3] et douze ans[4].

Ces faits de puberté précoce chez la femme doivent être rapprochés

p. 474. Fillette réglée à 9 mois. Développement rapide des organes génitaux externes. — WALLENTIN. *Dissert. inaug.*, Breslau, 1886. Enfant réglée depuis l'âge de 15 mois. Développement des mamelles et des organes génitaux externes. L'enfant était extraordinairement grande pour son âge, à 6 ans et demi ; taille 1 m. 24, poids de 28 kilogr., tandis que les chiffres moyens (GEHRARD) sont, pour un enfant de 6 ans, 1 mètre et 19 kilogrammes. (Dans ce travail sont analysés tous les faits antérieurement connus.) — CASATI. *Il Raccogl.*, 50 oct. 1886. Enfant rachitique réglée à 6 ans et 1 mois. Développement des organes génitaux externes et des seins : au toucher rectal, *utérus pubère*. — LOVIOT. *Annal. de gyn.*, avril 1887, t. XXVII, p. 293. Petite fille de 4 ans, réglée (observ. lue à la *Soc. de Gyn. de Paris*). — BERNARD. *Lyon méd.*, 14 août, t. LV, p. 517. Jeune fille réglée depuis sa naissance jusqu'à l'âge de 12 ans, sans développement des organes génitaux. La menstruation, disparue à la suite d'une vive émotion, est demeurée irrégulière. Mariée à 20 ans, elle contracte la syphilis de son mari, et meurt à 27 ans d'un cancer de l'utérus. BERNARD se demanda (sans raison plausible) si la menstruation précoce ne l'a pas prédisposée au cancer. — DIAMANT. *Internat. klin. Rundschau*, 1888, n° 40. Enfant de 6 ans, présentant un développement des organes génitaux et des mamelles analogue à celui d'une fille pubère. Toutes ses dents à la fin de la 1re année ; à 2 ans à peine la menstruation a commencé et a duré 4 jours. A 6 ans, les règles ont cessé et n'avaient pas reparu depuis 6 mois quand l'enfant est examinée. Des crises épileptiformes se sont montrées dès lors, à la place des époques menstruelles. — KORNFELD. *Cent. f. Gyn.*, 1888, p. 593. Enfant de 5 ans, fille d'un aliéné qui l'excitait à la masturbation. Les règles parurent pendant trois mois : pas de détails ultérieurs ; masturbation ; état mental normal. — DE VLACCOS. Menstruation précoce chez une enfant de six mois (*Ann. de Gyn. et d'Obst.*, 1898, t. XLIX, p. 250). — AUSSET (E.). A propos d'un cas de maturité précoce chez une fillette de 4 ans et 9 mois (*Echo méd. du Nord*, 1901, t. V, p. 293). — PÉRIER (E.). Un nouveau cas de menstruation précoce (*J. d. Sage-femme*, 1900, t. IV, p. 358). — LOP. Un cas de menstruation précoce (*Gaz. des hôp.*, 1901, n° du 12 sept., p. 1006). — KLEIN. Ein Fall von pubertas praecox. (*Deut. med. Woch.*, 1899, p. 680). — STRÖMMER (O.). Ein Fall von menstruatio praecox (*Münch. med. Woch.*, 1902, n° 57, p. 1541). — KLEMM (W.). Menstruatio praecox. *Thèse Iena*, 1902. — STEIN (A.). Ein typischer Fall von Menstruatio praecox (*Deut. med. Woch.*, 1904, t. XXX, p. 1275). — LENZ (J.). Menstruatio und evolutio praecox (*Wien. klin. Rundschau*, 1904, t. XVIII, p. 654). — WILLIAMS (W. R.). Congenital menstruation, ovulation, lactation and congenital puberty (*Brit. med. Journ.*, 1901, I, p. 640). — STONE (A. M.). A case of menstrual precocity (*Med. Record*, 1904, t LXVI, p. 664). — FORD (M. J.). A case of precocious menstruation (*J. Am. med. Ass.*, 1904, XLIII).

[1] LUTAUD. Menstruation précoce chez une enfant de 7 ans (*Soc. obst. et gyn. de Paris*, 11 déc. 1890, in *Répert. univ. d'obstét. et de gyn.*, 1891, p. 502). — KÜSSMAUL. *Von dem Mangel der Verkümme rung und Verdoppelung der Gebärmutter*. Würzbourg, 1859, p. 42.

[2] ROWLET. *Amer. Journ. of med. Sciences*, 1854, t. XV, p. 266, — CORTIS. *Med. Times*, avril 1865. — C. MACNAMARA. *Lancet*, 15 déc. 1873, p. 852.

[3] FOX, cité par HARRIS. *Amer. Journ. of Obst.*, 1870, t. III, p. 616. — WILLARD. *Ibid.*, p. 658.

[4] Quelques nouveaux faits inédits de maternité précoce en France (*Sem. méd.*, 1898, t. XVIII, p. 119). — GUÉRIN-VALMALE. Un cas de maternité précoce. (*N. Montpellier méd.*, 1898, t. VII, p. 1155). — NEUGEBAUER (F.). Série de cas de maternité précoce (*Gaz. lek.*, Varsovie, 1898, 2 s., t. XVII, p. 674). — PALOTAI (A.). Ueber Erstgebaerende unter 16 Jahren (*Centralb. f. Gyn.*, 1902, t. XXVI, p. 1427). — MAPES (C. C.). Precocious menstruation and precocious pregnancy (*Memphis Lancet*, 1898, I, p. 289). — SCOTT (N. S.). Precocious pregnancy (*J. Am. med. Assoc.*, 1898, t. XXI, p. 192). — REAGAN (O). Mother aged fifteen years ; baby weight fifteen pounds (*Med. World*, Phil., 1905, t. XXI, p. 353). — MARSHALL (G. B.). Case of precocious pregnancy in girl of 15, before establishment of the menstrual function (*Glasgow M. J.*, 1905, t. LX, p. 284). — KERNS (W. W.). A very young mother (11 years, 6 months and 21 days) (*Med. World*, Phil., 1905, t. XXIII, p. 26). — SCHÜTZE. Ein Fall von Endometritis post-abortum bei einem 11 jährigen Mädchen (*Centralb. f. Gyn.*, 1905, n° 16).

des faits similaires observés chez l'homme[1], et dont j'ai vu moi-même un exemple.

Les **menstruations tardives** sont beaucoup plus sujettes à caution ; toute hémorragie intermittente, même irrégulière, est facilement prise par une femme, encore au voisinage de la ménopause, pour la persistance de ses règles, surtout s'il n'y a eu entre ces phénomènes aucun intervalle de quelque durée. Il s'agit alors souvent d'une affection utérine encore méconnue[2], endométrite, polypes muqueux, corps fibreux et surtout cancer. On a toutefois cité des exemples indubitables de menstruations très tardives, allant jusqu'à cinquante-six et cinquante-sept ans[3].

AMÉNORRHÉE

On entend par **aménorrhée** l'absence de menstruation et non l'absence d'écoulement régulier par les voies génitales. En effet, il peut se faire que la menstruation soit non *absente*, mais seulement *latente*, comme dans les cas de rétention du flux menstruel par atrésie, etc. Ces deux ordres de faits doivent être soigneusement distingués. Dans le dernier, l'aménorrhée qu'on pourrait appeler obstructive[4] n'est qu'un symptôme secondaire et je renvoie pour son étude au chapitre des MALFORMATIONS DES ORGANES GÉNITAUX.

L'aménorrhée primitive ou permanente est celle où les règles n'ont jamais fait leur apparition ; on l'a aussi appelée *emansio mensium*.

L'aménorrhée dite transitoire, ou mieux secondaire ou accidentelle, a aussi été appelée *suppressio mensium*.

Pathogénie. Étiologie. — On peut dire que, dans l'organisme féminin, pendant la période qui s'étend de la puberté à la ménopause, deux existences se poursuivent simultanément : celle de l'individu,

---

[1] H. BEIGEL. *Die Krankh. des weibl. Geschlechts*, Erlangen, 1874, t. 1, p. 325 (obs. de FLINT SOUTH).

[2] F. SIREDEY. Art. MÉTRORRHAGIE, in *Dict. de méd. et de chir. prat.*, Paris, 1886, t. XXII, p. 430.

[3] E. BARIÉ. *Étude sur la ménopause*. Thèse de Paris, 1877. — KISCH. *Das klimakterische Alter bei Frauen*, p. 44. — BARKER. *Phil. med. Times*, 12 déc. 1874. — KNOX. Menstruation in old age (*Med. Record*, 1888, t. XXXIII, p. 538). — A. MARX (*Przeglad lekarski*, 1889).

[4] Un exemple frappant de la nécessité de l'examen local, dans le cas d'aménorrhée, a été cité par WARNEK (*Soc. Obst. et gyn. de Moscou, in Annal. de Gyn.*, janvier 1890, t. XXXIII, p. 43). Il s'agissait d'une femme de 53 ans, multipare, chez laquelle les règles cessèrent brusquement. Une tumeur abdominale apparut et la malade succomba à une péritonite, malgré une tentative faite pour évacuer par le vagin le sang retenu dans l'utérus, dont le col était oblitéré. Cette atrésie succédait, sans doute, à une sténose ancienne, méconnue.

celle de l'espèce; celle de tous les organes, en général, celle de l'appareil génital, en particulier. Cette dualité, dont les conséquences physiologiques et psychologiques sont si importantes, peut être interrompue par l'influence de la maladie, comme elle cesse par l'effet de l'âge. L'aménorrhée n'est pas autre chose que l'absence ou la suspension de la vie génitale, produite soit par une insuffisance organique, soit par une perturbation profonde de la nutrition générale de la femme. Il faut se placer à ce point de vue pour bien comprendre les désordres inattendus et excessifs parfois causés par la rupture de cet équilibre. L'appareil génital n'est pas, si l'on peut ainsi dire, un rouage accessoire dans l'organisme féminin : il en représente, au contraire, le principal; c'est en vue de la fonction qu'il remplit que des épargnes et des réserves obligatoires sont incessamment faites; toute l'économie des recettes et dépenses nutritives est établie en vue de la conception imminente à laquelle la femme doit, d'après le plan de la nature, se trouver toujours exposée. Les Hindous considèrent toute menstruation qui n'a pas été précédée de coït comme un infanticide; aussi marient-ils les jeunes filles immédiatement avant la puberté, pour leur épargner ce crime involontaire. On pourrait dire de même, avec une concision paradoxale, que l'état normal de la femme est la grossesse ou l'allaitement. Pendant ces époques, la menstruation cesse; elle reprend dès que l'excès de matériaux nutritifs ne trouve plus à se dépenser utilement ainsi. La menstruation fait donc l'office d'une soupape de sûreté; son absence est l'indice d'un abaissement dans l'intensité de la nutrition, quand elle n'est pas le résultat normal d'une utilisation de ses matériaux, en vue de la reproduction de l'espèce.

On ne connaît guère d'exceptions certaines[1] à la règle générale, qui veut que la menstruation soit interrompue pendant toute la durée de la grossesse; pour l'allaitement, il y a des exceptions très nombreuses, mais généralement la sécrétion lactée est plus ou moins altérée pendant la période menstruelle[2].

Les conditions d'une menstruation régulière peuvent se résumer de la façon suivante :

a. Intégrité de l'appareil génital;

b. Composition normale du sang;

c. État normal du système nerveux.

Une influence perturbatrice quelconque ayant l'une ou l'autre de ces origines peut, ou empêcher la maturation de l'ovule, ou troubler l'ovu-

---

[1] Dr Saint-Moulin, de Bruxelles (*Journ. d'accouch. de Liège*, 1888, n° 18, p. 205), rapporte un cas de persistance de la menstruation durant la grossesse et un cas de grossesse chez une femme de 24 ans, non réglée.

[2] L. Mayer. *Berl. Beitr. zur Geb. u. Gyn.*, 1878, t. II, p. 124. — M. A. Raciborski. *Traité de la menstruation*, Paris, 1868.

lation, ou entraver, par action inhibitrice sur le grand sympathique et les vaso-moteurs, la congestion intense qui est la condition immédiate de l'écoulement menstruel.

Les **altérations des deux ovaires**, kystes, sclérose, péri-ovarite, agissent directement sur le point de départ du réflexe et, si elles sont assez avancées, peuvent complètement l'abolir. Mais on peut aussi voir ces altérations, n'ayant pas entièrement détruit l'organe, jouer le rôle inverse d'excitant, et produire des métrorragies avec dysménorrhée, au lieu de l'aménorrhée.

L'ablation bilatérale des ovaires amène-t-elle sûrement la cessation des règles? Une distinction capitale doit être faite. On ne doit pas accorder la même valeur aux faits où des tumeurs de l'ovaire, kystiques ou papillaires, ont été enlevées, et aux faits où la castration a été pratiquée pour des altérations très minimes, ayant peu modifié le volume et les connexions de l'organe, comme la dégénérescence scléro-kystique, ou même a porté sur des ovaires tout à fait sains (opération de Battey). Les faits de la première catégorie doivent être récusés, car il est impossible dans les cas de grosses tumeurs d'affirmer avec certitude qu'on n'a pas laissé un fragment de tissu ovarien dans le pédicule; or, cela seul suffit pour permettre la continuation du réflexe menstruel.

Reste une grande quantité de faits indéniables, appartenant aux deux dernières catégories, où, malgré la double castration, la menstruation a continué plus ou moins régulièrement[1]. Mais il est à noter que, toutes les fois qu'on a suivi les malades, durant un laps de temps assez long, on a vu ces menstruations prolongées et, si l'on peut ainsi dire, *posthumes*, cesser généralement au bout de quelques mois. Il n'est donc pas nécessaire d'invoquer ici, comme on l'a fait, l'existence possible d'un ovaire supplémentaire; il suffit de rappeler la loi bien connue de

[1]. Stoner. *Amer. Journ. of med. Sciences*, janv. 1866, t. LI, p. 119. — Voss (Suède). *Centr. f. d. med. Wissensch.*, 27 nov. 1869, p. 857. — Goodmann. *Richmond and Louisville med. Journ.*, 1875, et *Annal. de gyn.*, 1876, t. VI, p. 251. — Terrien. *Gaz. hebd.*, 27 déc. 1878, p. 851. — Malins. *Brit. med. Journ.*, 1880, t. I, p. 772. — Ormières. *Sur la menstruation après l'ovariotomie et l'hystérectomie.* Thèse de Paris, 1880 (Ormières a rassemblé 45 cas). — Campbell. *Soc. amér. de gyn. de Philad.*, sept. 1883 (*Centr. f. Gyn.*, 1884, p. 348). — Hennig. Ueber Menstruation nach doppelter Oophorotomie (*Soc. obstétric. de Leipzig*, nov. 1887, in *Centr. f. Gyn.*, 1888, p. 560). Il cite deux cas personnels et un cas de Ch. Braun, de Vienne. — Tuttle. Regular Menstruation after Tait's operation (*Amer. Journ. of Obst.*, 1888, t. XXI, p. 612). — L. Tait. Menstruation and the ovaries (*Lancet*, 1888, t. II, p. 1044 et 1204). — Bantock (*Brit. gyn. Journ.*, fév. 1889) cite plusieurs cas où la menstruation a persisté longtemps après l'ablation complète des deux ovaires. — Macario, Quénu, Terrillon. *Bull. et Mém. Soc. de Chir.*, 1889, p. 51. — R. Picquevix. *Des abus de la castration chez la femme.* Thèse de Paris. 1889. — Glaevecke (*Arch. f. Gyn.*, 1889, t. XXXV, n° 1, p. 1) est arrivé à la conclusion que la menstruation cesse tout à fait dans 88 pour 100 immédiatement après la castration ou après une courte période. Dans 12 pour 100 il persiste un flux peu abondant et irrégulier. Dans la moitié des cas le *molimen* persiste : dans la même proportion environ, les femmes prennent de l'embonpoint.

la persistance des habitudes organiques. On comprend fort bien que le système nerveux de la vie végétative, tout comme celui de la vie de relation, puisse reproduire, pour ainsi dire automatiquement et sous l'influence d'une incitation ancienne, des actes tels que la congestion de l'appareil génital. Il y a là comme un mouvement continué par le fait de la vitesse acquise, mais qui, en l'absence d'une nouvelle impulsion, ne tarde pas à s'affaiblir et à s'arrêter.

La persistance des règles après la double castration ovarienne est d'ailleurs l'exception : sur 45 cas observés dans mon service, F. Jayle[1] a relevé l'état suivant : 28 n'ont plus eu de règles, 9 ont été plus ou moins réglées dans le courant de la première année, 4 ont continué à avoir des menstruations parfois abondantes et douloureuses, 4 ont eu de véritables métrorragies nécessitant un traitement.

Dans des cas très exceptionnels, on a vu reparaître des écoulements vaginaux sanguins après l'hystérectomie totale vaginale (Sorel[2], Jayle[3]), le sang provenant d'une sorte de bourgeon cicatriciel ou d'un fragment de trompe non enlevés.

Une circonstance qui peut, du reste, favoriser la prolongation éphémère du molimen menstruel, c'est la présence d'altérations de la muqueuse utérine ou de son parenchyme[4], constantes dans les cas de fibromes où l'on a pratiqué la castration, très fréquentes dans les oophoro-salpingites invétérées pour lesquelles on enlève les annexes. Aussi doit-on parfois, dans ces cas, compléter l'opération principal: par un curettage[5].

Czempin[6] a attribué aussi une certaine importance à la congestion passive, due à la compression des veines par le tissu cicatriciel, résultant de l'opération.

L'aménorrhée consécutive à la castration se complique de phéno-

---

[1] F. Jayle. *Rev. de gyn. et de chir. abd.*, 1897, p. 416.

[2] R. Sorel. *La Presse méd.*, 1895, 16 fév., n° 8, p. XX.

[3] F. Jayle. *Loc. cit.*

[4] J'ai présenté à la Société de Gynécologie (*Bull. de la Soc. d'obstétrique, de gynécologie et de pédiatrie* de Paris, juillet 1905, p. 187.) l'utérus d'une femme à qui j'avais enlevé les annexes des deux côtés onze ans auparavant. Un corps fibreux s'était développé ultérieurement et avait nécessité la laparotomie par suite des douleurs qu'il provoquait. Cette seconde opération avait permis de constater qu'il ne restait aucun vestige d'ovaire. La menstruation n'en avait pas moins continué régulièrement; le noyau fibreux existait sans doute au moment de la première opération.

[5] Sänger (*Soc. obst. de Leipzig*, in *Centr. f. Gyn.*, 1888, p. 561), sur 49 castrations, n'a observé que deux fois une persistance de l'hémorragie mensuelle; dans l'un des cas, après la castration faite contre une rétroflexion compliquée d'endométrite, les ménorragies périodiques ayant continué, le chirurgien n'hésita pas à rouvrir le ventre pour vérifier l'état des pédicules; il ne trouva aucune trace des annexes. Les hémorragies disparurent après un curettage, montrant bien la part prise à leur production par l'endométrite concomitante. Dans un second cas, la castration fut faite pour des myomes multiples. Persistance des règles, un peu diminuées durant un an; Sänger les attribue à l'endométrite.

[6] A. Czempin. *Zeitschr. f. Geb. und Gyn.*, 1886, t. XIII, n° 2, p. 339.

mènes réflexes compensateurs surtout après l'oophorectomie double. L'ablation de l'utérus seul, si l'intervention respecte la vascularisation et l'innervation des ovaires, ne serait suivie que de peu de troubles[1]. Ces constatations cliniques viennent à l'appui de la théorie de la sécrétion interne de l'ovaire.

L'ablation des trompes seules ne paraît pas influencer la menstruation si les ovaires sont sains[2], ce qui ruine l'opinion de Lawson Tait sur l'influence prépondérante des oviductes dans cette fonction.

L'aménorrhée primitive peut être due à une mauvaise nutrition, à une hygiène défectueuse, ayant amené un retard dans le développement général de l'organisme : le surmenage intellectuel et l'absence d'exercice, dans certaines pensions et certains couvents, ont pu produire l'aménorrhée aussi bien que la chlorose. On comprend que les jeunes filles ayant des antécédents héréditaires scrofuleux, et qui sont particulièrement débiles, y soient plus spécialement prédis-posées. Inversement, le changement de régime, une nourriture azotée et abondante brusquement substituée à un régime presque exclusivement végétal, l'absence d'exercice au grand air chez les jeunes filles de la campagne venant habiter les villes, tout en produisant une pléthore subite, ont parfois amené un retard dans l'apparition des règles.

Enfin il existe des cas d'aménorrhée primitive qui ne sont en rapport ni avec un mauvais état général, ni avec un développement incomplet de l'appareil génital : les femmes atteintes de cette aménorrhée peuvent même concevoir et mener leur grossesse à terme[3].

L'aménorrhée secondaire peut reconnaître pour cause un appauvrissement du sang et un état de débilitation profonde dans le cours d'une maladie chronique ou à la suite d'une maladie aiguë. L'anémie, la chlorose, la maladie de Bright, le diabète[4], l'alcoolisme[5], le morphinisme[6], la cachexie cancéreuse ou palustre, la tuberculisation pulmonaire, la convalescence des grandes pyrexies, agissent de la sorte. Les

---

[1] Glaevecke, *Arch. f. Gyn.*, t. XXXV, I, p. 1. — F. Jayle, *Rev. de Gyn. et de Chir. abd.*, 1897, p. 426.

[2] J.-L. Championnière (*Répert. univ. d'obst. et de gyn.*, 1888, p. 220) a cité un cas où la menstruation est restée intacte, après une double salpingotomie, sans qu'on eût touché aux ovaires qui étaient sains. — F. Jayle. Traitement de la salpingoovarite par l'ablation des deux trompes avec conservation partielle ou totale d'un ovaire (*La Presse méd.*, 30 déc. 1899).

[3] Le Lorier. *Thèse de Paris*, 1904.

[4] Cohn. Zur Kasuistik der Amenorrhoe bei Diabetes mellitus und insipidus (*Zeitschr. f. Geb. und Gyn.*, 1887, t. XIV, n° 1). — Lecorché. *Du diabète sucré chez la femme*. Paris, 1886, p. 171.

[5] C. H. Carter. Amenorrhœa associated with alcoholism (*Brit. med. Journ.*, 1888, t. I, p. 1383).

[6] Roller. Ueber das Verhalten der Menstruatio bei Anwendung von Morphium und Opium (*Berl. klin. Woch.*, 1888, n° 48, p. 966).

affections chirurgicales aiguës ou chroniques peuvent de la même manière amener l'aménorrhée. Ces faits ont été bien observés déjà par Dupuytren[1].

C'est encore à l'anémie profonde qui accompagne l'invasion de la diathèse qu'on doit sans doute attribuer l'aménorrhée des syphilitiques sur laquelle a insisté Fournier[2], et celle des jeunes femmes atteintes de polysarcie[3], qui est une dystrophie souvent très débilitante.

L'influence du système nerveux est considérable dans la production de l'aménorrhée.

La frayeur produit souvent une suspension temporaire des règles[4]. C'est à la dépression morale autant qu'à l'anémie provoquée par la réclusion qu'est due l'aménorrhée des prisonnières, des aliénées enfermées dans un asile. La chlorose qui provoque l'aménorrhée paraît bien être réellement une maladie du système nerveux. L'absence de règles est très fréquente chez les hystériques. Le refroidissement brusque, qui est souvent noté comme cause occasionnelle de l'aménorrhée, agit probablement par la voie vaso-motrice.

C'est au pouvoir inhibitoire du système nerveux qu'il faut rapporter l'aménorrhée émotive des nouvelles mariées ou des femmes désirant ardemment des enfants ; sa coïncidence avec un certain degré de tympanite a souvent provoqué des illusions, suivies de cruelles déceptions. Il y a une aménorrhée, qu'on pourrait appeler craintive[5], des femmes qui, par suite d'une liaison irrégulière ou pour toute autre raison, redoutent une grossesse (Raciborski). J'ai observé plusieurs exemples de ces diverses variétés. Les deux dernières ne sont pas sans quelque analogie avec des auto-suggestions.

En effet, la suggestion a une influence non douteuse chez une certaine classe de sujets[6].

---

[1] Dupuytren (*Leçons orales*, t. II, p. 505) cite un travail de Brienne de Boismont que l'Académie a jugé digne de récompense, où il a signalé l'influence des maladies sur la menstruation. « Plusieurs fois (ajoute Dupuytren), nous avons vu les règles se déranger, se supprimer, dans le cours d'une affection chirurgicale aiguë ou chronique, ou après une grande opération. » Suivent de longs développements sur le retard ou l'avance, les déviations par la plaie, etc.) — Cette étude a été reprise par Terrillon, *Progrès méd.*, 1874, p. 737.

[2] A. Fournier. *Leçons sur la syphilis chez la femme*, Paris, 1873.

[3] C. A. Currier. The influence of obesity in young women upon the menstrual and reproductive functions (*Med. Record*, 1888, t. XXXIII, n° 6, p. 162).

[4] Inversement, on a cité des exemples d'aménorrhée, guérie par une vive émotion. R. J. Roberts (*Brit. med. Journ.*, 16 nov. 1889, p. 1093) rapporte le cas d'une jeune femme chez laquelle une frayeur fit revenir les règles supprimées depuis neuf mois.

[5] Raciborski (*loc. cit.*) a fort nettement indiqué ces aménorrhées de *cause psychique*.

[6] Le pouvoir de la suggestion sur les fonctions menstruelles est mis hors de doute par de nombreuses observations. J'ai vu une femme hystérique internée à l'asile de Villejuif dans le service de Marcel Briand, chez laquelle il a pu ainsi faire avancer ou retarder de plusieurs jours l'apparition des règles. — Consulter sur ce sujet : Bernheim. Sur un cas de régularisation de la menstruation par suggestion (*Arch. de tocol.*, 1887, p. 891). —

L'atrophie de l'utérus par involution exagérée, consécutive à des grossesses répétées, à une lactation prolongée, et au morphinisme[1] (voir p. 762), etc., cause l'aménorrhée.

Symptômes. — L'absence d'écoulement sanguin par les voies génitales à des époques déterminées constitue le signe capital.

Dans la grande majorité des cas surviennent des **symptômes vaso-moteurs, nerveux ou trophiques**. Ainsi se trouve réalisé un syndrome clinique auquel F. Jayle a donné le nom d'**insuffisance ovarienne**[2].

Les symptômes vaso-moteurs consistent essentiellement en bouffées de chaleur, palpitations, accès d'oppression, étouffements, etc. L'insuffisance ovarienne consécutive à la castration ovarienne, l'insuffisance de la ménopause naturelle s'observent principalement sous cette forme.

Les symptômes nerveux le plus ordinairement observés sont : la **neurasthénie**, un **état neurasthéniforme**, des **névralgies**, une **diminution de la mémoire**, un **changement du caractère** qui devient irritable, etc.

Les symptômes d'ordre nutritif consistent exceptionnellement dans l'**amaigrissement**, plus fréquemment dans l'**adipose**. Les malades augmentent de poids parfois dans des proportions considérables (50 livres et plus).

Ces trois ordres de symptômes peuvent se combiner chez une même malade ou se présenter à l'état isolé : d'où toute une série de types cliniques.

Quelques **troubles de la vue**[3] ou de l'**audition**, la **paraplégie**[4], paraissent être autant sous la dépendance immédiate de l'aménorrhée que de l'hystérie seule.

L'aménorrhée coïncide, dans certains cas, avec des éruptions cutanées périodiques qui, chez d'autres femmes, surviennent à l'époque des

KOBYLINSKI. Dysménorrhée guérie par la suggestion (*Vratch*, 1887, n° 45). — HUGENSCHMIDT. Treatment of dysmenorrhæa by mental suggestion or hypnotism (*Med. and surg. Report.*, Philad., 1888, t. IX, p. 458).

[1] W. LEVINSTEIN. Frühzeitige Atrophie des gesamm. Genitalapp. in einem Fall von Morphiummissgebrauch (*Cent. f. Gyn.*, 1887, n° 40, p. 633).

[2] F. JAYLE. De l'insuffisance ovarienne. (*La Presse médicale*, 1900, 17 mars, n° 22, et *Revue de Gyn. et de Chir. abd.*, 1901, pp. 905-934.

[3] ABADIE. *Traité des maladies des yeux*, 1884, t. II, p. 260. — DEDENNE. Rapports pathologiques de l'œil et de l'utérus (*Ann. de Gyn.*, 1879, t. XII, p. 174). — MOOREN. Gesichtsstörungen und Uterinleiden (*Arch. f. Augenheilk.*, 1881, t. X). — KARAFIATH. Erblindung mit akuter Papillo-retinitis bedingt durch Ausbleiben der Menstruation (*Centralb. f. Gyn.*, 1884, n° 17, p. 270). — CLIFTON S. MORSE. *New York med. Journ.*, 22 janv. 1887, p. 95. — COHN. *Uterus und Auge*, etc. Wiesbaden, 1890. — E. BERGER et R. LOEWY. Les troubles oculaires d'origine génitale chez la femme. Paris, 1905, p. 43.

[4] J. W. BOWEE. Suppressio mensium and paralysis of lower extremities resulting from nostalgia ; local and general faradization, cure. (*Obstet. Gaz. Cincinnati*, 1888, t. XI, p. 285.)

règles : acné, eczéma, herpès, urticaire, pemphigus, érysipèle[1]. On a aussi signalé la sialorrhée, l'hyperhydrose et le gonflement de la face et des pieds, sans doute par angio-névrose[2]; le développement excessif du système pileux[3].

Ces faits servent, pour ainsi dire, de transition à l'étude si curieuse des menstruations supplémentaires. Ils indiquent bien le consensus organique et la suppléance possible qui peuvent exister entre le tégument externe et la muqueuse utérine.

Il y a dans la science des cas curieux de ce qu'on pourrait appeler des sécrétions supplémentaires. Jones[4] a rapporté le cas d'une jeune femme qui, après une suppression menstruelle probablement due à un brusque refroidissement, fut atteinte d'aménorrhée et présenta pendant cinq ans, en guise de règles, un abondant écoulement de lait par les mamelons, durant trente-six heures; une autre femme ayant eu plusieurs enfants avait, pendant les trois premiers jours de la période cataméniale, une abondante diarrhée avec écoulement leucorrhéique cessant avec l'apparition d'un peu de sang. Il cite encore un exemple de leucorrhée périodique, au lieu des règles.

La déviation des règles, **menstruation supplémentaire**[5], vicariante, ou *ectopique*, offre les exemples les plus curieux et les plus inattendus[6]. Une des voies les plus fréquentes est la muqueuse bronchique[7]; la malade a des hémoptysies régulières qui peuvent faire croire à une phtisie commençante. On a aussi observé des hématémèses, des épistaxis, des hémorragies rectales[8], particulièrement chez les femmes

---

[1] DANLOS. *Des éruptions cutanées à l'époque des règles*. Thèse de Paris, 1874. — G. H. ROSE. *Ass. amér. d'obst. et de gyn.*, sept. 1888 (anal. in *Ann. de Gyn.*, janv. 1889, p. 66). — STILLER. *Berl. klin. Woch.*, 1877, n° 59, p. 751. — WILHELM. *Ibid.*, 1878, n° 4, p. 50. — SCHRAMM. *Ibid.*, n° 42, p. 626. — WAGNER. *Allg. med. Centralzeit.*, 1878, n° 94, p. 1173. — ROUVIER. Phénomènes supplémentaires des règles (*Annal. de Gyn.*, 1879, t. XII, p. 10). — L. JOSEPH. Ueber die Beziehungen von Dermatosen in Genitalerkrankungen des Weibes (*Berl. klin. Woch.*, 1879, n° 57, p. 554 et suiv.). — J. HEITZMANN. Vicarürende Menstruation und Menstrual-Exanthem (*Wien. med. Jahrb.*, 1884, n° I, p. 9).

[2] BORNER. Ueber nervöse Hautschwellung als Begleiterscheinung der Menstruation und Climax (*Samml. klin. Vortr.*, 1888, n° 90, p. 512).

[3] TEPLISCHIN. *Med. Rundschau*, 1888, n° 1.

[4] G. F. JONES. Trans. of the obst. Soc. of Cincinnati (*Am. Journ. of Obstet.*, 1887, t. XX, p. 92).

[5] Ce curieux phénomène est connu depuis longtemps. G. E. STAHL. *De mensium insolitis viis*, Halle, 1702. — A. DE HALLER (*Elementa physiologiæ*, Berne, 1765, t. VII, 2ᵉ partie, p. 157) décrit très exactement *Quæ mensium locum tenent*. — Consulter sur ce sujet : SCANZONI, *loc. cit.*, p. 277. — COURTY, *loc. cit.*, p. 473. — PUECH. *Comptes rendus Acad. des sciences*, 9 déc. 1861, t. LIII, p. 1066. — G. LOREY. *Des vomissements de sang supplémentaires des règles*. Thèse de Paris, 1875. — L. TORTHE. *D'une forme rare de déviation menstruelle*. Thèse de Paris, 1877.

[6] J.-H. CAMIADE. *Étude sur la déviation des menstrues*. Thèse de Paris, 1872.

[7] R. THOMAS. *Amer. Journ. of Obst.*, 1886, t. XIX, p. 141. — C. O. WRIGHT (*Amer. Journ. of Obst.*, 1887, t. XX, p. 88) en rapporte trois cas.

[8] E. C. BARRETT. Vicarious menstruation per rectum (*Virgin. med. Monthly*, Richmond, 1875, p. 671).

pléthoriques atteintes d'hémorroïdes, des otorragies[1], soit qu'il existât antérieurement une otorrhée purulente qui eût fait de l'oreille un *locus minoris resistentiæ*, soit même que la membrane du tympan fût saine. Plus rares sont les hémorragies cutanées, sous forme d'ecchymoses et pétéchies, d'écoulement de sang à une région déterminée où le tégument est intact[2], ou à la surface d'un ulcère. J'ai vu à l'hôpital Saint-Louis une infirmière atteinte de lupus de la face qui avait, à chaque époque menstruelle, un abondant suintement sanguin en cet endroit.

L'aménorrhée consécutive à la castration ovarienne s'accompagne, à un degré variable, des divers symptômes congestifs, nerveux et trophiques de l'insuffisance ovarienne, et parfois de troubles de la vue, de l'ouïe et de la phonation. Au point de vue vénérien, on a relevé l'abolition des désirs, l'abolition des sensations et, inversement, l'exagération des désirs; ces modifications, sans être rares, restent exceptionnelles et paraissent la plupart du temps relever de l'auto-suggestion. La durée de l'évolution de ces différents troubles est des plus variables. La moyenne est de deux à trois ans. Dans certains cas on les voit reparaître par périodes durant cinq, dix ans et plus[3].

Traitement. — C'est une erreur de croire que l'aménorrhée réclame des médicaments spéciaux, ayant une action élective sur la muqueuse utérine. Les emménagogues, rue, sabine, safran[4], apiol[5], peuvent tout

---

[1] Gilles de la Tourette (*Progrès méd.*, 1882, n° 35, p. 668) a rapporté l'observation d'une jeune fille de 18 ans, ayant depuis l'âge de 12 ans un écoulement purulent par l'oreille. A l'âge de 14 ans, elle s'éveille une nuit, baignant dans le sang qui s'écoulait par cette voie. Depuis lors, ce fait s'est régulièrement reproduit toutes les trois semaines : une seule fois les règles sont normalement revenues. — Stepanow (*Med. Rundschau*, 1885, n° 19) cite une jeune fille de 17 ans, hystérique, chez laquelle le tympan n'est pas perforé et l'oreille paraît saine. L'écoulement menstruel se fait à ce niveau et dure deux jours. L'auteur rappelle trois cas analogues de Ménière, mais où l'oreille était malade, et des cas de Jacobi, Benni, Henzinger, Huss et Lang.

[2] Stear (*Lancet*, 13 mai 1882, p. 786) aurait observé une hémorragie supplémentaire par les mamelons ; femme de 50 ans : l'hémorragie date de 12 mois. — Gordon (*Amer. Journ. of Obstet.*, avril 1882, p. 543) a publié l'observation suivante : Femme de 41 ans, fortement constituée. Depuis 7 ans les règles ont disparu et l'écoulement sanguin, qui dure de 3 à 5 jours, se fait régulièrement par une petite tache bleuâtre qui existe au niveau du pli de flexion de l'articulation phalangienne des pouces. Cet écoulement a été interrompu par une grossesse.

[3] F. Jayle. Effets physiologiques de la castration chez la femme. (*Rev. de Gyn. et de Chir. abd.*, 1897, p. 415). On trouvera dans ce mémoire la bibliographie sur cette question.

[4] Voici une formule donnée par de Sinéty :

R. Aloès
Rue
Sabine
Safran
āā 0,05 pour un cachet (dont on prendra de 1 à 2 par jour).

[5] L'apiol, principe actif de l'*apium petroselinum*, a été surtout vanté par Jonet (*Bull. gén. de thér.*, fév. 1860, t. LIX, p. 97), Marotte (*ibid.*, oct. 1863, t. LXV, p. 295 et 541), Delmis (*Abeille méd.*, avril 1891). On l'administre à la dose de 2 capsules, de 25 centigrammes chacune, par jour, une le matin, une le soir, au moment des règles, dans la dysménorrhée, ou à leur époque présumée, dans l'aménorrhée.

au plus être employés dans les cas spéciaux où une cause occasionnelle
très nette (refroidissement, émotion violente) a déterminé la cessation
des règles. C'est au moment même de la période d'absence qu'il faut
les prescrire avec modération. J'en dirai autant des bains très chauds
(40 à 45°). Les purgatifs drastiques et salins[1] peuvent aussi être admi
nistrés pour provoquer un certain degré de congestion pelvienne. On a
vanté le permanganate de potasse comme spécifique souverain[2].

Ordinairement, c'est l'indication causale qu'il faut suivre, et, comme
l'aménorrhée est sous la dépendance soit d'un appauvrissement du
sang, soit d'un trouble nerveux, c'est aux reconstituants, aux **toniques**,
aux modificateurs généraux et, en particulier, au fer et au manganèse[3]
ou à l'hydrothérapie qu'on aura recours. J'attache beaucoup plus d'importance à ce traitement général qu'aux scarifications du col utérin, à
l'application d'un pessaire galvanique, etc.

L'électricité (courants *faradiques* ou *continus*)[4] peut donner de bons
résultats. Un procédé commode et pratique est de soumettre les jeunes
filles aménorrhéiques à l'action du bain statique avec étincelles tirées
de la région lombaire. Le traitement demande environ deux ou trois
mois dans les cas moyens. Son efficacité est du reste reconnue depuis
longtemps, puisque, dès l'apparition de la machine statique en thérapeutique au commencement du xviiie siècle, les auteurs signalent « les bons
effets de l'électricité pour faire revenir les menstrues ». Les électriciens
modernes attribuent à la statique une action congestive sur les organes
du petit bassin, peut-être non sans raison, car Doumer[5], dans une statistique comprenant 100 femmes ayant subi un traitement franklinien
pour une affection quelconque, a observé l'apparition plus précoce du
flux menstruel et une augmentation de la quantité de sang écoulé dans
une proportion de 75 pour 100 des cas.

En cas d'insuccès on pourrait avoir recours à l'un des moyens suivants déjà plus compliqués : la faradisation suivant la méthode décrite
par Bigelow[6] (une électrode fixée dans la région lombaire et l'autre

---

[1] Les drastiques les plus usuels sont les suivants : aloès, scammonée, jalap, podophylle,
cascara, etc. Je prescris volontiers 10 grammes d'eau-de-vie allemande (teinture de jalap
composée) dans une tasse de café léger. — Le purgatif salin le mieux accepté est le citrate
de magnésie (45 grammes) ou les diverses eaux minérales naturelles, Hunyadi-Janos,
Pullna, Birmenstorff, etc.

[2] Boldt (de New-York). *Therap. Gaz.*, 15 janvier 1887, p. 625. — P. W. Macdonald. Permanganate of potassium in the treatment of amenorrhœa associated with mental disease
(*Practitioner*, Londres 1888, t. XI, p. 428). — Hart et Barbour donnent cette formule :

<blockquote>
R. Permanganate de potasse }
   Kaolin   } āā 0 gr. 15.
   Vaseline   q. s. pour une pilule.
(Prendre trois pilules par jour.)
</blockquote>

[3] Watkins. *Arch. de tocol.*, 1887, p. 614.

[4] Davenport. *Bost. med. and surg. journ.*, 1891, p. 380.

[5] Doumer. *La Semaine gynécologique*, 1896, p. 134.

[6] H. Bigelow. *Gynæcol. Electrotherapeutics*, Londres, 1889, p. 130.

représentée par un bain d'eau salée où plongent les pieds de la malade), la galvanocaustique cervicale à l'aide du pôle négatif (Apostoli).

Dans tous les cas, on doit commencer le traitement quelques jours avant l'époque présumée des règles et faire une séance quotidienne jusqu'à ce moment.

On prescrira aussi, spécialement, les **exercices physiques**, les promenades au grand air, la gymnastique, le séjour au bord de la mer ou à une certaine altitude, enfin la distraction et l'absence de toute préoccupation morale.

Dans les cas d'aménorrhée chez les jeunes femmes menacées ou atteintes d'obésité, j'ai plusieurs fois amené le retour des règles en attaquant l'obésité par le régime sec, l'abstention des féculents, l'exercice, le traitement thermal (Brides, Salies-de-Béarn, etc.), et enfin par l'excitation de la muqueuse utérine, à l'aide de la dilatation de l'utérus avec la laminaire et les bougies de Hegar à l'époque présumée des règles.

Chez les femmes qui ont subi la castration ovarienne et qui sont demeurées aménorrhéiques, je me suis très bien trouvé de **scarifications du col**, effectuant une petite saignée locale, tous les mois, aux époques déterminées. On peut même avoir recours à des *saignées* que Segond a en particulier recommandées[1]. J'y ajoute l'emploi de **purgatifs salins**.

Une thérapeutique pathogénique a été instituée à la suite des recherches établissant la théorie de la sécrétion interne des ovaires : l'**opothérapie ovarienne**. Les études de F. Jayle[2], de Mainzer[3], Mond[4], Chroback[5], Muret[6], Spillmann et Étienne[7], Lissac[8], etc., ont établi que dans l'aménorrhée post-opératoire et naturelle et dans la dysménorrhée, l'opothérapie ovarienne donne des résultats bons, quoique non constants.

La glande ovarienne peut être administrée à l'état cru, ou incorporée à un liquide (voie sous-cutanée ou voie digestive), ou réduite à l'état de poudre pulvérulente. Les préparations d'ovaire cru sont difficiles à obtenir et peu agréables à prendre. Le liquide ovarique, obtenu par le procédé Brown-Séquard-d'Arsonval, est un excellent mode d'administration, mais il est d'un usage pratique difficile.

La poudre d'ovaire, dénommée **ovarine**, est la préparation de choix.

---

[1] P. Segond, in *Thèse Baudron*, 1894, p. 103.

[2] F. Jayle. *Bull. de l'Acad. de méd.*, 3 mars 1896, p. 196. — *La Presse méd.*, 1896, 5 mai et 29 août. — *Rev. de gyn. et de chir. abd.*, 1898, p. 239 et p. 649; et 1903, p. 437.

[3] F. Mainzer. *Deut. med. Woch.*, n° 12, 19 mars 1896.

[4] R. Mond. *Münch. med. Woch.*, n° 14, 7 avril 1896.

[5] Chroback. *Centralb. f. Gyn.*, 1896, n° 28.

[6] Muret. *Revue médicale de la Suisse romande*, 20 juillet 1896, p. 217.

[7] Spillmann et Étienne. 3e *Congr. de méd. int. de Nancy*, 1896, 8 août.

[8] Lissac. *Thèse de Paris*, 10 juin 1896.

Elle doit être fraîchement préparée. Les doses ordinaires sont de 20 centigrammes, à prendre un quart d'heure avant les deux principaux repas ; on peut doubler cette dose.

On a aussi essayé les **greffes d'ovaire** : Morris[1], chez une jeune fille de vingt ans, aménorrhéique, greffa dans le fond de l'utérus un fragment d'ovaire provenant d'une femme de trente ans et vit les règles s'établir. J. H. Glass[2] greffa, par la voie vaginale et par implantation rétro-utérine, à une femme castrée depuis deux ans, un ovaire provenant d'une autre femme saine : la guérison eut lieu et les règles reparurent. Mauclaire[3], dans les cas d'ablation double des annexes, a pratiqué, dans la région sus-pubienne, des greffes sous-cutanées de fragments d'ovaire appartenant aux femmes opérées. Enfin, au cours d'opérations ne permettant pas de conserver, tout au moins d'un côté, les annexes, on a greffé un segment d'ovaire dans un segment de trompe (Frank[4], Delagenière[5]) ou dans l'utérus (Dudley[6]). Malgré l'annonce de bons résultats immédiats, il est difficile d'espérer des résultats durables à la suite de ces diverses sortes de greffes qui, jusqu'à ce jour, ne sont d'ailleurs considérées que comme d'intéressantes tentatives venant compléter les expériences sur l'animal faites par Knauer[7], Gregorieff[8], Jayle[9], etc.

MÉNORRAGIE ET MÉTRORRAGIE

L'exagération de l'écoulement menstruel constitue la **ménorragie** ; la **métrorragie** s'en distingue par l'apparition déréglée du sang.

Symptômes. — L'abondance, la longue durée du flux, la production de caillots, l'affaiblissement général, tels en sont les caractères. Ces phénomènes ne constituent point une maladie, mais le symptôme de plusieurs maladies.

Étiologie. — Deux catégories de causes peuvent la produire :

1° Les causes **générales** qui agissent par l'altération du **sang** : de cet ordre sont toutes les maladies dyscrasiques, hémophilie, purpura, scorbut, ictère grave, empoisonnement par le phosphore, maladies de Bright, de Werlhof, la polysarcie et toutes les cachexies. On voit parfois

---

[1] ROBERT T. MORRIS. The ovarian graft. *New York Med. Journ.*, 1885, 5 oct., t. II, p. 436.
[2] J. H. GLASS. *New York Med. J.*, 1899, 6 mai.
[3] MAUCLAIRE. *Ann. de Gyn. et d'Obst.*, 1900, p. 447, et *Congrès internat. de 1900*, Section de Gynécol. p. 418.
[4] FRANK. in A. MONTPROFIT. *Chirurgie des ovaires et des trompes*. Paris, 1903, p. 165.
[5] DELAGENIÈRE. in A. MONTPROFIT. *Loc. cit.*
[6] A. PALMER DUDLEY. Congrès d'Amsterdam, 1899. p. 71.
[7] KNAUER. *Cent. f. Gyn.*, 1896, mai, n° 20, et 1897, n° 26, p. 842.
[8] GREGORIEFF. *Cent. f. Gyn.*, 1897, mai, p. 665-668.
[9] F. JAYLE. *Bull. Soc. Anat.*, 1897, t. LXXII, p. 641.

alors l'aménorrhée alterner avec la ménorragie. Enfin de véritables *épistaxis utérines* (Gubler) marquent parfois le début de certaines pyrexies.

2° Les **causes locales** qui sont :

A. Les **excitations réflexes** ayant pour point de départ les organes génitaux (et, en particulier, les annexes), indépendamment de toute lésion appréciable et par simple trouble nerveux, comme au moment de la puberté, de la défloraison, de la ménopause. Dans cette classe on doit aussi ranger les métrorragies provoquées par l'allaitement[1], sans doute par l'excitation réflexe partie du mamelon.

B. Presque toutes les **maladies de l'utérus et des annexes** : la métrite, les corps fibreux, le cancer, les tumeurs de l'ovaire[2] (surtout celles qui sont très voisines de l'utérus, comme les kystes intra-ligamentaires), les affections des trompes. Je me borne ici à cette énumération, car je n'ai qu'à tracer un cadre et non à faire un tableau complet; ces traits épars se retrouveront plus utilement dans l'exposé de chaque affection en particulier.

Traitement. — Ce symptôme ne doit être traité isolément que lorsqu'il prend une importance inquiétante. Il faut toujours en même temps chercher à s'attaquer à sa cause. Je rappellerai donc simplement ici les moyens hémostatiques empiriques qui sont à la disposition du médecin. Les premiers, locaux, sont surtout les irrigations prolongées d'eau très chaude (45 à 50 degrés) et le tamponnement du vagin. Emmet a employé la suture temporaire du col dans des cas où tout autre moyen avait échoué[3]. Martin a pratiqué la ligature en masse des branches inférieures de l'utérine, à travers les culs-de-sacs vaginaux (p. 313). Je ne saurais recommander ces opérations.

Des moyens généraux seront simultanément employés : repos au lit avec légère élévation du bassin, opium sous la forme de lavements laudanisés, ergot de seigle par la voie stomacale et en injections hypodermiques[4]. Gallard se louait beaucoup de l'infusion de feuilles de digitale[5] pour calmer l'hémorragie, en abaissant la tension artérielle.

---

[1] LANDE. Sur une forme de métrorragie provoquée par l'allaitement (*Journ. de méd. de Bordeaux*, 1878-1879, p. 369).

[2] S. GOTTSCHALK, élève de LANDAU (*Arch. f. Gyn.*, 1888, t. XXXII, n° 2, p. 234), a signalé une curieuse altération de l'ovaire ayant donné lieu à des hémorragies profuses; c'était une véritable métamorphose caverneuse. L'ablation de l'utérus et des ovaires avait été faite par le vagin.

[3] KOTELIANSKY (*Presse méd. belge*, 1889, p. 380) a relaté une opération de ce genre faite par ONOUTRIEFF et suivie de succès.

[4] R. Ergot de seigle fraîchement pulvérisé, 4 grammes; divisez en 8 paquets : en prendre un toutes les trois heures. — L'ergotine Yvon était administrée par la méthode endermique à la dose d'une demi-seringue de Pravaz, deux ou trois fois en 24 heures ; mais l'emploi de l'ergot à forte dose ne saurait être longtemps continué sans danger.

[5] Dix centigrammes de feuilles de digitale en infusion pour un litre d'eau, à prendre en 24 heures.

Enfin, si la ménorragie devenait menaçante, on aurait le droit d'entreprendre une opération radicale telle que l'hystérectomie.

DYSMÉNORRHÉE ET TROUBLES NERVEUX D'ORIGINE MENSTRUELLE

A l'époque menstruelle, les femmes se trouvent normalement, comme elles disent, *indisposées*, c'est-à-dire qu'elles ressentent un malaise général, quelques douleurs vagues dans les reins et une irritabilité d'humeur particulière. Mais ces phénomènes sont ordinairement peu accusés. Si la menstruation devient très pénible et s'accomplit avec difficulté, il y a **dysménorrhée**.

On a multiplié les divisions ; on a admis une dysménorrhée : 1° névralgique ou sympathique ; 2° congestive ou inflammatoire ; 3° mécanique ou obstructive ; 4° membraneuse ; 5° ovarienne. On peut simplifier beaucoup en classant les douleurs en deux catégories, suivant qu'elles se produisent pendant l'acte ovario-tubaire (maturation du follicule, ponte), ou pendant l'acte utérin (expulsion du sang menstruel).

Dysménorrhée d'origine ovarienne. — Elle peut résulter d'un développement irrégulier des organes génitaux suivant que les ovaires, comme l'utérus, sont restés au *stade pubescent* ou que, l'utérus étant demeuré en arrière, les ovaires sont arrivés, avant lui, à l'état adulte. Il y a alors une irrégularité inévitable dans le jeu de la menstruation, par la difficulté de l'ovulation, ou par la disproportion qui existe entre l'intensité des phénomènes congestifs du côté de l'ovaire pendant la ponte et l'état précaire de la congestion concomitante du côté de l'utérus : de là, une exagération anormale de l'éréthisme ovarien et les douleurs de la dysménorrhée.

Les **maladies des annexes** en sont une autre cause très fréquente. Je ne parle pas seulement des inflammations aiguës ou des altérations profondes, salpingites, hydro, hémato et pyo-salpinx. Mais les résidus, souvent peu étendus, de lésions anciennes, les adhérences, les fausses membranes comprimant la surface des annexes ou les luxant dans une fausse position, amenant la sclérose de l'ovaire et l'oblitération de la trompe, sont des causes très fréquentes et souvent méconnues de douleurs intenses, au moment des règles. Le **varicocèle tubo-ovarien** (Richet), c'est-à-dire la dilatation variqueuse des veines du ligament large, paraît aussi y prendre une certaine part ; il s'accompagne souvent, ainsi que je l'ai observé, d'ovarite chronique kystique ou de sclérose de l'ovaire, de même que l'altération du testicule survient chez l'homme atteint de varicocèle[1].

Dysménorrhée d'origine utérine. — Le principal facteur de cette sorte est la gêne mécanique à l'expulsion du sang : ainsi agissent la sténose du col avec ou sans hypertrophie, les déviations de l'utérus, et particulièrement les flexions, la métrite (gonflement de la muqueuse malade et salpingite concomitante), les tumeurs diverses, corps fibreux, polypes muqueux, cancers.

J'ai décrit, avec la métrite aiguë, la forme spéciale qui s'accompagne de desquamation complète de la muqueuse et qui constitue la maladie artificiellement créée par les auteurs, sous le nom de dysménorrhée membraneuse.

Y a-t-il lieu de distinguer une dysménorrhée diathésique, goutteuse ou rhumatismale? Je ne le pense pas ; on peut seulement dire que les arthritiques sont particulièrement exposés à des névralgies diverses.

Symptômes et diagnostic. — Les douleurs de la dysménorrhée ont un caractère assez différent, suivant leur point de départ. C'est au début de la menstruation que prédominent les douleurs ovariennes; c'est quand elle est dans son plein que les douleurs utérines s'accentuent.

La prétendue dysménorrhée intermenstruelle (*Mittelschmerz* des auteurs allemands) n'est appelée dysménorrhée que par abus de langage. On a donné ce nom à des douleurs dans la région ovarienne survenant par crises dans l'intervalle des règles et hypothétiquement attribuées à l'ovulation[2]. Ce sont des symptômes d'inflammation de l'utérus ou des annexes.

J'ai précédemment décrit[3] les caractères des douleurs de la dysménorrhée ; je n'y reviendrai pas longuement.

Habituellement, les douleurs apparaissent en même temps que l'écoulement sanguin et sont surtout violentes les deux premiers jours. Parfois même, en l'absence d'obstacle mécanique ou de rétrécissement du col, le sang ne vient que goutte à goutte, comme l'urine dans la strangurie, d'où le nom *stillicidium uteri*, donné à ce phénomène par Aétius. L'apparition de petits caillots est l'indice de la stagnation du sang dans la cavité utérine, et leur expulsion coïncide avec des accès de coliques parfois très intenses, provoquant des crises hystériformes, pouvant aller jusqu'à la syncope.

[1] P. PETIT. Des lésions de l'ovaire dans le varicocèle pelvien (*Nouv. Arch. d'Obstét. et de Gyn.*, 1891, p, 488).

[2] W. PRIESTLEY. Cases of intermenstrual or intermediate dysmenorrhæa (*Brit. med. Journ.*, 19 oct. 1871). — H. FASBENDER. Ueber den sogenannten Mittelschmerz (*Zeitschr. f. Geb. u. Frauenkr.*, 1875, t. I, p. 125). — SOREL. Douleur hypogastrique ou dysménorrhée intermenstruelle (*Arch. de tocol.*, mars 1887, p. 269). — G. BOUILLY. Des poussées congestives intermenstruelles. *Revue de gyn. et de chir. abd.*, 1897, p. 579.

[3] Voir le chap. MÉTRITE, et le chap. STÉNOSE DU COL.

La période menstruelle peut devenir très pénible, après avoir été longtemps une époque de soulagement; c'est ce qu'on observe, en particulier, dans certaines salpingites passant de l'état aigu à l'état chronique.

Le **diagnostic** doit se proposer de distinguer d'abord la dysménorrhée véritable des **névralgies lombo-abdominales**, exaspérées au moment des règles qui pourraient la simuler; la coexistence d'autres névralgies, la recherche des points douloureux d'élection, faciliteront cette tâche. Ensuite, pour reconnaître l'**origine** ovarienne ou utérine des douleurs, une étude locale attentive sera nécessaire. Les phénomènes observés antérieurement aux règles seront d'un grand secours.

L'étude de ces diverses questions est faite, à propos de chacune des maladies que j'ai énumérées.

Je signalerai spécialement la dysménorrhée et les phénomènes réflexes graves qui peuvent être produits par le **prolapsus de l'ovaire**; cet organe est alors fréquemment altéré (scléro-kystique), ce qui augmente son poids. Le toucher permet de reconnaître dans le cul-de-sac de Douglas une tumeur dont la sensibilité *nauséeuse* est caractéristique. Deux symptômes concomitants sont la douleur pendant la défécation et pendant le coït, *dyschezia* et *dyspareunia* des auteurs anglais[1].

Battey et, après lui, beaucoup de gynécologistes, surtout en Amérique, ont attaché une très grande importance à la coexistence de troubles menstruels, aménorrhée et dysménorrhée, avec des **troubles nerveux** graves, hystérie, épilepsie, manie; ainsi ont été créés les mots de *oophoralgie*, *oophorépilepsie*, *oophoromanie*. Il n'est pas douteux qu'un certain nombre de ces troubles nerveux ne soient sous la dépendance d'un réflexe pathologique, venu des ovaires mal développés ou altérés. Mais la difficulté est extrême pour poser un diagnostic précis. A côté d'un petit nombre de cas très nets où l'influence prépondérante de l'époque menstruelle est évidente, et où l'ovaire congestionné semble être le point de départ de l'*aura*, par exemple, dans l'épilepsie, il en est un grand nombre où les troubles menstruels peuvent évoluer parallèlement, et où la coïncidence n'entraîne pas l'idée de causalité.

Traitement. — Comme **traitement palliatif** pour calmer les douleurs, on peut employer le bromure de potassium, le chloral[2], le valérianate d'ammoniaque, l'assa fœtida[3], le musc, la teinture de *cannabis*

[1] Paul Vallin. *Situation et prolapsus des ovaires*. Thèse de Paris, 1887, n° 266. — Crowell (H. C.). Prolapsus ovary (*Tr. med. Ass. Missouri*, 1896, 7; *Kansas-City*, 1898, 154). — Mauclaire. Prolapsus ovarien douloureux traité par l'hystéropexie et la transposition ovarienne antéligamentaire (*Sem. gyn.*, 1903, VII, p. 213, et 1905, X, p. 41). — Barrows (Ch. C.) Prolapse of the ovary; an operation for its cure with report of 12 cases (*Med. Record*, 1904, LXVI, 1905). — Mc Léan (J. H.). Intrapelvic prolapsed ovaries, diagnosis and treatment (*Texas med. Gaz.*, 1905, V, 7).

[2] Dubois. Chloral et bromure de potassium dans la dysménorrhée (*Gaz. hebd. des sc. méd. de Boraeaux*. 5 juin 1888).

[3] A. ourti (*Traité prat. des mal. de l'utérus*, 3° édit., Paris, 1881, p. 492) recommande

indica. la belladone et la jusquiame[1]. L'antipyrine[2] en injection est une ressource précieuse; dans les crises les plus intenses, on pourra aussi faire prudemment inhaler de l'éther. On a vanté l'oxalate de cérium[3]

Les lavements au laudanum, à la valériane, procurent parfois un soulagement que les autres remèdes n'ont pas donné.

L'électricité semble avoir donné quelques résultats intéressants. Assez souvent la galvanisation vaginale a pu diminuer et faire disparaître les phénomènes douloureux pour un temps très appréciable. La galvanocaustique négative a été employée avec succès dans certaines variétés liées à la métrite chronique ou à la sténose du col. Bouilly enfin a reconnu à l'électricité statique une action très favorable chez les « arthritiques nerveuses » et a souvent eu recours à ce moyen[4].

Le traitement général sera approprié à l'état d'anémie ou de nervosisme de la malade.

Le traitement curatif ne comporte pas d'indications générales. Il varie essentiellement selon la cause de la dysménorrhée. Réside-t-elle manifestement dans l'utérus ou les annexes, c'est à la lésion initiale qu'on doit s'attaquer. Dans les cas où cette lésion est douteuse, où la maladie est sous la dépendance de troubles fonctionnels d'origine mal déterminée, la thérapeutique offre de grandes difficultés. A la vérité, on peut souvent espérer voir la maladie disparaître presque spontanément avec les progrès de l'âge, le mariage et la fécondation, dans une grande quantité de cas où elle est due à un retard dans le développement complet des organes génitaux internes, avec ou sans sténose du col. Il est cependant des cas où le parallélisme ne s'établit point entre les fonctions de l'ovaire et celles de l'utérus. Il en est d'autres où ces fonctions sont définitivement troublées par des lésions acquises (adhérences, déplacements), qui entravent d'une façon permanente les fonctions de l'ovaire. Les douleurs périodiques deviennent intolérables et altèrent la santé. En outre, on a pensé que des désordres souvent graves, épilepsie, manie, étaient d'origine réflexe et sous la dépendance immédiate de la dysménorrhée. C'est dans ces cas-là que l'on a pratiqué l'extirpation des ovaires sains pour faire cesser la douleur, en abolissant la fonction qui la provoquait.

Cette indication spéciale de l'oophorectomie, castration ou ovario-

10 centigrammes d'assa fœtida en pilules, d'heure en heure, ou 25 à 50 gouttes de la mixture antispasmodique suivante : éther sulfurique, teinture de valériane, teinture de castoreum, laudanum de Sydenham : ãã 5 grammes.

[1] Schaw. The value of belladonna and hyosciamus in dysmenorrhæa (*Lancet*, 1888, t. II, p. 570).

[2] Dellenbauch. *Med. Record.*, 21 mai 1887, t. XXXI, p. 578. — Windelschmidt. *Allg. med. Centralzeit.*, Berlin, 1888, p. 1029.

[3] M. L. Chambers. Oxal. of cerium in dysmenorrhæa (*Med. Rec.*, New-York, 1888, t. II. p. 12).

[4] Bouilly. La dysménorrhée des jeunes femmes et des jeunes filles (*Semaine gynéc.*, 1902).

tomie normale (épithète qui signifie que l'ovaire a conservé son volume normal) a été posée d'abord par Battey[1] en Amérique, puis par Hegar[2] en Allemagne et par Lawson Tait[3] en Angleterre.

D'après Battey[4], dont l'opération a conservé le nom, le chirurgien doit, avant de se résoudre en pareil cas à la castration, se poser les questions suivantes : 1° Le cas est-il grave? 2° Est-il curable par un autre moyen médical ou chirurgical? 3° Est-il curable par l'établissement de la ménopause?

A la vérité, toute la difficulté réside dans ce dernier point. Il ne suffit pas que l'ovaire soit très douloureux, pour qu'on soit *certain* qu'il est le point de départ de la maladie; on connaît l'*ovarie* des hystériques; de plus, il peut exister, chez toutes les femmes, des douleurs névralgiques ayant une origine centrale, avec irradiations centrifuges. Souvent des dents saines sont d'une sensibilité extrême dans la névralgie du trijumeau; il ne viendra à l'idée de personne de les extraire[5]. On a objecté à cette juste remarque d'Olshausen que, la castration étant très bénigne dans ces cas où l'ovaire n'est pas malade, et les douleurs étant atroces, beaucoup de malades consentiraient à une opération qui peut leur offrir des chances même incertaines de guérison. Elle aurait, du moins, l'effet d'abolir l'exaspération constante qui se produit au moment de la menstruation.

Pour l'**épilepsie menstruelle** (*menstrual epilepsy*), Lawson Tait a obtenu des guérisons très encourageantes. Toutefois, G. Williers, élève de Hegar, a fait des relevés qui établissent qu'on a alors plus de chances d'obtenir la guérison si l'ovaire est lésé que s'il est sain. Il en est de même dans l'**hystérie** et l'**hystéro-épilepsie**, avec exacerbation notable au moment des règles et lésion présumée ou constatée des ovaires.

Si la castration a donné des succès[6], elle a aussi donné de nombreuses déceptions[7]. Les guérisons, dont quelques-unes ont été très remar-

---

[1] R. Battey. Normal ovariotomy (*Atlanta med. and surg. Journ.*, 1872 et 1873). Sa première opération date du 17 août 1872.

[2] A. Hegar. Die Castration der Frauen (*Volkmann's klin. Vortr.*, Leipzig, 1878, n° 42). Sa première opération date du 27 juillet 1872; elle est, par conséquent, antérieure de près d'un mois à celle de Battey. Mais la malade de Hegar mourut de péritonite, et il ne répéta l'opération que le 2 août 1876, longtemps après que Battey eût vulgarisé l'opération qui porte son nom.

[3] Lawson Tait. *Brit. med. Journ.*, 31 mai 1879. — *Diseases of the ovaries*, 1885, p. 327. — Sa réclamation de priorité (*Med. News*, juillet 1886, p. 26) est insoutenable.

[4] R. Battey (de Rome, Géorgie). *What is the field for Batley's operation?* Mémoire lu à la Soc. amér. de gynécologie de Cincinnati, le 1er sept. 1880, cité par W. H. Byford : *The practice of medicine and surgery applied to the diseases and accidents incident to women*, 4e édit., Philad., 1888, p. 676.

[5] Olshausen. *Die Krankh. der Ovarien*, 1886, p. 452.

[6] Observ. de Heilbrunn, Walton, V. Hoffmann, Bircher, Hegar, etc. — Voir les indications bibliographiques à la fin de ce chapitre.

[7] Playfair (*Brit. med. Journ.*, 1891, p. 119) déclare que la castration dans les cas de névroses (*hystéro-épilepsie*) est une mauvaise opération. Spencer Wells et Priestley partagent la même opinion. Il semble cependant que Playfair exagère, en disant que « si l'état

quables, peuvent totalement manquer ou n'être que temporaires[1]. Enfin, on doit se demander si elles ne sont pas parfois sous la dépendance de la forte impression morale et de l'espèce de suggestion produite par l'opération. Ce qui prouve bien cette dernière influence, c'est l'heureux effet qu'a pu produire, exceptionnellement, une castration simulée[2].

Quant aux castrations pour **manies** ou **psychoses**, paraissant influencées par la menstruation, je crois qu'on doit les repousser sans hésitation[3]. On a cité des cas où, loin d'obtenir une amélioration, on avait vu se produire une aggravation. On ne saurait se placer au point de vue, au moins étrange, des chirurgiens qui ont pratiqué la castration pour provoquer la stérilité et empêcher la reproduction de folies héréditaires[4].

Dans les considérations précédentes, je n'ai pas fait entrer la notion de l'état anatomique des ovaires. Malgré les efforts très louables de Hegar pour restreindre la castration aux cas où l'on peut constater des lésions de l'ovaire, et pour donner à cette opération, même quand on la pratique contre les accidents nerveux, une base anatomique, il n'est pas douteux que c'est là, dans l'immense majorité des cas[5], un diagnostic tout à fait impossible. La dégénérescence scléro-kystique, la cirrhose et l'hyperplasie du stroma ovarien se laissent bien rarement reconnaître à la palpation bi-manuelle, et quant aux signes que provoquent de pareilles lésions, ils n'ont rien qui les distingue de troubles purement nerveux.

Il ne me paraît pas douteux que l'ablation même d'ovaires sains ait pu modifier l'état du système nerveux, de manière à amener la disparition de réflexes graves, contemporains de la fonction menstruelle. Par suite, l'opérateur ne doit pas tant se préoccuper de savoir si l'ovaire qu'il doit enlever présente une *lésion anatomique* que s'assurer qu'il est

nerveux se complique de lésions avérées des annexes, il faut d'abord traiter systématiquement l'état nerveux dans l'espoir d'éviter la castration. »

[1] Observ. de J. Friedmann, D. Landau et Remak, A. Leppmann, Mundé, etc.

[2] J. Israel. Beitrag zur Würdigung des Werthes der Castration bei hysterischen Frauen (*Berl. klin. Woch.*, 1880, n° 17, p. 245). — A. Hegar Zur Israël'schen Scheincastration (*Berl. klin. Woch.*, 1880, n° 48, p. 682). — Chiarleoni (*Gaz. degli Ospit.* 1888, n° 8 et 9); chez une hystérique de 29 ans (aménorrhée, vomissements incoercibles, maigreur extrême), a fait le simulacre de la castration (incision superficielle de l'abdomen). Les vomissements cessent dès le premier jour, sommeil, appétit. Au bout de 15 jours la malade se lève. Les règles apparaissent un mois après.

[3] Spencer Wells. *Modern abdominal Surgery* (lu au *Royal College of surgeons of England*, le 18 déc. 1890). Londres, 1891, p. 35 et suiv.

[4] W. Goodell. Removal of the ovaries in the treatment of confirmed masturbation and of ovarian insanity (*New York Med. Rec.*, 13 oct. 1883, t. XXIV, p. 402).

[5] Hegar (Hegar et Kaltenbach. *Oper. Gyn.*, 5° édit., 1886) reconnaît implicitement ce fait lorsqu'il écrit : « Nous avons plusieurs fois obtenu des résultats durables de la castration dans des cas où un examen attentif n'a montré, à part une légère péri-oophorite, qu'un état simplement hyperplasique du stroma de l'ovaire ». Ces lésions, on le voit, sont tout à fait insignifiantes ; autant dire que la castration a souvent réussi après avoir été pratiquée sur des ovaires sains.

le point de départ *physiologique* des accidents; l'examen des signes rationnels prime ici l'examen physique. Mais il faut avouer qu'il est excessivement difficile de se prononcer, et, à moins d'une conviction bien arrêtée, un chirurgien consciencieux reculera toujours devant une opération qui, lorsqu'elle est inutile, constitue une véritable mutilation, bien plus grave au point de vue social que l'amputation d'un membre[1].

Péan[2], au lieu de la castration ovarienne, a préconisé l'hystérectomie vaginale, qu'il a appelée **castration utérine**; il la trouvait supérieure à l'ablation des ovaires, même contre les phénomènes nerveux.

Technique de la castration. — J'ai déjà décrit cette opération, à propos du traitement indirect des corps fibreux (p. 379) : quelques points spéciaux méritent seulement d'être ici notés.

L'incision abdominale doit être *médiane* et aussi petite que possible, puisqu'il n'y a qu'à y faire passer l'ovaire et la trompe, sans recherche laborieuse ou dégagement difficile; il est, du reste, toujours temps de l'agrandir secondairement : généralement, 5 ou 6 centimètres suffisent. Au lieu de l'incision médiane, on a préconisé l'*incision tranversale* ou une *incision latérale oblique* ou *inguinale* analogue à celle de l'opération d'Alquié-Alexander. (V. plus loin Technique de l'ovariotomie).

Battey, au moins dans ses premières opérations, n'enlevait que l'ovaire. Hegar[3] a, dès le début, compris l'importance de l'ablation simultanée de la trompe, ce qui, du reste, facilite l'opération plus que cela ne la complique. Lawson Tait[4] ajoute à ce complément une valeur capitale, et a beaucoup contribué à transformer l'*oophorectomie* en *salpingo-oophorectomie*.

La cicatrice laissée par une petite incision telle que je la pratique à l'exemple de Lawson Tait, est tout à fait insignifiante, surtout lorsqu'on a soin, comme je l'ai recommandé, de suturer les parois abdominales par trois plans superposés avec deux étages de suture perdue au catgut[5], auxquels on peut joindre la suture intra-dermique de la peau. La voie abdominale est donc préférable à mes yeux.

L'incision vaginale n'offre donc guère d'avantages, à ce point de vue. On pourra, toutefois, pratiquer la castration par cette voie pour éviter une cicatrice apparente, dans des cas très exceptionnels[6] et surtout si les ovaires sont prolabés, facilement accessibles. On reconnaîtra en général les ovaires prolabés dans le cul-de-sac de Douglas au toucher vaginal

[1] Sänger (Ueber Descensus und Pelvifixura Ovariorum. *Cent. f. Gyn.*, 1896, p. 241). dans les cas de dysménorrhée liée au prolapsus des ovaires, a proposé et exécuté deux fois la fixation de l'ovaire à la paroi pelvienne (*oophoro-pelio-pexie*).

[2] Péan. *Gaz. des Hop.*, 1886, n° 145, p. 1170.

[3] Hegar. *Die Castration der Frauen*, p. 112.

[4] Lawson Tait. *Diseases of the ovaries*, Birmingham, 1883, p. 526.

[5] S. Pozzi. *Comptes rendus du Congrès français de Chir.*, 5e sess., Paris, 1891, p. 211.

[6] Bonnecaze. *Valeur et indications de l'incision vaginale appliquée à l'ablation de certaines petites tumeurs de l'ovaire et de la trompe.* Thèse de Paris, 1889.

combiné ou non au toucher rectal, et au besoin sous l'anesthésie.

La castration par la voie vaginale, quand l'utérus est bien mobile, est d'une grande simplicité : la malade étant dans la position dorso-sacrée, une courte valve de Simon abaisse la fourchette, le col de l'utérus est fixé et attiré en avant, un aide abaisse l'utérus en pressant sur l'hypogastre. Une incision transversale de 4 centimètres est faite dans le cul-de-sac postérieur, le plus près possible de l'utérus. On introduit l'index et le médius dans le cul-de-sac de Douglas, on accroche l'ovaire et la trompe, on transfixe le hile avec une aiguille mousse, et on le lie avec du catgut.

Au lieu du cul-de-sac postérieur, on peut, s'il y a une indication spéciale, inciser le cul-de-sac antérieur, décoller la vessie et ouvrir le cul-de-sac vésico-utérin. On recherche, on saisit l'ovaire comme précédemment et on l'amène dans la plaie pour le lier. L'opération est moi facile que la précédente.

Il vaut mieux enlever les annexes des deux côtés, même si un seul ovaire est prolabé, quand il y a des désordres nerveux très accusés, car la ménopause artificielle agit encore plus sûrement que la suppression de l'organe déplacé.

Si l'opération n'a été troublée par aucun incident et s'il n'y a pas de raison spéciale de faire le drainage, on refermera complètement la plaie avec des sutures au catgut[1].

[1] Voici quelques indications bibliographiques relatives aux travaux sur la castration dans les cas de dysménorrhée spécialement accompagnée de troubles nerveux et mentaux. R. BATTEY. Extirpation of the functionnally active ovaries for the remedy of otherwise incurable diseases (*Transact. of the amer. gyn. Soc.*, 1876, t. I, p. 101 à 121). — M. SIMS. *Brit. med. Journ.*, déc. 1877, t. II, p. 793. — E. BÖRNER. *Wien. med. Woch.*, 1878, n°s 47 à 50, p. 1247 et suiv. — J. H. AVELING. The spaying of women (*Obstet. journ. of Great Britan.*, janv. 1879, t. VI, p. 617). — SPENCER WELLS. Case of removal of both ovaries for dysmenorrhœa (*Trans. of the Amer. gyn. Soc.*, Boston, 1879, t. IV, p. 198). — A. HEGAR. Zur Castration bei Hysterie (*Berl. klin. Woch.*, 1880, n° 26, p. 365). — BRUNTZEL. *Arch. f. Gyn.*, 1880, t. XVI, p. 107. — DAWSON. *Amer. Journ. of Obst.*, 1881, t. XIV, p. 419. — MAURER. *Deutsche med. Woch.*, 1881, p. 530. — H. KLOTZ. Hysterie und Castration (*Wien. med. Woch.*, 1882, n°s 38-41, 1129 et suiv.). — W. GOODELL. *Amer. Journ. of Insanity*, 1882 et *Philad. med. Times*, 29 déc. 1883, t. XIV, p. 229. — JESSETT. *Lancet*, juin 1882, t. I, p. 910. — LÉOPOLD. *Arch. f. Gyn.*, 1882, t. XX, p. 88. — FEHLING. Zehn Castrationen (*Arch. f. Gyn.*, 1883, t. XXII, p. 441). — MUNDÉ. *Amer. Journ. of Obstet.*, 1883, p. 944. — CARSTENS. *Ibid.*, p. 266 et 522. — Jos. PERETTI. *Berl. klin. Woch.*, 1883, n° 10, p. 141. — LANDAU et REMAK. *Zeitsch. f. klin. Med.*, 1883, p. 457. — G. THOMAS. *New York med. Journ.*, janv. 1883, t. XXXVII, p. 32. — B. HEILBRUNN. *Centr. f. Gyn.*, 1883, n° 38, p. 601. — MALINS. *Brit. med. Journ.*, 12 mai 1883, t. I, p. 911. — J. FRIEDMANN. *Vergleich einiger Fälle von Operationen an den Ovarien wegen Psychose.* Dissert. inaug., Berlin, 1883. — TAUFFER. Beiträge zur Lehre der Castration der Frauen (*Zeitschr. f. Geb. und Gyn.*, 1883, t. IX, n° 4, p. 38). — L. TAIT. *The pathology and treatment of diseases of the ovaries*, 4ᵉ édit., 1885, p. 528. — P. MÜLLER. Beiträge, etc. (*Deustche Zeitschr. f. Chir.*, 1884, t. XX, p. 1). — G. L. WALTON. *Boston med. and surg. Journ.*, 1884, t. CX, n° 23, p. 529. — V. HOFFMANN. *S. Francisco western Lancet*, janv. 1884. — P. FLECHSIG. *Neurol. Centralb.*, 1884, n° 19, p. 433 et n° 20, p. 457. — BIRCHER. Castration bei ovarial-Neuralgie und Hysterie (*Corresp. Bl. f. Schw. Aerzte*, 1884, t. XIV, p. 447 et 470). — A. HEGAR. *Arch. f. Gyn.*, 1884, t. XXIV, p. 318, et *Centr. f. Gyn.*, 1884, p. 595. — *Der Zusammenhang der Geschlechtskrankheiten mit nervösen Leiden*, 1885. — Zur Begriffsbestimmung der Kastration (*Centr. f. Gyn.*, 1887, n° 44, p. 698). —

Schmalfuss. Zur Castration bei Neurosen (*Arch. f. Gyn.*, 1885, t. XXVI, p. 4). — H. Menzel. Beiträge zur Castration der Frauen (*Ibid.*, p. 56). — A. Leppmann. *Ibid.*, p. 57. — Tissier. *De la castration de la femme en chirurgie.* Thèse de Paris, 1885. — Uherek. Die funktionnellen Neurosen beim weiblichen Geschlecht und ihre Beziehung zu den Sexualleiden, in *Frauenarzt* 1886 (anal. in *Centr. f. Gyn.*, 1888, n° 4, p. 50). — L. Tait. *Brit. med. Journ.*, 1886, t. II, p. 852. — A case of hystero-epilepsy successfully treated by removal of damaged uterine appendages (*Lancet*, 1887, t. II, p. 1215). — Schröder. Ueber die Castration bei Neurosen (*Zeit. f. Geb. und Gyn.*, 1886, t. XIII, n° 2, p. 525). — Widmer. *Centr. f. Gyn.*, 1886, n° 40, p. 657. — Mundé. *Amer. Journ. of Obstet.*, mars 1886, t. XIX, p. 524 et janvier 1888, t. XXI, p. 35 — Magnin. *De la castration chez la femme comme moyen curatif des troubles nerveux.* Thèse de Paris, 1886. — J. Schramm. Ueber Castration bei Epilepsie (*Berlin. klin. Woch.*, 1887, n° 3, p. 58). — Gustav Willers. *Ueber die Berechtigung der Castration der Frauen zur Heilung von Neurosen und Psychosen bei intactem Sexualsystem.* Dissert. inaug., Fribourg, 1887. — Lucas-Championnière. Trois cas d'ablation des ovaires pour accidents nerveux (*Soc. obst. et gyn. de Paris*, in *Annal. de gyn.*, 1885, t. XXVII, p. 450). — E. W. Cushing. Melancholia, masturbation, cured by removal of both ovaries (*Journ. of the amer. med. Assoc.*, Chicago, 1887, p. 441). — Reany. A case of oophorectomie for epilepsy (*Am. Journ. of Obstet.*, 1888, t. XXI, p. 435). — F. Merkel. *Beitrag zur Kasuistik der Kastration bei Neurosen.* Nüremberg, 1888. — May. A case of hystero-epilepsy; Tait's-operation, cure (*Virginia med. Month*, Richemond, 1888-89, t. XV, p. 174). — Imlach. A case of hystero-epilepsy of 20 years duration treated by removal of the uterine appendages (*Brit. med. Journ.*, 1888, t. I, p. 140). — S. Brodnitz. *Die Wirkungen der Kastration auf den weiblichen Organismus.* Dissert. inaug., Strasbourg, 1890. — Playfair. On removal of the uterine appendages in cases of functional neurosis (*Brit. med. Journ.*, 17 janv. 1891, p. 119). — P. Charrier. De la castration chez la femme comme traitement de la dysménorrhée (*Gaz. méd. de Paris*, 1892, p. 39). — E. Garton. A case of insanity due to the menstrual functions; oophorectomy; recovery (*Med. Rec.*, 1894, p. 235). — Whipple (A. A.). A case of insanity and oophoro-epilepsy, cured by vaginal oophoro-hysterectomy (*Homœop. J. Obst.*, N. Y., 1897, t. XIX, p. 55). — Harris (A. Philander). Painful menstruation as a factor in determining the character of operation on the uterine appendages. (*Ann. gyn. and obst.*, 1901, t. XIX, p. 55). — Brockmann (D. C.). Oophorectomy for gross functional nervous diseases occuring during menstruation. (*Ann. gyn. and pid.*, Bost., 1905, XIII, 510.)

CHAPITRE XVI

INFLAMMATION DES ANNEXES DE L'UTÉRUS

Considérations générales. — Classification des salpingites. — Le rôle capital que joue, en gynécologie, l'inflammation de ce qu'on est convenu d'appeler les *annexes* de l'utérus (ovaire et trompe) n'a été définitivement admis qu'à une période relativement récente. Aran et son élève Siredey[1] l'avaient nettement entrevu et indiqué. Mais ces notions importantes, formulées par des médecins et dépourvues du contrôle et de la sanction de l'intervention chirurgicale, devaient passer inaperçues. Les opérations retentissantes de Lawson Tait[2] ont plus fait pour la vulgarisation de cette vérité que toutes les considérations de physiologie et d'anatomie pathologique ; l'histoire si controversée des inflammations péri-utérines[3] en a été éclairée d'un jour nouveau.

L'interminable et fastidieuse discussion qui a fatigué toute une génération, à savoir si l'inflammation se produisait dans le tissu cellulaire circum-utérin ou dans le péritoine voisin, s'il y avait *phlegmon péri-utérin* ou *pelvi-péritonite*, n'est plus qu'un lointain souvenir ; l'ardente controverse à ce sujet entre Nonat, Bernutz, Goupil et Gallard, nous paraît aussi surannée que les débats entre Gendrin et Lisfranc sur *l'engorgement de l'utérus* et la *métrite chronique partielle*, pour expliquer les mêmes symptômes. La distinction même entre la *paramétrite* et la *périmétrite*, conservée par les auteurs contemporains, paraît à peine justifiée, en clinique. C'est un vestige attardé des anciennes doctrines.

Pour bien comprendre l'étroite solidarité de l'utérus et des trompes,

---

[1] Aran. *Leçons cliniques sur les maladies de l'utérus et de ses annexes.* Paris, 1858. — Siredey. *De la fréquence des altérations des annexes de l'utérus dans les maladies dites utérines.* Thèse de Paris, 1860.
Au siècle dernier déjà, en France, la fréquente propagation de l'inflammation de l'utérus aux trompes et aux ovaires avait été formellement signalée. Astruc. *Traité des maladies,* 1770, t. VI, p. 46. — Lieutaud. *Précis de médecine pratique,* 1776, t. II, p. 462.

[2] Lawson Tait, *loc. cit.,* 4° édit. 1883 (trad. franç. par Olivier). — Hegar revendique la priorité des opérations de pyo-salpingotomie. — Voir Wiedow. Zur operativen Behandlung des Pyosalpinx (*Centr. f. Gyn.*, 1885, n° 10, p. 145).

[3] On se sert fréquemment des mots : *péri-utérin, péri-ovarite, ovario-salpingite,* qu'a consacrés l'usage, bien que leur composition soit très défectueuse puisqu'ils résultent de la combinaison hybride d'un mot grec et d'un mot latin : il faudrait dire, pour parler correctement : *circum-utérin, circum-ovarien, tubo-ovarite* ou bien *périmétrite, péri-oophorite, oophoro-salpingite.*

il faut se souvenir que leur origine embryonnaire est commune. A la fin du second mois de la vie intra-utérine, les canaux de Müller se fusionnent inférieurement pour former l'utérus et le vagin, tandis qu'ils restent distincts en haut et constituent les trompes. Celles-ci ne sont, en réalité, que le prolongement effilé des cornes utérines ; il y a continuité immédiate entre leurs diverses tuniques, d'où la possibilité d'une salpingite ascendante consécutive à la métrite, de même qu'il y a une pyélite ascendante à la suite d'une cystite invétérée. L'ovaire, relié à la trompe par le ligament tubo-ovarien et en contact presque immé-

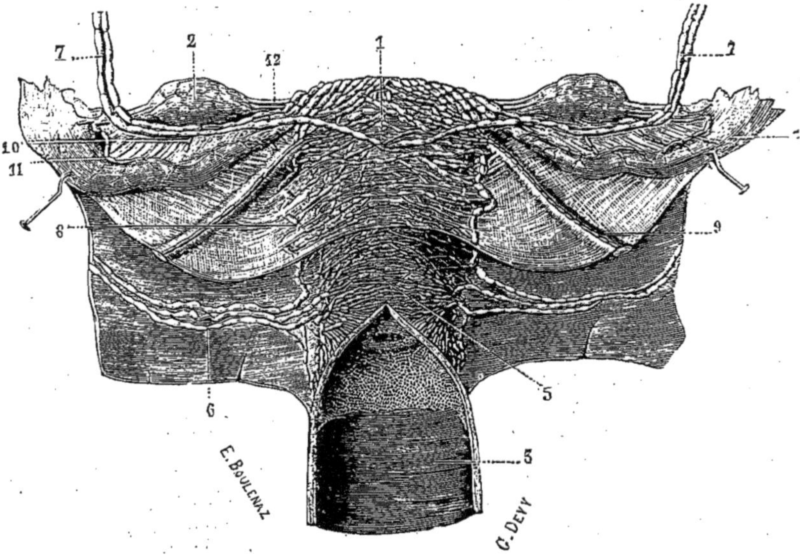

Fig. 527. — Vaisseaux lymphatiques de l'utérus (P. Poirier).

1. Lymphatiques venant du corps et du fond de l'utérus. — 2. Ovaire. — 3. Vagin. — 4. Trompe. — 5. Lymphatiques venant du col utérin. — 6. Vaisseaux lymphatiques venant du col utérin et se rendant aux ganglions iliaques. — 7. Vaisseaux lymphatiques venant du corps et du fond de l'utérus et se rendant aux ganglions lombaires. — 8. Grande anastomose unissant les vaisseaux du col et du corps utérin. — 9. Petit vaisseau lymphatique situé dans le ligament rond et se rendant aux ganglions inguinaux. — 10, 11. Vaisseaux lymphatiques de la trompe allant se jeter dans les gros vaisseaux lymphatiques nés du corps utérin. — 12. Ligament de l'ovaire.

diat avec son pavillon, peut de même être facilement infecté par voisinage.

En outre, ces organes sont reliés par des connexions vasculaires et lymphatiques importantes. Je rappellerai les anastomoses des artères et veines utéro-ovariennes avec les artères utérines. Bien plus dignes encore d'attention sont les connexions lymphatiques. Lucas-Championnière a eu le mérite d'y insister, après Cruikshank et Cruveilhier[1]. Il a décrit en particulier, au niveau des angles de l'utérus, des lymphatiques superficiels qui se perdent dans le ligament large en arrière et au-dessous de la trompe, entre la trompe et le ligament rond. Il existe également des lymphatiques profonds, formant un second plan qu'on ne peut voir qu'en coupant perpendiculairement l'angle utérin; il y a là un groupe lymphatique remarquable qui occupe le creux formé entre la trompe et le ligament de l'ovaire. Des anastomoses unissent

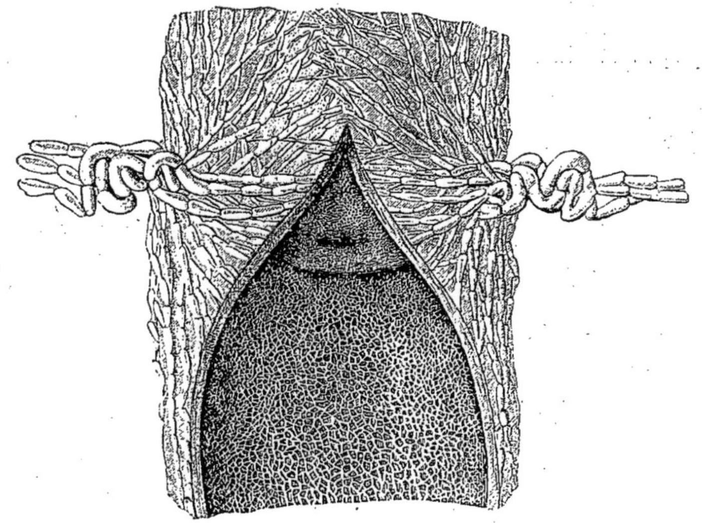

Fig. 528. — Lymphatiques du col utérin et du tiers supérieur du vagin (P. Poirier).

les lymphatiques de l'ovaire et de la trompe à ceux de l'utérus (Marcille[2]). Des relations importantes, complétant les rapports anatomiques déjà si étroits, sont ainsi établies entre l'utérus, l'ovaire et la trompe (fig. 527). Aussi voit-on fréquemment l'infection passer d'un organe à l'autre; c'est pour cela que l'inflammation des annexes est ordinairement l'objet d'une seule description.

[1] J. Lucas-Championnière. *Lymphatiques utérins*, etc. Thèse de Paris, 1870. — Quant à Cruveilhier, c'est dans son *Anatomie pathologique* et non dans l'*Anatomie descriptive* qu'on doit chercher la description des lymphatiques de l'utérus. Cela tient à ce que ces recherches se font beaucoup mieux dans les cas pathologiques et sur des femmes mortes de fièvre puerpérale, où les lymphatiques sont rendus plus évidents à la fois par la gravidité et par l'inflammation. — Voir les intéressantes recherches de P. Poirier. Du rôle des lymphatiques dans les inflammations de l'utérus (*Progrès méd.*, 1889, n° 47, p. 491 et 492, n° 48, p. 509 et suiv.; n° 49, p. 527 et suiv.; n° 52, p. 590 et suiv.; — 1890, n° 3, p. 41 et 42, et n° 4, p. 56 et suiv).

[2] M. Marcille. *Lymphatiques et ganglions ilio-pelviens*. Thèse de Paris, 1902

Presque toujours, l'inflammation passe de la trompe à l'ovaire directement par contact et adhérence. Mais on observe aussi, parfois, une suppuration de l'ovaire, sans continuité avec l'inflammation de la trompe; on peut alors expliquer ce fait par les relations lymphatiques. En effet, les vaisseaux qui émanent du pavillon suivent le ligament latéral externe de l'ovaire et se jettent dans le vaste confluent lymphatique qu'on a appelé plexus sous-ovarique. On n'a donc nulle difficulté à comprendre qu'un abcès de l'ovaire s'observe avec des lésions relativement minimes de l'oviducte[1]. D'autre part, les anastomoses qui existent entre les lymphatiques de l'utérus et ceux de l'ovaire peuvent expliquer une infection par voie lymphatique directe de l'utérus à l'o-

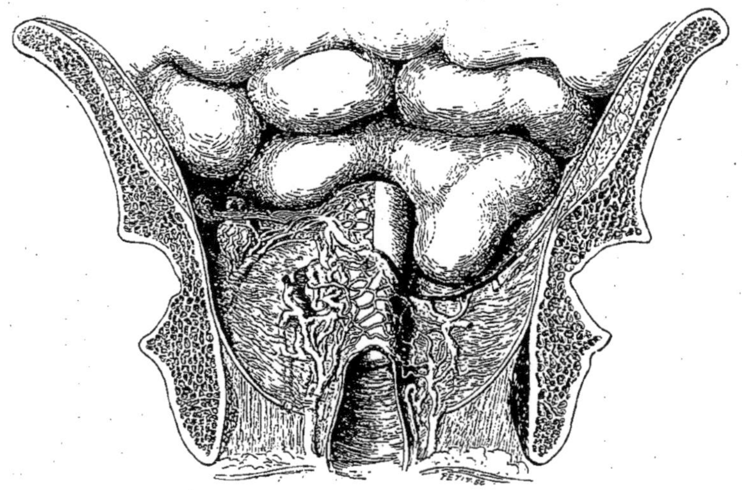

Fig. 529. — Coupe verticale du bassin montrant l'espace pelvi-rectal supérieur et la fosse ischio-rectale. (La coupe passe : à gauche, au niveau du ligament large; à droite, un peu en avant.)

vaire sans passer par la trompe. Enfin, les adhérences, très riches en lymphatiques, comme l'a démontré Poirier, peuvent servir de véhicule à l'inflammation.

D'un autre côté, le réseau lymphatique qui recouvre la surface de l'ovaire communique largement avec celui du péritoine : il suffit, d'après Waldeyer[2], de piquer l'ovaire avec un tube à injection lymphatique, pour injecter tout le réseau de la séreuse abdominale. Si donc les péritonites consécutives aux inflammations de ces organes restent le plus souvent circonscrites, c'est, sans doute, parce qu'un des premiers

[1] Quénu. *Bull. et Mém. de la Soc. de chir.*, 12 déc. 1888, p. 954.
[2] Waldeyer. *Eierstock und Ei.* Leipzig, 1870.

stades du processus consiste dans une oblitération plastique, dans une sorte de thrombose lymphatique[1].

Enfin le tissu cellulaire sous-péritonéal qui existe dans les ailerons de la trompe et de l'ovaire est une dépendance de celui des ligaments larges, qui se continue lui-même en bas sur le plancher pelvien et sur

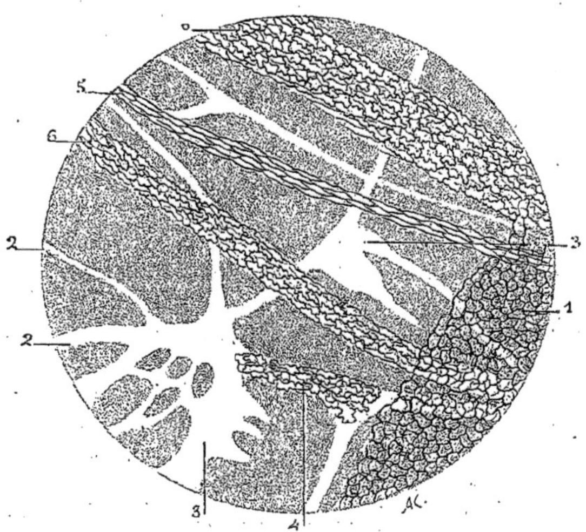

Fig. 550. — Couche sous-séreuse superficielle d'un utérus non gravide,
faible grossissement (Wallich).

1. Épithélium péritonéal. — 2. Bandes claires[2]. — 3. Espaces étoilés. — 4. Cellules dentelées de la paroi des bandes claires. — 5. Capillaire sanguin avec les cellules allongées de sa paroi. — 6. Gros capillaires lymphatiques avec les cellules dentelées de leur paroi.

les côtés avec le tissu lamellaire plus ou moins infiltré de graisse qui double le péritoine et qui offre une laxité spéciale, en avant de la vessie, dans la pseudo-cavité de Retzius (fig. 529).

[1] D'après les recherches de Wallich sur le système lymphatique sous-séreux de l'utérus pendant la grossesse, ce système est formé de très nombreux vaisseaux capillaires. Ces vaisseaux, beaucoup plus nombreux que les capillaires sanguins, sont disposés sur plusieurs plans; ils sont en communication avec les capillaires lymphatiques superficiels de la couche musculaire, et ils aboutissent d'une part à des troncs, d'autre part à un système vasculaire spécial. Les troncs sont peu volumineux à l'état normal, ils sont plus considérables pendant la grossesse, quoique n'atteignant pas les proportions qu'on leur avait trouvées sur l'utérus atteint de lymphangite puerpérale, pendant la période d'involution de cet organe. Les capillaires lymphatiques sont aussi en communication avec un système vasculaire très fin, constitué par des travées et des espaces de forme variable, tapissés comme les capillaires lymphatiques de cellules à contour dentelé (fig. 550). Le système lymphatique acquiert donc, dans la région sous-séreuse de l'utérus, une grande importance, et ces données anatomiques peuvent aider à comprendre un certain nombre de faits pathologiques. V. Wallich. *Recherches sur les vaisseaux lymphatiques sous-séreux de l'utérus gravide et non gravide.* Thèse de Paris, 1891.

[2] Wallich (*loc. cit.*) désigne sous ce nom les espaces mis en évidence par la nitratation portant des cellules dentelées sur certains points de leur trajet, et qui sont très vraisemblablement un système d'espaces lymphatiques situé au delà des capillaires.

La connaissance de ces particularités anatomiques est indispensable pour expliquer la propagation profonde et superficielle de l'inflammation.

Les classifications des salpingites que l'on a données diffèrent assez sensiblement.

Cornil et Terrillon[1] admettaient :

1° La salpingite catarrhale végétante ;

2° La salpingite purulente (pyo-salpingite) ;

5° La salpingite hémorragique (hématome de la trompe, hémosalpingite) ;

4° La salpingite blennorragique :

5° La salpingite tuberculeuse.

Cette division est incomplète, car elle laisse de côté certaines formes d'inflammation diffuse interstitielle qu'on rencontre dans les affections chroniques. Elle est un peu défectueuse, en ce qu'elle sépare la salpingite purulente des salpingites tuberculeuse et blennorragique qui en sont de simples variétés.

Landau[2] adopte une classification purement anatomique et établit les variétés suivantes :

1° Endosalpingite catarrhale aiguë et chronique,

— purulente aiguë et chronique,

— hyperplastique (végétante).

— diphtérique ;

2° Salpingite aiguë et chronique,

— purulente ou disséquante ;

5° Périsalpingite aiguë et chronique.

Martin et Orthmann[3] donnent ces divisions :

I. Salpingite catarrhale :

1° Aiguë,

a. Simple ou endosalpingite,

2° Chronique ;

a. Diffuse ou interstitielle (myo-salpingite) ;

α. Pseudo-folliculaire,

β. Hémorragique ;

b. Sous-variétés : salpingite isthmique noueuse (Chiari) ;

— salpingite chronique végétante (Sawinoff).

Ces formes conduisent, comme terme ultime, à ces lésions :

1° Sactosalpinx[4] séreux.

---

[1] Cornil et Terrillon. *Arch. de physiol,,* 1887, 5ᵉ sér., t. X, p. 555.

[2] L. Landau. Ueber Tubensäcke (*Arch. f. Gyn.,* 1891, t. XL, p. 1).

[3] A. Martin. *Die Krankheiten der Eileiter,* Leipzig, 1895, p. 133.

[4] A. Martin (*loc. cit.,* p. 62) propose de dénommer ainsi toute collection tubaire. Le mot est dérivé du grec σακτός rempli. bourré ; σακτοσάλπιγξ, signifie *trompe distendue.*

2° Sactosalpinx hémorragique.

II. Salpingite purulente :

1° Aiguë.

    a. Septique.

        α. Puerpérale (diphtérique),

        β. Non puerpérale ;

    b. Gonorrhéique ;

2° Chronique ;

Sous-variété : Salpingite interstitielle disséminée (Zweifel.)

La terminaison de ces formes peut être la suivante :

    3° Sactosalpinx purulent.

En se plaçant au point de vue clinique et anatomique à la fois, je crois qu'il importe de diviser d'abord les inflammations des trompes, selon qu'elles aboutissent ou non à la formation d'une tumeur enkystée. Chacune de ces divisions comporte elle-même diverses variétés :

I. **Salpingites non kystiques.**
  a. **aiguë catarrhale** ;
  b. **aiguë purulente** ;
  c. **chronique paren-** chymateuse (*pachy-salpingite*).
    Variété hypertro-phique ou *végétante.*
    Variété atrophique ou *scléreuse.*

II. **Salpingites kystiques** . . .
  a. **hydro-salpinx** ou *séreuse.*
  b. **hémato-salpinx** ou *hématique.*
  c. **pyo-salpinx** ou *purulente.*

Je ne fais pas intervenir ici la notion étiologique, car une salpingite blennorragique, par exemple, peut évoluer suivant les types les plus divers : type purulent non kystique, salpingite purulente kystique ou pyo-salpinx, qui peut lui-même se transformer ultérieurement en hydro-salpinx ou aboutir à la formation d'une salpingite parenchymateuse.

Les lésions des ovaires sont, le plus souvent, solidaires de celles des trompes. Il est très difficile de décrire, au point de vue clinique, une *ovarite* qui ne soit pas une *tubo-ovarite*. Voilà pourquoi j'ai cru devoir subordonner l'inflammation de l'ovaire à celle de la trompe, au point de vue nosologique et clinique. Ainsi qu'on va le voir plus loin, une exception peut cependant être faite pour l'ovarite sclérokystique, avec ou sans œdème, qui existe parfois indépendamment de la salpingite et prend naissance dans des troubles nutritifs spéciaux, fonctionnels ou diathésiques, et encore à la suite de varicocèle tuboovarien.

Je reviendrai plus loin sur la classification des ovarites. Je me borne à mentionner ici celle qui a été proposée par Paul Petit[1], au point de vue purement histologique.

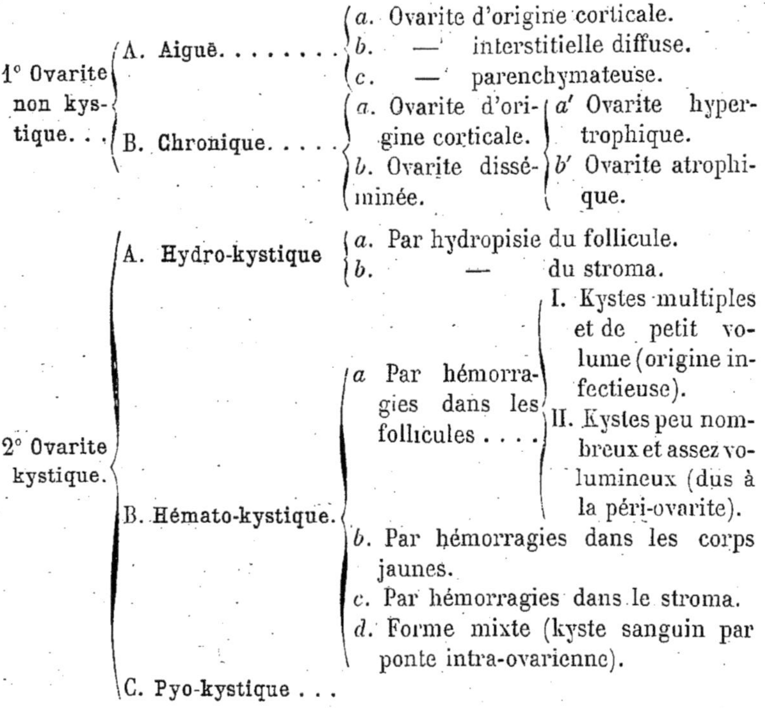

Au point de vue clinique, la véritable classification des ovarites consisterait à distinguer : 1° l'ovarite compliquée de salpingite ou salpingo-ovarite, généralement d'origine infectieuse; 2° l'ovarite simple ou isolée, sans lésion de la trompe, généralement d'origine trophique ou diathésique.

OOPHORO-SALPINGITE SANS TUMEUR KYSTIQUE

Pathogénie. Etiologie. — Existe-t-il une ovarite primitive, lésion initiale et originelle, liée aux troubles de la menstruation, aux excès vénériens, indépendante de toute infection ou lésion antécédente

---

[1] St. Bonnet et P. Petit. *Traité pratique de gynécologie*, p. 245.

de l'utérus et des trompes? Dalché et Prochownick[1] l'ont soutenu. Le
cas me parait très exceptionnel et relatif à des faits rares d'ovarite
scléro-kystique, d'origine trophique ou diathésique. Dans l'immense
majorité des cas, l'ovarite provient d'une endométrite ou d'une salpingite antérieure : à la vérité, l'une ou l'autre de ces étapes a pu être
définitivement franchie sans laisser de traces anatomiques durables;
mais on peut les reconstituer par l'étude des antécédents. Il existe enfin
des causes prédisposantes spéciales de l'ovarite. Je fais jouer un grand
rôle, dans la production des lésions scléro-kystiques de l'ovaire, à la
diathèse rhumatismale, au refroidissement pendant les règles, et surtout
à la dilatation des veines des ligaments larges qui produit ce qu'on a
appelé le varicocèle tubo-ovarien. Ces varices des ligaments larges sont
parfois primitives chez des femmes, multipares ou vierges, généralement
arthritiques. Plus souvent elles sont consécutives à une sorte de *surmenage utérin* chez des femmes ayant eu plusieurs enfants à des intervalles très rapprochés[2].

Il faut aussi signaler les ovarites par infection sanguine que l'on a
observées à titre exceptionnel, d'ailleurs, dans certaines maladies infectieuses : fièvre typhoïde, variole, oreillons[3], etc. F. Jayle[4] a développé
cette idée que toute intoxication de l'organisme, soit par des produits
toxiques chimiques ordinaires (alcool, plomb, mercure, etc.), soit par
des produits toxiques d'origine microbienne (tuberculose, syphilis, pyrexies) retentit particulièrement sur la glande ovarienne et y détermine
des lésions à développement lent et continu. Cette théorie clinique trouve
une confirmation dans des expériences faites par Matchinsky[5] dans le
but d'éclairer la théorie de Metchnikoff sur l'atrophie sénile. Cet auteur
a démontré que l'injection de la toxine tétanique, de la toxine diphtéritique, de l'arsenic, détermine une atrophie rapide des ovules; il semble
en outre que les ovaires chez la femelle et les testicules chez le mâle
sont des lieux de prédilection pour l'emmagasinement des toxines; ces
organes, chez les poules intoxiquées par la toxine diphtéritique, renfermaient une dose de toxine de beaucoup supérieure à celle des autres
organes.

Les inflammations de l'utérus sont la grande source des inflammations des annexes. Il y a longtemps que Postello[6] a comparé le pavillon

---

[1] DALCHÉ. *De l'ovarite.* Thèse de Paris, 1885. — L. PROCHOWNICK. *Arch. f. Gyn.*, 1887,
t. XXIX, n° 2, p. 185.

[2] Cf. PAUL PETIT. *Bull. et Mém. de la Soc. obst. et gyn. de Paris*, juin 1891. — Voir sur
le varicocèle : DUDLEY. *New York med. Journ.*, 11 et 18 août 1888, t. XLVIII, p. 147 et
174. — H. COE. *Amer. Journ. of Obstet.*, mars 1889, p. 504.

[3] H. ROGER. *Les maladies infectieuses*, t. II, p. 1108, Paris, 1902.

[4] F. JAYLE. *Rev. de Gyn. et de Chir. abd.*, 1901, p. 916.

[5] N. MATCHINSKY. *Annales de l'Institut Pasteur*, 1900, p. 113.

[6] POSTELLO (Medicinæ in Academia Cadoueni Professor). *Acta eruditorum Lipsiæ* (1692),
t. III, p. 140.

de la trompe à l'épididyme et Bernutz[1] a nettement formulé l'analogie entre la salpingo-ovarite de la femme, d'origine blennorragique, et l'épididymo-orchite de l'homme. C'est par continuité de tissus, de proche en proche, par la voie de la muqueuse, que se fait ordinairement l'infection, qu'il s'agisse d'une inflammation spécifique ou de toute autre. Schröder n'admet que cette voie. Dans une discussion à la Société de Chirurgie, cette opinion a été émise par la majorité des orateurs[2]. J.-L. Championnière[3], à peu près seul, y a défendu la propagation constante par les lymphatiques, qu'il avait d'abord admise exclusivement pour les accidents puerpéraux. Il s'appuie, en particulier, sur l'intégrité relative de l'extrémité utérine des trompes, même dans le cas où les deux tiers externes sont excessivement altérés. On peut répondre à cela qu'il n'y a pas indemnité histologique, mais simple indemnité apparente, car la trompe, à peu près saine à l'œil nu, est, au microscope, notablement enflammée à ce niveau. Du reste, des interruptions analogues se trouvent dans les différentes lésions propagées de la vessie aux uretères et aux reins. Toutefois, le rôle des lymphatiques est loin d'être négligeable. On connaît la fréquence extrême des adhérences unissant le fond de l'utérus aux annexes. Or ces adhérences sont, comme Poirier l'a constaté, très riches en lymphatiques, mettant en communication le réseau sous-endothélial de l'utérus avec les lymphatiques des annexes. Il n'est pas douteux que ces adhérences ne soient le résultat d'une métrite antérieure, ayant agi sur le réseau lymphatique profond dont le réseau sous-endothélial n'est que le prolongement. L'inflammation du corps de l'utérus peut suivre cette voie pour se porter sur la trompe et sur l'ovaire, surtout si une nouvelle influence pathologique vient lui donner un coup de fouet.

Quoi qu'il en soit, pour peu qu'une endométrite dure depuis quelque temps, les trompes sont plus ou moins atteintes, mais les symptômes sont trop peu marqués de ce côté pour que cet épiphénomène arrête l'attention des cliniciens. Dans les métrites intenses avec salpingite légère, on ne voit et on ne traite que la métrite. D'autre part, dans la salpingite accentuée, une métrite légère, point de départ de l'affection tubaire, peut facilement passer inaperçue.

La très grande fréquence de l'endométrite explique celle des lésions des trompes, d'autant plus qu'à une métrite passagère succède généralement une lésion des trompes durable. Winckel[4], sur 575 cadavres de

---

[1] Bernutz. *Conférences clin. sur les mal. des femmes*, Paris, 1888.

[2] Trélat, Terrilon, Quénu, Routier. *Bull. et Mém. de la Soc. de chir.*, déc. 1888, p. 862 et suiv.

[3] J.-L. Championnière. *Ibid.*, p. 927. — Albert Fraikin. *Thèse*, Bordeaux, 1899, p. 92.

[4] F. Winckel. *Lehrb. der Frauenkrankh.*, Leipzig, 2e édit., 1890.

femmes, a trouvé 182 fois·des lésions plus ou moins accusées des
annexes. Arth. Lewers[1], sur 100 autopsies faites au *London Hospital*,
a trouvé 17 fois les lésions de l'hydro-salpinx, du pyo-salpinx ou de
l'hémato-salpinx. Galabin, de 1883 à 1886, a trouvé à *Guy's Hospital*
12 cas sur 502 autopsies, soit 4 pour 100 : selon la remarque de Lawson Tait, cet hôpital se recrute dans une population moins pauvre que
celle de *London Hospital*, et l'infection blennorragique et la puerpéralité y sont moins fréquentes. Sur 20 605 affections gynécologiques,
observées à sa clinique par Martin[2], du 15 septembre 1886 au 31 décembre 1894, il y avait 1563 lésions des annexes; sur 2078 cas[3], la
blennorragie a pu être invoquée 279 fois.

L'infection blennorragique est la cause la plus ordinaire de l'inflammation des trompes, d'après Nöggerath, qui a repris cette étude
après Ricord, Requin et Bernutz[4], et d'après les travaux de Zweifel[5]
et de Rosthorn. Ces auteurs attachent une importance particulière
aux inoculations de virus blennorragique, pour ainsi dire atténué,
qui est le résultat des vieilles blennorrhées chez l'homme, vestiges
souvent négligés et réputés à la fois incurables et inoffensifs (*goutte
militaire*). Un nombre considérable de jeunes mariées sont ainsi infectées, et les prétendues fatigues du voyage de noces sont beaucoup moins
responsables qu'on ne l'a cru jusqu'à ce jour. Une légère endométrite
et une salpingite catarrhale intense sont souvent produites de la sorte;
l'avortement en est la conséquence et aggrave la situation de la jeune
femme, qui peut demeurer souffrante et inféconde.

L'infection blennorragique donne parfois lieu à des accidents
beaucoup plus graves, amène d'emblée la suppuration des trompes
qui s'y localise ou se propage au petit bassin[6]. C'est la forme que
Bernutz a surtout décrite, et que j'ai, comme lui, fréquemment
observée.

La présence du gonococcus de Neisser ne peut pas toujours être mise
en évidence, même quand l'origine blennorragique de l'affection n'est
pas douteuse. On l'a cependant nettement constaté un grand nombre de
fois.

---

[1] Arth. Lewers. On the frequency of pathol. conditions of the Fallopian tubes (*Trans. of
the obstet. Soc.*, Londres, 1887, t. XXIX, p. 198). — Discussion par Galabin, L. Tait.

[2] A. Martin. *Die Krankheiten der Eileiter*, p. 61.

[3] A. Martin. *Ibid.*, p. 112.

[4] Requin. *Éléments de path. méd.*, 1846, t. XI, p. 201. — E. Nöggerath. Ueber latente und
chronische Gonorrhoe beim weiblichen Geschlecht (*Deutsche med. Woch.*, 1887, n° 49,
p. 1059).

[5] P. Zweifel. *Arch. f. Gyn.*, 1891, p. 371. Pour lui, la grande majorité des salpingites
purulentes est due à la blennorragic. — A. v. Rosthorn. Ueber die Folgen der gonorrhischen Infection bei der Frau. (*Prag. med. Woch.*, 1892, n°° 2 et 3.)

[6] Ad. Schmidt. Zur Kenntniss der Tubengonorrhoe (*Arch. f. Gyn.*, 1889, t. XXXV, n° 1,
p. 162). — P. Charrier. *De la péritonite blennorragique chez la femme*. Thèse de Paris,
1891.

C'est Westermark[1] qui le premier a trouvé le gonocoque dans le pus d'une salpingite blennorragique. Depuis lors, les recherches se sont multipliées : en Allemagne surtout, où Schmidt[2], Carsten[3], Zweifel[4], Witte[5], Wertheim[6], Schauta[7], Prochownick ont publié des observations tout à fait concluantes. Martin[8], réunissant les statistiques de Wertheim, Charrier, Prochownick, Schauta et la sienne propre, trouve 76 cas de salpingite purulente, dans lesquels la présence du gonocoque fut dûment constatée. En France, Hartmann et Morax[9] ont trouvé 15 fois le gonocoque sur 33 salpingites suppurées; Jayle[10], 4 fois sur 30 cas.

Le gonocoque a été plus difficilement décelé dans les différentes couches de tissus qui composent la trompe utérine. Cependant Wertheim l'aurait rencontré dans la muqueuse et dans la tunique musculeuse. D'après Reymond[11], c'est à la surface de la muqueuse, dans une couche purulente, composée d'un grand nombre de leucocytes et de quelques cellules desquamées, que le micro-organisme est le plus abondant. Il siège dans les cellules épithéliales desquamées, dans les leucocytes et aussi parfois entre les cellules.

L'infection puerpérale, qui succède à un accouchement et surtout à un avortement fait dans des conditions septiques, doit être mise au premier rang comme cause d'inflammation des annexes; ainsi, dans la statistique déjà citée de Martin, on relève 574 cas d'origine puerpérale. C'est surtout dans les métrites *post abortum*, avec rétention de débris du placenta, que les lésions de la trompe sont à craindre tardivement, et ce n'est pas là une des moindres raisons qui rendent alors préférable une intervention énergique (nettoyage par la curette mousse et les irrigations) à l'expectation ou à l'intervention restreinte que préconisent encore certains auteurs[12]. La femme qui a conservé plusieurs jours des débris mortifiés dans la cavité utérine est presque fatalement vouée à une métro-salpingite.

Le streptocoque est l'agent infectieux de cette forme de salpingite. On ne compte plus les observations où la présence de ce micro-orga-

[1] F. Westermark, *Centr. f. Gyn.*, 1886, n° 10, p. 157. — E. G. Orthmann. *Berl. klin. Woch.*, 1887, n° 14, p. 286. — Menge. *Centr. f. Gyn.*, 1890, p. 81, *supplément*.

[2] Ad. Schmidt. *Loc. cit.*

[3] Carsten. *Zeit. f. Geb. u. Gyn.*, 1890, t. XXI, p. 214.

[4] Zweifel. *Arch. f. Gyn.*, 1891, t. XXXIX, p. 371.

[5] Witte. *Centr. f. Gyn.*, 1892, p. 455.

[6] Wertheim. *Arch. f. Gyn.*, 1892, t. XLII, p. 1.

[7] Schauta. *Arch. f. Gyn.*, 1893, t. XLIV, p. 574.

[8] Martin. *Loc. cit.*, p. 163.

[9] Hartmann et Morax. *Annal. de Gyn. et d'Obs.*, 1894, t. XL, p. 2.

[10] F. Jayle. *Bull. de la Soc. anat.*, 1895, p. 222.

[11] E. Reymond. *Contribution à l'étude de la bactériologie et de l'anatomie pathologique des salpingo-ovarites.* Thèse de Paris, 1895, p. 87.

[12] *Comptes rendus de la Soc. d'Obst., de Gyn. et de Péd. de Paris*, séance du 8 mai 1905, p. 124.

nisme a été constatée. Le streptocoque se trouve surtout dans le pus, libre entre les cellules épithéliales, plus rarement dans l'intérieur des leucocytes ou dans les cellules épithéliales elles-mêmes. On l'a rencontré dans l'épaisseur de la muqueuse[1], dans les vaisseaux thrombosés[2].

Presque toutes les femmes atteintes de salpingites à streptocoques ont eu, à un moment donné, des accidents puerpéraux. Cependant Kaltenbach[3] aurait observé une ovarite à streptocoque chez une vierge.

Le staphylocoque peut, au cours de l'infection puerpérale, se comporter comme le streptocoque. Toutefois sa présence dans le pus des trompes est tout à fait exceptionnelle. Les auteurs qui l'ont rencontré l'ont toujours vu associé avec le streptocoque[4].

Chez les femmes atteintes de blennorragie, au moment de la parturition, il se fait, semble-t-il, une sorte d'infection mixte puerpéroblennorragique, qui explique comment la métro-salpingite est si fréquente en pareil cas. Gerheim[5], Wertheim[6], Witte[7], ont constaté l'influence que peut avoir le gonocoque sur le développement du streptocoque. L'élévation de température que présentent si souvent après l'accouchement les femmes atteintes de blennorragie[8] peut être mise sur le compte du streptocoque, dont le gonocoque n'a fait que favoriser le développement.

L'infection par l'exploration et l'intervention obstétrico-chirurgicale, rare depuis l'avènement de l'antisepsie et de l'asepsie, est encore observée (v. MÉTRITES, p. 259). L'hystéromètre a causé de nombreuses victimes : la discision du col en a fait aussi beaucoup, à la période pré-antiseptique. Encore aujourd'hui, il faut se souvenir, pour que l'exploration intra-utérine soit dépourvue de tout danger, que non seulement l'instrument ou le doigt ne doit être souillé d'aucun germe, mais encore que la cavité vaginale ait, par des lavages successifs, été débarrassée de ceux qu'elle renferme normalement.

La présence d'une cause permanente de contamination dans la cavité vaginale pourrait rendre compte de la production de certaines métrites et salpingites qui n'ont d'autre étiologie appréciable qu'une gêne apportée à l'évacuation des sécrétions du col par une déviation ou une sténose; le drainage normal de ces mucosités ne se faisant plus facilement, l'auto-infection pourrait ainsi se produire. Ce qui n'est pas dou-

[1] Bumm. *Arch. f. Gyn.*, 1891, t. XL, p. 398.
[2] E. Reymond. *Loc. cit.*, p. 104.
[3] Kaltenbach et Eberth. *Zeitschr. f. Geb. und Gyn.*, 1889, t. XVI, p. 375.
[4] Witte. *Centr. f. Gyn.*, 1892, p. 433. — Schauta. *Arch. f. Gyn.*, 1893, t. XLIV, n° 3. p. 574.
[5] Gerheim. Ueber Mischinfektion bei Gonorrhoe (*Verhandl. der phys. med. Ges. zu Würzburg*, 1888, t. XXI).
[6] Wertheim. Die Ascendirende Gonorrhoe (*Arch. f. Gyn.*, 1892, t. XLI, n° 1).
[7] Witte. *Zeitsch. f. Geb. u. Gyn.*, 1893, t. XXV, p. 1.
[8] Krönig. *Centr. f. Gyn.*, 1892, n° 8, p. 57

teux, c'est que l'inflammation de la matrice et des annexes est assez fréquente dans ces conditions[1].

Les salpingites tuberculeuses peuvent coïncider avec d'autres désordres de même nature de l'appareil génital et se perdre, pour ainsi dire, au milieu des autres lésions. Mais, dans de très nombreux cas, comme on l'a observé depuis longtemps, la salpingite tuberculeuse est une lésion isolée[2].

Est-ce à l'*auto-infection* ou à l'*hétéro-infection* (par l'introduction d'un sperme tuberculeux dans les voies génitales) qu'il faut attribuer ces salpingites tuberculeuses, dont la fréquence est peut-être plus grande encore qu'on ne le croit?

La porte d'entrée des bacilles de Koch paraît bien, dans certaines observations, avoir été les voies génitales (Conheim, Verneuil)[3]. Toutefois, il est un certain nombre de tuberculoses des annexes chez des vierges qui échappent, quoi qu'on en ait dit, à cette explication. Dans ces cas-là, il est probable qu'une auto-infection ordinaire, septique, a d'abord été provoquée par une sténose du col, et que le bacille introduit dans la circulation par la voie pulmonaire ou digestive s'est fixé sur les trompes enflammées, comme sur un lieu de moindre résistance. Cette hypothèse concorde avec les notions qui tendent à prévaloir, en pathologie générale, sur ce qu'on a appelé l'*inflammation prétuberculeuse*.

Les malformations et atrophies congénitales des trompes constitueraient aussi pour ces organes une véritable prédisposition morbide que Lawson Tait a indiquée[4], et sur laquelle Freund[5] a spécialement attiré l'attention.

Je ne mentionne que pour mémoire l'influence rare des fièvres éruptives[6], notamment de la scarlatine ou de la variole, bien établie par L. Tait, et celle de la contagion très problématique de papillomes génitaux[7], signalée par Alban Doran pour expliquer une salpingite papillomateuse dont la nature exacte reste indécise.

---

[1] W. Gill Wylie. *The med. Record.* New-York, 1885, 24 janv., t. XXVII, p. 85.

[2] Brouardel. *De la tuberculose des organes génitaux de la femme.* Thèse de Paris, 1865. — Cayla. *Bull. de la Soc. anat.*, 1881, p. 350.

[3] Voir Verchère. Thèse de Paris, 1884. — Derville. Thèse de Paris, 1887.

[4] Lawson Tait. *Brit. med. Journ.*, 16 avril 1887, t. I, p. 825. — Voici comment s'exprime l'auteur anglais . « A ces diverses causes d'inflammation des trompes, L. Tait est disposé à en ajouter une nouvelle qui a besoin encore d'être étudiée, relativement à son mode d'action, mais qui fournit des indications beaucoup trop évidentes pour qu'il puisse la passer sous silence. Il a observé un nombre considérable de cas formant un groupe distinct, cas dans lesquels la seule explication qu'on pût donner de la production d'une inflammation chronique des annexes était la persistance d'un état infantile de l'utérus, dû à un arrêt de développement. Dans ces faits-là, en général, l'utérus était en rétroversion, complètement immobile, et les annexes augmentées de volume pouvaient être senties par le toucher de chaque côté; l'utérus lui-même était toujours infantile; quant aux annexes, leur état était tout à fait défiguré par des lésions inflammatoires. »

[5] Freund. *Volkm. Samml. klin. Vortr.*, 1889, n° 525.

[6] Lawson Tait. *Loc. cit.*

[7] Alban Doran. *Trans. of the obstetr. Soc.*, Londres, 1886, p. 220.

Les faits de salpingite syphilitique qu'on a cités ne résistent pas à la critique[1]. De nouvelles observations sont nécessaires sur ce sujet.

La salpingite actinomycosique[2] a été observée exceptionnellement.

J'ai signalé pour la première fois[3] l'origine intestinale de certaines oophoro-salpingites. La propagation se fait alors soit par les adhérences réunissant les annexes à l'intestin, à l'appendice cæcal enflammé, plutôt que par des communications lymphatiques qu'avait cru voir Clado[4] entre ce dernier

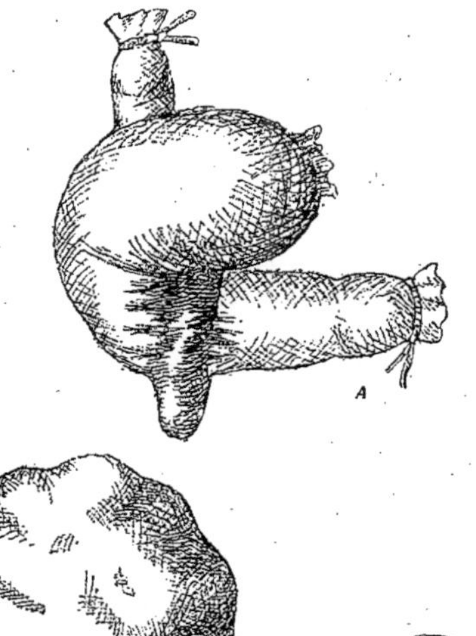

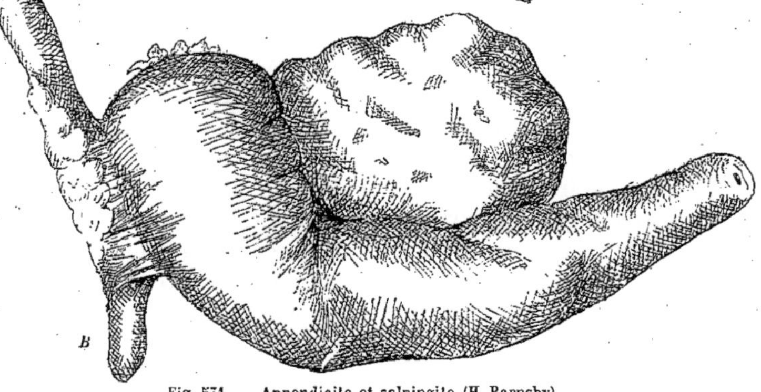

Fig. 531. — Appendicite et salpingite (H. Barnsby).
A. L'appendice est entouré par la trompe malade. — B. L'appendice est fixé à la trompe par des adhérences résistantes.

organe et l'ovaire et qui n'ont pas été retrouvées[5]. A côté de ces cas d'origine intestinale pure, il faut mentionner l'infection possible de pyo-salpinx blennorragiques ou puerpéraux par le tube digestif.

[1] Monprofit. *Salpingites et ovarites*. Thèse de Paris, 1888.

[2] Voir Ad. Zeilman. Ueber die Actinomycose des Bauchfells und der Baucheingeweide beim Menschen (*Med. Jahrb. der Ges. der Aerzte in Wien*, 1885, p. 447, cas 4).

[3] S. Pozzi. *Bull. et Mém. de la Soc. de chir.*, déc. 1890, t. XVI, p. 779.

[4] Clado. *Gaz. des hôp.*, 6 févr. 1892, p. 150 (*Soc. de biologie*).

[5] H. Barnsby. *Appendicite et annexite*. Thèse de Paris, 1898, et *Rev. de Gyn. et de Chir. abd.*, 1898. p. 419.

Schauta[1] (1 fois), Hartmann et Morax[2] (1 fois), Reymond[5] (6 fois), Girode[4] (2 fois), Jayle[5] (6 fois), ont en effet rencontré le *bacterium coli commune* dans des salpingites suppurées d'origine nettement blennorragique ou puerpérale, ayant contracté des adhérences avec diverses portions de l'intestin.

D'après Reymond, en présence du *bacterium coli commune*, les microorganismes qui se trouvent préalablement dans les trompes semblent présenter un regain de virulence.

Enfin, on a publié un certain nombre de **salpingites à pneumocoques**[6]. Mais, dans aucun cas, on ne trouve de pneumonie dans les antécédents des malades ; Frommel et Witte ont observé le pneumocoque dans des salpingites puerpérales, Zweifel et Girode dans des salpingites blennorragiques. Une particularité intéressante de la salpingite à pneumocoques serait d'être toujours unilatérale.

Anatomie pathologique. — I. *Lésions des trompes*. — Elles sont beaucoup plus constantes et caractéristiques que celles des ovaires, au moins dans les formes aiguës : leur surface muqueuse est, en effet, plus vulnérable que la séreuse qui entoure l'ovaire.

On a beaucoup abusé du terme compréhensif de *salpingite catarrhale*. Toutes les inflammations des trompes non purulentes ont été, à vrai dire, placées pêle-mêle dans cette classe, depuis la simple endosalpingite légère, compagne éphémère d'une endométrite dont la guérison eût pu entraîner la sienne, jusqu'à la pachy-salpingite hypertrophique, avec végétation luxuriante des plis foliacés de la muqueuse et épaisseur excessive des parois. C'est cette confusion qui rendait si difficile l'appréciation exacte, au point de vue de leur mérite thérapeutique, des nombreux résultats opératoires autrefois publiés en France ou à l'étranger. Puisqu'il suffit qu'une trompe soit légèrement augmentée de volume et plus ou moins congestionnée pour mériter, de la part de certains chirurgiens, d'être accusée de salpingite et condamnée à l'ablation, on hésite à sanctionner la valeur de brillantes séries, qui ne démontrent, en somme, que la simplicité incontestable et l'innocuité réelle de la castration, faite avec les précautions antiseptiques. Pour qu'il en fût autrement, il serait indispensable que toute observation d'extirpation d'annexes fût accompagnée de la description sommaire,

---

[1] SCHAUTA. *Arch. für Gyn.*, 1893, t. XLIV, n° 3, p. 514.
[2] HARTMANN et MORAX. *Loc. cit.*
[5] REYMOND. *Loc. cit.*, p. 117.
[4] GIRODE (cité par REYMOND). *Ibid.*, p. 118.
[5] F. JAYLE. *Loc. cit.*
[6] ZWEIFEL. *Archiv f. Gyn.*, 1891, t. XXXIX, n° 3, p. 553 (1 cas). — FROMMEL. *Centr. f. Gyn.*, 1892, p. 205 (1 cas). — WERTHEIM. *Ibid.*, 1894, p. 149 (1 cas). — WITTE. *Zeit. f. Geb. u. Gyn.*, 1892, t. XXIV, p. 322 et *Ibid.*, 1895, t. XXV, p. 1 (4 cas). — HARTMANN et MORAX. *Loc. cit.* (2 cas). — GIRODE, cité par REYMOND. *Loc. cit.*, p. 115 (1 cas).

mais précise, des lésions, au lieu d'être simplement justifiée par une vague étiquette. Je crois aussi qu'il faut très soigneusement distinguer la salpingite aiguë, catarrhale, de la salpingite chronique à poussées aiguës que j'ai appelée *parenchymateuse,* avec laquelle on l'a parfois

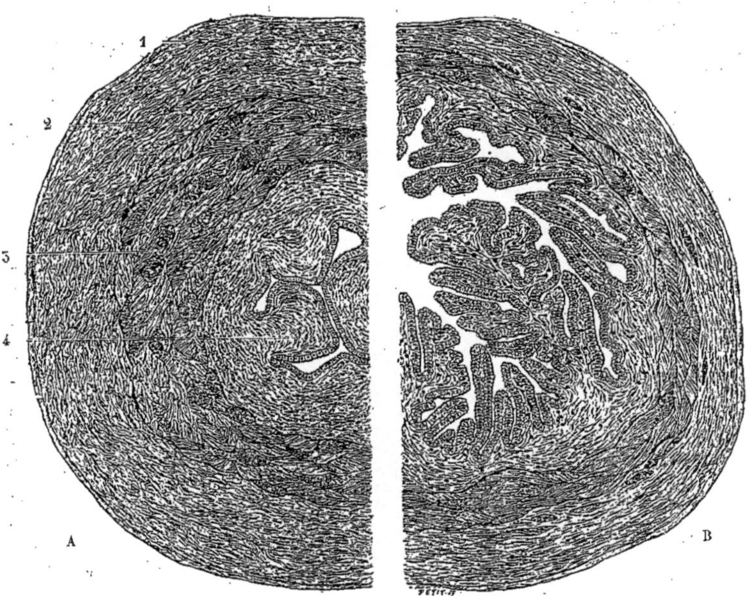

Fig. 532. — Trompes utérines; état normal.

Coupes : A, au niveau de la partie voisine de l'utérus ; B, auprès du pavillon (Wyder).

Succession des couches : 1. en haut et en dehors, *tunique séreuse.* — 2. *Couches de tissu conjonctif fasciculé,* lâche, riche en vaisseaux. — 3. *Tunique musculaire,* beaucoup plus considérable au voisinage de l'utérus (segment utérin) que près du pavillon (segment abdominal). Elle consiste principalement en fibres musculaires. En haut et en dedans, il s'y joint des faisceaux de fibres longitudinales dont quelques-uns s'épanouissent dans la muqueuse; d'autres (plus externes) pénètrent entre les deux feuillets du ligament large; d'autres encore vont au hile de l'ovaire, ou envoient des prolongements sur le fond de l'utérus: quelques fibres pénètrent dans la couche circulaire. — 4. *Tunique muqueuse.* La trame de cette tunique est formée par un tissu conjonctif embryonnaire, riche en cellules fusiformes; il s'avance dans la lumière de la trompe en plis longitudinaux que la coupe a attaqués plus ou moins obliquement. Au voisinage de l'utérus, ces plis sont trapus et donnent sur la coupe de la lumière de la trompe un aspect étoilé. Près du pavillon, ils deviennent plus allongés et sont en partie accompagnés de replis accessoires, ce qui donne à la coupe un aspect très déchiqueté et dendritique. Toute la surface de la muqueuse est tapissée d'une couche simple de cellules cylindriques à cils vibratiles ; le mouvement de ces cils, sur le vivant, est dirigé de l'ovaire à l'utérus.

confondue, sous le nom commun de *salpingite catarrhale végétante*[1], faute d'avoir tenu suffisamment compte de l'histoire clinique des malades d'où provenaient les pièces fournies à l'examen histologique. Ce qui facilite cette confusion, c'est que beaucoup de femmes sont, en

[1] Voir Sawinoff. *Arch. für Gynäkologie,* 1889, xxxiv, p. 239.

effet, opérées d'une lésion ancienne, après une poussée aiguë qui rend incertaine son exacte chronologie.

Dans la salpingite catarrhale **aiguë**, on constate d'abord une hypertrophie de l'organe, qui est tuméfié, tant par l'infiltration de sa paroi que par celle du tissu sous-séreux. Son pavillon est parfois étalé et turgescent, plus souvent replié sur lui-même, en forme d'astérie fermée ou de fleur de marguerite non épanouie [1]. Mais l'agglutination de ses franges ne va pas jusqu'à l'oblitération complète comme dans les lésions chroniques. Cette perméabilité du pavillon est, à mon sens, pathognomonique de l'inflammation simplement catarrhale, c'est-à-dire superficielle et curable ne nécessitant pas fatalement l'extirpation. De fausses membranes, généralement fines, molles, lamellaires ou

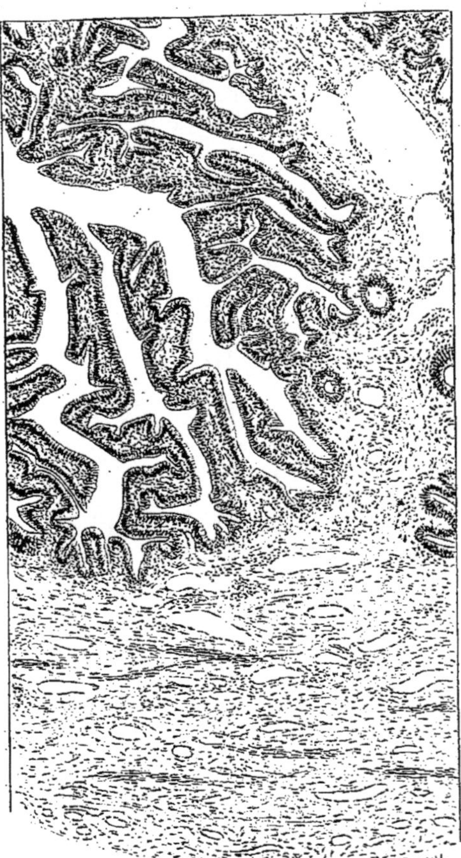

Fig. 555. — Salpingite catarrhale (X. Bender).

Les lésions sont très discrètes. L'épithélium est conservé. On observe seulement de la dilatation des vaisseaux et un léger épaississement œdémateux de la paroi musculo-conjonctive. (Grossissement 100/1.)

[1] REYMOND (*Contribution à l'étude de la bactériologie et de l'anatomie pathologique de la salpingo-ovarite*. Thèse de Paris, 1895) a étudié d'une manière très complète le mécanisme de l'oblitération de l'ostium abdominal de la trompe, dans la salpingite. Le pavillon peut être oblitéré par adhérence à l'ovaire ou aux organes voisins; mais le plus souvent il s'oblitère lui-même sur place. D'après Reymond, cette oblitération ne se fait jamais aux dépens de la muqueuse, et toujours, au contraire, aux dépens du péritoine. A mesure que les franges s'enflamment et s'épaississent, elles se replient sur elles-mêmes et tendent à rentrer dans le pavillon. A partir de ce moment les faces péritonéales des franges se font face et s'accolent par leur revêtement séreux; — ces adhérences au bout de quelque temps deviennent très étroites et l'ostium abdominal se trouve définitivement oblitéré.

filamenteuses, laissant voir par transparence des vaisseaux sanguins, relient parfois la trompe à l'ovaire et aux parties voisines. La surface de la trompe est rose, le pavillon d'une teinte plus vive. A la coupe, on voit la cavité pleine de replis normaux hypertrophiés, de couleur gris rosé ou gris argenté qui lui donnent un aspect végétant; cette cavité renferme une quantité plus ou moins abondante d'un liquide séreux, clair ou opalescent. Ce liquide est formé par de la lymphe épanchée tenant en suspension des cellules épithéliales desquamées et en voie de dégénérescence. D'après Martin[1], cette sécrétion pathologique de la muqueuse tubaire présente une réaction acide, alors que la sécrétion normale est généralement alcaline.

L'examen histologique[2] (fig. 535) montre que les lésions sont surtout

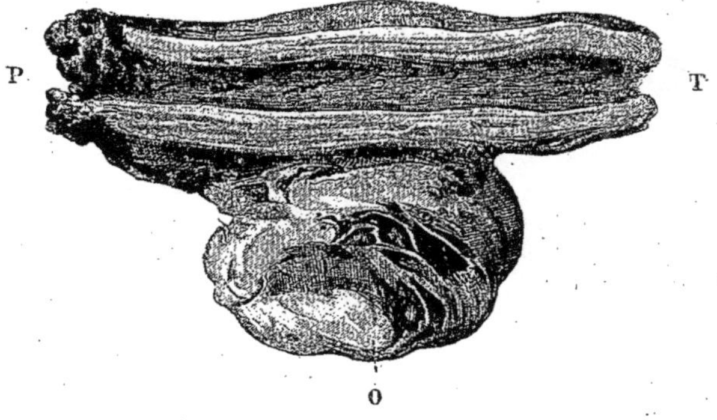

Fig. 554. — Salpingite aiguë purulente, blennorragique. (S. Pozzi.)
T. Trompe épaissie, à parois lardacées. — P: Pavillon gonflé et incomplètement agglutiné.
O. Ovaire kystique et adhérent.

accusées dans la muqueuse ; les plis sont couverts de bourgeons latéraux de nouvelle formation; au lieu d'être effilés et minces, ils sont épais et terminés en massue. Beaucoup s'anastomosent en arcades, à leur extrémité interne, avec les voisins, ce qui donne à la coupe un aspect réticulé. La charpente de ces végétations est cellulo-vasculaire, infiltrée de cellules embryonnaires; une couche de cellules épithéliales cylindriques à cils vibratiles les recouvre par places. Les lésions sont relativement peu marquées dans la tunique fibro-musculaire; on constate seulement une hyperplasie de ses éléments.

La **salpingite aiguë, purulente, non kystique** (fig. 534), s'observe beaucoup plus rarement que la forme enkystée ou pyo-salpinx, à laquelle elle conduit fatalement pour peu qu'elle dure avec acuité et que le pus

[1] Martin. *Die Krankheiten der Eileiter*, Leipzig, 1895.
[2] E. G. Orthmann. *Virchow's Arch.*, 1887, t. CVIII, p. 165. — Cornil et Terrillon. *Arch. de physiol.*, 1887, p. 529 et suiv.

ne puisse plus facilement s'écouler par l'orifice utérin. Selon Freund[1], cette condition défavorable serait surtout liée à un développement incomplet de l'oviducte. Il prétend qu'on peut rencontrer deux catégories de trompes chez la femme saine : les unes, presque droites et de calibre normal ; les autres, contournées et à calibre rétréci par places, ce qui est le vestige d'un état infantile. Dans la première catégorie, les affections tubaires évoluent rapidement et peuvent guérir seules. Dans la deuxième, les inflammations suppuratives aboutissent nécessairement à la formation de collections enkystées, par suite de l'atrésie de l'oviducte. On soupçonnera cette mauvaise conformation quand existent les signes d'une complexion délicate et de dysménorrhée, dès l'apparition de la menstruation.

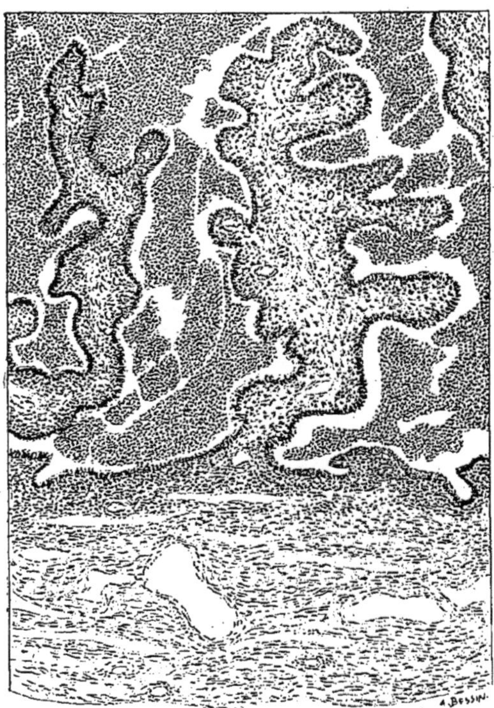

Fig. 535. — Salpingite suppurée (X. Bender).
Coupe d'une trompe suppurée dans un cas d'infection puerpérale aiguë. La cavité de la trompe est remplie de pus. Les villosités de la muqueuse sont œdématiées, mais l'épithélium a persisté. Il existe de l'infiltration leucocytaire sous-épithéliale. (Grossissement 100/1.)

Il est possible que cette considération doive entrer en ligne de compte, mais le plus souvent il suffit, sans doute, que l'inflammation soit très intense pour qu'il se produise, outre l'occlusion protectrice de l'orifice abdominal, un gonflement et une infiltration des parois telles que le calibre de la trompe s'oblitère ou cesse d'être perméable du côté de l'utérus. C'est ce qui arrive souvent dans la blennorragie.

Quoi qu'il en soit, la transformation en pyo-salpinx est toujours précédée d'une phase de salpingite aiguë, purulente, profluente, si l'on peut ainsi parler, c'est-à-dire avec perméabilité de l'*ostium uterinum* et

[1] Freund. *Samml. klin. Vortr.*, 1880, n° 323.

écoulement libre de la sécrétion purulente. Quand on a été amené à
opérer à ce moment-là, on observe tous les signes extérieurs d'une inflammation intense de la trompe : gonflement, direction contournée et même
aspect bosselé, noueux, de l'oviducte ; les franges du pavillon sont
agglutinées plus ou moins complètement, de manière à fermer l'orifice
abdominal ; si l'on incise l'organe, on trouve du pus dans sa cavité,
qui a parfois une disposition moniliforme, par suite des rétrécissements
qui existent au niveau des coudures. Le pus, crémeux, comme l'est le
pus de récente formation, peut se vider dans l'utérus par l'orifice
interne, resté perméable, tandis que l'orifice externe est oblitéré par la
fusion des franges du pavillon. La muqueuse de la trompe est tomenteuse, grisâtre. Le microscope montre, sur des coupes transversales,
des plis très épais, couverts de bourgeons anastomosés, formant un

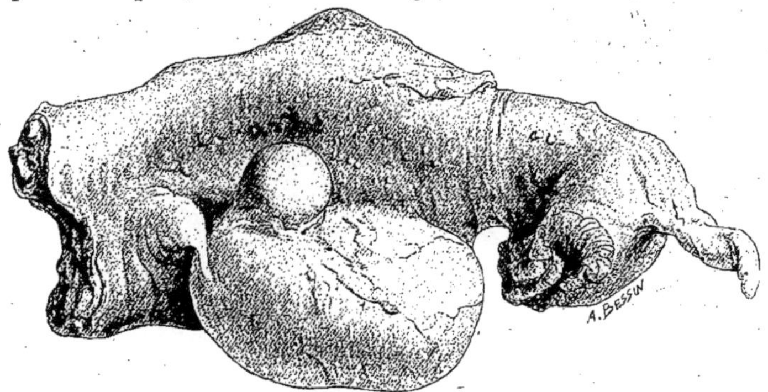

Fig. 533. — Salpingite chronique parenchymateuse avec ovarite scléro-kystique.

système de plis principaux et de plis secondaires dont la soudure produit des cavités irrégulières qui ressemblent à des glandes. Cet épaississement est dû à l'abondance des cellules migratrices qui infiltrent les
mailles du tissu conjonctif. Les cils vibratiles de l'épithélium cylindrique
de la muqueuse sont tombés presque partout, et les cellules épithéliales
sont déformées, devenues cubiques ou plates, ne conservant leur forme
que dans les sinus qui séparent les plis. Là, les extrémités en cul-de-sac
des fentes sont tapissées par un épithélium cylindrique bas qui les fait
ressembler à des segments de glandes. Toute l'épaisseur de la paroi est,
du reste, infiltrée de cellules migratrices rondes, et les vaisseaux sont
volumineux et dilatés (Cornil). Dans les cas très aigus, la muqueuse
peut subir une nécrose totale et la cavité de la trompe est transformée,
tout entière, en une large surface ulcéreuse recouverte d'un enduit
fibrineux. Quand la salpingite purulente ne se transforme pas en pyo-
salpinx, elle peut guérir spontanément, comme le prouve l'observation clinique.

Ce processus régressif est rare, et, pendant toute sa durée, la malade

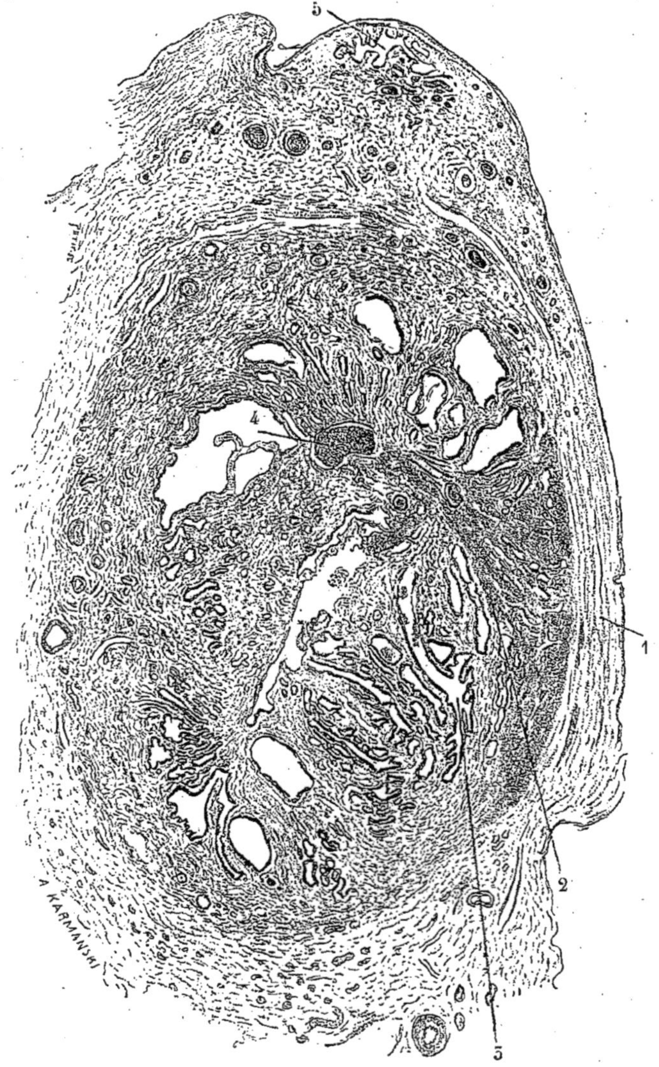

Fig. 557. — Salpingite chronique hypertrophique. — Coupe transversale.
(Grossissement de 10 diamètres.)

1. Paroi épaissie et sclérosée de la trompe. — 2. Villosités épaissies et fusionnées. —
pseudo-glandulaires. — 4. Vaisseau sanguin. — 5. Conduit accessoire de la trompe.

est exposée à la réapparition de phénomènes aigus. Quand cette régression s'accomplit, la guérison se fait *par induration*, comme disaient les anciens, c'est-à-dire avec formation de tissu conjonctif embryonnaire qui aboutit à l'hypertrophie au moins temporaire de l'organe, à la pachy-salpingite.

Dans la **salpingite chronique parenchymateuse**[1], il est de règle de trouver les deux trompes atteintes, tandis que les lésions très aiguës et légères peuvent être unilatérales. Cette particularité a motivé le précepte radical de Lawson Tait[2], de faire toujours l'ablation des deux trompes, la seconde étant presque fatalement destinée à s'altérer après la première. On observe aussi, le plus souvent alors, des lésions assez notables du côté de l'ovaire (péri-oophorite, sclérose). Des adhérences très fortes unissent, dans la majorité des cas, les annexes à la paroi pelvienne ou au cul-de-sac de Douglas. Il peut arriver que ces adhérences soient même si compactes qu'on ne puisse libérer l'ovaire et les trompes, devenus du reste charnus et friables, que par une véritable dilacération. La trompe épaissie a parfois la dureté d'une cordelette.

Les lésions, au lieu d'être bornées à la muqueuse comme dans les formes précédentes, se sont propagées à toute l'épaisseur des parois. On peut même dire que les altérations de la tunique moyenne du parenchyme ont ici la plus grande importance. La salpingite chronique, bien plus encore que la métrite chronique, est donc essentiellement *parenchymateuse*, ainsi

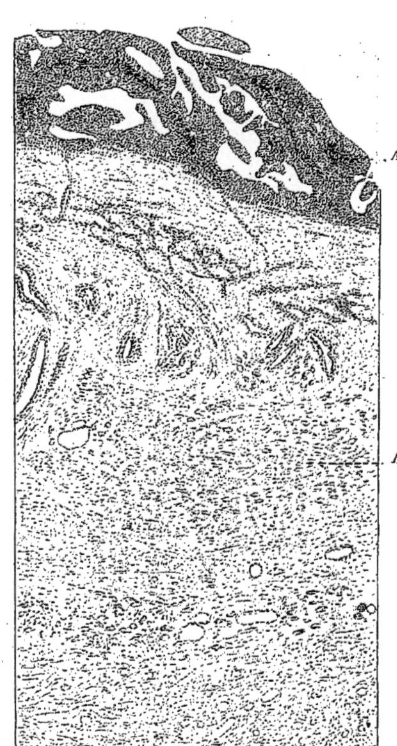

Fig. 558. — Salpingite parenchymateuse (X. Bender).
A. muqueuse infiltrée. — *B*. musculaire épaissie.
(Grossissement 20/1.)

---

[1] Je crois avoir été le premier (dans ma première édition, août 1890) à employer cette dénomination qui a été depuis adoptée par beaucoup d'auteurs.

[2] Lawson Tait. On the unsatisfactory results of unilateral removal of the uterine appendages (*Birmingh. med. Review*, 1887, p. 145). — *Brit. med. Journ.*, 1887, t. I, p. 1211.

que j'ai cru pouvoir la dénommer. A la coupe, on constate la grande épaisseur de toutes les parois. La muqueuse est de couleur ardoisée. L'orifice du pavillon est toujours oblitéré, parfois il adhère à l'ovaire. L'orifice utérin, par contre, est le plus souvent perméable; mais la perméabilité de la trompe a souvent aussi disparu par places.

On a encore appelé cette lésion **pachy-salpingite** ou **salpingite interstitielle**, vu la prolifération considérable de tissu conjonctif qu'y décèle le microscope. C'est l'analogue de l'épididymite chronique, avec transformation scléreuse du cordon.

On peut distinguer deux variétés anatomiques de la salpingite parenchymateuse, répondant assez exactement à celles qu'on observe aussi dans la métrite parenchymateuse. Dans la première variété, dont un bel exemple a d'abord été décrit par Kaltenbach, dont Schauta et Sawinoff[1] ont ensuite observé des cas, et dont j'ai vu de très fréquents spécimens, il y a **salpingite chronique hypertrophique**. La trompe, de la grosseur du petit doigt à celle de l'index, a une couleur lie de vin, violacée, et une consistance charnue. Si on l'incise, on découvre une épaisse coque, soit de tissu musculaire hypertrophié, soit de tissu conjonctif de nouvelle formation, et, au-dessous, remplissant l'intérieur du canal effacé de la trompe, comme la moelle remplit un os, une

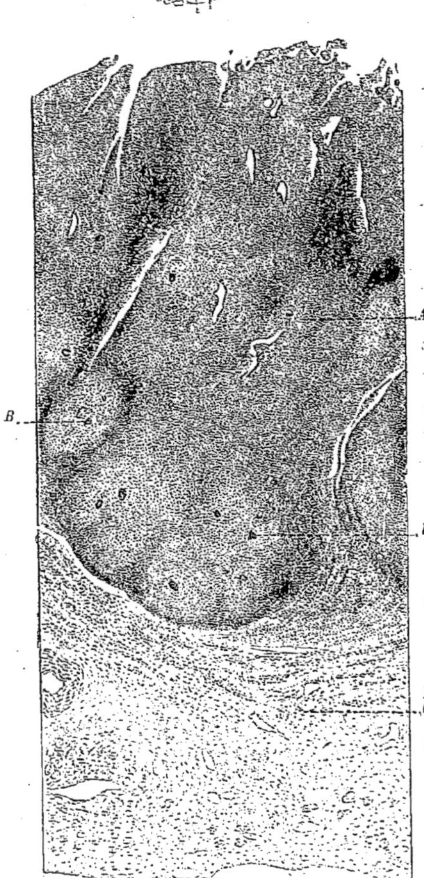

Fig. 539. — Salpingite tuberculeuse.
A. muqueuse. — B. cellules géantes. — C. musculeuse. (Grossissement 20/1.)

[1] Kaltenbach. Ueber Stenose der Tube mit consecutiver Muskelhypertrophie der Wand. (*Centr. f. Gyn.*, 1885, n° 43, p. 677). — Schauta. Ueber Diagnose der Frühstadien chronischer Salpingitis (*Arch. f. Gyn.*, 1888, t. XXXIII, n° 1, p. 27 et suiv.). — N. Sawinoff (de Moscou). Ein Fall von Salpingitis chronica productiva vegetans (*Ibid.*, 1889, t. XXXIV, n° 2, p. 239 et suiv.).

substance pulpeuse, d'un aspect brillant et argenté, formée par la muqueuse végétante dont l'épithélium est très altéré. Dans un cas de Kaltenbach, il y avait une grande dilatation des vaisseaux et quelques petites apoplexies pariétales. L'extrémité abdominale est oblitérée, l'extrémité utérine est simplement rétrécie.

Ces faits me paraissent relatifs à d'anciennes salpingites purulentes,

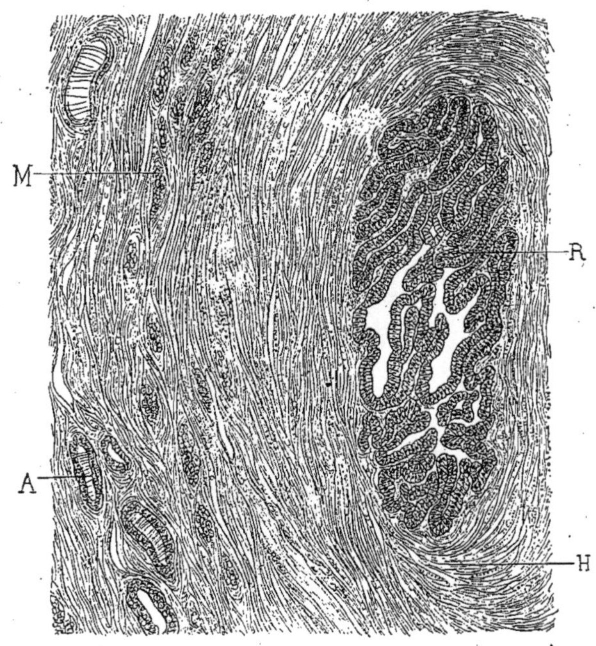

Fig. 540. — Salpingite chronique, variété atrophique (Boldt). — Faible grossissement.

R. Restes des plis de la muqueuse et calibre effacé du canal tubaire. — H. Hypertrophie du tissu conjonctif sous-muqueux et de la tunique moyenne. — M. Faisceaux musculaires disséminés, coupés transversalement. — A. Artérioles voisines de la surface péritonéale.

que la perméabilité de l'*ostium uterinum* a préservées de la dilatation kystique. Dans mes observations et dans celles de Kaltenbach et de Schauta, il y avait des antécédents certains de blennorragie. Ces auteurs attribuent une part peut-être exagérée à l'hypertrophie musculaire dans la production des coliques salpingiennes que nous décrirons plus loin[1]; on peut les observer quand l'hypertrophie des parois tubaires est pure-

---

[1] GEBHARD (*Patholog. Anat. der weibl. Sexualorgane*, 1899, p. 431), considère que l'hypertrophie de la musculeuse dans les salpingites chroniques est tout à fait exceptionnelle; les fibres musculaires seraient, au contraire, presque toujours atrophiées et remplacées par du tissu conjonctif néoformé.

ment conjonctive, et ces crises douloureuses paraissent dues à la compression des filets nerveux, à une périnévrite qui a été parfaitement démontrée par les préparations de Sawinoff.

La seconde variété de **salpingite chronique** peut être appelée atrophique. L'infiltration cellulaire des parois tubaires, au lieu de donner naissance à un produit persistant, à une prolifération durable, comme

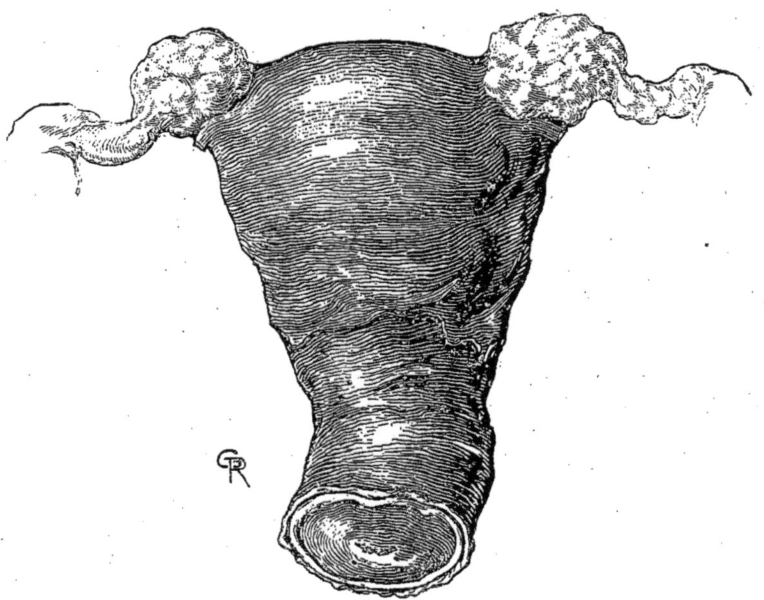

Fig. 541. — Nodosités d'origine inflammatoire blennorragique, développées au niveau de la portion interstitielle des deux trompes (F. Jayle).

dans le cas précédent, s'est résorbée en produisant la rétraction des tissus par un véritable travail inodulaire. Il ne s'agit probablement là que d'un stade plus avancé, et pour ainsi dire secondaire, de la pachysalpingite hypertrophique, passée à l'état de cirrhose de la trompe. Le tissu musculaire disparaît devant le tissu fibreux, tout l'organe se rétracte et se transforme finalement en un cordon dur et imperméable. Boldt[1] a fort bien observé et décrit ces lésions (fig. 540). Il a vu plusieurs fois la lumière de la trompe complètement effacée par agglutination des parois. Il rapproche la destruction complète de l'épithélium, qui s'est

[1] H. Q. Boldt. *Amre Journ. of Obstet.*, fév. 1888, p. 122. — Voir, en particulier, la figure 3 (atrophie de la trompe consécutive à une inflammation interstitielle), que je reproduis ci-dessus, et la figure 5 (transformation du muscle lisse en tissu conjonctif fibreux).

alors produite, de celle qu'on observe dans les cirrhoses du foie et du rein.

Orthmann[1] distingue, sous le nom de salpingite folliculaire, une lésion anatomique qui ne mérite pas de constituer une espèce distincte. Il s'agit de cavités kystiques contenues dans la paroi, lui donnant un aspect aréolaire. Cette formation pseudo-glandulaire est commune à toutes les formes d'inflammation de la trompe (fig. 537).

La salpingite interstitielle aiguë ou chronique peut s'accompagner de la production de **nodosités** ou **nodules** pouvant être disséminés sur le trajet de la trompe et plus particulièrement dans sa portion isthmique, vers son extrémité utérine (Chiari[2], Reymond[3]), ou dans sa portion interstitielle (Jayle[4]). De forme habituellement un peu allongée, elles

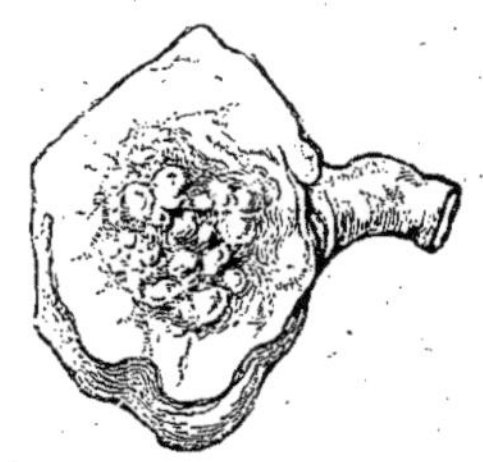

Fig. 542. — Coupe d'une nodosité d'origine inflammatoire blennorragique de la portion interstitielle de la trompe. Au centre on voit de petits abcès miliaires; à droite est une adhérence à une frange épiploïque. (F. Jayle.)

dépassent rarement le volume d'une noisette. Quelquefois. on en trouve deux, l'une à côté de l'autre, séparées par un étranglement plus ou moins profond. Au niveau des cornes utérines elles sont souvent bilatérales (fig. 541).Leur aspect est variable : tantôt elles se distinguent des tissus environnants congestionnés par leur coloration blanche et leur aspect fibreux; tantôt leur aspect est bigarré, laissant voir, sur un fond d'un gris clair et de consistance molle, des taches et des traînées rouges; si elles sont petites, elles font seulement une légère saillie qui peut passer inaperçue, surtout si elles siègent dans la corne utérine où on les sent mieux qu'on ne les voit.

A la coupe, on trouve soit un nodule fibreux plein présentant au centre ou près de la périphérie la lumière de la trompe, soit un tissu blanchâtre fibreux, dur, sur lequel on relève des points gris-jaunâtres, de consistance plus molle, d'où l'on fait sourdre par pression une substance granuleuse ou purulente (fig. 542). Ces nodosités, et en particulier celles des cornes utérines, sont fréquemment adhérentes à l'épiploon ou à des anses intestinales. Histologiquement, les nodosités inflammatoires de la trompe présentent les lésions de la salpingite interstitielle avec, parfois, de petits abcès interstitiels (fig. 543). Ces nodosités inflammatoires se différencient par ces caractères histologiques des nodosités adénomyomateuses (voir tome I, p. 491 et fig. 346

[1] ORTHMANN in MARTIN. *Die Krankheiten der Eileiter*, 1895. — Voir aussi : KLEINHANS. in *Handbuch der Gynäkologie* de J. VEIT; t. III, p. 677.
[2] CHIARI. *Zeit. f. Heilk.*, 1887, t. VIII, p. 457.
[3] REYMOND. *Thèse*, Paris, 1895.
[4] F. JAYLE et TH. COHN. *Rev. de Gyn. et de Chir. abd.*, 1901, p. 531.

et 547). Chiari, Schauta[1] et Jayle[2] les regardent comme causées presque

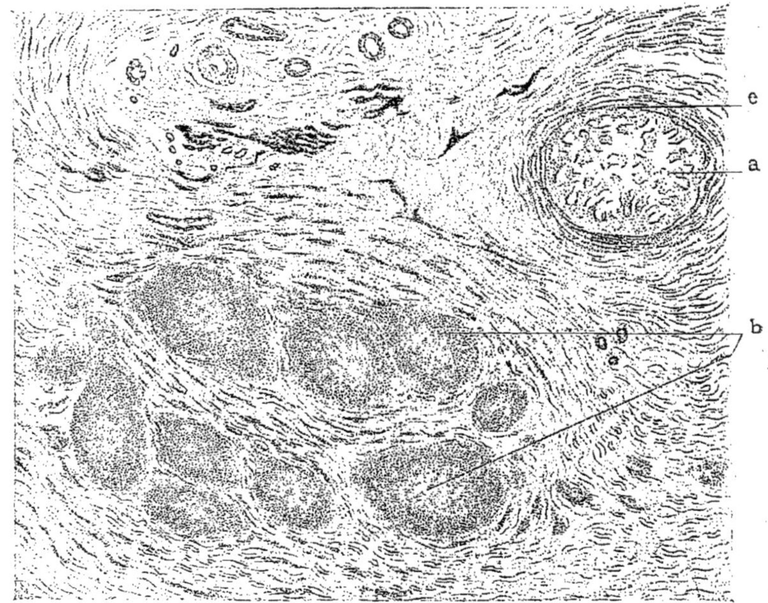

Fig. 515. — Coupe d'une nodosité inflammatoire blennorragique de la portion interstitielle de la trompe (F. Jayle et Th. Cohn).

Dans l'angle supérieur droit de la figure on voit la coupe de la portion interstitielle de la trompe avec sa muqueuse *a*, infiltrée par des cellules embryonnaires, en partie détachée. dont les prolongements remplissent la lumière de la trompe, et sa couche musculaire circulaire *c* légèrement infiltrée. L'ensemble de la coupe montre, au milieu des faisceaux musculaires longitudinaux, coupés en sens différents, une infiltration embryonnaire diffuse disposée en nappes ou en traînées, qui paraissent suivre le trajet des vaisseaux lymphatiques; en plusieurs endroits les fibres musculaires sont complètement détruites; on est ainsi en présence de petits abcès interstitiels, *b*. En haut se voient des vaisseaux sanguins à parois épaisses, entourés par des cellules embryonnaires.

toujours par l'infection blennorragique; elles peuvent être d'origine tuberculeuse (Alterthum).

II. *Lésions des ovaires*. — L'ovaire, souvent indemne dans la salpingite catarrhale, est ordinairement lésé dans les cas de salpingite aiguë. Il est alors le plus souvent dévié, fixé par des adhérences dans le cul-de-sac de Douglas ou sur les côtés du bassin. Inversement, l'ovaire peut être le siège d'altérations diverses alors que la trompe est absolument saine.

[1] Schauta. *Arch. f. Gyn.*, 1888, t. XXXIII, p. 27.
[2] F. Jayle et Th. Cohn. *Revue de Gynécologie et de Chirurgie abdominale*, 1901, p. 381. — Voir aussi : Hegar. *Deutsche med. Wochenschr.*, 1897, p. 713. — O. von Franqué. *Zeitschrift für Geb. und Gynäk.*, 1900, t. XLII, p. 41. — Alterthum. *Beiträge zur Geb. und Gyn.*, 1898, t. I, p. 42, etc.

Ovarite aiguë. — Il n'est pas impossible que l'ovaire s'enflamme indépendamment de la trompe, mais ces faits constituent une exception très rare. En général, les lésions ovariennes sont plutôt en retard qu'en avance sur celles des trompes.

Le plus souvent l'ovarite aiguë a son point de départ dans une péritonite localisée, une péri-oophorite, et l'altération gagne de la périphérie au centre. Cette péri-oophorite peut cependant manquer et le point de départ de la prolifération siège alors dans l'épaisseur même de l'organe, autour des vaisseaux et des ovisacs.

Les agents infectieux peuvent être, dans ces cas, de nature très variée. On a rencontré dans l'ovaire le **streptocoque** (Schäffer[1], Herzfeld et Menge[2]), le **gonocoque** (Wertheim[3], Menge[4], Langer[5], von Rosthorn[6]), le **bacterium coli** et divers anaérobies, le pneumocoque (von Rosthorn[7]), le **bacille typhique** (Werth[8]). On a décrit des ovarites **tuberculeuses** (Wolff[9], Schottlaender[10], Orthmann[11], Guillemain[12]), **actinomycosiques** (Boström[13], Habel[14], Stewart et Muir[15]).

On connaît encore assez mal les lésions initiales de l'ovarite aiguë. Paul Petit[16] admet les formes suivantes, basées sur des faits bien observés.

a) **Ovarite corticale.** — Cette ovarite est secondaire à la péri-oophorite. D'après Cornil et Terrillon[17], celle-ci, qui est l'analogue de la vaginalite chez l'homme (Bernutz), pourrait exister seule, le parenchyme ovarique restant intact et les lésions se bornant à des fausses membranes plus ou moins résistantes. Mais Lawson Tait ne partage pas cet avis et, pour lui, quand la couche superficielle de l'ovaire est atteinte, on trouve toujours des lésions à une certaine distance de la capsule; l'organe, dans son ensemble, est notablement augmenté de

[1] Schäffer. Zwei Fälle von Ovarialabcess nebst Mitteilungen über den bakteriellen Befund bei einigen Erkrankungen der Adnexa (*Zeitschrift f. Geb. u. Gyn.*, t. XX, p. 269).

[2] Herzfeld et Menge, in Menge. *Bakteriologie des weiblichen Genitalkanals.* Leipzig, 1897.

[3] Wertheim. Die ascendierende Gonorrhoë beim Weibe (*Arch. f. Gyn.*, t. XLI).

[4] Menge. *Loc cit.*

[5] Langer. Ueber corpus luteum Abcesse (*Arch. f. Gyn.*, t. XXXIX, p. 87).

[6] V. Rosthorn. Ueber die Folgen der gonorrhischen Infection bei der Frau. (*Prad. med. Woch.*, 1892, n°s 2 et 3.

[7] Von Rosthorn. Kapselcoccen im Eiter eines Ovarialabcesses (*Prag. med. Woch.*, 1894, n° 2). Voir aussi : Etheridge. Pneumococcous abscess of the ovary, etc. (*Am. Journ. of med. Sc.*, 1896, vol. III, p. 377).

[8] Werth. Ueber posttyphöse Eiterung in Ovariencysten (*Deut. med. Woch.*, 1893, p. 489).

[9] Wolff. Ueber die Tuberkulose des Eierstocks (*Arch. f. Gyn.*, t. LII, p. 235).

[10] Schottlaender. Ueber die Tuberkulose des Eierstocks (*Monats. f. Geb. und Gyn.*, t. V, p. 321 et 448).

[11] Orthmann. Ueber Tuberkulose des Eierstocks (*Zeitschr. f. Geb. und Gyn.*, t. XXXVII, p. 321).

[12] Guillemain. La tuberculose de l'ovaire (*Revue de chir.*, 1894).

[13] Boström. *Ziegler's Beiträge zur path. Anat.*, t. XIX.

[14] Habel. *Virchow's Archiv*, t. CXLVI.

[15] Stewart et Muir. *Edinburgh Hosp. Rep.*, vol. I.

[16] Paul Petit. Ovarites et kystes de l'ovaire (*Nouv. Arch. d'Obst. et de Gyn.*, nov. 1898 p. 307). — S. Bonnet et P. Petit. *Traité pratique de gynécologie*, p. 245.

[17] Cornil et Terrillon. Anat. et physiol. path. de la salpingite et de l'ovarite (*Arch. de phys.*, nov. 1887, p. 529).

volume. Ces faits ont été absolument confirmés par des travaux plus récents.

b) **Ovarite diffuse.** — Dans l'ovarite diffuse[1] l'ovaire, augmenté de volume, infiltré de liquide, est parscmé de kystes folliculaires à contenu séreux ou sanguinolent. Le stroma est le siège d'une infiltration embryonnaire diffusée en tous sens, plus prononcée cependant autour des follicules et des vaisseaux dont les parois sont épaisses, entourées d'un manchon de leucocytes.

c) **Ovarite suppurée.** — L'ovarite suppurée succède aux deux formes précédentes lorsque celles-ci n'aboutissent pas à la sclérose. Elle débute sous forme de collections miliaires disséminées dans l'épaisseur de l'ovaire. Celui-ci présente souvent une coloration blanchâtre, une consistance très ferme. A la coupe, l'ovaire peut présenter divers aspects (Mauger[2]). On trouve parfois un abcès unique, qui peut être gros comme un œuf de pigeon, bien limité par une coque fibreuse qui le sépare du tissu ovarien, resté sain ou criblé de petits kystes. Dans d'autres cas, l'ovaire peut être creusé d'une multitude d'alvéoles d'où s'échappent des gouttelettes de pus; c'est alors une véritable éponge purulente. On peut enfin trouver une poche unique dont la face interne est irrégulière, tomenteuse, végétante, comme une vieille paroi d'abcès. A la périphérie on ne trouve plus rien qui ressemble à l'ovaire et il faut le microscope pour y retrouver quelques débris de tissu ovarien.

Ovarite chronique. — Au point de vue purement histologique on

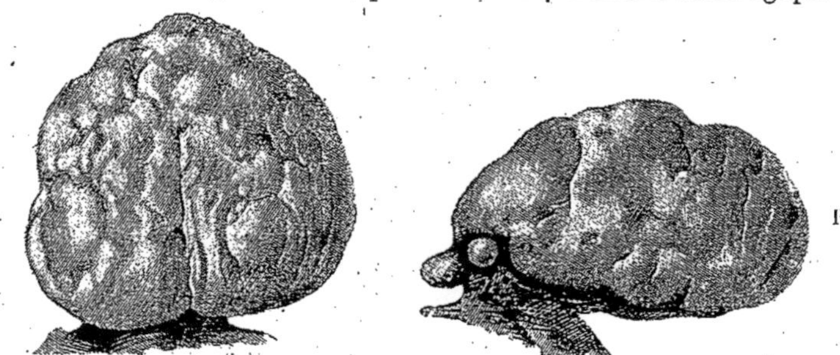

Fig. 541. — Ovarite chronique scléreuse sans lésion salpingienne (S. Pozzi).
A. Ovaire droit. — B. Ovaire gauche : on voit à sa base deux petites nodosités détachées.

peut établir, avec Paul Petit, un certain nombre de divisions dans les ovarites chroniques. Bien que ces divisions ne correspondent pas à des formes cliniques bien distinctes, il n'en est pas moins utile de les connaître.

[1] P. PETIT. *Loc. cit.*
[2] MAUGER. *Contribution à l'étude de l'ovarite suppurée.* Thèse de Paris, 1900.

a) **Sclérose corticale.** — L'ovaire est entouré de fausses membranes au milieu desquelles se rencontrent parfois des foyers sanguins analogues à ceux de la pachyméningite. La sclérose envahit l'organe sur une grande épaisseur ou se limite, et cela d'une façon très nette et très uniforme, à quelques millimètres de la surface. Les tissus sousjacents n'en sont pas moins voués à la désorganisation ; l'obstacle

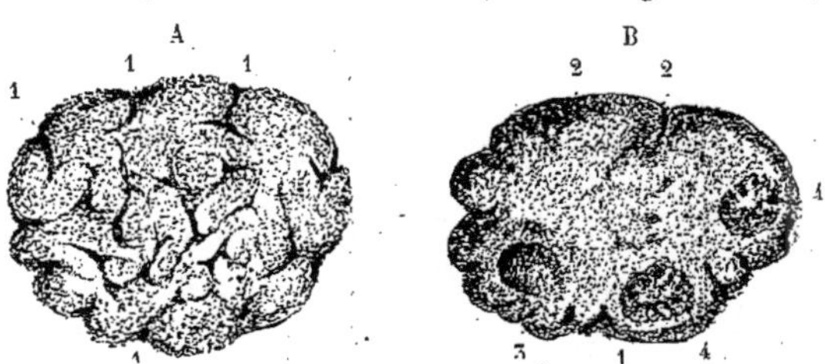

Fig. 545. — Ovarite chronique scléreuse totale.

A. Ovaire (grandeur naturelle) ratatiné et montrant à sa surface tout un système de sillons et d'anfractuosités, lui donnant l'aspect de circonvolutions cérébrales. — 1, 1, 1. Sillons pénétrant plus ou moins profondément.
B. Le même, coupé en travers. — 1. Couche corticale très nettement délimitée. 2. Point où cette couche est plus ou moins sclérosée. 3. Micro-kyste. 4, 4. Corps jaunes.

apporté à la ponte et à la circulation veineuse du hile détermine l'hydropisie folliculaire et des raptus hémorragiques autour desquels se greffent des foyers secondaires de sclérose.

b) **Ovarite chronique disséminée.** — Elle est caractérisée par des plaques de sclérose qui ont pris naissance autour des vaisseaux et des follicules, ce qui revient au même, d'ailleurs, car l'ovisac représente la région la plus vascularisée de l'ovaire. Il s'agit là probablement d'un processus assez lent, chronique d'emblée ; on l'observe communément, avec ou sans ectasies vasculaires, dans les ovaires attenant aux volumineux fibromes utérins.

c) **Sclérose totale.** — Il peut arriver que tout l'ovaire soit envahi par l'inflammation interstitielle dont l'aboutissant est l'hyperplasie des éléments conjonctifs ; au début cette sclérose n'est pas incompatible avec l'ovulation. Mais, si elle franchit certaines limites, les follicules sont comprimés et étouffés. La compression des filets nerveux[1], produite de la même façon, quand l'ovaire est atrophié par la sclérose, a été considérée comme la principale cause des accidents nerveux, pour lesquels on a fait l'opération de Battey[2]. Le plus souvent la condition immédiate de la sclérose paraît être une péritonite localisée, une périoophorite, et l'altération gagne de la périphérie au centre. Cette périoophorite peut cependant manquer (Nagel) et le point de départ de la

---

[1] Une figure démonstrative a été donnée par Mary A. Dickson Jones (*Am. Journ. of Obst.*, fév. 1888, t. XXI, p. 164).
[2] Palmer Dudley. *New York med. Journ.*, 11 et 18 août 1888, t. XLVIII, p. 147 et 174.

prolifération est dans le tissu interstitiel même de l'ovaire. Le plus sou-vent, dans ce cas, l'ovaire est diminué de volume, par suite de la

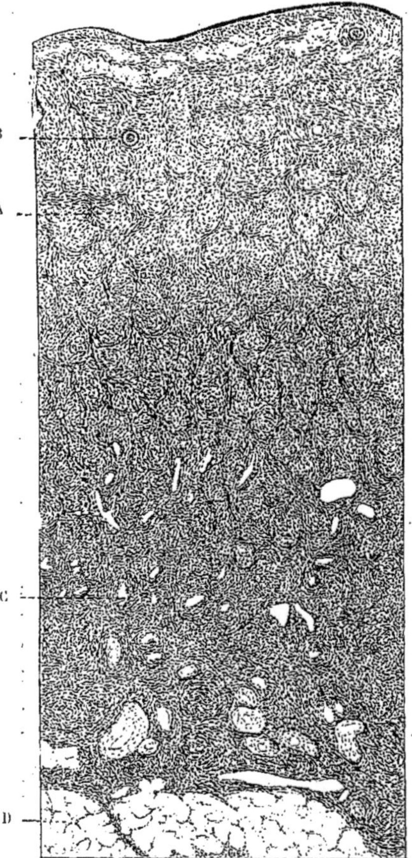

rétraction du tissu fibreux de nouvelle formation. Il est rata-tiné et sa surface montre tout un système de sillons et d'an-fractuosités qui lui donnent l'as-pect de circonvolutions cérébra-les. Au microscope, on trouve un tissu de sclérose entière-ment dense; le plus souvent on ne retrouve plus trace de folli-cules de de Graaf. L'albuginée est très épaissie et présente sou-vent une épaisseur de plusieurs millimètres[1].

d) **Ovarite chronique hyper-trophique.** — Inversement à ce qui se passe dans la forme pré-cédente, la sclérose de l'ovaire, au lieu d'être une sclérose atro-phique et rétractile, peut aboutir à une hypertrophie de l'organe. L'ovaire, irrégulier, mamelonné, d'aspect mûriforme, peut ainsi atteindre le volume d'un œuf d'oie. L'hypertrophie scléreuse de l'ovaire est caractérisée par l'hypergénèse du tissu fibreux avec destruction des follicules. L'hypertrophie est totale ou bor-née à la périphérie de l'organe.

Fig. 546. — Ovarite scléreuse (X. Bender).
A. Zone corticale. — B. Follicule. — C. Couche profonde et vaisseaux. — D. Corps jaune.
(Grossissement 20/1.)

Au microscope, on trouve des lésions de sclérose plus ou moins accentuées avec raréfac-tion ou disparition complète des ovisacs. Mary A. Dixon Jones[2] a trouvé dans un ovaire de ce genre, de la grosseur d'un œuf et granuleux à la surface, qui était prolabé et qui avait été enlevé par la castration, une lésion intéressante que j'ai déjà

[1] Voir A. MARTIN. *Die Krankheiten der Eierstöcke.* — C. GEBHARD. *Path. Anat. der weibl. Sexualorgane.* — PFANNENSTIEL in J. VEIT. *Handbuch der Gyn.*, t. III, p. 289.

[2] MARY A. DIXON JONES. *Loc. cit.*, p. 158 (voir la fig. 1 dessinée d'après une préparation de C. Heitzmann). L'auteur rapproche l'hypertrophie de l'ovaire, résultant de l'ectasie lympha-tique, de la macroglossie due à la même cause.

signalée dans les lésions de la métrite chronique : l'ectasie lymphatique ; les lacunes étaient remplies de lymphe à peu près homogène avec quelques corpuscules lymphatiques ; on y distinguait nettement une tunique élastique et un endothélium épais.

Indépendamment de l'hypertrophie scléreuse de l'ovaire, Lawson

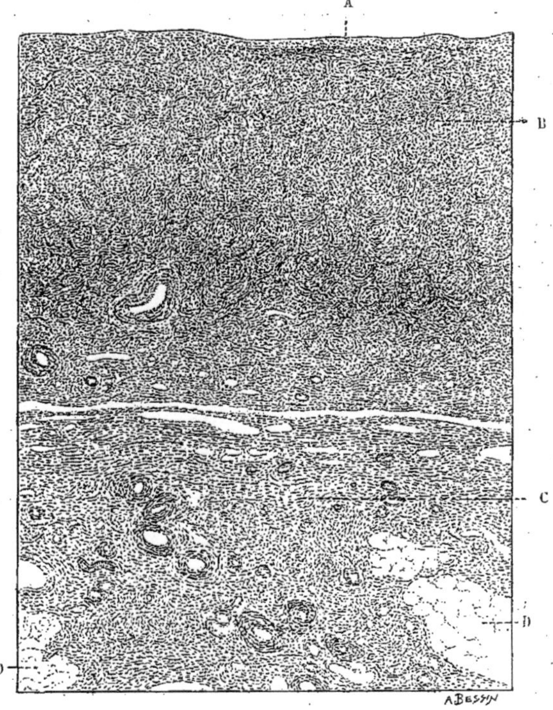

Fig. 547. — Ovarite scléreuse (X. Bender).

A. Épithélium superficiel. — B. Zone corticale sclérosée dans laquelle il ne reste plus de follicules. C. Zone médullaire. — D. Corps jaune. (Grossissement 40 diamètres.)

Tait et Slavjansky admettent l'existence d'une hypertrophie vraie provenant de l'hypergénèse des éléments normaux de la glande et pouvant porter le poids de l'organe jusqu'à 60 et 70 grammes.

On s'est même demandé s'il n'existait pas une véritable hypertrophie vicariante, compensatrice, d'un ovaire, succédant à l'ablation de l'ovaire opposé. Le fait n'a point encore été nettement établi, en ce qui concerne la femme, mais Ribbert[1] l'a parfois observé chez les animaux.

[1] Ribbert. Ueber die compensatorische Hypertrophie der Geschlechtsdrüsen (*Virchow's Archiv*, t. CXX, p. 247).

e) Ovarite œdémateuse. — L'ovarite œdémateuse se rencontre surtout dans les cas de varicocèle pelvien. J'en ai donné pour la première fois une description succincte dans les thèses de deux de mes élèves[1]. Depuis lors des études histologiques ont complété nos connaissances.

L'aspect de l'ovaire œdémateux est caractéristique : il est doublé ou triplé de volume, sa consistance est molle, élastique. A la coupe on

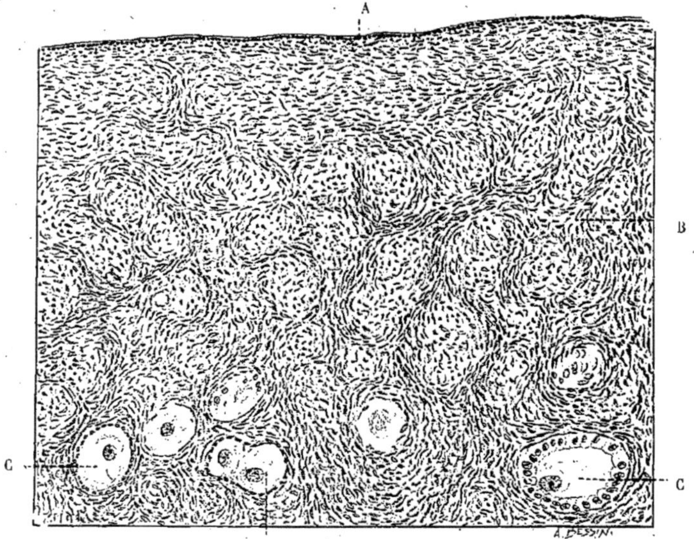

Fig. 548. — Ovarite scléreuse (X. Bender).

A. Épithélium superficiel. — B. Zone corticale. — C. Ovisacs conservés.
(Grossissement 180 diamètres)

trouve le stroma infiltré, gélatiniforme, et parsemé de petits kystes séreux qui font hernie sur son tissu mollasse comme des cabochons transparents (fig. 549).

Le microscope révèle une sclérose profonde des vaisseaux, tant artériels que veineux, au niveau du hile; un processus inflammatoire actif portant sur les capillaires sanguins et lymphatiques (avec dilatation des fentes lymphatiques), une dilatation du stroma ovarien par l'œdème et la transformation des follicules en cavités interstitielles par bourgeonnement de leurs parois conjonctives et une ovarite subaiguë diffuse. Le travail de dissociation du tissu conjonctif peut être poussé assez loin pour donner lieu à la formation de pseudo-kystes décrits par Paul Petit[2] d'après les pièces de mon service. Ces pseudo-kystes, ana-

---

[1] G. Roussan. *Du varicocèle pelvien*. Thèse de Paris, 1892. — Delaunay. *Des opérations conservatrices de l'ovaire*. Thèse de Paris, 1892.

[2] P. Petit. Des lésions de l'ovaire dans le varicocèle pelvien (*Nouv. Arch. d'obst. et de*

logues à la boule d'œdème physiologique, pourraient être confondus au premier abord avec les kystes folliculaires, mais ils s'en distinguent nettement par l'absence de paroi propre et leur effacement dès qu'ils sont ouverts.

f) **Dégénérescence graisseuse.** — On rencontre assez fréquemment, dans les ovaires suppurés ou scléreux, de petits foyers de graisse. Dans certains cas, exceptionnels il est vrai, ces foyers peuvent s'étendre sur de grandes étendues de façon à transformer le tissu propre de l'ovaire en un tissu analogue au fibro-lipome.

g) **Ovarite micro-kystique.** — **Kystes folliculaires.** — On a donné le nom d'ovarite

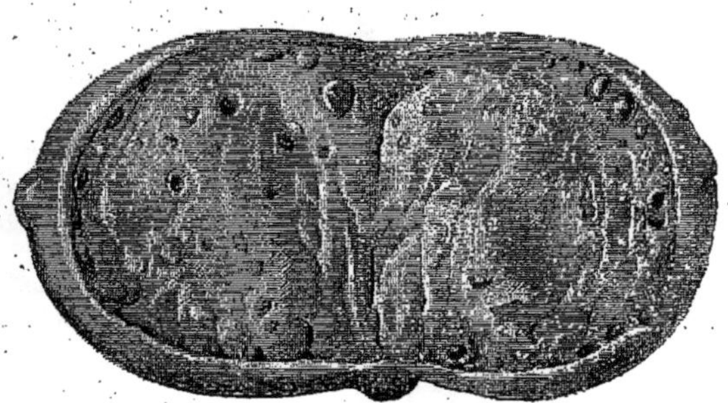

Fig. 549. — Ovarite œdémateuse micro-kystique.

micro-kystique ou d'oophorite folliculaire chronique à la lésion caractérisée par la présence de nombreuses cavités qui, variant du volume d'un grain de millet à celle d'un gros pois, parsèment la surface de l'ovaire, et qu'on a souvent décrite dans les cas où la castration a été simplement faite pour des phénomènes douloureux. Ces cavités sont si petites qu'elles ne méritent pas de faire ranger ces lésions de l'ovaire dans la classe des ovarites kystiques; elles contiennent un liquide séreux, clair, parfois des caillots. Quelques auteurs voient là des altérations pathologiques non douteuses[1]. D'autres, en plus grand nombre, considèrent cet état comme n'ayant rien de morbide[2]. Il est,

<hr>

gyn., 1891, p. 488). — A. Pilliet. L'ovarite œdémateuse (*Gaz. hebd. de méd. et de chir.*, 6 janv. 1894, p. 4). — Bulius et Kretschmar. Angiodystrophia ovarii. Stuttgart, 1877. — Kaufmann. Ueber Phlebektasien des Uterus und seiner Adnexae (*Zeitschrift f. Geb. u. Gyn.*, t. XXXVII, p. 201).

[1] Hegar et Kaltenbach (*Loc. cit.*) et L. Prochownick (*Arch. f. Gyn.*, 1886, t. XXIX, n° 2, p. 183) ne leur attribuent une signification pathologique que si le stroma présente une prolifération inflammatoire.

[2] Olshausen. *Loc. cit.* — D. Zeigler. *Lehrbuch der allg. und spec. path. Anatomie*, 4° édit., 1886, p. 924. — Leopold. *Arch. f. Gyn.*, 1883, t. XXI (fig. 19, 25 et 24). — W. Nagel. *Arch. f. Gyn.*, 1887, t. XXXI, n° 3, p. 527.

en effet, très vraisemblable que ces petites hydropisies folliculaires n'ont, par elles-mêmes, aucune signification inflammatoire, et on les

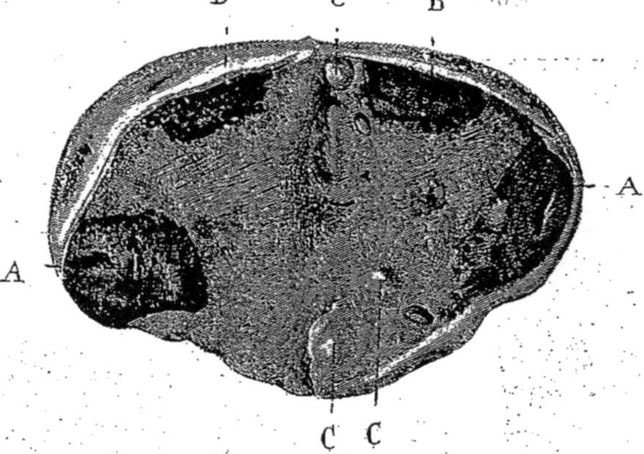

Fig. 550. — Ovarité chronique micro-kystique avec foyers apoplectiques (S. Pozzi).
A A' Corps jaune kystique. — B B' Foyers apoplectiques. — C C' Petits kystes folliculaires.

rencontre dans les cas où leur existence n'avait été révélée par aucun symptôme. Mais elles peuvent pourtant arriver à jouer un certain rôle en créant par leur multiplicité une véritable vulnérabilité de l'organe et, de fait, on constate souvent de la sclérose interstitielle dans les ovaires qui en sont atteints[1]. Quoi qu'il en soit, on a sûrement abusé de cette dénomination de dégénérescence micro-kystique pour justifier l'extirpation d'organes qui auraient dû être conservés. Il faut la réserver exclusivement aux cas où les kystes folliculaires existent en très grand nombre dans toute l'épaisseur de l'organe et le transforment en un véritable tissu aréolaire.

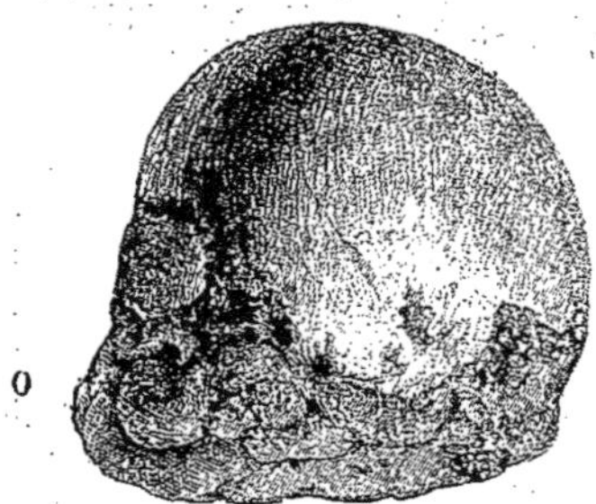

Fig. 551. — Ovarite scléro-kystique avec un gros kyste folliculaire.

O. Ovaire scléreux surmonté d'un gros kyste folliculaire transparent.

L'ovaire apparaît alors criblé de petites cavités, de dimensions iné-

[1] Dans certains cas, il semble qu'il s'agisse non d'hydropisie du follicule, mais d'hydropisie de l'ovule ; alors, selon Toupet, on distingue très nettement, de la périphérie au centre du kyste : la couche de cellules cubiques de la paroi, une étroite zone granuleuse formée probablement de détritus cellulaires, une deuxième couche épithéliale péri-ovulaire, une membrane hyaline plus ou moins marquée qui correspondrait à la membrane vitelline, une masse granuleuse représentant le vitellus devenu hydropique et offrant, en son milieu, un noyau avec nucléole. — PAUL PETIT. *Loc. cit.* — Note sur l'évolution normale et pathol. du follicule de de Graaf (*Bull. et Mém. Soc. Obst. et Gyn.*, Paris, 11 juill. 1889).

gales mais ne dépassant guère le volume d'une noisette. Il existe pour ainsi dire toujours, en même temps, un degré plus ou moins accentué de sclérose, et ainsi se trouve réalisée la variété la plus commune des altérations chroniques de l'ovaire : l'**ovarite scléro-kystique.**

C'est Rokitansky[1] qui a mis hors de doute, par ses observations, la réalité de la dilatation kystique du follicule de de Graaf ; aussi quelques

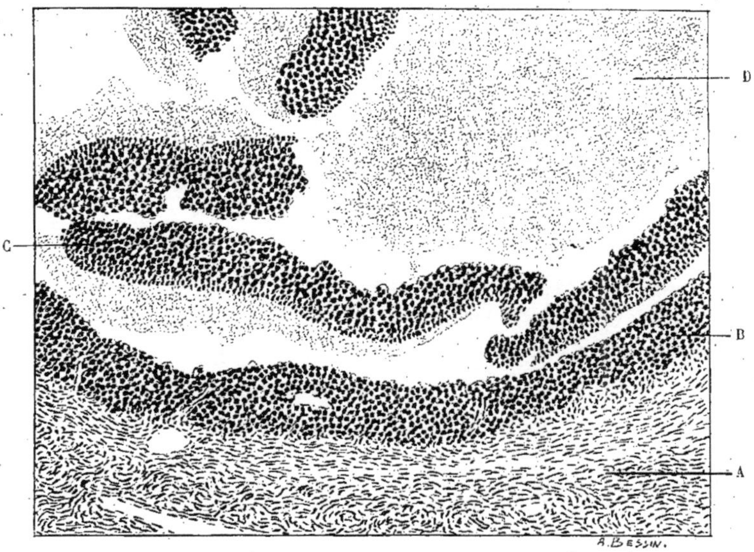

Fig. 552. — Ovarite scléro-kystique (X. Bender).

A. Stroma ovarien. — B. Épithélium folliculaire. — C. Épithélium desquamé. — D. Liquide séro-hématique. (Grossissement 150/1.)

auteurs donnent-ils à cette forme anatomique le nom de celui qui l'a bien décrite.

Le kyste folliculaire ou **hydropisie folliculaire** forme une petite poche uniloculaire, allant du volume d'un grain de chènevis à celui d'une noix ; c'est le kyste en miniature de Cruveilhier. Mais l'agglomération de plusieurs de ces poches peut, exceptionnellement, donner à l'ovaire la grosseur du poing ou d'une tête de fœtus (Rokitansky-Lawson Tait). La paroi est lisse, le liquide peu épais.

Chez le nouveau-né, on trouve parfois des follicules extrêmement développés vers le centre de l'ovaire ; ils paraissent en rapport avec la poussée évolutive qui se fait là, au moment de la naissance.

[1] Rokitansky. *Lehrbuch der path. Anat.*, 3e éd., 1861, p. 419. Cf. : A. Fraikin. *Thèse*, Bordeaux, 1899.

Mais il serait abusif de donner à ces gros follicules le nom de kystes.

Les gros kystes folliculaires conglomérés qui transforment tout l'ovaire en une masse d'aspect cloisonné et multiloculaire constituent un type anatomique très défini qui correspond à un type clinique également bien caractérisé. Il y aurait, je crois, tout intérêt à distinguer très nettement, des autres kystes de médiocre volume, sous le nom de maladie kystique de l'ovaire, cette lésion si particulière par son évolution. Ces kystes conglomérés dont l'ensemble dépasse rarement

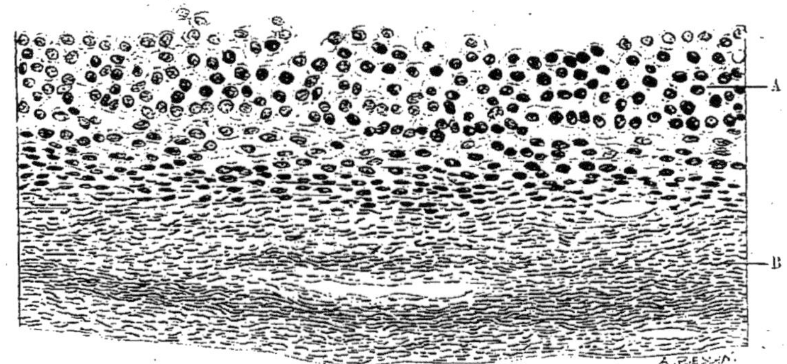

Fig. 555. — Ovarite scléro-kystique (X. Bonder).

Paroi d'un petit kyste à un plus fort grossissement.

A. Thèque externe du follicule. — B. Revêtement épithélial formé de plusieurs couches de cellules cubiques. (Grossissement 200/1.)

le volume du poing ne sont nullement le premier stade d'une tumeur plus volumineuse, comme on le croyait autrefois, ils conservent indéfiniment leurs proportions moyennes, circonstance qui les sépare, au point de vue chirurgical, des kystes proligères de l'ovaire.

Le contenu des kystes folliculaires est clair ou citrin, parfois teinté de sang. Au microscope on constate que ces kystes sont limités par une membrane d'enveloppe fibreuse. Ils sont tapissés par une couche épithéliale formée de cellules cubiques, disposées irrégulièrement en plusieurs assises et qui ne sont autres que les cellules de la granuleuse du follicule. On retrouve assez souvent, en un point de la paroi kystique, un épaississement de cette couche épithéliale, qui représente évidemment le cumulus proliger; on peut même parfois retrouver l'ovule, plus ou moins altéré.

A mesure que le kyste augmente de volume, le revêtement épithélial s'amincit et se trouve souvent réduit à une seule assise de cellules. Celles-ci ne tardent pas à se desquamer et, dans les kystes anciens, il n'est pas rare de trouver des portions plus ou moins étendues des cavités kystiques entièrement dépourvues de revêtement épithélial.

J'ai extirpé un ovaire polykystique dans lequel une certaine quantité de poches, variant du volume d'une tête d'épingle à celui d'une

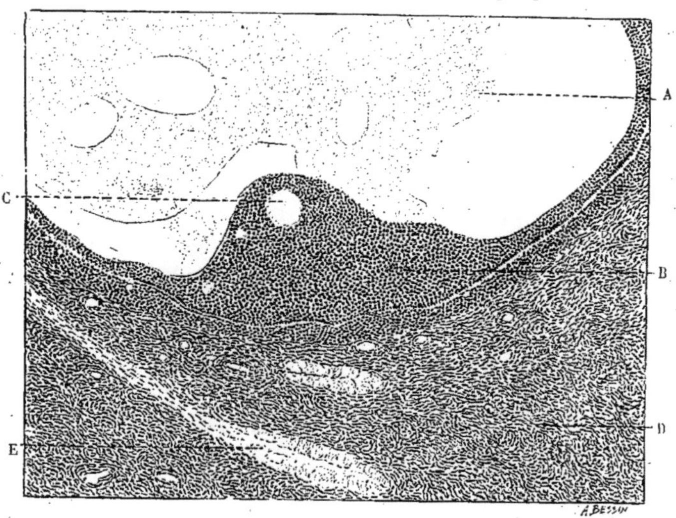

Fig. 554. — Ovarite scléro-kystique (X. Bender).

Coupe intéressant le cumulus proliger du follicule dilaté. — A. Cavité du kyste. — B. Cumulus proliger. — C. Ovule. — D. Stroma ovarien. — E. Corps jaune.
(Grossissement 900/1.)

noisette, étaient remplies d'un liquide séreux, tandis que d'autres contenaient une matière caséeuse ou lardacée, où l'examen microscopique, pratiqué par Toupet au laboratoire du professeur Cornil, a fait reconnaître du tissu myxomateux. La lésion était unilatérale, l'autre ovaire était scléro-kystique. Il y a là une sorte de dégénérescence secondaire des kystes folliculaires qui n'a pas, je crois, été décrite[1].

[1] Dans un travail documenté, vox KAHLDEN (Ueber die Entstehung einfacher Ovarialcysten mit besonderer Berücksichtigung des sogen. Hydrops folliculi. *Beitr. zur path. Anat. und der allg. Pathol.*, t. XXX, n° I), soutient que la plupart des kystes dits folliculaires de l'ovaire ne se développent pas aux dépens des follicules de de Graaf mais dérivent d'enfoncement de l'épithélium germinatif. Ce serait des kystes par néoformation épithéliale et non pas des kystes par hydropisie folliculaire. L'opinion de von Kahlden contient assurément une part de vérité; un certain nombre des petits kystes de l'ovaire dérivent, à n'en pas douter, de l'épithélium germinatif et ne sont autre chose que des kystes prolifères en miniature. Mais, en refusant d'admettre l'existence des kystes folliculaires vrais, l'auteur allemand va certainement trop loin. Il existe certainement des microkystes de l'ovaire qui prennent naissance par distension des follicules et dont la structure est, à ce point de vue, parfaitement caractéristique. C'est d'ailleurs l'opinion soutenue par Sænc-

Symptômes. — Il est rare d'observer la salpingite aiguë en dehors d'une inflammation analogue de l'utérus. Le départ entre ce qui
se rapporte à la première et à la seconde est donc difficile à établir
d'une manière exacte. Le **syndrome utérin**, sur lequel je me suis si
longuement étendu, occupe également le premier plan sur la scène

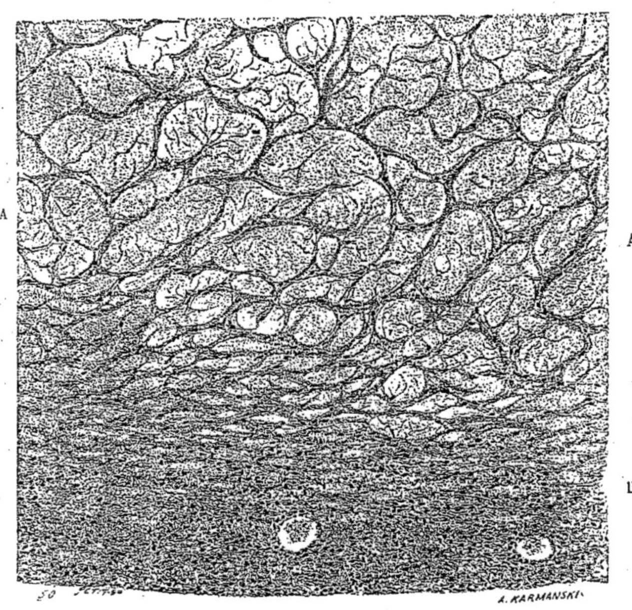

Fig. 555. — Kyste folliculaire de l'ovaire avec dégénérescence myxomateuse
(grossissement de 50 diamètres).

A. A. Tissu myxomateux lâche, vers l'intérieur du kyste. — B. B. Tissu myxomateux dense,
vers la surface externe.

symptomatique; je noterai cependant les points spéciaux qui permettent
de diagnostiquer l'inflammation des trompes et des ovaires.

La douleur offre le caractère de crises pseudo-névralgiques qui
siègent à la région même des annexes ou à la région lombaire; il y
a des irradiations en haut, vers l'épigastre, en bas, vers la cuisse;
parfois, mais nullement dans tous les cas, ce sont de véritables
coliques qu'on a appelées salpingiennes, et leur cessation peut être
marquée par l'évacuation d'une certaine quantité de muco-pus, provenant, quoi qu'on en ait dit, moins des trompes que de la cavité de

KELLÉ dans un mémoire très précis. (Ueber die Herkunft der Cysten der weiblichen
Adnexe, ihrer Anhangsgebilde und der Adenomyome der lateralen Tubenabschnitts.. *Vir-*
chow's Archiv, t. CLIX).

l'utérus dont les contractions réflexes ont été provoquées par les crises douloureuses.

La pression au niveau des annexes est pénible, par le palper abdominal et par le toucher vaginal. Si l'on comprime entre les deux mains l'ovaire enflammé, on réveille une douleur *exquise* (Gallard)[1], surtout à gauche, car c'est le côté gauche qui est le plus souvent atteint; de même, on sait que chez l'homme le testicule gauche est de beaucoup le plus vulnérable (varicocèle, épididymite, etc.). La plus grande fréquence de la déchirure du col à gauche et la propagation plus directe de l'inflammation qui se fait de ce côté, soit par endométrite ascendante, soit par lymphangite, peuvent être aussi invoquées.

La douleur au niveau des flancs et des lombes est souvent accompagnée de gastralgie et de vomissements; elle se manifeste, le plus ordinairement, au moment du molimen cataménial; on observe exceptionnellement que les règles coïncident avec une période d'accalmie et que les crises se produisent dans l'intervalle (**dysménorrhée intermenstruelle**).

La **ménorragie** est un symptôme à peu près constant; mais il y a souvent des périodes assez longues d'**aménorrhée**, d'où une grande irrégularité dans la menstruation.

L'examen des organes enflammés est très difficile dans la salpingite aiguë, à cause de la douleur provoquée. On peut endormir les malades, si l'on a quelque hésitation et si l'on doit se décider à une intervention rapide; on ne doit pas en effet négliger ce précieux auxiliaire pour l'investigation et s'en tenir à un seul élément de diagnostic, la douleur localisée[2].

On fera la palpation des **annexes** en se conformant aux excellents préceptes de Schultze[3]. Pour l'examen du côté droit, on introduit l'index et le médius de la main droite dans le vagin, la main gauche étant placée sur l'abdomen; pour les annexes gauches, c'est l'inverse. La malade est couchée sur le dos ou mieux en position demidéclive (fig. 151), ses genoux sont relevés et ses cuisses placées dans la rotation en dehors: les muscles psoas sont ainsi tendus. On doit suivre comme point de repère le bord interne de ces muscles jusqu'au détroit supérieur et diriger alors l'exploration un peu plus en dedans, vers les cornes de l'utérus. On y rencontre une petite tumeur ovoïde, normalement de la grosseur d'une amande, qu'on saisit entre les deux

---

[1] Dalché. *De l'ovarite*. Thèse de Paris, 1885. — Pour l'étude des symptômes, consulter encore A. Fernand. art. Ovarite du *Diction. encyl. des sciences méd.*, Paris, 1882, t. XVIII, p. 760 et suiv. — O. Terrillon. *Salpingites et ovarites*. Paris, 1891, p. 53 et suiv. — Ozenne. Des Salpingites (*Arch. gén. de méd.*, mai-juin 1890).

[2] L. Championnière. *Bull. et Mém. de la Soc. de chir.*, déc. 1888, p. 927.

[3] B. S. Schultze. Zur Kenntnisse von der Lage der Eingeweide im weiblichen Becken (*Arch. f. Gyn.*, 1876, t. IX, p. 262).

mains. Une lésion des annexes ne peut guère échapper à une exploration bien conduite suivant ces règles.

Nöggerath[1] a proposé de faire l'exploration des trompes par le toucher vésico-rectal, et il a ainsi apprécié des détails qu'il serait évidemment impossible de reconnaître autrement ; je ne saurais recommander ce moyen qui n'est pas dépourvu d'inconvénients. Quoique Hegar affirme pouvoir reconnaître au toucher la dégénéres cence micro-kystique de l'ovaire et la salpingite catarrhale, il fau. avouer que cette finesse de tact ne sera jamais l'apanage que d'un nombre infime de cliniciens. Toutefois, dans la salpingite aiguë, on percevra souvent bien plus facilement les lésions qu'on ne pourrait le penser d'après leur médiocre étendue,parce qu'il s'y joint de l'œdème périphérique qui double ou triple le volume de la trompe enflammée. Dans la salpingite chronique, on sentira la trompe comme un cordon résistant, immobilisé par des adhérences aux côtés du bassin. Quand, avec ces signes physiques et des antécédents avérés de métrite, on trouvera une douleur fixe localisée au niveau des annexes, offrant les caractères que j'ai indiqués, s'accompagnant de temps à autre de poussées aiguës de péri-salpingite que je décrirai plus loin, on pourra diagnostiquer une salpingite avec certitude ; on soupçonnera la purulence si les phénomènes rationnels ont une acuité extrême et si le point de départ est une blennorragie récente ou réchauffée par une infection septique *post abortum*.

Diagnostic. — On évitera de confondre la douleur de la salpingite avec celle de la **névralgie ovarienne, ovarialgie** ou **ovarie,** qui est simplement un symptôme d'hystérie. Elle a son siège généralement à gauche, mais elle peut être bilatérale. Charcot a démontré qu'elle est souvent accompagnée d'anesthésie du même côté et d'attaques hystéro-épileptiformes. Cette douleur se manifeste spontanément pendant les attaques de grande ou de petite hystérie : la pression la réveille, et comme elle est fréquemment associée à la dysménorrhée d'origine nerveuse, on peut alors être tenté d'attribuer ce symptôme à une inflammation de l'ovaire[2].

---

[1] Nöggerath. The vesico-vaginal and recto-vaginal touch (*Amer. Journ. of Obstet.*, 1875, t. VIII, p. 123).

[2] C'est bien, suivant Charcot, dans l'ovaire et non pas seulement dans la région que siège la douleur. Ayant observé une grossesse chez une hystéro-épileptique atteinte d'ovarie prononcée, il a pu suivre l'ascension de la zone douloureuse, à mesure que l'ovaire s'élevait dans l'abdomen, entraîné par le développement de l'utérus. Les caractères de cette douleur ont quelque chose de spécial qui peut empêcher d'en méconnaître la nature. La pression progressive amène l'apparition d'une crise hystérique plus ou moins marquée, débutant par une constriction épigastrique, des nausées, des palpitations de cœur, l'accélération du pouls, la boule hystérique; puis surviennent des sifflements d'oreilles, une douleur vive à la tempe, une obnubilation de la vue, phénomènes marqués surtout du côté affecté d'ovarie; enfin, il peut y avoir perte de connaissance plus ou moins complète. D'autre part, une

La façon dont la malade se défend contre la douleur provoquée par la pression est, par elle-même, caractéristique: dans les cas d'inflammation des annexes, la femme se plaint et se débat instinctivement par des mouvements destinés à écarter la main de l'explorateur : dans les cas d'ovarie, les mouvements n'ont rien de coordonné et affectent le type de convulsions irrégulières.

La névralgie lombo-abdominale, qui peut exister seule, et qui accompagne si souvent la métrite, a pour signe distinctif de siéger surtout dans la paroi abdominale et d'y être réveillée par une pression superficielle, spécialement aux points d'émergence bien connus des filets nerveux. La pression des annexes par la palpation bi-manuelle peut alors paraître douloureuse parce qu'on comprime en même temps les parois du ventre: il est facile de s'en assurer, en répétant successivement les deux modes d'exploration.

L'inflammation de l'utérus sera reconnue à ses signes spéciaux, sur lesquels je n'ai pas à revenir. Il est rare qu'il n'en existe pas au moins des vestiges chez les malades atteintes d'inflammation tubaire caractéristique. J'ai déjà dit, en effet, que ces deux affections étaient rarement isolées. Même lorsqu'elle est prépondérante, la métrite s'accompagne très souvent d'un léger degré de salpingite ascendante, trop atténué pour donner lieu à des signes physiques appréciables par le toucher, pour mériter de prendre part à la dénomination de l'affection ou pour modifier le traitement, mais pourtant suffisante pour provoquer de la sensibilité des annexes.

Est-il possible de déterminer, dans l'oophoro-salpingite, d'après l'examen physique et indépendamment des commémoratifs, la part qui revient à la trompe ou à l'ovaire? C'est là, il faut l'avouer, un diagnostic le plus souvent impossible, et qui, du reste, heureusement, n'est pas nécessaire, au point de vue de l'indication opératoire L'altération scléro-kystique de l'ovaire peut, à la vérité, exister sans lésion salpingienne. Toutefois, les lésions des deux organes sont rarement dissociées. L'ovaire est même très souvent plus ou moins étroitement uni à la trompe par des adhérences, si bien que la tumeur qu'on rencontre est mixte, tubo-ovarienne. Il existe des cas, cependant, où le toucher, par la palpation bi-manuelle, permet de différencier le cordon épais que forme la trompe, de la tumeur oblongue que forme l'ovaire. Celle-ci est incomparablement plus mobile et plus détachée

<hr>

pression énergique sur la région ovarienne peut faire avorter ou arrêter l'attaque. On doit, parfois, employer toute sa force pendant quelques minutes, pour vaincre la contracture des muscles de l'abdomen. Il est difficile, d'après cet ensemble de particularités cliniques, de méconnaître la nature purement névralgique d'une pareille douleur : le diagnostic sera encore assuré par la présence d'autres névralgies, de paralysies, de contractures, d'attaques hystéro-épileptiques. On pourra, d'autre part, retrouver les *stigmates* de l'hystérie : zones hystérogènes (points sous-mammaire, dorsal), régions anesthésiques, rétrécissement du champ visuel, etc.

des bords de l'utérus; elle demande souvent, pour être trouvée, une assez longue recherche, et l'introduction profonde de deux doigts, index et médius, dans les culs-de-sac postérieur et latéraux du vagin; dans certains cas, la palpation bi-manuelle combinée au toucher rectal sera préférable. Outre ces caractères de forme et de mobilité, l'ovaire présente, quand il est enflammé, une sensibilité excessive, qui arrache un cri à la malade et provoque un mouvement de recul, dès qu'il a été seulement frôlé par le doigt explorateur. Enfin, c'est quand l'ovarite est prédominante, surtout des deux côtés, que la métrorragie ou la dysménorrhée sont le plus intenses, et qu'on observe des augmentations subites de la tumeur au moment des règles, soit qu'il y ait alors simple congestion ou qu'il se produise même une extravasation sanguine dans les cavités micro-kystiques [1].

Les **salpingites kystiques** et les **péri-salpingites** seront reconnues d'après le volume, les caractères et les connexions de la tumeur, incomparablement plus volumineuse.

Toutefois, il n'est pas inutile de remarquer qu'à très peu de jours d'intervalle le clinicien peut rencontrer, tour à tour et à diverses reprises, soit la tumeur allongée et comme funiculaire de la salpingite aiguë ou chronique, soit la tuméfaction arrondie et plus ou moins diffuse de la péri-salpingite provoquée par une poussée aiguë de courte durée.

Marche et pronostic. — L'inflammation de la muqueuse des trompes est infiniment plus rebelle que celle de l'utérus. Quand l'élément septique s'est cantonné dans les replis multiples du tiers externe de l'organe, il est inaccessible aux moyens thérapeutiques directs, et, si la maladie guérit, on peut dire justement que c'est d'elle-même et par destruction des microbes sur place. On sait que cette heureuse évolution naturelle n'est pas impossible dans d'autres régions. Elle peut donc se produire là aussi, surtout si un traitement attentif dirigé sur la muqueuse utérine, dont celle des trompes dépend anatomiquement et physiologiquement, met, pour ainsi dire, le siège autour de l'inflammation salpingienne et fortifie incessamment les éléments anatomiques des tissus dans leur lutte contre les microbes.

La guérison peut-elle se faire complètement avec restitution *ad integrum*? Assurément; mais elle doit être excessivement rare. La trompe guérie d'une inflammation aiguë demeure le plus souvent très altérée. Les faits anatomiques, pareils à ceux qu'a observés Boldt, montrent aussi la possibilité d'une guérison avec atrophie;

---

[1] Eug. Bœckel. *Gaz. méd. de Strasbourg*, 1861, p. 79. — F. Rollin. De l'hémorragie de l'ovaire (*Ann. de Gyn.*, nov. 1889, t. XXII, p. 354).

d'autre part, en clinique, la persistance des symptômes morbides, lorsqu'une fois les annexes ont été atteintes, prouve combien cette maladie est rebelle et laisse des vestiges tenaces.

Ce qui fait la gravité particulière de la salpingite aiguë ou chronique, ce sont les **poussées de péri-salpingite** (pelvi-péritonite) qui sont toujours imminentes. Il suffit d'une fatigue, d'un écart de régime, pour que les symptômes reçoivent un coup de fouet et pour que l'état de la malade devienne subitement plus sérieux. Lawson Tait pense qu'en pareil cas quelques gouttes de muco-pus sont tombées dans le péritoine et l'ont irrité. Quoi qu'il en soit de cette théorie, on constate alors au toucher un empâtement périphérique. Le plus souvent, la résolution est obtenue par le repos et des soins appropriés jusqu'à de nouvelles rechutes. Celles-ci peuvent aussi se produire durant des mois et même des années, remarquables chaque fois par la soudaineté de l'apparition et de la disparition des tumeurs inflammatoires, constatées dans les culs-de-sac. Ces tumeurs, formées par de petits noyaux assez circonscrits, éveillent la sensation de masses ganglionnaires, et ont été, par suite, attribuées par beaucoup d'auteurs à des ganglions enflammés sans autre constatation anatomique : d'où le nom *d'adénite péri-utérine*, *d'adéno-lymphite* donné à cette affection[1]. Il n'existe pas de ganglions à ce niveau, par suite, pas d'adénite ; la tuméfaction aiguë doit être plutôt attribuée à la péri-métro-salpingite séreuse.

La **stérilité** ne paraît pas être la conséquence fatale de la salpingite, qui peut guérir sans oblitération du pavillon. Cependant, quand une inflammation tubaire ancienne a oblitéré les deux trompes, la fécondation est impossible, et telle est sans doute la cause de la stérilité de la plupart des femmes de mauvaise vie.

Traitement. — Il ne suffit pas qu'une femme souffre avec persistance dans la région des annexes pour qu'on soit autorisé à pratiquer la laparotomie, dût-elle demeurer à l'état d'incision exploratrice. Après une période de véritables excès chirurgicaux, surtout à l'étranger où, selon l'expression d'Emmet[2], « l'ablation des annexes était pratiquée d'un cœur léger par des gens compétents et incompétents », on est arrivé à ne plus faire si aisément le sacrifice de la fécondité des femmes et à essayer de guérir, au lieu d'extirper[3].

---

[1] Guéneau de Mussy. *Clin. Méd.*, t. I, p. 474. — Martineau. *Leçons clin. sur les mal. de l'utérus*, p. 779. — Courty. *Annal. de Gyn.*, 1881, t. XV, p. 241. — J.-S. Carreau. *Med. Record*, 2 juill. 1881, t. XX, p. 5. — Émile Tillot. *De l'adénite péri-utérine chronique en petits noyaux et de son traitement thermal.* 1885. — A. Martin. *Path. und Ther. der Frauenkr.*, 1887, p. 404.

[2] T.-A. Emmet. Congrès de Baltimore, sept. 1886 (*Centr. f. Gyn.*, 1887, n° 23, p. 370).

[3] Henry Coe. Is disease of the uterine appendages as frequent as it has been represented to be? (*Amer. Journ. of Obstet.*, juin 1886, p. 161). — Sarah Post, W. Polk. *New York med. Journ.*, 24 sept. 1887, et *Am. Journ. of Obst.*, 1887, t. XX, p. 631. — P. Mundé. *Amer. Journ. of Obstet.*, 1888, t. XXI, p. 150.

Le traitement de la tubo-ovarite catarrhale se confond, on peut le dire, avec celui de la métrite, comme celui de la pyélo-néphrite ascendante coïncide avec celui de la cystite qui lui a donné naissance. Repos absolu, purgatifs légers, antisepsie exacte du vagin, irrigations vaginales chaudes et prolongées : tels sont les premiers remèdes à prescrire. Les bains tièdes prolongés, les lavements au laudanum, à la valériane, au chloral, les suppositoires additionnés de divers analgésiques, sont de bons moyens de calmer la douleur.

On peut, comme je l'ai dit plus haut, conserver l'espoir de guérir la salpingite en même temps que l'endométrite ; dans les cas récents la guérison de l'endométrite peut alors entraîner celle d'une salpingite concomitante. Toutefois le traitement intra-utérin doit être très prudent (dilatation, injections, drainage).

.C'est simplement au traitement antiseptique de la métrite, bien plutôt qu'à une action mécanique problématique, et à une dilatation assurément bien indirecte de l'*ostium uterinum*, qu'il faut rapporter les guérisons publiées par Walton, Gottschalk, Doléris[1], etc.

Le curettage, qui a été pourtant préconisé par beaucoup d'auteurs[2], est, à mon avis, dangereux dans ces conditions, et peut aggraver l'inflammation des trompes ; il ne doit donc pas être fait dans la période aiguë de la salpingite, et surtout quand elle s'accompagne de péri-salpingite caractérisée par des noyaux douloureux dans les culs-de-sac vaginaux. Il est préférable d'attendre que cet empâtement ait disparu sous l'influence des antiphlogistiques et du repos, ce qui a lieu très rapidement quand il ne s'agit pas d'une tumeur tubaire enkystée. Cette attente permet de trancher sûrement un diagnostic important. En effet, prôner la dilatation forcée et le curettage comme moyen curatif des exsudats périmétritiques, ainsi que l'ont fait Walton (de Bruxelles) et Poullet (de

---

[1] Doléris. Évacuation artificielle des collections enkystées de la trompe par la dilatation permanente et le drainage utérin (*Comptes. rendus Soc. de biol.*, 21 déc. 1888). Le diagnostic de collections enkystées dans les cas cités me paraît plus que douteux ; il s'agissait, sans doute, plutôt de ces noyaux d'œdème aigu périphérique qui compliquent souvent la salpingite et donnent la sensation d'une tumeur. C'est ce que Doléris lui-même semble avoir reconnu plus tard, et ce dont il convient avec loyauté. « Je ne suis pas bien certain que, dans quelques-uns des cas où j'ai vu la dilatation de l'utérus et le curage faire évanouir, en quelque sorte, de semblables tumeurs, il ne s'agissait pas d'enkystements péritonitiques secondaires du bassin. » (Quelques points du diagnostic différentiel de l'oophoro-salpingite, in *Nouv. Arch. d'obst. et de gyn.*, août 1889, p. 555.)

[2] Alex. Rizkallah. *Étude critique du traitement des salpingites et, en particulier, valeur du curettage de l'utérus dans la salpingite catarrhale.* Thèse de Paris, 1889. — M. Cuellar. *Du curettage utérin dans les affections péri-utérines.* Thèse de Paris, 1891. — U. Trélat. *Bull. et Mém. de la Soc. de chir.*, 26 déc. 1888, p. 1055 et suiv. — Hélène Finkelstein. *De l'influence du curage de l'utérus sur les complications des endométrites.* Thèse de Paris, 1889. — Le traitement indirect des complications tubaires de l'endométrite paraît avoir été d'abord décrit par Walton (*Acad. roy. de Belgique*, 30 juill. et 30 déc. 1887, et 28 janv. 1888) ; Drainage de la cavité utérine en cas d'abcès pelvien, Gand, 1888. — Poullet, de Lyon (*Lyon méd.*, fév. et mars 1888), a formulé, à sa suite, des conclusions analogues, mais en leur donnant une plus grande extension.

Lyon), c'est formuler un précepte dangereux. Le traitement de la métrite par le curettage a pu, dans certains cas, guérir ou améliorer la péri-salpingite séreuse en même temps que la salpingite. Mais ce traitement peut, dans des circonstances analogues, tuer les malades atteintes de pyo-salpynx méconnu, en amenant la rupture du kyste.

C'est encore à propos du traitement indirect qu'il convient de mentionner l'emploi de l'électricité dans certaines salpingites.

Il ne saurait plus être question de ponctions de poches purulentes à l'aide de trocarts d'électropuncture : ce sont des procédés actuellement oubliés ; l'électricité est nettement contre-indiquée dans tous les cas d'annexite purulente[1], de salpingite aiguë ou subaiguë, mais il n'en est pas de même dans les vieilles salpingites chroniques à poussées congestives. Ici l'application de courants continus pendant quelques semaines, le pôle positif étant appliqué dans le cul-de-sac vaginal correspondant à l'annexe malade, au moyen d'une électrode en charbon convenablement recouverte de coton hydrophile mouillé, peut rendre quelques services tant au point de vue de la sédation des douleurs que de la suspension des crises. Le procédé bien appliqué est, du reste, absolument inoffensif[2].

Recommandée par certains auteurs dans l'ovarite scléro-kystique, l'électricité n'a jamais donné, à ma connaissance, de résultat sérieux. Il est cependant un cas où l'application vaginale du pôle négatif permettrait d'obtenir des résultats favorables : c'est la présence d'adhérences jeunes et limitées ; il existe, en effet, une action sclérolytique propre au pôle négatif dont l'existence est classique en électrothérapie.

On a signalé encore les bons effets des applications intra-utérines de courant galvanique et faradique dans les annexites catarrhales ou chroniques[3]. Il n'est pas douteux que l'on a obtenu, de cette manière, des modifications très heureuses, mais il est probable que l'électricité agit, dans ce cas, non pas directement sur les annexes, mais en améliorant l'endométrite concomitante.

Le **massage** a été vivement préconisé pour toutes les inflammations de l'utérus et des annexes[4]. Ce moyen est loin d'être inoffensif. Je crois

---

[1] KEHRER. Réunion des natur. et des méd. all., Heidelberg, sept. 1889 (*Centr. f. Gyn.*, 1889, n° 42, p. 756).

[2] APOSTOLI. *Travaux d'électrothérapie gynécologique*, 1894. — KALABINE. *Annales d'électrothérapie*, septembre 1899, p. 556, et Iéna, 1901. — GOTTSCHALK, in *Handbuch f. Physicalthérapie*, Leipzig, 1901, t. IV, p. 219.

[3] APOSTOLI. *Loc. cit.*

[4] SEIFFART. *Die Massage in der Gynäk.*, Stuttgart, 1888. — ALF. RESCU. *Thure Brandt's heilgymnastische Behandlung weibl. Unterleibskrankheiten*, 1888. — A. SEMIANNIKOW. Soc. obst. et gynéc. de Saint-Pétersbourg, 22 sept. 1888 (*Centr. f. Gyn.*, 1889, n° 5, p. 81). — WEISSENBERG (*Centr. f. Gyn.*, n° 22, p. 580) propose aux opérateurs qui n'ont pas les doigts assez longs et assez déliés pour pratiquer commodément le massage, de se servir d'une tige de bois semblable à l'embout d'un spéculum et coiffée de caoutchouc, pour remplacer les doigts introduits dans le vagin comme point d'appui aux manipulations externes.

qu'il faut uniquement le réserver aux cas de salpingite chronique, sans aucun soupçon de collection enkystée, car celle-ci peut être accidentellement rompue dans le péritoine, au lieu d'être vidée à travers l'*ostium uterinum*, selon les désirs du masseur. Dans le cas d'inflammation aiguë, le massage est plus nuisible qu'utile. En froissant des tissus friables et gorgés de sang, il peut amener des ruptures et des hémorragies[1] très dangereuses. Cependant, je conseillerai d'user de ce moyen pour les cas de *résidus* d'anciennes inflammations depuis longtemps éteintes, brides, adhérences, déviations cicatricielles, entretenant des douleurs pour lesquelles on a trop souvent eu recours d'emblée à la laparotomie.

En somme, le massage antiphlogistique doit suivre, en gynécologie, les règles analogues à celles que la chirurgie générale lui a imposées dans le traitement des arthrites, par exemple.

Le massage peut être remplacé par la **sismothérapie**[2], qui consiste à imprimer aux organes pelviens des vibrations rapides, régulières, de peu d'amplitude, durant un espace de temps restreint. La sismothérapie peut être pratiquée à la main, ce qui est bien difficile et demande une expérience particulière; elle est plus facilement obtenue avec des appareils dits vibrateurs, actionnés par un courant électrique d'un faible voltage. Le vibrateur le plus commode a été construit par Gaiffe. Il se compose d'une dynamo genre Siemens, munie d'excentriques; la dynamo est montée sur un socle auquel est adapté un manche; un couvercle en métal recouvre le moteur et sert de surface vibrante; des bornes reçoivent les fils reliant l'appareil à la source électrique. Les séances sont quotidiennes ou espacées de 1 ou 2 jours; leur durée est de 10 à 20 minutes; elles peuvent, avec avantage, être précédées d'un peu d'exercice. La malade, après évacuation de la vessie et du rectum, est placée dans la position dorso-sacrée ou légèrement déclive. Le vibrateur peut être simplement appliqué sur la région hypogastrique, ou bien on introduit en même temps un doigt dans le vagin pour présenter à l'appareil les organes sur lesquels il doit être spécialement appliqué.

Les résultats sont, en général, éphémères; la majorité des malades retirent un bénéfice immédiat qui tient sans doute à la décongestion

[1] H. Polk. (*Amer. Journ. of Obst.*, fév. 1889, p. 126) a signalé ces dangers d'hémorragie, d'effusion de pus, de rupture de kystes folliculaires, par le massage; il rapporte un cas d'hématome ainsi produit en une seule séance. Dührssen (*Soc. obst. et gyn. de Berlin*, 10 mai 1889, in *Centr. f. Gyn.*, 1889, n° 24, p. 417) cite le cas d'une femme qui avait été opérée par Gussenow pour une tumeur ovarienne suppurée, avec péritonite. On trouva la trompe pleine de sang, ce qu'on attribua, ainsi que la péritonite, au massage auquel la femme avait été soumise peu auparavant. La malade succomba. — J'ai observé également (*Bull. et Mém. de la Soc. de Chir.*, 1895, t. XXI, p. 52) un cas de pyosalpinx double dans lequel le massage avait provoqué à droite, une hémorragie intra-tubaire, à gauche l'expression hors de la trompe d'une petite quantité de pus qui s'était heureusement enkysté.

[2] F. Jayle et de Lacroix de Lavalette. La sismothérapie en gynécologie. *Rev. de Gyn. et de Chir.*, abd., 1899, p. 645.

pelvienne et à l'amélioration de l'atonie intestinale; mais si les lésions sont un peu accentuées, l'amélioration est des plus transitoires et ne dure pas au delà de quelques mois.

Si tous les moyens thérapeutiques ont échoué, au bout d'une attente suffisante, on est autorisé à avoir recours à une opération radicale, l'oophoro-salpingectomie.

Il ne faudrait pas hésiter à la pratiquer sans retard, lorsque l'intensité des symptômes fait soupçonner une salpingite purulente pouvant devenir rapidement menaçante pour la vie. Il ne faut pas non plus proscrire l'opération, quoiqu'on doive alors être beaucoup plus réservé, dans les cas de tubo-ovarites chroniques, non purulentes. Ces lésions, en effet, tout en ne menaçant pas l'existence, la rendent souvent insupportable par les douleurs presque incessantes qu'elles occasionnent et le retentissement qu'elles entraînent sur l'état général.

L'incision abdominale doit être la règle. La technique de la laparotomie pour oophoro-salpingite sans tumeur kystique ne diffère pas de celle que j'ai donnée pour la castration dans la dysménorrhée (v. p. 788).

L'incision vaginale a été, autrefois, prônée surtout par Gaillard Thomas et par Byford, en Amérique, par Gottschalk [1], en Allemagne, et par Picqué [2], en France. Cette opération a été remise en faveur par Dührssen [3], sous le nom de **cœliotomie vaginale**, et par Martin [4], sous la forme de **colpotomie antérieure**. Ces différents auteurs font une incision vaginale *transversale*, comme dans le premier temps de l'hystérectomie vaginale, soit antérieure (colpotomie antérieure), soit postérieure (colpotomie postérieure). Le Dentu et Pichevin [5], reprenant l'incision de Mackenrodt pour l'hystéropexie vaginale (v. p. 681), tracent une incision *médiane et longitudinale*. Quels que soient le siège et le sens de l'incision vaginale, on pénètre dans le péritoine et, avec ou sans bascule de l'utérus dans la plaie, on attire les annexes dans la plaie et on les extirpe après ligature.

Sans doute, la cœliotomie vaginale peut être bonne dans certains cas spéciaux, mais elle ne me paraît offrir ici aucun avantage sérieux et présente de grands inconvénients quand il survient la moindre complication opératoire [6].

[1] GOTTSCHALK (*Soc. obstét. et gyn. de Berlin*, 13 fév. 1891, in *Centr. f. Gyn.*, 1891, n° 13, p. 26) se déclare partisan de *l'incision vaginale* pour les ovarites suppurées, toutes les fois que le siège de la tumeur le permet.

[2] BONNECAZE. *Valeur et indications de l'incision vaginale appliquée à l'ablation de certaines petites tumeurs de l'ovaire et de la trompe.* Thèse de Paris, 1889.

[3] DÜHRSSEN. Ueber eine neue Methode der Laparotomie (*vaginale Kœliotomie*). (*Zeitsch. f. Geb. u. Gyn.*, 1894, t. XXVIII, p. 402).

[4] A. MARTIN. Die Colpotomia anterior (*Monats. f. Geburts. u. Gyn.*, 1895, t. II, p. 100. — *Brit. med. Journ.*, 4 janvier 1896.

[5] LE DENTU et PICHEVIN. *Congrès de Gynécologie de Bordeaux*, 1895, et *Sem. Gyn.*, 1896, n° 20.

[6] P. WENDELER. Ueber die Colpotomia anterior und ihre Erfolge (*Berl. klin. Woch.*, 1896, n° 1).

Dans certains cas, on s'est borné à la rupture des adhérences, avec libération et redressement de l'utérus et de ses annexes[1]. F. Howitz[2], J.-L. Championnière[3], Terrillon[4], Polk[5], etc., ont préconisé cette pratique opératoire.

Polk[6], ayant vu, dans une opération où il n'avait enlevé qu'une trompe, après avoir fait la manœuvre précédente, la malade guérir complètement, quoique l'oviducte laissé en place présentât des signes manifestes d'inflammation, a proposé d'**exprimer** simplement le contenu muco-purulent des trompes malades, de laver le péritoine et de refermer l'abdomen après avoir fait, s'il était nécessaire, l'hystéropexie pour empêcher la rétroflexion de se reproduire.

Mundé[7] s'est théoriquement rallié à cette conduite, et a ajouté à l'**expression des trompes** l'idée d'en faire le **cathétérisme** et le lavage par le bout abdominal, avec une solution chaude à 1/5000 de sublimé.

Martin[8] ne s'est pas borné à détruire les adhérences, il a pratiqué l'**ouverture de l'extrémité oblitérée** de la trompe et en a même refait le pavillon, réalisant ainsi la **salpingostomie**. Je reviendrai, du reste, sur ce point dans le chapitre suivant (v. p. 874).

Sans doute, il est à craindre qu'on ne tombe d'un excès dans l'autre, et qu'après avoir été trop prompt à enlever, on ne substitue à l'extirpation des opérations ingénieuses, d'une efficacité illusoire ou précaire. Cependant, les heureux résultats de l'hystéropexie simple, après rupture d'adhérences, dans des cas où il existait manifestement de la salpingite et de la péri-salpingite, montrent qu'on a certainement sacrifié bien des trompes et des ovaires qui auraient pu être conservés. Le redressement de l'utérus, la libération des annexes et le nettoyage antiseptique du petit bassin, qui est la conséquence forcée de cette opération, ont diminué le nombre des oophoro-salpingectomies.

On peut, sans doute, réserver l'extirpation des annexes non kystiques à trois classes de cas : 1° les ovarites et les salpingites où l'on est en droit de craindre la présence du pus et ses conséquences ; 2° les ovarites scléro-kystiques douloureuses ; 3° les salpingites chroniques parenchy-

---

[1] B.-E. HADRA, d'Austin, Texas (*Journ. of the Amer. med. Assoc.*, 20 juin 1885), a reproduit les principaux points de sa communication, pour établir, à propos de ce mode opératoire, ses droits de priorité sur POLK, dans un article postérieur : Remarks on intra-peritoneal adhesion (*Amer. Journ. of Obst.*, sept. 1887, p. 957).

[2] F. HOWITZ (de Copenhague). *Hosp. Tidende*, 1889, t. VII, n° 27, p. 777 et n° 28, p. 806 (Anal. in *Centr. f. Gyn.*, 1889, n° 31, p. 549).

[3] J.-L. CHAMPIONNIÈRE. *Bull. et Mém. de la Soc. de Chir.*, 5 déc. 1888, p. 927

[4] O. TERRILLON, *Annal. de Gyn.*, 1889, t. XXXI, p. 348.

[5] POLK. Certain operations designed to preserve the uterine appendages (*Amer. Journ. of Obst.*, 1891, t. XXIV, p. 1043).

[6] W. M. POLK. *Am. Journ. of Obst.*, juin 1887, t. XX, p. 50.

[7] MUNDÉ. *Amer. Journ. of Obstet.*, fév. 1888, t. XXI, p. 159.

[8] A. MARTIN. Ueber partielle Ovarien und Tubenexstirpation (*Volkmann's Samml. klin. Vorträge*, 1889, n° 343). — W. A. FREUND (*ibid.*, 1888, n° 323) avait proposé une conduite semblable.

mateuses où, malgré la marche peu menaçante des lésions, il y a lieu de faire l'opération pour remédier aux accidents ménorragiques, dysménorrhéiques et nerveux réflexes.

L'ablation des annexes enflammées, ne contenant qu'une petite quantité de mucus ou de muco-pus, sans transformation en poche purulente ou pyo-salpinx, est, on peut le dire, une opération extrêmement bénigne. La réserve n'est pas commandée par la gravité de l'intervention, mais plutôt par la stérilité qui en est la conséquence.

OOPHORO-SALPINGITE KYSTIQUE

Anatomie pathologique. — I. *Salpingite kystique.* — Suivant que le contenu de la trompe est purulent, séreux ou hématique, la salpingite kystique prend les noms de pyo-salpinx, hydro-salpinx, hémato-salpinx.

Le pyo-salpinx, ou kyste purulent de la trompe, est une conséquence de la salpingite purulente, en particulier de l'infection blennorragique ou de l'infection puerpérale, cette dernière agissant principalement *post abortum*. Lawson Tait[1], puis Freund[2] ont attaché une grande importance, comme je l'ai déjà dit, au développement incomplet, à l'état infantile de l'oviducte, qui le prédisposerait à s'oblitérer et à se transformer en kyste.

La trompe, dont l'extrémité externe est fermée par une agglutination et une sorte d'intussusception des franges du pavillon, est dilatée dans ses deux tiers externes, plus rarement dans sa presque totalité ; il reste le plus souvent une longueur de 1 à 2 centimètres près de la corne de l'utérus, où elle a conservé à peu près sa grosseur normale, tout en y présentant une dureté plus grande. On peut aussi observer au niveau de la corne une ou plusieurs nodosités (v. fig. 544, p. 816). Le pavil-

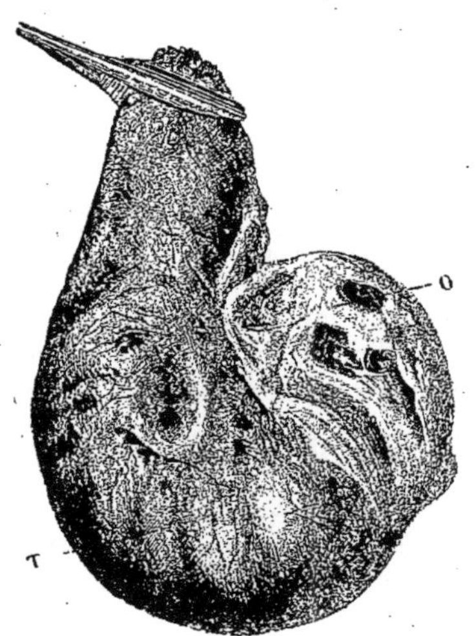

Fig. 536. — Pyo-salpinx adhérent à un ovaire
scléro-kystique (S. Pozzi).

T. Trompe dilatée. — O. Ovaire scléro-kystique.

---

[1] Lawson Tait. *Traité des maladies des ovaires*, trad. franç., Paris, 1886, p. 78. — *Brit. med. Journ.*, 16 avril 1887, t. I, p. 825.

[2] W. A. Freund. *Samml. klin. Vortr.*, 1889, n° 323.

lon est parfois adhérent à l'ovaire qui se fusionne plus ou moins intimement avec le kyste (fig. 556); il est très rare de trouver ce pavillon intact et libre, dépassant la poche purulente oblitérée en dedans de lui, plus près de l'utérus. Des fausses membranes sont disséminées autour de la trompe et de l'ovaire qu'elles fixent le plus souvent en arrière, dans le cul-de-sac de Douglas. L'utérus lui-même est, par suite, ordinairement dévié. La trompe gauche est à peu près con-

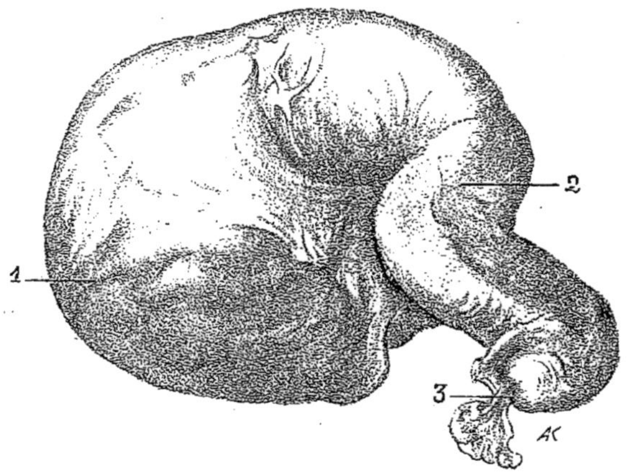

Fig. 557. — Pyo-salpinx.

1. Partie dilatée de la trompe formée par son extrémité externe oblitérée : on ne voit plus trace du pavillon. — 2. Partie moyenne épaissie et recourbée. — 3. Section de la trompe près de l'extrémité utérine; au-dessous on voit les débris d'une adhérence.

stamment plus anciennement atteinte et plus altérée que la droite.

Les dimensions des kystes sont très variables; on en a cité qui étaient gros comme une tête de fœtus[1], une noix de coco[2]. Mais ordinairement, ils ne dépassent pas le volume d'une petite poire dont ils affectent la forme; souvent ils sont un peu contournés sur eux-mêmes, en cor de chasse (fig. 557). Leur couleur est blanc jaunâtre. L'épaisseur de la poche est variable: il existe fréquemment un point faible qui correspond aux adhérences de cette poche en arrière; aussi a-t-on beaucoup de peine à ne pas crever le sac, à ce niveau, en le décortiquant. La surface interne est tomenteuse; le pus est ordinairement crémeux et jaunâtre; il présente une odeur fétide quand les adhérences avec le rectum sont intimes.

On peut voir un kyste du ligament large ou de l'ovaire, immédiate-

[1] DAGNON. *Bull. de la Soc. anat.*, 1888, p. 26 (avec fig.); opération par L. CHAMPIONNIÈRE. La tumeur avait la forme d'une cornemuse ou d'un estomac et contenait approximativement 1200 grammes de pus. Elle est aussi figurée dans les *Bull et Mém. de la Soc. de Chir.*, 18 janvier 1888, p. 66.
[2] J. W. ELLIOT. *Boston med. and surg. Journ.*, 21 avril 1887, t. CXVI, p. 578.

ment situé sous la trompe enflammée, suppurer à son tour et même se mettre en communication avec elle[1].

Au microscope, on trouve la surface interne recouverte de végétations ramifiées analogues à celles de la salpingite aiguë catarrhale, mais deux ou trois fois plus épaisses, ce qui est dû à l'infiltration infiniment plus abondante de leur stroma par des cellules embryonnaires. Elles sont tapissées par une couche simple de cellules cylindriques qui a persisté dans le fond des anfractuosités qui les séparent. Les couches profondes de la muqueuse sont riches en cellules fusiformes. Plus près de la surface, existe une zone d'infiltration cellulaire si abondante qu'elle donne l'apparence d'un tissu de granulation. Les parois de la trompe, dans le point non dilaté, qui, à l'œil nu, paraît relativement sain, sont aussi infiltrées de cellules embryonnaires; partout la dilatation des vaisseaux est notable.

Dans les pyo-salpinx, il peut exister une certaine perméabilité du bout utérin de la trompe. On a dit que, dans cette variété profluente, les parois étaient plus épaisses; cela paraît tenir à ce qu'elles ne sont pas alors distendues à l'excès. On a aussi prétendu que l'hypertrophie des fibres musculaires pouvait, alors, assurer l'évacuation de la poche. Cela est très douteux.

Il semble probable que le pyo-salpinx puisse se transformer en kyste séreux et parfois en kyste hématique. Lorsque, sans doute par la destruction spontanée des germes, le travail phlegmasique s'est arrêté, l'abcès de la trompe peut, comme un abcès froid, se changer en une collection séreuse

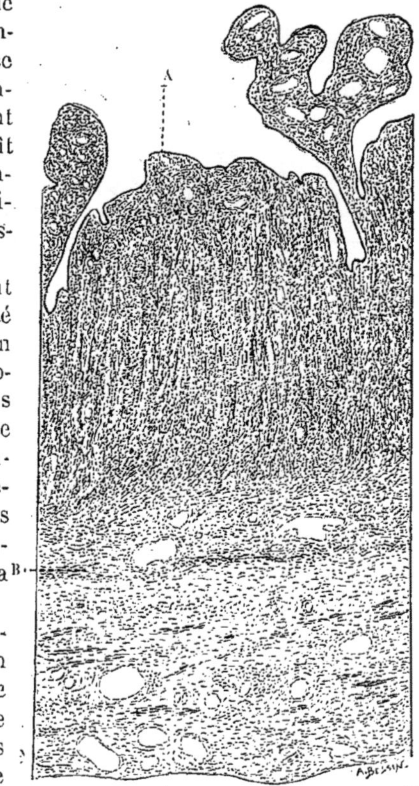

Fig. 558. — Paroi de pyo-salpinx (X. Bender).
A. Muqueuse avec épithélium partiellement conservé. — B. Musculeuse. (Grossissement 40/1.)

par une sorte de *clarification du pus* dont les éléments solides se dépo-

<hr>

[1] J. W. Elliot. A case of chronic salpingitis; tubo-ovarian cyst acutely inflamed; hemorrhage into the cyst (*Amer. Journ. of Obstet.*, févr. 1887, t. XX, p. 141, avec fig.).

sent sur la paroi, tandis que la partie séreuse augmente. Telle paraît être l'origine de la grande majorité des hydrosalpinx. Enfin la rupture des jeunes vaisseaux des parois de la poche d'un ancien pyo-salpinx l'a parfois remplie de sang.

Il peut se faire que, la trompe étant, du reste, plus ou moins altérée

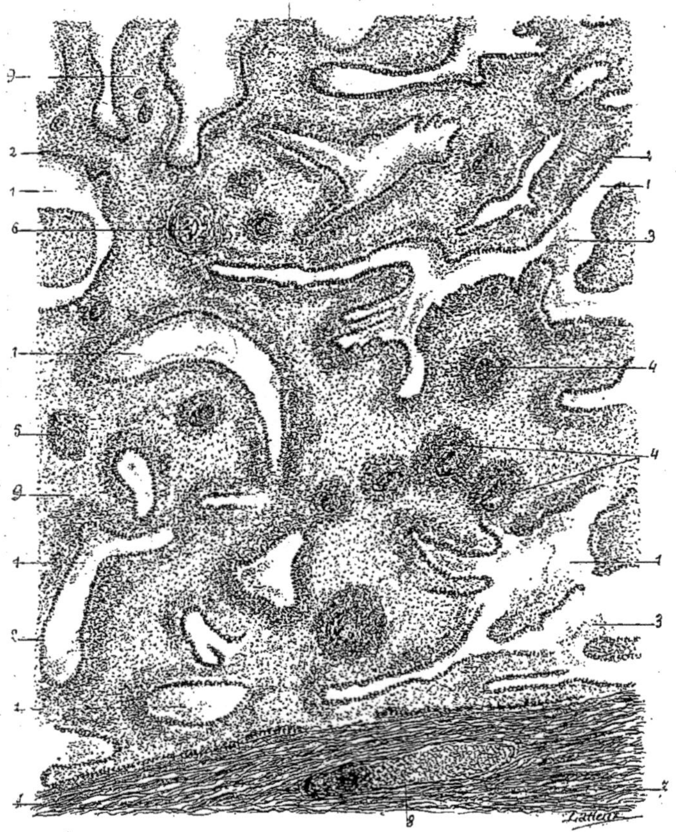

Fig. 559. — Salpingite tuberculeuse.
Coupe perpendiculaire à la paroi de la trompe (vue d'ensemble).

1. Villosités de la trompe, plus ou moins soudées et laissant entre elles des cavités irrégulières plus ou moins considérables. 2 Épithélium cylindrique à cils vibratiles 3. Mucus. 4. Follicules tuberculeux avec cellules géantes. 5. Follicule sans cellule géante. 6. Vaisseau oblitéré. 7. Paroi de la trompe. 8. Gros vaisseau plein de sang coagulé. 9. Tissu des villosités infiltré de nombreuses cellules embryonnaires plus abondantes au voisinage des follicules.

et offrant les signes d'une inflammation interstitielle chronique, l'ovaire soit seul transformé en une cavité purulente, ou présente des abcès circonscrits. En pareil cas, l'inflammation s'est souvent propagée par adhérence et inoculation venue de la trompe, atteinte la première, et qui a sans doute spontanément évolué vers l'inflammation chronique, tandis que la suppuration continuait à se faire dans l'ovaire. D'autres fois, ces organes étant restés très éloignés l'un de l'autre, on doit admettre l'infection ovarienne indirecte, par voie lymphatique. Quoi qu'il en soit, il est probable que la formation d'abcès dans l'ovaire, par contagion tubaire, est ordinairement favorisée et comme préparée par

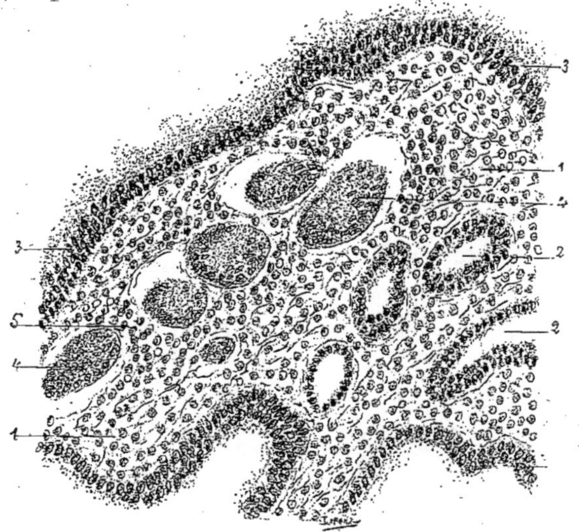

Fig. 560. — Salpingite tuberculeuse.

(Un point de la figure 559 fortement amplifié.)

1. Tissu des villosités avec nombreux éléments embryonnaires arrondis. 2. Villosités coupées en travers. 3. Épithélium à cellules disposées sur plusieurs rangées, et cylindriques dans la partie profonde. 4. Six cellules géantes de volume variable. 5. Cellules proliférées.

un petit kyste préexistant, kyste folliculaire ou kyste du corps jaune, ou même simplement par la dégénérescence micro-kystique.

Le pyo-salpinx peut coïncider avec des tumeurs utérines, corps fibreux et cancer.

L'abcès froid de la trompe, ou pyo-salpinx tuberculeux, se reconnaît assez difficilement lorsqu'il n'existe pas en même temps des lésions similaires de l'ovaire, de l'utérus ou du péritoine. Mais la plupart du temps il existe, sur le péritoine voisin, des granulations tuberculeuses caractéristiques; quant aux masses caséeuses contenues dans la trompe, elles pourraient être produites par une simple inspissation du pus, et l'on sait que cet aspect phymatoïde, auquel les anciens attachaient tant d'importance, n'a qu'une très médiocre valeur. Le microscope seul peut trancher la question, en décelant l'architecture cellulaire spéciale du follicule tuberculeux (fig. 559, 559 et 560) avec ses zones nucléaircs groupées autour de la cellule géante; et surtout le bacille de Koch. Hegar, Orthmann l'ont rencontré; mais, comme le gonocoque de Neisser, dans la blennorragie, il peut manquer (parce qu'il a disparu) sans qu'on puisse, pour cela, affirmer que la lésion n'est pas spécifique.

L'hydro-salpinx[1] ou *hydropisie tubaire* est, au point de vue anatomique, la lésion de la trompe la plus anciennement connue. Mais il n'est pas douteux qu'on l'a souvent confondu avec certains kystes tuboovariens où la trompe n'est nullement dilatée elle-même, mais seulement allongée, hypertrophiée, et soudée avec un kyste ovarique, et communiquant avec elle. Ainsi s'expliquent les dimensions colossales que certains anciens auteurs attribuent à des hydro-salpinx. Il est douteux que ces tumeurs puissent dépasser le volume d'une tête de fœtus. Le plus souvent, elles atteignent seulement celui d'une petite poire (fig. 561). Leur aspect est lisse, leur couleur blanc bleuâtre; les parois sont très minces, transparentes par places, papyracées. Dans quelques cas, la trompe ne se distend pas d'une façon égale en tous ses points et l'hydro-salpinx présente des coudures sigmoïdes (fig. 562). Il y a, généralement, peu de fausses membranes périphériques, ou bien elles sont minces et distendues.

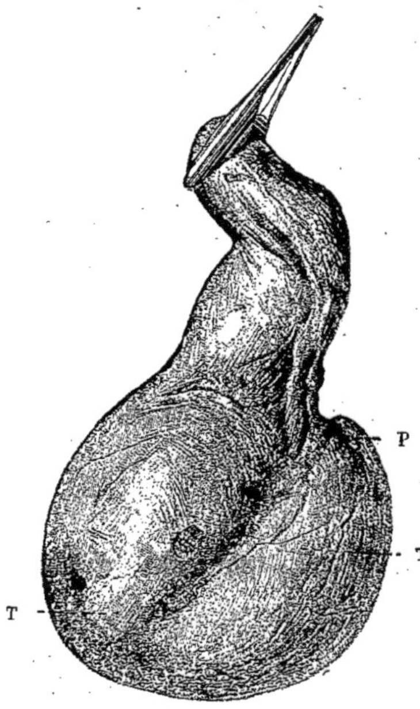

Fig. 561.—Hydro-salpinx en forme de sac (S. Pozzi).
T. Trompe dilatée. — P. Vestiges du pavillon complètement oblitéré.

Froriep[2], qui a bien étudié cette lésion autrefois, divisait l'*hydrops tubæ* en deux espèces, *aperta* et *occlusa*, selon qu'il y avait ouverture ou occlusion de l'extrémité interne.

Le liquide de l'hydro-salpinx est généralement citrin et transparent;

[1] Une figure très démonstrative de l'hydro-salpinx a été donnée, il y a près de deux siècles, par ABRAHAM CYPRIANUS dans sa *Lettre rapportant l'histoire d'un fœtus humain de 21 mois*, Amsterdam, 1707, p. 22. Cette lésion fut trouvée sur le cadavre d'une femme devenue stérile, après un accouchement laborieux.
Une autre figure analogue existerait dans DEKKEN, *Exercitationes practicæ*, Leyde, 1695, d'après J. GREIG SMITH. *Abdominal surgery*, Londres, 1887, p. 157 (en note).

[2] FRORIEP. Beobachtung einer wahren Sackwassersucht der Fallopischen Trompeten (*Med. Zeit.*, Berlin, 1834, n° 1, p. 3 et suiv.).

il est quelquefois teinté de sang ou bien trouble et tenant en suspension des flocons fibrineux ou puriformes. Ce liquide est fortement albumineux.

À l'examen histologique, la paroi des hydro-salpinx apparaît formée par une couche mince et dense de tissu conjonctif: les éléments musculaires ont presque complètement disparu. L'épithélium est conservé pendant

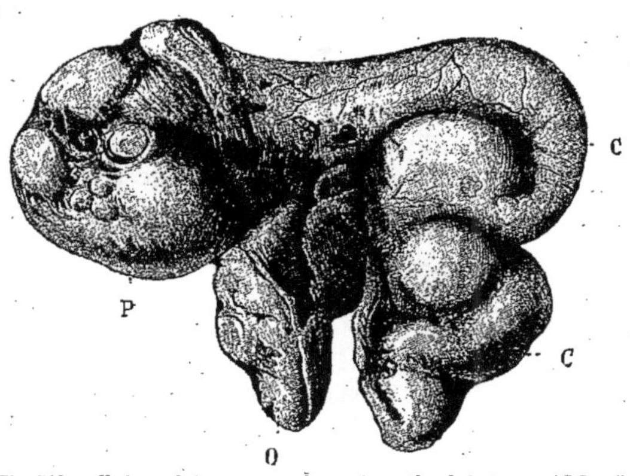

Fig. 562. — Hydro-salpinx avec coudures sigmoïdes de la trompe (S Pozzi).
C. C. Coudures de la trompe dilatée. — O. Ovaire. — P. Pavillon
oblitéré et distendu.

assez longtemps, mais les cellules sont considérablement modifiées dans leur forme. Elles perdent leurs cils vibratiles, s'aplatissent peu à peu

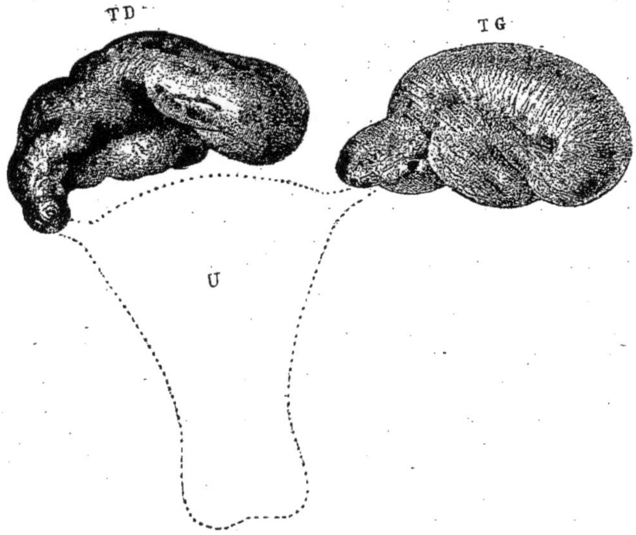

Fig. 563. — Hydro-salpinx double. Renversement interne des annexes droites (S. Pozzi).

au point de présenter, par places, un aspect endothélial. A la longue le revêtement épithélial arrive à disparaître à peu près complètement. On en retrouve cependant presque toujours des débris au voisinage de la base d'implantation des petites végétations disséminées sur la surface interne de la poche kystique.

On a beaucoup discuté au sujet de l'origine des hydro-salpinx. Il semble bien que, dans la majorité des cas, l'hydro-salpinx soit l'aboutissant d'une inflammation ancienne. Cependant certains auteurs pensent que l'hyperémie de la muqueuse tubaire peut suffire à produire un hydro-salpinx, en dehors de toute inflammation ; ils rappellent à

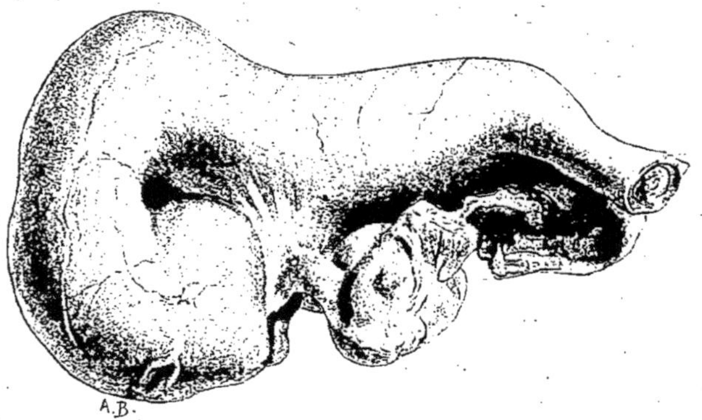

Fig. 564. — Hémato-salpinx double dans un cas de fibrome de l'utérus.
(Côté gauche, vu par derrière.)

ce propos que l'hydro-salpinx est une complication fréquente des fibromyomes de l'utérus[1].

Kehrer[2], Landau[3], Woskressensky[4], Domaschewitch[5], Josephson[6], von Rosthorn[7], ont tenté de résoudre cette question par l'expérimentation. Mais les résultats de ces expériences ont été très inconstants. Il semble en ressortir, toutefois, que l'oblitération de l'orifice utérin de la trompe ne suffit pas à produire un hydro-salpinx et qu'il faille faire intervenir toujours une hypersécrétion catarrhale de la muqueuse tubaire, hypersécrétion qui peut être, parfois, d'ordre purement

[1] Voir à ce propos : POMPE VAN MEERDERVOORT. De l'étiologie de l'hydro-salpinx. *Rev. de Gyn. et de Chir. abd.*, 1901, n° 4, p. 589. — HANDLES. A case of hydrosalpinx of an accessory Fallopian tube due to twisting of the pedicle. *Trans. of the obst. Soc. of London*, 1903, vol. VI, p. 157. — WHITE. The nature of hydrosalpinx. *Journ. of Obst. and Gyn.*, 1903, n° 3.

[2] KEHRER. Versuche über Kastration und Erzeugung von Hydrosalpinx *Beiträge zur klin. und exper. Geb. und Gyn.*, Giessen, 1887, p. 282.

[3] LANDAU. Ueber Tubensäcke. *Arch. f. Gyn.*, t. XL, p. 1.

[4] WOSKRESSENSKY. Experimentelle Untersuchungen über die Pyo- und Hydrosalpinxbildung bei den Tieren. *Centr. f. Gyn.*, 1891, p. 849.

[5] DOMASCHEWITCH. *Centr. f. Gyn.*, 1893, p. 958.

[6] JOSEPHSON. *Centr. f. Gyn.*, 1893, p. 907.

[7] VON ROSTHORN. *Verhandlungen der deutschen Gesellschaft für Gynäkologie*, 1892, t. IV, p. 527.

congestif, mais qui reconnaîtra, le plus souvent, une origine inflammatoire.

Je placerai ici quelques détails relatifs à une variété de kystes, dits
kystes tubo-ovariens, qui méritent d'être distingués et classés, par suite
d'une particularité morphologique importante qu'ils doivent à leurs
connexions acquises avec la trompe. L'ovaire kystique est, dans ces
cas-là, greffé à la trompe dilatée qui communique avec lui, en sorte

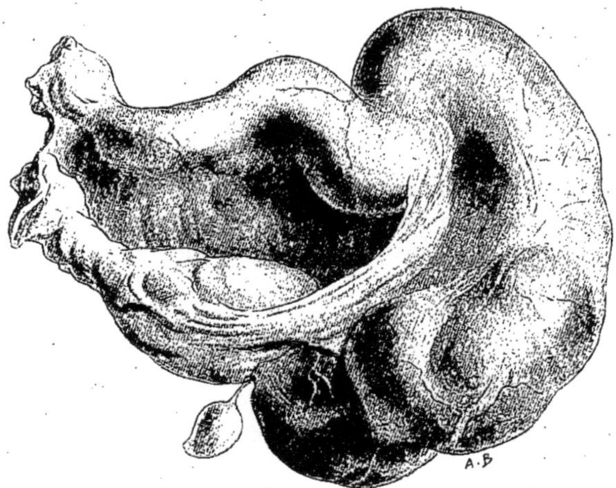

Fig. 565. — Hémato-salpinx double dans un cas de fibrome de l'utérus.
(Côté droit, vu par derrière.)

que la cavité, généralement très infléchie en forme de cornue, est
constituée par une portion tubaire et une portion ovarienne. C'est
Richard[1] qui le premier a donné une bonne description de cette variété
anatomique.

Généralement, ce sont des petites tumeurs de l'ovaire (kystes du
follicule de de Graaf) qui sont ainsi soudées à la trompe dilatée, en
sorte que leur volume n'est ordinairement pas considérable. Mais Hildebrandt et Olshausen ont vu des kystes tubo-ovariens formés par des
kystes prolifères, ayant par suite de très grandes dimensions, et deux
autres cas de ce dernier auteur se rapportent vraisemblablement à des

---

[1] A. Richard. *Mém. de la Soc. de chir.*, 1853, t. III, p. 121. — *Bull. de l'Acad. de méd.*,
1856, t. XXI, p. 356. — *Bull. gén. de Thérap.*, 1857, t. LII, p. 152. — Voir aussi à ce sujet :
Labbé. *Bull. de la Soc. anat.*, mai 1857, p. 141. — Rokitansky. *Allg. Wien. med. Zeit.*,
1859, n° 35. — Hennig. *Monats. f. Geb.*, 1862, t. XX, p. 128. — Hildebrandt. *Die neue
gynäk. Universitätsklinik zu Königsberg.* Leipzig, 1875, p. 109. — Thornton. *Trans. of the
obstet. Soc. of London*, 1879, t. XXI, p. 119. — H. Burnier. *Zeitschr. f. Geb. u. Gyn.*, 1880,
t. V, p. 357, et 1881, t. VI, p. 90. — Wachsmuth. Dissert. inaug. Halle, 1885. — Terrillon. *Progrès méd.*, 1888, n° 49, p. 472.

kystes du ligament large[1]. Cette variété peut donc se surajouter, pour ainsi dire, à toutes les espèces de kystes.

La trompe reste ordinairement perméable, ce qui permet au liquide de s'écouler dans l'utérus, dès que la pression dans la poche devient exagérée. Ainsi se trouve constituée une *hydropisie ovarique profluente*, comparable à ce qu'on a décrit dans l'hydro-salpinx sous le nom d'*hydropisie tubaire profluente.* Cette communication joue le rôle d'une soupape de sûreté qui empêche la distension exagérée du kyste et s'oppose à son accroissement. Hennig a pu constater dans un cas l'affaissement périodique, après leur évacuation, des tumeurs qui étaient bilatérales. Quant à la genèse de ces kystes composés, on peut se demander si l'adhérence de la trompe à l'ovaire précède ou suit la formation du kyste, s'il n'y a pas au début inflammation des annexes amenant leur adhérence ou bien encore coïncidence préalable d'hydro-salpinx et de kyste ovarique réunis et fusionnés par résorption de la cloison (Schramm)[2]. Je suis porté à croire, pour ma part, que tel est le plus souvent le processus, en sorte que la lésion pourrait être aussi bien décrite au chapitre des maladies de l'ovaire qu'à celui de la pathologie de la trompe[3].

Sur 300 ovariotomies, Olshausen a trouvé 3 cas de kystes tubo-ovariens dont 1 était bilatéral.

L'**hémato-salpinx**[4] devrait être totalement séparé des petites hémorragies ou hématomes de la trompe qui distendent les parois simplement enflammées de l'oviducte; ces épanchements de sang, susceptibles de se résorber, constituent un accident plutôt qu'une maladie. L'hématocèle de la trompe, ou hémato-salpinx véritable, comporte à la fois l'altération profonde des parois, qui ont définitivement pris la constitution kystique, et une modification du liquide sanguin, analogue à celle qu'il subit dans les hématocèles. Il y a là, en un mot, une lésion stable, au lieu d'un accident pathologique transitoire, comme l'est une simple extravasation sanguine dans un organe enflammé. Mais la distinction précédente n'ayant pas été faite par les auteurs, je devrai me conformer à l'usage.

---

[1] Olshausen. *Die Krankh. der Ovarien*, Stuttgart, 1886, p. 59.

[2] J. Schramm. *Centr. f. Gyn.*, 1890, n° 53, p. 593. — Gottschalk (*ibid.*, 1891, n° 22, p. 458) pense que le point de départ primitif est une hydropisie du follicule de de Graaf.

[3] Voir sur ce sujet: Doran. Specimen illustrating the development of tubo-ovarian cysts as a result of inflammation of the uterine appendages (*Brit. med. Journ.*, 1887, p. 781). — Griffith. Tubo-ovarian cysts. (*Trans. obst. Soc. of London*, 1er juill. 1887, in *Brit. med. Journ.*, 1887, p. 1277). — Elliot. A case of chronic salpingitis: tubo-ovarian cysts acutely inflamed, hemorrage into the cyst; operation; recovery (*Amer. Journ. of Obst.*, 1887, p. 141). — F. B. Robinson. Tubo-ovarian cysts. (*Ibid.*, 1890, t. XXIV, p. 1311). — V. Rosthorn. Réun. de la Soc. gyn. de Bonn, 1891 (*Centr. f. Gyn.*, 1891, p. 515) et *Verhandl. der deutschen Gesellsch. f. Gyn.*, 1891, p. 527.

[4] Une des premières observations anatomiques d'hémato-salpinx est due à Béraud (Becquerel. *Traité clin. des maladies de l'utérus*, 1850, t. II, p. 280).

Si on laisse de côté les cas de rétention du sang menstruel par atrésie des voies génitales, qui doivent être traités dans le chapitre spécial des MALFORMATIONS, il reste deux grandes variétés d'hémato-salpinx :

1° La première, dont je viens de parler, et qui est sans doute la plus fréquente, est l'apoplexie de la trompe, laquelle peut incidemment survenir dans le cours d'une inflammation catarrhale, ou même dans le cours d'une menstruation troublée par un écart de régime, par un fatigue exagérée, par un refroidissement, chez les névropathes ou les

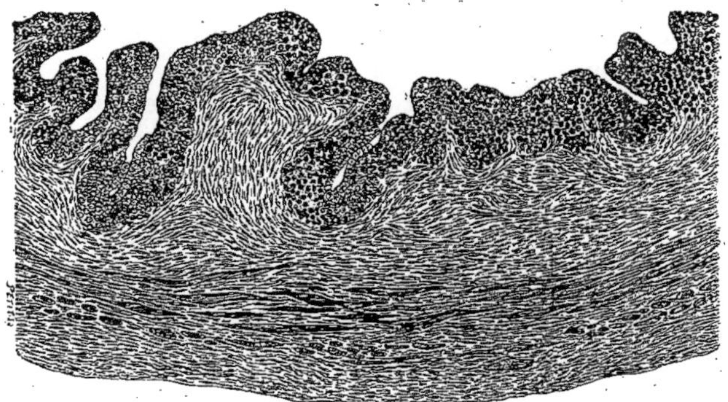

Fig. 566. — Hémato-salpinx.
Coupe vue à un faible grossissement (Wyder).

pléthoriques. Il est possible que les symptômes attribués par certains auteurs à la *congestion de l'utérus*, à la *congestion pelvienne*, n'aient pas une autre origine. La lésion ne persiste pas généralement, le caillot se résorbe, et les accidents peuvent cesser peu à peu, à moins qu'ils n'aient été greffés, ce qui est fréquent, sur les symptômes d'une salpingite chronique parenchymateuse[1].

[1] Il n'est pas douteux que la muqueuse des trompes soit le siège d'une exhalation sanguine durant la menstruation. Il y aurait, d'après A. Puech, une hémorragie physiologique dans la cavité tubaire, comme dans la cavité utérine. Sur les moignons de trompe fixés à la paroi abdominale, après l'ovariotomie, par le clamp ou la ligature extra-péritonéale, on voyait très fréquemment, au moment des règles, un suintement se faire par la surface de section. — Spencer Wells. *Diagnostic et traitement des tumeurs abdominales*, trad. franç., 1886, p. 168. — A. Poncet. *Thèse de Paris*, 1878, p. 28. — T. E. Prewitt. *Amer. Journ. of med. sciences*, avril 1876, t. LXX, p. 422. — Lawson Tait. *Brit. med. Journ.*, 1878, t. I, p. 933. — Migrew. *Amer. Journ. of Obstet.*, sept. 1884, p. 912. — Cette hémorragie physiologique est donc, sinon constante, au moins très fréquente, et elle doit se produire très facilement, quand une cause quelconque vient augmenter la congestion active ou passive de l'appareil génital. Si l'hémorragie se produit quand les extrémités de la trompe sont libres, elle a grandes chances pour passer entièrement dans l'utérus, sans produire de troubles (état physiologique) ; est-elle plus abondante, elle peut donner lieu à des caillots dans l'intérieur de la trompe, et à des phénomènes morbides mal déterminés, jusqu'à leur résorption ; est-elle excessive, une hématocèle rétro-utérine peut en résulter. — Landau et Rheinstein. Ueber das Verhalten der Schleimhäute in verschlossenen und missbildeten Genitalien und über die Tubenmenstruation (*Arch. f. Gyn.*, 1892, t. XLII, p. 275).

2° La seconde variété d'hémato-salpinx, la seule qui possède effectivement une véritable personnalité anatomique, est caractérisée surtout par la présence d'un sac analogue à celui du pyo-salpinx. Pour que ce sac se constitue, il faut, je crois, admettre, ou une grossesse tubaire arrêtée dans son développement par la mort précoce de l'embryon qui s'est résorbé[1], ou bien un pyo-salpinx antérieur ayant oblitéré le pavillon et épaissi les parois, à mesure qu'elles se dilataient ; l'hémorragie survenue dans une cavité pathologique, dont la surface est incapable de résorption, devient, par suite, définitive. Parfois la transformation se fait directement de pyo en hémato-salpinx ; c'est dans ces cas-là que le liquide est le plus clair et la paroi le plus mince.

Inversement, il peut arriver qu'un hémato-salpinx suppure secondairement ; l'infection se fait alors, sans doute, bien plutôt par les lymphatiques que par l'intermédiaire de la cavité utérine avec laquelle toute communication est interrompue.

Le volume de ces poches n'excède généralement pas celui d'une poire ; cependant Lawson Tait en cite une qui dépassait l'ombilic et contenait plusieurs litres. Il me paraît difficile de ne pas admettre qu'il n'y eût pas alors en même temps une hématocèle intra-péritonéale enkystée, liée à l'hémato-salpinx.

On voit parfois l'hémato-salpinx coïncider avec des corps fibreux ; c n'est pas à la pression de ces tumeurs sur l'*ostium uterinum* qu'il faut l'attribuer, mais bien plutôt à la métro-salpingite hémorragique qui accompagne le développement des myomes[2].

La poche des hémato-salpinx est épaisse par places, mince en certaines autres. L'hypertrophie des fibres musculaires peut s'y rencontrer, comme dans le pyo-salpinx. La communication peut persister avec l'utérus. Quant au contenu, il peut être du sang sirupeux de couleur chocolat (principalement dans les cas où la lésion est due à la rétention des menstrues, par malformation génitale), plus souvent un liquide clair, formé de sérosité mélangée de sang ou de pus mêlé de sang. Les caillots peuvent y former des couches sur les parois ou de petites masses fibrineuses libres.

L'étude histologique de la poche montre un processus irritatif moindre que dans le pyo-salpinx. Cependant on constate encore une richesse inaccoutumée de la muqueuse en cellules fusiformes qui, dans quelques replis, semblent s'élever perpendiculairement de la couche

---

[1] A. Martin (*Centr. f. Gyn.*, 1880, n° 40, p 689) a montré, il y a déjà longtemps, à la 62° *Réunion des naturalistes et médecins allemands à Heidelberg*, une pièce d'hémato-salpinx où, en l'absence de toute trace de fœtus, il a pu découvrir des villosités choriales. — On devra toujours les rechercher, avant de se prononcer sur la nature d'un sac tubaire.

[2] v. Campe. *Verhandl. der Berl. Ges. f. Geb. und Gyn.*, 1883. — A. Th. Wyden. *Arch. f. Gyn.*, 1878, t. XIII, p. 35.

profonde. Le sommet de ces plis est généralement privé d'épithélium; les intervalles qui les séparent peuvent conserver un riche réseau de capillaires gorgés de sang qu'on suit jusque près de la surface de la muqueuse. En plusieurs endroits, de petites hémorragies parenchymateuses masquent la trame des tissus (fig. 566).

Les salpingites kystiques peuvent se compliquer de **torsion du pédicule**. Cette complication a été signalée pour la première fois par Bland Sutton[1]; Pierre Delbet[2] en a publié le premier cas en France. Legueu et Chabry[3], Hartmann et Raymond[4], Cathelin[5] l'ont étudiée dans des mémoires documentés et j'ai publié.
moi-même[6] trois cas particulièrement intéressants par leur rareté.

Les hydro-salpinx sont les salpingites kystiques qui se prêtent le plus à la torsion, en raison de la plus grande mobilité due à l'absence assez fréquente d'adhérences. Les pyo-salpinx, qui sont en général très adhérents, présentent bien rarement cette complication; sur 41 cas de salpingites tordues, Cathelin n'a relevé que six pyo-salpinx: encore n'est-il pas démontré que la formation du pus était antérieure à la complication. Il en est de même des hémato-salpinx; j'ai cependant publié[7] un cas de torsion de grossesse extra-utérine tubaire, de 3 à 4 mois, ce qui démon-tre bien la possibilité de la torsion même dans les cas peu favorables à cette éventualité.

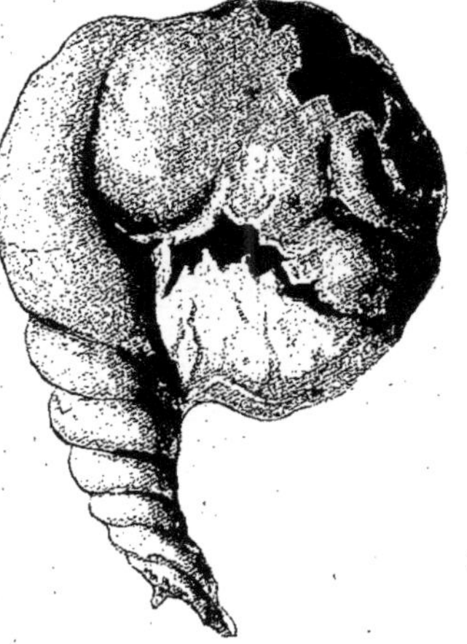

Fig. 567. — Pyosalpinx à pédicule tordu.

L'ovaire peut suivre la trompe dans le mouvement de torsion; plus fréquemment il n'y prend pas part.

Le degré de torsion est variable; on compte en général 1 ou 2 tours de spire dans un sens ou dans l'autre. La torsion est serrée jusqu'à l'étranglement des tissus; Legueu[1] a signalé cependant la torsion sans étranglement.

[1] Bland Sutton. *Surgical diseases of the ovaries and Fallopian tubes.* Londres, 1891, p. 526.

[2] P. Delbet. *Bull. de la Soc. anat. de Paris,* 1892, p. 300.

[3] Legueu et Chabry. *Rev. de Gyn. et de Chir. abd.,* 1897, n° 1, p. 11 et *in* Maillard. *Thèse de Paris,* 1898.

[4] H. Hartmann et E. Reymond. *Ann. de Gyn. et d'obst.,* 1894, t. XLII, p. 172 et 1898, p. 160.

[5] F. Cathelin. *Rev. de Chir.,* 1901. t. I, p. 252 et p. 406.

[6] S. Pozzi. *Rev. de Gyn. et de Chir. abd.,* 1900, 10 avril, p. 193.

[7] S. Pozzi. *Loc. cit.,* p. 202.

[8] F. Legueu. *La Presse médicale,* 1900, 20 janvier, p. 37.

La trompe tordue et étranglée présente des plaques de sphacèle plus ou moins étendues, de couleur noirâtre ou feuille morte. Le contenu de la trompe tordue est le plus ordinairement un liquide noirâtre ou séro-sanguinolent. La quantité a pu atteindre 1 litre et même près de deux litres (Napier[1]).

II. *Ovarite kystique.* — Les *micro-kystes* ou *kystes de l'ovaire à*

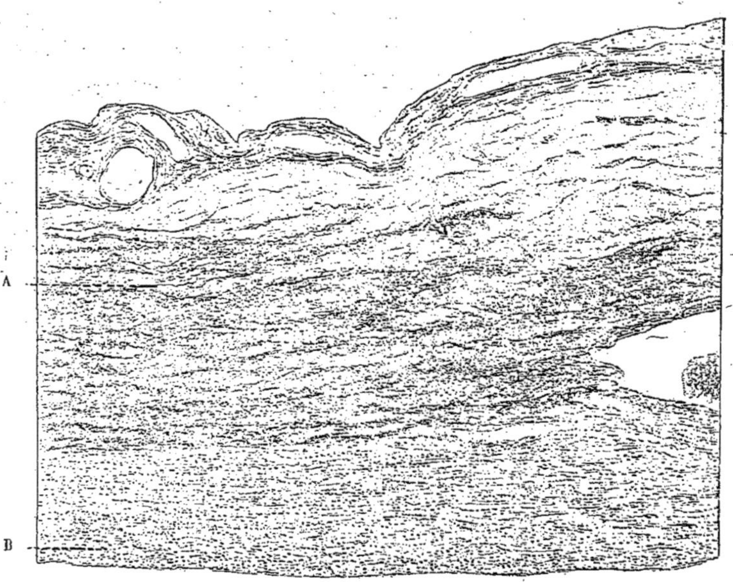

Fig. 568. — Coupe d'une salpingite à pédicule tordu (X. Bender). (Grossissement 40/1.)
A. Muqueuse nécrosée. — B. Couche superficielle de la musculeuse et de la celluleuse dont les éléments sont mieux conservés.

médiocre développement ont leur place marquée dans l'étude de l'inflammation dont ils dérivent et non dans le chapitre des kystes pro-ligères de l'ovaire, ou kystes de l'ovaire proprement dits sans une néoplasie.

A. **Petits kystes séreux.** — Il est ordinaire de rencontrer à la surface d'ovaires normaux un certain nombre de follicules gonflés de liquide; il ne s'agit donc là probablement que d'un état purement physiologique[2], de l'évolution simultanée d'un certain nombre d'ovules, en

---

[1] NAPIER. *Trans. of the Obst. Soc. London*, 1892, t. XXXIV, p. 124.

[2] OLSHAUSEN. *Loc. cit.* — LEOPOLD. *Arch. f. Gyn.*, 1883, t. XXI (Tab. III, fig. 19, 23 et 24). — E. ZIEGLER. *Lehrbuch der allg. und spec. pathol. Anatomie*, 4e édit., 1886, p. 924. — W. NAGEL. *Arch. für Gyn.*, 1887, t. XXXI, n° 5, p. 527.

vué d'assurer la ponte. D'autre part, les auteurs les plus compétents affirment que, même dans les cas où les tissus périphériques sont nettement altérés, on ne peut trouver, dans les follicules existants, de modifications histologiques permettant de les différencier des follicules normaux en voie d'accroissement ou de régression. C'est donc sur la multiplicité de ces follicules et surtout sur leur volume qui, à l'état normal, ne doit pas dépasser 2 centimètres à 2 centimètres 1/2 de

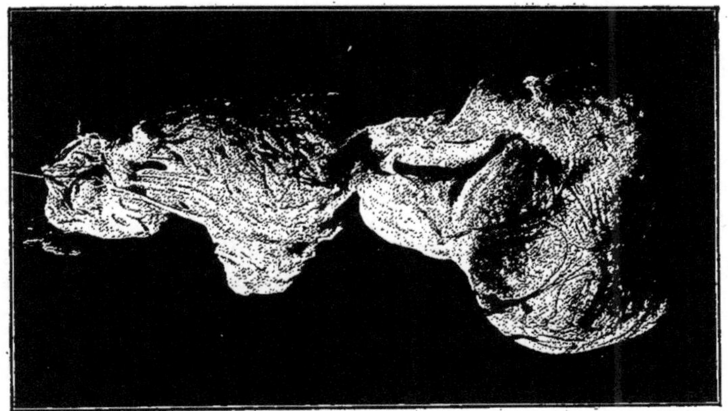

Fig. 569. — Salpingo-ovarite avec pelvi-péritonite.

diamètre, et sur les lésions concomitantes, que nous devons nous baser pour juger de l'état morbide.

Les **gros kystes folliculaires** se présentent sous forme de poches sphériques, uniloculaires, variant ordinairement du volume d'une petite cerise à celui d'une noix, mais pouvant atteindre des dimensions beaucoup plus considérables[1]. Disséminés ou agglomérés de préférence à la surface de l'ovaire, ils se rencontrent également dans son épaisseur. Ils présentent à la coupe une paroi à double contour, à surface lisse, un contenu limpide et incolore[2]. D'après Ritchie et Webb[3], on ne retrouve plus d'ovule dans les kystes plus gros qu'une cerise; il semble disparaître par la prolifération des cellules granuleuses qui l'entourent.

[1] E. NEUMANN (Hydrops eines Graafschen Follikels mit zahlreichen Eiern. *Virchow's Arch.*, 1889, t. CIV, p. 489 et suiv.) a décrit un kyste multiloculaire de la grosseur de la tête, qui serait, selon lui, le résultat d'une hydropisie folliculaire. — Pour la critique de cette observation et pour celle de toute la question de l'hydrops folliculaire, voir NAGEL. Beitrag zur Anatomie gesunder und kranker Ovarien (*Arch. f. Gyn.*, 1887, t. XXXI, n° 3, p. 527).

[2] DOLÉRIS et BOURGES (*Nouv. Arch. d'Obst. et de Gyn.*, 25 nov. 1894, p. 429) ont trouvé dans le liquide d'ovarites kystiques des staphylocoques, mais dénués de toute virulence.

[3] CH. G. RITCHIE. *Contribution to assist the study ovarian physiology and pathology.* Londres, 1865, p. 197.

L'épithélium pariétal, d'abord à l'état de prolifération, dégénère plus tard sous forme colloïde ou granuleuse. Quant à la couche dite lymphoïde (Slavjansky), elle se confond peu à peu avec la couche cellulo-vasculaire contenue dans un commun processus de sclérose. Dans certains cas, d'après Toupet, il semblerait s'agir d'une hydropisie non du follicule, mais de l'ovule lui-même[1].

Au point de vue clinique, il y a intérêt, je crois, à distinguer l'altération micro-kystique accompagnée de sclérose des gros kystes folliculaires conglomérés qui transforment tout l'ovaire en une masse d'aspect cloisonné et multiloculaire atteignant le volume du poing ou même de la tête. J'ai donné à ce type de la lésion le nom de *maladie kystique de l'ovaire.*

B. **Kystes sanguins.** — Les kystes sanguins des follicules se présentent sous des aspects divers, suivant les causes qui les engendrent. Multiples et de petit volume, criblant parfois l'organe dans toute son épaisseur, ils représentent la lésion dominante de l'ovarite infectieuse d'origine interne[2]. Les kystes plus gros, variant du volume d'une amande à celui du poing, contiennent un liquide séro-sanguinolent, et dans ce cas semblent résulter d'hémorragies dans des follicules hydropiques ou être formés de sang à peu près pur. Ces derniers se rattachent surtout à la sclérose corticale et l'on a avancé qu'ils étaient susceptibles de s'accroître jusqu'à rupture, par une sorte de ponte intra-kystique des follicules voisins (*kystes ménorragiques* de Bœckel). Ces kystes ont une paroi fibreuse, parfois très mince; leur épithélium de revêtement est dégénéré ou détruit.

Les kystes sanguins ayant leur siège dans les *corps jaunes* résultent d'une exagération de l'hémorragie physiologique après la ponte ou de ruptures hémorragiques dans des corps jaunes cicatrisés. Les kystes de la première espèce ont une enveloppe à peu près uniforme dans laquelle on retrouve, plus ou moins altérés, les éléments distinctifs des corps jaunes, masses vitreuses d'épithélium dégénéré portées sur des papilles. Les autres doivent être considérés comme une simple variété d'hémorragie interstitielle.

Celles-ci sont tantôt disséminées, tantôt diffusées dans toute l'épaisseur du stroma de l'ovaire, qu'elles transforment en une bouillie analogue à la pulpe splénique.

Entre l'hémorragie intra-vésiculaire et l'apoplexie du stroma, il existerait une forme mixte (Besnier) consistant en une véritable *hématocèle intra-ovarienne*, par ponte anormale.

Les petits kystes hémorragiques de l'ovaire ont été considérés pendant

[1] Paul Petit. Ovarite et kystes de l'ovaire (*Nouv. Arch. d'Obstét. et de Gyn.*; juillet 1888, p. 296).

[2] F. Rollin. *Hémorragies de l'ovaire.* Thèse de Paris, 1889. — Slavjansky. *Loc. cit.*

longtemps comme ne présentant qu'un intérêt purement anatomique.
Cependant, quelques observations récentes montrent que ces kystes
peuvent se rompre et donner lieu à une hémorragie intrapéritonéale
abondante. Maurange [1] a publié l'observation d'une malade atteinte
de troubles utéro-annexiels depuis plus d'une année et qui fut prise
brusquement de phénomènes de pelvipéritonite avec état syncopal. A la
laparotomie, je trouvai un foyer hémorragique dans le cul-de-sac de
Douglas. L'ovaire droit était transformé en kystes, et l'un d'eux, gros
comme un œuf de pigeon, avait été le siège d'une véritable apoplexie et
s'était rompu, occasionnant une hématocèle rétro-latéro-utérine. Cette
observation manque malheureusement du contrôle anatomique. Mais,
Bürger [2] a rapporté une observation authentique, avec examen histologique, d'hémorragie dans un kyste folliculaire avec rupture secondaire du kyste dans la cavité abdominale et inondation péritonéale.
Enfin, Bender et Marcille [3] ont publié une observation particulièrement
intéressante de kyste folliculaire hémorragique rompu secondairement;
cette observation, accompagnée d'un examen histologique très complet, est un exemple des plus évidents d'hémorragie ayant tout d'abord
distendu le kyste folliculaire et déterminé ensuite une véritable inon-
dation péritonéale, analogue à celle qui accompagne la rupture des
grossesses tubaires [4].

C. **Kystes purulents.** — La suppuration de l'ovaire se présente au
début sous forme d'abcès multiples, de petit volume, bien limités, qui
semblent pour la plupart siéger dans les ovisacs, si l'on en juge par
leur forme, les débris des cellules épithéliales que l'on retrouve sur
leurs parois. Peu à peu, ces cavités se fusionnent par fonte purulente
du tissu cellulaire interposé et arrivent à constituer des poches plus
ou moins vastes, parfois une poche unique. La paroi du gros abcès est
constituée, de dedans en dehors, par une couche embryonnaire, une
couche fibreuse dense, et enfin une couche vasculaire dans laquelle on
retrouve plus ou moins modifiés les éléments de l'organe. Aux kystes
purulents se rattachent probablement les kystes par ramollissement cir-

---

[1] Maurange. Sur une cause rare de l'hématocèle pelvienne. (*Annal. de Gyn.*, 1893, juillet, p. 37).

[2] Bürger. Hémorragie dans un kyste folliculaire avec rupture secondaire du kyste dans la cavité abdominale et inondation péritonéale (*Geburt. Gyn. Gesell. in Wien*, 30 juin 1903; in *Centr. f. Gyn.*, 1903).

[3] X. Bender et Marcille. Inondation péritonéale due à la rupture d'un kyste folliculaire hémorragique de l'ovaire. (*Société anatomique de Paris*, 1er juillet 1904, et *La Tribune médicale*, 1904, 20 août).

[4] Voir à propos des petits kystes hémorragiques de l'ovaire : Pillet. Les hémorragies dans l'ovarite scléro-kystique (*Ann. de gyn. et d'obst.*, 1893, p. 366). — Vigneau. *Des héma-tomes de l'ovaire*. Thèse de Lyon, 1902. — Potier. Étude anatomique et pathogénique des kystes hématiques primitifs de l'ovaire (*Rev. de gyn. et de chir. abd.*, 1903, p. 783). — C. Daniel. Les petits kystes hémorragiques de l'ovaire (*Rev. de gyn. et de chir. abd.*, 1905, n° 2, p. 195)

conscrit, signalés par Rindfleisch et Mayweg. L'abcès de l'ovaire serait presque toujours unilatéral (28 fois sur 29 cas)[1]. L'infection de l'ovaire, quand la trompe malade ne lui adhère pas ou qu'elle est saine, se faisant toujours par voie lymphatique ou sanguine, le pus des ovarites suppurées ne devrait contenir que du streptocoque[2]; dans un cas, Etheridge

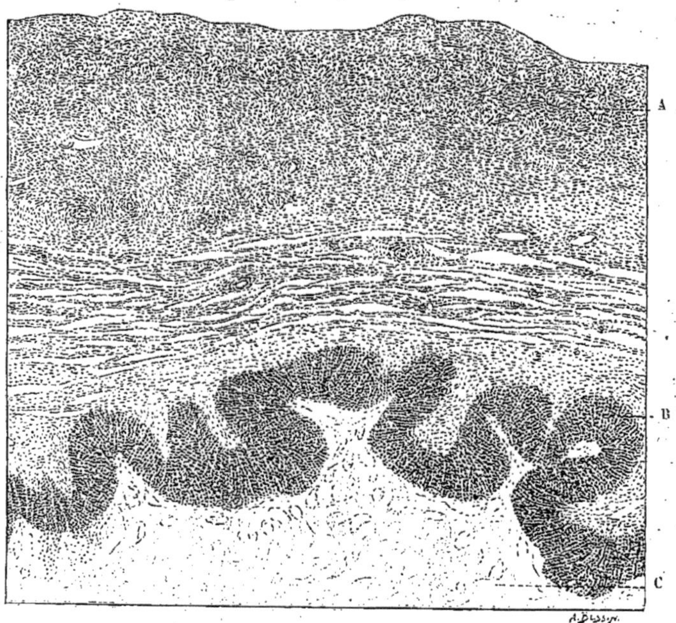

Fig 570. — Corps jaune (disposition topographique). Grossissement 50 diamètres (X. Bender).
A. Zone corticale de l'ovaire. — B. Cellules du corps jaune (cellules à lutéine). — C. Centre fibrino-cruorique du corps jaune. (Grossissement 55/1).

dit avoir trouvé du pneumocoque[3]. Zweifel[4] y aurait rencontré très nettement le gonocoque.

D. **Kystes lymphatiques.** — Ces pseudo-kystes, probablement toujours dépendants du varicocèle ovarien, peuvent atteindre les dimensions des petits kystes folliculaires. Ils se présentent sous forme de masses étoi lées, tapissées de cellules plates, renfermant un certain nombre de globules blancs.

Tous ces micro-kystes de variété si diverse, et à contenu séreux, san-

[1] Edebohls. *New York med. Journ.*, 1892, n° 3, p. 77.

[2] J. Veit. *Soc. obst. et gyn. de Berlin*, 13 déc. 1889 (*Centr. f. Gyn.*, 1890, p. 66). — R. Schoeffer. *Zeit. f. Geb. u. Gyn.*, 1890, t. XX, n° 2, p. 281.

[3] H. Etheridge. Pneumococcus; abcess of the ovary with report of three cases (*Amer. J. of med. Sc.*, 1896, t. CXI, p. 377).

[4] Zweifel. *Soc. obst. et gyn. de Leipzig*, 16 fév. 1891 (*Centr. f. Gyn.*, 1891, p. 409).

guinolent, purulent, le plus souvent associés les uns aux autres, ont pour caractère commun leur origine inflammatoire ou simplement irritative et leur développement restreint. Il paraît absolument établi qu'ils ne peuvent se transformer en kystes prolifères. A un moment donné, ils se déversent soit dans la grande cavité abdominale (kystes

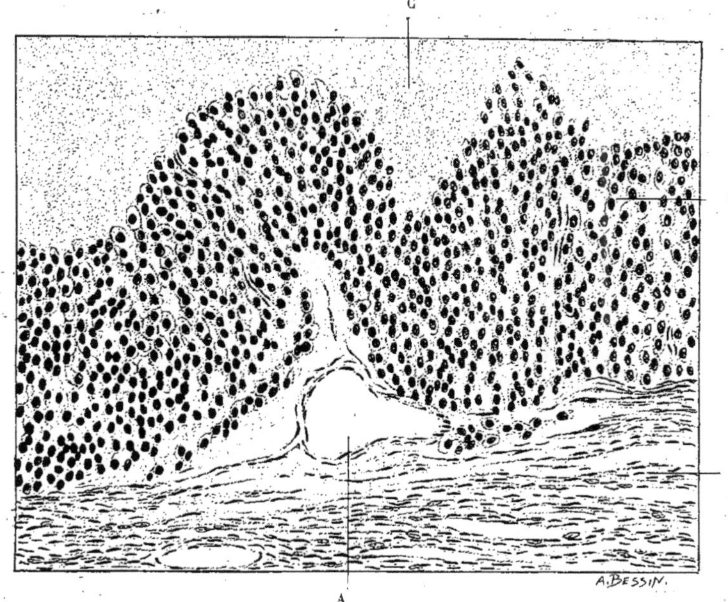

Fig. 571. — Corps jaune, vu à un plus fort grossissement (100/1) (X. Bender).

A. Vaisseau. — B. Couche des cellules à lutéine. — C. Centre fibrino-cruorique du corps jaune.
(Grossissement 120/1.)

sanguins), soit dans les viscères voisins (kystes purulents), ou bien ils s'atrophient après résorption de leur contenu.

E. **Kystes du corps jaune.** — C'est encore à Rokitansky[1] qu'on en doit la première description. Ces kystes ont été bien étudiés, dans la suite, par Slavjansky[2], Nagel[3], Bulius[4], E. Fränkel[5], L. Fränkel[6] et par Santi[7].

1 Rokitansky. *Lehrbuch der path. Anat.*, 3e édit. 1861, p. 419. — Ueber Abnormitäten des corpus lutéum (*Allgem. Wien. med. Zeit.*, 1859, n°s 54 et 35).
2 Slavjansky. Zur normalen und pathol. Histologie des Graaf'schen Bläschens (*Virchow's Archiv*, 1870, t. LI, p. 170).
3 Nagel. *Arch. f. Gyn.*, 1887, t. XXI, n° 3, p. 527.
4 Bulius. *Zeits. f. Geb. u. Gyn.*, t. XV, p. 564.
5 E. Fränkel. Ueber Corpus luteum-cysten (*Arch. f. Gyn.*, t. XLVIII, p. 1).
6 L. Fränkel. Der Bau der Corpus luteum-cysten (*Arch. f. Gyn.*, t. LVI, p. 355).
7 Santi. Die Pathologie des Corpus luteum (*Monats. f. Geb. u. Gyn.*, 1904, juillet, p. 76).

Rokitansky croyait que les corps jaunes de grossesse pouvaient seuls se transformer en kystes. Cette opinion était trop absolue et Gottschalk[1] en a trouvé chez une femme nullipare. Ces kystes ont d'ordinaire le volume d'une noisette ou d'une noix. On en cite cependant qui dépassent de beaucoup ces proportions. Les deux tumeurs décrites par Gottschalk avaient l'une le volume d'une orange, l'autre le volume d'une petite pomme. Schrœder[2] en a vu de la grosseur d'un œuf de pigeon.

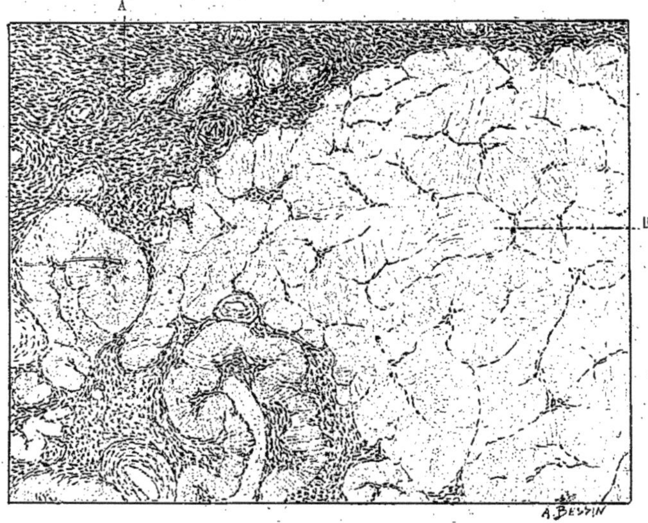

Fig. 572. — Corps jaune en régression (X. Bender).
A. Stroma ovarien. — B. Corps jaune fibreux (corpus albicans).
(Grossissement 180/1.)

Nagel en a observé qui avaient le volume d'une pomme et même d'une tête d'adulte. D'après ce dernier auteur, les kystes du corps jaune seraient beaucoup plus fréquents qu'on ne l'admet communément; il considère, en effet, que tous les kystes uniloculaires dont la cavité n'est pas tapissée par un revêtement épithélial doivent rentrer dans cette catégorie.

Les kystes du corps jaune sont, comme les kystes folliculaires, des kystes uniloculaires; ils s'en distinguent cependant facilement par la texture de leur paroi qui est dense, épaisse, sinueuse, et dont la face interne présente une coloration variant du jaune orangé au brun rouge. Ces kystes renferment tantôt un liquide séreux trouble, tantôt

[1] Gottschalk. *Soc. d'obst. et de gyn. de Berlin*, 22 nov. 1899 (*Centr. f. Gyn.*, 1890, p. 12).
[2] Schrœder. *Loc. cit.*, p. 393.

un liquide séro-sanguinolent, tantôt enfin du sang pur (voir Kystes hémorragiques).

Au microscope, la paroi fibreuse apparaît constituée par des faisceaux

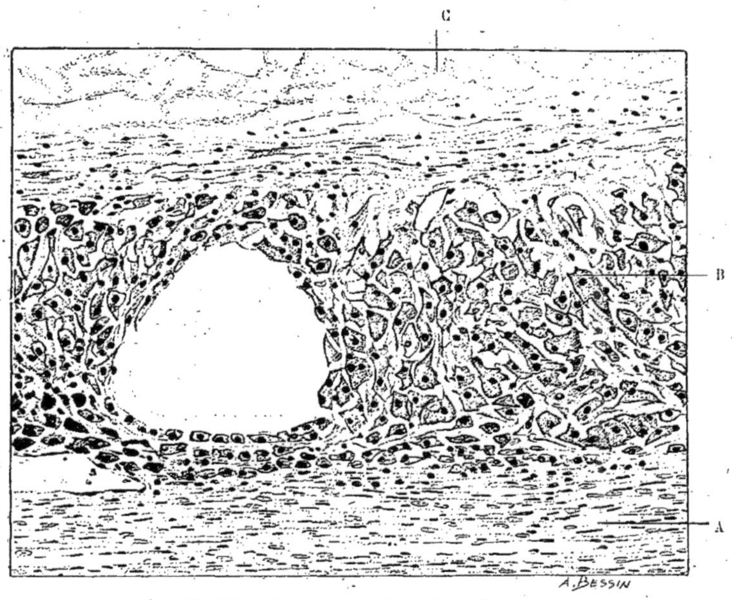

Fig. 573. — Kyste du corps jaune (X. Bender).

A. Paroi fibreuse. — B. Revêtement de cellules à lutéine. — C. Cavité du kyste avec enduit fibrineux.
(Grossissement 200/1.)

conjonctifs denses, au milieu desquels serpentent de nombreux capillaires sanguins. Cette membrane fibreuse est tapissée par plusieurs assises de cellules polygonales, volumineuses, à protoplasma granuleux ; ce sont les cellules à lutéine, caractéristiques du corps jaune et qui résultent de la transformation de cellules de la membrane granuleuse du follicule.

Ätte couche épithéliale renferme de nombreux amas de granulations pigmentaires. Elle présente un aspect très particulier qui permet de différencier très aisément un kyste du corps jaune d'un kyste folliculaire (voir fig. 573)[1].

[1] Pour comprendre la genèse des kystes aux dépens de ce qu'on considère généralement comme un processus cicatriciel, il faut remarquer que l'idée de la rétraction des tissus pour la formation des corps jaunes est tout à fait erronée. Les travaux récents montrent que le corps jaune résulte d'un véritable processus de prolifération et certains auteurs lui attribuent les fonctions d'une véritable glande à sécrétion interne. A la suite de recherches cliniques et expérimentales des plus intéressantes, L. Fränkel, (*Archiv f. Gyn.*, 1904, t. XLVII,

F. **Kystes résiduaux Wolffiens et Mülleriens**[1]. — Il est très fréquent, surtout dans les cas de corps fibreux utérin ou de tumeur commençante de l'ovaire, de trouver, soit dans le ligament large, soit au niveau de la trompe, des petites vésicules transparentes n'ayant aucun intérêt chirurgical, mais dont la signification anatomique mérite d'être spécifiée. Ces kystes offrent trois variétés :

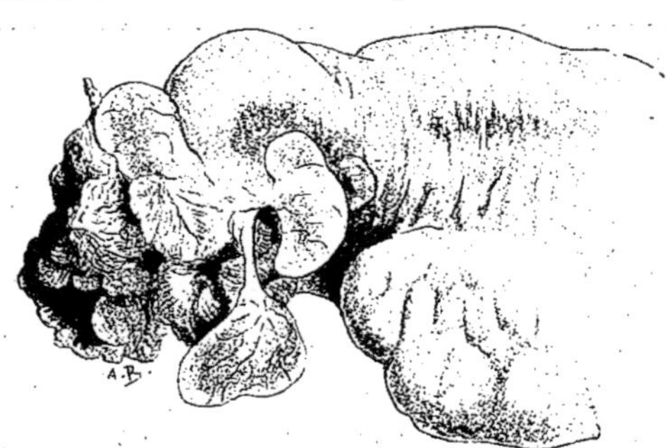

Fig. 574. — Petits kystes appendus à l'extrémité de la trompe dans un cas de salpingite parenchymateuse.

1° **Kyste de l'hydatide de Morgagni** appendu au pavillon de la trompe, variant du volume d'un pois à celui d'une cerise, transparent, tapissé d'une seule couche endothéliale; on sait que l'hydatide morgagnienne est le vestige de l'extrémité du conduit de Müller.

2° **Kyste supra-tubaire** ne dépassant guère le volume des précédents.

p. 438) est arrivé à cette conclusion que le corps jaune préside à la nutrition de l'utérus et à la menstruation. C'est grâce à l'activité sécrétoire des corps jaunes que la jeune fille, déjà développée dans ses autres organes, mais non encore apte aux rapports sexuels, verra son utérus infantile se transformer en l'organe de gestation capable de recevoir le produit de la conception. Lorsque, avec la ménopause, cette activité sécrétoire des corps jaunes vient à cesser, l'utérus redevient un organe petit et de nutrition amoindrie. Il convient donc de faire disparaître la division en corps jaunes vrais ou de grossesse et en corps jaunes faux ou de menstruation; le corps jaune est toujours la même glande qui, dans l'espèce humaine, toutes les quatre semaines, chez les animaux à des intervalles correspondants, se reconstitue et a constamment la même fonction : imprimer à l'utérus une impulsion nutritive qui l'empêche de retourner à l'état infantile ou d'arriver prématurément à l'état sénile et préparer la muqueuse utérine à recevoir un œuf fécondé. Quand il n'y a pas fécondation, le corps jaune préside à la menstruation, puis régresse; quand un œuf est fécondé, le corps jaune se maintient plus longtemps dans sa fonction et préside au développement de cet œuf. En résumé, il n'est qu'un corps jaune, une glande ovarique vraie, se régénérant périodiquement et réglant la nutrition de l'utérus de la puberté à la ménopause. (Voir pour cette intéressante question : R. Labusquière. Des corps jaunes: leur fonction, d'après L. Fränkel. *Annales de gynécologie*. 1904, février, p. 109.)

[1] Bland Sutton (*Med. Times*, 26 nov. 1884, t. II, p. 728, et *Trans. of the Royal Soc.*, Londres, 1885) a fait connaître d'intéressantes notions d'anatomie comparée relatives aux lésions de l'utérus et des ovaires chez les animaux. Ces lésions sont infiniment plus fréquentes à l'état domestique qu'à l'état sauvage. Les kystes provenant des vestiges des corps de Wolff sont assez fréquents chez les batraciens. Sur 250 grenouilles et crapauds, Sutton en a trouvé 10 cas. Chez les oiseaux et les batraciens, le canal de Müller gauche persiste seul, on le sait, pour former l'oviducte. Le droit disparait et vient s'aboucher, sous forme d'un petit cæcum, dans le cloaque. Ce petit rudiment de canal est souvent le point de départ de formations kystiques. Une particularité curieuse est la suivante : quand un oiseau de basse-cour femelle présente un plumage et des allures qui rappellent le mâle, on trouve généralement chez lui une altération de l'ovaire. Chez les vieilles juments, les kystes des trompes et des ovaires sont très fréquents : les 2/3 en sont atteintes; on en a trouvé chez les chattes, les chèvres, etc.

offrant le même aspect, la même structure; il semble que ce soit un

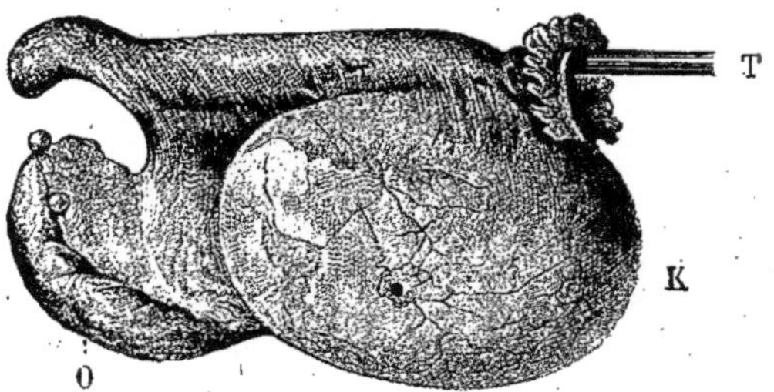

Fig. 575. — Micro-kyste du ligament large développé entre la trompe et l'ovaire (Pozzi).
K. Kyste à paroi et à contenu transparents. O. Ovaire. T. Trompe saine traversée par une sonde pour
montrer sa perméabilité.

micro-kyste du ligament large ayant cheminé sous la séreuse pour aller à la suite d'une sorte de glissement occuper ce siège insolite[1].

3° **Micro-kyste du ligament large.** Il en est qui dépendent du corps de Rosenmüller, d'autres qui en sont indépendants et dont l'origine exacte est indéterminée. D'après Doran, il n'y a que ceux qui naissent des tubes verticaux du corps de Rosenmüller qui contiendraient de l'épithélium cilié et qui deviendraient papillaires par un développement ultérieur; les autres kystes, ceux qui naissent en dehors et même celui qui prend naissance dans le tube horizontal de cet organe et qui peut se détacher du ligament large par un pédicule effilé, seraient tapissés d'un simple endothélium. Il est impossible actuellement d'affirmer que les micro-kystes de cette troisième variété ont une évolution nettement limitée comme ceux

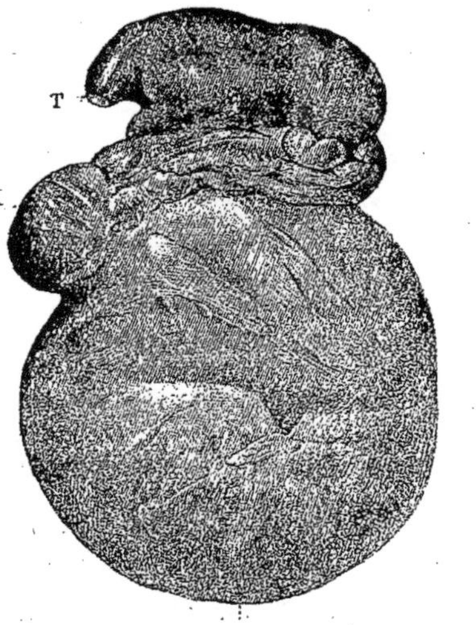

Fig. 576.
Micro-kyste sous-tubaire du ligament large (Pozzi).

GK. Kyste (volume d'une mandarine) à paroi et à contenu transparents. — PK. Kyste accessoire (volume d'une noisette) à paroi et à contenu transparents. — T. Trompe atteinte de salpingite parenchymateuse adhérente et superposée à l'ovaire.

[1] P. Petit (*La Semaine gynécologique*, 31 mars 1896, p. 65) émet l'opinion que ces petits kystes résultent de l'inclusion de l'endothélium péritonéal, au niveau des plissements de la trompe, du fait d'une péritonite adhésive et circonscrite.

de la première. Il paraît même probable que si certains d'entre eux restent insignifiants durant toute leur évolution, d'autres, sous l'influence d'un processus irritatif inconnu, sont le point de départ de grands kystes du ligament large à contenu purement liquide ou à contenu papillaire.

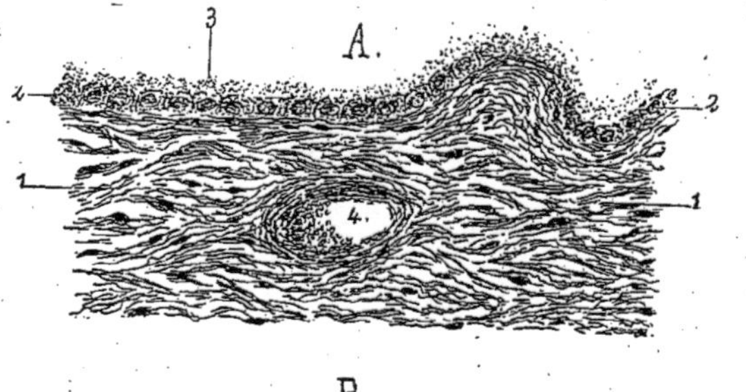

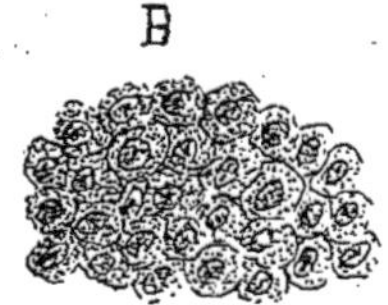

Fig. 577. — Micro-kyste sous-tubaire.

Coupe perpendiculaire à la surface interne. — A. 1. Couche conjonctive à faisceaux assez lâches, mais imbriqués les uns dans les autres, avec cellules ovoïdes allongées. 2. Couche épithéliale à une seule rangée de cellules. 3. Matière granuleuse coagulée. 4. Vaisseau. — B. Lambeau d'épithélium vu à plat.

Symptômes. — Il peut paraître singulier, *a priori*, qu'on essaye de présenter simultanément le tableau clinique de collections purulentes et de collections séreuses et sanguines des trompes et des ovaires.

C'est qu'en effet, à moins de l'avoir vérifié par l'observation clinique,

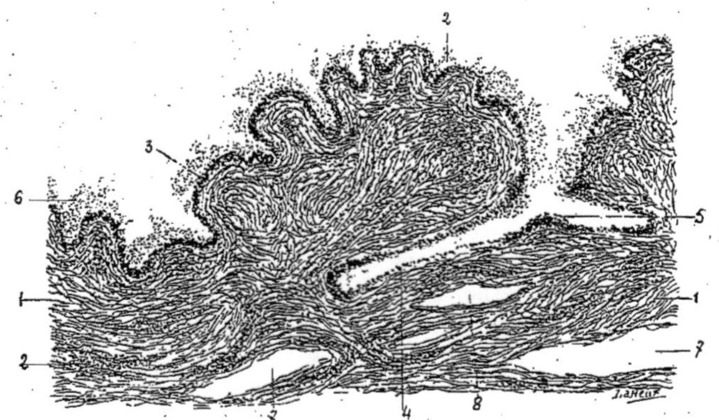

Fig. 578. — Micro-kyste sous-tubaire.

Coupe perpendiculaire à la paroi (faible grossissement). — 1. Tissu fibreux, à filaments flexueux denses et parallèles. 2. Amas de petites cellules embryonnaires. 3. Couche épithéliale à cellules cylindriques vibratiles. 4. Point où la paroi du kyste est dénudée. 5. Point où l'épithélium est devenu pavimenteux. 6. Mucus à la face interne du kyste. 7. Fentes lymphatiques. 8. Vaisseau.

on pourrait difficilement se figurer qu'une femme puisse porter dans le ventre une ou deux poches remplies de pus, sans offrir de phénomènes graves; sans même, parfois, en paraître souffrir. Entre la période initiale de formation et la période ultime d'inflammation de voisinage et d'efforts d'évacuation spontanée, le pyo-salpinx passe par une phase torpide et pour ainsi dire latente, où l'économie parfaitement protégée par l'enkystement exact du liquide septique, semble tolérer sa présence : les signes rationnels sont exactement semblables, alors, à ceux d'une salpingite chronique, et les signes physiques ne diffèrent pas de ceux' de l'hydro ou de l'hémato-salpinx [1]. On peut donc en présenter le tableau d'ensemble, en y ajoutant seulement quelques traits relatifs aux périodes aiguës de l'abcès des trompes.

Ce tableau ne diffère pas beaucoup de celui que j'ai tracé précédemment, à propos de la salpingite non kystique. Ce sont les mêmes douleurs, les mêmes troubles de la menstruation (aménorrhée, dysménorrhée, ménorragie); pourtant, ces derniers peuvent exceptionnellement manquer, et les règles ne subir aucune perturbation [2].

Dans l'hémato-salpinx, Puech a parfois noté un écoulement incessant de sang, se faisant en très petite quantité, en l'absence de règles véritables : c'est ce phénomène que quelques auteurs avaient appelé *aménorrhée distillante*; il n'a, du reste, rien de pathognomonique et peut se rencontrer dans la métrite.

Je dois mentionner encore un signe accessoire et dont on a beaucoup

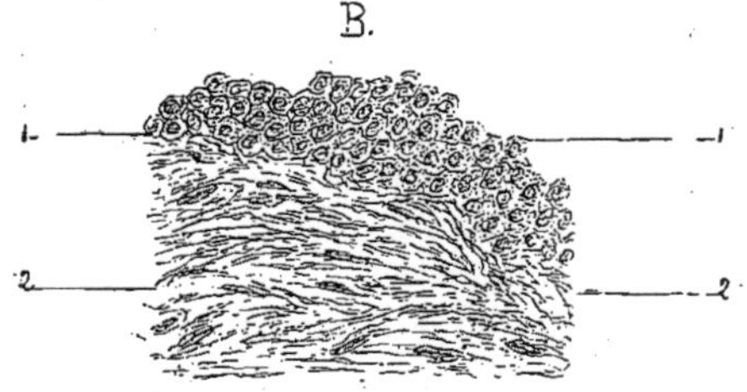

Fig. 579. — Micro-kyste sous-tubaire.

A. Coupe du point 3 de la figure 578 (300 diamètres). — 1. Couche de cils vibratiles. 2. Cellules cylindro-coniques à gros noyau. 3. Cellules ovoïdes allongées. 4. Cellules arrondies de la couche profonde. 5. Mucus. 6. Tissu conjonctif assez dense, à cellules fusiformes. B. Coupe du point 5 de la figure 578 (300 diamètres). — 1. Cellules polyédriques pavimenteuses 2. Couche de tissu conjonctif.

---

[1] Lawson Tait (*Brit. med. Journ.*, 4 juin 1887, t. I, p. 1211) raconte qu'il enleva à la femme d'un de ses confrères un pyo-salpinx bilatéral sur le point de se rompre et qui aurait vraisemblablement, dit-il, tué la malade avant une semaine, quoiqu'elle n'eût jamais souffert; l'éminent chirurgien avait eu toutes les peines du monde à faire accepter l'opération par le mari.

[2] L. Championnière. *Bull. et Mém. de la Soc. de Chir.*, 18 janv. et 8 fév., 1888, p. 65 et 145.

exagéré la valeur; je veux parler de l'écoulement subit, survenant à la suite d'une crise de coliques, d'une certaine quantité de liquides séreux, hématique ou purulent : ce phénomène peut se produire à des inter-valles irréguliers, tous les mois, tous les six mois, par exemple. Est-il en rapport avec la persistance d'un orifice utérin perméable[1], que vient de temps en temps forcer la réplétion exagérée du kyste? Y a-t-il là seulement expulsion du contenu de l'utérus enflammé lui-même[2], par contraction réflexe des parois de la matrice? Si l'on considère com-bien est habituelle l'oblitération des trompes kystiques, du côté de la cavité utérine, on sera tenté d'accepter cette dernière explication. Quoi qu'il en soit, cette particularité a depuis longtemps été notée par les observateurs : c'est l'*hydrops tubæ profluens* de Froriep.

Deux groupes de symptômes sont seuls assez caractéristiques : les **douleurs** qui éveillent l'attention du côté des annexes de l'utérus; l'exa-men local qui décèle une **tumeur** particulière sur les côtés de l'utérus.

L'examen physique sera fait par la palpation bi-manuelle. On doit y procéder avec de grands ménagements; des accidents graves et même mortels ont été causés par la rupture d'un pyo-salpinx trop violemment exploré.

La **tumeur kystique** des trompes offre des caractères très différents, selon qu'elle est libre et, jusqu'à un certain point, mobile sur les côtés de l'utérus, ou qu'elle est tombée dans le cul-de-sac de Douglas où l'ont fixée des adhérences.

Dans le cas où la tumeur est libre, les deux mains peuvent saisir une petite masse allongée, en forme de boudin ou de poire, appendue sur les côtés de la matrice dont la sépare ordinairement une sorte de rai-nure constituée par le pédicule plus mince et moins accessible. Quand la tumeur est bilatérale, il semble qu'une besace soit jetée d'un côté à l'autre de l'utérus. On ne perçoit que rarement de la fluctuation, mais on provoque toujours de la douleur, si l'on examine une malade non endormie. D'autres fois, tout en percevant cette sensation d'un côté, on trouve tout le cul-de-sac vaginal de l'autre côté, ainsi que le cul-de-sac postérieur, occupés par une tumeur globuleuse qui semble faire corps avec la face postérieure de l'utérus, d'une consistance élastique ou fluc-tuante. C'est une trompe dilatée en forme de cornue dont le ventre s'est logé dans le cul-de-sac de Douglas et qui soulève l'utérus en déprimant le rectum. Si la tumeur est purulente, elle conservera encore quelque

---

[1] Haussmann (cité par Güemes, Thèse de Paris, 1887, p. 64) a publié un cas de ce genre chez une jeune fille, pour un hémato-salpinx, observé par Frankenhäuser. — Routier (*Bull. et Mém. de la Soc. de Chir.*, 12 oct. 1887, p. 547) a publié une observation de pyo-salpinx qui paraissait se vider par la pression.

[2] F. Jayle. Curettage et drainage pour prétendu pyo-salpinx avec écoulement du pus de la trompe par la cavité utérine. Laparotomie consécutive : pas de salpingite (*Bull. Soc. Anat.*, 1895, p. 290).

temps son indépendance, puis pourra par la suite s'agglutiner tellement aux parties voisines, qu'elle se transformera en un véritable abcès non énucléable, accolé au pelvis.

Diagnostic. — Est-il toujours possible de distinguer le pyo-salpinx des kystes séreux ou hématiques de la trompe? J'ai dit combien ce diagnostic doit inspirer de réserves, vu la tolérance extraordinaire, durant de longues périodes, pour une poche de pus exactement limitée. Toutefois, on soupçonnera le pyo-salpinx si la dilatation de l'oviducte s'est produite après une infection blennorragique, ou puerpéro-gonorrhéique, et si la tumeur est très adhérente. Quand on observe des fistules purulentes intermittentes ou permanentes, il n'y a plus de doute. Le seul diagnostic qui reste à faire alors est celui de la limitation exacte du foyer. Mais, dans les cas douteux, il faut l'avouer, ce n'est qu'à l'ouverture du ventre que la question peut être tranchée.

L'hydro-salpinx et le pyo-salpinx sont presque toujours doubles. On a dit que l'hémato-salpinx était plus souvent unilatéral[1]. Il provient alors généralement d'une grossesse tubaire, arrêtée dans son développement. Il peut exister, du reste, d'un côté une collection purulente et de l'autre une collection séreuse.

Le volume très considérable de la tumeur salpingienne et l'absence d'adhérences étendues seront en faveur de l'hydro-salpinx; la pression est alors aussi moins douloureuse que dans le kyste purulent.

On peut, quand la tumeur est encore libre, confondre les collections enkystées de la trompe avec un **kyste de l'ovaire** au début et surtout avec un **kyste intra-ligamentaire**; ce dernier est cependant plus franchement latéral et n'est pas ordinairement séparé de l'utérus par l'intervalle qui correspond au pédicule du kyste tubaire.

Le diagnostic de la **grossesse tubaire**, durant les quatre premiers mois, est très difficile. Un grand nombre d'opérations où l'on a extirpé ces kystes fœtaux avaient été entreprises pour des salpingites présumées[2]. L'unilatéralité de la tumeur, l'hypertrophie de l'utérus et l'expulsion d'une caduque sont, avec les commémoratifs, les signes différentiels; les règles peuvent, en effet, persister.

Les **corps fibreux** de l'utérus peuvent être confondus avec les salpingites kystiques, surtout quand elles sont adhérentes à l'utérus. Il est parfois presque impossible de les distinguer à la première exploration. Mais le cathétérisme utérin, fait avec précaution, montre la grande augmentation de profondeur de l'organe dans les corps fibreux, son état normal dans l'affection tubaire. Enfin, la fluctuation est parfois perceptible dans l'hydro-salpinx, lorsqu'il offre un certain volume.

[1] C. HENNIG. *Die Krankheiten der Eileiter*, Stuttgart, 1876.
[2] H. BAZALGETTE. *Des grossesses tubaires méconnues*. Thèse de Paris, 1905.

Dans le doute, est-il permis, pour éclairer le diagnostic, de faire une ponction **exploratrice**? Je repousse absolument ce moyen comme dangereux. Cette exploration, qui paraît insignifiante à la malade et à son entourage, est, en réalité, plus grave qu'une **incision exploratrice**, faite avec les précautions antiseptiques [1].

Le diagnostic d'un volumineux kyste de la trompe avec une **tumeur fibro-kystique** de l'utérus est presque impossible dans certains cas; cependant l'augmentation de la cavité de l'utérus, mesurée à l'hystéromètre, peut le trancher.

Enfin, la **grossesse** compliquée de pyo-salpinx bilatéral a été observée et la tumeur complexe à laquelle elle donnait lieu n'a été déterminée qu'après la laparotomie exploratrice [2].

Doléris [3] a cité deux cas curieux d'**entérocèle adhésive** dans le cul-de-sac de Douglas, où les phénomènes douloureux et les signes fournis par l'exploration avaient fait croire à une tumeur inflammatoire des annexes.

Marche. Durée. Terminaison. Pronostic. — On peut affirmer que les collections enkystées de la trompe sont des affections définitives, inguérissables autrement que par l'extirpation; les femmes qui en sont atteintes sont des infirmes que la moindre fatigue expose aux accidents aigus de la péri-salpingite; aussi la marche de cette affection est-elle essentiellement à **répétitions** ou à **rechutes**. Les crises aiguës sont surtout marquées par l'exacerbation des phénomènes douloureux et nerveux dans les tumeurs non purulentes; dans les pyo-salpinx, il s'y joint de la fièvre survenant par poussées, avec des rémittences presque complètes. Enfin, il peut se faire des **ruptures** complètes. Alors, s'il s'agit d'un kyste séreux ou hématique, les accidents peuvent être relativement légers [4] (comme dans le cas de rupture de kyste de l'ovaire).

[1] Lawson Tait, dans une conférence faite au *Jefferson med. College*, le 15 sept. 1884. disait : « L'expérience m'a enseigné que c'était un crime chirurgical de laisser une malade descendre dans la tombe sans opération, quand celle-ci présente une chance de soulagement. ». — L. Tait faisait une très petite incision (2 ou 3 pouces anglais) suffisante à l'introduction de 1 ou 2 doigts; toute l'exploration se faisait par le toucher, sans le contrôle de la vue. — Gaillard Thomas (*Med. News*, Philad., déc. 1886), dans un article intitulé : *La Laparotomie comme ressource de diagnostic*, exprime les mêmes idées que L. Tait. Il voudrait qu'on écrivit sur les murs de tout hôpital où l'on fait de la chirurgie abdominale cet aphorisme : « Quand il existe un doute sur le diagnostic d'un néoplasme abdominal donnant lieu a des troubles sérieux, ou sur un état morbide indéterminé de la cavité abdominale menaçant l'existence, donnez au malade la chance d'une incision exploratrice. » — Voir aussi sur ce sujet Joseph Price. *Obstet. Soc. of Philad.*, avril 1887 (*Am. Journ. of Obstet.*, 1887, t. XX, p. 749).

[2] Sacré. *Soc. obst. et gyn. de Bruxelles*, 21 juill. 1889 (*Centr. f. Gyn.*, 1889, n° 39, p. 685). — L'opération de Porro fut pratiquée : guérison.

[3] Doléris. Quelques points de diagnostic différentiel de l'oophoro-salpingite (*Nouv. Arch. d'obst. et de gyn.*, août 1889, p. 357). — S. Pozzi et Baudron. *Revue de Chir.*, août 1891.

[4] On a pourtant cité un cas de mort par la rupture d'un hydro-salpinx, à la suite de la dilatation du col et de l'abaissement de l'utérus. A. Mermann. *Centr. f. Gyn.*, 1881, p. 513. — Gottschalk. *Centr. f. Gyn.*, 1893, n° 22, p. 457, a guéri une malade opérée 48 heures après les premiers symptômes de la rupture intra-péritonéale d'un pyo-salpinx.

Mais si c'est un pyo-salpinx qui se rompt dans le péritoine, des accidents formidables et foudroyants se produisent, et la cause en est parfois méconnue. Le médecin légiste doit être averti de la possibilité de ces morts rapides qui peuvent emporter des femmes dont la santé était, en apparence, à peine ébranlée ; ces faits sont comparables, par leur gravité inattendue, aux ruptures de grossesse extra-utérine.

Quand la poche tubaire, remplie de pus, ne peut se vider par l'orifice utérin définitivement oblitéré et que le processus infectieux n'est pas épuisé, le pus, qui continue à se produire, distend la poche outre mesure et l'amène au contact des cavités voisines rectale et vaginale : elle leur adhère et se vide par une perforation. L'orifice créé tend à se rouvrir incessamment, et ainsi se produisent des fistules. On les observe surtout du côté du rectum, le pyo-salpinx étant ordinairement prolabé dans le cul-de-sac de Douglas, mais on peut également les observer dans des portions d'intestin plus élevées que le rectum[1], de sorte qu'évacuation d'un abcès par l'anus n'est pas le moins du monde synonyme d'ouverture d'un abcès dans le rectum[2]. On voit plus rarement le pus se frayer un chemin direct dans le vagin, dans la vessie ou dans l'uretère[3]. Des élancements, du ténesme, de la diarrhée glaireuse (Nonat) précèdent l'ouverture rectale : des signes de cystite annoncent l'ouverture vers la vessie. Une communication recto-vésicale peut être créée par une double ouverture.

Ces fistules sont généralement intermittentes ; après un orage fébrile et douloureux prémonitoire, le pus s'évacue brusquement ; un soulagement remarquable et instantané se produit aussitôt ; la malade, qui paraissait parfois à toute extrémité, renaît à la vie ; elle se rétablit même plus ou moins en apparence, jusqu'à ce qu'une nouvelle poussée analogue l'abatte de nouveau. De pareilles alternatives peuvent durer assez longtemps avant d'altérer profondément l'état général. Mais, d'autres fois, ces accès revêtent un caractère de septicité extrême : une haute température, des frissons violents, du délire, une altération profonde des traits indiquent l'intensité de l'infection. Au bout de quelques attaques, la malade demeure affaiblie, en proie à une petite fièvre hectique qui l'épuise. Une anorexie invincible est un des caractères les plus frappants de cet état morbide : il est des femmes qui ne peuvent plus supporter aucun aliment, qui les vomissent tous, et qui meurent littéralement d'inanition.

Il existe un autre type clinique où la fistule, permanente ou inter-

---

[1] M. LAREN. *Northwestern Lancet*, 15 décembre 1891, p. 408. Sur 11 cas de pyo-salpinx, cet auteur en a observé 6 ouverts dans le gros intestin au-dessus du rectum.

[2] F. TERRIER et H. HARTMANN. Remarques cliniques, etc. (*Ann. de Gyn.*, mai 1893, t. XXXIX, p. 419).

[3] WYLIE. Complication of salpingitis : right tube adherent to ureter (*Amer. Journ. of Obstet.*, 1891, t. XXIV, p. 344).

mittente, ne provoque presque pas de réaction, mais entraîne graduellement un dépérissement général.

L'ouverture de la trompe suppurée peut aussi se faire latéralement, vers la fosse iliaque, en donnant lieu à des abcès de cette région, ou en avant, dans le tissu cellulaire prévésical, d'où une forme spéciale de suppuration de la cavité de Retzius.

Lorsqu'une guérison relative est spontanément obtenue, les **résidus plastiques** qui emprisonnent et déplacent l'utérus et les annexes constituent une cause permanente de douleurs et une menace incessante de retour d'inflammation aiguë. De plus, les trompes, même après l'évacuation de leur contenu, restent atteintes de salpingite interstitielle, d'abord hypertrophique, puis atrophique, qui perpétue les douleurs.

Traitement. — Le traitement curatif de l'oophoro-salpingite kystique consiste dans l'ablation chirurgicale, totale ou partielle, des organes malades. Mais, si les lésions sont peu accentuées et bien tolérées, on peut se contenter d'un traitement médical. On aura également recours à ce dernier au cours des poussées aiguës de pelvi-péritonite qui compliquent si fréquemment les oophoro-salpingites kystiques : le traitement médical permet alors d'attendre la résolution des phénomènes inflammatoires et d'intervenir « à froid » dans les meilleures conditions de réussite.

Traitement médical. — Il sera basé surtout sur les prescriptions suivantes : 1° Repos horizontal continué pendant quelques semaines et parfois pendant plusieurs mois ; 2° Injections chaudes, abondantes, sous

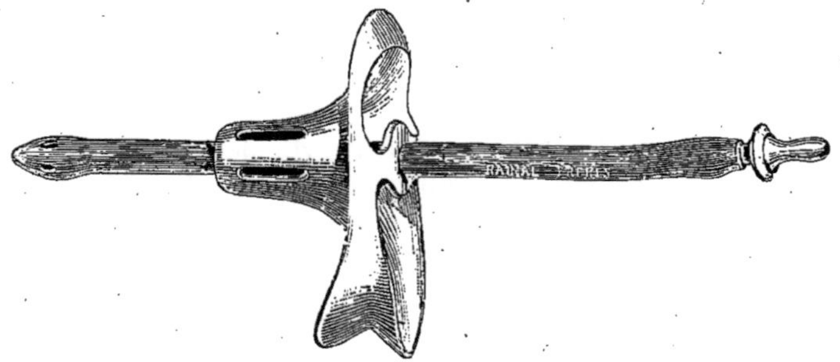

Fig. 580. — Canule vaginale à double courant, avec un obturateur de l'orifice vulvaire en porcelaine, permettant d'éviter le contact de l'eau chaude sur tout le pourtour de l'orifice vulvaire.

faible pression, pratiquées deux ou trois fois par jour (3 litres au moins d'eau bouillie à 48°, pour chaque injection) ; ces injections seront de préférence données avec une canule spéciale (fig. 580 et 581) qui a pour but d'éviter le contact pénible de l'eau chaude avec la vulve et de déplisser largement le vagin ; 3° Enveloppement humide de l'abdomen pendant les poussées aiguës ; 4° Laxatifs pour éviter la constipation habituelle en pareils cas ; les lavements et en particulier les lavements d'eau chaude sont ici particulièrement indiqués ; les irrigations rectales avec

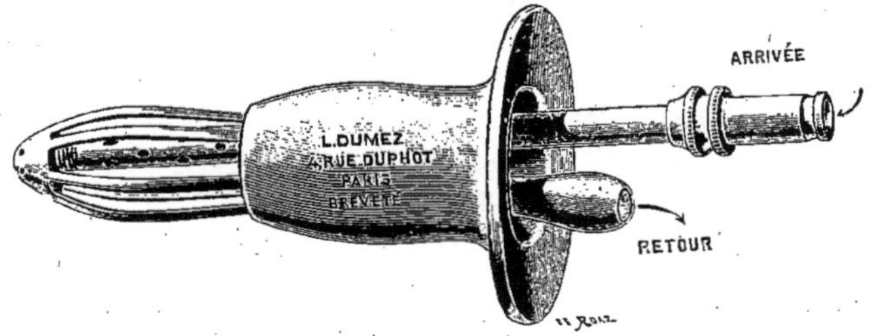

Fig. 581. — Canule vaginale à double courant.

une sonde spéciale à double courant (fig. 582) peuvent alterner dans certains cas avec les irrigations vaginales.

Traitement chirurgical. — « Nombre de maladies qui font le désespoir de la médecine guérissent très facilement par les secours de la chirurgie », écrivait Louis, il y a plus d'un siècle. Ces paroles n'ont jamais trouvé une démonstration plus éclatante que pour les affections des trompes.

Est-il possible de s'adresser ici à un traitement indirect comme cela a été préconisé? Beaucoup d'auteurs, Walton d'abord, puis Doléris, Gottschalk, etc.[1], ont eu la pensée de provoquer l'expulsion du liquide contenu dans la poche tubaire en débouchant, pour ainsi dire, l'orifice utérin par le **curettage** et la **dilatation de l'utérus.** Il suffit de se rappeler l'anatomie pathologique de pareilles lésions, l'oblitération complète et définitive du calibre de la trompe, dans l'immense majorité des cas, pour voir tout ce qu'un pareil

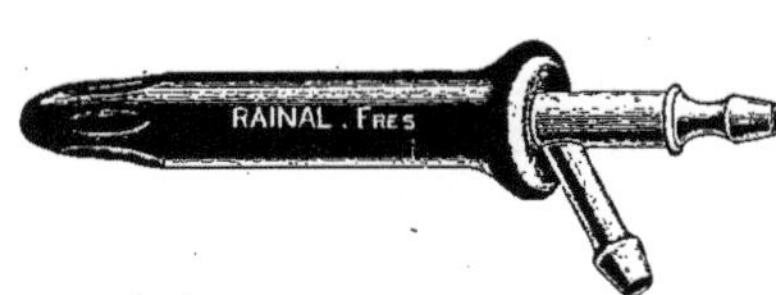

Fig. 582. — Canule rectale à double courant.

---

[1] WALTON. Contribution à l'étude de la pelvi-péritonite, son traitement par la dilatation forcée et le curettage de l'utérus (*Mémoire présenté à l'Acad. roy. de méd. de Belgique*, 30 juill. 1887, *et publié dans les Mémoires couronnés*, 1888, t. VIII). Du drainage de la cavité utérine, en cas d'abcès pelviens (*Ann. et Bull. de la Soc. de méd. de Gand*, 1888, p. 102). WALTON appuie ses propositions thérapeutiques sur une expérience fort contestable faite avec une boule creuse de caoutchouc qu'il dilate avec un pessaire Gariel. L'application qu'il en fait aux conditions pathologiques me semble très discutable. — DOLÉRIS (*Comptes rendus de la Soc. de Biol.*, 21 déc. 1888) reproduit les idées précédentes. Dans un article plus étendu (*Journ. de méd. de Paris*, 1889, nᵒˢ 7 et 9), il relate des expériences sur le cadavre et sur des pièces pathologiques, qui n'entraînent guère la conviction. — S. GOTTSCHALK. Zur Behandlung der Pyosalpinx (*Deustche Med. Zeit.*, 1889, n° 50, p. 551).

espoir a de théorique. Les améliorations et guérisons réelles observées après ce traitement sont certainement relatives à des péri-salpingites séreuses prises, à tort, pour des pyo-salpinx.

Quant à l'idée d'évacuer le contenu des trompes par leur **cathétérisme**[1], c'est à peine si elle mérite d'être mentionnée. La possibilité de pénétrer dans une trompe saine est déjà douteuse[2]; la manœuvre serait à la fois illusoire et dangereuse pour une trompe malade.

Une tumeur enkystée des trompes ne peut être guérie que par l'ablation; on choisira pour cela le moment convenable. Autant que possible, on n'opérera pas durant une poussée aiguë.

L'opération peut être pratiquée soit par la voie abdominale (**laparotomie**), soit par la voie vaginale (**hystérectomie, colpotomie**). Je donne la préférence à la laparotomie. Dans les cas de pyo-salpinx s'accompagnant d'une élévation notable de température, on attendra pour intervenir que la lésion se soit refroidie. Si elle se complique de périmétro-salpingite suppurée, on pourrait être amené à agir d'abord par la voie vaginale. (Cf. Périmétro-salpingite, p. 912.)

Oophoro-salpingotomie. — L'opération de l'**oophoro-salpingotomie**, faite pour lésions kystiques, offre des difficultés particulières. La multiplicité des adhérences, le danger de crever une poche pleine de liquide susceptible d'infecter le péritoine, commanderont les plus grandes précautions. On devra, généralement, faire une incision plus grande que pour la castration proprement dite. Parfois, on tombe sur un épiploon adhérent au pubis et boursouflé par des bulles de sérosité (œdème aigu) qui en dénaturent complètement l'aspect : il sera détaché avec les doigts coiffés de compresses-éponges, et, s'il est très altéré, réséqué après ligature au catgut, en un ou plusieurs segments. La malade étant placée en position déclive, on cherche aussitôt à s'orienter sur le fond de l'utérus, et, en suivant les cornes, on palpe les trompes et les ovaires. Dès qu'on a reconnu quelle est la trompe la plus altérée, on s'attaque à elle en essayant de faire le tour de la tumeur, de la décoller, si elle est adhérente, en insinuant le doigt entre elle et les organes voisins. Si le sac est très volumineux et présente des parois minces, il faut, par crainte de le crever, en aspirer le contenu avec l'appareil de Potain ou de Dieulafoy, puis fermer l'orifice de ponction en y plaçant une ou plusieurs pinces. Si la tumeur est petite, ferme, résistante, il vaut mieux, en allant avec précaution, la détacher sans la vider, ce qui donne beaucoup plus de prise à l'action des doigts. Quand

---

[1] S. Post (*Med. News*, 9 janvier 1892, p. 29) a émis l'idée qu'on pouvait guérir les salpingites catarrhales et même suppurées en introduisant dans la cavité des trompes un petit ballon de caoutchouc qu'on insufflerait. Je ne signale cette proposition qu'en raison de sa singularité.

[2] A. Martin. *Arch. f. Gyn.*, 1884, t. XXIV, p. 305.

la tumeur est libérée et ne tient plus au ligament large que par les ailerons de la trompe et de l'ovaire, on traverse ce pédicule membraneux avec l'aiguille mousse armée d'un fil de catgut n° 1 ou 2 et on le lie, selon le degré d'épaisseur, en masse avec deux fils croisés ou avec une série de ligatures, s'il est trop large (fig. 106 à 125, p. 112). Si les adhérences rendaient très difficiles le début de la décortication d'une trompe kystique soudée au cul-de-sac de Douglas, on pourrait commencer, pour se donner du jour, par sectionner la trompe entre deux ligatures à un centimètre de l'utérus, en un point où elle est généralement peu altérée et point dilatée, et offre un véritable pédicule ; on opérerait ensuite le détachement des adhérences de dedans en dehors, au lieu de procéder de dehors en dedans.

Je signalerai une erreur que pourrait causer l'adhérence de l'appendice vermiculaire à la tumeur : on évitera de le prendre pour le pédicule.

La surface de section de la trompe peut être cautérisée au thermocautère dans un but antiseptique, car elle présente toujours, au centre du moignon, une petite hernie de la muqueuse malade.

Quand on éprouve une grande difficulté à isoler les organes malades, on a une tendance naturelle à agrandir la plaie pour se donner du jour et pour contrôler par la vue la manœuvre des doigts. Lawson Tait, qui avait une expérience incomparable de l'opération, condamnait formellement cette pratique et conseillait de s'en rapporter exclusivement au toucher pour ne pas compliquer la tâche par la nécessité de refouler les intestins. Mais l'usage de la position déclive[1], en supprimant l'inconvénient de la présence des anses intestinales dans la plaie, a amené, de plus en plus, les chirurgiens à opérer sous le contrôle de la vue. Je conseille d'utiliser à la fois les renseignements donnés par le doigt et par l'œil ; en particulier, le décollement des poches salpingiennes adhérentes au fond du pelvis se fait surtout à l'aide du doigt, tandis que la libération des adhérences intestinales ne doit être pratiquée qu'à ciel ouvert.

Le meilleur moyen d'arrêter les hémorragies en nappe, dans ces opérations, c'est la compression à l'aide de compresses-éponges. Les hémorragies provenant de la décortication d'une tumeur remplissant le cul-de-sac de Douglas s'arrêtent très bien ainsi. Celles qui sont dues à une déchirure de l'utérus peuvent persister : un surjet au catgut parfois en vient à bout. L'attouchement avec le thermocautère sera souvent efficace. Enfin on aurait recours au tamponnement hémostatique du péritoine avec la gaze aseptique dans le sac de Mikulicz (v. p. 130). Dans

---

[1] H. DELAGÉNIÈRE (Du plan incliné dans certaines laparotomies, in *Progrès méd.*, 14 et 21 mars 1891), TERRIER et HARTMANN (*Ann de Gyn. et d'obst.*, 1893, t. XXXIX, p, 417), ont, en France, érigé en règle la position déclive.

certains cas, si l'hémorragie incoercible provient d'adhérences utérines rompues, on peut être obligé de pratiquer l'hystérectomie abdominale pour obtenir l'hémostase.

La péritonéoplastie (v. p. 155) doit toujours être précédée d'une hémostase complète; elle a pour effet d'arrêter le suintement capillaire; mais elle ne saurait réaliser l'hémostase, si le sang provient d'une petite artère ou d'une veine un peu volumineuse : sous le péritoine le sang s'accumule alors, constitue un hématome sous-péritonéal, source d'infection, et finalement peut même sourdre dans le péritoine, déter-minant des phénomènes graves d'hémorragie secondaire. Un bon moyen de vérifier l'hémostase, quand la malade est en position déclive et que les vaisseaux, surtout les veines, ne sont pas rémplis de sang par suite de la déclivité, est de remettre la malade en position droite et de regarder le petit bassin[1] : au bout de quelques secondes, de 1 ou 2 minutes, un suintement paraît si l'hémostase n'est pas parfaite.

S'il y a eu effusion de pus ou de liquide irritant dans le ventre, si les manœuvres ont été particulièrement pénibles, et que l'on ait lieu de redouter un suintement abondant coïncidant avec des déchirures étendues, on fera le drainage (p. 122)[2] ou le tamponnement antiseptique du péritoine[3] (p. 150).

Oophoro-salpingotomie partielle. — Résection. — Faut-il systématiquement enlever les deux trompes, alors même qu'une seule paraîtrait malade, et vu la prédisposition de la seconde à le devenir? Faut-il aussi enlever les deux ovaires alors qu'il paraît que la totalité de ces organes n'est pas complètement dégénérée? Je n'hésite pas à répondre négativement lorsqu'il s'agit d'une femme jeune; il ne faut pas sacrifier trop facilement sa fécondité possible, et mieux vaut l'exposer à une seconde opération si elle devient nécessaire.

J'ai déjà signalé (p. 840) la pratique de beaucoup d'opérateurs qui se contentent de la **libération des adhérences** et de la toilette antiseptique dans tous les cas où la laparotomie a seulement montré un léger degré d'altération des annexes.

Martin[4] s'est borné, parfois, à ouvrir le pavillon en écartant les unes des autres les franges agglutinées ou en y pratiquant une ouverture artificielle par **résection partielle** de ce conduit. Il a pratiqué 65 fois

---

[1] F. Jayle. *La Presse médicale*, 16 sept. 1903, p. 658.

[2] Voir à propos du drainage : Schauta. Communication au 5ᵉ Congrès de la Soc. all. de Gyn. de Breslau, mai 1893 (*Centr. f. Gyn.*, 1893, p. 802) et la discussion qui a suivi.

[3] S. Pozzi, Lostalot-Bachoué et Baudron. Remarques clin. et opérat. sur une série de trente laparotomies (*Ann. de Gyn.*, mai 1890, t. XXXIII, p. 251 et suiv.).

[4] A. Martin. Ueber partielle Ovarien und Tubenexstirpation (*Samml. klin. Vorträge*, 1889, n° 343). — Cf. Montana. *Résultats éloignés des opérations conservatrices des annexes*. Thèse de Paris, 1899. — U. Kahn. *Des opérations conservatrices de la trompe*. Thèse de Paris, 1901. — Labadie-Lagrave et F. Legueu. *Traité médico-chirurgical de gynécologie*. 5ᵉ édit. Paris, 1904, p. 793.

cette résection de la trompe, sans un cas de mort. Chez 2 femmes auxquelles, après ablation des annexes d'un côté, il avait réséqué partiellement l'autre trompe, il a observé une grossesse[1].

Skutsch[2] rapporte une observation de ce genre pour laquelle il a proposé le nom de **salpingostomie**. Au lieu d'extirper la trompe transformée en un kyste séreux, il s'assura de la nature du contenu par une ponction aspiratrice, ouvrit le bout abdominal, en excisa un morceau ovale de 1 centimètre carré et réunit à la soie la muqueuse et la séreuse autour de l'orifice. Une sonde passée dans la trompe en avait établi la perméabilité. Skutsch se demande s'il ne vaudrait pas mieux, en pareil cas, suturer le nouveau pavillon à l'ovaire. Cela me paraît préférable. Gersuny[3] tint cette conduite chez une femme à laquelle il avait enlevé les annexes gauches. A droite l'ovaire était sain et il existait un hydrosalpinx. Gersuny fit une sal-

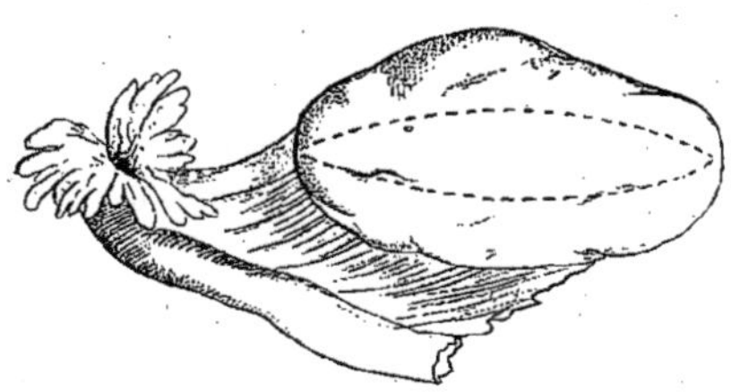

Fig. 585. — Résection de l'ovaire.
Tracé de l'incision au bistouri.

pingostomie et fixa l'ovaire au niveau du nouveau pavillon tubaire. Sept mois après, la malade, complètement rétablie, devenait enceinte.

Les opérations de salpingostomie[4] ou de résection partielle[5] de la trompe ont été pratiquées un assez grand nombre de fois ces dernières années; sans les déconseiller absolument, je n'ai cependant que peu de confiance dans leur utilité : je crois en effet que toutes les fois que la trompe présente des signes d'inflammation ancienne assez intense pour l'avoir transformée en kyste séreux ou même seulement pour avoir oblitéré son pavillon, sa structure et partant ses fonctions physiologiques sont fortement compromises[6].

J'attache, par contre, une grande valeur à la **résection partielle de l'ovaire** toutes les fois que, la trompe étant saine, on trouvera une portion de l'ovaire indemne, comme on peut l'observer dans l'altération scléro-kystique. La **résection de l'ovaire** a été faite dans des circon-

[1] A. Martin. *Die Krankheiten der Eileiter*, p. 214.

[2] Skutsch. Beitrag zur operat. Therapie der Tubenerkrankungen. 3e Congrès des gynécol. all., Fribourg, 1889 (*Centr. f. Gyn.*, 1889, p. 566).

[3] Gersuny. Eine Operation des Tubenverschlusses (*Centr. f. Gyn.*, 1896, p. 35).

[4] F. Jayle *in* U. Kahn. *Thèse de Paris*, 1901.

[5] Montana. *Thèse de Paris*, 1899.

[6] Vidal (*Rev. de Gyn. et de Chir. abd.*, 1900, n° 1, p. 81) a proposé la *salpingoplastie*, opération analogue à la pyloroplastie; on fait une incision longitudinale au niveau du point rétréci et on réunit verticalement les lèvres de l'incision par quelques fils séro-musculaires respectant la muqueuse. — J.-L. Faure (*La Gynécologie*, 15 mai 1903) a proposé la *salpingopexie* ou suture de la trompe au ligament infundibulo-pelvien.

stances analogues par Martin, Zweifel, Gusserow, Wiedow[1], etc. Je la réserve aux gros kystes folliculaires (séreux ou sanguins) et aux kystes du corps jaune dont le volume est au moins celui d'une petite noisette.

Je la crois contre indiquée dans les cas de dégénérescence microkystique (kystes du volume d'une lentille à une tête d'épingle); si cette lésion donne pas lieu à des accidents douloureux, l'ovaire doit être respecté : si elle cause des accidents, mieux vaut faire l'ablation, car l'organe est toujours envahi totalement. soit par les kystes, soit par la sclérose.

La résection de l'ovaire se pratique à l'aide de deux incisions qui dessinent à la surface une ellipse allongée (fig. 583) et se prolongent profondément sur le hile pour se rejoindre à angle aigu. On devra toujours avoir soin d'enlever aux ciseaux jusqu'à la moindre parcelle de paroi kystique, sur les lèvres de la plaie; les surfaces profondes sont d'abord réunies par un surjet de catgut très fin porté sur une aiguille courbe

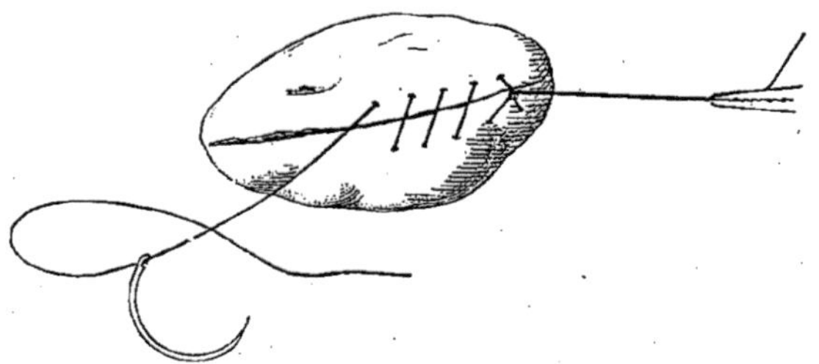

Fig. 584. — Résection de l'ovaire.
Suture de la plaie de résection par un surjet au catgut.

très fine qui assure à la fois la coaptation et l'hémostase ; un second surjet superposé réunit la surface (fig. 584). Quand le kyste est un peu volumineux (gros kyste folliculaire), la paroi doit être réséquée aux ciseaux, de manière à exciser un lambeau qui pourrait se mortifier.

La bénignité de la résection de l'ovaire est extrême; sur une première série de 62 opérées qui s'arrête en 1897, je n'ai observé qu'un accident[2]. Depuis 1897, j'ai maintes fois pratiqué la résection de l'ovaire sans aucune complication.

Les résultats éloignés sont des plus encourageants. En 1897, sur 40 opérées dont 35 depuis 6 mois au moins et 6 ans au plus, 31 ont présenté une amélioration considérable de leurs troubles douloureux : sur ce nombre, 7 sont devenues enceintes dont 6 ont accouché à terme d'un enfant vivant; quelques-unes ont dû subir plus tard une opéra-

---

[1] A. Martin. *Verhandl. der deuts. Gesell. f. Gyn.*, 1891, p. 242; *idem*, 1893. p. 239.

[2] S. Pozzi. *Rev. de Gyn. et de Chir. abd.*, 1897, p. 27. Il survint au 10e jour une induration inflammatoire qu'un accident, au cours de la colpotomie antérieure qui fut pratiquée, compliqua de perforation intestinale et de septicémie consécutive.

tion complémentaire[1]. Mes observations ultérieures confirment les données générales de cette statistique.

J'ai aussi plusieurs fois pratiqué la **salpingorraphie**[2] (fig. 585), c'est-à-dire la suture sur l'ovaire du pavillon de la trompe saine, mais retenue loin de lui par des adhérences que j'avais détachées. Dans tous les cas, j'avais préalablement fait la résection d'une partie de l'ovaire.

Il faut être prévenu que l'ablation des trompes et des ovaires peut quelquefois ne faire sentir ses bons effets qu'au bout de quelques semaines ou de quelques mois. La malade peut continuer, durant ce temps, à éprouver des douleurs abdominales qui, quoique bien moins fortes qu'auparavant, la désespèrent en lui faisant croire que l'opération n'a pas atteint son but[3]. On doit attribuer ces phénomènes à deux causes : l'irritation péritonéale au niveau de la ligature qui, ayant porté sur des tissus enflammés, provoque une certaine réaction périphérique; la persistance de l'inflammation dans le tronçon de trompe respecté par

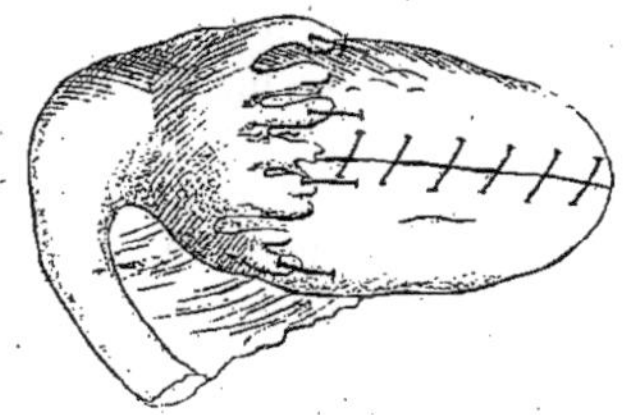

Fig. 585. — Salpingorraphie.
Le pavillon de la trompe est étalé et fixé sur l'ovaire.

l'opération. Je crois donc qu'il faut toujours réséquer la trompe le plus loin possible et ne laisser attachée à l'utérus que la longueur strictement nécessaire pour faire une ligature solide.

Enfin, on doit souvent faire suivre toute opération sur les trompes d'un curettage de l'utérus pour modifier énergiquement l'endométrite concomitante et guérir du même coup l'inflammation réfugiée dans le moignon tubaire. Je ne fais généralement ce curettage qu'au bout d'un mois.

Toutes les fois qu'on a enlevé les deux trompes et les deux ovaires, la ménopause n'est pas immédiatement survenue (p. 771). Les cas où les règles persistent plus ou moins longtemps encore paraissent souvent relatifs à des faits où une lésion de l'utérus (endométrite, etc.) jouait le rôle d'épine irritative : de là l'utilité de la traiter consécutivement. La salpingectomie seule (sans oophorotomie) entraîne, on le comprend, la stérilité[4]. L'ablation seule des trompes, par contre, n'amène pas la

---

[1] S. Pozzi. Des opérations conservatrices de l'ovaire (résection. ignipuncture). *Comm. à l'Acad. de méd.*, 21 février 1893, in *Ann. de Gyn. et d'Obst.*, 1893, t. XXXIX, p. 166. — *Brit. med. Journ.*, 1893, p. 618. — Comm. au 11e Congrès des sciences médicales de Rome (*Ann. de Gyn. et d'Obst.*, 1894, t. XLI, p. 563). — Delaunay. *Des opérations conservatrices de l'ovaire.* Thèse de Paris, 1895. — Donnet. *Résultats éloignés des opérations conservatrices de l'ovaire.* Thèse de Paris, 1895. — S. Pozzi. *Rev. de Gyn. et de Chir. abd.*, 1897, p. 3.

[2] S. Pozzi. *Bull. et Mém. de la Soc. de Chir.*, 1891, t. XVII, p. 592.

[3] H. Coe. *Am. Journ. of Obst.*, 1886, t. XIX, p. 561.

[4] Il existe cependant quelques faits extrêmement rares de grossesse survenue après une ablation bilatérale des annexes paraissant complète; il faut supposer qu'il restait un moignon ovarien et un moignon tubaire resté perméable : Gordon (*Gynecological Transactions*, 1896, t. XXI, p. 104). — Stansbury Sutton (*Id.*, 1896, t. XXI, p. 109) — Alban Doran (*Brit. med. Journ.*, 1902, V, I, p. 1768).

cessation des règles, quoique L. Tait ait fait jouer à ces organes le rôle prépondérant dans la fonction menstruelle.

La clinique a démontré[1] que les malades qui ont conservé avec l'utérus un fragment d'ovaire permettant une menstruation même irrégulière sont moins exposées aux troubles congestifs de l'insuffisance ovarienne que celles qui ne sont plus réglées du tout. De là l'idée dans le traitement des salpingites chez les femmes jeunes de substituer à l'oophorosalpingectomie double la **salpingectomie avec conservation totale ou partielle** d'un ovaire. La condition de cette intervention conservatrice est que l'ovaire soit *sain*, ce qui est d'ailleurs l'exception. Cette opération, déjà recommandée par Polk[2] en Amérique, a été indépendamment étudiée par F. Jayle[3] ; elle est actuellement l'objet de recherches multiples[4] : ses indications précises et ses résultats éloignés ne sont encore qu'imparfaitement connus. La technique de la salpingectomie isolée ne présente pas de difficulté spéciale; le seul point important est d'enlever la trompe dans toute son étendue, y compris l'extrémité utérine, en ayant soin de ne pas laisser au niveau de la corne utérine des noyaux qui seraient le point de départ d'un nouveau travail inflammatoire par suite de douleurs. L'hémostase sera faite avec le plus grand soin; elle est plus difficile et plus longue à obtenir que dans l'ablation totale des annexes. La salpingectomie faite, si on ne peut conserver qu'un fragment d'ovaire, on en pratique la résection suivant les règles données (v. p. 876).

Hystérectomie vaginale. — L'hystérectomie vaginale, ou castration utéro-ovarienne par la voie vaginale, a été préconisée par Péan[5] et vulgarisée surtout par P. Segond[6] comme l'opération de choix dans les lésions inflammatoires bilatérales des annexes.

Le procédé opératoire que je préférerais ne diffère pas sensiblement de celui que j'ai décrit pour l'hystérectomie vaginale pour les fibromes de petit volume et auquel je renvoie (v. p. 410).

---

[1] Aimé Martin. *Thèse de Paris*, 1893.

[2] W. Polk. *The New-York Journ. of Gyn. and Obstet.*, 1893, août. Transaction of the congress of american physicians and surgeons, 1894.

[3] F. Jayle. *La Presse médicale*, 1899, n° 104 et *in* M. Blagny. *Thèse de Paris*, 1899.

[4] Devouassoux. *Thèse de Paris*, 1904. Tuffier, Legueu, Routier, J. L. Faure, Pierre Delbet, *Bull. Soc. de Chir.*, 1903, pp. 557, 577, 580, 604, 753.

[5] Péan (Comm. au X° Congrès international de Berlin). *Ann. de Gyn. et d'obst.*, 1890, t. XXXIV, p. 110. — *Bull. de l'Acad. de méd.*, t. XXIV, p. 9. — *Bull. méd.*, 1890, p. 655. C'est à Péan et à lui seul que revient l'idée de la *castration utéro-ovarienne* par voie vaginale; on a donc justement dénommé cette opération : *opération de Péan.* Les revendications tardives de Doyen, auxquelles en Allemagne on a semblé donner crédit (Sänger. *Soc. obst. et gyn. de Leipzig, in Centralb. f. Gyn.*, 1896, p. 70), ne sauraient en aucune façon enlever à Péan une priorité à laquelle il a des droits incontestables. Voir d'ailleurs pour l'historique complet de cette question : E. Baudron. *De l'hystérectomie vaginale appliquée au traitement chirurgical des lésions bilatérales des annexes de l'utérus.* Thèse de Paris, 1894.

[6] P. Segond. *Bull. et Mém. de la Soc. de Chir.*, 1895, t. XXI, p. 276.

Après avoir joui d'une très grande vogue, principalement en France, l'hystérectomie vaginale a cédé le pas à l'hystérectomie abdominale qui, ces dernières années, est communément adoptée par presque tous les chirurgiens. Mes préférences ont toujours été pour la laparotomie[1] et les quelques indications que j'avais reconnues à l'hystérectomie vaginale se sont même encore réduites depuis que s'est établie et perfectionnée l'hystérectomie abdominale.

Hystérectomie abdominale. — Les promoteurs de cette opération ont été les chirurgiens américains : Polk[2], J. Montgomery Baldy[3], Krug[4], Pryor[5], Howard A. Kelly[6], etc. En France, elle a d'abord été pratiquée par Chaput[7], Delagénière[8], Terrier[9], Hartmann[10], Segond[11], Quénu[12], etc. On doit citer en outre, à l'étranger, les travaux de Bardenheuèr[13], Schauta[14], Sänger[15], Jonnesco[16] (de Bucarest), Jacobs[17] (de Bruxelles), etc. Dans ces dernières années, la pratique de l'hystérectomie abdominale s'est partout répandue[18].

L'hystérectomie abdominale dans les cas d'oophoro-salpingite est pratiquée, comme dans les fibromes, avec ou sans ablation du col.

Hystérectomie abdominale subtotale. — Le procédé d'hystérectomie abdominale subtotale que j'ai décrit pour l'ablation des fibromes (voir p. 436) convient aussi aux cas d'oophoro-salpingite double.

Il importe de tenir compte de quelques particularités dépendant des lésions concomitantes de pelvipéritonite, des adhérences intestinales, de la quantité et de la nature du liquide contenu dans des poches sal-

---

[1] S. Pozzi. *Bull. et Mém. de la Soc. de Chirurgie*, 1891, p. 203 et *Gaz. hebd.*, 1891, p. 188. — S. Pozzi et E. Baudron. *Revue de chirurgie*, 1891, p. 622.

[2] Polk. *Amer. Journ. of Obstet.*, 1892, vol. XXVI, n° 5, p. 726 et *Journ. of Gyn. and Obst.*, 1893, t. III, pp. 1053-1059.

[3] J. Montgomery Baldy. *Pan-American medical Congress*, Washington, 6 sept. 1893 in *Am. Journ. of Obstet.*, 1893, t. XXVIII, p. 595-601 et *Amer. Gyn. and Obstet. Journ.*, 1895, vol. VII, sept., p. 221.

[4] F. Krug. *Am. Journ. of med. sciences*, 1894, t. CVII, p. 676-680.

[5] W. Pryor. *The Am. Gyn. and Obst. Journ.*, nov. 1894.

[6] Howard A. Kelly. *Bull. of the Johns Hopkins Hosp.*, 1900, mai, n° 108, p. 56.

[7] Chaput. *Bull. et Mém. de la Soc. Obst. de Paris*, 1894, p. 18.

[8] H. Delagénière. *Bull. et Mém. de la Soc. de Chir.*, 1894, t. XX. p. 157; *Congrès français de chirurgie*, Lyon, 1894; *Arch. prov. de chirurgie*, mars 1895.

[9] F. Terrier. *Congrès français de chirurgie*, 1897; *Revue de chirurgie*, 1898 à 1899; *Congrès international de* 1900.

[10] H. Hartmann. *Congrès de Genève*, 1896, p. 204.

[11] P. Segond. *Rev. de Gyn. et de Chir. abd.*, 1897, p. 605.

[12] E. Quénu. *Congrès français de chirurgie*, 1899.

[13] Bardenheuer in Bliesener. *Monats. für Geb. und Gyn.*, vol. III, 5-6, vol. IV, 1.

[14] Schauta. Die Adnexoperationen. Compte rendu de la VI° réunion de la Société allemande de Gynécologie. *Centralbl. f. Gyn.*, 1895, p. 779.

[15] Sänger. *Congrès de Genève*, 1896, p. 69.

[16] Jonnesco. *Congrès international de Moscou*, 1897; *Congrès d'Amsterdam*, 1899, p. 67.

[17] Jacobs. *Centr. f. Gyn.*, 1898, XX, p. 20.

[18] S. Delage. *L'hystérectomie abdominale dans le traitement des lésions inflammatoires des annexes de l'utérus.* Thèse de Paris, 1901. — G. Daniel. *Technique opératoire de l'hystérectomie abdominale sus-vaginale dans les lésions bilatérales des annexes.* Thèse de Paris, 1905. — J.-L. Faure. *L'hystérectomie. Indications et Technique.* Paris, 1906.

pingiennes ou ovariennes. Ainsi on aura la plupart du temps à libérer

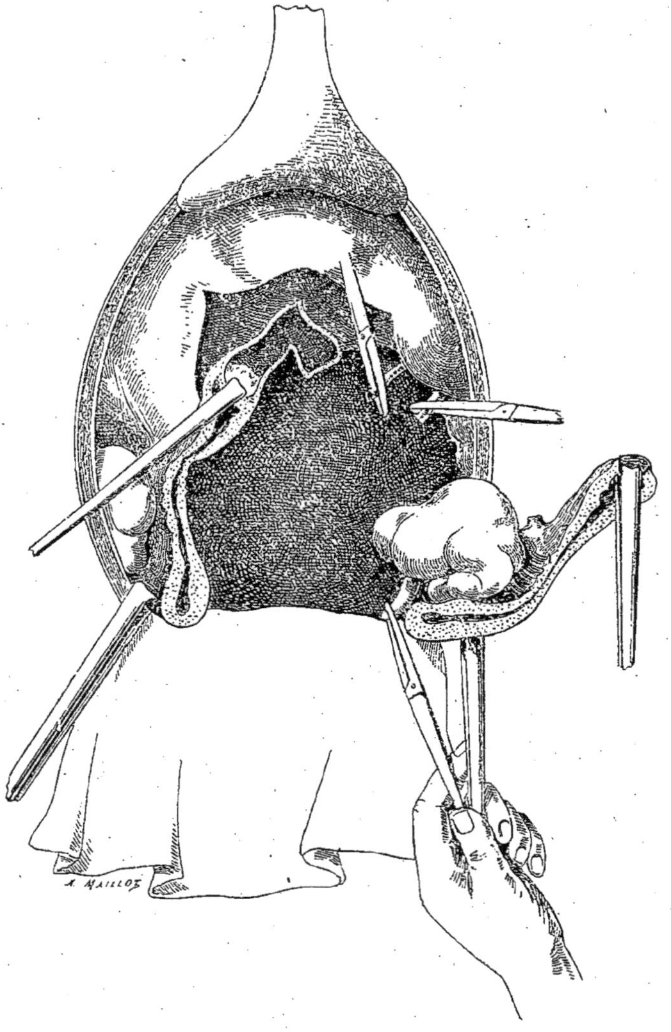

Fig. 586. — Hystérectomie abdominale totale par hémisection sagittale (J.-L. Faure et H.-A. Kelly).

L'hémisection utérine est faite ; la moitié utérine droite a été détachée *de dedans en dehors et de bas en haut*, les annexes correspondantes sont complètement renversées avec elle ; l'ensemble ne tient plus que par les vaisseaux utéro-ovariens qu'une pince a déjà saisis (J.-L. Faure).

des adhérences épiploïques pour bien dégager l'utérus ou les annexes;
Les adhérences intestinales, soit de l'intestin grêle, soit du gros intestin,

demandent à être détachées avec le plus grand soin, tantôt au doigt, tantôt aux ciseaux; si la tunique musculaire est éraillée et saigne, quelques points de suture au catgut seront pratiqués immédiatement. Dans le cas où l'adhérence est intime entre l'intestin et un pyo-salpinx, il serait dangereux d'essayer de faire une séparation complète par la dissection; on laissera alors une petite épaisseur de la poche tubaire adhérente à l'intestin sous forme d'une mince plaque que l'on stérilisera par un léger attouchement au thermo-cautère. S'il existe une poche kystique annexielle, il sera toujours préférable de la ponctionner, surtout si l'on craint une suppuration; on aura grand soin de préserver le péritoine au moyen de compresses et de refermer l'orifice de ponction avec une pince. Ces diverses manœuvres ont toutes pour but de libérer l'utérus pour l'attirer et pour l'extraire.

L'utérus enlevé, l'énucléation des annexes est d'autant plus facile qu'on peut aisément les aborder de bas en haut[1] en recherchant le plan de clivage.

D'autres procédés ont été encore préconisés et peuvent trouver leur application dans des circonstances spéciales. Tels sont : l'hystérectomie subtotale par section continue de Howard-A. Kelly (v. p. 445); l'ablation en une seule masse dans les cas d'annexes assez facilement énucléables qu'on peut libérer d'abord et enlever attenantes à l'utérus (v. p. 541, fig. 374) ; la section cervicale et initiale du col, dite décollation, de Kelly-Faure (v. p. 448); l'hémisection sagittale des mêmes auteurs (v. p. 447), qui peut faciliter l'ablation de tout l'appareil utéro-ovarien en deux moitiés symétriques (fig. 586), lorsque les annexes et l'utérus sont pour ainsi dire enclavés dans le pelvis.

Je n'ai eu que rarement recours à ces procédés particuliers, malgré leur ingéniosité ; en effet, celui que j'ai décrit s'applique aux cas les plus complexes ; il a le grand avantage sur l'hémisection et sur la décollation de ne pas exposer plus ou moins largement la muqueuse infectée de l'utérus qui peut souiller le champ opératoire. Cet inconvénient, déjà non négligeable dans le cas de fibrome, est très grave dans les lésions inflammatoires des annexes où l'utérus prend toujours une certaine part. Quant à l'ablation en masse, très brillante à la vérité, elle n'abrège que fort peu l'opération et force à sectionner les ligaments larges trop en dehors de l'utérus, ce qui complique l'hémostase et la péritonéoplastie.

Quel que soit le procédé employé, on terminera l'opération par une *péritonéoplastie* aussi complète que possible (v. p. 133). On pratiquera le *drainage* (v. p. 122) au moyen de mèches associées ou non à un tube de caoutchouc, si les lésions étaient suppurées, si l'hémostase n'est pas

---

[1] J.-L. Faure. *Chirurgie des annexes de l'utérus.* Paris, 1902 et *La Presse médicale*, 1904, 20 janvier, n° 6, p. 41

parfaite ou si l'énucléation des poches kystiques laisse des surfaces cruentées; le drainage est établi soit par le vagin, ou l'abdomen et, dans les cas compliqués, par les deux voies simultanément.

Hystérectomie totale. — L'hystérectomie totale se fait par les mêmes procédés que l'hystérectomie subtotale ; la seule différence tient à l'ablation du col qui se pratique suivant les règles que j'ai données pour l'hystérectomie abdominale totale pour fibrome (v. p. 449).

L'hystérectomie totale sera faite le plus souvent d'emblée; parfois on complétera par l'ablation du col une hystérectomie subtotale considérée comme insuffisante et pour établir un drainage vaginal.

Indications opératoires dans les annexites (oophoro-salpingite kystique et non kystique). — L'ablation des annexes altérées est-elle toujours indispensable? Dans quel cas lui préférera-t-on soit un traitement médical, soit un traitement chirurgical indirect?

On peut poser comme règle que toute inflammation aiguë doit, autant que possible, faire surseoir à une intervention radicale. Toutefois, s'il se produit une suppuration autour des annexes (périmétro-salpingite), on ne tardera pas à donner issue au pus par la **colpotomie**. Celle-ci se fera dans la grande majorité des cas par l'ouverture du cul-de-sac postérieur, exceptionnellement par l'ouverture du cul-de-sac antérieur, suivant le siège de la collection purulente et ses rapports avec l'utérus que précisera l'hystéromètre. Cette colpotomie a pour but de faire cesser les accidents aigus et de donner un répit suffisant pour opérer ultérieurement à froid, s'il est nécessaire. L'évacuation du pus est généralement suffisante à travers la simple incision vaginale. Dans le cas contraire, et si le drainage ne paraît pas pouvoir être complet, on l'assurera par l'**hystérectomie vaginale**. La voie inférieure est dans ces cas aigus très préférable à la voie supérieure ou abdominale. Telle est pour moi la seule indication de l'hystérectomie vaginale dans les annexites ; elle est tout à fait exceptionnelle et relative plutôt à la périmétro-salpingite suppurée qui peut les compliquer (Voir Périmétro-salpingite suppurée, p. 891).

Dans les annexites et péri-annexites légères aiguës, mais non suppurées, le traitement médical (V. p. 870) doit être continué jusqu'à cessation des phénomènes de réaction générale annonçant la guérison ou le passage à l'état chronique.

Existe-t-il des annexites kystiques où un traitement indirect s'adressant à l'utérus puisse amener la guérison? On a beaucoup exagéré cette possibilité et on s'est ainsi livré à des pratiques inutiles ou dangereuses de dilatation, d'écouvillonnage et de curettage de l'utérus. La **dilatation et le curettage** peuvent cependant rendre des services dans des cas déterminés; ce sont ceux où de vieilles inflammations annexielles sont complètement éteintes et où les ovaires et les trompes ne présentent plus que ces lésions que j'ai appelées « *lésions de guérison* » (sclérose ovarienne et salpingienne). Une métrite peut alors persister et donner lieu à des accidents (douleurs, leucorrhée, métrorragie); on peut, malgré l'état des annexes, traiter cette métrite par la dilatation, le curettage et l'amputation du col. La guérison de l'utérus retentit favorablement sur les annexes. Mais il faut s'être bien assuré auparavant que les lésions de ces dernières sont de peu d'importance et ne risquent pas de recevoir un coup de fouet par l'intervention pratiquée sur l'utérus.

En dehors de ces circonstances, le traitement des annexites doit être la **laparotomie** suivie d'une ablation totale ou partielle; on ne discute plus aujourd'hui la question longtemps controversée du choix entre la voie abdominale et la voie vaginale.

Toute lésion ayant altéré l'ovaire dans sa totalité nécessite l'ablation de cet organe et de la trompe correspondante (dégénérescence scléro-kystique totale, suppuration). La trompe, même saine, doit toujours être enlevée en même temps; elle est, du reste, le plus souvent malade.

L'altération profonde de la trompe ayant amené l'oblitération complète du pavillon et l'épaississement ou la distension de ses parois justifie son **ablation**. Mais, si l'ovaire correspondant est encore sain en totalité ou en partie, il sera ou conservé ou réséqué.

La **résection de l'ovaire** ne doit être pratiquée que dans le cas où l'autre ovaire a été enlevé; alors on tentera de conserver une portion même minime de tissu ovarien. Il est presque toujours possible, dans les dégénérescences microkystiques, de trouver à la base de l'ovaire une portion non altérée qui, après la résection, forme une languette de tissu suffisante pour assurer la menstruation et pour mettre à l'abri des troubles d'insuffisance ovarienne. D'autre part, je le répète, si l'un des ovaires a pu être conservé en totalité, il est inutile de prolonger l'opération en réséquant l'ovaire du côté opposé : il faut l'enlever.

L'**ignipuncture de l'ovaire**, dont j'ai été partisan autrefois, m'a donné de si nombreux mécomptes que j'y ai presque complètement renoncé aujourd'hui. Si la lésion kystique est circonscrite, il vaut mieux l'enlever par résection; et si elle a envahi tout l'organe, l'ignipuncture est impuissante à y porter remède.

La **résection partielle de la trompe** et l'établissement d'un pavillon artificiel ou **salpingostomie**, qui ont été proposés et exécutés, n'ont donné que des résultats contestables. En effet, il paraît difficile que la fonction de la trompe puisse s'accomplir quand ses parois ont été altérées par une infection suffisante pour provoquer son oblitération. En tout cas, cette opération conservatrice ne pourrait être tentée légitimement que sur une trompe non septique; je ne saurais admettre la conservation partielle d'une trompe atteinte de pyosalpinx dont le moignon pourrait devenir le point de départ d'une périmétro-salpingite.

L'ablation bilatérale des annexes ne doit pas nécessairement entraîner l'hystérectomie. On a dit, à la vérité, que l'utérus étant alors inutile, il y avait avantage à l'enlever. Cette assertion n'est pas exacte : d'une part, cet organe joue encore un rôle dans la statique pelvienne; d'autre part, son ablation prolonge et aggrave sensiblement l'opération; enfin certaines femmes continuent pendant un temps variable à avoir des règles plus ou moins régulières, ce qui rend moins brusque l'établissement de la ménopause artificielle et met les opérées à l'abri des accidents qui en résultent.

L'hystérectomie abdominale sera faite comme complément de l'ablation des annexes, lorsque l'utérus est très altéré et peut demeurer une cause de symptômes pathologiques. Il en est de même lorsque l'ablation de l'utérus est imposée par les difficultés de l'hémostase; cette indication se présente dans les cas où les annexes forment avec l'utérus une seule masse par suite d'intimes adhérences.

L'opération de choix est alors l'hystérectomie subtotale qui est plus rapide et plus simple que la totale.

Reste une dernière catégorie de faits où l'hystérectomie totale est préférable d'emblée; ce sont ceux où des pyosalpinx très adhérents ont nécessité des manœuvres qui ont pu infecter le champ opératoire ou encore ceux où la péritonéoplastie n'ayant pu être suffisante, on a à redouter un suintement post-opératoire abondant. Un large drainage est alors indispensable et il peut être beaucoup mieux effectué grâce à l'ablation totale de l'utérus : on obtient ainsi pour l'écoulement des liquides au niveau de la section vaginale une voie déclive, très supérieure à celle que donne un drainage ascendant par la voie abdominale.

Du reste, dans des cas particulièrement graves, on n'hésitera pas à combiner les deux modes de drainage, vaginal et abdominal; après avoir drainé par le vagin, on placera à la partie inférieure de la plaie abdominale un drain, une mèche et, au besoin, un sac de Mikulicz (voir p. 131).

Résultats opératoires. — On peut dire actuellement qu'une laparotomie pour annexite non suppurée est une opération comparable pour sa bénignité à celle d'une ovariotomie pour kyste simple de l'ovaire. Le pronostic est légèrement aggravé dans les cas où l'on est obligé de faire l'hystérectomie. Dans les annexites suppurées, plus graves, les résultats n'en sont pas moins très satisfaisants, si l'on se conforme aux indications opératoires et à la technique que j'ai exposées[1].

[1] Dans une série de 124 cas de laparotomie pour pyosalpinx avec ou sans périmétrosalpingite suppurée, j'ai eu 115 guérisons et 9 morts. (*Bull. et Mém. de la Soc. de Chir.*, 1899, T. XXV, p. 382-404.) Mes résultats ultérieurs sont conformes à cette proportion.

Il est presque impossible de donner des indications statistiques précises de la pratique des différents chirurgiens ; les cas simplement inflammatoires et les cas suppurés ne sont pas suffisamment distingués dans la plupart des publications. Parmi les pyo-salpinx il faudrait encore établir une séparation entre les faits où le pus est stérile et ceux où il conserve une virulence. On voit d'après cela quelle est la complexité de la question.

CHAPITRE XVII

PÉRI-MÉTRO-SALPINGITE

(Inflammation péri-utérine, périmétrite, paramétrite, pelvi-péritonite, phlegmon du ligament large, adéno-lymphite, adéno-phlegmon juxta-pubien, abcès pelvien, cellulite pelvienne.)

La confusion qui a longtemps régné dans l'interprétation et la dénomination des inflammations diffuses du petit bassin est entièrement dissipée, grâce aux notions sur l'inflammation des trompes récemment acquises par l'étude plus éclairée des faits cliniques, puissamment aidée des particularités observées pendant les opérations. On le sait aujourd'hui : si le point de départ est fréquemment dans l'utérus (Bernutz et Goupil), c'est le plus souvent d'une oophoro-salpingite comme centre que rayonne l'inflammation qui envahit les environs de l'utérus, ligament large, cul-de-sac de Douglas, tissu cellulaire pelvien. Il est donc juste de faire entrer les annexes dans la dénomination de la maladie et de réunir toutes ces lésions sous le nom générique de **péri-métro-oophoro-salpingite**, ou seulement par euphonie, de **péri-métro-salpingite**.

Cet envahissement présente des caractères cliniques très différents par sa marche et son intensité, selon les conditions étiologiques où il s'opère. De là, une série de **types cliniques** distincts, quoiqu'une même pathogénie réunisse toutes ces espèces dans un genre commun.

Aperçu historique. — Ce furent d'abord les formes les plus violentes qu'on observa, et on décrivit les grandes et rapides suppurations qui succèdent à une septicémie localisée d'origine puerpérale. Grisolle et Bourdon[1] marquèrent par leurs travaux cette première étape[2] : le phlegmon du ligament large y était encore confondu avec les abcès de la fosse iliaque de toute autre origine.

[1] Grisolle. *Arch. gén. de méd.*, 1839, 3ᵉ sér., t. IV, p. 59 et suiv. — H. Bourdon. *Revue méd.*, 1841, t. III, p. 5 et suiv..

[2] Il convient de mentionner seulement les notions antérieures : Mauriceau attribuait toutes les tumeurs post-puerpérales à la rétention des lochies; Puzos croyait à une métastase laiteuse et son opinion, soutenue jusqu'au commencement de ce siècle par Ritgen, A. E. Siebold, Busch, etc., a laissé des vestiges encore vivaces dans les préjugés populaires.

Nonat, Valleix et leurs élèves[1] firent faire un pas de plus à la connaissance clinique des inflammations péri-utérines, en décrivant les collections purulentes plus limitées qui se produisent en arrière et sur les côtés de l'utérus; ces auteurs les localisaient dans le **tissu cellulaire**, qui existerait, d'après eux, non seulement entre les feuillets du ligament large, mais encore autour de la portion sus-vaginale du col, surtout en arrière, comme une bague dont le chaton serait dirigé vers le cul-de-sac de Douglas, suivant une comparaison de Gallard.

D'interminables discussions, plus théoriques que pratiques, s'élevèrent à ce propos; au même moment, une autre interprétation des mêmes faits venait de se produire. Bernutz et Goupil[2], après une description remarquable des phénomènes cliniques que nous rapportons maintenant à l'inflammation circonscrite ou diffuse des trompes, les avaient attribués, sans exception, à des inflammations du péritoine pelvien, à des **pelvi-péritonites**[3].

Quelques auteurs éclectiques, comme Matthews Duncan et Simpson[4], admettaient les deux origines précédentes. Virchow[5] créa les mots de **périmétrite** et de **paramétrite**, pour distinguer l'inflammation du péritoine de celle du tissu cellulaire circum-utérin.

Une nouvelle interprétation d'une série de faits très analogues, sinon identiques, venait encore ajouter aux embarras des nosologistes.

Le rôle des **lymphatiques** dans les inflammations péri-utérines, après l'accouchement, avait été entrevu par beaucoup d'auteurs. J. L.-Championnière[6] leur attribua encore plus d'importance et étendit leur action jusqu'en dehors de l'état puerpéral à l'utérus en état de vacuité.

Alph. Guérin[7] crut avoir découvert un nouveau type clinique et une

---

[1] Nonat. *Gaz. des Hôp.*, 1850, p. 97, 110 et 129. — Eleuthère Martin. Thèse de Paris, 1851. — Valleix. De l'inflammation du tissu cellulaire péri-utérin. (*Union méd.*, 1855, 5e sér., t. IX, p. 285 et 419.) — Gallard. *De l'inflammation du tissu cellulaire qui entoure la matrice.* Thèse de Paris, 1855.

[2] G. Bernutz et Goupil. *Arch. gén. de méd.*, 1857, 5e sér., t. IX, p. 419, et *Clin. méd. sur les maladies des femmes.* Paris, 1862, t. II, p. 7.

[3] Le mot de *péri-métro-salpingite* a pour but dans ma pensée d'indiquer expressément que ces inflammations sont consécutives, sans exception, à des lésions de l'utérus ou des annexes. Le terme de *pelvi-péritonite*, au contraire, que les travaux de Bernutz et Goupil avaient rendu classique en France, laisse ce point dans le doute, et paraît même indiquer qu'il s'agit d'une inflammation primitive du péritoine; c'est pourquoi je ne saurais comprendre la réhabilitation qu'en a tentée P. Reclus (*Semaine méd.*, 1891, n° 55, p. 282.

[4] M. Duncan. *A practical treatise on perimetritis and parametritis.* Edimbourg, 1869. — J. Y. Simpson. *On pelvic cellulitis and pelvic peritonitis*, in *Clinical lectures on the diseases of women* (éditées par A. R. Simpson), Edimbourg, 1872.

[5] Virchow, cité par P. Delbet. *Des suppurations pelviennes chez la femme.* Paris, 1891, p. 153. — Beaucoup d'auteurs attribuent encore ces dénominations à Duncan.

[6] J. L.-Championnière. Thèse de Paris, 1870.

[7] Alph. Guérin. *Leçons clin. sur les mal. des organes génitaux internes de la femme* (11e leçon), Paris, 1868. — Dans une communication à l'Académie de médecine (*Bull. de l'Acad.*, 11 mai 1887, p. 535), Alph. Guérin nie catégoriquement le phlegmon du ligament large, qui ne serait que l'adéno-phlegmon juxta-pubien méconnu. Il appuie cette affirmation sur des considérations anatomiques. D'après lui, le ligament large serait constitué par

localisation différente de l'inflammation autour de l'utérus; il les décrivit sous le nom d'**adéno-phlegmon juxta-pelvien**. Le point de départ serait dans un ganglion lymphatique rétro-pubien ou obturateur, ainsi que dans les vaisseaux afférents répandus au-dessous du péritoine et autour de l'utérus. Toutes les fois que les prétendus phlegmons du ligament large s'étendraient au tissu cellulaire de la paroi abdominale, on aurait affaire, d'après Alph. Guérin, à un adéno-phlegmon juxta-pubien. En outre, Guérin, L.-Championnière. Guéneau de Mussy,

deux aponévroses placées de champ et une aponévrose placée de plat à leur base. Une véritable cavité close serait ainsi constituée : le pus ne saurait se répandre hors d'elle pour fuser dans le tissu cellulaire voisin, comme cela s'observe en clinique. L'adéno-phlegmon serait le résultat d'une lymphangite du réseau lymphatique du col de l'utérus allant dans les ganglions placés près du trou sous-pubien. Ce serait un véritable bubon inflammatoire, et les larges connexions du tissu cellulaire qui l'entoure avec celui qui double la paroi abdominale rendraient parfaitement compte du *plastron* inflammatoire. Malheureusement, cette séduisante théorie n'est pas à l'abri de la critique, au point de vue des faits anatomiques sur lesquels elle se base. La conception nouvelle du ligament large comme une cavité close que le péritoine envelopperait « de même qu'il enveloppe l'estomac ou l'intestin » est encore à démontrer ; les pièces sèches de Jarjavay, qu'on a invoquées, ne sauraient être une preuve suffisante, car sur de pareilles préparations, l'artifice, même inconscient, défigure les dispositions naturelles. Quant au ganglion sous-pubien (signalé par Cruveilhier), il ne recevrait pas les lymphatiques du col utérin. Sappey (*Bull. de l'Acad. de méd.*, 18 mai 1887) affirme contradictoirement que les lymphatiques utérins se rendent : ceux du tissu musculaire dans des ganglions placés au niveau de l'angle de bifurcation de l'iliaque primitive (vaisseaux de la face antérieure de l'utérus qui ont d'abord cheminé sur les bords du ligament large); ceux de la face postérieure, dans les ganglions lombaires. Les lymphatiques de la muqueuse iraient parfois, d'après Sappey, dans un petit ganglion non constant, près de l'insertion du vagin sur le col. Sappey n'hésite pas à affirmer qu'une pièce sèche, déposée au musée de Clamart, et que A. Guérin invoquait à l'appui de sa théorie, est tout à fait artificielle et ne saurait faire foi. Marcille (*Thèse de Paris*, 1902) décrit comme lymphatiques du col de 5 à 8 troncs formant de chaque côté du col un peloton lymphatique d'où émergent deux groupes de vaisseaux : un groupe externe à direction transversale, en avant et au-dessus de l'uretère, un groupe postérieur en arrière et au-dessous de l'uretère. Le groupe externe transversal suit d'abord l'artère utérine, puis monte sur la paroi latérale de l'excavation pelvienne pour se jeter dans les ganglions moyen et supérieur de la chaîne moyenne du groupe iliaque externe. Le groupe postérieur se subdivise en trois pour gagner : *a)* un ganglion hypogastrique près de l'origine de l'utérine; *b)* des ganglions situés ordinairement en regard du deuxième trou sacré; *c)* les ganglions du promontoire. Exceptionnellement (3 fois sur 30) un lymphatique du col traverse en diagonale le ligament large pour gagner le pédicule lombaire. L'existence d'un ganglion juxtacervical, sur le groupe transversal externe, près de l'uretère, a été trouvée 5 fois sur 30 par Marcille. Les lymphatiques du corps forment trois pédicules : un principal qui va aux ganglions lombaires, au-dessous du hile du rein, un pédicule latéral, petit, qui va au ganglion iliaque externe préveineux moyen, un pédicule petit antérieur qui suit le ligament rond et aboutit à un ganglion inguinal superficiel. Une longue anastomose souvent double, unit les pédicules du corps et du col, en dehors de la grande arcade artérielle que forme l'utérine.

Si la suppuration du ligament large existe, est-elle due à une lymphangite? Guéneau de Mussy l'a le premier avancé; L.-Championnière l'a soutenu et a même prétendu que ce ligament contenait souvent des ganglions lymphatiques, fait qui est inexact. Ce même auteur en a décrit autour des vaisseaux utéro-ovariens que ni Auger, ni Poirier n'ont retrouvés. (G. Auger. *De la lymphadénite péri-utérine*. Thèse de Paris, 1876. — Fiouppe. *Lymphatiques utérins*, etc. Thèse de Paris, 1876.) Mais il est indiscutable que de gros troncs lymphatiques les côtoient et peuvent servir de chemin à l'inflammation. Poirier en a donné une bonne description dans la thèse de Cantin : *Des lymphangites péri-utérines non puerpérales*. Thèse de Paris, 1889. — Voir aussi P. Poirier : *Progrès méd.*, 1889, nos 47 à 51; 1890, nos 2 et 4.

Siredey, Martineau admettaient l'**adéno-lymphite**, pour expliquer les inflammations plus circonscrites péri et para-métritiques.

L'interprétation lymphatique avait, dès lors, tout envahi, et il ne restait plus rien du rôle attribué soit au tissu cellulaire, soit au péritoine. Dans cette théorie, du reste, comme dans les précédentes, l'inflammation partait de la muqueuse de l'utérus et la métrite initiale attirait alors toute l'attention du clinicien [1].

Au début même des débats contradictoires qui partageaient la majorité des gynécologistes, une théorie s'était fait jour timidement, et, faute de démonstration suffisante, n'avait pas reçu l'accueil qu'elle méritait. Aran [2], qui le premier a eu une vue nette de l'importance extrême de l'ovaire et de la trompe en pathologie utérine, devança, on peut le dire, son époque, en subordonnant franchement la pelvi-péritonite à l'inflammation des annexes de la matrice. Il indiqua nettement que celles-ci forment toujours le foyer central autour duquel pus et fausses membranes s'amassent. Des observations isolées [3] tendant à démontrer cette proposition furent publiées, mais passèrent inaperçues.

Actuellement on est revenu à la doctrine d'Aran. Les faits prouvent que la grande majorité des inflammations *péri* et *para*-utérines ne sont que des salpingites et des péri-salpingites [4]. Les lymphatiques y jouent assurément un grand rôle, mais ce rôle est lui-même subordonné à l'inflammation antérieure de la muqueuse de l'utérus et de son prolongement dans l'oviducte. Or, c'est le phénomène primordial qui doit imposer son nom à la maladie.

Anatomie pathologique. — Je décrirai successivement les diverses formes anatomiques que peut affecter l'inflammation autour de l'utérus et de ses annexes, en commençant par la plus atténuée pour arriver ensuite à des formes de plus en plus graves. Ces types cliniques sont : 1° la **péri-métro-salpingite séreuse**; 2° l'**abcès pelvien**; 3° le **phlegmon du ligament large**; 4° la **cellulite pelvienne diffuse**.

I. *Péri-métro-salpingite séreuse*. — Ce n'est pas dans les autopsies que l'on peut observer cette lésion; mais il est possible de la voir très distinctement au cours de certaines opérations. Pour ma part, j'ai, plusieurs fois, trouvé une infiltration œdémateuse de l'aileron du ligament large autour d'une trompe atteinte de salpingite purulente.

---

[1] Il conviendrait, à propos de ces débats, de citer encore les noms de Gosselin, Doherty, Churchill, Lewer, Bennett, Kiwish, Scazoni, et les noms plus récents de Olshausen, Spiegelberg, W. A. Freund, Monprofit, Routier, Poirier, etc. Mais je ne fais pas ici un historique complet, me bornant à esquisser l'évolution des idées.

[2] Aran. *Leçons clin.*, p. 667.

[3] M. Bouveret. *Annal. de Gyn.*, 1875, t. IV, p. 427. — C. Darolles, *ibid.*, t. VI, p. 419.

[4] Voir, sur ce sujet, J. W. Taylor. Clinical lecture on pyo-salpinx, with remarks on the old faith and the new, regarding parametritis (*Lancet*, 1889, t. II, p. 581).

Avant la laparotomie, et par la palpation bi-manuelle, cette infiltration donnait la sensation d'une tumeur assez volumineuse qui pouvait, à tort, être attribuée à la trompe elle-même. La collection séreuse peut évoluer d'une façon aiguë, à la façon d'une hématocèle, et constituer une tumeur liquide remplissant le pelvis et dépassant le détroit supérieur (Legueu[1]).

La lymphangite joue assurément un grand rôle dans cet œdème aigu donnant lieu à des **noyaux inflammatoires**. On en a la preuve dans l'engorgement qui se produit parfois dans les ganglions inguinaux, lesquels communiquent avec les lymphatiques de la surface de l'utérus par un petit vaisseau qui suit le ligament rond (fig. 527, 9).

Ces œdèmes durs peuvent, sans doute, envahir le tissu cellulaire lâche qui entoure l'oviducte, sous l'influence d'une poussée aiguë de

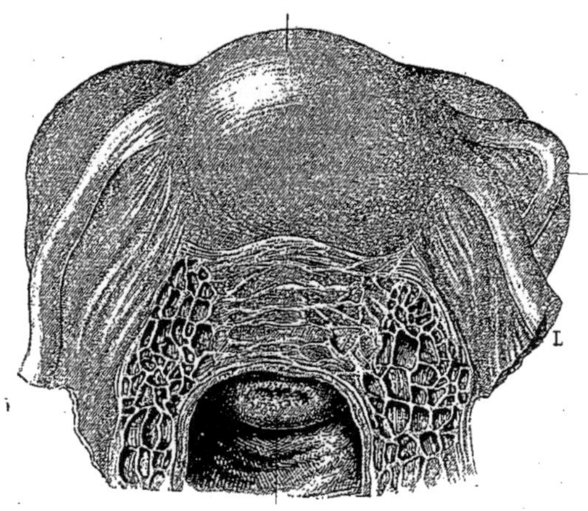

Fig. 587. — Péri-métro-salpingite séreuse.
Col de l'utérus, vu par une ouverture faite à la paroi du vagin.

la salpingite qui leur sert de noyau. Il n'est pas inadmissible non plus qu'une effusion de muco-pus ou de sang provenant de la muqueuse enflammée vienne de temps à autre irriter le cul-de-sac de Douglas où les annexes sont si souvent prolabées (L. Tait). Quoi qu'il en soit, l'œdème inflammatoire intermittent autour des annexes malades ne saurait être contesté. L'observation directe l'a démontré, et l'induction autorise à l'invoquer, selon de Sinéty, dans le cas où des masses volumineuses apparaissent et disparaissent en quelques jours sur les côtés

[1] F. Legueu. Les grandes collections séreuses pelviennes. (*Leçons de clinique chirurgicale*, 1902, p. 427).

de l'utérus, comme cela a été constaté par tous les cliniciens. C'est ainsi qu'une carie dentaire amène une tuméfaction volumineuse de la joue dont on ne trouve souvent plus de traces au bout de quarante-huit heures[1]. A côté de cette péri-salpingite séreuse il faut placer la péri-métrite séreuse. Il est des cas, en effet, où l'œdème inflammatoire se produit à la base du ligament large, autour des gros troncs lymphatiques venus du col utérin (fig. 528). C'est ce qu'on observe, en particulier, après les opérations sur cet organe quand elles n'ont pas été suffisamment aseptiques.

A cet œdème inflammatoire du tissu conjonctif sous-péritonéal, anatomiquement comparable à l'*œdème expérimental* produit par le procédé de Ranvier, se joint parfois une sécrétion de sérosité entre les fausses membranes autour des annexes et, en particulier, dans le cul-de-sac de Douglas, formant des **collections séreuses**. Des ponctions capillaires faites dans ces circonstances dans un but thérapeutique ont mis le fait hors de doute et en ont établi la fréquence. Du reste, il a pu être constaté au cours de certaines laparotomies. A. Doran[2] a publié un cas curieux où une collection séreuse de cette nature a été prise, après l'ouverture de l'abdomen, pour un sarcome de l'ovaire, qu'on n'osa pas extirper ; la disparition rapide de la tumeur ne laissa aucun doute sur sa nature[3].

Tel est le premier degré de l'inflammation autour de l'utérus et de ses annexes ; il correspond dans l'immense majorité des cas à un type clinique très défini, celui des poussées aiguës éphémères dans les inflammations des trompes. C'est aussi à lui, sans doute, que se rapportent les **paramétrites circonscrites** et larvées qui ont été invoquées pour expliquer le relâchement ou la rétraction des ligaments de l'utérus (Schultze).

C'est en effet un résultat éloigné des inflammations, nées autour des annexes de l'utérus, que la modification de la résistance des ligaments larges, des ligaments ronds et des ligaments utéro-sacrés. Nos connaissances sont fort précaires à ce sujet, et les déductions tirées de ces lésions avérées sont plutôt théoriques que démontrées. Il n'en est pas moins certain que les déviations utérines doivent être fort souvent attribuées à des relâchements ou à des rétractions ligamentaires qui sont les résultats d'états inflammatoires anciens. Je signalerai, en

---

[1] De Sinéty. *Traité pratique de Gyn.*, 2e édit., Paris, 1884, p. 817. — Des inflammations qui se développent au voisinage de l'utérus considérées surtout dans leur forme bénigne (*Progrès méd.*, 1882, p. 591 et 611).

[2] Alban Doran. Anterior serous perimetritis simulating ovarian sarcoma when explored by abdominal section. Recovery with disappearance of the cyst (*Trans. of the Obst. Soc.*, Londres, 1889, t. XXXI, p. 217, et *ibid.*, 6 mai 1891.)

[3] Ces collections séreuses peuvent suppurer et constituer alors des poches adventices, autour des annexes malades, où celles-ci sont parfois entièrement dissimulées ; ce sont ces lésions que l'on a décrites depuis Bernutz sous le nom de *pelvi-péritonites*.

particulier, la rétraction du ligament large qu'il est si fréquent d'observer dans les cas de déchirure profonde du col du même côté, et qui produit un certain degré de déviation latérale de l'utérus, en vertu d'une véritable paramétrite chronique. Celle-ci n'est, peut-être, que de la péri-lymphangite chronique, une sclérose du tissu conjonctif du ligament large autour des nombreux troncs lymphatiques qui rampent à sa base et qui, venant du col, vont aux ganglions iliaques (fig. 527 et 528).

C'est par suite d'une homonymie qui établit, je crois, un rapprochement forcé, que je dois parler au chapitre des paramétrites de la lésion décrite par Freund[1] sous le nom de **paramétrite chronique atrophiante ou atrophique**. Chez des femmes jeunes, on trouve parfois les organes sexuels aussi réduits que si elles avaient, depuis longtemps, dépassé la ménopause ; les ligaments larges sont rétractés et durs. Ce serait donc une sorte d'extension de l'atrophie de l'utérus ayant dépassé l'organe lui-même pour atteindre son voisinage immédiat.

La *péri-métro-salpingite suppurée* présente deux types cliniques fort différents. L'un correspond aux phases ultimes de la pelvi-péritonite des auteurs, comme la salpingite et le pyo-salpinx correspondent aux premières phases : c'est l'**abcès pelvien**. L'autre, le **phlegmon des ligaments larges**, est caractérisé par un mode d'extension particulier de la suppuration, déterminé par certaines circonstances étiologiques.

II. *Abcès pelviens.* — Cette expression ne doit plus être comprise comme elle l'était autrefois. En effet, les pyo-salpinx volumineux, qui forment de grandes poches purulentes adhérentes sur une grande partie de leur surface au petit bassin, ont longtemps été pris pour des collections de pelvi-péritonite enkystée ou pour des abcès développés au-dessous du feuillet péritonéal, et appelés à tort *abcès pelviens*[2]. Leur véritable origine est, à la vérité, difficile à démontrer, et demande une décortication du sac tubaire que les premiers opérateurs qui sont allés chercher le pus dans l'abdomen n'auraient pas osé entreprendre, alors même qu'ils l'auraient crue possible. Quand on se trouve, à l'ouverture du ventre, en présence d'une poche égale ou supérieure au volume des deux poings, circonscrite de tous côtés par des adhérences, semblant faire corps en arrière avec le cul-de-sac de Douglas qu'elle remplit, soudée latéralement au pelvis et supérieurement à l'épiploon et même à l'intestin, il est très naturel de penser qu'il y a là un *abcès* formé soit dans le tissu sous-péritonéal (paramétrite), soit dans le

---

[1] FREUND. *Monatsschr. f. Geb.*, 1869, t. XXXIV, p. 380, et *Verhandl. der Rostock Naturforschersamml.*, 1871, p. 63.

[2] J'ai pris pour type de la description des abcès pelviens la variété la plus fréquente. Ce n'est pas à dire que je méconnaisse les autres origines de collections purulentes du petit bassin, comme on l'a cru à tort. (RECLUS, *loc. cit.*)

péritoine cloisonné par des fausses membranes (pelvi-péritonite); il s'agit pourtant alors, dans la grande majorité des cas, d'un *kyste puru-lent tubaire* qui, d'abord libre, a été soudé par un travail ultérieur. C'est ce dont on peut s'assurer par la décortication de cette poche (qu'il est prudent de vider d'abord par l'aspiration). Quand ce travail, souvent très laborieux, est terminé, on rencontre un kyste muni d'un pédicule interne inséré sur la corne de l'utérus, et l'on reconnaît qu'on avait véritablement affaire à la trompe dilatée.

La majeure partie des prétendus *abcès pelviens* traités, il y a quelques années, par la laparotomie et l'incision, sans tentative d'extirpation totale, par L. Tait, Hegar, Terrillon, etc., n'étaient donc que des pyo-salpinx adhérents, qu'actuellement on doit s'efforcer d'extirper en totalité[1]. Leur histoire clinique et opératoire appartient au chapitre des pyo-salpinx auquel je renvoie.

Reste cependant parmi ces collections enkystées un certain nombre de cas où la fusion avec les parties voisines est telle qu'une ablation totale serait impossible ou trop dangereuse. Ces faits peuvent être différenciés, avec raison, par une appellation spéciale, et le nom d'**abcès pelviens** peut leur être conservé, en spécifiant qu'il sera réservé aux *collections purulentes non énucléables*. Ce nom a donc une valeur chirurgicale plutôt qu'anatomique. De fait, à l'autopsie, il est généralement impossible, dans ces cas avancés, de se rendre compte de la nature de la paroi de l'abcès, et de savoir s'il s'agit du péritoine, d'une fausse membrane ou de la paroi de la trompe dilatée[2].

Parmi les abcès pelviens, on peut, pour la même raison, classer certains kystes inclus dans le ligament large, certaines hématocèles, ayant suppuré et s'étant tranformées en collection purulente, en abcès, adhérant de tous côtés et insolublement aux parties molles ou dures du pelvis.

---

[1] Tel est, en particulier, le cas des observations publiées par O. Terrillon. Ouverture des abcès intra-péritonéaux et profonds du bassin par la laparotomie. (*Bull. et Mém. de la Soc. de Chir.*, 1887, p. 567.)

[2] On trouvera de nombreux exemples de ces difficultés d'interprétation de pièces. Alph. Guérin (*Leçons clin. sur les maladies des org. génitaux internes de la femme*, Paris, 1878, p. 558) rapporte qu'il a eu l'occasion d'assister à l'autopsie d'une femme morte, dans le service de Nonat, d'une affection qualifiée de *p· legmon péri-utérin* par ce médecin, tandis qu'il a constaté qu'il s'agissait d'une *pelvi-péritonite*. Cela lui prouve « que la pelvi-péritonite est bien la maladie que Nonat a rapportée à l'inflammation du tissu cellulaire péri-utérin ». Mais A. Guérin passe ici sous silence l'état des ovaires et des trompes. — Goudeau et Moulonguet (*Bull. de la Soc. anat.*, 27 avril 1887) ont montré une pièce caractéristique à ce point de vue. Il s'agissait d'un pyo-salpinx survenu en dehors de l'état puerpéral, et ayant donné lieu à tous les symptômes classiques de la pelvi-péritonite de Bernutz. On trouva, à l'autopsie, le petit bassin rempli par une masse volumineuse remontant jusqu'auprès de l'ombilic et recouverte par les intestins, qui lui adhéraient intimement. L'utérus était refoulé à gauche par une tumeur fluctuante, grosse comme les deux poings, pleine de pus, à parois épaisses: elle était formée de deux poches communiquant entre elles. Elle était accolée à l'utérus et semblait développée aux dépens de la trompe et de l'ovaire droit, dont il était impossible de retrouver les traces.

Dans certains cas, les annexes malades, mais peu volumineuses, sont le point de départ d'un gros abcès pelvien, dont la cavité est circonscrite par des fausses membranes et des anses intestinales agglutinées. C'est dans ces cas surtout qu'on a été tenté d'attribuer dans la dénomination de la maladie la plus grande part à l'inflammation du péritoine, et qu'on l'a qualifiée de *pelvi-péritonite*, en faisant trop bon marché de l'oophoro-salpingite initiale.

Enfin, j'ai exceptionnellement observé des collections purulentes assez éloignées du pyo-salpinx, développées probablement autour des vaisseaux lymphatiques infectés à distance par la lésion utéro-tubaire; mais toujours on peut constater que cette lésion primordiale existe [1].

L'abcès pelvien peut spontanément s'ouvrir dans les organes voisins. L'ouverture tend à se faire surtout dans le rectum; après une première évacuation qui a détendu la poche, momentanément, une nouvelle survient, et bientôt la communication entre la poche et l'intestin devient, sinon permanente, au moins régulièrement intermittente. Ces fistules se produisent aussi du côté du cul-de-sac vaginal, quoique plus rarement. Enfin, si le développement de l'abcès s'est accompli peu après l'accouchement, quand les annexes soulevées par l'ascension de l'utérus gravide ont une tendance à se porter en avant, la suppuration peut exceptionnellement se faire jour dans la loge antérieure du petit bassin, et, après s'être étalée dans la cavité prévésicale de Retzius, fuser vers le pli de l'aine ou l'ombilic [2].

Ces **abcès pelviens fistuleux** constituent une variété des plus importantes. A une période éloignée de leur développement initial, ils se réduisent à des clapiers de peu d'étendue, mais très sinueux et plongés dans le tissu d'induration chronique dont la cure est excessivement difficile [3].

[1] En d'autres termes, s'il y a toujours des lésions complexes qui donnent lieu aux abcès pelviens, soit de la pelvi-péritonite, soit de la lymphangite, soit de la cellulite, il faut reconnaître que ces éléments morbides ne sont que secondaires; par suite, j'ai cru devoir les placer au second plan, au point de vue nosologique, et donner à la maladie le nom plus compréhensif de *péri-métro-salpingite*, nom destiné à guider à la fois le clinicien et l'opérateur. Les abcès pelviens qui constituent une *espèce de ce genre* sont plus spécialement dus à la *péri-oophoro-salpingite*, tandis que les phlegmons du ligament large, seconde espèce des suppurations pelviennes, sont le plus souvent consécutifs à une infection utérine, à une *périmétrite*.

[2] Bernutz (*Arch. de tocol.*, 1874, t. I, p. 486) cite deux cas de suppuration péri-utérine ouverte à la région ombilicale; les malades moururent. — Alph. Guérin (*loc. cit.*, p. 283) cite un cas où une fistule ombilicale persista longtemps et guérit après une nouvelle grossesse; il semble qu'il s'agissait, dans ce dernier cas, d'un phlegmon du ligament large survenu peu de jours après l'accouchement.

[3] Trélat (*Bull. et Mém. de la Soc. de Chir.*, 26 déc. 1888, p. 1035) les a très nettement indiqués sous le nom de « cas complexes se reliant plus ou moins directement aux salpingites et aux pelvi-péritonites anciennes ». Il propose pour eux le nom de *cellulite pelvienne*, que je réserve, pour ma part, à une autre espèce. — Wiedow (3ᵉ Congrès des gyn. all., Fribourg, 1889, in *Centr. f. Gyn.*, 1889, n° 30, p. 520) fait aussi une catégorie spéciale des abcès fistuleux.

On a signalé l'ouverture de pyo-salpinx et d'abcès pelviens dans la vessie: je crois pour-

Klob[1] a indiqué la dégénérescence graisseuse fréquente des fibres musculaires de l'utérus, au voisinage des suppurations pelviennes. J'ai eu moi-même l'occasion de l'observer ; elle est particulièrement appréciable quand on essaye de décortiquer une poche adhérente à cet organe, qui se déchire alors facilement.

Des amas indurés formés par l'infiltration et la prolifération du tissu conjonctif existent souvent sur la limite des abcès pelviens et s'étendent plus ou moins loin d'eux. Ils peuvent persister après l'évacuation du pus et constituer des **résidus** très lents à se dissiper. L'épiploon peut aussi présenter des masses ligneuses d'épiploïte chronique. Toutes ces lésions disparaissent très vite, après l'évacuation du foyer purulent.

III. Le *phlegmon du ligament large* est presque toujours consécutif à un récent accouchement, lorsque le tissu cellulaire de ce repli séreux a été distendu et relâché, et que ses veines, rendues variqueuses, sont devenues le siège de thrombus ou même présentent des ruptures qui ont permis au sang de s'épancher en nappe plus ou moins grande. Il y a là un état anatomique éminemment propre à favoriser l'invasion rapide, en masse, de la suppuration. L'infection se fait par une véritable péri-lymphangite. Ce qu'il importe de ne pas perdre de vue, c'est l'état anatomique préalable ou l'intensité de l'infection qui permettent à la lésion de revêtir d'emblée un caractère spécial, celui d'un *phlegmon* ayant tendance à la diffusion, bien différent d'un *abcès* circonscrit.

P. Delbet[2] divise les phlegmons du ligament large en **phlegmons de la gaine hypogastrique** et en **phlegmons du ligament large proprement dits**. Les premiers, les plus fréquents, siègent dans le tissu cellulaire, traversé par les vaisseaux hypogastriques et les lymphatiques du col et de la portion supérieure du vagin; ils occupent la *gaine hypogastrique* limitée : en arrière par l'aponévrose sacro-recto-génitale, en avant par la partie inférieure et postérieure de l'aponévrose ombilico-vésicale, en haut par la réunion de ces deux feuillets aponévrotiques, en bas par l'aponévrose périnéale supérieure, en dedans par le col et la partie supérieure du vagin, en dehors par la région obturatrice. Les seconds, rares, siègent dans la région du ligament large, traversée par les

tant que le fait d'Aug. Reverdin (*Bull. et Mém. de la Soc. de Chir.*, 1888, p. 1016) n'est pas probant et que la lésion vésicale a pu être produite par le trocart et non par une perforation spontanée. Les observations de Munde (*Amer. Journ. of. Obst.*, févr. 1886, p. 115 et suiv.) montrent la facilité de cette blessure. Quant à l'ouverture des suppurations pelviennes à l'échancrure sciatique, et au triangle de J.-L. Petit dans la région lombaire, ils sont plutôt relatifs à des abcès de la fosse iliaque par pérityphlite, ou à des abcès périnéphrétiques, et non à des suppurations provenant des organes génitaux. Des confusions ont été souvent faites à ce sujet.

[1] Klob. *Wien. med. Woch.*, 1862, n°° 48 et 49, et *Path. Anat. der weibl. Sexualorgane*, 1868.

[2] Pierre Delbet. *Des suppurations pelviennes chez la femme*. Paris, 1891, p. 152 et suiv.

vaisseaux utéro-ovariens, par les lymphatiques du fond de l'utérus, de la trompe et de l'ovaire.

Il n'existe dans la science que peu de documents anatomiques précis sur cette affection. Dans une autopsie publiée par Lewers[1], on trouve signalés des faits intéressants : les deux feuillets du péritoine étaient séparés par une exsudation abondante qui partait du bord inférieur de la trompe et s'étendait jusqu'à la base du ligament, en bas, jusqu'à la paroi pelvienne, en dehors. La trompe était étirée au-dessus de la surface convexe de cette tuméfaction; l'auteur ne donne aucun détail sur son état anatomique, qu'il ne paraît pas avoir recherché, mais il signale expressément un petit abcès dans l'épaisseur de l'ovaire et dit que sa surface adhérait par des exsudations récentes à la surface du ligament large. Il est donc extrêmement probable que la trompe était malade, et en tout cas le ligament large a pu être infecté par l'ovaire suppuré. La coupe du ligament large montrait un tissu aréolaire comme celui d'une grosse éponge, dont les cavités renfermaient du liquide séro-sanguino-lent. Dans une autopsie à laquelle a assisté Carter[2], la coupe du liga-ment large donnait l'idée d'une injection interstitielle de matière plas-tique, séparant les uns des autres les éléments normaux, maintenant les veines distendues, les lymphatiques immobilisés et béants. P. Delbet[3] a publié l'autopsie d'une femme accouchée depuis trois se-maines où il a trouvé à la base de chacun des ligaments larges une cavité purulente contenant environ 100 grammes de pus, traversée par des brides épaisses, lesquelles étaient formées par des vaisseaux arté-riels et veineux. Une injection poussée dans l'artère hypogastrique démontra que ces vaisseaux étaient des branches viscérales de l'iliaque interne. Raffray et Jayle[4] ont publié un cas de phlegmon post-puer-péral de l'étage supérieur du ligament large au milieu duquel pas-saient les vaisseaux utéro-ovariens et dont le pus contenait des strep-tocoques; la trompe et l'ovaire correspondants étaient sains.

Dans le **phlegmon du ligament large** proprement dit l'infiltration inflammatoire se propage facilement en suivant les vaisseaux utéro-ova-riens sous le péritoine pour fuser vers le rein et le diaphragme ou bien descend le long du psoas iliaque, jusque vers l'épine iliaque antérieure et supérieure, et là déborde dans le pannicule adipeux sous-cutané par des points faibles de la couche musculo-aponévrotique, orifices vasculaires et canaux nerveux. Dès que la poche purulente est devenue tangente aux parois abdominales, elle s'y soude et, par suite, donne lieu à la sensation d'une plaque ou d'un plastron résistant. D'autre part

[1] Artuor H. Lewers. Note on the post-mortem appearances of the broad ligament (*Trans. of the obst. Soc. of London*, 1888, t. XXX, p. 7).

[2] Carter. *Ibid.*, p. 9.

[3] Pierre Delbet. *Loc. cit.*, p. 156 et suiv.

[4] Raffray et Jayle. *Bull. de la Soc. anat.*, 1893, p. 533.

la suppuration peut gagner le cul-de-sac de Douglas en arrière, ou fuser en avant de l'utérus.

Le **phlegmon de la gaine hypogastrique** suit les vaisseaux hypogastriques ; en haut, il atteint la fosse iliaque et, le long des vaisseaux iliaques, peut se faire jour dans le triangle de Scarpa ; en arrière, il peut passer par le trou sciatique et, en avant, par le canal sous-pubien ; en bas, il s'ouvre, dans le vagin, la vessie, le rectum.

La suppuration succède d'ordinaire à l'infiltration, mais elle peut manquer ; alors le processus s'arrête et le phlegmon se résout, ne laissant subsister après lui que des masses cellulaires indurées. Dans ces circonstances, j'ai observé un phénomène curieux et peu connu qui survient assez longtemps après que les phénomènes d'inflammation péri-utérine paraissent entièrement dissipés : alors que tout semblerait terminé, on voit apparaître les signes d'un foyer plus ou moins éloigné du lieu d'origine, vers la fosse iliaque, dans la gaine du psoas et jusque dans le tissu cellulaire péri-néphrétique. Il semble qu'il soit demeuré là des vestiges, des résidus septiques qui évoluent tardivement, après avoir perdu tout point d'attache avec leur premier point de départ. Il est probable que les lymphatiques jouent un rôle capital dans la formation de ces **abcès tardifs**, analogues à ceux qu'on voit se produire dans les régions où a évolué une lymphangite, plusieurs jours après sa disparition.

IV. *Cellulite pelvienne diffuse*. — Dans tous les faits précédents, l'infection septique était plus ou moins localisée et aboutissait à des lésions maintenues dans de certaines limites. Il n'en est pas toujours ainsi : à la suite de certaines infections post-puerpérales, l'infiltration s'étend rapidement à tout le tissu cellulaire pelvien, à la manière d'un érysipèle malin, d'où le nom d'*erysipelas malignum puerperale* que lui a donné Virchow[1]. Les tissus œdématiés ont une couleur livide, les lymphatiques sont remplis de microcoques, les veines contiennent des caillots ou du pus ; ces cas-là sont presque fatalement mortels. Le rôle capital des lymphatiques ne saurait ici être mis en doute ; on est en présence d'une véritable lymphangite septique, partie de la plaie utérine et englobant tout ce qui entoure l'appareil génital. C'est à ce type clinique que je propose de réserver le nom de **cellulite pelvienne diffuse**[2].

Étiologie générale. — Je ne reviendrai pas sur ce qui a été dit relativement à l'étiologie des inflammations des trompes, et qui s'applique très exactement ici, puisque, à l'exception du phlegmon du

---

[1] Virchow. *Arch. f. path. Anat.*, 1862, t. XXIII, p. 415.

[2] Alex. J. C. Skene (*Pelvic cellulitis* in *The Brooklyn med. Journ.*, janv. 1889, t. III, p. 1) confond sous ce nom de cellulite pelvienne, ainsi que beaucoup d'auteurs, à la fois ce que j'appelle abcès pelvien et cellulite pelvienne diffuse.

ligament large et de la cellulite pelvienne diffuse, toutes ou presque toutes les inflammations péri-utérines ne sont que l'extension d'un foyer tubo-ovarien. Je me bornerai à signaler les circonstances étiologiques particulières aux diverses catégories que j'ai distinguées.

Les **noyaux d'œdème inflammatoire** s'observent dans le cours de toutes les formes d'inflammation aiguë ou chronique des trompes[1].

Les **abcès pelviens** succèdent aux pyo-salpinx ou à la suppuration d'un kyste ovarique inclus ou d'un foyer d'hématocèle pelvienne, au voisinage d'une trompe enflammée. La temporisation excessive, les explorations trop prolongées et trop violentes favorisent leur formation.

Les **phlegmons du ligament large** s'observent-ils en dehors de l'état puerpéral, dont j'ai essayé de faire ressortir l'influence prédisposante? Bernutz admet que, sur vingt cas, il y en a dix-sept qui doivent être rapportés à l'état puerpéral. Frarier[2], dans un travail qui eut un grand retentissement, a prétendu que le phlegmon du ligament large ne s'observait jamais en dehors de cette étiologie restreinte. Delbet[3] a émis l'opinion qu'on observerait bientôt plus de phlegmons du ligament large en *dehors* que *pendant* la puerpéralité. Ces deux opinions sont trop exclusives. Assurément, l'infection de l'utérus par des opérations septiques paraît avoir amené les mêmes accidents que la puerpéralité; mais ces faits sont rares, et ils sont toujours l'indice d'une infection due à la négligence des règles qui président actuellement aux opérations. Ces conditions pathogéniques se rencontrent surtout et encore trop souvent à la suite de certains accouchements ou avortements; de là vient que l'état puerpéral est la cause la plus ordinaire des phlegmons du ligament large.

Enfin, la **cellulite pelvienne diffuse** pourrait survenir dans les mêmes conditions, accouchement ou opération quelconque sur les voies génitales accomplis dans des conditions de septicité exceptionnelles; elle est assez comparable à la cellulite qu'on voyait autrefois survenir après les opérations graves sur la vessie ou sur le rectum.

Symptômes et diagnostic. — I. *Péri-métro-salpingite séreuse.* — Les signes de l'inflammation propagée autour des trompes et de l'utérus, dans sa forme la plus bénigne, sont ceux que j'ai sommairement indiqués dans le chapitre des salpingites sous le nom de **poussées aiguës**. La description en a été bien faite par divers auteurs, mais

---

[1] La salpingite initiale, point de départ des accidents, a le plus souvent été méconnue autrefois. Je n'en veux pour preuve que l'excellent tableau clinique tracé par de Sinéty (*loc. cit.*, p. 815), où, sous le nom d'*inflammation circum-utérine proprement dite*, il décrit admirablement les symptômes de la salpingite catarrhale, y compris les coliques salpingiennes, qu'il rapporte, après les avoir soigneusement notées, « à la constipation si fréquente dans ces conditions, et à la présence de gaz dans l'intestin ».

[2] Frarier. *Étude sur le phlegmon du ligament large.* Thèse de Paris, 1866.

[3] P. Delbet, *loc. cit.*, p. 204.

sous des noms différents. Peter[1], Guéneau de Mussy[2] les avaient signalées sans en spécifier la localisation exacte. Martineau[3] les a rapportées à l'adénite péri-utérine. Courty[4] admet aussi l'origine lymphatique. Mundé, en Amérique, et A. Martin, en Allemagne, l'ont acceptée. Cantin[5] a consacré un bon travail à la défense de cette opinion.

Outre les signes de la **salpingite concomitante**, voici ceux qui sont propres à l'inflammation circonvoisine : les femmes se plaignent d'une recrudescence de leurs malaises habituels; il est rare, cependant, qu'il y ait un **état fébrile** marqué; un peu d'embarras gastrique se montre seulement. A l'examen par le toucher, on constate une sensibilité plus grande dans les culs-de-sac; parfois même, une **douleur** très vive et très localisée arrache une plainte à la malade chaque fois que le doigt revient à la même place. Il peut y avoir de l'**empâtement** général de la région, surtout s'il y a eu déjà antérieurement des atteintes pareilles ou plus fortes, ayant laissé subsister des adhérences qui ont *ankylosé* l'utérus : dans ces cas-là, les signes fournis par le toucher pourront, au moment d'une simple poussée aiguë de cette nature, revêtir un caractère apparent de gravité contre lequel un clinicien expérimenté saura se mettre en garde; la bénignité des symptômes généraux prémunira, du reste, contre un pronostic exagéré.

Au bout de quelques jours, en effet, on verra l'empâtement se résoudre et faire place à des tumeurs indépendantes de l'utérus, qui est souvent redevenu tout à fait mobile. Il y a, généralement, plusieurs **noyaux** dans les culs-de-sac postérieurs et latéraux. Ils donnent, ainsi que Guéneau de Mussy l'avait le premier indiqué, la sensation de ganglions arrondis, plus ou moins sensibles au toucher[6]. Les changements que subissent ces tumeurs sont très rapides, si bien que, si le résultat des explorations quotidiennes n'avait pas été exactement noté, on croirait presque avoir été le jouet d'une illusion (de Sinéty).

Parfois, on peut voir persister pendant très longtemps certains noyaux très durs, ligneux, que leur consistance et leur forme font plus ou moins ressembler à des **fibromes** (Guéneau de Mussy). On les en distinguera facilement par le manque de connexions intimes avec l'utérus, l'absence de dilatation de la cavité de l'organe. L'**ovaire** prolabé est plus volumi-

---

[1] Peter. Notes à la traduction de Bennett. *Traité prat. de l'inflammation de l'utérus.* p. 259.

[2] N. Guéneau de Mussy. *Clin. méd.*, t. I, p. 474.

[3] Martineau. *Leçons clin. sur les mal. de l'utérus.* Paris, 1880, p. 779.

[4] Courty. *Annal. de Gyn.*, 1881, t. XV, p. 242.

[5] Cantin. *Des lymphangites péri-utérines non puerpérales.* Thèse de Paris, 1889.

[6] Martineau (*Leçons clin. sur les mal. de l'utérus*, p. 779), guidé par les idées théoriques qui dominaient sa nosologie, prétendait nettement reconnaître au toucher les traînées lymphatiques formées par les vaisseaux malades, sous formes de cordes dures et résistantes et décrivait les caractères de l'adéno-lymphite en rapport avec la nature de l'affection utérine : dans la métrite scrofuleuse, les ganglions seraient volumineux, indolores, nombreux : dans la métrite arthritique, ils seraient petits, multiples, etc

neux, forme une tumeur isolée, dont la pression amène une douleur spéciale, nauséeuse, syncopale; la tumeur formée par un petit **kyste de l'ovaire**, ou **un kyste du ligament large**, a un caractère tout à fait différent : elle est élastique ou fluctuante, franchement latérale, unique, accessible seulement par la palpation bi-manuelle et non par le toucher seul. Je ne parle que pour mémoire des **scybales**, qui pourraient seulement tromper un observateur inattentif.

L'examen au spéculum ne fournit aucun renseignement.

La marche de ces noyaux d'œdème et de ces collections séreuses de la péri-salpingite, est capricieuse et intermittente; ils constituent un des éléments de ces inflammations à répétitions des annexes qui ont été décrites dans le chapitre des salpingites; ils ont une grande tendance à la récidive, mais aucune à la suppuration.

II. *Abcès pelviens.* — Ce nom ne désigne pas seulement des collections purulentes situées dans le petit bassin, car, à ce titre tous les pyo-salpinx devraient entrer dans cette classe. Ce qui caractérise chirurgicalement l'abcès pelvien, c'est d'être une collection qui n'est pas libre et indépendante, ni susceptible d'être énucléée, pédiculisée et enlevée, mais bien une collection *pelvi-pariétale*, soudée au bassin qui lui forme paroi. On les a décrits, à la fois, sous les noms de pelvi-péritonite et de paramétrite suppurée; on a même englobé aussi, à tort, sous le nom d'abcès pelviens, les phlegmons du ligament large, qui constituent un type clinique bien distinct.

Cliniquement, les abcès pelviens ne sont le plus souvent que les phases ultimes de l'évolution des pyo-salpinx, et aucune démarcation ne les sépare au point de vue symptomatique. Cependant, le plus souvent, des phénomènes aigus marquent le passage de la suppuration des trompes et des ovaires de la forme circonscrite (pyo-salpinx, abcès de l'ovaire) à la forme diffuse. S'il y a issue de pus dans le péritoine du petit bassin, ou, simplement, inflammation vive périphérique, la **douleur** peut subitement apparaître, vive, syncopale et accompagnée de phénomènes analogues à ceux de la péritonite : frissons, vomissements, ballonnement du ventre, face grippée, pouls filiforme. En même temps, la **fièvre**, qui avait pu manquer jusque-là ou n'être appréciable qu'à une exploration thermométrique très attentive, se montre et affecte de préférence le type rémittent, à exaspérations vespérales. Il y a des **troubles de voisinage**, du côté du rectum et de la vessie : constipation, dysurie, ténesmes rectal et vésical. Si l'abcès proémine du côté du rectum, le cours des matières fécales peut être totalement interrompu[1].

---

[1] Un curieux épiphénomène des suppurations pelviennes est la production d'une pleurésie diaphragmatique, qui serait assez fréquente. POTAIN (*Assoc. franc. pour l'avanc. des sciences.* Rouen, 1883) a signalé que de simples fluxions ou irritations ovariennes et péri-

Le toucher et la palpation bi-manuelle doivent être pratiqués avec grandes précautions. Ils font constater que l'utérus est fixe, enclavé dans le petit bassin et comme emprisonné dans une coulée de matière plastique, qui n'est autre que l'œdème inflammatoire intense qui a infiltré la totalité du tissu cellulaire voisin. Au bout de quelques jours, cet œdème diminue et démasque, pour ainsi dire, la saillie de l'abcès qui est alors séparé du col utérin par un sillon plus dépressible. Cette tumeur est lisse, régulière, difficile à limiter supérieurement; elle donne au doigt une sensation de chaleur, et on y perçoit souvent des battements artériels dus à la dilatation des vaisseaux; il est rare qu'on y trouve de la fluctuation, vu l'induration du vagin, qui parfois a la consistance du carton, et l'épaisseur très grande des tissus infiltrés qui séparent du doigt le foyer purulent, souvent très petit, quoique enveloppé dans une forte gangue. Un caractère important est l'immobilité de l'utérus et celle de la tumeur; l'un et l'autre paraissent solidaires, soudés; par la palpation bi-manuelle, on se rend compte, aussi, que la tumeur adhère aux parois du bassin. L'utérus est dévié en sens inverse, le col aplati contre le pubis, si, comme c'est le cas le plus fréquent, la tumeur siège dans le cul-de-sac postérieur; elle peut aussi faire surtout saillie sur les côtés; enfin, plus rarement encore, l'empâtement prédomine en avant, entre l'utérus et la vessie.

Le toucher rectal donne de précieux renseignements complémentaires sur les connexions de la tumeur.

L'examen au spéculum est inutile.

Une période de **rémission** assez franche peut arriver à ce moment et durer un temps assez long, par suite de la formation d'adhérences protectrices qui limitent franchement le foyer. Mais, quand se prononcent de nouveau les tendances à l'**évacuation**, les douleurs lancinantes et la fièvre redoublent. Si l'évacuation tend à se faire vers le cul-de-sac postérieur, le vagin présente d'abord une plaque indurée; si c'est vers le rectum, une pesanteur périnéale et un ténesme rectal des plus pénibles l'indiquent.

Une crise très grave précède souvent l'ouverture de l'abcès dans le rectum, le vagin, ou, plus rarement, dans le tissu cellulaire prévésical; une brusque accalmie lui succède, mais n'est plus de longue durée. L'abcès se vide mal, et des faits de résorption chronique se manifestent; ou bien, l'abcès s'évacue en totalité, mais se remplit ensuite, et se vide

ovariennes peuvent, par une sorte de contre-coup (action nerveuse réflexe), retentir sur les plèvres. Cf. Bouët-Henry, *Thèse de Paris*, 1900. — A. Lasne (*Pleurésie diaphragmatique et pelvi-péritonite*. Thèse de Paris, 1887) admet que la pleurésie est alors due à la propagation de l'inflammation du péritoine pelvien au péritoine diaphragmatique par les vaisseaux lymphatiques et plus spécialement par ceux qui accompagnent les vaisseaux tubo-ovariens et qui aboutissent aux piliers du diaphragme. Il s'agirait généralement d'une pleurésie diaphragmatique sèche, très légère.

encore à des périodes irrégulières, avec le même cortège de troubles généraux. La malade tombe dans un état d'affaiblissement et d'hecticité semblable à celui que j'ai déjà décrit à propos des pyo-salpinx fistuleux. A ce moment-là, du reste, les deux affections sont tout à fait confondues en clinique, et la différence qui résulte des connexions du foyer (énucléable dans un cas, impossible à décortiquer dans l'autre) n'est qu'une question de médecine opératoire. Dans les cas exceptionnels, la malade guérit après l'évacuation de l'abcès. Mais ceux-ci laissent alors souvent subsister après eux d'interminables **fistules**.

On a cité quelques faits de **mort rapide** par ouverture de l'abcès dans le péritoine; ils sont très rares, car des fausses membranes se superposent pour circonscrire le foyer.

L'abcès pelvien peut être **tuberculeux**, comme le pyo-salpinx dont il dérive; dans ces cas-là, on observe, ordinairement, d'autres signes de tuberculose du côté des poumons.

Le **diagnostic** de l'abcès pelvien et du **pyo-salpinx** se fait facilement quand existe encore la mobilité de la collection kystique et pédiculée des trompes; il est impossible, si cette tumeur kystique est largement adhérente, et si elle est devenue fistuleuse; ce n'est que par l'étude des symptômes généraux et les commémoratifs qu'on peut alors soupçonner que l'inflammation est devenue plus diffuse, et la laparotomie seule tranche tout à fait la question. Le **phlegmon du ligament large** forme une tumeur latérale, placée de champ à côté de l'utérus; elle apparaît rapidement après un accouchement. L'**hématocèle pelvienne**, à ses débuts, est franchement fluctuante; elle ne donne lieu à des phénomènes fébriles que lorsqu'elle suppure et se transforme en abcès pelvien.

III. *Phlegmon du ligament large.* — Il se déclare, ordinairement, vers la fin du premier septénaire d'un accouchement que des conditions spéciales ont rendu septique (épidémie, manœuvres faites avec d'insuffisantes précautions, etc.). Un grand **frisson** peut en marquer le début; d'autres fois, c'est la **douleur locale**, qui est le phénomène initial; elle siège vers les lombes et s'irradie dans la cuisse. L'abolition de l'appétit et du sommeil, des sueurs profuses, de petits frissons erratiques, une **fièvre** à caractère rémittent, l'altération profonde des traits, annoncent que la suppuration se poursuit; dès qu'elle est collectée, un calme relatif peut donner à la malade une sorte de répit trompeur. Si l'on a pratiqué le toucher à cette période, on n'a trouvé dans les premiers jours qu'un **empâtement général** des culs-de-sac, immobilisant l'utérus, avec prédominance de la tuméfaction d'un côté. Puis, si on l'examine ultérieurement, en y joignant la palpation bi-manuelle, on sent que l'empâtement s'est localisé en une **masse latérale**, faisant corps avec l'utérus, le reliant à la paroi pelvienne et s'élevant jusqu'au détroit supérieur, comme si le ligament large s'était solidifié. Dans le phlegmon de la gaine hypogastrique un prolongement, en forme de croissant, entoure généralement le col de l'utérus dont il est séparé par un sillon. L'utérus est repoussé vers le côté sain, en latéroversion souvent très accentuée.

Il n'est pas impossible que la **résolution** se fasse à cette période et que la maladie se termine par la résorption des produits plastiques et la rétraction inodulaire du ligament large. Mais cela constitue une exception infiniment rare. Généralement, après une courte rémission, les frissons reviennent avec des sueurs profuses et de la diarrhée, l'état général s'altère de plus en plus et donne l'idée nette d'une **infection septique**. La mort peut arriver à cette période. Il est plus ordinaire de voir le pus se frayer un chemin à l'extérieur, si le chirurgien bien avisé ne prévient les efforts de la nature. L'infiltration purulente, gagnant de plus en plus les limites du ligament large, les dépasse vers le vagin et vers les côtés du pelvis; le cul-de-sac vaginal s'épaissit, s'indure, et donne au doigt explorateur la sensation qu'on a décrite sous le nom de **vagin de carton**. D'autre part, en dedans de l'épine iliaque antéro-supérieure, ou un peu plus bas, exactement au-dessus du triangle de Scarpa et séparée de lui par l'arcade crurale, apparaît une induration sous forme de plaque ou de **plastron** qui est l'indice de l'envahissement du tissu cellulaire sous-cutané. A ce moment, la tumeur a souvent dépassé les limites du pelvis pour déborder dans la fosse iliaque. La plaque s'étend, se ramollit à son centre, rougit, et le pus verdâtre et bien lié coule en quantité énorme, invraisemblable, par un orifice souvent très petit. Même ouverture peut se faire par le **vagin**, et, plus rarement, par le **rectum** ou le **cæcum**, ou même la **vessie**. Les **péritonites** mortelles sont bien plutôt dues à l'extension de l'inflammation qu'à l'ouverture du phlegmon dans la grande cavité séreuse.

L'ouverture peut rester **fistuleuse**, donner issue à des quantités de pus de plus en plus restreintes, et enfin se fermer après un temps souvent très long; les malades sont souvent emportées à cette période par l'hecticité, si le chirurgien n'intervient pas pour ouvrir largement, drainer et désinfecter un foyer où la suppuration croupit.

Le **diagnostic** ne pourrait être douteux qu'au début, quand on ne sait pas si la suppuration sera circonscrite, se bornera à un **abcès pelvien**; ou à la fin, quand, ayant dépassé le pelvis, elle a transformé le phlegmon du ligament large en un véritable **abcès de la fosse iliaque**. C'est donc par l'étude de la marche qu'on établira un jugement; elle est, du reste, très caractéristique, et ne permettra pas la confusion avec une **pérityphlite**, un **abcès ossifluent**, ni surtout avec un **cancer de l'os iliaque**, à marche galopante.

IV. La **cellulite pelvienne diffuse** n'est que la manifestation locale d'un état général septicémique qui s'impose seul suffisamment par lui-même à l'attention du clinicien ; je ne m'y appesantirai donc pas. Je me borne à signaler la rapidité extrême de l'extension, qui a été comparée à celle de l'érysipèle ; la tendance à la mortification du tissu cellulaire, qui peut donner lieu à l'emphysème ; l'ulcération de vaisseaux parfois importants, occasionnant de formidables hémorragies[1] ; la marche fatale du mal.

Pronostic. — Il varie essentiellement selon les formes et les degrés de l'inflammation péri-métro-salpingienne. C'est faute d'avoir fait cette distinction que les auteurs diffèrent si notablement sur cette question de pronostic.

La **péri-métro-salpingite séreuse** partage le pronostic de la lésion des trompes à laquelle elle se rapporte. Elle en a la **marche chronique à répétition**, mais ne met pas la vie en péril ; elle reste longtemps une infirmité plus qu'une maladie.

L'**abcès pelvien** est plus grave ; il peut entraîner la **mort** par **péritonite aiguë**, par **septicémie** rapide ou par **hecticité lente**. Il offre aussi une marche capricieuse, à **redoublements**, bien indiquée par Gosselin[2]. Mais ce chirurgien confondait manifestement, comme ses contemporains, sous le nom de phlegmon péri-utérin, les salpingites catarrhales avec œdème inflammatoire et les pyo-salpinx.

Quand la malade a échappé aux accidents aigus et que la maladie, par résorption ou par évacuation spontanée du foyer, est arrivée à ce qu'on peut appeler sa guérison naturelle, il n'en existe pas moins des troubles incessants de la santé, par suite des **lésions chroniques** de la trompe, et aussi des adhérences anormales, des rétractions ligamentaires, des déplacements de l'utérus et de l'ovaire. Sänger a expressément noté que les uretères étaient beaucoup plus faciles à palper chez les femmes ayant eu des inflammations péri-utérines, comme si leurs parois étaient épaissies par le travail inflammatoire voisin. On a même rapporté des accidents de pyélo-néphrite causés par la rétraction cicatricielle résultant d'un abcès pelvien[3].

Freund[4] a décrit sous le nom de *paramétrite chronique atrophique*

---

[1] M. Duncan (*Trans. of the obstet. Soc.*, Londres, 1887, p. 191) a communiqué trois cas d'ouverture de gros vaisseaux, et même des vaisseaux iliaques, dans la cellulite pelvienne.

[2] Gosselin. *Clin. de la Charité*, t. III, p. 56. — Voir, par exemple, le chapitre relatif à une *métrite hémorragique avec coïncidence de phlegmon péri-utérin*, où le diagnostic de pyo-salpinx avec péri-métro-salpingite est de la dernière évidence.

[3] L. Broun. Pyelitis and an acute suppurative nephritis caused by compression of the ureter from cicatricial mass, the result of a pelvic abscess. (*Med. Record*, New-York, 1889. t. I, p, 285.)

[4] W. A. Freund. Versamml. deutscher Naturf. u. Aerzte, Innsbruck (*Monatsch. f. Geb.*, 1869, t. XXXIV, p. 380); et *Gyn. Klin.*, Strasbourg, 1885 (*Das Bindegewebe*, etc.).

ou *atrophiante* une maladie spontanée qu'il ne faudrait pas confondre, dit-il, avec l'atrophie consécutive à un abcès pelvien guéri par résorption spontanée et sclérose consécutive des tissus atteints par l'inflammation. Quoi qu'il en soit, les effets peuvent être analogues. Sous l'influence de cette rétraction, les vaisseaux sont comprimés, et il en résulte une atrophie de tout le canal génital avec ménopause anticipée. Sänger a remarqué que l'uretère était plus facile à toucher, plus volumineux, et plus dur, du côté où avait existé anciennement une paramétrite; ce fait peut être causé par l'inflammation de voisinage et une sorte d'urétérite parenchymateuse consécutive.

Le *phlegmon du ligament large* est grave. Là mort peut survenir dans la période inflammatoire du début, ou tardivement par la longueur de la suppuration, ou même subitement par l'**embolie** qui succède aux thromboses des veines du bassin.

La *cellulite pelvienne diffuse* est presque fatalement mortelle.

Traitement. — Le traitement de la *péri-métro-salpingite séreuse* se confond avec celui de la salpingite qui lui a donné naissance. Il consiste surtout dans le repos, les révulsifs, les injections prolongées d'eau chaude. Ce sont, assurément, des cas de ce genre dont on a obtenu la guérison rapide par l'électricité[1], aidée du repos.

On a souvent vu de pareilles poussées aiguës disparaître rapidement à la suite d'un traitement intra-utérin énergique, curettage et injections, et ce résultat a été invoqué à l'appui de l'origine lymphatique des accidents périmétritiques[2]. Ces poussées aiguës incessantes ne sont pas la moindre des indications qui ont conduit les chirurgiens à l'ablation des annexes malades[3].

Les tumeurs d'œdème inflammatoire aigu n'ont que peu de tendance à suppurer. Je repousse complètement les ponctions et incisions (colpotomie) faites pour évacuer des collections séreuses; elles n'en accélèrent guère la guérison et ne sont pas exemptes de dangers.

Pour les autres formes, *abcès pelvien*, *abcès du ligament large*, l'indication principale est d'abord de modérer l'intensité de l'inflammation par des injections chaudes prolongées, l'enveloppement humide

---

[1] Apostoli. *Congrès de Copenhague*, août 1884, et *Bull. gén. de Thér.*, 30 sept. 1887. — *Brit. med. Journ.*, 19 nov. 1887. — Bröse et Nagel (*Soc. obst. et gyn. de Berlin*, 8 mars 1889, in *Centr. f. Gyn.*, 1889, n° 16, p. 275) ont aussi obtenu d'excellents résultats. Toutefois Nagel avoue qu'il préfère encore le moyen, plus simple et tout aussi efficace, des irrigations d'eau chaude.

[2] Cantin. *Des lymphangites péri-utérines, non puerpérales.* Thèse de Paris, 1889.

[3] Korn. *Soc. Gyn. de Dresde*, 3 mars 1887 (*Centr. f. Gyn.*, 1887, p. 431.)

chaud ou l'application de glace, si la douleur est intense. Ensuite, dès que le pus est formé, il faut aller à sa recherche.

En quelle région faut-il faire l'ouverture de la collection purulente, et comment faut-il la faire?

J'examinerai successivement différents cas qui peuvent faire varier le mode d'intervention du chirurgien.

A. *L'abcès proémine vers le vagin*. — La ponction avec un trocart est-elle suffisante? Elle a été préconisée par Simpson et reprise par Tenneson[1], qui la faisait dans le cul-de-sac postérieur du vagin, même en l'absence de fluctuation; il employait la ponction capillaire avec aspiration pour évacuer soit le sérum, soit le pus des périmétrites. Cette conduite est dangereuse et expose à la blessure de l'intestin, si la poche est encore éloignée de la paroi vaginale; elle est insuffisante si cette poche est adhérente.

Laroyenne[2] (de Lyon) faisait aussi la ponction par le vagin dans les masses d'inflammation péri-utérine chronique avec épanchements latents de nature purulente, séreuse ou hématique. Son trocart spécial, d'assez gros calibre (sonde n° 20), est ouvert latéralement par une fente qui joue le rôle de la rainure directrice d'une sonde cannelée pour permettre, après la ponction, de guider dans le foyer un lithotome qui opère ensuite un débridement latéral de 3 à 5 centimètres.

Je crois qu'on doit simplifier la technique opératoire et aller franchement à la recherche du pus, en incisant le cul-de-sac vaginal. Cette opération constitue la **colpotomie**. On se rendrait maître d'un écoulement de sang un peu abondant avec un tamponnement momentané. Le foyer ouvert, on y placera des mèches ou un tube de caoutchouc en croix qui se maintient facilement et on tassera autour de lui de la gaze. Telle était, à peu près, la manière de procéder de Mundé[3]. Il y joignait un nettoyage très prudent du foyer avec la curette mousse, qui ne me paraît offrir d'utilité réelle que dans des cas exceptionnels (un kyste dermoïde contenant des cheveux et autres débris était le point de départ d'un des abcès ouverts par Mundé); ce curage n'est pas dépourvu de dangers.

Pour éviter de blesser les uretères et les artères utérines[4], il faudra

---

[1] Voir H. Hervot. *Contrib. à l'étude de la périmétrite*. Thèse de Paris, 1887.

[2] Laroyenne. *Lyon méd.*, 21 fév. 1886. — Ed. Blanc. *De l'inflammation péri-utérine chronique*, etc. Thèse de Lyon, 1887. — P. Goullioud. *Congrès franç. de Chir.*, 4° session, Paris, 1889, p. 692; Débridement vaginal des collections pelviennes (*Arch. de tocol.*, 1891, p. 562, 700, 788 et 801 et *Arch. prov. de Chir.*, 1893, t. II, p. 432).

[3] Mundé. The treatment of pelvic abcess in women by incision and drainage. (*Amer. Journ. of Obstet.*, févr. 1886, t. XIX, p. 113.)

[4] Reeves Jackson (cité par Mundé, *loc. cit.*, p. 119) a rapporté un cas de mort par hémorragie, à la suite d'une ponction aspiratrice pour un cas d'abcès pelvien. — Clinton Cushing (de San Francisco) a proposé d'employer un instrument analogue à une pince à gants, mais pointu, de manière à pouvoir par simple ponction et écartement de ses branches introduire un tube et éviter l'incision.

se conformer aux règles suivantes dans le choix du lieu de l'incision.

Tumeur postérieure : incision transversale.

Tumeur latérale : incision oblique en arrière et en dehors, ne dépassant pas en avant le prolongement du diamètre transversal du col.

Tumeur antérieure : incision transversale.

B. *L'abcès proémine vers le rectum.* — Faut-il, pour cela, l'inciser par cette voie, si défavorable au point de vue de l'antisepsie ultérieure du foyer? Je ne le crois pas, contrairement à Byford[1], qui l'a vantée outre mesure. La colpotomie postérieure sera ordinairement suffisante; dans des cas exceptionnels on pourra pratiquer l'incision parasacrée (p. 552) ou la périnéotomie (fig. 588 et 589).

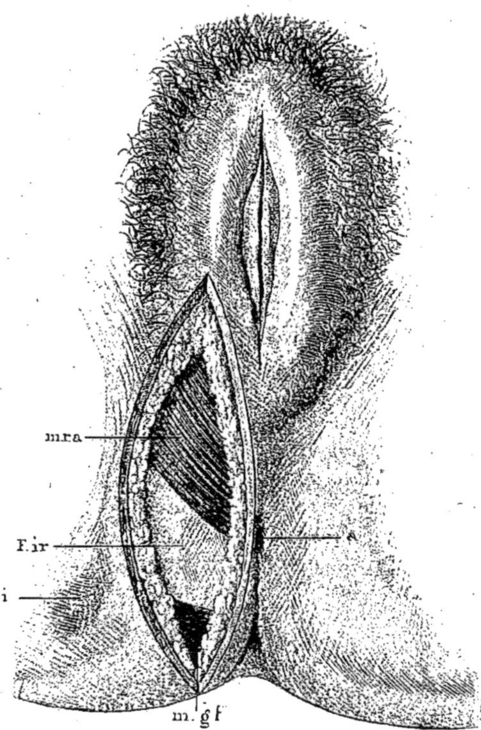

Fig. 588. — Périnéotomie verticale (Hegar, Sänger).

a. Anus, T. i. Tubérosité de l'ischion, m. gf. Muscle grand fessier, m. r. a. Muscle releveur de l'anus, F. ir. Fosse ischio-rectale.

C. *L'abcès est également éloigné du vagin et de la paroi abdominale.* — Diverses voies ont été proposées pour l'atteindre :

1° La **voie périnéale** (Hegar, Sänger, O. Zuckerkandl).

2° La **voie pelvienne ou sacrée** (E. Zuckerkandl, Wiedow, Sänger).

3° L'incision au-dessus du ligament de Poupart et le décollement du péritoine jusqu'au niveau du foyer (Hegar)[2], par une opération analogue à celle qu'on fait pour la ligature de l'iliaque, et que j'ai proposé d'appeler **laparotomie sous-péritonéale.**

[1] H. Byford (de Chicago). *Amer. Journ. of Obstet.*, 1886, p. 425.
[2] Hegar et Kaltenbach. *Traité de gynécol opér.*, trad. franç. de Bar, p. 464.

4° La **laparotomie proprement dite** ou **trans-péritonéale**, préconiséc surtout par L. Tait[1].

Je passerai rapidement en revue ces divers procédés.

1° **Voie périnéale.** — Hegar[2] a, depuis longtemps, proposé d'aller à la recherche des abcès pelviens, à travers le creux ischio-rectal, par une incision allant de la tubérosité ischiatique à la pointe du coccyx.

La **périnéotomie verticale**, qui a été recommandée par Sänger[3], n'est que l'incision périnéale de Hegar agrandie; elle consiste en une incision à côté de la ligne médiane, commençant au niveau du tiers postérieur de la grande lèvre et finissant à 2 centimètres en dehors de l'anus, entre cet orifice et la tubérosité ischiatique; elle permet de pénétrer au-dessus du releveur de l'anus, en l'incisant (fig. 588).

La **périnéotomie transversale**, de Otto Zuckerkandl, par dédoublement de la cloison recto-vaginale, qui a été proposée pour l'extirpation du cancer du col de l'utérus

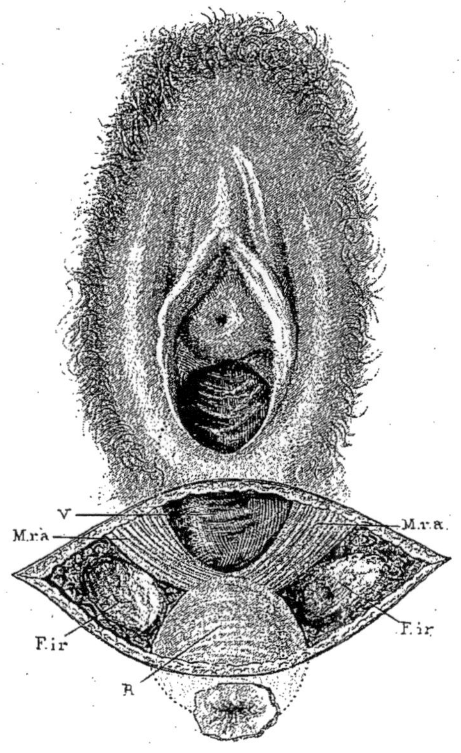

Fig. 589. — Périnéotomie transversale (O. Zuckerkandl).
A. anus, R. rectum, V. vagin, M.r.a. muscle releveur de l'anus.
F. ir. fosse ischio-rectale.

(p. 552) a été aussi indiquée (Sänger) comme pouvant servir à l'évacuation des collections situées dans le cul-de-sac de Douglas. L'incision va d'un ischion à l'autre (fig. 589), et à ses deux extrémités on peut faire un petit prolongement oblique d'avant en arrière et de dedans en dehors qui lui donne la forme d'un trapèze auquel manquerait sa

---

[1] Lawson Tait. *The pathology and treatment of the diseases of the ovaries.* Birmingham, 1883.

[2] Hegar et Kaltenbach. *Loc. cit.*, p. 464.

[3] M. Sänger. *Arch. f. Gyn.*, 1890, t. XXXVII, n° 1, p. 100.

base. On arrive ainsi très profondément jusque dans le cul-de-sac de Douglas, et on peut évacuer les collections d'une manière qui offre beaucoup moins de chance d'infection que l'ouverture par le rectum. Mais, comme la plaie est infundibuliforme, on ne peut pas y manœuvrer assez à l'aise pour pratiquer une extirpation de pyo-salpinx.

2° **Voie pelvienne ou sacrée**[1]. — On a proposé divers procédés pour arriver aux abcès :

L'incision para-sacrée de E. Zuckerkandl et de Wölfler, grâce à une incision profonde sur les côtés du sacrum, pénètre dans l'espace pelvi-rectal supérieur, au-dessus du releveur de l'anus (p. 552).

La résection définitive ou temporaire du coccyx et du sacrum, suivant la méthode de Kraske, qu'a modifiée Hegar (p. 548) fait une large brèche. Cette opération n'est utile que lorsqu'on a besoin de beaucoup de jour, comme pour l'extirpation d'une tumeur; une incision évacuatrice ne la nécessite pas.

Tous ces procédés sont ingénieux et peuvent rendre des services dans des cas spéciaux. Mais ils ont cette infériorité sur la laparotomie, que celle-ci seule permet de faire une véritable incision exploratrice assez large et assez bien disposée pour qu'on puisse se rendre compte si l'on a affaire à un pyo-salpinx énucléable ou à un abcès pelvien justiciable seulement de l'incision ; on risque donc beaucoup d'inciser simplement des poches qu'on aurait pu extirper, ce qui aurait procuré une guérison incomparablement plus rapide et plus complète.

3° **La laparotomie sous-péritonéale**[2] présente, théoriquement, le grand avantage de ne pas faire courir à la malade les risques de l'effusion du pus dans la cavité séreuse ; elle paraît donc plus bénigne que la laparotomie proprement dite ou trans-péritonéale. Toutefois elle a l'inconvénient de ne permettre qu'une incision du foyer, sans réserver la possibilité d'une extirpation, dans le cas où la poche serait énucléable, quoique adhérente. Cette opération n'a donc que des applications très limitées. Je la décrirai rapidement.

Il faut d'abord se rendre compte, par le toucher et l'exploration bi-manuelle, des connexions exactes de l'abcès. On fait alors, à un centimètre au-dessus de l'arcade crurale, une incision de 8 à 10 centimètres, allant couche par couche jusqu'au tissu cellulaire sous-péritonéal. On décolle la séreuse, avec les doigts, comme dans la ligature de l'iliaque externe, en se dirigeant vers la branche horizontale du

---

[1] WIEDOW. 5e Congrès des gynéc. all. Fribourg, 1889 (*Centr. f. Gyn.*, 1889, n° 30, p. 520), et *Berl. klin. Woch.*, 1889, n° 18, p. 202). — SÄNGER. *Centr. f. Gyn.*, 1889, n° 31, p. 542. — — S. SAXTORPH (de Copenhague). *Hosp. Tid.*, 1890, p. 1245, 1265, et 1891, p. 73.

Le premier cas d'incision d'abcès pelvien par la voie sacrée a été publié par WIEDOW (*Berl. klin. Woch.*, 11 mars 1889). — Celui-ci rapporte en même temps une salpingotomie faite par cette voie.

[2] S. POZZI. De la laparotomie sous-péritonéale, etc. (*Bull. et Mém. de la Soc. de Chir.*, 14 avril 1886.) — BARDENHEUER. *Der extra-peritoneale Explorativschnitt*. Stuttgart, 1887.

pubis. Le péritoine est maintenu soulevé en dedans par un large écarteur ou les doigts d'un aide, tandis que l'opérateur, portant l'index au fond de la plaie, tâche de sentir la résistance de l'abcès. On arrive ainsi peu à peu jusqu'à la base du ligament large, dans la partie la plus profonde de la cavité pelvienne. Quand on a atteint le foyer purulent, qu'on reconnaît à sa fluctuation, on l'incise, on déterge soigneusement sa cavité et on pratique le drainage, soit par la paroi abdominale, soit par le vagin[1].

4° L'incision par la **laparotomie** proprement dite, ou **trans-péritonéale**, des suppurations pelviennes non énucléables, a été faite d'abord par Lawson Tait, puis par beaucoup de chirurgiens, à son exemple[2]. Il ouvrait l'abdomen par une incision assez petite (7 à 10 centimètres), introduisait les doigts pour reconnaître la tumeur, évacuait par une ponction aspiratrice ; il attirait la poche entre les lèvres de la plaie abdominale, l'ouvrait et suturait ses parois aux lèvres de la paroi abdominale.

Cette pratique correspond à une période où la distinction entre les pyo-salpinx et les suppurations péri-salpingiennes n'était pas suffisamment établie. Il est certain que la majorité de ces opérations a été faite pour des poches purulentes qu'on aurait dû énucléer et enlever, au lieu de se borner à les marsupialiser[3].

D. *L'abcès est plus rapproché de la paroi abdominale.* — On devra alors aller à la recherche du pus par une **incision** faite immédiatement au-dessus du ligament de Poupart et, s'il est nécessaire, décoller le péritoine dans une faible étendue.

L'incision d'une vaste collection purulente, comme le sont généralement les phlegmons du ligament large, doit être suffisamment grande (6 à 8 centimètres) et sera maintenue béante par le passage de deux gros drains accolés en manière de canons de fusil et poussés doucement jusqu'au fond du foyer. On peut les remplacer ou mieux les doubler par une lanière épaisse de gaze iodoformée. Si l'on pratique des injections, elles devront être faites avec un antiseptique très faible et non toxique. On devra parfois tamponner avec la gaze iodoformée les parties déclives de la poche. Enfin, si celle-ci s'étend en bas jusque

---

[1] Voir les observations contenues dans Versepuy. *De la périmétrite et de son traitement.* Thèse de Paris, 1888.

[2] L. Tait. *Loc. cit.* — Au mois de juillet 1889, il avait ainsi opéré et guéri 38 abcès pelviens (*Edinb. med. Journ.*, juillet-août 1889, t. XXXV, p. 1 et 97). — Voir aussi Christian Fenger. Soc. obst. de Chicago (*Amer. Journ. of Obstet.*, 1886, t. XIX, p. 428). — Mac Kay. *Lancet*, 12 févr. 1887. — Terrillon. *Bull. et Mém. de la Soc. de Chir.*, 1er juin 1887, p. 567.

[3] Hegar avait proposé de faire, de propos délibéré, l'ouverture en deux temps, comme Volkmann l'a pratiquée pour les kystes hydatiques du foie. Dans un premier temps il faisait la laparotomie et tamponnait avec de la gaze iodoformée de façon à créer un canal reliant la poche à l'incision abdominale. Dans un second temps, il incisait la poche, après quatre ou cinq jours, quand les adhérences sont assez fortes.

près du cul-de-sac postérieur du vagin, ce que le toucher combiné permet de reconnaître, on ferait aussi le drainage par cette voie. Mais il faut prendre les plus grandes précautions pour ne pas blesser alors la vessie ou l'intestin, et guider avec le doigt la pointe de la pince directrice jusque sur le cul-de-sac vaginal, en procédant de haut en bas, tandis qu'on pratique d'autre part le toucher. Mundé[1] a eu deux fois à déplorer la blessure de la vessie, qui n'a, du reste, pas eu de suites graves.

E. *L'abcès a infiltré le plancher pelvien.* — L'abcès forme une sorte d'*éponge purulente* dont les mailles sont constituées par du tissu conjonctif épaissi et des fausses membranes résistantes. Dans ce cas-là, l'utérus et les annexes sont emprisonnés et comme cimentés, à la manière de pierres dans un mur, par les productions inflammatoires. C'est alors que l'intervention par la **laparotomie** est particulièrement grave. La guérison est toujours longue, difficile, et laisse longtemps persister des indurations et des fistules. J'ai pourtant obtenu ainsi de remarquables succès[2] et Bouilly[3] en a cité également.

On doit d'abord évacuer le pus par une incision du cul-de-sac vaginal vers lequel s'avance la suppuration. C'est dans la grande majorité des cas le cul-de-sac postérieur qui est distendu par le pus et l'on pratiquera la **colpotomie postérieure.** Plus rarement le pus est accessible en avant, en décollant la vessie, après **colpotomie antérieure.** On doit toujours déterminer la position exacte de l'utérus relativement à la tumeur inflammatoire à l'aide du cathétérisme.

L'hystérectomie vaginale a été proposée par Péan d'abord pour les suppurations pelviennes, et il l'a ensuite généralisée à toutes les lésions inflammatoires bilatérales des annexes. Cette extension est excessive. Mais, bornée à des cas très déterminés de suppuration diffuse, l'hystérectomie vaginale est supérieure à la simple incision du cul-de-sac postérieur du vagin.

L'hystérectomie est alors loin d'être toujours une opération facile. L'utérus est immobile, il ne s'abaisse nullement ; autour de lui tout est épaissi, friable et saignant.

Après l'ablation de l'organe, on s'aperçoit souvent qu'on n'est pas entré dans la cavité péritonéale, qui est fermée de toutes parts par les produits inflammatoires, si bien que le fond de l'utérus est enchâssé dans cette masse ligneuse à la manière d'un gland dans sa cupule. Mais une fois que l'hystérectomie a été effectuée, dans ces cas complexes, elle met les opérées dans de très bonnes conditions de guérison. On a

[1] Mundé. *Amer. Journ. of Obst.*, 1886, t. XIX, p. 113. (Observ. VI et IX.)
[2] S. Pozzi, de Lostalot et Baudron. *Annal. de Gyn.*, 1890, t. XXXIII, p. 252. — S. Pozzi et Baudron. *Revue de Chir.*, août 1891, p. 520.
[3] G. Bouilly. *Bull. et Mém. de la Soc. de Chir.*, 1890, p. 520.

créé ainsi un trou, comme à l'emporte-pièce, au milieu de tout le magma inflammatoire composé de produits plastiques et de pus. Cette perforation permet un large drainage, dont la déclivité assure l'efficacité.

Après l'ablation de l'utérus, faut-il aller, en s'aidant de la palpation bi-manuelle, à la recherche des collections purulentes et, comme l'ont recommandé Péan et P. Segond, avec les doigts profondément introduits dans le vagin, découvrir les points fluctuants et les effondrer pour permettre une évacuation rapide et complète ? Cette manœuvre n'est pas sans danger. Du reste, l'ouverture des collections purulentes a une tendance naturelle à se faire spontanément dans la brèche créée par l'hystérectomie. Il ne faut pas s'obstiner à faire une ablation complète des parties malades, comme dans la laparotomie. On pourrait alors, en effet, s'exposer à déranger les pinces qui assurent l'hémostase, à porter l'infection au loin et même à blesser des anses intestinales tendues, dont on aurait méconnu la nature.

Le manuel opératoire de l'**hystérectomie vaginale** pratiquée pour la cure des suppurations péri-utérines (et que j'ai proposé d'appeler pour cette raison **évacuatrice**) a été d'abord décrit par Péan. L'utérus, toujours plus ou moins fixé par des adhérences, doit être enlevé par **morcellement** et par la méthode de la **forcipressure** : cette dernière offre des avantages incontestables sur les ligatures[1].

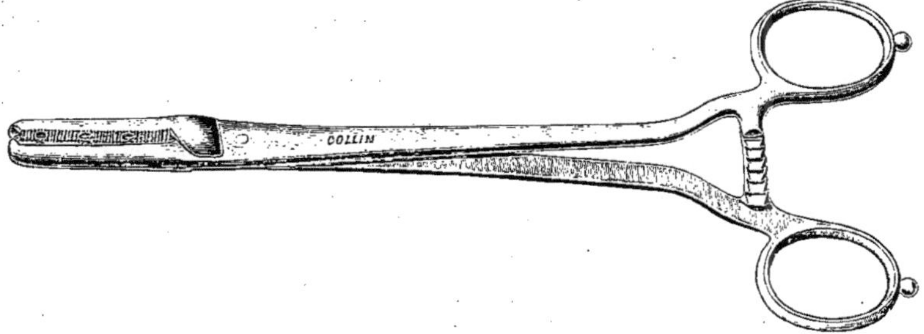

Fig. 590. — Pince à mors courts et cloutés pour l'hystérectomie vaginale (S. Pozzi).

Le procédé ne diffère pas de celui que j'ai décrit pour l'hystérectomie vaginale dans les fibromes de petit volume et auquel je renvoie (p. 410). La libération des faces antérieure et postérieure de l'utérus doit se faire par décollement. Ce décollement doit être poursuivi prudemment, avec le souci constant de se maintenir contre le tissu utérin.

[1] Pour éviter le *dérapage* des pinces qui se produit parfois avec les pinces de Péan, j'ai apporté une modification consistant dans le cloutage des mors que termine un bec analogue à celui des pinces de Kocher ; un bouton formant une marque distinctive est, en outre, placé sur les anneaux pour éviter de confondre cette pince à forcipressure et à demeure avec d'autres (fig. 590).

On évitera de la sorte la blessure de la vessie et du rectum. L'utérus parfois est alors comme énucléé des adhérences qui l'entourent[1].

Traitement des péri-métro-salpingites chroniques. — Les résidus d'anciennes inflammations péri-salpingiennes, fausses membranes, adhérences, etc., donnent lieu à des phénomènes douloureux complexes, par la compression qu'ils exercent sur l'ovaire et la trompe, par les déviations de l'utérus qu'ils entraînent, par l'agglutination des anses intestinales, la soudure de l'épiploon au pubis, la compression des urtères, etc. C'est à ces cas-là, spécialement, que convient le **massage**[2], la **sismothérapie** (V. p. 858) et la **kinésithérapie**[3] pour favoriser la

[1] C'est ce procédé que je préfère actuellement. J'avais adopté d'abord (d'après PÉAN), une technique différente qui avait été bien décrite par P. SEGOND (*De l'hystérectomie vaginale dans le traitement des suppurations pelviennes*. Paris, 1891, p. 24 à 26).

[2] Voici quelques indications sur la technique du massage des organes génitaux internes que j'emprunte à un mémoire de VULLIET (*Le massage en gynécologie*, Paris, 1890, p. 10). e massage externe des parois abdominales n'est qu'une manœuvre préparatoire, un massage d'assouplissement. C'est le massage mixte, ou abdomino-vaginal, qui est le plus en usage. Quelle que soit la rigidité initiale des parois abdominales et vaginales, il y a un espace où les deux mains arrivent toujours à se rencontrer. C'est dans la région sus-pubienne, immédiatement derrière la symphyse. La main qui est à l'extérieur se place sur le mont de Vénus et les doigts tournés du côté de l'ombilic. L'index et le médius de l'autre main pénètrent dans le vagin ensemble, s'il est assez grand, successivement s'il est étroit. Une fois les deux doigts engagés, on les place le dos contre le périnée et la face palmaire contre la paroi vésico-vaginale. La commissure antérieure se trouve ainsi hors de portée des mouvements qui vont être exécutés. Les mouvements (frictions, pressions, malaxations) devront toujours être lents et soutenus. La main abdominale refoulera les tissus directement, de haut en bas, et la main vaginale les repoussera de bas en haut. On commet généralement la faute de trop plonger avec la main abdominale et de ne pas assez soulever avec la main vaginale. Chacune d'elles doit faire une partie du chemin. Immédiatement, derrière la symphyse, les mains ne sont séparées que par les parois qu'elles refoulent et par la vessie; mais un peu plus en arrière, l'utérus, s'il est dans sa situation normale, s'interpose entre elles. L'antéversion est la position qui se prête le mieux au massage de l'utérus, c'est celle où il faudra arriver à le ramener.

Dans la métrite chronique et dans toutes les affections autres que des néoplasmes qui ont déterminé l'hypertrophie de l'utérus, on procède de la façon suivante : une fois l'organe couché en avant, les doigts qui sont dans le vagin le soutiennent et l'immobilisent, pendant que la main externe pratique une série de frictions sur sa face postérieure, puis elles cherchent à enserrer le fond entre les doigts de manière à le comprimer d'une façon concentrique, comme dans la manœuvre obstétricale de l'expression.

S'il existe une infiltration du tissu cellulaire péri-cervical, c'est la main externe qui fixe et abaisse la matrice pendant que les doigts font des passes lentes et douces autour du col. Pour masser la marge de l'utérus, les deux mains, après s'être réunies sur le côté de l'organe, le refoulent latéralement; la région latérale devient ainsi plus médiane et plus accessible. Les brides se trouvent, en général, sur les parties antéro-latérales unissant l'un des côtés de l'utérus avec la séreuse pelvienne, du même côté ; elles se tendent quand on attire ou on repousse l'utérus dans le sens opposé. Au moyen des mouvements communiqués, on arrive assez facilement à déterminer leur point d'attache. Le massage consistera à malaxer les régions où siègent les brides pour les faire résorber et en mouvements imprimés à l'utérus pour le dégager de ces liens.

[3] STAPFER (*Traité de Kinésithérapie gynécologique*, Paris, 1897) ajoute au massage des mouvements de gymnastique et donne à l'ensemble du traitement le nom de *kinésithérapie gynécologique*. Pour l'exécution des mouvements de gymnastique, il s'inspire directement de Brandt. D'après les effets produits sur la circulation abdomino-pelvienne, la gymnastique est décongestionnante, congestionnante, indifférente.

Dans tous les mouvements de gymnastique décongestionnante, la paroi abdominale doit

résorption des produits plastiques. Quand il y a prédominance de l'élément douleur et que cette dernière affecte le caractère névralgique, l'électricité faradique pourra rendre des services.

être au minimum de tension. Exemple : la malade étant couchée le siège élevé et les jambes fléchies, on lui fait exécuter des mouvements actifs d'abduction et d'adduction de la cuisse en s'opposant à ces mouvements; il ne faut jamais aller jusqu'à la fatigue.

Dans tous les mouvements de gymnastique congestionnante, la paroi abdominale est tendue au maximum. Exemple : la malade est assise inclinée en arrière, la tête appuyée, elle fléchit et étend la cuisse, le médecin s'opposant au mouvement; ou bien la malade à genoux se cambre en arrière; le pas de gymnastique sur place est encore un mouvement congestionnant. La gymnastique indifférente comprend les exercices d'assouplissement des membres et du tronc, les mouvements positifs et actifs imprimés aux extrémités, les exercices de mouvements respiratoires. Les mouvements décongestionnants sont les plus employés; ils sont indiqués dans les métrorragies, les œdèmes abdomino-pelviens, etc.

Stapfer a donné des règles précises de kinésithérapie pour les diverses affections utéro-pelviennes : des descriptions détaillées et des figures explicatives permettent de répéter aisément tous les mouvements recommandés.

Cette thérapeutique est parfois un adjuvant précieux : mais elle ne saurait avoir l'ambition de se substituer à toutes les autres.

CHAPITRE XVIII

KYSTES DE L'OVAIRE

Au point de vue histogénique on a divisé les **tumeurs de l'ovaire** en néoplasmes d'origine conjonctive et en néoplasmes épithéliaux. Le premier groupe, **tumeurs dermoïdes**, comprend les fibromes, les fibromyomes, les sarcomes, les endothéliomes, tumeurs relativement rares, surtout les dernières. Le second groupe, **tumeurs épithéliales**, comprend les épithéliomas solides ou médullaires et les kystes ovariques mucoïdes. A ces deux groupes principaux, il faut en ajouter un troisième, qui comprend les **tumeurs dermoïdes**, mieux appelées **embryomes** de l'ovaire.

Au point de vue clinique, la meilleure division est celle qui distingue les **tumeurs solides** et les **tumeurs kystiques**. Ces dernières, étant incomparablement plus fréquentes, méritent d'attirer d'abord l'attention du clinicien.

ANATOMIE PATHOLOGIQUE DES KYSTES DE L'OVAIRE

Toutes les parties de l'appareil tubo-ovarien peuvent être le point d'origine de formations kystiques : la portion corticale, la portion médullaire, le hile de l'ovaire, la région comprise entre la trompe et l'ovaire où se trouvent disséminés des vestiges du corps de Wolff (corps de Rosenmüller ou parovarium, hydatide de Morgagni, restes oblitérés du canal de Gärtner) (fig. 591).

Essentiellement distincts au point de vue histogénique et anatomique, ces divers néoplasmes peuvent parfois se ranger artificiellement dans la même espèce clinique; ainsi, pour en citer un exemple, le fait seul qu'un kyste est inclus dans le ligament large suffit pour constituer une catégorie chirurgicale bien définie; or, ce kyste inclus pourra prendre naissance sur place, aux dépens du parovaire, ou bien provenir du hile ou même du parenchyme de l'ovaire et s'introduire, en les déplissant, entre les feuillets du ligament large.

Je diviserai les kystes de l'ovaire de la façon suivante :

I. Kystes proligères glandulaires et papillaires.

II. Kystes dermoïdes.

III. Kystes mixtes, mucoïdes et dermoïdes.

IV. Kystes parovariens.

I. *Kystes proligères glandulaires et papillaires*. — On désigne sous ce nom les kystes à grand développement dérivant de l'épithélium ovarien. L'aspect de ces tumeurs est très variable ; cependant quelques caractères communs permettent d'en donner une description d'ensemble à laquelle j'ajouterai ensuite des détails spéciaux relativement à chaque variété.

Les deux ovaires peuvent être envahis, mais les lésions n'y ont généralement pas alors le même degré de développement ; ainsi, tandis qu'un des deux côtés est occupé par une tumeur énorme, de l'autre il n'y a parfois qu'une altération commençante qui en augmente à peine le volume ; le chirurgien ne doit pas oublier d'inspecter toujours soigneusement l'ovaire du côté réputé sain, avant de refermer le ventre.

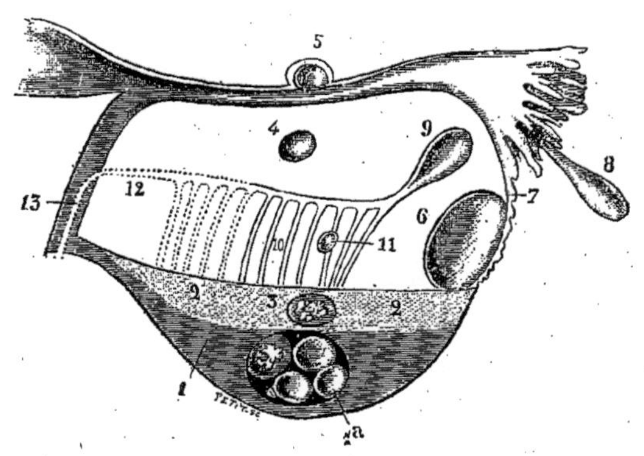

Fig. 591. — Schéma de l'appareil tubo-ovarien pour montrer les divers lieux d'origine des kystes (Doran).

1ª. Kyste glandulaire multiloculaire développé dans 1. parenchyme ovarien ; 3. Kyste papillaire développé dans 2. tissu du hile de l'ovaire ; 4. kyste uniloculaire du ligament large indépendant du parovarium 10 ; 5. kyste uniloculaire du ligament large situé au-dessus de la trompe, mais sans union avec elle ; 6. kyste semblable tout près de 7. ligament tubo-ovarien ; 8. hydatide de Morgagni qui n'est jamais le point de départ d'un grand kyste ; 9. kyste développé aux dépens d'un conduit horizontal du parovarium ; 11. kyste développé aux dépens d'un tube vertical : ce sont ces kystes qui constituent les kystes papillaires du ligament large (Doran) ; 12, 15. trajet du canal de Gärtner, oblitéré : des kystes papillaires pourraient se développer le long de ce trajet (Coblenz) et seraient l'origine des kystes papillaires en connexion avec l'utérus, 13.

Le **volume** de la tumeur présente les plus grandes variations ; il peut être tel que l'abdomen entier est rempli [1], les cartilages costaux refoulés

---

[1] N. Maglioni (*Historia de un quiste del ovario*, etc. Buenos-Ayres, 1891) a enlevé, à une femme de 65 ans, un kyste pesant 55 kilogr. Guérison. — Idaszewski (*Thèse de Leipzig*, 1903), a rapporté l'observation d'un kyste de l'ovaire qui contenait 60 litres de liquide. — Voir aussi, à propos de ces kystes géants de l'ovaire les observations suivantes : Roche (*Soc. d'anat. et de phys. de Bordeaux*, 21 déc. 1902). — Siedentopf (*Münch. med. Woch.*, 1903, p. 197). — Abel (*Deutsche med. Woch.*, 1904, p. 793). — Delay (*Lyon médical*, 25 novembre 1903). — Pfachler (*Correspondenzblatt für schweitzer Aerlzte*, avril 1904) ; le kyste contenait 74 litres. — Skutsch (*Gesellsch. für Geb. zu Leipzig*, 20 juin 1904, etc.). — Tuffier (*Bull. de la Soc. de Chir.* 1906, p. 324) ; le kyste contenait 94 litres.

et déjetés en dehors, de telle sorte qu'après l'ablation de la tumeur la femme donne l'idée d'un poisson vide.

La forme est généralement sphérique ou ovoïde, mais avec des bosselures au niveau des points faibles qui ont plus cédé que les autres à la distension. Dans les endroits où la tumeur est le plus épaisse, la couleur est d'un blanc nacré ou bleuâtre, marbré par les vaisseaux veineux;

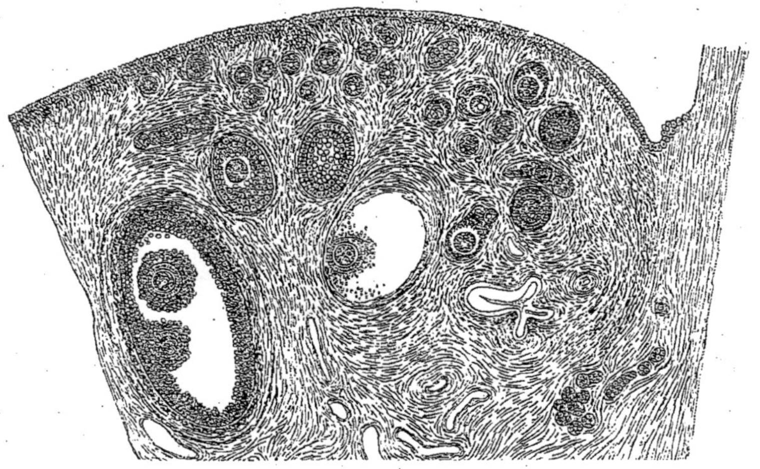

Fig. 592. — Coupe verticale de l'ovaire d'une chienne (Wyder).

On voit sur toute la surface libre de l'ovaire une couche de cellules épithéliales cylindriques (épithélium germinatif). En un point, existe une dépression en doigt de gant qui enfonce un tube de cet épithélium dans le tissu de l'ovaire. Au-dessous se trouve une couche de tissu conjonctif dense dans lequel sont de jeunes follicules et des ovisacs. A gauche, vers le milieu de la préparation, se trouvent deux follicules plus âgés, avec des ovules complètement développés. A droite est la cicatrice étoilée et plissée d'un ancien follicule. Dans cette région, on voit aussi le stroma du hile, riche en vaisseaux, et la coupe longitudinale et transversale de tubes du parovarium. Le plus gros follicule, à gauche, contient deux ovules et permet de reconnaître la structure générale des follicules, membrane fibreuse, membrane granuleuse, et disque proligère avec l'ovule ; on distingue dans ce dernier la zone pellucide, le vitellus, la vésicule germinative et son nucléole.

dans les parties plus minces la coloration est violacée, verdâtre ou noirâtre suivant la nature du contenu.

Quelquefois les bosselures existant à la surface du kyste sont plus accusées, si bien que la tumeur prend une apparence lobulée et paraît constituée par plusieurs poches juxtaposées.

Enfin, dans quelques cas exceptionnels, il n'existe pas de membrane d'enveloppe commune. La tumeur est formée par la réunion d'un plus ou moins grand nombre de petits kystes isolés et distincts, par une agglomération de vésicules de formes et de dimensions très variables. Quelques-unes de ces vésicules kystiques sont sessiles, mais la plupart sont appendues à un pédicule plus ou moins allongé et généralement très grêle, les pédicules se réunissent entre eux, groupant les petits

kystes à la façon des grains d'une grappe de raisin (fig. 593 et 594). Ce
sont les **kystes racémeux** de l'ovaire, signalés par Koeberlé, en 1878,
et bien étudiés récemment par Jayle et Bender[1] (fig. 595).

Une particularité morphologique importante domine, on peut le dire,
l'histoire chirurgicale des kystes de l'ovaire : c'est la présence, les dispositions diverses ou l'absence d'un **pédicule** les reliant aux tissus voisins. Ce pédicule est parfois très mince, presque membraniforme et la
trompe en est séparée par l'aileron libre de l'ovaire (fig. 596). Fréquem-

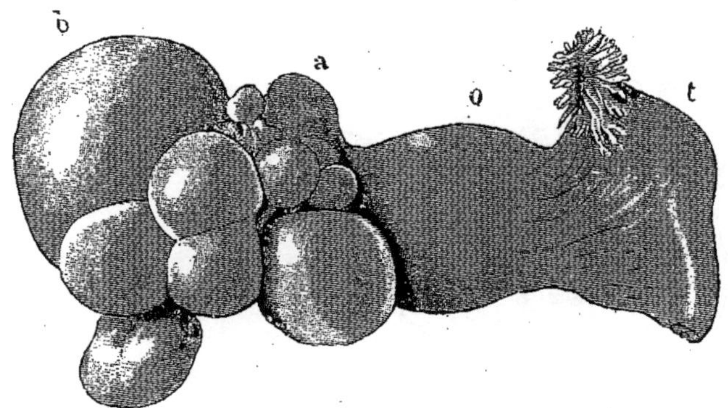

Fig. 595. — Kyste racémeux de l'ovaire (kystes folliculaires séreux et myxomateux conglomérés'.
t. Trompe. — *o.* Ovaire. — *a, b.* Kystes folliculaires myxomateux (S. Pozzi).

ment cet aileron est dédoublé et la trompe, entraînée sur la tumeur,
lui adhère et a subi un certain allongement concomitant. Le pédicule
contient alors deux cordons parallèles : la trompe et le ligament de
l'ovaire. Le point le plus rétréci du pédicule est ordinairement au
niveau de ce qu'on a appelé le *ligament infundibulo-pelvien,* ou repli
du péritoine, qui s'étend de la paroi pelvienne à l'ovaire et par où les
vaisseaux abordent l'organe[2].

La largeur et l'épaisseur du pédicule sont extrêmement variables :
elles tiennent à la fois à la distance qui sépare la tumeur du bord de
l'utérus et à l'épaisseur du ligament large dont les fibres musculaires
sont parfois hypertrophiées, le tissu conjonctif œdématié et les vaisseaux veineux dilatés. Enfin c'est au niveau du pédicule que les parois

---

[1] Voir à propos des kystes racémeux : KŒBERLÉ. Article : Kystes de l'ovaire *in* JACCOUD,
Nouveau dictionnaire de médecine et de chirurgie pratiques, 1878, t. XXV, p. 513. —
OLSHAUSEN. Ueber eine eigenthümliche Art ovarieller Kystome (*Centr. f. Gyn.,* 1884, n° 43,
p. 673), et Traubenförmige Ovarialkystome (*Die Krankheiten der Ovarien,* p. 75).—F. JAYLE
et X. BENDER. Les kystes racémeux de l'ovaire (*Rev. de Gyn. et de Chir. abd.,* 1903, n° 5,
p. 755). — X. BENDER. *Les kystes racémeux de l'ovaire.* Thèse de Paris, 1904.

[2] Voir A. MARTIN. Die Stielbildung der Ovarialtumoren (*Die Krankheiten der Eierstöcke,*
p. 420).— WERTH. Zur Anatomie des Stieles ovarieller Geschwülste (*Archiv f. Gyn.,* t. XV,
p. 402).

kystiques présentent parfois leur plus grande épaisseur et qu'on peut retrouver des vestiges de l'ovaire.

Quand le pédicule manque, le kyste est inclus dans le ligament large, en totalité ou en partie. Pour expliquer cette situation, Freund invoque une malformation congénitale qui ne serait autre que l'enclavement excessif de l'ovaire. Les kystes folliculaires et les kystes du corps jaune peuvent d'ailleurs, exceptionnellement, offrir ce siège, comme je l'ai

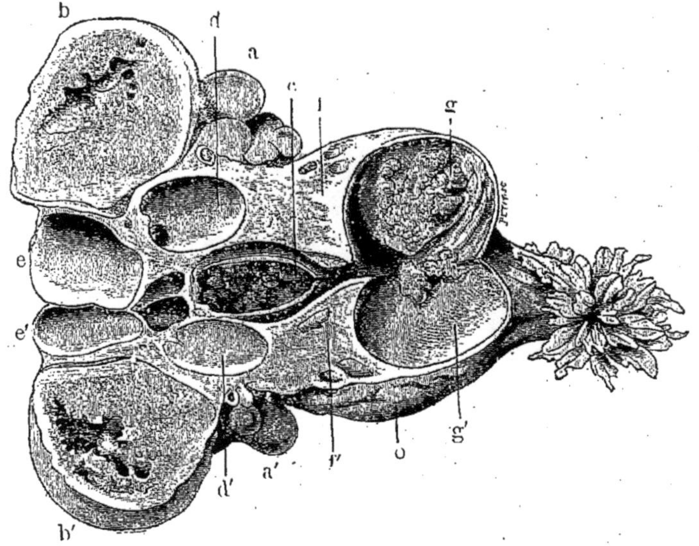

Fig. 594. — Kyste racémeux de l'ovaire (kystes folliculaires séreux et à contenu fibrineux conglomérés).

Coupe de la tumeur de la figure précédente, grandeur naturelle. — *a*, *a'*. Petits kystes myxomateux. *b*, *b'*. Grands kystes myxomateux. *e*, *e'*. Kystes folliculaires à contenu liquide. *c. g g'*. Kystes folliculaires à contenu caséeux. *o*, *f*, *f'*. Tissu ovarien contenant des petits kystes folliculaires.

observé. Le groupe des kystes inclus dans le ligament large est essentiellement artificiel ; il ne peut servir de base à aucune classification nosologique, mais il a un très grand intérêt au point de vue chirurgical. C'est à tort que certains chirurgiens rendent encore ce terme synonyme de celui de kyste parovarien et même seulement de la variété de kyste parovarien la plus fréquente, de celle dont la paroi est mince et le liquide hyalin. En réalité, les diverses espèces de kystes ovariques peuvent être incluses dans le ligament large[1] (fig. 597).

[1] Laroche. *Contribution à l'étude de l'inclusion des kystes dans les ligaments larges*. Thèse de Paris, 1896. Voir : Chauncey. Intraligamentous cysts, their diagnosis and treatment

Le kyste inclus peut, suivant le cas, n'occuper que le côté externe du ligament, vers le pelvis, ou que le côté interne et s'accoler à l'utérus, ou enfin remplir la totalité du ligament large et déjeter alors l'utérus en le luxant, pour ainsi dire, en haut et en dehors, du côté opposé. Un segment important de la tumeur peut dépasser le ligament large en

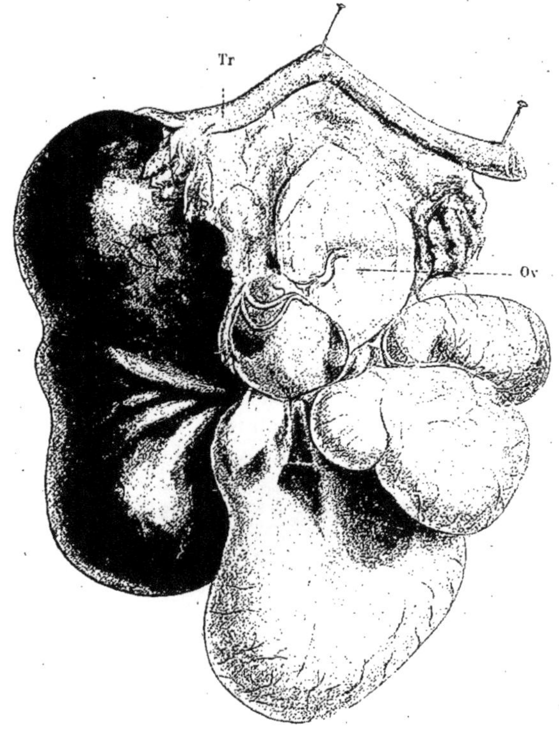

Fig. 595. — Kyste racémeux de l'ovaire droit (560 gr.) (F. Jayle et X. Bender).

La tumeur est formée d'une agglomération de kystes insérés sur une surface assez réduite, au niveau de la face postérieure et à l'extrémité externe de l'ovaire (Ov); le plus grand kyste. (à gauche) est le siège d'une hémorragie intrakystique par torsion de son pédicule. La trompe, Tr, est normale.

haut, vers la cavité abdominale, en formant un kyste libre, surajouté au kyste inclus dont le sépare un sillon.

(*Amer. Journ. of Obst.*, 1901, juillet, p. 80). — Schenk. Beitrag zur Lehre von den pseudo-intraligamentären Eierstocksgeschwülsten (*Monats. f. Geb. und Gyn.*, 1901, t. XIII, p. 66). — Fennoni. Ricerche ed osservazioni anatomo-cliniche sulle cisti intraligamentarie e su alcune altre forme patologiche del legamento largo (*Annali di ost. e ginecol.*, 1905, n° 2, 3, 4 et 5). — Sianoshenski. *Les kystes intraligamentaires de l'ovaire et leur traitement chirurgical*, Thèse de St-Pétersbourg, 1904.

D'après Terrillon [1], l'enclavement secondaire des kystes proligères différerait de l'enclavement primitif des kystes parovariens. Dans le premier cas, la portion enclavée du kyste contracte avec les tissus voisins des adhérences tellement intimes qu'il pourrait s'ajouter au pédicule vasculaire utéro-ovarien primitif un second pédicule vasculaire; celui-ci provient de la corne utérine et est dû à la dilatation de l'anastomose qui existe normalement avec la branche supérieure de l'utérine et la terminaison de l'utéro-ovarienne [2]; il en résulterait un aspect violacé et un épaississement du ligament large qui n'existerait pas dans les kystes parovariens. Une pareille distinction est tout à fait illusoire et basée sur l'observation restreinte à la variété des kystes parovariens hyalins.

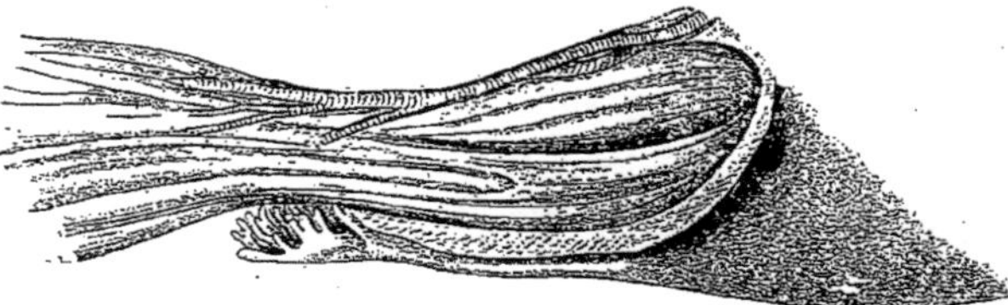

Fig. 596. — Pédicule d'un kyste de l'ovaire.

Le pédicule est court : l'aileron de l'ovaire n'a pas été entièrement dédoublé (le kyste a été vidé).

Il importe encore de distinguer une variété spéciale de kystes sessiles : ce sont ceux qui ne restent pas confinés dans le ligament large, mais qui en dépassent les limites et cheminent sous le péritoine, dans les interstices cellulaires, très loin de leur point d'origine. On pourrait leur donner le nom de **kystes rétro-péritonéaux**.

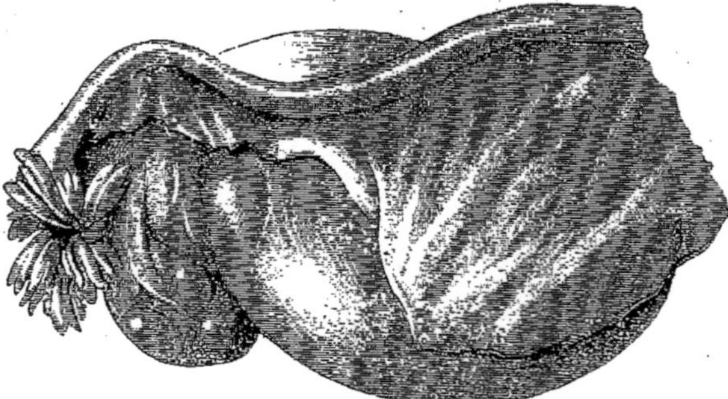

Fig.597.—Kystes folliculaires conglomérés inclus dans le ligament large (S. Pozzi).

Toutes les espèces de kystes paraissent d'ailleurs pouvoir prendre cette situation. A gauche la tumeur peut dédoubler le mésocôlon pelvien

[1] TERRILLON. Rapports entre les kystes de l'ovaire et le ligament large (*Revue. de Chir.*, 1884, p. 111).

[2] PIERRE DELBET. Kyste de l'ovaire inclus dans le ligament large (*Bull. de la Soc. anat.*, 1888, p. 477).

et se mettre en contact avec l'os iliaque. A droite, la poche peut s'avancer jusqu'au cæcum. Elle peut aussi, dépassant ce point, décoller le péritoine jusqu'au rein[1], jusqu'au foie[2] et jusqu'au diaphragme[3]. En arrière, on peut voir le cul-de-sac de Douglas distendu et les poches kystiques logées entre le rectum et l'utérus[4]. En avant, le cul-de-sac vésico-utérin est quelquefois soulevé; la vessie, tiraillée par lui et par l'ou-raque, s'allonge alors démesurément sous forme d'un boyau que l'opérateur est exposé à blesser. Latéralement, des masses kystiques, s'infiltrant sur le péritoine, entre lui et l'aponévrose pelvienne et même jusque dans la fosse iliaque, compriment l'uretère et sont une cause très fréquente d'altération des reins. Ces kystes migrateurs adhèrent parfois très fortement aux parties voisines et sont parfois très difficiles ou même impossibles à énucléer. On a souvent rattaché, à tort, leur origine aux parois de la vessie, du rectum ou de l'utérus, auxquelles

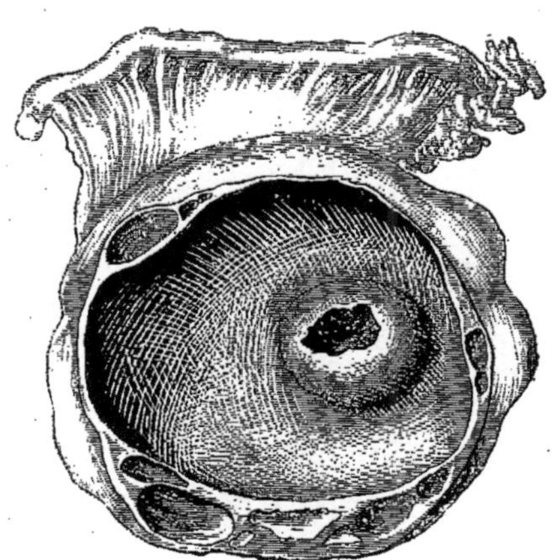

Fig. 598. — Petit kyste prolifère glandulaire, multiloculaire (Doran).

La coupe de la paroi montre des cavités accessoires; à l'intérieur du kyste existe une de ses poches rompues.

ils étaient accolés. Ils ont parfois porté obstacle à l'accouchement.

La **configuration intérieure** du kyste ovarique est des plus variables. Le kyste est formé parfois d'une seule cavité, et on le dit alors **uniloculaire**. Il existe presque toujours, dans ce cas, de très petites cavités kystiques secondaires (fig. 598), mais elles sont sans importance par rapport à la cavité principale. La dénomination de kyste uniloculaire n'est presque jamais rigoureusement exacte au point de vue anatomique, mais elle mérite d'être conservée au point de vue clinique, car elle implique l'idée de réductibilité facile après évacuation du contenu, ce qui est un des caractères essentiels de cette variété de tumeurs.

[1] Zweifel (*Soc. obstét. de Leipzig*, 17 oct. 1888, in *Centr. f. Gyn.*, 1888, p. 439) a opéré un kyste rétro-péritonéal qui avait cheminé en arrière de la séreuse « par un travail de taupe », de manière à emprunter des vaisseaux au pancréas. Le rein gauche déplacé dut être extirpé; guérison. Zweifel cite, à ce propos, un cas analogue de Bardenheuer (*Der extra-peritoneale Explorativschnitt*, Stuttgart, 1887, p. 680), où une tumeur analogue fut enlevée par incision lombaire. Mort en 15 heures.

[2] Bassini. *Actes de la 5ᵉ réunion des chirurgiens italiens à Naples*, 1888.

[3] Heurtaux. *Gaz. des hôpitaux*, 20 août 1889, p. 858.

[4] W. Hagen. *Centr. f. Gyn.*, 1890, n° 1, p. 4.

Dans d'autres cas, plus fréquents, le kyste est formé d'un nombre plus ou moins considérable de loges ; on le dit alors **multiloculaire**. Une poche est généralement proéminente ; parfois, il y en a deux ou trois de volume analogue : à côté des cavités d'une contenance de plusieurs litres, on trouve alors de petits kystes du volume d'une orange ou d'une noix. En certains points même, toute une partie de la tumeur peut être formée par une agglomération de très petites cavités séparées par un tissu plus ou moins dense, parfois gélatiniforme, donnant à la coupe l'aspect **aréolaire** d'un rayon de miel (fig. 599).

La surface interne des cavités kystiques est souvent lisse et unie. Assez fréquemment, elle est recouverte de petites végétations (fig. 600) qui lui donnent un aspect velouté. Ces végétations acquièrent parfois une importance plus grande et forment des masses plus ou moins volumineuses qui peuvent arriver à remplir complètement les poches kystiques. La membrane d'enveloppe, distendue, se rompt parfois et les végétations viennent faire saillie à la surface du kyste dans la cavité péritonéale. La tumeur prend alors l'aspect d'une sorte de chou-fleur formé en partie de cavités kystiques demeurées intactes, en partie de masses végétantes papillaires exubérantes, de coloration grisâtre ou rosée, qui présentent en général une très grande friabilité (fig. 601). Le kyste peut alors, pour ainsi dire, se retourner ; son fond convexe étale les végétations nées à la surface. Ces kystes papillaires diffèrent essentiellement, au point de vue clinique, des kystes glandulaires. Ils doivent en être nettement distingués. Les tumeurs de cette origine ont été souvent décrites comme des papillomes superficiels de l'ovaire, tandis qu'elles reconnaissent pour cause un kyste antérieur dont la déhiscence avait amené la disparition. Toutefois, les végétations peuvent, en apparence, naître d'emblée à la surface de l'ovaire. Prochaska, Gusserow et Eberth,

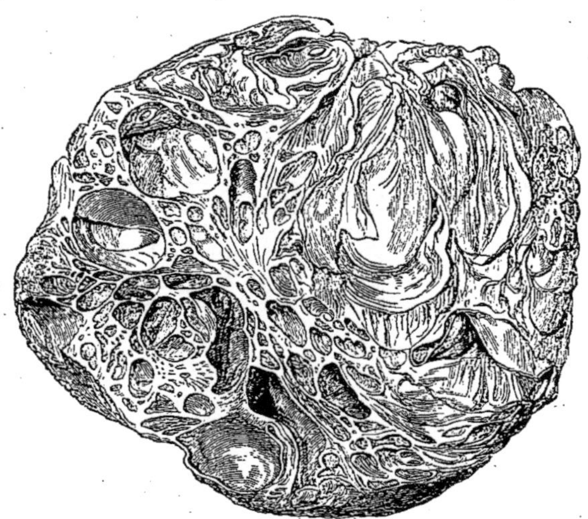

Fig. 599. — Kyste proligère glandulaire de l'ovaire, d'aspect aréolaire.

Birch-Hirschfeld, Marchand, Coblenz[1] en ont cité des exemples. Mais [les

faits de ce genre méritent réellement d'être décrits en même temps que les kystes déhiscents, et les deux observations de Coblenz montrent bien cette parenté ; le stroma ovarien contenait, dans l'un et l'autre de ces cas, des tubes épithéliaux, en train de se transformer en cavités kystiques et, dans la dernière observation, il y avait même un commencement de

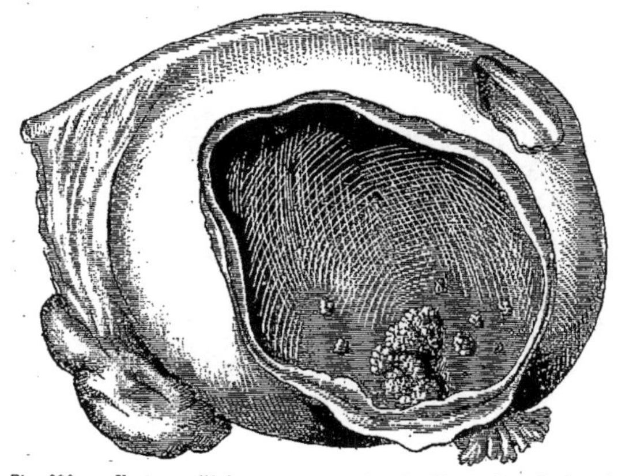

Fig. 600. — Kyste papillaire ayant son point de départ dans le hile de l'ovaire (Doran).

On voit, à gauche et en bas de la figure, l'ovaire encore presque intact. Le kyste est développé dans le ligament large. Une ouverture faite à celui-ci laisse voir en haut une partie de la trompe. Une fenêtre a été pratiquée à la paroi du kyste pour laisser voir les végétations papillaires, à l'intérieur.

formation papillaire dans l'intérieur de ces petits kystes ; on pouvait, du reste, voir à la surface de l'ovaire, tout à côté de la grosse masse

papillaire, de petites végétations qui naissaient de dépressions formées par des kystes superficiels rompus. On est donc autorisé à dire que le papillome superficiel de l'ovaire n'est, lui-même, que le produit de la déhiscence de très petits kystes su-

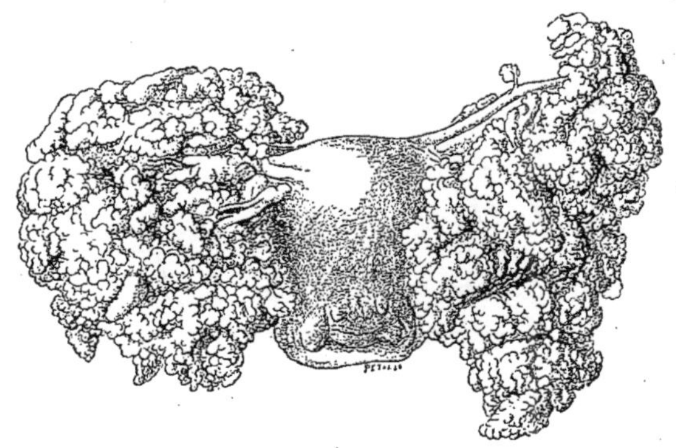

Fig. 601. — Tumeur papillaire des ovaires recouvrant la totalité des ligaments larges (Doran).

perficiels papillaires. Ainsi s'expliquent les cas où l'on a observé d'un côté un kyste papillaire et, de l'autre, un papillome de l'ovaire.

[1] Coblenz. Das ovarial Papillom in path. anat. und histogenet. Beziehung (*Virchow's Archiv*, 1880, t. LXXXII, p. 268).— Die papillären Adenokystomformen im Bereiche der weiblichen Sexualorgane und ihre Behandlung (*Zeits. f. Geb. u. Gyn.*, 1882, t. VII, p. 14).

La **membrane d'enveloppe** présente une épaisseur très variable suivant les cas et même, sur une même tumeur, suivant les points considérés. Des veines, souvent très volumineuses et pouvant égaler le volume de la veine fémorale ou même de la veine cave, rampent à sa surface externe et lui sont adhérentes à la manière des sinus, ce qui rend leur blessure dangereuse lorsque ces veines sont intéressées

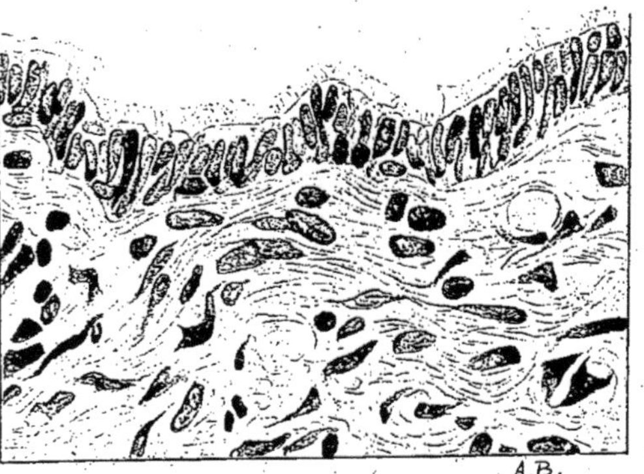

Fig. 602. — Kyste de l'ovaire. Coupe de la paroi. Epithélium cylindrique cilié (X. Bender)[1].

au cours d'une ponction, gênante par l'abondance de l'écoulement sanguin lorsqu'elles sont déchirées au cours de l'opération.

On voit parfois de larges bandes de tissu musculaire lisse étalées sur la tumeur près du pédicule[2].

Cette membrane d'enveloppe est formée, dans des couches superficielles, par du tissu conjonctif dense fibrillaire. Les couches profondes sont plus lâches et parcourues par de nombreux vais-

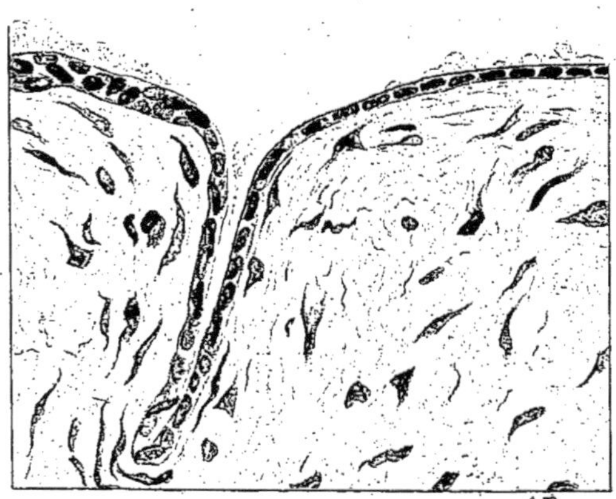

Fig. 605. — Kyste de l'ovaire. Coupe de la paroi. Epithélium à cellules aplaties (X. Bender)[3].

seaux. A la surface externe du kyste on rencontre quelquefois une couche épithéliale, formée par des cellules cubiques et représentant

---

[1] *In* F. JAYLE et X. BENDER. *Rev. de Gyn. et de Chir. abd.*, 1903, n° 5, p. 755. Planche C, fig. 5.
[2] DE SINÉTY et MALASSEZ. Sur la structure, l'origine et le développement des kystes de l'ovaire (*Arch. de Physiol.*, 1878, p. 39 et 543 ; *Ibid.* 1879, p. 624 : *Ibid.* 1880, p. 567 ; *Ibid.* 1881, p. 224). — OLSHAUSEN. *Die Krankheiten der Ovarien*, Stuttgart, 1886, p. 64. — QUÉNU. *Anatomie pathologique des kystes non dermoïdes de l'ovaire.* Thèse de Paris, 1881. — PFANNENSTIEL. Die Erkrankungen des Eierstockes und des Nebeneierstockes, *in* J. VEIT. *Handbuch der Gyn.*, t. III, p. 237. — A. MARTIN. *Die Krankheiten der Eierstöcke*, p. 568.
[3] *In* F. JAYLE et X. BENDER. *Loc. cit.*, Planche C. fig. 6.

l'épithélium superficiel de l'ovaire. Le plus souvent, à la vérité, l'épithélium superficiel a complètement disparu ou ne peut être retrouvé qu'au niveau de petites dépressions de la surface externe du kyste.

Le **revêtement épithélial** offre une disposition très différente suivant qu'il s'agit d'un kyste végétant ou non végétant.

Dans les *kystes non végétants*, qu'ils soient uniloculaires, pauciloculaires ou multiloculaires, l'épithélium est formé par une couche unique de cellules qui bordent la face interne des cavités kystiques. Ces cellules sont disposées très régulièrement et reposent sur une membrane basale parfaitement nette. On a insisté avec raison sur le polymorphisme de cet épithélium, polymorphisme que l'on peut observer, non seulement dans des poches kystiques voisines,

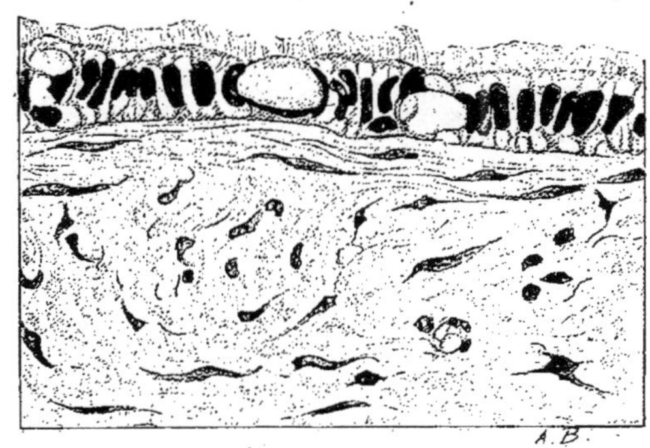

Fig. 604. — Kyste de l'ovaire. — Coupe de la paroi montrant des cellules muqueuses intercalées entre les cellules cylindriques ciliées (X. Bender[1]).

mais encore dans une seule et même poche; les cellules peuvent être cylindriques hautes, avec un noyau ovalaire disposé au niveau de la base de la cellule, ciliées (fig. 602), muqueuses (fig. 604), etc. Ces divers éléments sont, je le répète, fréquemment associés. Ailleurs, l'épithélium s'aplatit (fig. 603), devient cubique et même parfois presque lamellaire. Quelquefois, plus rarement, les contours des cellules s'estompent, puis s'effacent et la paroi kystique apparaît revêtue par une couche continue de protoplasma clair, semé régulièrement de petits noyaux arrondis et fortement colorés. Cet aspect est tout à fait comparable à celui du *syncytium* (v. p. 599) qui tapisse les villosités choriales.

Le plus souvent et même dans les kystes dont la paroi semble, à l'œil nu, parfaitement lisse, on trouve, au microscope, de petites formations qui traduisent la tendance proliferatrice active de l'épithélium. Ce sont de petits enfoncements tubulaires, fréquemment ramifiés, qui pénètrent dans l'épaisseur de la paroi fibreuse et dessinent des sortes de culs-de-sac glandulaires. Ce sont, ailleurs, de petites élevures, tantôt arrondies et mousses, tantôt effilées et ramifiées, qui font saillie dans la cavité du kyste. Les deux variétés se trouvent communément associées.

[1] *In* F. JAYLE et X. BENDER. *Loc. cit.*, Planche C, fig. 8.

Dans les *kystes végétants*, l'épithélium prolifère avec une activité beaucoup plus grande, parfois extrême, si bien que les végétations ainsi formées peuvent arriver à remplir complètement les cavités kystiques et à en provoquer la rupture. On distingue, au point de vue histologique, deux variétés de kystes végétants, les kystes proligères glandulaires et les kystes proligères papillaires.

Les *kystes proligères glandulaires*[1] résultent du développement très abondant de petites invaginations en doigt de gant qui s'enfoncent dans la paroi fibreuse du kyste et s'y ramifient à l'infini (*Cystoma evertens* des auteurs allemands). Ces tubes glandulaires dessinent sur les coupes les formes les plus irrégulières (fig. 605 et 606). Souvent les orifices qui s'ouvraient dans

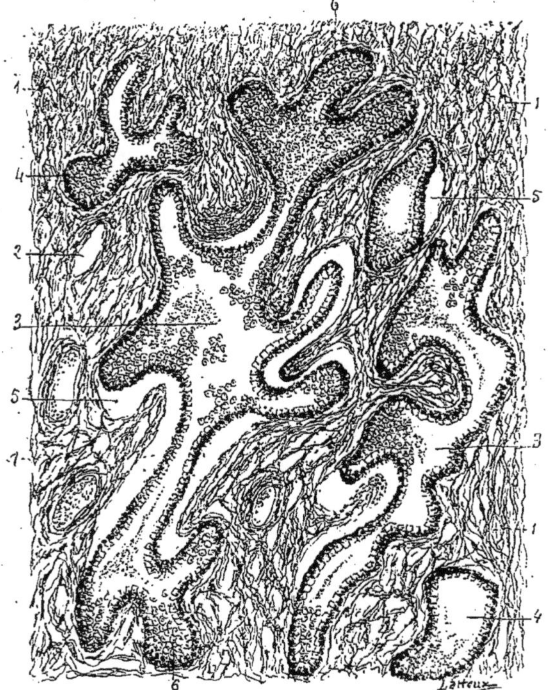

Fig. 605. — Kyste proligère glandulaire de l'ovaire (Latteux).

1. Stroma conjonctif lâche, myxomateux en certains points. 2. Vaisseaux sanguins. 3. Cavités glandulaires anfractueuses ou dilatées sous forme de kystes. 4. Cavités plus petites. 5. Lacune produite par le détachement de la couche épithéliale. 6. Épithélium proliféré, dont les cellules s'accumulent dans le fond des culs-de-sac glandulaires.

la cavité kystique principale s'obturent et s'oblitèrent; leur extrémité opposée, infundibuliforme, se dilate alors et il en naît d'autres tubes glandulaires qui, à leur tour, passent par une phase kystique pour aboutir à une nouvelle génération de glandes. La multiplication de celles-ci devient ainsi excessive. Les épithéliums qui tapissent ces formations tubulées offrent le même polymorphisme que les épithé-

---

[1] LIMNELL. Anatomie der Ovarialtumoren (*Arch. f. Gyn.*, 1901, t. 65, p. 547). — WOLFF. Beiträge zur path. Histologie der Ovarien mit besonderer Berücksichtigung der Ovarialcysten (*Virchow's Archiv*, t. 166, p. 256).

liums qui revêtent la grande cavité kystique. C'est dire qu'on y rencontrera, suivant les cas, des cellules cylindriques, des cellules caliciformes, des cellules cubiques, ces différentes variétés se trouvant très fréquemment associées.

Dans les *kystes proligères papillaires*[1] (fig. 607 et 608), le processus histologique est différent. La prolifération épithéliale se fait non plus de dedans en dehors, mais de dehors en dedans, vers le centre des

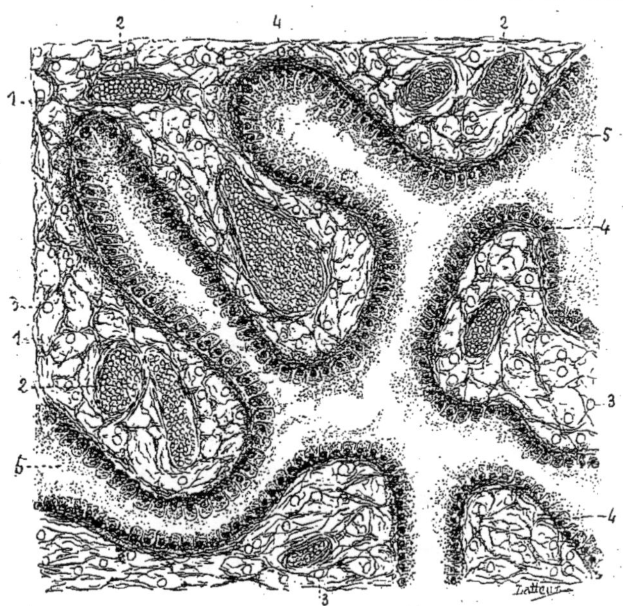

Fig. 606. — Kyste proligère glandulaire de l'ovaire (500 diamètres). (Latteux).

1. Tissu conjonctif myxomateux à filaments anastomosés. 2. Vaisseaux pleins de sang. 3. Cellules conjonctives devenues vésiculeuses. 4. Villosités recouvertes d'un épithélium bas, à petites cellules possédant chacune un gros noyau. 5. Matière colloïde interposée entre les mamelons.

cavités kystiques (*Cystadenoma invertens* des Allemands). De petites excroissances papillaires naissent ainsi, se développent, se ramifient et arrivent à former ces énormes masses en chou-fleur dont la pression peut déterminer la déhiscence des parois du kyste. Au microscope ces végétations apparaissent constituées par un squelette conjonctif lâche contenant des vaisseaux à parois minces. L'épithélium est cylindrique, parfois cilié. Il n'est pas exceptionnel, non plus, de trouver les

---

[1] Coblenz, *loc. cit.* — Duret. Des tumeurs végétantes ou papillaires de l'ovaire (*Congrès int. de gyn. et d'obst.*, Bruxelles, 1892, p. 555). — Pfannenstiel. Ueber die papillären Geschwülste des Eierstockes (*Archiv f. Gyn.*, 1895, t. 44). — Apostokalis. *Quelques considérations sur les kystes proligères papillaires de l'ovaire.* Thèse de Montpellier, 1898.

papilles tapissées par un épithélium cubique disposé parfois en plu-

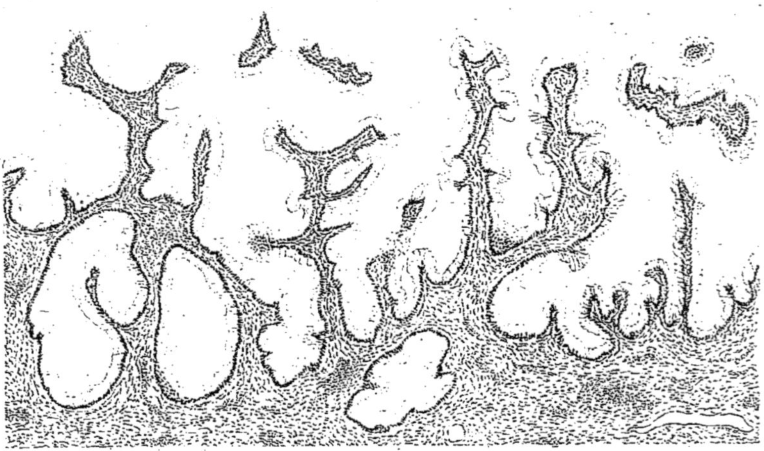

Fig. 607. — Kyste papillaire bénin (X. Bender)[1].

L'épithélium présente une disposition très régulière ; il est formé d'une couche unique de hautes cellules cylindriques. En aucun point, il n'y a d'envahissement du stroma par les éléments épithéliaux.

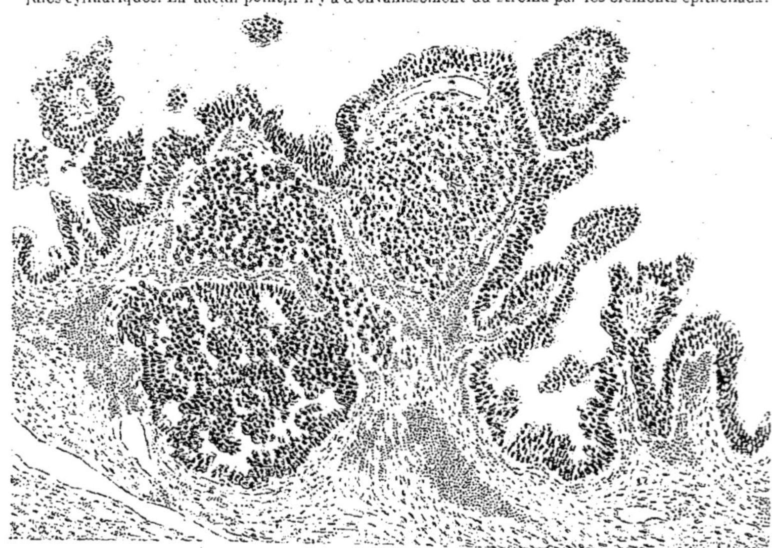

Fig. 608. — Kyste papillaire malin (X. Bender)[1].

L'épithélium de revêtement des papilles est irrégulier et formé de plusieurs assises de cellules. Il prolifère dans la profondeur et forme dans le stroma de volumineux îlots épithéliomateux.

[1] In S. Pozzi. Sur la malignité des kystes papillaires de l'ovaire. (Rev. de Gyn. et de Chir. abd., 1904, pp. 410 et 411).

sieurs assises. Par suite de l'exubérance de la prolifération épithéliale et de la pression réciproque, les cellules épithéliales prennent les formes les plus variées. Malassez et de Sinéty avaient insisté déjà sur cette *forme atypique* des cellules épithéliales, dont on a voulu faire, à tort, un caractère de malignité.

La forme papillaire et la forme glandulaire se trouvent très fréquemment associées au niveau d'une seule et même tumeur (fig. 609).

Le contenu liquide des kystes de l'ovaire diffère suivant qu'il s'agit d'un kyste végétant ou non végétant, selon que la cavité est glandulaire ou papillaire [1]. Lorsqu'il s'agit d'un kyste multiloculaire, il est très fréquent de trouver, dans des poches voisines, des liquides de consistance très diverse.

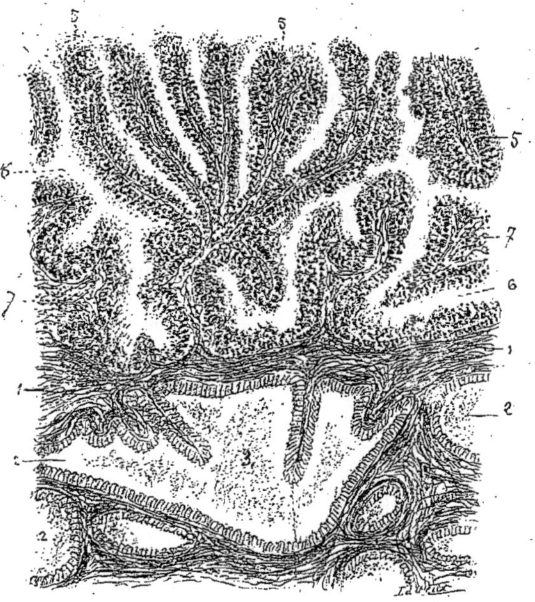

Fig. 609. — Kyste multiloculaire mixte (papillaire et glandulaire) de l'ovaire (Latteux).

1, Tissu conjonctif de séparation. 2, 2. Kystes tapissés d'épithélium cylindrique remplis de matière colloïde. 3, 4. Bourgeonnements à la face interne des cavités. 5. Végétations papillaires ramifiées formant des masses analogues à des choux-fleurs. 6. Intervalles entre les végétations. 7. Infiltration de cellules embryonnaires.

D'une manière générale, le liquide des grandes cavités est plus ténu que celui des petites poches. Sauf quelques cas où il est **séreux** et parfois clair comme de l'eau de roche, le liquide des kystes ovariques a toujours une **consistance** plus ou moins onctueuse au toucher; il est un peu filant, parfois sirupeux. La couleur varie du jaune sucre d'orge ou du vert pomme à la teinte du café ou du chocolat; c'est à la présence et à l'altération d'épanchements sanguins que sont dues ces colorations foncées; on y voit alors aussi parfois des paillettes de cholestérine; dans les petits kystes on observe des masses riziformes.

[1] OLSHAUSEN. *Loc. cit.*, p. 85.

Les caractères **chimiques** du liquide ont donné lieu à de grandes espérances, actuellement un peu déçues; on a cru à la possibilité de faire le diagnostic par leur moyen avec le liquide ascitique, dans les cas où les caractères extérieurs laissent subsister le doute. Une substance, la **paralbumine**[1], a été considérée par Waldeyer comme caractéristique des kystes de l'ovaire. Il paraît certain qu'elle est à peu près constante, au moins dans les kystes glandulaires; quant aux kystes papillaires, ils peuvent n'en contenir que des traces. Sur 23 kystes examinés à ce point de vue, Oerum[2] a trouvé la paralbumine dans 18 cas, et n'en a pas trouvé dans 5. J'ajoute qu'on a démontré la présence de cette substance dans les crachats de la bronchite, dans un kyste du cou, dans l'urine des malades atteints de suppurations osseuses, et même dans quelques cas d'ascite. On voit par là combien ce moyen de diagnostic est sujet à caution. Je renvoie, pour l'indication des procédés techniques de recherche de la paralbumine, aux travaux spéciaux de Huppert et de Hammarsten[3].

Une autre donnée fournie par l'analyse chimique, et qui paraît plus positive, est tirée du chiffre des matériaux fixes des divers liquides. D'après Méhu, s'il approche de 70 grammes par litre, on a sûrement affaire à un kyste ovarique. D'après Quénu, ce chiffre serait trop faible et devrait être élevé à 100. Il constituerait alors un renseignement précieux[4].

D'après Pfannenstiel[5], la substance contenue dans le liquide des kystes mucoïdes de l'ovaire serait un glycoprotéide auquel il a donné le nom de **pseudomucine** et dont il existerait plusieurs variétés.

Quoi qu'il en soit, la nature du liquide des kystes ovariques dépend de la nature du revêtement épithélial. Le liquide est d'autant plus visqueux que les cellules caliciformes, muqueuses, sont plus nom-

---

[1] La paralbumine présente ce caractère d'être précipitée par l'acide nitrique et de se redissoudre ensuite par l'addition d'acide acétique. Mac Munn (*The spectroscope in medicine*, Londres, 1880) a fait, à ce sujet, des recherches spectroscopiques qui sont demeurées sans résultat.

[2] H. M. Oerum. *Kemiske Studier over Ovariecystevaedsker*, Copenhague, 1884.

[3] Huppert. Ueber den Nachweis des Paralbumins (*Prag. med. Woch.*, 1876, n° 17). — Hammarsten. *Zeitschr. f. physiol. Chemie*, 1882, t. VI, n° 3, p. 194, et *Upsala läkare Förhandl.*, 1881, t. XVI, p. 461. — Voir aussi Alfred Gonner. Ein Beitrag zur chemischen Diagnose der Ovarialflüssigkeiten (*Zeitschr. f. Geb. und Gyn.*, 1884, t. X, p. 103). Il conclut d'une étude critique, consciencieuse, qu'il n'est point encore possible, au moyen de la chimie, de reconnaître sûrement le liquide d'un kyste ovarique. La réaction de Hammersten constitue un renseignement précieux, mais n'est nullement pathognomonique.

[4] Quénu. *Bull. et Mém. de la Soc. de Chir.*, 25 juill. 1888, p. 643.

[5] Pfannenstiel (Ueber die Pseudomucine der cystischen Ovarialgeschwülste, in *Archiv f. Gyn.*, t. XXXVIII, p. 487), distingue trois variétés de pseudomucine : la *pseudomucine* α, de consistance filamenteuse, légèrement alcaline; la *pseudomucine* β, dense, gélatineuse, fortement alcaline, faiblement azotée; la *pseudomucine* γ facilement soluble dans l'eau, faiblement alcaline, fortement azotée. — Voir aussi : Mitjukoff. Ueber das Paramucin (*Arch. f. Gyn.*, t. XLIX, p. 278). — Ferroni. Contributo allo studio dei liquidi cistici dell'ovario. Ricerche cliniche e sperimentali (*Annali di ost. e gin.*, 1900, p. 439).

breuses. Dans les kystes papillaires, vu l'absence de cellules caliciformes, le liquide ne prend jamais une viscosité comparable à celle
qu'il a dans les kystes glandulaires.

Dégénérescence calcaire et colloïde. — Les kystes végétants de
l'ovaire, particulièrement les kystes papillaires, sont fréquemment le
siège de **métamorphoses régressives** qui en altèrent plus ou moins la

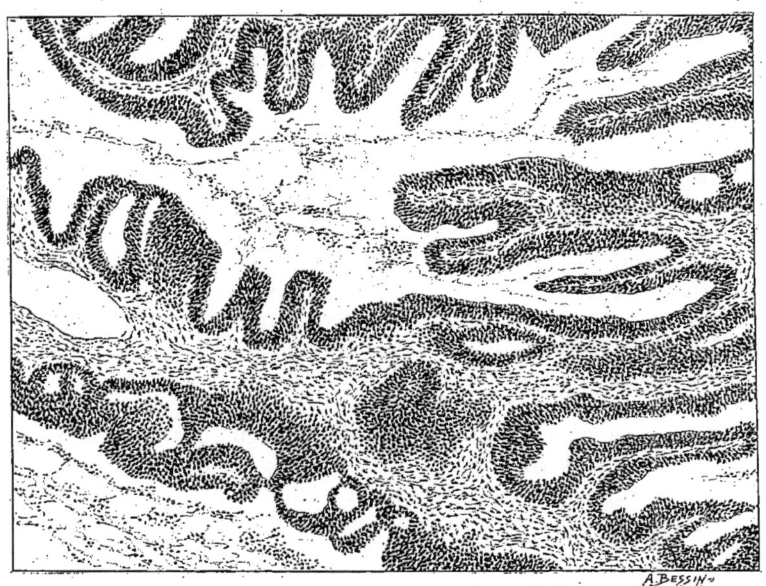

Fig. 610. — Kyste gélatineux malin de l'ovaire (X. Bender)[1].
Les végétations sont tapissées, très irrégulièrement, par plusieurs assises de cellules cubiques ou
polyédriques, qui envahissent également le stroma sous-jacent. L'espace compris entre les végétations est rempli par une substance colloïde demi-solide.

physionomie. Il n'est pas rare d'observer, dans les végétations, des
grains calcaires, analogues à des grains de sable (*corpora arenacea*).
Ces corpuscules présentent une certaine analogie avec les dépôts de
chaux qu'on observe dans certains placentas. Je rappellerai, du reste,
que ces concrétions calcaires s'observent dans d'autres tumeurs très
vasculaires (tumeurs de l'arachnoïde, angiomes profonds, etc.) et leur
ont valu le nom de *psammomes*[2].

La **dégénérescence colloïde** est fréquente également. Il n'est pas rare
de voir des végétations transformées en une substance gélatineuse,

[1] *In* F. Jayle et E. Papin. *Revue de Gyn. et de Chir. abd.*, 1904, n° 6, p. 952.

[2] Casrorph. Cystische Ovarialtumoren mit besond. Berücksicht. der secundären Metamor-
phosen (*Jnaug. Dissert.*, Würtzburg, 1901). — Strassmann. *Zeitschr. f. Geb. u. Gyn.*, t. XXXII,
p. 308.

friable. très visqueuse et ressemblant absolument à du frai de grenouille [1].

Métastases. Dégénérescence maligne. — Les kystes de l'ovaire se comportent, le plus souvent, comme des tumeurs bénignes. Cependant parfois, sous des influences inconnues, les kystes ovariques revêtent l'allure de tumeurs malignes, se généralisent du côté du péritoine, quelquefois même plus loin, et récidivent après ablation. Tous ces faits ont été réunis sous le nom un peu vague, mais aujourd'hui consacré, de métastases [2]. On peut établir les catégories suivantes : A. Métastase par infection spontanée; B. Métastase par infection opératoire.

A. Métastases par infection spontanée. —Les productions villeuses, en chou-fleur, des kystes papillaires peuvent longtemps rester incluses dans la poche; mais, à un certain moment, soit qu'elles l'aient distendue et qu'une rupture se soit produite, soit qu'elles aient simplement érodé et perforé un point limité de sa paroi, des végétations se font jour à la surface externe du kyste. Dès lors, une phase nouvelle commence pour ce dernier : d'une part, le revêtement épithélial protecteur étant rompu, le péritoine est irrité et l'ascite se produit; d'autre part, le néoplasme, qui a renversé les barrières qui l'avaient jusqu'alors retenu, tend à se généraliser en ensemençant les parties voisines, d'une manière qui a été comparée à la contamination de proche en proche par l'auto-inoculation des plaques muqueuses.

On trouve alors des végétations disséminées en quantité souvent considérable non seulement sur l'ovaire, la trompe, l'utérus [3], mais encore sur les intestins, le grand épiploon, le péritoine pariétal et même les parois aortiques [4]. On peut se demander si, en pareil cas, une opération

[1] FLAISCHLEN. *Virchow's Archiv*, t. LXXIX, p. 19.

[2] Voir sur ce sujet W. L. ATLEE. *General and differential diagnosis*, etc. Philad., 1873, p. 372. — BEINLICH. *Charité-Annal.*, 1874, t. I, p. 403. — KOLACZEK. *Virchow's Arch.*, 1875, t. LXXV, p. 899. — MARCHAND. *Beitrag zur Kenntniss der Ovarialtumoren*, Halle, 1879, p. 9. — MENNIG. *Inaug. dissert.*, Kiel, 1880. — THORNTON. *Med. Times*, 1881, t. I, p. 213 et 673. — G. MEYER. *Charité-Annal.*, 1882, t. VII, p. 417. — JOHN WILLIAMS. *Obst. Trans. of London*, 1882, t. XXIV, p. 93. — A. FRAENKEL. *Wien. med. Woch.*, 1883, p. 805, 909 et 940. — NETZEL. *Centr. f. Gyn.*, 1883, n° 6, p. 102, et 1884, n° 6, p. 93. — BAUMGARTEN. *Virchow's Arch.*, 1884, t. XCVII, p. 1. — OLSHAUSEN. *Zeitschr. f. Geb. u. Gyn.*, 1885, t. XI, p. 258. — SCHLEGTENDAL. *Centr. f. Gyn.*, 1885, n° 38, p. 593. — POUPINEL. *De la généralisation des kystes et tumeurs épithéliales de l'ovaire.* Thèse de Paris, 1886, et *Arch. de Physiol.*, 1887, t. IX, p. 29. — FREUND. Ueber Häufigkeit und Behandlung der bösartigen Eierstocksgeschwülste (61° *Versamml. deutsch. Naturforscher in Köln*, 1888). — TEICHMANN. *Ueber maligne Ovarialtumoren.* Diss. inaug., Iéna, 1888. — A. HADJÈS. *Contribution à l'étude de la généralisation des épithéliomas mucoïdes kystiques de l'ovaire.* Thèse de Paris, 1889. — PFANNENSTIEL. Ueber die papillären Geschwülste des Eierstocks (*Arch. f. Gyn.*, 1894, t. XLV, p. 507). — W. CAZENAVE. *Des tumeurs papillaires de l'ovaire avec métastase péritonéale.* Thèse de Paris, 1895.

[3] DE LA COLOMBE DE LA VOLPILLIÈRE. *De la dégénérescence secondaire de l'utérus consécutive à l'évolution maligne d'un kyste de l'ovaire.* Thèse de Paris 1901. — PEISER. Zur Kenntniss der Implantationsgeschwülste von Adenocystomen des Ovariums (*Monats. f. Geb. u. Gyn.*, t. XIV, p. 290).

[4] FRIEDRICH. *Ueber metastatische proliferirende Papillome der Aortenwand bei primären prolif. Kystome des Ovariums.* Thèse de Kiel, 1888. — FRÄNKEL. Proliferirendes papilläres Ovarialkystom (*Centr. f. Gyn.*, 1891, n° 21, p. 428).

ne risque pas d'être forcément incomplète et quelle est la destinée des végétations secondaires quand les tumeurs principales ont été extirpées. Des observations nombreuses prouvent pourtant que, même alors, la guérison peut s'effectuer et être durable, comme si les végétations disséminées subissaient une atrophie ou une régression secondaire. Dans une observation due à Thornton, de kyste papillaire bilatéral, rompu, avec dissémination de végétations sur le péritoine, la guérison fut constatée au bout de quatre ans; dans une autre, la malade devint enceinte après une opération où tout le péritoine pelvien était semé de papillomes; dans une troisième, où Thornton dut laisser dans le cul-de-sac de Douglas une tumeur d'une noisette, cette masse n'avait pris aucune extension, au bout de trois ans et demi. Fläischlen et L. Tait ont cité des cas analogues [1]. Dans plusieurs cas de laparotomie itérative j'ai pu constater que des végétations observées sur les intestins dans une première opération avaient disparu [2].

L'infection métastatique du péritoine a été plus rarement observée dans les kystes glandulaires de l'ovaire [3]. Elle paraît être consécutive à la rupture spontanée du kyste, et on trouve alors dans le péritoine, avec ou sans masses gélatineuses, des poches, généralement de petit volume, greffées sur l'épiploon ou les intestins, ou rétro-péritonéales. J'ai moi-même observé un cas de ce genre : la tumeur était bilatérale, polykystique et il y avait des masses métastatiques dans le cul-de-sac de Douglas, outre une poche libre, du volume d'une orange, greffée sur le paquet intestinal, poche qui venait sans doute de la rupture d'une des tumeurs ovariennes : il existait un peu d'ascite et la malade a succombé rapidement. Runge [4] a obtenu une guérison, constatée six mois plus tard ; des productions kystiques étaient disséminées sur l'épiploon, la vessie et la paroi abdominale postérieure.

Il y a des cas où l'infection envahit le diaphragme, la plèvre, le poumon, le foie. Dans un cas de Marchand [5], les tumeurs pleurales contenaient une substance gélatineuse et des alvéoles d'épithélium cylindrique, cilié par places. Dans un cas de Terrier [6], la tumeur de la plèvre diaphragmatique offrait les caractères du carcinome.

B. **Métastases par infection opératoire.** — Ce sont des métastases intra-pariétales cicatricielles qui résultent de l'abandon de fragments

[1] THORNTON. *Loc. cit.* — FLAISCHLEN. *Berl. klin. Woch.*, 1882, p. 92. — LAWSON TAIT. *Philad. med. Times*, 1884, t. XV, p. 1 (cités par GUNDELACH. *Loc. cit.*).

[2] W. CAZENAVE. *Loc. cit.* — Dans l'observ. XVI, p. 43-50, on put suivre, sur une malade qui avait subi successivement quatre laparotomies, la diminution puis la disparition des végétations du péritoine.

[3] Observations de BAUMGARTEN et de SCHLEGTENDAL. *Loc. cit.*

[4] RUNGE. Fall von glandulären Ovarialcystomen mit gelatinösem Inhalt und peritonealen Metastasen. *Centr. f. Gyn.*, 1887, n° 15, p. 253.

[5] MARCHAND. *Loc. cit.*, p. 9.

[6] TERRIER. Voir POUPINEL, *loc. cit.*, p. 154.

du kyste dans l'épaisseur même de la paroi abdominale, soit au cours d'une laparotomie, soit au cours d'une ponction[1].

Toutes les observations montrent que les métastases, auxquelles donnent naissance les kystes de l'ovaire, peuvent se comporter de façon très variable. Les unes disparaissent spontanément après l'ablation de la tumeur; d'autres, au contraire, suivent une marche constamment progressive et déterminent la mort à brève échéance.

Pour comprendre cette diversité d'allure, il convient de distinguer expressément la **généralisation cancéreuse** (qui se fait par voie lymphatique ou sanguine) de la simple **greffe** par contact ou par implantation de voisinage, des végétations papillaires de l'ovaire sur le péritoine.

Ce dernier processus est d'ordre bénin et comparable à ce qui s'observe pour les papillomes et verrues de la peau. Il est particulièrement fréquent dans le cas de kystes papillaires gélatineux. Les végétations détachées de la tumeur s'implantent sur le péritoine pariétal et y restent adhérentes. La séreuse, irritée, prolifère et englobe les débris épithéliaux. Tous ces tissus subissent ensuite des métamorphoses régressives, une véritable transformation myxomateuse dont l'aboutissant est la formation, sur le péritoine, d'une sorte d'enduit ressemblant à du frai de grenouille. C'est ce que Werth[2] a appelé pseudomyxome du péritoine ou péritonite pseudo-myxomateuse. Il considérait ces lésions comme étant le résultat d'une péritonite irritative. Cependant on retrouve toujours, au milieu des masses gélatineuses, des débris de végétation épithéliale. Quelquefois les greffes prolifèrent de façon plus active et donnent naissance à des formations adénomateuses ou papillaires. Toutes ces greffes ont, au microscope, une structure identique à celle du néoplasme bénin qui en a été le point de départ.

Les **généralisations cancéreuses** résultent d'une **dégénérescence maligne épithéliomateuse** du kyste de l'ovaire. Cette dégénérescence est loin d'être rare, mais elle est souvent très limitée, au moins au début, et peut être méconnue. Le revêtement épithélial devient alors irrégulier, composé de plusieurs assises de cellules; la membrane basale est détruite et les cellules envahissent le stroma sous-jacent (fig. 608) : on se trouve en présence d'un véritable cancer qui, comme tous les épithéliomes, pourra se propager de proche en proche, envahissant les trompes, l'utérus, le péritoine, ou bien au contraire se généralisera à

[1] Curtis. *Echo méd. du Nord*, 17 nov. 1901. — Weingärtner. *Inaug. Dissert.* Leipzig, 1901. — Olshausen. *Soc. de Gyn. de Berlin*, 24 juin 1904.

[2] Werth. Pseudomyxoma Peritonei. *Arch. f. Gyn.*, 1884, t. XXIV, p. 100. — E. Neuber. *Pseudomyxoma peritonei*. Thèse d'Erlangen, 1888. — Lauwers. *Soc. belge d'obst. et de gyn.*, 1890, p. 252. — Knapp. *Inaug. Dissert.* Leipzig, 1900. — E. Fränkel. *Münch. med. Woch.*, 1901, p. 965.

distance en formant des noyaux secondaires dans les organes les plus éloignés [1].

D'ailleurs, cette évolution épithéliomateuse n'est pas la seule que puissent présenter les kystes de l'ovaire. Parfois, beaucoup plus rarement il est vrai, ce sont les éléments conjonctifs de la paroi kystique qui prolifèrent, reléguant l'épithélium au second plan. Les kystes mucoïdes peuvent ainsi subir une véritable **dégénérescence sarcomateuse** [2].

Ces deux variétés de dégénérescence, sarcomateuse et épithéliomateuse, surviennent d'ordinaire isolément, mais les observations de Pfannenstiel et de Simoff montrent qu'elles peuvent s'associer, constituant ainsi une tumeur mixte particulièrement maligne et envahissante.

Pathogénie. — Le mode de genèse des kystes proligères de l'ovaire a donné lieu à de très nombreuses controverses qui ne sont pas encore épuisées. L'ancienne conception de l'hydatide avait été remplacée, en 1807, par la théorie de Meckel sur l'**hydropisie du follicule de de Graaf.**

Huguier et Bauchet [3] lui avaient imposé quelques restrictions, acceptant la théorie folliculaire pour les kystes simples, uniloculaires ou multiloculaires, seulement. Pour les formes plus complexes, on admit, après les travaux de Cruveilhier, de Virchow, de Rokitansky [4], une néoformation, avec **dégénérescence aréolaire** ou **colloïde** de l'ovaire. Le stroma et sa dégénérescence colloïde jouaient alors le principal rôle, et l'élément épithélial était tout à fait négligé; il en fut de même dans les travaux de Rindfleisch et de Mayweg [5].

La réhabilitation du rôle de l'**épithélium** dans la genèse des kystes proligères a eu pour principaux avocats Klebs et Waldeyer [6]. Je résu-

[1] CERNÉ. De la malignité des kystes de l'ovaire (*IIe Congrès français d'Obst., de Gyn. et de Péd.*, Rouen, 1904, p. 800). — S. Pozzi. Contribution à l'étude des kystes papillaires et des tumeurs papillaires de l'ovaire au point de vue du pronostic et du traitement (*Congrès de Rouen*, 1904, et *Revue de gynéc. et de chir. abd.*, 1904, p. 407). — X. BENDER. De la malignité des kystes de l'ovaire (*Congrès de Rouen*, 1904 et *Revue de gynéc.et de chir. abd.*, 1904, p. 470). Voir aussi les rapports de PFANNENSTIEL et de HOFMEIER au *Congrès allemand de gynécologie*, Kiel, 1905 (in *Centr. f. Gyn.*, 1905, nos 26 et 27).

[2] FISCHEL. *Prag. med. Woch.*, 1876. — E. BOECKEL. *Gaz. méd. de Strasbourg*, 1880, n° 6, p. 64. — PFANNENSTIEL. *Arch. f. Gyn.*, 1895, t. LII, p. 94 (obs. 59 et 48). — KELLY. *Operat. Gyn.*, vol. II, p. 274 (ce cas a été publié par CULLEN. *Amer. Journ. of Obstet.*, 1896, vol. 54, n° 3). — SIMOFF. *Thèse de Genève*, 1891. — POTOCKI et BENDER. La dégénérescence sarcomateuse des kystes mucoïdes de l'ovaire (*Congrès franç. d'Obst., de Gyn. et de Péd.*, Rouen, 1904, p. 227).

[3] L.-J. BAUCHET. Anatomie pathologique des kystes de l'ovaire (*Mém. de l'Acad. de méd.*, 1859, p. 23).

[4] CRUVEILHIER. *Anat. path. du corps humain*, Paris, 1830-1842. — R. VIRCHOW. Das Eierstockscolloïd (*Verh. der Ges. f. Geb. in Berlin*, 1848, t. III, p. 205). — ROKITANSKY. Ueber die Cyste (*Denkschr. der k. Akad. der Wiss. zu Wien*, 1849).

[5] MAYWEG. *Die Entwicklungsgeschichte der Cystengeschwülste des Eierstocks*. Thèse de Bonn, 1868.

[6] E. KLEBS. *Virchow's Arch.*, 1867, t. XLI, p. 4, et *Handbuch der path. Anat.*, Berlin, 1873, p. 789. — WALDEYER. Die Eierstockskystome (*Arch. f. Gyn.*, 1872, t. I, p. 252).

merai la théorie de ce dernier, qui est actuellement acceptée par un très grand nombre d'auteurs. On sait que chez l'embryon l'ovaire renferme une très grande quantité de tubes épithéliaux, dérivés de l'épithélium germinatif qui tapisse la surface de l'ovaire. Ces tubes, dits *tubes de Pflüger*[1], doivent plus tard se diviser et s'étrangler pour donner naissance aux follicules de de Graaf qui sont un produit d'évolution secondaire. Chez le nouveau-né, on trouve encore de ces tubes, et peut-être peuvent-ils anormalement persister ou même se former par *hétérochronie*, chez l'adulte. Leur persistance à un âge assez avancé ne peut en tout cas être mise en doute, et Slavjansky[2] en a trouvé de légèrement kystiques dans l'ovaire d'une femme de trente ans. Ces tubes peuvent exceptionnellement, avant la puberté, se transformer en kystes, et on en trouve chez le nouveau-né qui ont la grosseur d'un pois, et ne grandissent qu'après la puberté. On peut donc dire que non seulement tous les kystes de l'ovaire ont une origine congénitale, mais que beaucoup d'entre eux ont une date congénitale et peuvent, ou rester stationnaires, ou se développer ultérieurement.

Quand un kyste se forme aux dépens des tubes glandulaires de Pflüger, les cellules centrales se ramollissent, se liquéfient et les parois distendues des tubes végètent et donnent lieu par bourgeonnement à

---

[1] Voici quelques notions sur l'épithélium germinatif, les ovules primordiaux et les tubes de Pflüger ; je les emprunte à De Sinéty (*Traité prat. de Gyn.*, 2ᵉ édit., Paris, 1884, p. 610):

« Dans les premières périodes de la vie embryonnaire, vers le quatrième jour de l'incubation, pour le poulet, on voit se former, à la partie antérieure du corps de Wolff, un épaississement de l'épithélium. En même temps, au-dessous de cet épaississement, se développe, sur le même point, un bourgeon de substance conjonctive. Parmi les cellules cylindriques qui constituent la plus grande partie de la masse épithéliale, appelée par Waldeyer *épithélium germinatif*, on en observe quelques-unes plus volumineuses, arrondies, munies d'un gros noyau : ces éléments sont désignés sous le nom d'*ovules primordiaux*. Pour bien étudier les premières phases de ce développement chez l'homme, Waldeyer conseille de choisir un embryon d'environ 9 centimètres. Sur un fœtus de trois à quatre mois, l'ovaire est presque exclusivement constitué par ce qui sera plus tard la substance corticale. La substance médullaire, formée par des vaisseaux et du tissu conjonctif embryonnaire, présente, sur les coupes transversales, l'apparence d'un pédicule isolé de la substance corticale, avec laquelle il ne communique que par un espace assez limité.... A cinq mois l'ovaire présente de nouvelles modifications importantes. Les travées de tissu conjonctif, plus épaisses et plus abondantes, limitent bien nettement les espèces d'utricules connus sous le nom d'*utricules* ou *tubes de Pflüger* ou *de Valentin*, et que quelques anatomistes ont appelés *cordons glandulaires*. On peut, à cet âge, étudier parfaitement la formation des follicules primordiaux, par étranglement des tubes. On observe aussi des follicules primordiaux, complètement isolés, dans lesquels se distingue très nettement l'ovule avec sa vésicule et sa tache germinatrice, entouré d'une rangée de cellules épithéliales, et d'une couche limitante de tissu conjonctif.... Au moment de la naissance, on trouve encore, à la surface de l'ovaire, l'épithélium germinatif composé de ses deux espèces de cellules. Mais, à cette époque, les cellules rondes deviennent beaucoup plus rares. Les tubes ovariens, anastomosés entre eux, sont, pour la plupart, séparés de l'épithélium externe par une mince couche de tissu conjonctif. Cependant, on en voit encore quelques-uns sur lesquels on constate très nettement la communication directe entre l'épithélium germinatif et leur contenu; la persistance de cette disposition anatomique a même été observée chez l'adulte. »

[2] Slavjansky. *Bull. de la Soc. anat. de Paris*, déc. 1873, et *Ann. de Gyn.*, fév. 1874, t. III, p. 126.

des tubes nouveaux. Le kyste le plus complexe ultérieurement se compose donc toujours au début d'une simple petite poche conjonctive, tapissée d'épithélium qui n'est que l'épithélium glandulaire primitif, en partie liquéfié pour former le contenu du kyste. La fusion de plusieurs de ces kystes primordiaux finit par constituer les plus énormes cavités ; tout kyste uniloculaire a commencé par être multiloculaire (Waldeyer). J'ai déjà montré précédemment comment la végétation ultérieure des parois donnait lieu à des saillies papillaires qui imposaient leur nom à une variété importante des kystes de l'ovaire.

Malassez et de Sinéty [1] n'admettent pas le rôle prépondérant attribué par Waldeyer aux tubes de Pflüger. Pour eux, l'épithélium germinatif de la surface de l'ovaire est le véritable tissu matriculaire du néoplasme, et le processus commencerait par des invaginations épithéliales ; mais cette néoformation épithéliale qui, à l'état physiologique, aboutit à la constitution des tubes de Pflüger, puis des follicules de de Graaf, s'engage, à l'état pathologique, dans une direction moins spéciale et moins élevée, et n'aboutit qu'au type vulgaire d'épithélium de revêtement, donnant naissance à des tubes ou à des cavités plus ou moins sphériques qui n'ont, d'après ces auteurs, qu'une vague similitude avec les tubes de Pflüger et les follicules. Frappé de la ressemblance qui existe entre l'épithélium de ces tumeurs et celui des muqueuses normales, Malassez a proposé pour elles la dénomination d'*épithéliomas mucoïdes* [2]. Ce terme n'est pas exact au point de vue histologique : il prête d'autre part à quelque confusion dans le langage clinique où le mot *épithélioma* comporte, par un usage ancien, une signification de malignité. J'en dirai autant du terme de *cysto-épithéliomes*, adopté par certains auteurs [3].

Les kystes papillaires ont-ils une histogénie différente de celle des kystes glandulaires ? En 1877, Olshausen suggéra l'hypothèse qu'ils provenaient du parovarium, après que Waldeyer eut montré que celui-ci pénètre dans le hile de l'ovaire. Les raisons invoquées étaient la présence d'épithélium cylindrique vibratile et la fréquence de l'inclusion

---

[1] De Sinéty et Malassez. *Bull. de la Soc. anat.*, 1876, p. 540. — *Archiv. de Physiol.*, 1878, p. 39 et 543 ; 1879, p. 624 ; 1880, p. 867 ; et 1881, p. 224. — Il y a moins de différence qu'on ne pourrait le croire *a priori* entre la théorie de ces auteurs et celle de Waldeyer, comme le prouve cette phrase de de Sinéty (*loc. cit.*, p. 712) : « La formation de ces épithéliums kystiques ressemble donc beaucoup à ce que nous connaissons du mode de développement de l'ovaire normal aux dépens de l'invagination de l'épithélium de la surface. On pourrait encore se demander si la pénétration de l'épithélium de la surface dans le stroma est bien, du commencement à la fin, un phénomène récent, ou si elle ne résulte pas de quelque malformation dans l'embryogénie de l'organe, malformation latente dont les conséquences funestes ne se montreraient que plus tard. *C'est dans cet ordre d'idées qu'on a fait jouer un rôle à la persistance des tubes de Pflüger chez l'adulte, signalée dans quelques cas.* » — N'est-ce pas reconnaître implicitement la probabilité de cette théorie ?
Voir aussi : Walthard. Zur Aetiologie der Ovarialadenome (*Zeitsch. f. Geb. und Gyn.*, 1903, t. XLIX, p. 233).
[2] Malassez. *Bull. de la Soc. anat.*, 1874, p. 358 et suiv. — Quénu. *Thèse de Paris*, 1881.
[3] *Encyclop. intern. de chir.*, édit. franç., Paris, 1888, t. VII.

de ces kystes dans le ligament large. Fischel[1] développa ensuite cette opinion et prétendit que ces tumeurs dérivaient des cellules de la membrane granuleuse, lesquelles, d'après lui, proviendraient sûrement des corps de Wolff. Malgré l'appui que Doran[2] a donné à cette manière de voir, en montrant des pièces où l'ovaire était conservé à côté du kyste papillaire, né au niveau du hile, on ne saurait aujourd'hui l'accepter sans réserve. En effet Marchand et Flaischlen[3] ont montré que le début de ces kystes peut se faire à la surface de l'ovaire et qu'ils contiennent alors de l'épithélium vibratile en continuité avec l'épithélium germinatif. Selon la remarque de Marchand, il est, du reste, très facile de comprendre que l'épithélium vibratile des kystes papillaires puisse dériver pathologiquement de l'épithélium germinatif, puisque cette filiation a normalement lieu pour l'épithélium des trompes ; quant à la structure papillaire, elle se retrouve aussi dans la muqueuse tubaire et il n'y a rien de surprenant à ce que pareille disposition se produise à l'état morbide, dans les tissus similaires. Donc, en somme, l'épithélium germinatif serait le point de départ des kystes papillaires aussi bien que des kystes glandulaires.

Quelques auteurs ont pensé que l'épithélium du follicule pouvait proliférer, à la manière de l'épithélium germinatif, et donner naissance, lui aussi, à des kystes ovariques. Cela n'est pas impossible mais le fait n'a pas été, jusqu'à présent, rigoureusement démontré[4].

II. **Kystes dermoïdes**. — Les kystes dermoïdes de l'ovaire sont le plus souvent petits, mais ils peuvent devenir très volumineux par leur combinaison avec des kystes proligères, ou même seulement par le fait d'une poussée inflammatoire qui augmente brusquement les proportions de leur contenu liquide. Quoiqu'ils puissent passer longtemps inaperçus et même n'être révélés que fortuitement à l'autopsie, dès qu'ils ont commencé à grossir, ils se rapprochent, au point de vue clinique, des kystes proligères que je viens de décrire.

[1] W. Fischel. *Arch. f. Gyn.*, 1879, t. XV, p. 198. — L'origine de ces cellules de la membrane granuleuse est encore controversée. Waldeyer croit à l'origine commune de ces cellules et des ovules, et en fait un dérivé de l'épithélium germinatif. Mais pour His et Kölliker, les cellules de la granuleuse auraient leur point de départ dans le hile, aux dépens des canalicules du corps de Wolff. — Voir à ce sujet Kölliker. *Entwicklungsgechichte*, Leipzig, 1879. — His. Untersuchungen über das Ei, etc. (*Zeitschr. f. Anat. und Entw.*, 1877, t. I).

[2] Alban Doran. *Clinical and pathological observations on tumours of the ovary.* Londres, 1884, p. 61 et 62 (fig. 15 et 16).

[3] F. Marchand. *Beiträge zur Kenntniss der Ovarialtumoren.* Halle, 1879. — N. Flaischlen. Zur Lehre von der Entwickelung der papillären Kystome oder multilokulären Flimmerepithelkystome des Ovariums (*Zeitschrift für Geb. und Gyn.*, 1881, t. VI, p. 231).

[4] Voir pour cette question : Bulius. Zur Genese der unilokulären Eierstockcysten (*Zeitschrift für Geb. und Gyn.*, t. XIII, p. 365). — Steffeck. Zur Entstehung der epithelialen Eierstocksgeschwülste (*Zeitschrift f. Geb. u. Gyn.*, t. XIX). — Whitridge Williams. Contribution to the histogenesis of the papillary cystoma of the ovary (*Johns Hopkins Hospital Bulletin*, 1891, n° 18).

Leur fréquence est beaucoup moins grande que celle des kystes proligères. Olshausen a réuni 2275 cas, provenant des séries d'ovariotomies faites par Spencer Wells, Keith, Schröder, Krassowski, A. Martin, von Braun, Esmarck, Dohrn et lui-même. Sur ce nombre on a rencontré seulement 80 kystes dermoïdes, soit 3,5 pour 100.

Les kystes dermoïdes sont quelquefois bilatéraux. Dans un travail

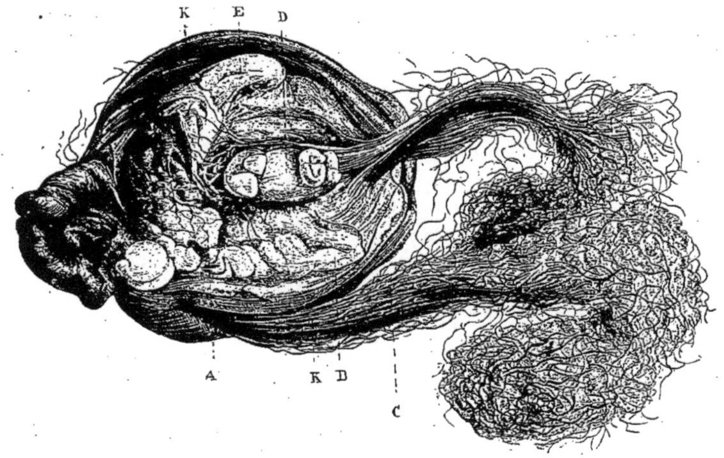

Fig. 611. — Kyste dermoïde de l'ovaire (S. Pozzi).

A. Masse myxomateuse analogue à la gélatine de Wharton. B. Masse adipeuse. B. Cheveux mêlés de la matière sébacée. D. Pièce osseuse ressemblant au rebord alvéolaire avec deux incisives et une molaire. E. Masse adipeuse à grains serrés ressemblant à la boule graisseuse de Bichat. K, K. Parois du kyste.

datant de 1875, Pauly[1] pouvait déjà signaler, dans sa statistique de 117 cas de kystes dermoïdes de l'ovaire, 20 cas de kystes bilatéraux. Dans un travail récent R. Lœwy et Guéniot[2] en ont réuni 77 nouvelles observations.

Les kystes dermoïdes siègent plus fréquemment à droite qu'à gauche, Comme les kystes mucoïdes, ils peuvent être pédiculés ou intraligamentaires.

Les kystes dermoïdes sont uniloculaires ou multiloculaires. Leur membrane d'enveloppe présente une épaisseur variable suivant les points considérés. Le contenu du kyste est formé par une matière sébacée, analogue au « vernix caseosa », formant parfois des espèces de boules isolées. Cette masse, qui a parfois une consistance huileuse,

[1] Pauly. Des kystes dermoïdes de l'ovaire. *Gazette hebdomadaire*, 1875, p. 485, 530, 564. Voir aussi Max Eschhner. *Zur Kasuistik der doppelseitigen Ovarialdermoïde mit besonderer Berücksichtigung des mikroskopischen Befundes derselben.* Thèse de Greifswald, 1897).

[2] R. Lœwy et P. Guéniot. Études sur les kystes dermoïdes bilatéraux des ovaires (*Revue de gyn. et de chir. abd.*, 1902, p. 247).

renferme une grande quantité de cellules épithéliales, dés cristaux de cholestérine et d'acides gras. On trouve constamment, agglutinés par la matière sébacée et roulés en pelotons, des **cheveux**, généralement de couleur fauve, et qui peuvent présenter une très grande longueur.

Lorsqu'on examine la face interne du kyste, après l'avoir lavée sous

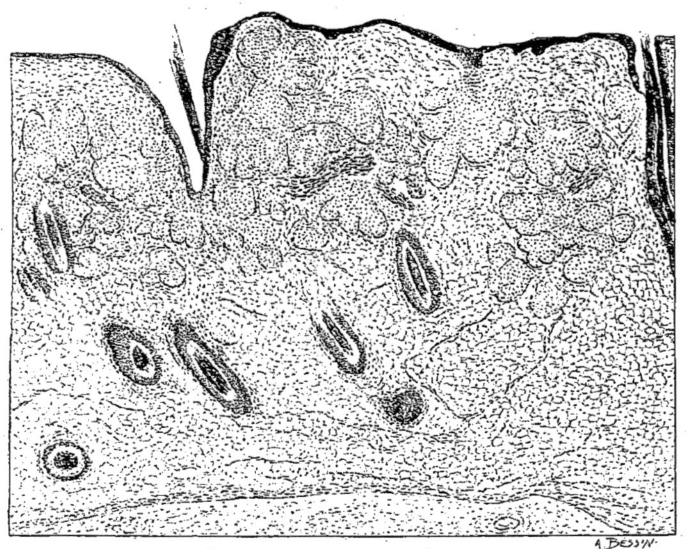

Fig. 612. — Kyste dermoïde de l'ovaire (X. Bender).

Coupe perpendiculaire de la paroi pratiquée au niveau de la papille. — On voit superficiellement la couche d'épithélium pavimenteux, avec des coupes de poils et de grosses glandes sébacées. Les couches profondes sont formées par du tissu cellulo-adipeux.

un courant d'eau chaude pour la débarrasser de la substance graisseuse qui la recouvrait, on constate qu'elle est irrégulière et tomenteuse. Cette paroi présente toujours, en un point, un épaississement plus ou moins saillant, la **papille**, sur laquelle viennent s'implanter les cheveux. C'est, ainsi que nous le verrons, la partie la plus intéressante du kyste, celle où doivent être recherchés ses éléments constitutifs.

Au point de vue de la **structure histologique**, on a cru pendant longtemps que toute la surface interne du kyste, dont l'aspect rappelle, à certains égards, celui de la peau macérée, était tapissée par un épithélium pavimenteux stratifié. C'est une erreur absolue. Ce revêtement épidermique n'existe qu'au niveau d'une région circonscrite à la papille et à son voisinage immédiat. Sur tout le reste de la poche, il n'existe pas trace d'épithélium : la paroi est constituée simplement par un tissu conjonctif plus ou moins infiltré.

C'est la papille qui constitue la partie la plus intéressante de la tumeur, et c'est à son niveau seulement que l'on rencontre, associés en des proportions variables, les différents éléments tissulaires dont la réunion forme la caractéristique des kystes dermoïdes.

Ce sont d'abord et surtout des dérivés de l'ectoderme. La papille est tapissée par un revêtement cutané typique, constitué par la *peau* avec ses annexes, *poils* et *glandes sébacées*, celles-ci généralement très nombreuses. On trouve également des *glandes sudoripares*, des *dents*. Celles-ci sont parfois en nombre très considérable. On en a trouvé jusqu'à cent (Schnabel). Autenrieth a décrit un fait où trois cents dents furent enlevées d'un kyste qui en contenait encore.

Ces dents ne présentent aucune forme définitive et sont toujours disposées irrégulièrement. Quelques auteurs

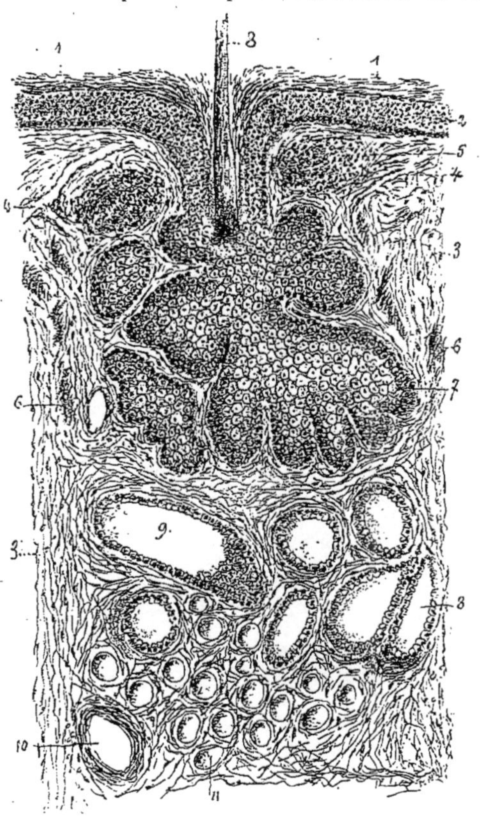

Fig. 615. — Kyste dermoïde de l'ovaire (Latteux).

Coupe perpendiculaire à la surface interne.

1. Couche cornée. 2. Corps de Malpighi. 5. Tissu conjonctif avec nombreux éléments cellulaires. 4. Vaisseaux. 5. Points de genèse de cellules embryonnaires inflammatoires. 6. Faisceaux de fibres lisses. 7. Glande sébacée. 8. Glande sudoripare. 9. La même dilatée et coupée obliquement. 10. Vaisseau. 11. Tissu adipeux.

avancent qu'ils ont trouvé des dents cariées. Mais, comme le dit Lannelongue[1], il est permis de croire, avec Magitot, qu'il s'agissait là, non pas d'une carie véritable, mais simplement de phénomènes d'usure et de résorption.

Parmi les autres éléments d'origine ectodermique rencontrés dans les kystes dermoïdes, il faut citer le *tissu nerveux*. Dans un cas, Vir-

[1] LANNELONGUE. *Traité des kystes congénitaux*, Paris, 1886.

chow a trouvé de la substance nerveuse lamelleuse, comme dans le cervelet. Axel Key en a trouvé dans une cavité osseuse; Rokitansky, dans une sorte de capsule de la poche, près de l'implantation d'un os [1]. D'autres anatomistes ont, exceptionnellement, constaté des filets nerveux se rendant à des dents [2]. Cruveilhier a cité un cas où il y avait des *ongles* [3].

Les dérivés du **mésoderme** sont représentés par du *tissu conjonctif* et du *tissu adipeux*. On rencontre presque toujours aussi du *tissu cartilagineux* et du *tissu osseux* : c'est généralement du tissu compact, et il n'est pas rare de trouver une sorte de massif dans lequel sont implantées quelques dents. Les *fibres musculaires lisses* s'observent d'une manière à peu près constante, mais on ne découvre que très rarement des *fibres musculaires striées*. Les vaisseaux sanguins de la tumeur proviennent, en grande majorité, des vaisseaux de l'ovaire; mais on s'est demandé si les kystes dermoïdes n'étaient pas susceptibles de donner naissance, par eux-mêmes, à un réseau vasculaire de néoformation.

Quelques auteurs ont rencontré, dans des kystes dermoïdes, de la *moelle osseuse* et Gebhard [4] pense que cette moelle a peut-être une fonc-

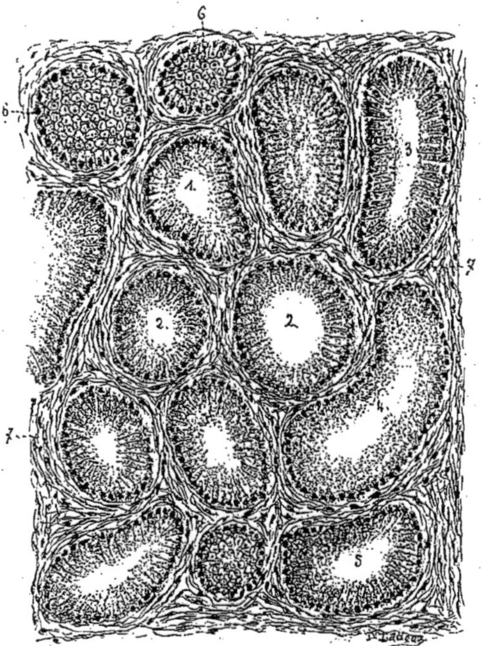

Fig. 614. — Kyste dermoïde de l'ovaire (Latteux).

Glandes muqueuses en grappe.

1. Glande normale — l'épithélium cylindrique est en place — le protoplasma est un peu granuleux. 2, 2. Les contours de l'épithélium commencent à devenir moins nets. 3. Glande légèrement hypertrophiée. 4. L'épithélium ne forme plus à l'intérieur de la cavité de l'acinus qu'une masse granuleuse et diffuse. 5. Glande sectionnée obliquement. À droite les cellules cylindriques sont coupées en travers. 6. Glandes dont on voit l'épithélium suivant sa projection verticale. 7. Stroma conjonctif interglandulaire.

---

[1] OLSHAUSEN. *Loc. cit.*

[2] MONOT ET LEGROS. *Bull. de la Soc. anat.* 1867, p. 102.

[3] Il existe au musée de la clinique de Halle une pièce de kyste dermoïde trouvée chez une oie et contenant de nombreuses plumes.

[4] GEBHARD. *Pathologische Anatomie der weiblichen Sexualorgane*, p. 373.

tion hématopoiétique. On peut affirmer, en tout cas, qu'il n'existe pas de système circulatoire individualisé à la tumeur.

Les dérivés de l'entoderme sont représentés par des formations tapissées par un épithélium cylindrique, parfois cilié. Celles-ci sont

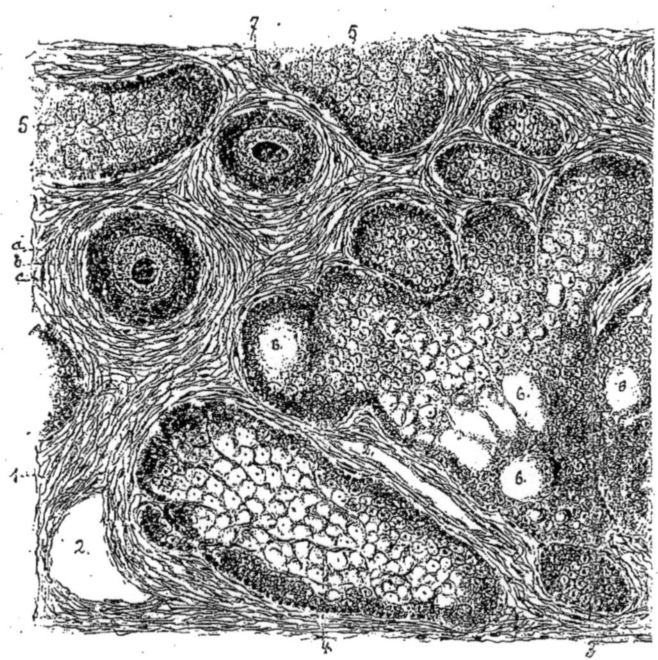

Fig. 615. — Kyste dermoïde de l'ovaire (énorme développement des glandes sébacées) (Latteux).

1. Tissu conjonctif assez lâche avec éléments cellulaires allongés. 2. Lymphatiques. 3. Lobules normaux à petites cellules polyédriques possédant un noyau très accentué. 4. Lobule dont les cellules centrales sont transformées en vésicules remplies d'une matière huileuse. 5. Cellules devenues granuleuses et dépourvues de noyau. 6. Larges lacunes pleines de graisse. 7. Poils coupés transversalement : *a.* gaine, *b.* couche hyaline, *c.* poil.

des rudiments de l'*appareil digestif* ou de l'*appareil respiratoire*. Répin[1], Pommer[2], Michael[3] ont rencontré de l'*intestin*, Baumgarten[4], une *trachée rudimentaire*, Wilms[5], du *tissu pulmonaire*. On a signalé, également, la présence de *tissu thyroïdien*[6] (fig. 616).

Ces différents éléments, dérivés de l'ectoderme, du mésoderme et de

[1] Répin. *Loc. cit.*
[2] Pommer. *Bericht des naturwissenschaftlichen Vereins zu Innsbruck*, 1869.
[3] Michael. *Jahresbericht der Gesellsch. für Natur und Heilkunde* in Dresden, 1887.
[4] Baumgarten. *Virchow's Archiv*, 1887, t. CVII, p. 515.
[5] Wilms. *Archiv f. klin. Med.*, t. LV, p. 289.
[6] X. Bender et J. Heitz. Kyste dermoïde de l'ovaire contenant du tissu thyroïdien (*Bull. de la Soc. anat. de Paris*, 1900, p. 754). — Böttlin. *Virchow's Archiv*, t. CXV, p. 495. — Mertens. *Zeitschr. f. Geb. und Gyn.*, t. XXXVI. — Lecène. Sur la présence du tissu thy-

l'entoderme, se groupent parfois pour constituer des ébauches d'organes.
P. Rüge[1] a trouvé dans un kyste dermoïde, au-dessous d'un os qui ressemblait à un maxillaire inférieur, muni de molaires, une petite masse
qui, par sa forme, sa grosseur et sa structure acineuse, donnait l'idée
d'une *glande sous-maxillaire*. Baumgarten[2] a rapporté un fait des plus

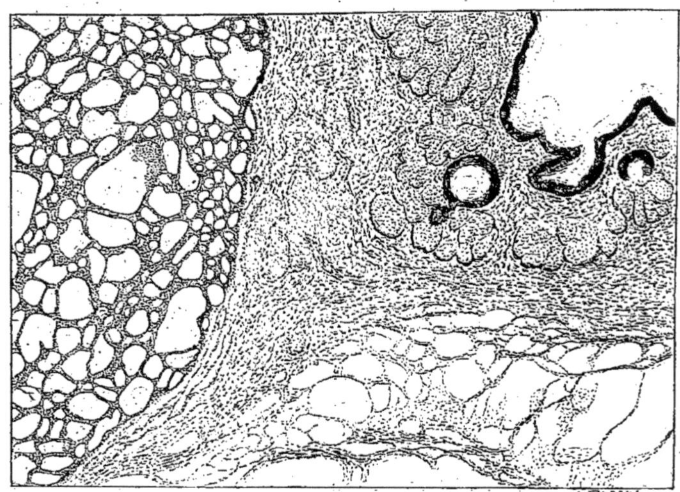

Fig. 616. — Kyste dermoïde de l'ovaire contenant du tissu thyroïdien (X. Bender).

On voit à droite et en haut une partie du revêtement de la papille, avec l'épithélium pavimenteux et
de volumineuses glandes sébacées. La partie gauche de la coupe est occupée par un tissu lacunaire
dont les alvéoles, revêtues par un épithélium cubique, contenaient une substance colloïde. Il s'agissait, sans aucun doute, de tissu tyroïdien.

remarquables où le kyste, outre la peau, les poils et les dents, contenait un corps ressemblant à un *œil* pourvu d'une sorte de cornée convexe
et d'un épithélium de la nature de celui de la rétine. Von Velitz[3] a
rapporté un curieux cas de kyste dermoïde contenant une *mamelle*.
Cette mamelle était grosse comme le poing d'un enfant et, par pression,
on faisait sourdre un liquide ressemblant à du colostrum. L'aréole du
sein était rose et entourée d'un cercle de poils.

roïdien dans la paroi des kystes dermoïdes de l'ovaire (*Ann. de gyn.*, 1904, p. 14, etc.). Dans
certains kystes dermoïdes, le tissu thyroïdien peut être si abondant qu'il constitue une
partie importante et, parfois même, la presque totalité de la tumeur. Quelques auteurs
désignent les tumeurs ainsi constituées sous le nom de *goitres colloïdes de l'ovaire* (Struma
ovarii colloides). Voir à ce propos : Pick. *Berl. klin. Woch.*, 1902, p. 442. — Meyer. Struma
ovarii colloides (*Virchow's Archiv*, 1903, t. CLXXIII, p. 538). — Walthard. Ueber struma colloïdes cystices im Ovarium. (*Zeitschrift f. Geb. und Gyn.*, 1903, t. L, p. 567). — Kretschmar.
Monats. f. Geb. und Gyn., 1904, t. XIX, p. 589.

[1] P. Rüge. *Centralblatt für Gyn.*, 1890, p. 99.

[2] Baumgarten. *Loc. cit.* De l'épithélium rétinien avait déjà été signalé dans un cas de Marchand (*Breslauer ärztl. Zeitschr.*, 1881, n° 21).

[3] Von Velitz. *Virchow's Archiv*, 1887, t. CVII, p. 505.

Enfin on a trouvé dans les kystes dermoïdes de l'ovaire des parties fœtales nettement reconnaissables. Dans un cas de Répin, il y avait un *embryon* rudimentaire avec ses quatre membres.

Les kystes dermoïdes contiennent, en résumé, des dérivés de trois feuillets de l'embryon. Ils diffèrent essentiellement des kystes dermoïdes des autres régions, de ceux du cou, par exemple, et devraient en être définitivement séparés. Ces kystes représentent des embryons rudimentaires, ce sont des *embryomes*, suivant la dénomination de Wilms[1]. On peut, dans certains cas heureux, arriver à reconstruire l'embryon. La tête correspondrait à la papille. On y trouve, en effet, un revêtement cutané avec un système pileux développé; on y trouve aussi, le plus souvent, une lame osseuse, qui représente le crâne et qui recouvre fréquemment des amas de substance nerveuse, des dents, des conduits tapissés par un épithélium pavimenteux et un épithélium cylindrique et qui représentent les parties supérieures du tube digestif et de l'appareil respiratoire. On reconnaît quelquefois une ébauche du thorax, avec des côtes, du tissu pulmonaire, des membres rudimentaires. Le reste de l'embryon est moins nettement distinct et se trouve inclus dans la paroi kystique[2].

Pathogénie. — La question de l'histogénèse des kystes dermoïdes de l'ovaire est encore des plus obscures. La théorie qui en faisait le produit d'une **grossesse extra-utérine** mérite à peine d'être mentionnée, puisqu'on a souvent rencontré ces productions chez les enfants. La théorie de la **diplogénèse par inclusion fœtale** est aussi inadmissible et la présence d'un nombre excessif de dents suffit à la ruiner.

Le mot d'**hétérotopie plastique**, employé par Lebert[3] pour réunir tous ces faits, n'est pas une explication mais une dénomination.

La théorie de la **parthénogénèse**, formulée d'abord par Waldeyer[4], puis reprise par Mathias Duval et Répin[5], explique les faits de la façon suivante: l'ovule aurait chez l'homme comme chez certains invertébrés, par exemple chez l'abeille, la propriété de se développer sans fécondation préalable; il résulterait de cette segmentation spontanée de l'ovule un embryon monstrueux inclus dans l'ovaire. Cette théorie, si séduisante au premier abord, est passible de plusieurs objections graves qui suffisent à la ruiner ; la plus sérieuse est que, d'après Bonnet[6], la parthénogénèse n'existerait pas chez les vertébrés.

[1] Wilms. *Loc. cit.*

[2] Voir pour ces détails le livre et les figures de A. Martin : *Die Krankheiten der Eierstöcke*, p. 576.

[3] Lebert. *Traité prat. d'anat. path. gén. et spéc.*, 1857, t. I, p. 258.

[4] Waldeyer. Die epithelialen Eierstocksgeschwülste (*Archiv f. Gyn.*, t. I, p. 305).

[5] Répin. *De l'origine parthénogénétique des kystes dermoïdes de l'ovaire*. Thèse de Paris, 1891.

[6] Bonnet. *Ergebnisse der Anatomie und Entwickelungsgeschichte*, 1890-1900, t. IX, p. 820. D'après l'auteur allemand, dont la compétence ne saurait être contestée, la parthénogénèse

D'autre part, la théorie de la parthénogénèse n'explique pas le développement des kystes dermoïdes du testicule qui présentent, cependant, une si grande analogie avec ceux de l'ovaire, non plus que celui des kystes dermoïdes contenant des dérivés des trois feuillets et développés derrière le péritoine, au niveau de la région lombaire et complètement indépendants des glandes génitales.

La théorie de l'**enclavement ectodermique** n'est guère plus soutenable. Elle admet que, pendant la vie intra-utérine, certaines parties du blastoderme ont été enclavées au milieu des tissus par suite d'une sorte de pincement. Cette théorie, formulée d'abord par Verneuil, a été acceptée par Lannelongue et Achard[1]. Elle est acceptable pour les kystes dermoïdes du cou, par exemple, mais elle ne l'est pas pour les kystes dermoïdes génitaux, qui contiennent des dérivés de trois feuillets. On n'a jamais vu le revêtement ectodermique donner naissance à du tissu thyroïdien ou à du tissu pulmonaire[2].

La théorie la plus généralement admise aujourd'hui est celle qui fait dériver les kystes dermoïdes de l'ovaire de l'**enclavement**, au milieu des feuillets de l'embryon en voie de développement, soit d'un **globule polaire fécondé**, soit d'un **blastomère** séparé des autres et évoluant pour son propre compte[3].

n'a jamais été démontrée d'une façon indiscutable chez les vertébrés; les figures de division que l'on a observées sur des ovules de vertébrés ne sont pas comparables à la segmentation normale de l'œuf fécondé. Ce sont des figures de dégénérescence des ovules, car il n'y a pas de division régulière de noyau et du protoplasma, mais seulement fragmentation du protoplasma qui devient vacuolaire et granuleux. D'autre part, l'examen rigoureux des cas publiés en élimine un grand nombre où la possibilité d'une fécondation passée inaperçue n'est pas complètement écartée.

[1] Lannelongue et Achard. *Loc. cit.*, p. 128.

[2] En admettant qu'un enclavement ectodermique puisse se faire au niveau du corps de Wolff, cet enclavement ne pourra jamais fournir que des dérivés de l'ectoderme dorsal qui ne donne naissance qu'à de la peau et à des organes annexes. Cette théorie doit donc être rejetée. Elle a cependant été reprise récemment par Bandler (Die Dermoidcysten des Ovariums. Ihre Abkunft von dem Wolffschem Körper. *Arch. f. Gyn.*, 1900, t. LXI, p. 277 et 445), mais à l'aide d'arguments pour le moins singuliers. Cet auteur nie purement et simplement les faits dans lesquels on a trouvé des éléments entodermiques dans la paroi des kystes dermoïdes de l'ovaire. Une pareille assertion n'est pas soutenable et cela seul enlève aux arguments de Bandler toute espèce de valeur.

[3] Le globule polaire est considéré aujourd'hui comme un œuf abortif. On sait que, chez certains invertébrés, ces globules polaires peuvent être fécondés. Chez les vertébrés on a vu des globules polaires inclus entre les différents blastomères déjà divisés. Or, comme il a été prouvé que des spermatozoïdes pouvaient se trouver en dedans de la zone pellucide, pendant la division des premiers blastomères, on conçoit qu'un globule polaire puisse être fécondé. Ce phénomène se produisant, il se développerait en même temps que l'œuf normal un œuf plus petit placé d'abord à côté de lui, puis à son intérieur.

Cette théorie est évidemment acceptable, mais elle est moins séduisante que celle qui fait dériver les kystes dermoïdes de l'inclusion d'un blastomère aberrant. On sait aujourd'hui, à la suite d'expériences tout à fait démonstratives, qu'il est possible d'isoler les blastomères, c'est-à-dire les sphères de segmentation primitive de l'œuf. Un blastomère isolé, même à un stade assez avancé de la segmentation, peut, en se développant pour son propre compte, donner naissance à un embryon ou plutôt à un *embryome* qui comprendra des dérivés des trois feuillets et cela d'une manière d'autant plus complète que le blastomère aura été isolé à un stade plus précoce de la segmentation de l'œuf. Cette théorie présente la plus grande

Dégénérescence maligne. — Les kystes dermoïdes de l'ovaire peuvent subir une dégénérescence maligne [1]. Debúchy [2] en a réuni 52 observations. La *dégénérescence épithéliomateuse* est la plus fré-quente : on a signalé également des cas de *dégénérescence sarcomateuse* et même des *endo-théliomes* dérivant des endothéliums vasculaires. Les mé-tastases sont fré-quentes.

Kystes mixtes mucoïdes et der-moïdes. — Les tumeurs mixtes, formées par la com-binaison des kystes dermoïdes avec les autres kystes de l'o-vaire, ont été signa-lées et décrites de-puis longtemps [3].

analogie avec la théorie de la *cellule nodale* de Bard. D'après l'auteur lyonnais, l'ovule serait une cellule complexe d'où dériveraient les cellules nodales suscep-tibles de donner naissance chacune à des dérivés des trois feuillets. Une cellule nodale pourrait s'arrêter momentanément dans son

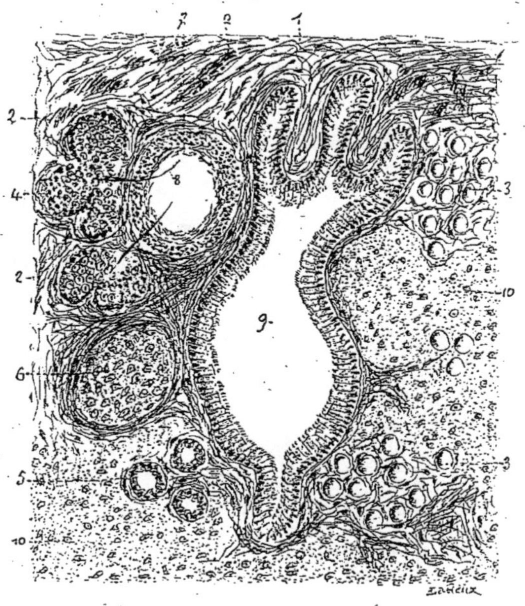

Fig. 617. — Kyste mixte de l'ovaire (Latteux).
Schéma.

1. Tissu conjonctif. 2. Fibres lisses. 3. Tissu cellulo-adipeux. 4. Glandes sébacées. 5. Glandes sudoripares. 6. Nodules de cartilage. 7. Kyste à revêtement cutané. 8. Poil. 9. Kyste à revêtement de cellules à cils vibratiles. 10. Tissu nerveux à petites cellules.

évolution, rester incluse entre les éléments voisins et reprendre ainsi son développement en donnant naissance à des tumeurs contenant les tissus les plus divers. On avait reproché à cette conception de ne reposer sur aucun fait précis, mais en raison des données actuellement établies sur la spécificité des blastomères, la théorie de Bard acquiert une base beaucoup plus solide.

Voir pour cette question : Bonnet. *Ergebnisse der Anat. und Entwickelungsgeschichte*, 1899-1900, t. IX, p. 820. — Wilms. Ueber die Dermoïde und Teratome, insbesondere die Dermoïde der Ovarien. (*Deutsches Archiv für klin. Med.*, 1895, t. LV et *Arch. f. Gyn.*, 1900, t. LXI, p. 293). — Emanuel. Zur Aetiologie der Ovarialdermoïde. (*Zeitschrift f. Geb. und Gyn.*, t. XLII, p. 502). — Brouha. Contribution à l'étude des tumeurs tératoïdes de l'abdomen. (*Revue de Gynécologie et de Chir. abd.*, 1902, p. 401).

[1] Tauffer. Ueber die primäre carcinomatöse Degeneration der Dermoïdcysten (*Vir-chow's Archiv*, 1898, t. CXLII). — Masson. De la dégénérescence maligne des kystes dermoïdes. Thèse de Lyon, 1896.

[2] Debuchy. *Des kystes dermoïdes de l'ovaire et de leur dégénérescence maligne.* Thèse de Paris, 1899.

[3] Lebert. *Traité prat. d'anat. path. gén. et spéc.*, 1857, t. I, p. 258. — Eichwald. *Würzb. med. Zeitsch.*, 1864, p. 422. — E. Martin. *Berl. klin. Woch.*, 4 mars 1872, n° 10,

Dans une même tumeur on peut trouver accolés l'un à l'autre des kystes mucoïdes et des kystes dermoïdes. Il n'est pas rare de voir une poche mucoïde s'ouvrir dans une poche dermoïde. Les liquides contenus dans les deux kystes se mélangent et on trouve, à l'examen histologique, une paroi tapissée en partie par un épithélium pavimenteux, en partie par un épithélium cylindrique.

Les deux ovaires peuvent être pris simultanément. Alors, comme

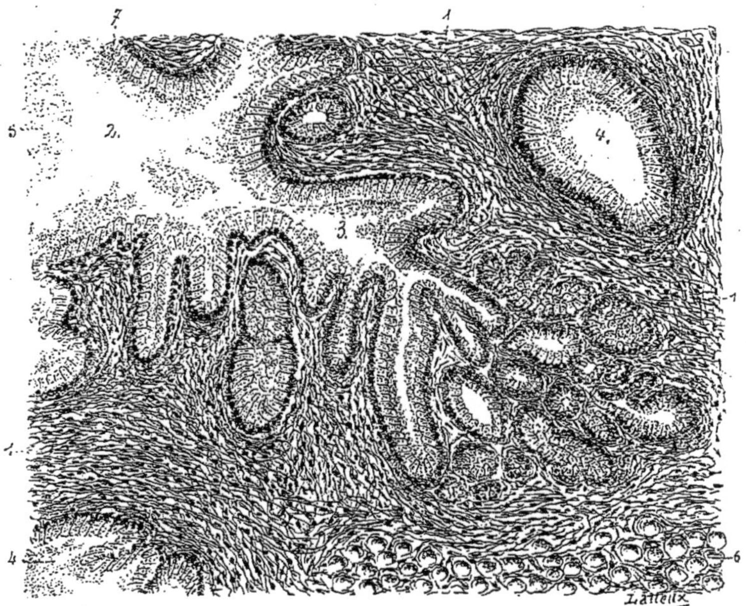

Fig. 618. — Kyste dermoïde mixte de l'ovaire (Latteux).

Cavités tapissées d'épithélium cylindrique à cils vibratiles.

1. Tissu conjonctif très embryonnaire. 2. Cavité kystique principale. 3. Diverticulum ramifié à l'infini. 4. Petits kystes annexes. 5. Mucus. 6. Tissu adipeux. 7. Point où les cils vibratiles sont conservés.

dans les cas de tumeur ovarienne unilatérale, toutes les associations sont possibles entre les divers ordres de kystes. Les deux ovaires peuvent être occupés chacun par une tumeur mixte (Flesch, Neumann et Poupinel). On peut voir d'un côté un kyste dermoïde et, de l'autre, un kyste mucoïde (Lebert, Young, Hersch, Mugge, etc.) ou d'un côté une tumeur mixte et de l'autre un kyste mucoïde (Poupinel).

p. 113. — Kreis. *Corresp. f. schweiz. Aertze*, 1872, n° 100. — Holscher. Dissert. inaug., Göttinguen, 1878. — Flesch. *Verhandl. der phys. med. Gesellsch. in Würzburg*, 1872, t. III, p. 111. — Flaischlen. *Zeitsch. für Geb. und Gyn.*, 1881, t. VI, p. 127 (observ. de Schröder) et t. VII, p. 448. — Spencer Wells. *Ovarian and uterine tumours*. 1882, p. 41 et 104. — Lannelongue et Achard. *Loc. cit.*, p. 57, 80 et 128. — G. Poupinel. Des tumeurs mixtes de l'ovaire (*Arch. de physiol.*, 1887, 5e sér., t. IX, p. 394).

III. Kystes parovariens. — Au point de vue pratique, il est impossible de séparer radicalement les kystes de la région ovarienne, indépendants de l'ovaire, des kystes de l'ovaire proprement dits. Aussi, quoique les kystes dont je vais parler ne soient pas, en réalité, des *kystes de l'ovaire*, puisque anatomiquement ils en sont distincts, il

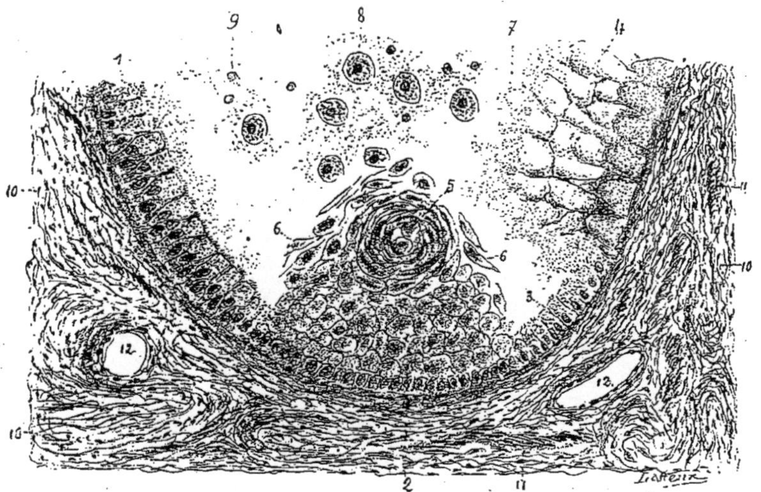

Fig. 619. — Kyste dermoïde de l'ovaire (Latteux).

Kyste montrant les différentes transformations des épithéliums (figure non schématique).

1. Épithélium cylindro-conique à cils vibratiles. 2. Transformation en épithélium pavimenteux. 3. Type cylindrique à cils vibratiles. 4. Cellules tuméfiées, vésiculeuses, en voie de transformation colloïde. 5. Globe épidermique. 6. Cellules épithéliales cornées, desquamées. 7. Matière colloïde. Cellules épithéliales granuleuses gonflées et devenues libres. 9. Noyaux en liberté. 10. Tissu conjonctif. 11. Fibres lisses. 12. Vaisseaux.

convient de les décrire en même temps, en tenant compte de leur étroite solidarité clinique et chirurgicale.

Un ensemble de caractères réunis dans cette espèce de kyste en fait un groupe très défini. On les désigne habituellement sous le nom de *kystes du parovarium* ou de *l'organe de Rosenmüller*[1], parce que leur lieu d'origine évident dans le ligament large, où ils sont inclus, correspond assez exactement au siège de ces vestiges embryonnaires, et qu'à la spécialité de structure il a paru naturel d'assigner une génèse spéciale. Toutefois, il n'est nullement démontré que les kystes uniloculaires

[1] Follin. *Recherches sur le corps de Wolff*. Thèse de Paris, 1850. — Verneuil. Recherches sur les kystes de l'organe de Wolff (*Mém. de la Soc. de Chir.*, 1857, t. IV, p. 58). — Pilliet et Souligoux. Kyste du ligament large et du canal de Gärtner (*Bull. de la Soc. anat.*, 1894, p. 412). — Girard. *Des kystes du parovaire avec persistance du canal de Gärtner*. Thèse de Paris, 1894. — F. Legueu. Kyste Wolffien du ligament large (*Ann. de Gyn.*, 1896, t. XLV, p. 114).

à paroi mince et à contenu transparent du ligament large proviennent toujours du parovaire. A. Doran[1] a observé et figuré des pièces qui sont contraires à cette théorie. Il incline à les considérer comme de simples *kystes lacuneux* ou hygromas sous-séreux de Verneuil. Mangin[2] croit aussi qu'ils pourraient se développer simplement dans le tissu

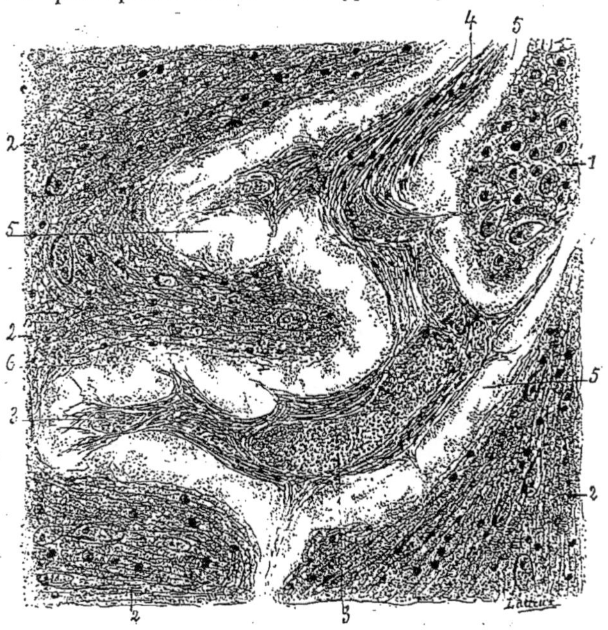

Fig. 620. — Kyste mixte de l'ovaire (Latteux).
Tissu nerveux et gaines lymphatiques autour des vaisseaux.

1. Tissu nerveux à trame aréolaire contenant de grosses et de petites cellules. 2. Le même tissu fibrillaire. 3. Vaisseaux pleins de sang. 4. Gros tractus fibreux envoyant des prolongements qui s'enfoncent dans les masses de tissu nerveux. 5. Espace lymphatique péri-vasculaire. 6. Lymphe épanchée.

connectif, indépendamment du parovarium. De Sinéty[3] considère comme très douteux leur développement aux dépens de l'organe de Rosenmüller. Il les rapproche des kystes mucoïdes et croit que la différence de liquide est due uniquement à la simplicité de l'épithélium, car on voit aussi du liquide clair dans les kystes proligères de l'ovaire, non tapissés de cellules caliciformes. De Sinéty se demande même si des ovaires surnuméraires ne joueraient pas un rôle dans la

---

[1] ALDAN DORAN. *Loc cit.*, p. 49 (fig. 10).
[2] MANGIN. Aperçu de l'état des kystes para-ovariques, à propos du kyste séreux du ligament large (*Nouv. Arch. d'Obst. et de Gyn.*, 25 juin 1888, p. 104).
[3] DE SINÉTY. *Loc. cit.*, p. 866.

production de ces kystes. L'existence d'ovaires accessoires n'est pas, en effet, absolument exceptionnelle et d'assez nombreuses observations prouvent qu'ils peuvent être le point de départ de tumeurs de diverse nature[1].

Quoi qu'il en soit, il convient d'adopter l'expression consacrée, par l'usage de *kyste parovarien*, pour désigner les kystes de la région de l'ovaire, indépendants de cet organe immédiat, ou séparés de cette région par un repli ligamentaire; seulement le mot de *kyste parovarien* doit s'entendre dans le sens de kyste tangent à l'ovaire plutôt que dans le sens de *kyste du parovarium*.

Ces productions ne sont pas rares; Olshausen les a rencontrées 32 fois sur 284 ovariotomies, soit 11,5 pour 100.

Il importe de diviser ces kystes en trois variétés : les **kystes parovariens hyalins** qui constituent la forme la plus commune; les **kystes parovariens papillaires** et les **kystes parovariens dermoïdes**.

Kystes parovariens hyalins. — Les kystes de cette espèce sont ordinairement uniloculaires. Il y a quelques exceptions; L. Tait[2] cite un cas qu'il a opéré, et examiné avec soin, où il y avait six sacs accolés. et, d'après lui, Spencer Wells aurait opéré un kyste biloculaire. Du reste, même quand il semble qu'il n'y ait qu'une poche

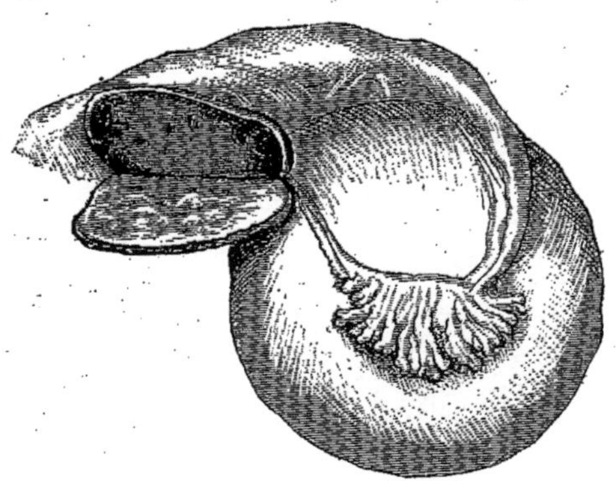

Fig. 621. — Kyste uniloculaire parovarien du ligament large. On voit, en haut et à gauche, l'ovaire tout à fait indépendant incisé. La trompe, allongée, s'étale à la surface du kyste (Doran).

---

[1] La genèse des ovaires accessoires est assez complexe. Ils peuvent résulter de la formation de cellules germinatives en dehors de l'éminence génitale, les éléments ainsi formés se développant pour leur propre compte en un point quelconque des ligaments larges (SEDGWIK-MINOT, NAGEL., RENAUT, AMANN). Ils peuvent représenter également des fragments de tissu ovarien séparés de l'ovaire, par un mécanisme quelconque, au cours de la migration (GROHE, SCHANTZ, KLOB). Ces anomalies peuvent enfin se produire après la naissance par torsion, élongation, division de l'ovaire par une bride péritonéale, etc. (KLEBS, OLSHAUSEN, ENGSTRÖM, VON LUMNICZER, FISCHEL, VON WINCKEL, GAILLARD-THOMAS, etc.). Ces ovaires accessoires peuvent être le point de départ de *kystes mucoïdes* (BASSINI. *Comptes rendus du Ie congrès des chirurgiens italiens*, Naples, 1888. — KLEBS. *Monats. für Geb. und Frauenkr.*, t. XXIII, p. 465. — WINKLER. *Arch. für Gyn.*, t. XIII. — GALABIN. *Transact. of the Obst. Soc. of London*, 1901, vol. IV, p. 267. — THUMIM, *Arch. für Gyn.*, t. LXI, p. 342) ou des *kystes dermoïdes* (FRANZ. *Monats. für Geb. und Gyn.*, 1898, t. VIII, p. 59. — SIPPEL. *Centr. f. Gyn.*, 1889, p. 305. — S. NEUMANN. *Arch. f. Gyn.*, t. LVIII, p. 185. — WILMS. *Loc. cit.*

[2] LAWSON TAIT. *Edinb. med. Journ.*, juillet-août, 1889, t. XXXV, p. 97.

unique, en cherchant avec soin dans la paroi, on peut parfois y découvrir de très petites cavités secondaires grosses comme des graines de chènevis ou de pois.

La poche est remarquablement mince; sa surface externe est recouverte, sans adhérence, par des feuillets du ligament large dans tous les points où elle n'est pas en contact immédiat avec les parois du pelvis ou les organes voisins. Toutefois une sorte d'élongation du ligament large fournit, dans bien des cas, un large pédicule. Quand le kyste est sessile, il est assez lâchement uni aux parties voisines, à moins d'inflammation antérieure. Sa couleur est blanche, légèrement verdâtre, et les fins vaisseaux du revêtement péritonéal se dessinent nettement par transparence. La trompe est accolée à la surface du kyste, le premier effet de son développement ayant été de dédoubler l'aileron tu-

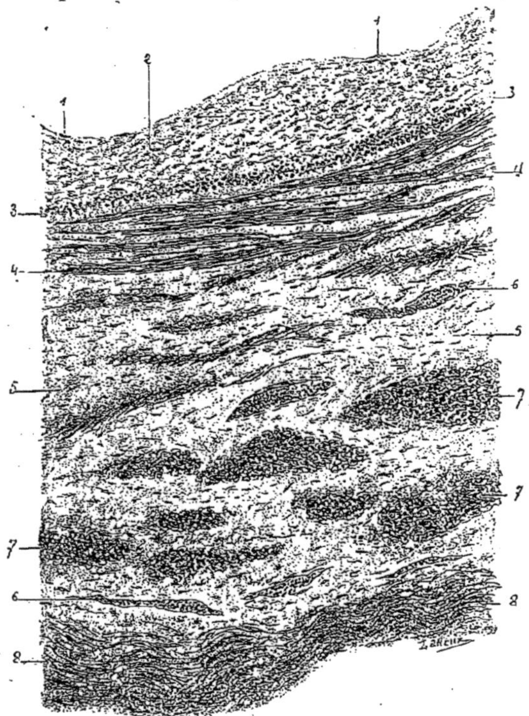

Fig. 622. — Kyste hyalin du ligament large.

Coupe comprenant toute l'épaisseur de la paroi (250 diamètres).

1. Couche de cellules plates à la face interne de la cavité. 2. Tissu conjonctif lâche à petites cellules étoilées. 3. Couche de cellules arrondies disposées sur plusieurs rangs. 4. Couche de fibres musculaires lisses longitudinales et très fines. 5. Tissu fibreux très dense, intermédiaire à de petites cellules allongées. 6. Vaisseaux. 7. Faisceaux de fibres lisses coupées en travers. 8. Couche fibreuse limitante avec fibres lisses flexueuses.

baire; l'ovaire est rejeté sur le côté externe, parfois aplati, mais toujours très distinct. La surface interne est lisse et tapissée d'épithélium à cils vibratiles, qui peut être combiné à l'épithélium cylindrique ordinaire. Le liquide est très clair, comparable à de l'eau de roche; sa densité est à peine supérieure à celle de l'eau (1002 à 1008). Il ne précipite pas par la chaleur, car il ne contient pas d'albumine quand il n'y a eu ni suppuration, ni épanchement sanguin[1]. On y a noté une forte proportion de chlorures.

Kystes parovariens papillaires. — A côté du kyste parovarien hyalin à paroi lisse et à contenu transparent du ligament large qui constitue le type le plus fréquent, existe une autre variété caractérisée par la présence de productions papillaires. Cette espèce est-elle

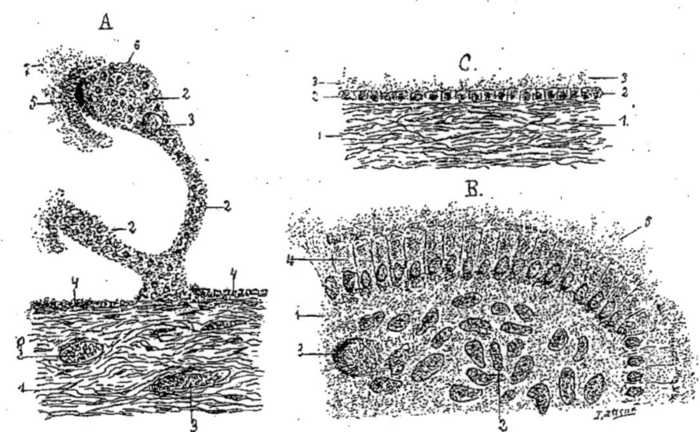

Fig. 623. — Kyste parovarien hyalin sous-tubaire.

A. Coupe perpendiculaire à la surface interne du kyste (500 diamètres).
1. Paroi du kyste, formée de tissu conjonctif avec fibres élastiques réfringentes. 2. Villosité ramifiée. 3. Vaisseaux sanguins. 4. Couche épithéliale à petites cellules cubiques. 5. Épithélium cylindrique vibratile. 6. Point où manque la couche épithéliale. 7. Mucus.

B. Un point de la villosité 2. (500 diamètres).
1. Tissu granuleux compact. 2. Noyaux du centre groupés en tourbillon. 3. Vaisseau avec globules sanguins. 4. Épithélium cylindrique vibratile. 5. Mucus.

C. Paroi du kyste, avec son épithélium cubique à petites cellules (500 diamètres).
1. Tissu fibreux avec nombreuses fibres élastiques. 2. Épithélium. 3. Mucus granuleux à la surface.

originairement distincte ou n'est-elle, comme le croit L. Tait, qu'une phase évolutive de la précédente? C'est ce qu'il est impossible d'affirmer. Quoi qu'il en soit[2], il importe d'être averti de l'existence de cette variété. Pendant longtemps une certaine confusion a régné dans la

---

[1] SPIEGELBERG y aurait pourtant parfois trouvé de la paralbumine, d'après DE SINÉTY (*Loc. cit.*, p. 870). Mais ne s'agissait-il pas alors de kystes papillaires du ligament large?

[2] ALB. DORAN. *Loc. cit.*, p. 51 et suiv. — Pour DORAN, ces kystes papillaires proviendraient du parovaire, et mériteraient seuls le nom de kystes parovariens, tandis que les kystes sans végétations et à contenu purement liquide naîtraient dans l'épaisseur du ligament large, indépendamment de tout vestige embryonnaire. L'absence d'épithélium vibratile dans les premiers n'infirmerait nullement leur origine. — WILH. FISCHEL (Ueber Parovarialcysten und parovarielle Kystome (*Arch. für Gyn.*, 1879, t. XV, p. 198) a fait remarquer, après WALDEYER, que l'épithélium du corps de Wolff n'est pas originairement pourvu de cils vibratiles, en sorte que le revêtement d'épithélium cubique non cilié peut représenter dans les kystes le premier type de l'épithélium wolffien.

science, par suite de connaissances incomplètes sur ce sujet. D'une part, certains auteurs faisaient, à tort, des désignations de *kyste parovarien* et de *kyste du ligament large* deux termes synonymes; d'autre part, ils croyaient que les kystes parovariens présentaient toujours une paroi mince et un contenu transparent, non filant, pauvre en matières albuminoïdes. Or, cette espèce est assurément la plus fréquente, mais non la seule. Il y a des kystes parovariens qui ont un contenu visqueux : il suffit, pour cela, que leurs parois présentent des végétations papillaires; le contenu peut même être rendu albumineux et diversement coloré par des extravasations sanguines, récentes ou anciennes. Mais ces caractères ne vont pas jusqu'à pouvoir faire confondre ces kystes avec les kystes mucoïdes de l'ovaire[1], exceptionnellement inclus dans le ligament. Une particularité distinctive résulte de ce fait qu'ils sont toujours uniloculaires (abstraction faite des cavités presque microscopiques de leurs parois), tandis que les kystes de l'ovaire sont presque invariablement multiloculaires. Il ne s'agit, dans les cas qui ont prêté à la confusion, que d'une analogie grossière.

Exceptionnellement, ces kystes, en se développant surtout du côté de la cavité abdominale, acquièrent une certaine mobilité, et étirent le ligament large de façon à constituer une sorte de pédicule lamellaire[2].

Ces kystes, d'ordinaire si bénins, peuvent aussi acquérir parfois une malignité extrême. L. Tait cite le cas d'une jeune fille à laquelle il enleva un kyste parovarien très simple en apparence, et sans aucune végétation antérieure; son opérée présenta, six semaines après, de l'infection ganglionnaire, et succomba en trois mois à des métastases cancéreuses dans divers organes.

Kystes parovariens dermoïdes. — On a observé un certain nombre de faits authentiques de kystes dermoïdes indépendants de l'ovaire. En raison des théories actuellement admises au sujet de l'origine des kystes dermoïdes de l'ovaire, il est impossible de faire dériver les kystes dermoïdes parovariens des vestiges du corps de Wolff. Ces kystes doivent reconnaître la même origine que les kystes dermoïdes de l'ovaire; il est très probable qu'ils se développent dans un tissu matriculaire identique, c'est-à-dire aux dépens d'un ovaire surnuméraire ou de débris aberrants de tissu ovarien[3].

---

[1] Terrillon. Sur une variété de kystes para-ovariens et ses rapports avec les kystes de l'ovaire (*Bull. et Mém. de la Soc. de Chir.*, 13 juill. 1887, p. 460). — Il est facile, par les observations de ce mémoire, de constater qu'il s'agit de la variété papillaire des kystes parovariens, depuis longtemps déjà bien décrite par A. Doran (*Loc. cit.*).

[2] Quénu (*Rev. de chir.*, 1890, p. 46) a observé un cas de ce genre, accompagné d'une ascite qu'il attribue à l'extrême mobilité de la tumeur.

[3] Voir pour cette question : Franz. *Monats, für Geb. und Gyn.*, 1898, t. VIII, p. 59. — Sippel. *Centralb. für Gyn.*, 1889, p. 505. — Gsell. *Arch. für Gyn.*, 1896, t. LI. — Ruppolt. *Arch. f. Gyn.*, 1896, t. LI. — Neumann. *Arch. f. Gyn.*, 1899, t. LVIII, p. 185. — Wilms. *Festschrift für Zenker*, 1895.

Complications des kystes de l'ovaire. — Adhérences. — Dans les premières phases du développement des kystes, l'épithélium cylindrique qui les recouvre les protège contre la formation d'adhérences (Waldeyer). Mais la desquamation de ce revêtement permet ensuite la production des adhérences, sous l'influence des frottements et des irritations extérieures. Lâches et glutineuses au début, elles deviennent de plus en plus intimes, avec le temps. On a vu la face antérieure d'un kyste tellement soudée au péritoine que des opérateurs ont largement décollé celui-ci des parois abdominales, croyant dégager le kyste lui-même. Les adhérences épiploïques peuvent être si étendues et si riches en vaisseaux que le kyste y puise désormais les principaux éléments de sa nutrition. Dans un cas de ce genre, j'ai trouvé plus pratique de commencer l'ovariotomie par la section du pédicule, relativement grêle, puis de procéder à la ligature successive des adhérences, en faisant pivoter le kyste de bas en haut. L'intestin peut aussi être, pour ainsi dire, fusionné avec la paroi, de telle sorte qu'une dissection devienne impossible et qu'il faille entamer le kyste pour le séparer. Les adhérences aux parois pelviennes sont surtout graves à cause du danger qu'il y a à déchirer l'uretère ou un gros vaisseau; il est parfois impossible de les vaincre quand elles sont très étendues; il s'agit alors presque toujours d'adhérences directes de kystes rétro-péritonéaux, sans l'intermédiaire de la séreuse[1].

Ascite. — La présence d'une très petite quantité de liquide dans le péritoine est assez fréquente, mais son accumulation sous forme d'épanchement ascitique ne se rencontre que rarement. Terrier[2] paraît être tombé sur une série exceptionnelle quand il a trouvé, sur 100 ovariotomies, 10 cas d'ascite abondante et 25 cas d'ascite légère. Terrillon[3], sur 68 ovariotomies, ne note qu'une fois cette complication.

Dans la grande majorité des cas, il s'agit alors de kystes papillaires avec issue de végétations en dehors de la poche, parfois même avec métastase-abondante dans le péritoine voisin. Dans les cas de kyste glandulaire, il peut y avoir dégénérescence graisseuse partielle de la paroi, ou même, selon Quénu[4], rupture de très petits kystes superficiels dont le contenu irrite le péritoine. Cet auteur attribue un rôle exagéré, je crois, aux phénomènes d'osmose provoqués par la matière colloïde

---

[1] Freund. Ueber Leber und Gallenblasenadhäsionen bei Geschwülsten der weiblichen Geschlechtsorgane (*Deutsche med. Woch.*, 1898, n° 18). — Coutumier. *Des kystes de l'ovaire à grand développement adhérents au péritoine pariétal.* Thèse de Lyon, 1895. — Condamin. Kyste de l'ovaire et grossesse. Adhérence au foie ayant amené après l'accouchement des accidents simulant la torsion du pédicule. (*Semaine gyn.*, 1902, n° 22, p. 169). — Emmet, *Amer. Journ. of Obstet.*, 1904, mai, p. 688.

[2] Terrier. *Revue de Chir.*, 1882, p. 549; 1884, p. 1; 1885, p. 12; 1886, p. 985.

[3] Terrillon. *Soc. de Chir.*, 1884, p. 659, 1886, p. 904. — Conx. Kist endopapilar al ovard-ni stäng, ascita, etc. (*Rev. de chir.*, Bucarest, 1901, V, p. 275).

[4] Quénu. *Revue de Chir.*, 1886, p. 265.

sécrétée par les végétations ou déversée par les petits kystes; point n'est besoin de cette considération pour comprendre la production de l'épanchement ascitique causé par l'irritation d'un liquide pathologique; l'ascite constitue un véritable mode de défense du péritoine, quand il n'a pu isoler le corps irritant par la production d'adhérences. On a aussi incriminé, pour expliquer l'ascite, la richesse vasculaire des tumeurs[1]. Mais ce facteur ne paraît avoir qu'une bien médiocre importance, puisque des fibromes télangiectasiques peuvent exister sans ascite.

Apoplexie intra-kystique. — Il se produit fréquemment, à l'intérieur des poches des kystes de l'ovaire, de petites hémorragies, sans importance clinique, et dont le seul résultat est de donner au liquide une coloration plus ou moins foncée, parfois chocolat. Dans d'autres cas, beaucoup plus rares, il se produit des hémorragies beaucoup plus abondantes, de véritables apoplexies. — L'apoplexie intra-kystique est le plus habituellement consécutive à la torsion du pédicule, mais elle peut survenir indépendamment de cette torsion.

L'hémorragie peut être secondaire à un traumatisme divers de la poche, à un choc, à une ponction. D'après Hegar et Kaltenbach[2], les hémorragies consécutives à une ponction peuvent reconnaître différents mécanismes. Tantôt il se fait une hémorragie *ex vacuo*, par suite de l'abaissement de la pression dans le kyste ; tantôt, au contraire, l'hémorragie est due à la blessure d'un gros vaisseau artériel et veineux, de la paroi kystique.

Parfois enfin, l'apoplexie est due à une altération des parois du kyste[3].

Les hémorragies intra-kystiques ont pu être assez abondantes pour déterminer la mort[4]. Dans les cas moins graves on peut voir les kystes, d'abord distendus par l'épanchement sanguin, se rétracter ensuite par coagulation et dépôt de caillots. Enfin si l'hémorragie conti-

---

[1] GUNDELACH. *De l'ascite symptomatique des tumeurs ovariques*. Thèse de Paris, 1887.

[2] HEGAR et KALTENBACH. *Traité de gynécologie opératoire*. Trad. française, 1885, p. 252. Voir aussi : LÖHLEIN. Ueber Blutungen in Ovarialcysten (*Deutsch med. Woch.*, 1896, p. 29). — COUVREUR. *Les hémorragies des kystes de l'ovaire*. Thèse de Paris, 1902. — DERVAUX et FAUCON. Hémorragie dans un kyste de l'ovaire compliquant la grossesse. Avortement consécutif. (*Journ. des sciences méd. de Lille*, 1902, II, p. 57). — DANIEL. Étude sur les hémorragies des grands kystes de l'ovaire sans torsion du pédicule (*Revue de Gyn. et de Chir. abd.*, 1905, n° 1, p. 3).

[3] Les hémorragies sont plus fréquentes dans les cas de kystes végétants et spécialement dans les kystes papillaires dont les végétations renferment un réseau vasculaire bien développé et très délicat.

[4] SPENCER WELLS (*Diagnostic et traitement des tumeurs abdominales*, trad. franç., 1886) cite deux observations où des femmes ont succombé à cet accident. Dans l'une il y eut un épanchement de 2 kilogrammes de sang dans le kyste. Dans l'autre la tumeur s'était rompue et son contenu s'était répandu dans la cavité péritonéale. — HEGAR et KALTENBACH (*loc. cit.*) citent également des accidents mortels consécutifs à la ponction évacuatrice. — BOURSIER, à l'occasion d'un cas observé par lui, a réuni un certain nombre de faits analogues (*Gaz. hebd. des sciences médicales de Bordeaux*, 1895, p. 210).

nue, le kyste augmente progressivement de volume et peut arriver à se rompre, en évacuant son contenu dans la cavité péritonéale.

Torsion du pédicule. — La torsion du pédicule est une complication relativement fréquente des kystes de l'ovaire. Les kystes dermoïdes paraissent y être plus particulièrement exposés que les kystes mucoïdes (Olshausen) [1].

Certains auteurs pensent que la longueur et la minceur du pédicule prédisposent à cet accident, mais on l'observe tout aussi bien avec des tumeurs à pédicules courts et larges et même avec des tumeurs intraligamentaires.

D'après Freund [2], la torsion du pédicule résulterait du développement même de la tumeur; au moment où le kyste cesse d'être pelvien et devient abdominal, il basculerait autour d'un axe transversal et subirait en même temps un mouvement de torsion de 90° environ. A un degré même faible, la torsion pédiculaire ne trouble nullement la circulation sanguine et les accidents n'apparaissent que lorsqu'elle atteint 180°.

Le sens dans lequel se produit la torsion est variable. Küstner [3] a formulé une loi suivant laquelle les kystes de l'ovaire gauche se tordraient de gauche à droite, et les kystes de l'ovaire droit, de droite à gauche. Cette règle n'a rien d'absolu.

[1] Parvicin-Glabis. Quelques nouveaux cas de torsion du pédicule dans les kystes de l'ovaire. Thèse de Bâle, 1900. — Otto v. Franqué. Ovarialcyste (hydrops folliculli) mit Abdrehung des Stiels beim Neugeborenen. (*Zeitschr. f. Geburts. u. Gyn.*, t. XLIII, f. 2, p. 257). — Niot. Torsion du pédicule des kystes dermoïdes de l'ovaire droit. Diagnostic avec l'appendicite. Thèse de Paris, 1901. — Kober. Hemoglobinurie bei Stieltorsion eines Ovarialkystoms (*Centralbl. f. Gyn.*, 1901, n° 21, p. 530). — Monod. Double kyste de l'ovaire à pédicule plusieurs fois tordu rappelant l'appendicite (*Journ. de médecine de Bordeaux*, 17 février 1901). — Vincent. Kyste de l'ovaire à pédicule tordu et rompu (*Lyon médical*, 10 février 1901). — Macnard. Kyste dermoïde de l'ovaire droit chez une jeune fille de 14 ans. Torsion du pédicule. Occlusion intestinale. Extirpation (*Rev. méd. de la Suisse romande*, 1901, 20 octobre). — Scudder. Ovarian cyst with twisted pedicle ; acute symptoms. Operation ; recovery (*Boston M. A. S. Journ.*, 1901, CXLV, p. 70). — Croft. A case of ovarian cyst in which complete severance of the pedicle had resulted from the torsion (*Brit. Med. Journ.* 1901, II, p. 78). — Mouchotte. Kyste parovarique droit à pédicule tordu (*Bull. et Mém. Soc. anat. de Paris*, 1902, IV, p. 567). — Coen. Le cisti del parovario e la lora torsione sul peduncolo (*Annali di ost. e gin.*, 1902, n° 5, p. 353). — Bouvier. Sur un cas de kyste hyalin du parovaire avec torsion du pédicule (*Rev. mens. de gyn., obst. et péd. de Bordeaux*, 1902, p. 51). — Lepage. Kyste dermoïde de l'ovaire gauche avec torsion du pédicule, chez une femme enceinte de trois mois et demi environ ; ablation du kyste, guérison (*Tribune médicale*, 1904, p. 440). — Karczewski. Ein fall von Ovarialcyste bei einem zehnjährigen Mädchen mit Stieltorsion (*Centralbl. f. Gyn.*, 1904, n° 17). — Condamin. Kyste dermoïde des deux ovaires chez une malade ayant eu cinq accouchements antérieurs. Torsion du pédicule de l'un des kystes (*Annal. de Gyn. et d'Obst.*, 1904, p. 188). — Major. *Lancet*, 1905, p. 1652.

[2] Freund. Der gewöhnliche und ungewöhnliche Wanderungsmechanismus wachsender Eierstocksgeschwülste (*Volkmann's Sammlung klin. Vorträge*, n° 361 et 362).

[3] Küstner. Das Gesetzmässige in der Torsionspirale torquister Ovarialtumorstiele (*Centr. für Gyn.*, 1891, p. 209). Voir aussi sur ce sujet : Thorn. *Ueber die Axendrehung der Ovarialtumoren.* Thèse de Halle, 1893. — Einiges über Axendrehung der Ovarientumoren (*Festschrift der D. Gesellsch. für Gyn.*, Wien., 1894, p. 195). — Thornton. *Amer. Journ. of med. Sciences*, 1888, p. 357. — Batsch. Ueber Achsendrehung des Stieles der Ovarientumoren (*Wien. klin. Rundschau*, 1902, n° 50).

Le nombre des tours de spire décrits par le pédicule varie de un à cinq ou six. Au point de vue anatomique. comme le fait remarquer Boursier[1], la torsion peut être complète ou incomplète. Lorsqu'elle est incomplète, ce qui est le cas le plus fréquent, les veines sont comprimées avant les artères et des hémorragies se font dans la paroi du kyste et à son intérieur.

Lorsque la torsion est complète et qu'il y a un étranglement véritable, la circulation est complètement arrêtée. Le pédicule est très aminci, il peut se rompre, et le kyste, complètement détaché de son insertion primitive, peut former une masse libre dans l'abdomen ou retenu seulement par quelque tractus filamenteux[2]. Il s'agit alors généralement de tumeurs polykystiques aréolaires ou de kystes dermoïdes à parois épaisses, ayant la consistance de masses solides; j'ai observé un cas du premier genre. Baumgarten et Hofmeier ont vu des kystes dermoïdes devenir tout à fait libres. Si la tumeur n'a pas contracté des adhérences avant sa séparation, elle constitue un corps étranger qui provoque une assez vive réaction dans le péritoine, une ascite pour ainsi dire aiguë. Dans le cas contraire, elle peut continuer à vivre par ses racines adventices; mais celles-ci à leur tour peuvent devenir le siège du même accident[3].

Si la torsion se fait lentement, d'une façon chronique pour ainsi dire, on a prétendu qu'elle peut avoir des effets favorables et amener un arrêt de développement du néoplasme, sans provoquer de réaction. Il se produirait alors une régression graisseuse, avec résorption partielle; on a aussi noté la calcification. Mais, le plus souvent, cette torsion progressive s'accompagne de poussées aiguës de péritonite et d'augmentation de volume du kyste par hémorragies. Un des résultats rares de la torsion est l'**inflammation gangreneuse** de la tumeur; on doit admettre alors une torsion brusque, amenant une mortification subite du néoplasme et des adhérences intestinales, ayant servi de voie d'accès aux germes infectieux. L'**occlusion intestinale** peut aussi en être la conséquence[4].

Suppuration. — Le liquide des kystes de l'ovaire est normalement aseptique[5]. Mais il devient, lorsqu'il est infecté, un excellent milieu de culture pour les divers agents microbiens.

[1] Boursier. De quelques formes cliniques de la torsion du pédicule dans les kystes de l'ovaire (*VIe Congrès français de chirurgie*, 1892, p. 316).

[2] Heurtaux (*Soc. de chir.*, 1886, p. 747) a soutenu que la rupture du pédicule pouvait s'opérer par simple élongation, sans torsion, dans certains cas.

[3] Chalot. Kyste de l'ovaire transplanté; accidents du nouveau pédicule (*Ann. de Gyn.*, 1887, t. XXVII, p. 161).

[4] Voir pour cette question : Coignerai. *Contribution à l'étude de la torsion du pédicule des tumeurs de l'ovaire.* Thèse de Paris, 1902. — Heller. *Inaug. Dissert.*, Berlin, 1902. — Biagi. *Il Policlinico*, 1903, p. 466. — Gelpke. *Monats. für Geb. und Gyn.*, 1903, t. XVII, p. 1142. — Sikora. La torsion du kyste du ligament large (*Presse médicale*, 1903, p. 478). — Marconi. *La Rassegna di ost. e gin.*, 1904, p. 593. — Sanson. *Thèse de Paris*, 1904.

[5] Auché et Chavannaz. *Société de biologie*, 7 juillet 1897. — Mangold. *Ueber die Infection*

L'infection des kystes peut être réalisée par divers mécanismes[1]. Dans quelques cas l'infection vient du dehors et résulte d'un défaut d'asepsie au cours d'une ponction exploratrice ou évacuatrice. Dans d'autres cas, plus fréquents, la suppuration se produit spontanément. L'infection peut se faire alors de proche en proche, et se transmettre, par exemple, d'une salpingite suppurée à un kyste de l'ovaire. On a noté également la suppuration des kystes ovariques au cours de l'infection puerpérale.

L'inflammation suppurative peut aussi provenir d'une infection par une appendicite. Elle peut succéder à la mortification par torsion du pédicule ; il est probable qu'alors les microbes viennent des adhérences qui se produisent avec l'intestin.

Quelquefois enfin l'infection se fait par voie sanguine. On a vu des kystes suppurer à la suite d'une fièvre typhoïde[2], une grippe.

On a trouvé dans le liquide du kyste suppuré divers agents microbiens, le staphylocoque, le streptocoque, le colibacille[3], le bacille de Koch. Dans quelques cas, le pus était aseptique[4].

ÉTIOLOGIE, SYMPTOMES, MARCHE ET DIAGNOSTIC DES KYSTES DE L'OVAIRE

Étiologie. — C'est dans la période de l'activité sexuelle de la femme qu'on observe surtout les kystes de l'ovaire. Cependant, il est certain que non seulement le germe de beaucoup de ces tumeurs existe dès la période fœtale, mais encore que le néoplasme a parfois débuté dès cette époque, et demeure à l'état latent jusqu'à l'impulsion qui lui permet de se développer. Cela ne saurait être mis en doute pour les tumeurs dermoïdes, et diverses observations tendraient à démontrer qu'il peut en être de même pour les kystes prolifères (kystes mucoïdes de Malassez, cysto-épithéliomes, kystes glandulaires et papillaires).

---

der Ovarialkystome. Thèse de Bâle, 1895. — Cumston. Septic infection of ovarian cystome (*Amer. Journ. of Obstet.*, 1888, vol. 58, p. 640). — Bouilly. La suppuration des kystes de l'ovaire (*La Gynécologie*, 1896, p. 195).— Lemoine. *La suppuration des kystes de l'ovaire* Thèse de Lyon, 1903. — Sergueff. *Contribution à l'étude des suppurations des kystes de l'ovaire.* Thèse de Montpellier, 1903.

[1] Tasching. *Wien. klin. Woch.*, 1892, n° 18. — Werth. *Deutsche med. Woch.*, 1893, p. 489. — Sudeck. *Münch. med. Woch.*, 1896, p. 498. — Zantschenko. Beitrag zur Frage der abdominal-typhösen Suppuration der Ovarialcysten (*Monats. f. Geb. und Gyn,*, 1904, t. 19, p. 67). — Peterson. Infected ovarian cyst (*Am. Journ. of obst.*, 1902, vol. XLV. p. 802). Pinatelli. Petit kyste dermoïde de l'ovaire suppuré, sans torsion, ni rupture ; péritonite suppurée généralisée, mort (*Lyon méd.*, 1902, XCIX, p. 154).

[2] Wunderli. Ueber bacteriologisch nachgewiesene Infection von Ovarialcysten (*Beitr. z. klin. Chir.*, t. XXVI, n° 3, et *Gynäk. Helv.*, 1901, p. 64).— Levis. Infection of ovarian cysts during typhoid fever ; report of two cases, etc. (*The amer. journ. of med. scienc.*, 1902, octobre).

[3] Wunderli. *Loc. cit.*

[4] Mauclaire. Kyste de l'ovaire et kyste parovarien intraligamentaire, à contenu purulent et aseptique (*Annal. de Gyn. et d'Obst.*, 1901, LVI, p. 346).

Doran, Winckel, de Sinéty ont vu, chez le fœtus ou l'enfant à terme, de petites cavités kystiques dont la signification et l'évolution ultérieure ne sont pas déterminées. Les kystes dermoïdes peuvent se développer même chez l'enfant, de manière à nécessiter une opération (Rœhmer, Hamaker, Polotebnoff, Bell, etc.). D'autre part, on a vu les kystes ovariques ne se développer que dans un âge avancé, de 65 et 75 ans (Johnson, Davis, Terrier, Owen, etc.). Je reviendrai, du reste, sur ce sujet, à propos des indications de l'ovariotomie (Voir p. 981).

On a noté des cas curieux de kystes dans la même famille, chez des sœurs (Simpson, Rose, Lever, Olshausen).

L'affection est assez souvent bilatérale. Sur mille ovariotomies de Spencer Wells, elle l'était quatre-vingt-deux fois (soit 8,2 pour 100). La proportion est beaucoup plus forte pour les kystes papillaires et Olshausen l'estime à 77 pour 100, tandis que pour les kystes glandulaires considérés isolément elle ne dépasserait pas 4 pour 100.

Symptômes. — Le début n'est marqué que par des troubles vagues, qui n'ont rien de particulier et se rapportent aux formes atténuées de ce que j'ai décrit sous le nom de **syndrome utérin**. Ce sont d'abord de simples troubles réflexes, dus aux congestions et aux tiraillements des annexes. Il s'y joint plus tard des phénomènes de **compression** du rectum, de la vessie ou des nerfs, quand le kyste est inclus sous le péritoine et ne peut se porter librement dans la cavité abdominale. Mais ces phénomènes manquent dans la grande généralité des cas. Alors, à la **période latente**, ou simplement *métritique* (pseudo-métrite), succède d'emblée une **période de tuméfaction**, où le ventre prend un développement de plus en plus marqué. A ce moment aussi la santé s'altère et une dernière **période de dépérissement** précède les accidents ultérieurs qui amènent fatalement la mort, si l'art n'intervient pas à temps.

Il faut distinguer deux phases dans l'évolution de la **tumeur kystique** et à chacune correspondent des signes physiques radicalement distincts : 1re phase : la tumeur, petite, est cachée dans le pelvis, appréciable seulement par le toucher combiné à la palpation bimanuelle ; 2e phase : la tumeur est devenue abdominale ; on peut l'explorer facilement, à travers les parois du ventre.

1° **Tumeur pelvienne.** — Presque toujours, dès que la tumeur a acquis un volume double ou triple de celui de l'ovaire sain, son poids la fait tomber dans le cul-de-sac de Douglas : pourtant, en cas de rétroversion utérine qui lui barre le chemin, elle peut rester fixée sur les côtés, ou en avant. La palpation bi-manuelle fait reconnaître sa présence ; son siège et ses connexions affirment sa nature ovarique ; elle est le plus souvent dure, vu la petitesse et la tension de la poche ;

rarement élastique ou irrégulière. Quand la tumeur est franchement pédiculée, elle est très mobile et n'est sentie par le toucher vaginal que si on la refoule de haut en bas avec l'autre main. Quand elle est incluse dans le ligament large, elle peut paraître faire corps avec l'utérus, mais on découvre, en examinant avec beaucoup de soin, entre cet organe et elle, un léger sillon; il ne faut pas oublier qu'en pareil cas le corps utérin est dévié, soit sur les côtés, soit en arrière, soit même en avant. Dans les kystes papillaires, la tumeur est souvent bilatérale et on peut exceptionnellement sentir les végétations à sa surface, à travers le cul-de-sac vaginal; il y a généralement aussi de l'ascite.

2° **Tumeur devenue abdominale.** — La possibilité de sentir le fond de la tumeur à une certaine hauteur, au-dessus du pelvis, change complètement les caractères extérieurs. Par la palpation de l'abdomen, on sent une tumeur sphérique qu'on limite facilement en haut et sur les côtés, plus vaguement en bas; des irrégularités et proéminences annoncent, ordinairement, une tumeur polykystique; la résistance est plus élastique, moins dure, à mesure que la tumeur est plus grosse; la fluctuation, qu'il est impossible de sentir auparavant, devient souvent très appréciable aussitôt que la malade est endormie. La percussion au niveau de la tumeur donne une matité souvent obscure : il faut percuter très légèrement, sans quoi on obtient la sonorité transmise du paquet intestinal; cette sonorité de voisinage rend même trop souvent illusoire la délimitation exacte du kyste, par ce mode d'exploration.

Dans des cas exceptionnels, si la femme est très grasse, ou si, étant nullipare, elle présente des parois abdominales très fermes et contracturées, l'anesthésie peut être utile pour les relâcher, établir le diagnostic et faire un examen complet des connexions du kyste.

Par le toucher et la palpation bi-manuelle, on sent, le plus souvent, l'utérus couché au-devant du pubis en antéversion, un peu dévié du côté opposé à celui où siège le kyste. Le col, attiré en haut, est moins facilement accessible, et parfois il est comme absorbé par le déplissement des culs-de-sac du vagin. Au cathétérisme, on peut trouver alors une élongation notable de la cavité utérine[1]. Plus tard, en se développant, le kyste repousse l'utérus en arrière (Peaslee). Enfin, il est des cas où l'utérus est refoulé en bas, en prolapsus[2] : j'en ai observé un sur une malade guérie après l'ovariotomie avec fixation du pédicule dans la plaie abdominale. Dans les grands kystes du ligament large, l'utérus peut être tout à fait luxé sur le côté.

Quand le kyste a atteint des dimensions énormes, les parois abdomi-

---

[1] W. Farr (Hypertrophic elongation of the uterus upward into the abdominal cavity, etc. in *Amer. Journ. of Obstet.*, 1890, t. XXIII, p. 1195) a décrit un cas d'énorme élongation de l'utérus (21 centimètres) due à un volumineux kyste de l'ovaire.

[2] Thiriar. Du prolapsus utéro-vaginal dans les kystes de l'ovaire (*Ann. de la Soc. belge de Chir.*, 1893, n° 5).

nales sont amincies, craquelées, la ligne blanche est élargie, l'ombilic est très distendu : ce n'est que s'il existe aussi de l'ascite que l'ombilic est proéminent. Des veines dilatées rampent sur les parois abdominales, surtout dans la région des fosses iliaques. Quand la tumeur a dépassé l'ombilic, la fluctuation est facile à sentir, au moins dans une grande portion de la tumeur ; c'est surtout dans les kystes parovariens à parois minces qu'elle est très nette. En déterminant l'étendue de sa répercussion, on peut avoir une idée du volume des poches, et, s'il y a plusieurs centres de fluctuation, affirmer que la tumeur est polykystique. Parfois, on perçoit plutôt une vibration, un ébranlement qu'une vraie fluctuation. En d'autres points, généralement vers les flancs, on trouve des masses solides, en forme de gâteau, de placenta. Ce sont des agglomérations microkystiques généralement aréolaires et colloïdes. La percussion accuse une **matité** irrégulièrement sphérique, convexe en haut, séparée par une zone claire de la matité hépatique à moins de dimensions excessives de la tumeur qui amènent la confusion des deux matités. Tout autour existe encore la sonorité intestinale. Celle de l'estomac peut être diminuée, mais elle persiste toujours à l'épigastre et sur le bord gauche du thorax. Les changements de position sont sans influence sur la répartition de la matité. Dans les cas extrêmes, les cartilages costaux de l'appendice xyphoïde sont déjetés ; le foie, devenu horizontal, est repoussé dans la concavité du diaphragme, le cœur est soulevé, l'abdomen fait saillie dans le thorax ; le ventre n'est plus cylindrique, mais proéminent en avant et se continue en pente douce avec la poitrine qui semble en être devenue une dépendance.

La pression sur les vaisseaux, aorte, artères crurales, peut amener la production de **souffles vasculaires** qui n'ont aucune importance.

Il est un bruit que la main perçoit mieux que l'oreille : c'est, quand on palpe avec force certaines tumeurs, un **cri de neige écrasée** ; il serait dû, d'après Olshausen, au déplacement de matière colloïde soit d'une cavité dans l'autre, soit à la surface du kyste, s'il est rompu : je crois qu'un simple frottement péritonéal donne la même sensation, et il m'est difficile de lui accorder beaucoup de valeur.

Les troubles du côté de la **menstruation** sont beaucoup plus rares qu'on ne pourrait le supposer *a priori* ; il ne faut pas oublier que l'affection étant le plus souvent unilatérale, dans les grands kystes, l'ovaire sain suffit à assurer la régularité des règles.

Si les deux ovaires sont transformés en kystes, on peut observer l'aménorrhée, qui a plusieurs fois donné lieu à des erreurs de diagnostic en faisant croire à une grossesse utérine ou ectopique.

Gallard[1], pour préciser l'influence des kystes sur la menstruation, a analysé cent soixante-neuf observations : une fois sur cinq, il y a eu

GALLARD. *Leçons clin. sur les maladies des ovaires*. Paris, 1886.

diminution ou retard ; et une fois sur huit, irrégularités, douleur ou augmentation. On a remarqué que la ménorragie n'est pas rare dans les cas de kystes inclus au voisinage immédiat de l'utérus. Après la ménopause, on a noté du côté de l'utérus des phénomènes congestifs, amenant la réapparition d'un écoulement sanguin plus ou moins irrégulier [1] qui a fait croire au retour des règles. Parfois enfin, sous l'influence des tumeurs ovariques ainsi que des tumeurs utérines, on voit se produire une modification réflexe du côté des seins, qui se gonflent et dont l'aréole se pigmente comme dans la grossesse. On a vu survenir la sécrétion lactée, même chez de très jeunes filles.

La **stérilité** ne serait certaine que si les deux ovaires étaient pris, et on sait que les kystes de l'ovaire compliquent souvent la grossesse.

Il faut distinguer les phénomènes de **compression** du début de la tumeur qui ne se montrent que lorsqu'elle est enclavée dans le petit bassin (kystes inclus dans le ligament large et rétro-péritonéaux) et les troubles de compression qui se produisent à une période avancée de la maladie, quand le kyste agit par son poids et par son volume plus que par ses connexions.

La compression de la **vessie** amène assez souvent l'incontinence d'urine, au début des kystes inclus dans le ligament large; d'autres fois, c'est du ténesme et de la dysurie; des douleurs très vives par compression des nerfs peuvent se montrer dans les mêmes circonstances. Le plus souvent, ce n'est que dans les dernières périodes du développement de la tumeur et quand elle distend l'abdomen que les troubles dus à la compression se prononcent; on peut encore alors voir apparaître les troubles vésicaux, des envies fréquentes d'uriner, par effacement de la capacité du réservoir urinaire. La constipation est la règle, par compression du **rectum** et gêne des phénomènes physiologiques de l'effort; l'obstacle apporté à la dilatation normale de l'**estomac** et aux mouvements de l'intestin est une cause d'anorexie, de vomissements, et contribue à amener le marasme. Dans les cas où la tumeur remonte très haut, le jeu du diaphragme et même des côtes peut être gêné, d'où une **dyspnée** et une **cyanose** très pénibles. Une autre cause de dyspnée, qui vient souvent se joindre à la première et qui est parfois méconnue, est celle qui résulte de la compression des **uretères** et de l'**urémie chronique** qui en est la conséquence. On ne saurait trop insister sur l'importance capitale de cette complication, ni la trop rechercher par l'examen attentif des urines [2]. Les affections **cardiaques** qui ont été notées en pareil cas sont peut-être sous la dépendance indirecte des altérations rénales. J'ai assez longuement

---

[1] F. TERRIER, *Revue de Chir.*, 1884, p. 1.

[2] ALBAN DORAN. *Tumours of the ovary*, etc., Londres, 1884. p. 152. — TERRIER. Ovariotomie, mort par péritonite; lésions des reins et albuminurie légère (*Union méd.*, 1887, p. 224).

insisté sur ce sujet, dans le chapitre relatif aux corps FIBREUX, pour être dispensé d'y revenir ici. Les varices, les hémorroïdes, l'œdème des extrémités ne méritent qu'une simple mention, ainsi que les vergetures et les éventrations.

Pour peu qu'un kyste acquière un certain volume, l'épithélium cylindrique qui lui sert de vernis protecteur se desquame par places et, dès lors, des adhérences se produisent sous l'influence des frottements. C'est surtout à la paroi antérieure, la plus directement en contact avec un plan résistant, qu'elles se forment, mais elles peuvent atteindre tous les autres organes contenus dans le ventre. Ce travail de péritonite partielle se fait sourdement, sans réaction fébrile, à moins d'être provoqué par un accident survenu du côté du kyste, torsion ou rupture, cas où tous les signes d'une inflammation plus ou moins violente peuvent se manifester.

L'état général s'altère rapidement. Deux facteurs principaux concourent à amener le dépérissement des malades; la compression des divers segments du tube digestif qui, jointe à la dyspepsie d'origine réflexe qu'on observe dans toute maladie utéro-ovarienne, empêche la réparation des pertes incessantes de l'organisme; la compression des uretères qui, alors même qu'elle resterait longtemps sans produire l'albuminurie, n'en trouble pas moins fortement l'uropoièse, avant d'être cliniquement reconnue, et contribue à la dénutrition; toutes les autres compressions qui font souffrir la malade et la privent de sommeil agissent dans le même sens. Les femmes deviennent alors très émaciées, mais sans que le prétendu **facies ovarien**, auquel certains auteurs ont voulu donner une valeur presque pathognomonique, ait, en somme, rien de très spécial.

Accidents. — Inflammation. Suppuration. — L'élévation temporaire de la température et la sensibilité du ventre chez une femme atteinte de kyste de l'ovaire sont des indices d'une **inflammation vive**, soit autour du kyste, soit dans son intérieur; mais il n'y a que la suppuration du kyste qui donne lieu à des accès réguliers de fièvre intense, avec frissons et sueur, accompagnés de douleur locale vive. On trouvera ordinairement dans les commémoratifs la raison de ces accidents (contusion, ponction, appendicite, etc.).

Torsion du pédicule. — Cet accident a d'abord été signalé par Rokitansky[1]. De nombreux travaux ont été faits depuis, sur ce point spécial. Thornton[2] les a résumés, en y ajoutant le fruit de sa grande expérience personnelle. Sur 600 ovariotomies, il a observé la torsion du

[1] Rokitansky. Ueber die Strangulation von Ovarial-Tumoren durch Achsendrehung (*Zeitschr. der k. k. Gesellsch. der Aerzte*, Vienne, 1865).

[2] J. Knowsley Thornton. Rotation of ovarian tumours, its etiology, pathology, diagnosis and treatment (*Amer. Journ. of med. Sciences*, oct. 1888, p. 557).

pédicule 57 fois. Cet accident semble moins fréquent que du temps de Rokitansky, car il était alors de 15,8 pour 100 et n'est plus maintenant que de 9,5 pour 100 [1]. Cela tient à ce qu'on opère maintenant les kystes beaucoup plus tôt. Comme étiologie il faut signaler la grossesse; sur six cas de kystes compliqués de grossesse opérés par Thornton, la torsion existait 5 fois, et, dans 9 cas, les phénomènes aigus commencèrent après un accouchement ou un avortement. Dans quatre de ses observations, Thornton mentionne l'arrêt de la menstruation par le froid; 4 fois, la ponction du kyste; 8 fois, il n'existait aucune cause appréciable.

On a vu la torsion du pédicule se produire par l'effet de l'exploration d'une tumeur très mobile (Olshausen), par le changement de position dû à l'évacuation du kyste. Tout ce qui accroît la mobilité de la tumeur, ascite, longueur et gracilité du pédicule, est une cause prédisposante [2]. Les kystes dermoïdes y sont spécialement sujets, pour peu qu'ils soient mobiles, à cause de leur poids considérable.

Lawson Tait a vu plus souvent la torsion à droite. Olshausen à gauche. Veit, Rohrig et Thornton l'ont vue des deux côtés.

Quand cette torsion se fait lentement, on a soutenu qu'il peut en résulter une diminution progressive de la tumeur; pour moi, je ne crois pas que ce soit jamais un événement favorable. En effet, une torsion d'abord légère peut être bientôt suivie d'une torsion complète et amener de graves accidents. Une douleur vive, instantanée, en est le premier indice. Si la torsion est complète, des signes de réaction péritonéale se produisent bientôt, ils peuvent être très légers si le pédicule est lamelleux et peu vasculaire, comme dans les cas exceptionnels de kystes du parovaire pédiculés [3]. Le plus souvent ils sont le prélude d'une péritonite d'intensité variable. Celle-ci peut être rapidement mortelle, ou bien elle revêt le caractère d'hydropisie; du météorisme et une ascite aiguë se manifestent. On a vu ces accidents se dissiper en quelques jours, et Olshausen ne doute pas qu'il y ait des **torsions du pédicule temporaires** : il en a observé deux exemples qui lui paraissent certains. Enfin les accidents fébriles peuvent continuer par suite de la résorption des matériaux de mortification lente de la tumeur (*intoxication* plutôt qu'*infection*), et la malade meurt dans le

---

[1] O. Terrillon (De la torsion du pédicule des kystes de l'ovaire, in *Revue de chir.*, 1887, p. 245) indique le chiffre de 5 pour 100, et Olshausen celui de 6,5 pour 100. — O. Küstner (*Centr. f. Gyn.*, 1891, n° 11, p. 210) paraît avoir exceptionnellement observé une série de 11 torsions du pédicule sur 35 cas.

[2] J'ai même observé un cas où toutes les lésions et les accidents occasionnés par torsion progressive du pédicule avaient été produits par sa seule élongation exagérée, ayant succédé à une grossesse pendant laquelle le kyste avait contracté des adhérences à la partie supérieure de l'abdomen. — S. Pozzi. Remarques clin. et opérat. sur trente laparotomies (*Annal. de Gyn.*, avril 1890, t. XXXIII, p. 252 et suiv.).

[3] W. Binaud et Chavannaz. Torsion du pédicule d'un kyste du parovaire (*Gaz. hebd. de Méd. et de Chir.*, 1896, p. 531).

marasme et la cachexie[1]. La rupture du kyste coïncide souvent avec la torsion du pédicule; celle-ci se complique parfois d'hémorragies intérieures considérables, le sang artériel continuant à affluer, tandis que les veines ont leur calibre effacé par la torsion. Ces hémorragies viennent ajouter une anémie aiguë à l'état déjà grave de la malade. Des signes de péritonite autour de la poche se montrent bientôt après, et la formation d'adhérences étendues est un des effets les plus constants de la torsion.

Rupture du kyste. — La rupture des petits kystes dus à l'hydropisie folliculaire paraît être sans grande conséquence; elle peut se faire par déhiscence spontanée[2].

Quant aux grandes poches kystiques, leur rupture peut être causée, soit par un traumatisme, un coup sur le ventre, une chute, un effort de vomissement[3], soit par un travail antérieur d'usure de la paroi ou de dégénérescence graisseuse causée par la thrombose; on l'a observée au cours d'une exploration chirurgicale[4]. Ce sont les kystes gélatineux qui présentent le plus fréquemment cet accident; la torsion du pédicule la précède souvent. L'érosion de la poche par des végétations papillaires peut encore être une cause suffisante.

La perforation peut se faire dans la **cavité péritonéale**, ou dans un organe voisin. Le premier cas est le plus fréquent : la résorption du liquide peut avoir lieu, sans grande réaction, si ce liquide n'est pas trop irritant, comme dans les kystes séreux[5]. Sur 127 cas recueillis par Nepveu, il y aurait eu 43 guérisons prolongées, 21 disparitions temporaires et 63 morts[6]. La mort peut être si rapide qu'elle semble

---

[1] OLSHAUSEN. *Loc. cit.*, p. 109. — TERRILLON. *Revue de chir.*, nov. 1886, p. 950. — On a noté la parotidite au nombre des accidents infectieux que peut provoquer la torsion du pédicule.

[2] Toutefois, si ces kystes ont été le siège d'une hémorragie, leur rupture peut provoquer un épanchement sanguin plus ou moins grave dans le péritoine. C'est peut-être là l'origine de certaines hématocèles pelviennes. E. BŒCKEL. Des kystes métrorragiques de l'ovaire (*Gaz. méd. de Strasbourg*, 1861, p. 79). — F. ROLLIN. *Des hémorragies de l'ovaire.* Thèse de Paris, 1889, p. 23. — BENDER ET MARCILLE. Inondation péritonéale due à la rupture d'un petit kyste folliculaire hémorragique de l'ovaire (*La Tribune médic.*, 1904, août, p. 355). — DANIEL. *Rev. de gyn. et de chir. abdom.*, 1905, p. 195.

[3] SÄNGER (*Soc. gynéc. de Leipzig*, in *Centr. f. Gyn.*, 1887, n° 9, p. 147) a vu un kyste ovarique se rompre spontanément sous l'influence des efforts de vomissement, durant l'anesthésie, sur la table d'opération, avant l'incision abdominale. Si le diagnostic n'eût été soigneusement établi d'avance, la disparition de la tumeur eût pu faire croire à une erreur clinique. — Mon frère, ADRIEN POZZI, a été témoin d'un fait semblable, en 1885, dans le service de TRÉLAT, où il était interne. — FOSSARD. *De la rupture spontanée des kystes de l'ovaire.* Thèse de Paris, 1901.

[4] DEMONS. *Gaz. hebd. des sciences méd. de Bordeaux*, 1896, p. 219.

[5] LANNELONGUE, de Bordeaux (*Leçons de clin. chir.*, 1888, p. 563 et suiv.), en a cité un bel exemple. — BOURSIER. *Ann. de Gyn. et d'Obst.*, 1897, p. 299.

[6] G. NEPVEU. *Ann de Gyn.*, juill. 1875, t. IV, p. 14. — Consulter sur ce sujet ARONSON (*Dissert. inaug.*, Zurich, 1882), qui a réuni 253 cas. — J. HEITZMANN. Ueber Ruptur der Ovarialcysten (*Allg. Wien. med. Zeit.*, 1889, p. 45 et 56). — S. ROSINSKI. *Dissert. inaug.*, Breslau, 1891.

due à une véritable intoxication par résorption des liquides morbides[1] ; ou bien elle est précédée des symptômes de péritonite aiguë[2].

La disparition brusque de la tumeur, le changement de forme du ventre, la présence d'une collection libre dans sa cavité, que la main doit déplacer pour arriver sur le restant du kyste, tels sont les signes pathognomoniques de l'accident, qu'annoncent, du reste, parfois à la malade une sensation particulière de défaillance et souvent une vive douleur. Si la malade survit, elle pourra présenter plus tard les signes d'une métastase péritonéale avec ascite.

Rarement la rupture se fait d'une façon latente, elle est annoncée par des symptômes qui attirent l'attention[3], et souvent précédée de phénomènes de torsion du pédicule.

L'épanchement peut, exceptionnellement, être séquestré par des fausses membranes et former de nouveau une loge kystique intra-péritonéale.

Une diurèse et une diaphorèse abondantes ont été signalées dans les cas de rupture intra-péritonéale de kystes ovariques ; on a vu aussi l'anasarque. Küstner a attiré l'attention sur un signe curieux, la **peptonurie**[4].

La rupture dans l'intestin a généralement lieu dans le rectum ou le côlon : dans les cas de suppuration du kyste, un grand soulagement en résulte d'abord, mais il est rare qu'il aille jusqu'à la guérison ; au contraire, les matières intestinales peuvent venir infecter la cavité du kyste et provoquer l'hecticité.

L'estomac où le petit intestin ont été le siège de l'évacuation dans des cas peu nombreux. Des vomissements abondants signalèrent le

---

[1] Audebé et Chavannaz, Action des injections intrapéritonéales du contenu des kystes ovariques (*Comptes rendus de la Soc. de Biologie*, 5 juillet 1897, p. 655).

[2] On peut, en pareil cas, sauver les malades par une intervention rapide, comme le prouvent quelques observations : R. Morison. Multilocular ovarian cyst ruptured into the peritoneum ; operation ; recovery (*Edinb. med. Journ.*, 1888, t. XXXIV, p. 43). — Jacobs. Kyste papillaire de l'ovaire gauche rompu dans l'abdomen depuis un an et demi, laparotomie, ovariotomie, guérison (*Bull. de la Soc. belge de Gyn. et d'Obst.*, 1901, p. 59). — Van Dyck. Intraligamentäre Ruptur eines Ovarial-Kystoms nebst Bemerkungen über intraligamentäre Entwickelung (*Beitr. z Geb. u Gyn.*, 1901, t. IV, n° 2). — Haultain. On intraperitoneale rupture of simple ovarian cysts, with special reference to operative treatment (*The Edinb. med. Journ.*, février 1901). — Fossard. Rupture spontanée des kystes de l'ovaire (*La Sem. Gynéc.*, 1901, n° 34). — Haultain. Expulsion of dermoid ovarian cyst per vaginam during labour (*The Journ. of Obst. and Gyn. of the Brit. empire*, avril 1902). — Léo. Ruptures spontanées multiples et totales des poches d'un kyste multiloculaire de l'ovaire, à contenu gélatiniforme (*Bull. et Mém. Soc. anat. de Paris*, 1902, 6 s., IV, p. 551).

[3] Emmet (*New York med. Journ.*, 1884, t. I, p. 649) en a cité un remarquable exemple devant la Société obstétricale de New-York. — Rokitansky (*Allg. Wien. med. Zeit.*, 1886, n° 28) rapporte un cas bien fait pour montrer la tolérance extrême du péritoine dans certaines ruptures. Il s'agissait d'une femme ayant déjà subi 21 ponctions pour un kyste ovarique, qui tomba et vit sa tumeur s'affaisser. Il se produisit à la suite une ascite, mais sans aucune réaction fébrile ; on lui fit encore 24 ponctions, puis la laparotomie qui permit de retirer une masse ratatinée, de la grosseur du poing ; c'était tout ce qui restait de l'ancien kyste.

[4] Küstner. Peptonurie bei geborstener Ovarialcyste (*Centr. f. Gyn.*, 1884, n° 47, p. 745).

premier fait dans une observation de Portal. Dans les cas de rupture dans l'intestin, c'est une abondante diarrhée qui apparaît subitement. La rupture à l'extérieur par une éraillure de la paroi abdominale au-dessous ou au niveau du nombril a été observée ; elle est assez favorable.

La rupture par le **vagin** ou la **vessie**[1] est exceptionnelle. L'évacuation du liquide par ces différentes voies est caractéristique.

On pourrait, enfin, ranger parmi les ruptures de kystes leur évacuation par les **trompes**, après formation de kystes tubo-ovariens profluents, ainsi que je l'ai indiqué plus haut; l'évacuation est alors parfois intermittente.

Etranglement interne. — Il peut survenir durant l'évolution des kystes de l'ovaire, soit par pression excessive sur l'intestin, soit par enroulement autour du pédicule souvent tordu lui-même, soit enfin par l'effet d'une bride ou adhérence péritonéale s'attachant à la tumeur : la diminution de volume du kyste par l'effet d'une ponction peut, dans ce dernier cas, avoir de funestes effets.

Complications pleurales. — Elles ont été signalées avec assez d'insistance pour qu'il ne soit pas superflu de les noter ici. Selon Terrier[2], ces complications précèdent ou suivent l'intervention chirurgicale et ne sont pas exceptionnelles. Demons[3] les a notées neuf fois sur cinquante cas, et il met en garde contre l'opinion généralement admise que les épanchements pleuraux sont symptomatiques de la malignité du néoplasme. Comme pathogénie, il invoque la gêne de la circulation lymphatique de l'abdomen ayant son contre-coup sur la plèvre au delà et à travers le diaphragme.

Pronostic. — « Quand les tumeurs de l'ovaire, écrivait Spencer Wells[4], ont acquis un volume tel que la santé générale en est affectée, la durée probable de la vie réservée à la patiente n'excède certainement pas deux années, et ces deux années sont le plus souvent une suite de maux, parfois même de tortures et de désespoir. Les cas où l'expectation ou les ponctions successives ont pu prolonger la vie pendant plusieurs années constituent une exception très rare à la règle précédente. » Il est juste cependant de reconnaître que, dans certains cas exceptionnels, la **marche** de la maladie peut être excessivement lente. T.-P. Franck parle d'une femme qui portait un kyste depuis l'âge de treize ans et qui avait quatre-vingt-huit ans. Il s'agit alors, généralement, d'un kyste dermoïde ou parovarien[5]. Olshausen a observé un

---

[1] P. Courrent. Kyste de l'ovaire droit : ouverture accidentelle dans la vessie (*Gaz. hebd. des Soc. méd. de Montpellier*, 1888, t. X, p. 160).

[2] Terrier. *Revue de chir.*, 1886, p. 169.

[3] A. Demons (de Bordeaux). *Bull. et Mém. de la Soc. de chir.*, 21 déc. 1887, p. 771.

[4] Spencer Wells. *Loc. cit.*, p. 515.

[5] Lejars (Note sur les kystes de l'ovaire à évolution tardive, in *La Sem. gyn.*, 1896, p. 81) a opéré chez une femme de 65 ans un kyste dermoïde demeuré latent depuis 25 ans.

kyste, probablement de ce dernier genre, chez une femme de quarante-huit ans qui portait la tumeur depuis dix-neuf ans. Les kystes parovariens hyalins, ou kystes uniloculaires du ligament large, peuvent se rompre dans le péritoine plusieurs fois de suite, et à chaque rupture succède un **répit** assez long; par contre, les kystes prolifères affectent parfois une marche tout à fait **galopante**, après être restés plus ou moins longtemps stationnaires. Les kystes parovariens hyalins du ligament large grossissent très rapidement[1]. Les kystes papillaires peuvent subir un temps d'arrêt très long après leur première manifestation: mais quand apparaît l'ascite, montrant que les végétations ont perforé la poche, la terminaison fatale est prochaine.

La **guérison spontanée**, absolue ou relative, n'est pas impossible. La rupture intra-péritonéale amène parfois la guérison des kystes parovariens; la torsion lente du pédicule provoque très exceptionnellement l'atrophie de kystes prolifères, par affaissement de leurs parois et par leur calcification.

La **mort** est le résultat ordinaire du développement des kystes lorsque la chirurgie n'intervient pas. Le **marasme**, la **péritonite**, l'**embolie**, telles sont les trois causes principales de la mort. La **suppuration** du kyste, à la suite de ponctions répétées ou de traitements intempestifs, était assez fréquente autrefois.

Quelle est la valeur de l'**ascite**, au point de vue du pronostic? Assurément c'est une circonstance fâcheuse, car elle se rencontre surtout soit dans les kystes papillaires où les végétations ont dépassé les limites de la poche, soit dans les kystes glandulaires, dans les cas de rupture ou de torsion du pédicule. Cependant, des observations très nombreuses prouvent que cette complication n'est pas absolument grave, et L.-Championnière[2], qui n'a jamais vu guérir de tumeur ovarique accompagnée d'ascite, a manifestement eu affaire à une mauvaise série.

Une question qui est encore pleine d'obscurité est celle de la **bénignité** ou de la **malignité des kystes papillaires**. Il y a de nombreuses guérisons durables après ablation. J'ai opéré[3] d'un double papillome des ovaires avec ascite énorme une jeune fille qui est restée parfaitement guérie pendant vingt ans; la tumeur récidiva alors avec une allure maligne et la malade ne survécut que dix-huit mois à une seconde opération. J'ai cité plus haut, en parlant des métastases, des cas analogues. D'autre part, on connaît de très nombreux faits de métastase ou même de généralisation de kystes papillaires sous des formes ana-

[1] L. Tait (*Edinb. med. Journ.*, août 1889, t. XXXV, p. 10) signale un kyste parovarien très volumineux opéré par lui, qui s'était développé en six semaines.

[2] L.-Championnière. *Bull. et Mém. de la Soc. de Chir.*, 1885, p. 727.

[3] S. Pozzi. Contribution à l'étude des kystes papillaires des ovaires au point de vue du pronostic et du traitement (*Revue de gyn. et de chir. abd.*, 1904, p. 409 et IV⁰ *Congrès national de Gyn., d'Obst. et de Péd.*, Rouen 1904).

tomiques malignes qui doivent rendre le pronostic très réservé. Il y a là, on peut le dire, un élément qui dépasse les ressources actuelles du microscope. Il semble que l'extrême instabilité histologique de ces néoplasmes, la transformation facile de leur épithélium cylindrique en épithélium métatypique ou atypique, placent ces kystes, pour ainsi dire, en état perpétuel d'*imminence maligne*. Cohn[1], sur cinquante cas de kystes papillaires dont l'observation a été suivie après l'ovariotomie, en a trouvé vingt qui lui ont paru sûrement malins, *anatomiquement*, et il faut remarquer que le microscope ne peut jamais permettre d'affirmer que de pareilles productions sont *cliniquement* bénignes. Il vaut mieux toujours mettre les choses au pire et craindre dans tous les cas une généralisation. Poupinel[2] a formulé des réserves très analogues.

Les kystes glandulaires peuvent présenter une **dégénérescence cancéreuse**. Hofmeier[3], Cohn[4], Rüge[5] ont indiqué l'apparence racémeuse des masses kystiques, comme annonçant parfois cette transformation maligne. Les caractères cliniques ne laissent aucun doute en pareil cas : développement rapide et brusque d'une tumeur existant déjà depuis longtemps, amaigrissement et cachexie rapides, adhérences multiples surtout dans le petit bassin, œdème des membres inférieurs et des parois abdominales hors de proportion avec le volume de la tumeur et la quantité de l'épanchement ascitique, apparition de pleurésie, etc. Les kystes dermoïdes peuvent également présenter la dégénérescence cancéreuse[6].

Le pronostic des opérations pour les tumeurs malignes, caractérisées par ces symptômes, est très défavorable. Cependant, comme on a sûrement observé des succès durables dans des cas réputés désespérés, il me paraît indiqué d'opérer toutes les fois que l'on est en droit d'espérer mener l'opération à bien. Leopold[7], dans la crainte de cette dégénérescence, a donné comme règle d'enlever toujours, dès son

[1] Ernest Cohn. Die bösartigen Geschwülste der Eierstöcke (*Zeitschr. für Geb. und Gyn.*, 1886, t. XII, n° 1, p. 14).

[2] Poupinel. *De la généralisation des kystes et tumeurs épithéliales de l'ovaire.* Thèse de Paris, 1886. — A. Hadjès. *Contribution à l'étude de la généralisation des épithéliomas mucoïdes kystiques de l'ovaire.* Thèse de Paris, 1889. — Hanks (*Am. Journ. of Obst.*, 1891, t. XXIV, p. 941) a publié un cas de dégénérescence cancéreuse d'un kyste de l'ovaire chez une jeune fille de 19 ans. — W. Cazenave. *Des tumeurs papillaires de l'ovaire avec métastase péritonéale.* Th. de Paris, 1895. — E. Tauffer. Ueber die primäre carcinomatöse Degeneration von Dermoïdcysten (*Virchow's Archiv*, 1895, t. CXLII, fasc. II). — Potocki et Bender. La dégénérescence sarcomateuse des kystes de l'ovaire (IVe Congr. nat. d'Obst., de Gyn. et de Péd., in *Revue de Gyn. et Chir. abd.*, 1904, p. 477).

[3] Hofmeier. *Soc. obst. gyn. de Berlin*, 28 janv. 1887 (*Centr. f. Gyn.*, 1887, p. 179).

[4] Cohn. *Ibid.*

[5] C. Ruge. *Zeit. für Geb. und Gyn.*, t. XXI, n° 1.

[6] Masson. *Dégénérescence maligne des kystes dermoïdes de l'ovaire.* Paris, 1902, Storck, éditeur.

[7] Leopold. Ueber die Häufigkeit der malignen Tumoren und ihre operative Behandlung (*Deutsche med. Woch.*, 1887, n° 4, p. 61).

apparition, une tumeur de l'ovaire, surtout si elle est bilatérale.

Diagnostic. A. Tumeur pelvienne. — Au début du développement des kystes de l'ovaire, il est très difficile de les distinguer de toute autre tumeur, née sur les côtés de l'utérus. Un kyste sessile du ligament large, au début, pourra être simulé par une **annexite** augmentée de volume par un certain degré de péri-métro-salpingite. Les anamnestiques, la marche de la maladie, la coexistence d'une inflammation des trompes et de l'utérus seront des garanties contre l'erreur. Ces tumeurs sont, du reste, moins bien limitées, plus sensibles à la pression, et sujettes à des variations rapides de volume. Une **hématocèle pelvienne**, de petit volume, est fluctuante au début, mais ne donne pas au toucher l'impression d'une tumeur encapsulée, surtout sur les côtés où elle est toujours un peu diffuse. La tumeur devient dure par la suite; enfin, son mode d'apparition, la réaction péritonéale intense du début sont très caractéristiques. La **variété extra-péritonéale** peut être très difficile à distinguer autrement que par la marche, qui conduit à sa résorption graduelle, d'avec un kyste du ligament large commençant. Les **tumeurs des trompes**, surtout l'hydro-salpinx, peuvent donner lieu à une hésitation considérable. La bilatéralité de la lésion devrait faire pencher en leur faveur : il est des cas où le diagnostic ne pourra réellement être fait qu'après la laparotomie, indiquée dans l'un et l'autre cas. La **grossesse extra-utérine**[1], au début, n'offre que peu de signes distinctifs, quoiqu'elle entraîne ordinairement l'aménorrhée, l'état congestif de la muqueuse génitale; plus tard, elle présente des caractères spéciaux qui seront étudiés dans un autre chapitre. La **rétroflexion** ou **latéro-version**[2] de l'utérus gravide, au troisième et au quatrième mois, devra être seulement soupçonnée, s'il y a des signes de grossesse commençante, et si la tumeur siège dans le cul-de-sac postérieur et provoque des phénomènes aigus de compression (rétention d'urine, constipation), enfin, si elle a une consistance solide, et se continue avec le col de l'utérus très fortement porté en avant; les tentatives de réduction achèveront de dissiper le doute. On doit, du reste, toujours rechercher avec soin la position exacte de l'utérus avant de conclure à une tumeur indépendante de cet organe. Je ne parle que pour mémoire des tumeurs stercorales.

B. Tumeur devenue abdominale. — La **grossesse**[3] doit être placée en

[1] F. Vulliet (*Arch. f. Gyn.*, 1884, t. XXII, p. 427 et suiv.) a relaté une observation curieuse de grossesse extra-utérine, paraissant s'être développée dans l'intérieur d'un kyste tubo-ovarien préexistant : le tissu ovarien étalé sur la paroi du kyste aurait été encore capable de donner lieu à des foilicules dont l'un aurait été fécondé.

[2] Varnier. Utérus gravide en latéro-version pris pour un kyste de l'ovaire (*Annal. de Gyn. et d'Obst.*, 1901, t. LV (1ʳᵉ s.), p. 119). — Voir aussi Pichevin. Diagnostic du kyste ovarique (*La Sem. Gyn.*, 1904, 1ᵉʳ mars).

[3] Metzlar, de Leyde (Anal.) in *Centr. f. Gyn.*, 1889, n° 40, p. 712) a cité un cas de tumeur

première ligne, car c'est de toutes les erreurs celle qui serait la plus funeste. C'est surtout quand il y a complication d'hydramnios qu'on peut être disposé à la commettre, car alors on ne peut ni palper le fœtus ni entendre les bruits du cœur[1]. Pour ne pas commettre l'erreur inverse et prendre un kyste pour un utérus gravide, il ne faut jamais s'en tenir aux signes de probabilité, mais rechercher les signes de certitude; on doit se souvenir que l'aménorrhée, le gonflement des seins, et même une fausse sensation subjective de mouvements fœtaux (produite par des borborygmes) peuvent exister dans les tumeurs de l'ovaire. La perception de ces mouvements et l'audition des bruits du cœur, la détermination non douteuse des parties fœtales, la sensation des contractions de l'utérus gravide (Braxton Hicks), le ballottement, et, vers la fin de la grossesse, l'engagement dans le bassin d'une portion fœtale, trancheront le diagnostic[2]. L'emploi de la sonde utérine est dangereux et inutile. Il faut se souvenir qu'il peut y avoir à la fois grossesse et kyste, ce qui complique beaucoup la tâche du clinicien; on devra s'attacher alors à la recherche exacte des parties fluctuantes et à l'étude de la position du fœtus, à l'aide de la palpation et de l'auscultation. Il est, du reste, infiniment plus grave de croire à un kyste quand il s'agit de grossesse, que de faire l'erreur inverse[3]; et l'on devra dans le doute toujours temporiser. Inutile de dire que la ponction exploratrice est alors incomparablement plus grave qu'une incision exploratrice[4].

L'ascite peut seulement simuler un kyste très volumineux, remplissant l'abdomen et à limites indistinctes. Je rappellerai les signes distinctifs de l'épanchement du liquide dans le péritoine : le ventre est plus étalé, moins acuminé que dans les kystes, la matité occupe les parties déclives et elle est limitée par une ligne concave en haut (fig. 624 et 625). Dans le décubitus latéral, c'est dans le flanc et les

imaginaire due à une lordose, pour laquelle on fut sur le point de pratiquer la laparotomie.

[1] A. Invensen (in Howitz, *Gyn. og obst. Meddel.*, 1888, t. VII, p. 63) a publié à ce sujet un fait instructif : femme de 39 ans, ayant eu 10 enfants : fluctuation manifeste et grande mobilité de la tumeur. On croit à un kyste et la laparotomie montre qu'il s'agit d'une grossesse de 5 mois avec élongation de la portion sus-vaginale du col et hydramnios; mort par péritonite. — J'ai moi-même observé un cas analogue et fait une petite incision exploratrice qui m'a permis d'assurer le diagnostic, resté douteux après une observation attentive. La grossesse n'a pas été troublée et s'est poursuivie normalement. La malade, qui désirait probablement se faire avorter, accusait de vives douleurs de compression, ce qui m'avait engagé à ne pas temporiser plus longtemps.

[2] Pinard. Art. Grossesse du *Dict. encycl. des sciences méd.*, Paris, 4e s., t. XI.

[3] Cette erreur a été faite d'une manière funeste pour la mère et l'enfant à l'hôpital de Jassy, dans un cas qui a eu grand retentissement. Grossesse de sept mois prise pour un kyste (*France méd.*, 27 mars 1886).

[4] Tavignot (*Mémoire sur l'hydropisie des ovaires* in Journal *l'Expérience*, 1840, p. 55) rapporte un cas de mort chez une femme ainsi ponctionnée par erreur. Beaucoup d'autres n'ont sûrement pas été publiés. — Olshausen (*loc. cit.*), ayant fait une laparotomie qui lui permit de reconnaître sa faute, referma le ventre, mais fit l'accouchement provoqué par ponction des membranes. Guérison.

fosses iliaques qu'elle se porte, tandis que la sonorité apparaît du côté opposé où elle n'existait pas auparavant; ce déplacement est tout à fait caractéristique, lorsqu'on peut bien le constater; il en est de même de la sensation de flot, transmise d'un côté du ventre à l'autre. Mais il est des cas plus difficiles : ce sont ceux où, l'ascite s'étant développée rapidement, le ventre est tendu, la peau lisse, luisante et éraillée, non dépressible, donnant plutôt une sensation d'ondulation et de choc en retour

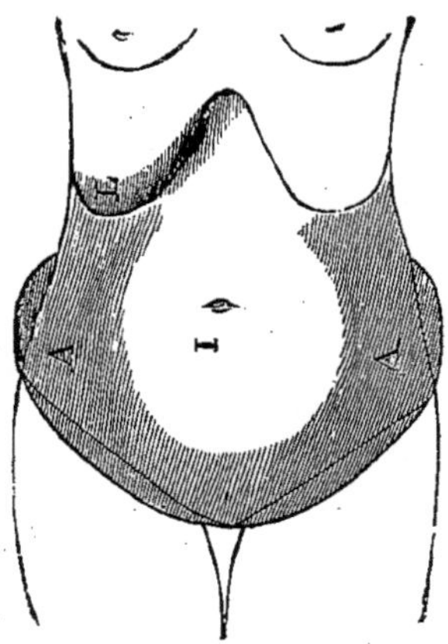
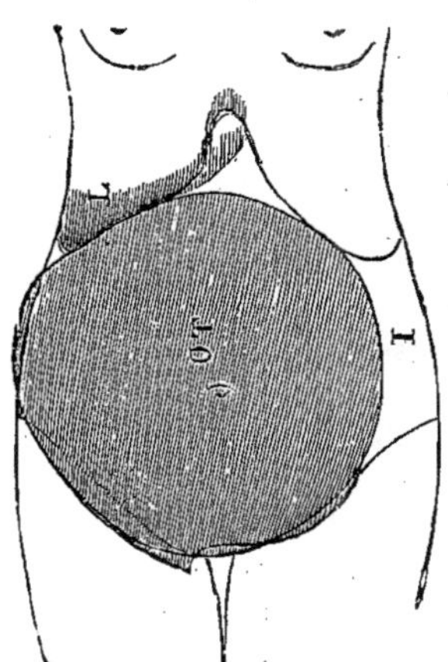

Fig. 624. — Topographie de la matité
dans l'ascite.
I. Sonorité intestinale. — L. Matité hépatique.
AA. Matité des flancs.

Fig. 625. — Topographie de la matité
dans un cas de kyste ovarique.
I. Sonorité intestinale. — L. Matité hépatique.
OT. Matité au niveau du kyste.

que d'un flot net. La matité peut alors ne pas être systématiquement répartie dans les régions déclives; son contenu est même parfois de consistance très variable et se déplace difficilement dans les changements de position (Duplay) [1]. Mais alors la rapidité excessive du développement du ventre, l'œdème habituel des membres inférieurs, les troubles concomitants de la santé dépendant de la maladie principale, enfin l'absence de tumeur limitée constatée à une époque antérieure constitueront des éléments d'appréciation qui guideront le clinicien. Un signe qu'on doit aussi toujours rechercher, c'est la mobilité de l'utérus, qui persiste dans l'ascite et qui est abolie dans les grands kystes. Enfin, il faut toujours examiner l'état des viscères (foie, cœur) dont l'altération donne le plus fréquemment naissance à l'ascite.

C'est surtout dans l'ascite symptomatique de péritonite tuberculeuse ou cancéreuse que les difficultés peuvent être extrêmes. Car l'hydropisie

[1] Voir GUNDELACH. *De l'ascite symptom. des tumeurs ovariques.* Thèse de Paris, 1887, p. 44.

du péritoine peut alors être enkystée par des adhérences. Dans le premier cas, les signes concomitants de tuberculose intestinale et pulmonaire, l'irrégularité du ventre, due au météorisme gêné par des adhérences, le *cri intestinal* (Guéneau de Mussy) provoqué par la palpation ; dans le cas du cancer, la présence de masses irrégulières ou gâteaux ligneux, dépendant de l'épiploon, leur fusion aux parties voisines, la cachexie rapide, tels sont les principaux éléments du diagnostic.

La **ponction** a été pendant longtemps en même temps que le traitement unique un moyen de diagnostic des kystes de l'ovaire. On y a eu ensuite recours comme temps opératoire préliminaire, pratiqué quelques jours avant la laparotomie, dans le but de réduire le volume de la tumeur. C'est une manœuvre à peu près condamnée aujourd'hui. Toutefois elle peut rendre service dans des cas déterminés. La ponction suivie d'évacuation complète est moins grave dans une grosse tumeur que dans une petite, car le retrait considérable de la poche vidée s'oppose alors à l'effusion du liquide dans le péritoine. Il y a tout intérêt à vider lentement, mais complètement. Le lieu d'élection de la ponction est le milieu de la ligne comprise entre la ligne blanche et l'épine iliaque antéro-supérieure ; on doit toujours auparavant vider la vessie avec le cathéter et s'assurer de la matité complète du point qu'on va ponctionner.

L'examen du liquide extrait permet le plus souvent de faire le diagnostic ; il suffit qu'il soit visqueux et coloré en brun, en vert ou en noir, pour qu'on soupçonne à ces caractères un contenu kystique : un liquide parfaitement clair et non coagulable par la chaleur serait celui d'un kyste parovarien hyalin du ligament large, ou celui d'un kyste hydatique. Mais il est des cas où cet examen laisse subsister le doute : ce sont ceux où le liquide est non visqueux, citrin ou ambré, ou seulement sanguinolent ; l'ascite et certains kystes en présentent de semblables. J'ai dit plus haut les espérances qu'avait fait naître la recherche de la paralbumine, et qui ont été déçues [1].

La palpation de l'abdomen, pratiquée après la ponction, donne des renseignements très précieux : elle fait reconnaître la tumeur ovarique, et permet aussi de déterminer les autres altérations des viscères que masquait l'accumulation du liquide.

On ne doit pas oublier que l'ascite peut compliquer un kyste, soit

---

[1] Toutefois, on peut ajouter à cette détermination la valeur d'un renseignement : s'il existe de la paralbumine, il y a, en somme, quelque chance pour qu'il s'agisse d'un kyste. De même (quoique cela ne soit pas pathognomonique non plus), si le liquide est spontanément coagulable, c'est le plus souvent un liquide ascitique. KLOB, MARTIN, WESTPHALEN, SCANZONI, OLSHAUSEN (*loc. cit.*) ont vu pourtant la coagulation spontanée survenir dans le liquide ovarique. Un chiffre de résidu fixe, supérieur à 100 grammes par litre, est favorable à l'idée de kyste (MÉNU, QUÉNU). L'examen microscopique, auquel SPIEGELBERG et WALDEYER ajoutent une grande importance, montre dans le liquide ascitique des cellules amiboïdes, un épithélium pavimenteux, des corpuscules sanguins, mais jamais d'épithélium cylindrique, qui se rencontre, au contraire, dans les kystes glandulaires ; quant aux kystes papillaires, les éléments anatomiques contenus dans leur liquide sont généralement tout à fait défigurés.

rompu, soit papillaire avec végétations extérieures; on en est averti par les signes combinés des deux lésions.

La ponction d'un kyste n'est nullement une opération inoffensive, même faite avec les plus grandes précautions. Une évacuation incomplète peut être suivie de l'écoulement du liquide dans le ventre, et de péritonite mortelle[1]; la négligence des précautions antiseptiques, ou une circonstance inconnue, peut amener la suppuration du kyste. Le fait a été signalé, en particulier, pour les tumeurs dermoïdes. On a vu survenir des hémorragies graves par la blessure de gros vaisseaux des parois de l'abdomen ou de la tumeur. Enfin l'affaiblissement de la paroi kystique qui résulte de la piqûre peut favoriser l'issue de végétations papillaires dans le péritoine[2].

Les **corps fibreux de l'utérus** ont été souvent simulés par des tumeurs kystiques de l'ovaire, à contenu gélatineux ou par des kystes dermoïdes dont la consistance est analogue; cette erreur a surtout été commise quand l'absence de pédicule rendait les tumeurs solidaires des mouvements imprimés à l'utérus. L'anesthésie permet souvent de déceler une fluctuation qui aurait échappé sans elle. On doit, alors, s'ingénier à la rechercher par la palpation bi-manuelle, et exactement déterminer les connexions de la tumeur avec la matrice. Enfin une augmentation très notable de la cavité utérine, reconnue par la sonde, est en faveur du fibrome; toutefois, une élongation de deux ou trois centimètres peut être produite par l'ascension et la traction de la tumeur ovarienne.

Les **tumeurs fibro-kystiques de l'utérus** sont sujettes à entraîner l'erreur. Les premiers cas d'hystérectomie abdominale ont été faits, il ne faut pas l'oublier, dans des cas de ce genre, avec la croyance qu'on allait accomplir une ovariotomie[3].

L'hématométrie se distingue par son siège et ses causes spéciales.

La **distension vésicale** a été la source de nombreuses erreurs qu'on évitera toujours, en sondant *soi-même* la malade, s'il y a lieu. J'ai vu, dans un cas, la vessie distendue remonter jusqu'à l'épigastre : on m'avait appelé pour faire la ponction de ce prétendu kyste, chez une femme atteinte de paralysie générale. Spencer Wells, Atlee, Emmet ont cité des observations remarquables d'erreurs de diagnostic[4].

Les **tumeurs rénales**, hydronéphroses, kystes hydatiques, etc., ont donné lieu à des erreurs. On devra rechercher la fixation de la tumeur

---

[1] Mary Putnam Jacobi (*Amer. journ. of Obst.*, 1885, p. 1160) a relaté deux cas de mort par épanchement du contenu de kystes dermoïdes dans le péritoine, après ponction aspiratrice.

[2] Westphalen. Beiträge zur Lehre von der Probepunction (*Archiv f. Gyn.*, 1875, t. VIII p. 72).

[3] W. L. Atlee. *General and differential diagnosis of ovarian tumours*. Philadelphie, 1873.

[4] T. A. Emmet (*New York med. journ.*, 1884, XXXIX, p. 133) a rapporté une observation où l'erreur de diagnostic avait été commise et où le chirurgien avait laissé échapper le cathéter dans la vessie énormément distendue.

dans l'hypocondre, son isolement inférieur qui permet de passer la main, au-dessous d'elle, bien au-dessus du pubis ; le ballottement rénal[1] ; l'interposition des intestins et, en particulier, du côlon entre la tumeur et la paroi abdominale. Quand la tumeur remplit tout l'abdomen, ces signes différentiels font défaut : même alors, cependant, la situation antérieure du côlon conserve son importance (Nélaton). On a recommandé jadis, pour bien mettre ce signe en évidence, de vider d'abord partiellement la tumeur par la ponction, puis de donner des lavements effervescents capables de distendre de gaz le gros intestin (Simon). Pawlik attache une très grande valeur à la persistance de la forme caractéristique du rein, constatée après la ponction. La présence du pus ou du sang dans l'urine sera recherchée. L'exploration de la région du rein, à l'aide de la main introduite tout entière dans le rectum, a donné d'utiles renseignements (Fraenkel), mais expose à des accidents. Enfin, l'examen du liquide extrait par la ponction lève souvent tous les doutes, mais au contraire les augmente dans les cas où le liquide n'est pas caractéristique. L'urée peut manquer dans les hydronéphroses et se trouver dans les kystes ovariques ; il en est de même de l'acide urique. Pourtant, la forte proportion de ces produits serait décidément en faveur d'une altération rénale. Enfin, le cathétérisme de l'uretère (p. 186) ou la séparation intra-vésicale des urines (p. 195) ne devraient pas être négligés et peuvent être d'un précieux secours.

Je mentionne seulement les **tumeurs du foie** et de la **rate** (kyste, hypertrophie) à cause de leur rareté : le diagnostic, quand il est difficile, ne pourra être fait que par la recherche attentive des connexions, parfois par l'incision exploratrice. Les **tumeurs du mésentère**[3] et de l'épiploon (kystes, lipomes), les **échiconoques de la cavité abdominale**[4] ne sont le plus souvent reconnus que par la ponction ou l'incision exploratrice : cette dernière est préférable.

Les **tumeurs de la paroi abdominale** ont pu causer des erreurs, que l'examen pratiqué sous l'anesthésie me paraît devoir faire éviter[5].

Pseudo-kystes, tumeurs-fantômes. — Le tympanisme associé à la contraction partielle des muscles abdominaux et à la surcharge graisseuse localisée, donne lieu, surtout chez les femmes hystériques, aux erreurs les plus bizarres et les plus invraisemblables. On a plusieurs fois ouvert le ventre dans ces conditions-là ; plus souvent encore on a failli l'ou-

---

[1] F. Guyon. Séméiologie et examen clinique des tumeurs du rein (*Ann. des mal. des org. génito-urinaires*, 1888, p. 641).

[2] Pawlik. Ueber die Differentialdiagnose zwischen Nieren und Eierstosksgeschwülsten und ein neues diagnostisches Merkmal (*Centralb. f. Gyn.*, 1887, n° 35, p. 569).

[3] Coppens. *Bull. méd.*, 11 janv. 1888, p. 55.

[4] Witzel (Beiträge zur Chirurgie der Bauchorgane in *Deutsch. Zeitschr. für Chir.*, 1885, t. XXI, p. 159) fait remarquer que la confusion avec les kystes de l'ovaire est, alors, presque impossible à éviter, avant la laparotomie.

[5] Rob. F. Weir. *Med. Record*, 3 déc. 1887, t. XXXII, p. 703.

vrir[1]. Dans un cas de Krukenberg[2], c'était une lordose qui avait causé
l'erreur. Un fait exceptionnel est celui de Reeves Jackson[3] où l'on fit
d'abord une ponction, puis la laparotomie, croyant avoir affaire à un
kyste, dans un cas d'énorme dilatation de l'estomac : on poussa l'erreur
jusqu'à inciser ce viscère ; la malade mourut.

La meilleure manière d'éviter l'erreur dans les cas douteux, c'est
d'abord d'endormir la malade, puis de pratiquer l'examen avec grand
soin.

Incision exploratrice. — Quand enfin tous les autres moyens de
diagnostic sont insuffisants, est-on autorisé à ouvrir le ventre, afin de
s'assurer de la nature de la tumeur et de l'opérer, si possible, du même
coup? Sur ce point, Lawson Tait[4] le premier a été catégorique : il sub-
stituait toujours l'incision à la ponction exploratrice; sur 94 incisions
exploratrices, il n'a constaté que deux morts : il les faisait très petites,
suffisantes seulement pour introduire deux ou trois doigts : de là, sans
doute, la bénignité exceptionnelle de sa pratique. Terrillon[5], dans le
relevé qu'il a publié des cas de diverses provenances, a trouvé 21 morts
sur 100 cas, mais il faut se souvenir que sous ce mot d'*incision exploratrice*, employé par euphémisme, on a publié nombre d'opérations
demeurées incomplètes. Je suis partisan de l'incision exploratrice,
quand elle paraît seule pouvoir assurer le diagnostic.

Diagnostic de la variété du kyste. — Les développements qui précèdent peuvent déjà servir à résoudre cette question : je résumerai seulement ici les points principaux.

Une tumeur très volumineuse et très bosselée, avec inégalité de
consistance des bosselures, est un kyste glandulaire. La présence de
l'ascite (en l'absence de symptômes de rupture), la sensation de masses
irrégulières et papillaires dans le cul-de-sac de Douglas jointes à la bilatéralité, feront croire à un kyste papillaire. La fluctuation très facilement
perceptible et superficielle dans toute l'étendue de la tumeur, la marche
lente, la conservation presque parfaite de l'état général malgré le volume
considérable de la tumeur, les connexions assez étroites de celle-ci avec
l'utérus, que le kyste paraisse inclus dans le ligament large ou qu'il soit
retenu par un court pédicule, sont des caractères de kyste parovarien
hyalin. La possibilité très exceptionnelle de sentir les annexes à côté de
la tumeur a été signalée, en pareil cas, comme pathognomonique. Pour
les kystes dermoïdes[6], on a indiqué la possibilité de faire des impres-

[1] ATLEE, SPENCER WELLS, OLSHAUSEN. *Loc. cit.*
[2] G. KRUKENBERG. *Archiv für Gyn.*, 1884, t. XXIII, p. 139.
[3] A. REEVES JACKSON. *Detroit Lancet*, janvier 1880 (anal. in *Centr. f. Gyn.*, 1880, n° 15, p. 360).
[4] LAWSON TAIT. *Brit. med. journ.*, 1885, t. I, p. 218.
[5] O. TERRILLON. *Bull. et Mém. de la Soc. de chir.*, 1885, p. 168.
[6] LEOPOLD. Soc. obs. et gyn. de Dresde, 5 nov. 1885 (*Centr. f. Gyn.*, 1886, p. 30).

sions dans la tumeur remplie de mastic graisseux, ou même de percevoir le froissement des cheveux qui y sont contenus[1]. Küster a insisté sur la tendance qu'auraient les kystes dermoïdes à se développer toujours sur la ligne médiane et à y revenir lorsqu'on les déplace au cours d'une exploration[2].

Diagnostic des adhérences. — Pour reconnaître les *adhérences pariétales*, Spencer Wells recherchait si les changements de position de la malade où les mouvements respiratoires entraînent le néoplasme. En déplaçant la paroi abdominale devant la tumeur, on voit si l'ombilic glisse sur elle facilement, et on perçoit des frottements, ou un bruit de *cuir neuf*, qui indiquent un certain travail de péritonite adhésive.

Une tumeur qui, depuis longtemps, présente un très grand volume, offre de grandes chances d'adhérences à la paroi antérieure ou à l'épiploon, à moins qu'il n'y ait en même temps un certain degré d'ascite. Les adhérences aux viscères ne peuvent qu'être soupçonnées s'il y a eu des signes extérieurs d'inflammation péritonéale vive à la suite de ponctions, de torsion du pédicule, de rupture ou d'appendicite.

L'infection de l'appendice peut se propager au kyste et en amener la suppuration totale ou provoquer des adhérences intestinales étendues. Il faut donc rechercher avec soin les antécédents.

TRAITEMENT DES KYSTES DE L'OVAIRE

Le traitement médical a été responsable autrefois de la mort de beaucoup de femmes. Tout kyste de l'ovaire reconnu doit être, si possible, enlevé.

La ponction par la paroi abdominale a été employée, non comme traitement curatif, mais, trop fréquemment, comme palliatif avant la vulgarisation de l'ovariotomie. Certaines femmes ont ainsi subi un nombre presque invraisemblable d'évacuations de leur kyste. On peut être amené à faire cette opération d'urgence, en cas de phénomènes de compression excessive, ou encore dans le cas de tumeurs inopérables. On enfoncera alors, de préférence, le trocart sur la ligne blanche ou dans la fosse iliaque en un point dont on aura reconnu la matité par la percussion.

Ponctionner un kyste, sans nécessité absolue et alors qu'il est facile

---

[1] Kocher. Ein pathognomisches Zeichen zur Diagnose der Dermoïde (*Centr. f. Chir.*, 1887, p. 44).

[2] E. Küster. Ueber die Sackniere (*Deut. med. Woch.*, 1888, nos 19 et 22).

de l'extirper, est toujours une mauvaise pratique. On expose la malade
à des accidents péritonitiques graves et on risque, tout au moins, de
provoquer des adhérences. On a longtemps voulu faire une exception
pour la catégorie de kystes du ligament large, uniloculaires, à parois
minces et à contenu transparent, les kystes parovariens hyalins[1]. Mais
pour quelques guérisons définitives qui ont été constatées, et dont le
résultat n'a pas toujours été assez longtemps suivi, on a eu à enregistrer
de très nombreuses récidives. Si l'on considère, par contre, la grande
bénignité de l'ovariotomie dans les cas de cette nature, on n'hésitera pas
à lui donner la préférence et à renoncer à une doctrine qui, pour
quelques cas heureux, compte de nombreux méfaits.

La ponction a généralement été faite à la paroi abdominale : on a
aussi pratiqué la **ponction par le vagin** dans les cas où la tumeur était
plus accessible par cette voie. C'est une pratique dangereuse, vu la facilité de l'infection consécutive.

Tavignot n'avait pas craint de recommander la **ponction par le rectum** : c'est une détestable pratique.

L'injection iodée, recommandée par Boinet[2] avec un enthousiasme
excessif, ne compte plus aujourd'hui de partisans. Elle n'a pu rendre
de services qu'à une époque où l'ovariotomie était considérée comme
une opération téméraire.

Le **drainage**, après ponction ou incision[3], a été, à la même époque,
appliqué à des kystes dont l'extirpation complète cût été pourtant facile;
il a causé de nombreuses morts. Le drainage ne doit plus être fait
actuellement que pour les reliquats de poche qu'on n'a pu entièrement
extirper, ainsi que j'aurai à le décrire.

Ovariotomie abdominale, — Aperçu historique. — C'est
Éphraïm Mac Dowell (du Kentucky), élève de John Bell (d'Édinburgh),
qui a fait la première ovariotomie abdominale pour kyste de l'ovaire
en 1809[4]. Le pédicule fut rentré dans l'abdomen; guérison. C'est encore
un Américain, Nathan Smith (de New-Hawen, Connecticut), qui fut le

[1] Panas. *Bull. de l'Acad. de Méd.*, 18 mars 1876.

[2] Boinet. *Bull. de thérap.*, août 1852, t. XLIII, p. 161. — *Bull. de l'Acad. de Méd.*, 1852,
p. 165. — *Iodothérapie*, 2e édit., 1865. — Discuss. à l'Acad. de Méd. (*Bull.*, 1856, t. XXII,
p. 20 et suiv.).

[3] La première incision de kyste ovarique a été faite par Houston (*Philos. Transact.*, 1724,
t. XXXIII). Le Dran, en 1737, fit la même opération hardie et l'érigea en méthode (*Mém.
de l'Acad. de chir.*, t. III, p. 431).

[4] C'est à tort qu'on a attribué la première ovariotomie à Abraham Cyprianus. Ce chirurgien
a simplement ouvert un kyste fœtal suppuré, provenant d'une grossesse extra-utérine. On
trouvera le récit de ce fait dans Ab. Cyprianus. *Lettre rapportant l'histoire d'un fœtus humain
de 21 mois*, etc. Amsterdam, 1707. — Ce qui paraît avoir causé l'erreur de Ladouce (*Contribution à l'étude du sarcome de l'ovaire*. Thèse de Paris, 1890), qui a pris cette observation
pour le premier cas publié d'ovariotomie, c'est l'allusion dont elle est l'objet, à propos des kystes
de l'ovaire et des adhérences qu'ils peuvent contracter, par J.-B. Morgagni. *De sedibus et
causis morborum*, etc., 1761, XVIIIe lettre (Trad. franç. par Desormeaux et Destouet, Paris,
1820-1824, t. VI, p. 195).

second ovariotomiste, Alban Smith vint le troisième. Ses premiers succès datent de 1827[1].

Mais il n'y avait là encore que des hardiesses isolées et sans écho.

J. L. Atlee[2] avait fait, en 1843, la première ovariotomie double. quand, l'année suivante, Washington L. Atlee[3], qu'il ne faut pas confondre avec lui, commença la remarquable série de ses opérations, qui se montait à 246 en octobre 1871. L'ovariotomie était tout à fait acclimatée en Amérique dès 1863 (Peaslee).

En Angleterre, Lizars (d'Edinburgh), s'inspirant des cas de Mac Dowell, pratiqua l'ouverture du ventre. en 1824, par suite d'une erreur de diagnostic, et, l'année suivante, pour des kystes de l'ovaire dont il guérit 1 sur 3. Granville (de Londres) essuya deux échecs qui le découragèrent, et, jusqu'en 1842, l'opération tomba dans le discrédit. Walsh et Clay l'en relevèrent par une série remarquable de succès. Puis viennent ceux de Bird et de Baker-Brown, enfin ceux de Spencer Wells (1858)[4].

En Allemagne, Chrysmann fit, en 1823, une tentative malheureuse. Quelques opérateurs isolés, parmi lesquels il convient de mentionner Stilling, s'y hasardèrent ensuite, mais sans que l'opération fût définitivement adoptée[5]. Elle est entrée dans la pratique courante grâce aux travaux de Olshausen[6], Spiegelberg et Waldeyer[7], Hegar[8], Czerny[9], etc.

En France, Woycikowsky[10] de Quingey (Doubs), en 1844, aurait fait la première ovariotomie. En 1856, l'opération y était condamnée par l'Académie, avec l'unique protestation de Cazeaux. En 1862, Nélaton alla voir Spencer Wells, et, à son retour, pratiqua l'ovariotomie sans succès. Mais Kœberlé, en 1864, publia 9 guérisons sur 12 cas; puis Péan montra d'une manière éclatante que l'opération pouvait réussir à Paris. C'est à ces deux derniers auteurs que l'ovariotomie doit sa vulgarisation dans notre pays[11].

---

[1] E. Mac Dowell. *Eclectic Repository and analyt. Review.* Philadelphie, avril 1817, p. 242. — Nathan Smith. *Amer. med. Record.*, juin 1822, t. V. p. 124. — Alban Smith. *North Amer. med. surg. journ.*, janv. 1826, t. I. p. 30.

[2] J. L. Atlee. *Amer. journ. of med. sciences*, 1844, t. VII, p. 48.

[3] W. L. Atlee. *Amer. journ. of med. sciences*, 1855, t. XXIX, p. 387.

[4] Lizars. *Observ. on the extraction of diseased ovaria*, Edinburgh, 1825. — Ch. Clay. *Med. Times*, 1845, t. VII, p. 43, etc. — *Result of all the operations for extirpation of diseased ovaria by large incision.* Londres, 1848. — Sp. Wells. History and progress of ovariotomy in Great Britain (*Med. chir. Transact.*, 1865, t. XLVI, p. 33).

[5] Paul Grenser. *Die Ovariotomie in Deutschland, historisch und kritisch dargestellt*, Leipzig, 1870.

[6] Olshausen. *Berl. klin. Wochenschrift*, 1876, p. 111.

[7] Spiegelberg et Waldeyer. *Virch. Arch.*, t. XLIV.

[8] Hegar. *Samml. klin. Vortr.*, 109,

[9] Czerny. *Arch. f. klin. Chirurg.*, t. XXIII. et XXV.

[10] Roch Woycikowski. *Bull. de thérapeutique méd. et chir.*, 1847, t. XXVIII, p. 62.

[11] Olshausen. *Loc. cit.* — Kœberlé. *Gaz. hebd.*, 15 juill. 1866, p. 436. — Péan. L'ovariotomie peut-elle être faite à Paris avec des chances favorables de succès? (*Union méd.*, 1868, nos 125-145, et *Bull. de l'Acad. de Méd.*, 1868, t. XXXIII, p. 443).

A ce moment, l'apparition de la méthode antiseptique fit entrer l'opération dans une nouvelle phase, et la fit passer des mains de quelques spécialistes éminents dans celles de tous les chirurgiens.

En résumé, l'ovariotomie a traversé trois phases successives : 1° une phase de tâtonnements, qui prend fin d'abord en Amérique avec W. L. Atlee, en Angleterre, avec Backer et Spencer Wells, en France, avec Kœberlé et Péan; 2° une phase très courte de spécialisation excessive, à laquelle se rattachent surtout les noms des initiateurs que je viens de citer; 5° une phase de vulgarisation, sous l'impulsion puissante de l'antisepsie.

Indications générales. — Dès qu'une tumeur commençante de l'ovaire est reconnue, il faut l'enlever : d'abord, parce que l'opération en elle-même est beaucoup moins grave, puisqu'il suffit de faire une petite incision sans avoir à déchirer d'adhérences notables; en second lieu, parce qu'on évite à la malade les dangers ultérieurs de l'inflammation, de la rupture ou de la torsion du pédicule; enfin et surtout, parce que tout kyste de l'ovaire est, si l'on peut ainsi dire, un néoplasme en équilibre instable entre la bénignité et la malignité. Cohn[1], sur 658 kystes enlevés par Schröder, en a trouvé 100 dégénérés en tumeur maligne, soit 15,1 pour 100, Leopold[2] en a compté 29 sur 116 (soit 22,4 pour 100), Schültze[3], sur une petite série de 33 cas, a trouvé 9 malins, soit 21 pour 100. Freund[4], sur 166 cas, a trouvé 36 tumeurs malignes à la clinique de Strasbourg, soit 22 pour 100. Olshausen[5] a noté la malignité dans 15 pour 100 des cas. Schauta[6], sur 334 tumeurs de l'ovaire, en a trouvé 77 malignes dont 28 papillaires et 49 carcinomes ou sarcomes, soit environ 14 pour 100. Blau, sur 397 tumeurs ovariennes, en a trouvé près de 23 pour 100 de malignes. Hofmeier[7], sur 458 cas, a observé 94 carcinomes et sarcomes, soit 22 pour 100. Cette proportion est peut-être un peu élevée, parce que ces grands opérateurs ont surtout vu venir à eux les cas graves et difficiles. Cependant, on ne saurait douter de la fréquence de la **dégénérescence maligne** des kystes. Le travail de Poupinel[8] conclut dans le même sens. Or, opérer un kyste déjà dégénéré, c'est faire une opération beaucoup plus grave (Cohn) et ne donner à la malade qu'un répit, au lieu d'une guérison.

On devra toujours se méfier de cette transformation néoplasique

---

[1] E. COHN. *Zeitschr. f. Geb. u. Gyn.*, 1886, t. XII, n° 1, p. 14.
[2] LEOPOLD. *Deutsche med. Woch.*, 1887, n° 4, p. 62.
[3] B. S. SCHULTZE. *Corresp. des allg. ärztl. Vereins von Thüringen*, 1887, n° 5.
[4] FREUND. *Zeitschr. f. Geb. u. Gyn.*, t. XV.
[5] OLSHAUSEN. *Zeitschr. f. Geb. u. Gyn.*, t. XX.
[6] SCHAUTA, *in* BÜRGER. *M. f. Geb. u. Gyn.*, t. XI.
[7] HOFMEIER. *Beitrag. z. klin. Chir.*, t. XXXIV.
[8] POUPINEL. *De la généralisation des kystes et tumeurs épithéliales de l'ovaire.* Thèse de Paris, 1886.

lorsque la tumeur, longtemps stationnaire, aura subi un accroissement rapide et inattendu en quelques mois. Mais, alors même qu'on aurait pu en faire le diagnostic, il ne faudrait pas s'abstenir. Cohn a trouvé que sur 86 malades opérées dans ces conditions, 19,5 pour 100 étaient encore guéries au bout d'un an, et dans 5 cas la guérison s'est maintenue de 5 à 4 ans 1/2. Ces résultats ne permettent pas d'hésitation. Freund[1] et Runge[2] sont arrivés aux mêmes conclusions. J'ai moi-même obtenu des résultats de survie prolongée 1 ou 2 ans dans plusieurs cas d'opérations pour carcinomes. Enfin j'ai beaucoup insisté sur ce fait qu'on ne devait pas considérer comme absolument malignes toutes les tumeurs et tous les kystes papillaires, même quand ils ont amené de l'ascite et donné lieu à des greffes péritonéales. Un grand nombre de ces tumeurs après leur ablation sont suivies de récidives si tardives que ce répit équivaut presque à la guérison (5, 10 et même 20 ans de survie)[3].

Toutefois, il faut savoir que de cruels mécomptes peuvent attendre le chirurgien et une récidive à marche galopante emporter l'opérée en quelques jours. Hofmeier[4] cite deux cas observés par lui où les opérées succombèrent ainsi, l'une 17 jours, l'autre 25 jours après l'ovariotomie. Dans le premier fait, on n'avait trouvé dans le péritoine, au moment de l'opération, aucune trace de généralisation, et cependant à l'autopsie la totalité de la séreuse était revêtue d'une couche de carcinome haute d'un travers de doigt, tout l'épiploon était converti en une masse dure et épaisse, si bien qu'il paraissait invraisemblable qu'on eût pu le trouver sain, quelques jours auparavant. Dans le second cas, il y avait déjà un commencement de métastase péritonéale, au moment de l'opération.

Il est impossible, ainsi que je l'ai dit, de séparer des kystes papillaires de l'ovaire les tumeurs solides, appelées à tort papillomes et qui ne sont le plus souvent que des kystes papillaires rompus dans le péritoine. Dans cette dernière phase de leur évolution, les kystes papillaires réduits à leur partie solide, compliqués d'ascite provoquée par l'irritation du péritoine où ils déversent leur épithélium caduc, semant autour d'eux des débris qui se greffent au hasard sur la séreuse, ont véritablement accaparé le péritoine, pour en faire une cavité kystique. Même à cette période, la laparotomie peut amener la guérison durable de ces tumeurs que les ovariotomistes considéraient, autrefois, comme de véritables *noli me tangere* : on pourrait établir un rapprochement entre ces effets inespérés et ceux qu'a donnés la laparotomie pour certaines

---

[1] H. W. Freund. Ueber die Behandlung bösartiger Eierstocksgeschwülste (*Zeitschrift für Geb. und Gyn.*, 1899, t. XVII; n° 1, p. 150).

[2] Runge. Fall von glandulären Ovarialcystomen mit gelatinösem Inhalt und peritonealen Metastasen (*Centr. f. Gyn.*, 1887, n° 15, p. 255).

[3] S. Pozzi. *Revue de Gyn. et de Chir. abd.*, 1904, p. 407.

[4] M. Hofmeier. *Grundriss der gynäk. Operationen*, 4e édit., 1905, p. 477.

péritonites tuberculeuses. Knowsley Thornton[1] a cité une guérison de ce genre, datant de 9 ans ; Leopold[2], de 2 ans ; Cohn[3] un cas de Schröder datant de 2 ans 1/2. Freund[4] a aussi observé des guérisons durables. Lomer[5] a rapporté un fait excessivement remarquable ; il existait de petites excroissances papillomateuses sur l'épiploon, d'où l'on put les enlever, sur l'intestin et sur le péritoine pariétal, d'où on ne put les extraire ; la guérison s'était maintenue, cinq ans après l'opération. J'ai déjà cité (p. 969) un cas[6] tout à fait analogue, que j'ai opéré en 1878 ; la récidive ne s'est faite qu'en 1899, vingt ans après ; je fis une seconde opération qui donna une guérison temporaire de une année ; puis, la malade déclina et mourut, vingt-trois ans après la première opération (en 1901). On trouvera dans la thèse de mon élève Cazenave[7] plusieurs autres observations de ma pratique avec une très longue survie. Il ne faut donc pas considérer ces lésions-là comme au-dessus des ressources de la chirurgie, bien que leur pronostic déjoue toute prévision, et soit sous la dépendance de·facteurs jusqu'à ce jour inconnus.

L'âge du sujet ne saurait être une contre-indication. On a opéré avec succès des enfants très jeunes ; de Sant'Anna a extirpé un kyste dermoïde à une enfant de 1 an. Rœhmer[8] à un enfant de 20 mois, Schwartz[9] à une petite fille de 4 ans. Mears, Barker et Rein[10] ont opéré pour des tumeurs de l'ovaire des enfants de 6 ans et 6 ans et. demi. Thornton, Lucas, Hamaker[11], Cupples, Chenoweth[12], des enfants de 7 ans et 7 ans et demi. Spencer Wells, Mackensie et Duchamp[13] ont pratiqué l'ovario-

[1] KNOWSLEY THORNTON. *Trans. osbtet. Soc. of London*, 1886 (*Schmidt's Jahrb.*, 1887, t. CCXV, p. 257).

[2] LEOPOLD. *Loc. cit.*, p. 61.

[3] E. COHN. *Loc. cit.*, p. 14.

[4] W. FREUND. *Loc. cit.*

[5] LOMER. Doppelseitiges Papillom des Ovarium mit Ascites und ausgedehnter Infection des Peritoneum ; dauernde Heilung durch Laparotomie (*Centralb. f. Gyn.*, 1889, n° 52, p. 906).

[6] S. POZZI. Quatre ovariotomies, etc. (*Gaz. méd. de Paris*, 1879, p. 150). *Rev. de Gyn. et de Chir. abd.*, 1904, p. 407.

[7] CAZENAVE. *Loc. cit.*

[8] J. DE SANT'ANNA. Kyste dermoïde chez une enfant âgée de 1 an (*La Gynécologie*, 15 juin 1896, p. 215). — RŒHMER (de Berlin). — Ovariotomie bei einém 1 Jahr 8 Monate alten Kinde. Heilung (*Deutsche med. Woch.*, 1883, n° 52, p. 762). — CHIENE (*Edinb. med. Journ.*, 1883, t. XXIX, p. 1152) paraît avoir opéré une enfant de 5 mois avec succès. Il semble que dans ce cas il s'agissait bien plutôt d'une *hernie de l'ovaire* que d'une tumeur ovarique.

[9] SCHWARTZ. *Arch. f. Gyn.*, 1878, t. XIII, p. 475.

[10] J. E. MEARS. *Philad. med. Times*, 1871, t. II, p. 44. — W. B. BARKER, cité par CHENOWETH. *Amer. journ. of Obst.*, 1882, t. XV, p. 628. — REIN. *Vratch*, 1896, n° 6.

[11] J. K. THORNTON. *Brit. med. Journ.*, 1881, t. II, p. 935. — R. C. LUCAS. *Med. Press and Circ.*, 2 mai 1888, t. XCVI, p. 459. — W. D. HAMAKER. A case of ovarian tumor in a girl seven years old ; ovariotomy, recovery (*New York med. Journ.*, 14 sept. 1889, p. 288).

[12] G. CUPPLES. Excision of an ovarian cyst from a child seven and half years old (*Richmond and Louisville med. Journ.*, 1874, p. 658). — W. J. CHENOWETH. *Loc. cit.*, p. 625.

[13] SP. WELLS. Ovariotomy successful in a girl eight years old (*Brit. med. Journ.*, 1874, t. I, p. 452). — W. G. MACKENZIE. *Dublin Journ. of med. Science*, oct. 1888, t. LXXXVI

tomie chez des petites filles de 8 ans et 8 ans et demi, Polotebnoff chez une jeune fille de 9 ans et Wagner[1] chez une autre de 10 ans. Les opérées de Barlow et Marsh[2], de Jouon[3], de Heinricius[4] et de Mac-Graw[5] étaient âgées de 12 ans, celles de Bolling, de Carafy, de Bell et de Cameron[6] de 13 ans. Bryant[7], il y a déjà longtemps, a publié un fait d'ovariotomie chez une jeune fille de 14 ans.

D'autre part, on a pu guérir, par l'opération, des femmes très âgées; il faut, toutefois, se mettre alors en garde contre les fâcheux effets du décubitus prolongé (congestion pulmonaire hypostatique, escarres au sacrum), en faisant lever les malades et les maintenant assises de très bonne heure, selon le conseil de F. Barnes. Johnson[8] a guéri une opérée de 64 ans. Davis[9] a publié un succès obtenu à l'âge de 65 ans, Pinnock[10] à 67 ans, Sp. Wells[11] et J. Bœckel[12] à 75 ans, Josephson[13] à 76 ans, Terrier[14] à 77 ans, Owen[15] à 80 ans, et Homans[16] à 82 ans et 4 mois.

Technique opératoire de l'ovariotomie abdominale. — *Kystes pédiculés*. — On peut diviser en quatre temps l'opération de l'ovariotomie :

1er temps. Ouverture de l'abdomen — Il vaut mieux commencer par une ouverture de moyenne grandeur, quitte à l'agrandir ultérieurement. Tandis que l'assistant place son index au niveau de l'ombilic pour désigner ce point de repère et tire légèrement la peau en haut, le chirurgien, armé d'un fort bistouri convexe, fait une incision médiane

---

p. 302. (Il s'agissait, dans ce cas, d'un kyste dermoïde de l'ovaire.) — V. Duchamp. Ovariotomie chez une enfant de 8 ans et demi; guérison (*Arch. de Tocol.*, 1884, t. XI, p. 25).

[1] S. M. Polotebnoff. *Ejened. klin. Gaz.*, Saint-Pétersbourg, 1887, p. 209. — P. Wagner. *Arch. f. klin. Chir.*, 1884, t. XXX, p. 506.

[2] T. Barlow et H. Marsh. A case of ovariotomy in a child aged 12 years (*Brit. med. Journ.*, 1878, p. 773).

[3] Jouon, de Nantes (cité in *Dict. encycl.*, art. Ovariotomie, p. 304).

[4] G. Heinricius. *Finska läk. sälsk. Handl.*, Helsingfors, 1888, t. XXX, p. 492. Il s'agissait d'un kyste à contenu colloïde.

[5] T. A. Mac-Graw, cité par Chenoweth, *Loc. cit.*, p. 627.

[6] Bolling. *Hygiea*, 1887, t. XLIX, p. 788. — Carafy. *Lancet*, 1886, t. I, p. 920. — Bell. Unilocular ovarian cyst in a girl aged thirteen; ovariotomy (*Ibid.*, 1887, t. I, p. 418). — Cameron. *Glasgow med. Journ.*, 1888, t. XXXI, p. 1.

[7] Th. Bryant. A case of ovarian disease in a child (*Guy's Hosp. Reports*, 1869, t. XIV, p. 216).

[8] Johnson. *Virginia med. Monthly*, Richmond, 1888, t. XV, p. 644. — La tumeur pesait 63 livres.

[9] Davis. *Brit. med. Journ.*, 1887, t. II, p. 1050.

[10] Pinnock. *Austral. med. Gaz.*, Sydney, 1887, t. VII, p. 158.

[11] Sp. Wells. *Traité des tumeurs de l'ovaire*. Trad. franç., 1888, p. 267.

[12] J. Boeckel. *Gaz. méd. de Strasbourg*, 1896, p. 26; il s'agissait d'un kyste suppuré.

[13] Josephson. *Centr. f. Gyn.*, 1889, n° 47, p. 824.

[14] F. Terrier. *Progrès méd.*, 1888, n° 24, p. 466; il s'agissait, dans ce cas-là, non de kystes, mais de fibromes des ovaires.

[15] E. M. Owen. *Brit. gyn. Journ.*, Londres, 1888, t. IX, p. 38.

[16] J. Homans. *Med. Record.* New-York, 5 mai 1888, t. XXXIII, p. 496. — La tumeur était un kyste multiloculaire avec végétations papillaires; poids du liquide, 15 livres; poids des parties solides, 1 livre 3/4. L'opération avait été indiquée par de grandes douleurs.

de 10 centimètres sur la ligne blanche, allant en bas jusque près de la symphyse[1]. Le tégument et le tissu cellulaire étant rapidement divisés, on tâche de pénétrer dans l'interstice des muscles droits qu'il faut chercher d'abord à la partie supérieure de la plaie. L'ouverture de leur gaine doit être faite délibérément en vue de la suture ultérieure, muscle à muscle. On tombe immédiatement après sur le *fascia transversalis* et la graisse sous-péritonéale, qu'on ne confondra pas avec le grand épiploon. On incise ces pelotons graisseux souvent très abondants, et l'on arrive sur la séreuse. Avant de l'ouvrir, on doit s'assurer que l'hémostase est complète et pour cela placer des pinces sur les vaisseaux qui saignent. On saisit le péritoine avec des pinces à disséquer dans la partie supérieure de la plaie et l'on fait une petite boutonnière au pli soulevé; le doigt est introduit de haut en bas sur la ligne médiane, et le péritoine est largement incisé, aux ciseaux. On doit bien s'assurer, à ce moment, qu'on ne risque pas de blesser la vessie

[1] L'incision médiane est l'incision de choix; on a proposé, dans un but esthétique, et afin d'avoir une petite cicatrice cachée dans la région pileuse, de lui substituer l'*incision transversale esthétique*. Cette incision, que je mentionne à propos de la laparotomie pour kystes de l'ovaire, a été en effet pratiquée pour leur extirpation; elle est alors très discutable et complique beaucoup les difficultés opératoires. Par contre, on a pu en tirer des avantages dans les cas de très petites lésions annexielles. J'y ai pourtant complètement renoncé, d'abord parce qu'elle est tout à fait insuffisante pour peu qu'on rencontre une complication inattendue; en second lieu, parce que, dans les petites lésions, une incision verticale de 6 à 7 centimètres, à moitié cachée par la région pileuse et fermée par un affrontement soigné, ne donne qu'une cicatrice véritablement insignifiante. L'incision de la peau est faite au-dessus du pubis dans une étendue de 8 à 10 centimètres, transversalement ou suivant une ligne légèrement courbe jusqu'à l'aponévrose superficielle. On récline en haut et en bas les deux lèvres de la plaie et on incise longitudinalement l'aponévrose, reprenant alors la technique habituelle (fig. 626). L'incision de la peau est donc perpendiculaire à celle des plans profonds, d'où le nom d'incision cruciale, d'incision en croix.

(KÜSTNER. *Compte rendu du Congrès de Genève*, 1896. *Sect. de Gynécologie*, t. I, p. 328. — RAPIN. *Compte rendu du Congrès de Genève*, 1896. *Sect. de Gynécologie*, t. II, p. 61. *Cf* : SEGOND in DARTIGUES. *La Presse médicale*, 1899, t. II, p. 202. — F. JAYLE in PAUL ROUSSEAU. Thèse de Paris, 1903, p. 89 et suiv. — MORESTIN. *Congrès de chirurgie*, Paris, 1902, p. 367).

PFANNENSTIEL (*Samml. Woch.*, N.F., n° 268, 1900), sectionne l'aponévrose superficielle transversalement comme la peau, puis écarte les muscles droits (fig. 627).

Dans un but tout à fait différent, et pour se donner plus de jour en même temps que pour rendre moins facile l'éventration qui succède souvent aux grandes incisions verticales, BARDENHEUER a fait une incision

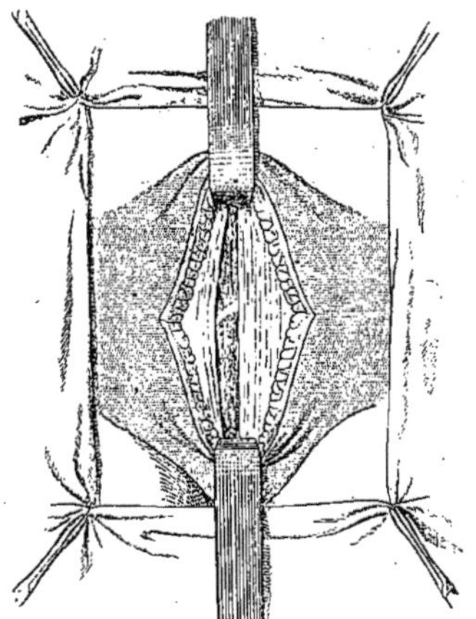

Fig. 626. — Incision esthétique (procédé de Rapin-Küstner). La peau est incisée *transversalement*, puis écartée de haut en bas; l'aponévrose est incisée *verticalement* et sera ensuite écartée.

anormalement développée[1]. Dans des cas rares, la fusion du péritoine avec la paroi antérieure du kyste peut être telle que la distinction

transversale de toute l'épaisseur des parois abdominales (y compris les muscles droits et obliques). L'*incision transversale de Bardenheuer* commence au niveau de l'épine iliaque antéro-supérieure d'un côté et se dirige en suivant une courbe jusqu'à l'épine iliaque du côté opposé. L'incision traverse la peau, le tissu cellulaire et l'aponévrose; quant aux muscles droits, on tente de les sectionner le plus près possible de la symphyse; il est rarement nécessaire d'inciser les muscles en dehors des muscles droits, car ils se laissent suffisamment écarter pour qu'on puisse s'en dispenser. Enfin le péritoine est également divisé transversalement (DÖDERLEIN ET KROENIG. *Operative Gynäkologie*. Leipzig, 1905, p. 116). Cette incision ne me paraît d'aucune utilité dans les cas simples comme sont généralement ceux d'ovariotomie pour kyste de l'ovaire. Elle peut rendre de réels services pour les suppurations pelviennes ou pour les cancers de l'utérus, à cause du jour considérable qu'elle donne. Certains chirurgiens (Schede, Annam, Mackenrodt) terminent alors l'opération en disséquant un lambeau péritonéal sur la paroi abdominale antérieure et en le rabattant sur le champ opératoire pelvien où il est fixé pour le protéger et le séparer de la grande cavité péritonéale; on réalise ainsi une sorte de péritonisation par cloisonnement.

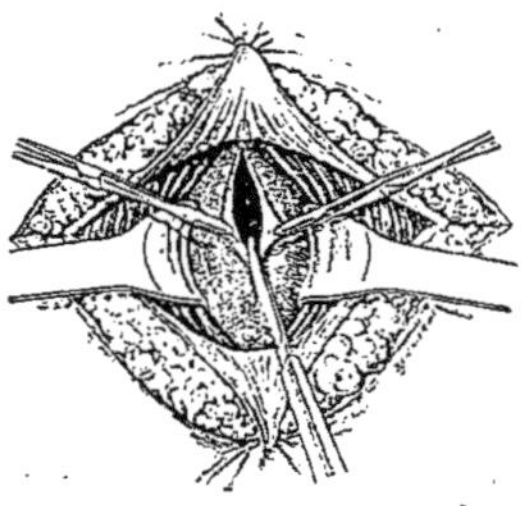

Fig. 627. — Incision esthétique (procédé de Pfannenstiel) section *transversale* à la fois de la peau et de l'aponévrose (celle-ci est fixée en haut et en bas, par un point de suture temporaire, à la peau). Les muscles droits sont écartés et le péritoine ouvert (Pfannenstiel).

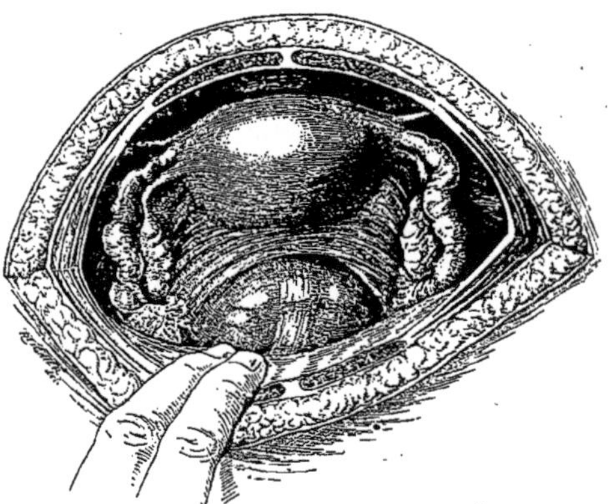

Fig. 628. — Incision transversale de toute l'épaisseur de la paroi abdominale (Bardenheuer).

[1] La blessure de la vessie est un accident qui est arrivé à de nombreux opérateurs expérimentés, dans les cas où la tumeur, développée sous la séreuse, a démesurément étiré le réservoir urinaire, qui, vidé, devient méconnaissable et peut très bien être pris pour une épaisse fausse membrane. J'ai eu moi-même à porter remède à cet accident dans un cas où la plaie avait 20 centimètres de longueur et comprenait à la fois la surface extra et intra-péritonéale du réservoir urinaire (*Annal. des mal. génito-urin.*, 1er mai 1885). Dans ce cas j'ai suturé toute la vessie, en laissant une boutonnière antérieure où j'ai placé un siphon; après la guérison de la malade, j'ai facilement oblitéré cet orifice. Des publications de REVERDIN et de SÄNGER autorisent à essayer la suture complète. Dans un cas où il avait enlevé une portion de la vessie, SÄNGER (*Congrès de Halle*, in *Centr. f. Gyn.*, 1888, n° 26, p. 418) l'a suturée à la soie et l'a fixée à la partie inférieure de la plaie, en attirant le péritoine au-devant d'elle; drainage pré-vésical et suture des parois abdominales au-dessus du moignon vésical, guérison. LEOPOLD (*ibid.*), ayant de son côté enlevé le sommet de la vessie dans une hystérectomie, a fait des sutures complètes séro-séreuses, et a guéri sa malade. Je crois qu'il serait bon de faire, en pareil cas, deux plans de sutures, soit à points séparés comme dans le procédé de Czerny pour la suture intestinale, soit en surjet. J'ai eu de la sorte un beau succès (*Bull. et Mém de la Soc. de Chir.*, déc. 1889, p. 786).

devient impossible; il faut alors prolonger l'incision par en haut pour arriver en un point où la séreuse est libre, puis procéder ensuite au décollement de haut en bas.

2ᵉ temps. Rupture des adhérences. Évacuation. — A. Adhérences à la paroi abdominale. — La main droite est introduite à plat dans la plaie abdominale à la surface du kyste, et, manœuvrant avec son bord cubital, décolle peu à peu les adhérences à droite et à gauche aussi loin qu'elle peut aller. On a parfaitement la sensation de celles qui sont trop solides pour céder à la pression simple, et l'on s'abstient d'exagérer cette manœuvre, se réservant de rompre plus tard, après l'évacuation du kyste, celles qui résistent.

B. Adhérences avec l'épiploon. — Elles sont rompues de la même manière; on s'aidera au besoin des deux mains. On place immédiatement des pinces ou des ligatures au catgut sur les points saignants. Si certaines parties sont trop adhérentes, on les saisit avec deux pinces juxtaposées, on incise entre celles-ci et on lie ensuite au catgut, par petits paquets.

C. Adhérences avec les intestins. — Les adhérences molles se détachent comme les précédentes; celles qui sont moyennement tenaces cèdent à la tension et à la pression combinées, portant alternativement sur la paroi kystique et sur la paroi intestinale, et toujours exercées avec les doigts recouverts d'une compresse-éponge. L'intestin saigne-t-il alors en un point limité, on y placera avec une aiguille et de la soie fine une ou plusieurs sutures à points séparés. L'hémorragie se fait-elle sur une large surface, on essayera surtout de la maîtriser par une compression de quelque durée. Enfin, si la séparation de l'intestin paraît dangereuse, il vaudra mieux renoncer à le décoller, en laissant une mince couche de la paroi kystique adhérente à l'intestin que l'on dégage par une dissection minutieuse. Mais il est nécessaire de cautériser cette couche au Paquelin pour y détruire tous les éléments épithéliaux provenant de la paroi kystique.

D. Adhérences pelviennes. — Pour les petites tumeurs, on procédera, avant la ponction, à la recherche des adhérences : quant aux grosses tumeurs, il est nécessaire de diminuer d'abord leur volume par la ponction pour pouvoir glisser la main dans la cavité pelvienne; on doit, en même temps, fortement les attirer en avant avec de fortes pinces fenêtrées (fig. 629). Une erreur grave qu'il faut éviter serait de prendre pour un kyste fixé par de larges adhérences une tumeur intra-ligamentaire : on ne pourra détacher un kyste de ce genre qu'après en avoir ouvert la loge péritonéale, comme je l'indiquerai ci-après (fig. 651 à 634, p. 994).

Les adhérences pelviennes seront rompues avec la main; si elles sont fortes, on les sectionne aux ciseaux; si elles sont très vasculaires, on les coupe entre deux pinces.

Il peut arriver exceptionnellement que la portion pelvienne de la poche soit tellement adhérente qu'elle ne puisse être extirpée sans danger. On fera alors une opéra-

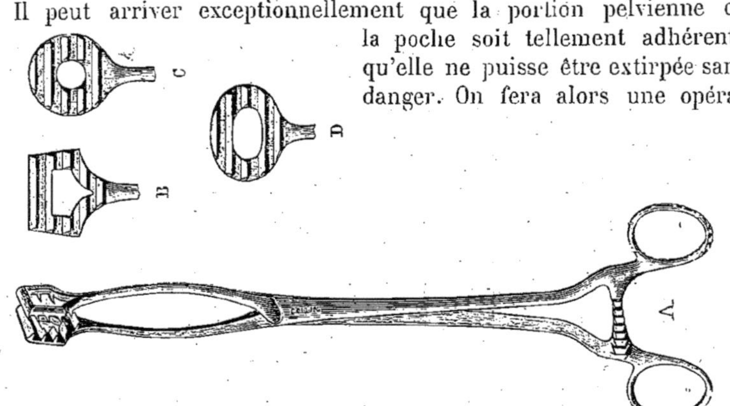

Fig. 629. — Pinces fenêtrées à kyste, de Péan (A, B) et de Nélaton (C, D).

tion partielle ou incomplète dont je donnerai plus loin la technique.

Il y a tout intérêt pour les petites tumeurs à ne pas faire l'évacuation du kyste avant d'avoir détaché les adhérences susceptibles de céder à la pression de la main; celle-ci s'exerce, en effet, beaucoup plus efficacement sur une poche tendue que sur une poche flasque; il faut réserver l'incision des adhérences résistantes pour le moment où la ponction du kyste et son affaissement permettent de s'aider du contrôle de la vue.

E. Évacuation du kyste. — Elle peut être faite avec le bistouri, mais cette manœuvre expéditive expose toujours plus ou moins à la souillure de la plaie, lorsque le jet du liquide a perdu de sa force; l'usage du trocart (fig. 630) me paraît donc préférable.

Il est parfois nécessaire de ponctionner successivement plusieurs cavités; on peut souvent se borner, pour cela, à enfoncer davantage le trocart dans la même ou dans une autre direction, sans le retirer.

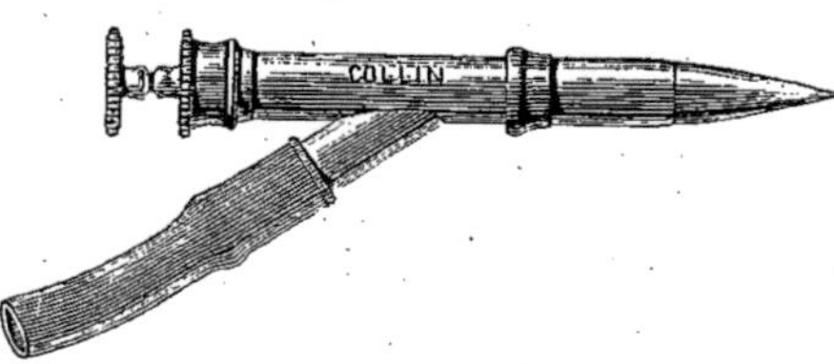

Fig. 630.
Trocart à pointe ronde et à tube d'écoulement latéral.

Si la tumeur, microkystique et aréolaire, ne se laissait pas réduire par la ponction, on agrandirait, sans hésiter, l'incision abdominale, avec des ciseaux, jusqu'à l'ombilic, en divisant toutes les couches d'un seul coup, en contournant la cicatrice ombilicale, si on doit la dépasser.

3ᵉ **temps. Extraction du kyste et ligature du pédicule.** — On retire
le trocart par un mouvement brusque, tandis que l'assistant pince la
poche au niveau de la piqûre : on place sur elle des pinces à larges
mors pour l'oblitérer et faciliter la traction. Une seconde paire de
pinces semblables sont appliquées en un point convenable, et on commence à faire, pour ainsi dire, l'accouchement du kyste, en tirant
doucement et en s'aidant de mouvements de latéralité alternatifs.
A mesure que la tumeur se dégage, l'aide exerce une pression
sur les parois abdominales et applique de plus en plus l'une contre
l'autre les lèvres de la plaie, de telle sorte qu'au moment où le kyste
est entièrement sorti, celle-ci se trouve fermée sur le pédicule; on
évite ainsi toute issue de l'intestin. Si, pendant l'extraction, on avait à
vaincre la résistance de brides ou d'adhérences ayant préalablement
résisté à l'action de la main, on les sectionnerait.

Le pédicule doit maintenant être lié au catgut fort, séparé de la
tumeur et abandonné dans le ventre.

Cette méthode de **traitement intra-péritonéal** du pédicule est celle
qu'avaient suivie les premiers opérateurs; elle avait été ensuite abandonnée pour le traitement extra-péritonéal, qui a été généralement
employé jusque vers 1880, époque où la méthode intra-péritonéale
s'est généralisée. C'est en 1841 que Stilling[1] préconisa le traitement
rétro-péritonéal en Allemagne; de son côté, Duffin[2], en Angleterre, en
1850, le mit en pratique, mais il doit sa plus grande vulgarisation à
Spencer Wells[3]. Jusqu'à ce moment, le pédicule avait simplement été
suturé dans la plaie abdominale avec des points de suture ou des
aiguilles. Un nouvel instrument, sorte d'étau ou **clamp** destiné à comprimer l'extrémité du pédicule, pour assurer l'hémostase et le maintenir
solidement, fut inventé par Hutchinson en 1858 et fut aussitôt adopté
avec une sorte d'enthousiasme. Spencer Wells, Atlee, Wilde, Kœberlé,
Hegar et Kaltenbach inventèrent à leur tour divers modèles. Clay et
Baker-Brown firent construire un *cautery-clamp*, destiné à combiner la
compression et la cautérisation. A Paris, les chirurgiens se conten-
tèrent généralement de la transfixion cruciale avec de longues et fortes
aiguilles, jointe à la constriction avec le serre-nœud de Cintrat. Les deux
principaux inconvénients du traitement extra-péritonéal du pédicule
sont : la mortification de celui-ci qui s'étend parfois assez loin et expose
à l'infection de la plaie; l'affaiblissement de la cicatrice abdominale qui
prédispose aux hernies consécutives. Ce procédé est complètement
abandonné et je ne le cite que pour mémoire.

[1] B. Stilling. *Holscher's Hannöv. Annal.*, 1841, p. 251 et 593.
[2] E. W. Duffin. *Med. chir. Transact.*, 1850, t. XXXIV, p. 1.
[3] Sp. Wells. History and progress of ovariotomy in Great Britain (*ibid.*, 1863, t. XLVI,
p. 33).

Il est tout à fait exceptionnel de rencontrer un pédicule assez mince pour qu'il soit suffisant de passer autour de lui un fil à ligature et de le nouer en masse. Il est toujours beaucoup plus sûr de le transfixer en son milieu par une aiguille chargée d'un fil double dont on entre-croise les chefs avant de les lier à droite et à gauche (fig. 106 à 110); on peut aussi faire soit le nœud de L. Tait, soit celui de Bantock, qui peuvent être très solidement serrés. Si le pédicule est moyen, je recommande de faire d'abord une ligature suivant la technique précédente, mais en ayant soin d'accrocher le pédicule près de son bord libre pour éviter le dérapage de ce dernier (fig. 112 et 113); ensuite un nœud de sûreté étreindra une seconde fois le pédicule en masse (fig. 114 à 119).

Si le pédicule était exceptionnellement charnu et mollasse, ou surtout si la surface de section paraissait contenir des tissus suspects, ou enfin si la trompe présentait des signes d'inflammation, on mettrait en usage la pratique inaugurée par Clay et systématisée par Baker-Brown : la cautérisation de la surface pédiculaire au fer rouge; les parties voisines seraient soigneusement protégées avec une compresse-éponge humide.

Le chirurgien examine alors l'ovaire du côté opposé, et pour peu qu'il lui paraisse suspect et que la femme touche à la ménopause, il l'enlève. Si la femme était encore jeune et la lésion du second ovaire très limitée et non suspecte de malignité, on en ferait la *résection* (V. p. 874).

4ᵉ temps. **Toilette du péritoine et occlusion de l'abdomen.** — Quand l'opération a été simple, quand il n'y a pas eu d'effusion de liquide irritant, il est inutile de s'attarder à éponger les quelques gouttes de sang qui peuvent exister dans le pelvis et qui se résorberont facilement[1]. Le frottement des compresses a, en effet, toujours l'inconvénient d'enlever l'épithélium à la surface du péritoine et de détacher quelques petits caillots qui bouchaient des orifices vasculaires; un nouveau suintement sanguin peut en résulter. Tout autre doit être la conduite du chirurgien quand du liquide kystique, du sang en abondance, ou surtout du pus, a souillé le champ opératoire. S'il s'agit de sang ou de liquide kystique, l'usage des compresses suffit; on en coiffe le doigt et on le promène dans tous les points déclives; pour le cul-de-sac de Douglas, on saisit le coin d'une compresse avec une longue pince courbe, on l'enroule autour de la pince, et l'on va ainsi éponger jusque derrière l'utérus. Quand il y a eu effusion de pus ou de matière

---

[1] GLUGE et THIERNESSE, dès 1845, ont montré qu'on peut faire impunément des injections de sang dans la cavité abdominale. Les essais de *transfusion péritonéale* ont fait répéter ces expériences chez l'homme. EDLER. Die traumatische Verletzungen der parench. Unterleibsorgane (*Arch. f. klin. Chir.*, 1886, t. XXXIV, p. 198). — STEPHANESCO (*Considérations sur le péritoine.* Thèse de Strasbourg, 1871) a fait des injections d'air chimiquement pur et de quelques substances colloïdes, sans accidents.

kystique très poisseuse et irritante, on doit faire le drainage ou le tamponnement du péritoine.

Le chirurgien n'a plus qu'à refermer le ventre; j'ai longuement exposé (p. 102 à 104) comment il doit procédé et je n'y reviendrai pas. Mon procédé de suture[1] (suture à trois plans superposés), pour le péritoine le plan muscolo-aponévrotique et la peau évite les hernies et éventrations si fréquentes après le mode de suture *en masse*[2]. Si l'on se trouve en présence de parois abdominales, épaisses ou saignantes sur une grande étendue de leur surface interne par suite du détachement de larges adhérences, et si l'on craignait un suintement capillaire après l'occlusion de la plaie, on pourrait placer sur la paroi, au niveau des limites de ces *écorchures* de la séreuse, une ou plusieurs sutures enchevillées serrées sur de petits rouleaux de gaze (fig. 93, p. 105), sutures destinées à appliquer, l'une contre l'autre, les surfaces saignantes relevées en dos d'âne; ces sutures seraient laissées deux ou trois jours en place[3]. Dans quelques cas exceptionnels, on peut drainer la paroi en un ou deux endroits au moyen de petits drains.

Je viens de décrire l'opération pour ainsi dire typique, telle qu'elle se pratique pour les kystes. Je dois maintenant revenir sur deux conditions opératoires importantes qui peuvent se présenter et qui sont relatives, l'une à l'absence de pédicule, l'autre à l'impossibilité de le constituer.

Énucléation des kystes inclus dans le ligament large et rétropéritonéaux. — A. **Kystes parovariens hyalins.** — Ces kystes, à parois minces, à contenu limpide, nés dans l'épaisseur du ligament large, peuvent de là avoir cheminé sous la séreuse jusque dans le mésocôlon et le mésentère. Ils sont très faciles à séparer de la séreuse, qui n'adhère pas à leur surface, à moins d'inflammation antérieure. Quand on les aura reconnus à leur aspect, il faudra avec précaution faire un pli au péritoine qui les recouvre, l'inciser, introduire le doigt dans la boutonnière et détacher la séreuse sur une petite étendue; on enfoncera le trocart sur la surface ainsi rendue libre et on extraira le liquide. Le trocart retiré, l'orifice oblitéré par des pinces, on décolle plus largement le péritoine à la surface du kyste, on l'incise dans une étendue suffisante, et par des tractions successives, aidées de l'action du doigt qui brise les liens cellulaires, on enlève la totalité de la poche. On place, au fur et à mesure, des pinces sur les vaisseaux qui saignent. La cavité que laisse l'énucléation s'affaisse d'elle-même[4].

---

[1] Je l'emploie depuis 1886 (voir *Bull. et Mém. de la Soc. de Chir.*, 19 oct. 1887, p. 577).

[2] WERTHEIMER. *Essai sur les hernies consécutives à la laparotomie.* Thèse de Paris, 1887, t. XX, n° 153. — W. GILL WYLIE. Ventral hernia caused by laparotomy (*Amer. Journ. of Obst.*, janv. 1887, t. XX, p. 25). — E. FASOLA. Hernie abdominale consécive à la laparotomie (*Annal. di obstet. e gyn.*, 1883, p. 198).

[3] v. HACKER. *Wien med. Woch.*, 1885, n° 48, p. 1466.

[4] La première indication nette de décortication des kystes inclus a été donnée par MINER (de Buffalo). *Internat. med. Congress*, 1876, p. 801. — Voir sur la technique L. TAIT (*Edinb. med. Journ.*, juill. 1889, t. XXXV, p. 20), qui a opéré 102 cas de kystes inclus avec 1 mort.

Si la poche est devenue adhérente par suite d'une inflammation, souvent consécutive elle-même à une apoplexie intra-kystique dont on retrouve les vestiges dans la coloration du liquide et les dépôts brunâtres de la paroi, l'opération est plus difficile. Je me suis trouvé aux prises avec des cas de ce genre, et je n'en suis venu à bout qu'en ayant recours à ce procédé que je

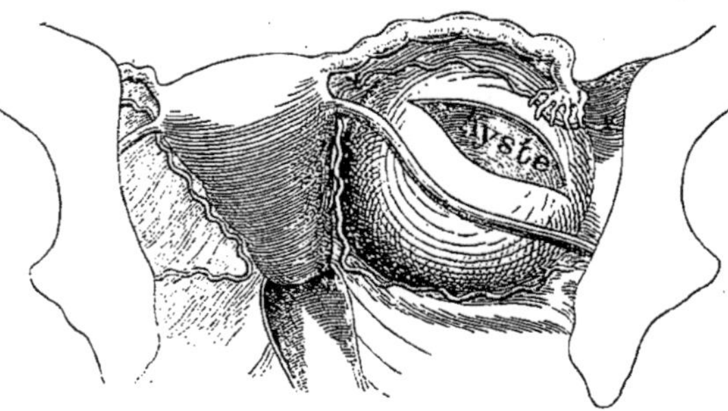

Fig. 651. — Énucléation d'un kyste intra-ligamentaire. incision du feuillet antérieur du ligament large (Ashton[1]).

recommande : large incision de la poche; fixation des lèvres de la plaie avec une couronne de pinces, confiées à un aide; introduction de la main gauche dans l'intérieur du kyste, de manière à se

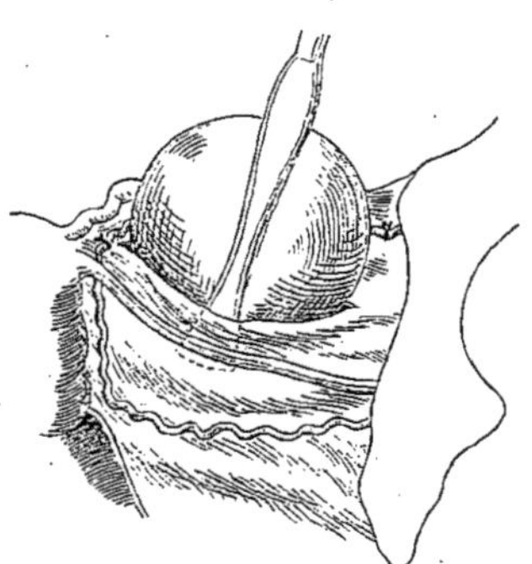

Fig. 652. — Énucléation à la spatule d'un kyste intra-ligamentaire non rompu (Ashton).

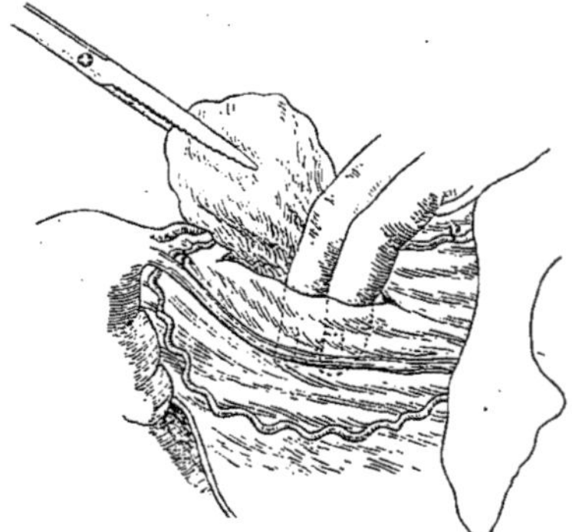

Fig. 653. — Énucléation aux doigts d'un kyste préalablement ponctionné ou rompu (Ahston).

rendre exactement compte de ses connexions et à aider, du dedans, les efforts de décortication de la main droite agissant au dehors, sous le péritoine. Une règle très importante est de procéder méthodiquement, avec suite, de ne pas disséminer les efforts, en abandonnant l'endroit par lequel on a commencé la décortication. Enfin, on ménagera, si possible, l'ovaire généralement sain.

---

[1] WILLIAM EASTERLY ASHTON. — A text-book on the pratice of Gynecology. *Philadelphia and London*, 1905, p. 982.

B. Kystes papillaires du ligament large et kystes glandulaires inclus. — Je réunis ces deux espèces de kystes, quelque différence anatomique qu'ils présentent d'ailleurs, parce qu'au point de vue opératoire ils offrent ici de grandes ressemblances. J'ai déjà dit que les kystes papillaires du ligament large[1], quoique procédant sans doute du parovaire (soit de sa portion intra-ligamentaire, soit de celle qui pénètre dans le hile de l'ovaire), ne sont pas de ceux que les cliniciens ont l'habitude de désigner sous le nom de kystes parovariens. Ils appliquent le plus souvent ce mot à la variété parovarienne, effectivement la plus commune des kystes hyalins.

La poche des kystes parovariens papillaires est épaisse, souvent doublée de fibres musculaires lisses qui semblent les relier à l'utérus; leur contenu est trouble ou lactescent; ils renferment des masses végétantes, en choufleur.

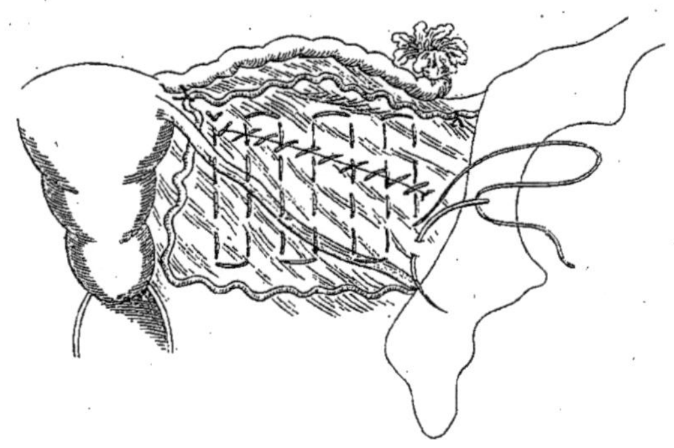

Fig. 634. — Sutures profondes et superficielles du ligament large après l'énucléation du kyste (Ashton).

Au point de vue de l'épaisseur et de la vascularité de leur paroi, ils se rapprochent donc des kystes glandulaires et papillaires de l'ovaire. Ces kystes eux-mêmes, soit par suite de leur point de départ au niveau du hile de l'organe (kystes papillaires), soit par suite d'un développement semi-hétérotopique ou d'une prédisposition congénitale (kystes glandulaires), peuvent dédoubler le ligament large pour y enfouir leur base, au lieu de se pédiculiser. Les connexions étroites et intimes avec la séreuse, l'utérus, le plancher et les parois du bassin, constituent de nouveaux traits de ressemblance. La différence, au point de vue des connexions anatomiques, est dans l'indépendance de l'ovaire pour les kystes parovariens, et dans sa fusion avec la tumeur pour les kystes ovariens. Capitale au point de vue purement anatomique, cette différence est, au contraire, médiocre au point de vue opératoire.

---

[1] WILLIAM GOODELL (*Amer. Journ. of Obstet.*, janv. 1888, p. 1), dans une étude intéressante consacrée à ces kystes, propose de les désigner sous le nom de *kystes intra-ligamentaires*, en réservant le nom de *parovariens* ou *kystes du ligament large* aux kystes à contenu limpide; il me semble que le seul moyen d'éviter la confusion est de viser la nature du contenu et de dire kystes (parovariens) *hyalins* et kystes *papillaires*, intra-ligamentaires ou du ligament large.

Pour tous les kystes inclus dans le ligament large, la décortication est très pénible, par suite de l'adhérence du péritoine, qui .ne se détache souvent que par lambeaux; elle est, en outre, laborieuse, à cause des gros vaisseaux profondément situés; enfin, elle est dangereuse, vu les rapports étroits de la base de la poche avec l'uretère et la possibilité d'arracher ou de blesser ce conduit[1].

Il vaut mieux vider la poche d'emblée; on saisit alors la partie saillante avec des pinces à kystes, on la porte hors de la plaie abdominale, et on y dessine, au bistouri, une grande ellipse où est inscrite toute la partie de la poche qu'on a pu faire sortir de l'abdomen. L'incision ne comprend, si possible, que le péritoine,

[1] Il faut distinguer la conduite à tenir immédiatement, quand on s'aperçoit de la blessure de l'uretère, ou tardivement, quand, la malade ayant survécu aux accidents qui peuvent se développer, il persiste une fistule uretéro-abdominale ou uretéro-vaginale. Ce dernier point rentre dans l'histoire des fistules urinaires, et je rappelle simplement que, pour un cas de ce genre, Simon, le premier, pratiqua la néphrectomie.

La conduite à tenir, quand on s'aperçoit d'une blessure de l'uretère au cours d'une opération, sera différente selon. qu'il s'agira d'une petite déchirure ou d'un arrachement complet. Dans le premier cas le mieux est de suturer la plaie du canal, le plus exactement possible; on peut en outre y placer une sonde en gomme à demeure, en pratiquant d'abord le cathétérisme par la vessie (voir les divers procédés, p. 186 à 192), puis en guidant la sonde par la plaie abdominale. Je crois qu'il serait également prudent, en pareil cas, de faire le tamponnement antiseptique du péritoine, au-dessus de l'organe blessé, car la réunion peut manquer et il faut donner une issue au liquide, en comptant sur les adhérences protectrices qui peuvent alors encore limiter le foyer. Schopf (*Allg. Wien. med. Zeit.*, 1886, n° 31), dans un cas d'ovariotomie de kyste intra-ligamentaire où l'uretère avait été blessé, a d'abord placé des pinces provisoirement sur les deux bouts, puis les a réunis par 8 points de suture à la soie, sans comprendre la muqueuse; il y eut une guérison temporaire de 4 semaines, puis des accidents survinrent et emportèrent la malade, en moins de deux mois. On trouva à l'autopsie une dégénérescence amyloïde des reins et de la péritonite plastique. — A. Gussenow (*Charité-Annal.*, 1887, t. XII, p. 650) a lié l'uretère dans les circonstances suivantes : dans le cours de l'énucléation d'un kyste intra-ligamentaire malin, un petit lambeau de la tumeur qui n'avait pu être enlevé avait été lié au fond de la plaie; l'uretère avait été compris dans la ligature, car au 9e jour survint un gros abcès avec péritonite septique et la malade succomba le 15e.

Dans un cas d'énucléation de kyste parovarien rétro-péritonéal, j'ai arraché l'uretère droit, qui était adhérent au kyste, et qui s'est rompu à 10 centimètres environ au-dessous du bassinet; le reste de l'uretère était complètement détaché et pendait hors du ventre. Au lieu de tenter une suture qui eût sûrement manqué, je pris le parti d'établir une fistule urétérale dans la région lombaire droite, puis de réséquer le bout vésical de l'uretère, après l'avoir lié et suturé dans la plaie. J'ai fait secondairement la néphrectomie; la malade a complètement guéri. (S. Pozzi. *Des blessures de l'uretère au cours de la laparotomie. Congrès fr. de chir.*, 5e session, Paris, 1891, p. 606.) Dans un autre cas, au cours d'une extirpation laborieuse d'un kyste du ligament large gauche adhérent de toutes parts, et ayant dû être disséqué de ses connexions profondes, l'uretère gauche fut sectionné près de son insertion vésicale. Je ne pus retrouver le bout inférieur de ce canal, mais je m'assurai par une injection vésicale qu'il était imperméable. Je me décidai alors à greffer le bout rénal de l'uretère dans un point voisin de la vessie. Pour cela, je fis une boutonnière de 1 centimètre environ au niveau de la partie moyenne de la face postérieure de la vessie et j'y implantai l'extrémité de l'uretère à l'aide de deux rangées de sutures à la soie, la première comprenant les muqueuses, la seconde les tuniques séreuse et musculaire. Les suites opératoires furent des plus simples et la guérison complète. Au cours d'une laparotomie faite ultérieurement chez la même malade pour enlever les annexes droites atteintes d'hydrosalpinx, je trouvai l'uretère greffé atteint d'une légère dilatation : celle-ci semble devoir être attribuée au reflux possible de l'urine quand la vessie est distendue (*Bull. de l'Acad. de méd.*, 26 mars 1895).

et on décolle alors la séreuse en s'aidant de pinces, de la spatule et du doigt, de façon à disséquer une collerette circulaire de plus en plus profonde, concentriquement à la poche kystique contre laquelle on chemine. Il vaut mieux commencer ce travail de décortication dans les points les plus vasculaires et lier d'emblée les gros vaisseaux qui alimentent les troncs secondaires. Il sera souvent nécessaire, pour s'orienter, de faire placer et maintenir par un aide une sonde dans la cavité utérine, car l'utérus est parfois tellement déplacé ou masqué par la tumeur, qu'on ne le retrouve que difficilement.

Il est des cas où l'on sera amené à pratiquer l'**hystérectomie**[1] pour assurer l'hémostase. Elle s'imposerait si l'on avait affaire à un kyste inclus de chaque côté, dont l'ablation simultanée compromettrait la nutrition de l'utérus.

L'hémostase définitive sera obtenue soit par des ligatures, soit par des sutures en surjet, au catgut (capitonnage, fig. 634), qu'il faut passer très superficiellement sur toute la surface de la plaie saignante, pour éviter de blesser des vaisseaux profonds. La compression temporaire avec des compresses, l'attouchement au thermocautère pourront avoir raison des suintements capillaires persistants. Si ces moyens ne réussissaient pas, je préférerais le tamponnement du péritoine avec la gaze aseptique à la forcipressure à demeure avec réunion des pinces dans l'angle inférieur de la plaie.

L'opération terminée, il faut diminuer autant que possible l'étendue de la plaie intra-abdominale, en rapprochant par des sutures au catgut les lambeaux du péritoine. On excisera les débris flottants. S'il existe une cavité trop profonde pour qu'elle puisse être comblée facilement par une suture en surjet à plans superposés (capitonnage) du ligament large, on devra se préoccuper de l'*espace mort* ainsi constitué et le séquestrer de la grande cavité abdominale. On fera la suture des bords de la poche à la plaie abdominale, avec tamponnement à la gaze. A. Martin a préconisé l'introduction d'un tube en croix par le fond de la poche dans le cul-de-sac postérieur du vagin, puis la suture exacte au catgut de cette poche, du côté du péritoine. Je ne suis pas partisan de cette pratique.

Opérations incomplètes ; marsupialisation du kyste. — Lorsque la ténacité des adhérences aux parois pelviennes ou aux feuillets du ligament large rend la formation d'un pédicule ou l'énucléation impossible, il reste encore une ressource au chirurgien. Elle consiste à fixer aux lèvres de la plaie abdominale les bords de la poche dont l'arrière-fond n'a pu être détaché, et à tamponner ou à drainer cette dernière comme une cavité d'abcès, en confiant à la nature le soin

---

[1] Quénu et Longuet. *Revue de Chirurgie*, juillet 1900.

de l'oblitérer ou de l'éliminer. Avant de procéder à la fixation de la poche à la paroi abdominale, on commencera par fermer toute la portion supérieure de celle-ci, en ne laissant libre à son angle inférieur que l'espace jugé nécessaire. Puis, on assujettit le pourtour de la poche, maintenue élevée et modérément tendue par un assistant, en passant, en couronne, une série de points de suture perdus au catgut qui ne pénètrent pas dans l'intérieur et fixent sa surface au péritoine pariétal, à deux centimètres des bords de la plaie. On fait ensuite une deuxième rangée de points de suture superficiels au crin de Florence, réunissant la peau seule à la poche. On en nettoie soigneusement l'intérieur en enlevant toutes les végétations; on l'éponge et, au besoin, on la lave à l'eau stérilisée, puis on y place un gros drain percé seulement de deux trous à sa partie inférieure, et autour duquel on tasse doucement de la gaze faiblement iodoformée.

Cette conduite, préconisée, dans ses grandes lignes, par Clay, Spencer Wells, Péan[1], et adoptée ensuite par tous les autres opérateurs, n'est évidemment qu'un pis-aller. Elle peut donner d'excellents résultats avec les kystes uniloculaires à parois minces comme les kystes hyalins parovariens, quand ils sont devenus adhérents par l'inflammation. Mais on a rarement l'occasion de l'appliquer en pareil cas. Quand les parois kystiques présentent des végétations papillaires, les résultats sont très médiocres. La fistule abdominale persiste indéfiniment, et la suppuration interminable expose à la septicémie chronique et à l'épuisement[2]. On a vu une dégénérescence maligne se montrer au niveau de la plaie[3].

Ce procédé, qui crée au-devant du pubis une poche quelque peu comparable à celle des sarigues, a reçu pour cette raison, de quelques auteurs américains, le nom expressif de marsupialisation qui est généralement adopté.

Ovariotomie vaginale. — L'incision vaginale ou cœliotomie vaginale dont j'ai parlé à propos du traitement des oophorosalpingites (p. 839) a pu permettre, dans certains cas, d'extirper des kystes de l'ovaire. Malgré la réaction que l'on a tenté de faire en faveur de la voie vaginale[4], j'estime que la laparotomie demeure l'opération de

---

[1] Péan. *Union méd.*, déc. 1869, p. 874 et suiv. et *Gaz. des hôp.*, 25 nov. 1871, p. 553. — Urdy. *De quelques cas difficiles d'ovariotomie et d'hystérotomie*. Thèse de Paris, 1874.

[2] F. Terrier. Résultats fournis par l'ablation incomplète des kystes de l'ovaire (*Revue de chir.*, 1881, t. I, p. 625).

[3] On pourra augmenter les chances de succès en prenant soin de débarrasser le plus possible avec les doigts ou une curette mousse tout l'intérieur de la poche des éléments glandulaires qu'elle contient. Rheinstädter, Sieben Ovariotomien mit Einnähung der Tumorbasis an die Bauchwunde; Heilung ohne Recidiv (*Zeitschr. f. Geb. und Gyn.*, 1884, t. X, p. 257), a obtenu ainsi sept guérisons durables, dont quatre dataient de plus de deux ans.

[4] A. Dührssen. Ueber eine neue Methode der Laparotomie (*Vaginale Kœliotomie*) (*Zeit. f. Geb. u. Gyn.*, 1894, t. XXVIII, p. 402). — A. Martin. Die Colpotomia anterior (*Monats. f. Geb. u. Gyn.*, 1895, t. II, p. 109). — E. Bumm, Ueber Ovariotomie von der Vagina aus (*Centr. f. Gyn.*, 1896, p. 513).

choix pour les kystes de l'ovaire. D'une façon exceptionnelle, s'il s'agit d'un kyste unilatéral, très mobile, de petit volume, bombant nettement dans l'un des culs-de-sac antérieur ou postérieur du vagin, on pourra donner la préférence à l'incision vaginale. Le manuel opératoire en est d'ailleurs fort simple ; on incise la paroi vaginale et le péritoine ; le kyste apparaît entre les lèvres de l'incision et est ponctionné soit avec un trocart, soit plus simplement d'un coup de bistouri. La poche ainsi vidée est facilement attirée au dehors avec les doigts ou à l'aide d'une pince à mors plats : le pédicule est lié le plus près possible de la corne utérine et réduit dans l'abdomen. On peut suturer complètement la plaie vaginale, ou drainer avec une petite mèche de gaze stérilisée qu'on enlève au bout de 48 heures. Dans les cas de ligature du pédicule impossible ou trop difficile, on a laissé une pince à demeure pendant 48 heures. Pour les tumeurs kystiques de l'ovaire, bilatérales et volumineuses, si l'on choisit la voie vaginale, il est absolument indiqué de faire préalablement l'**hystérectomie**, pour se donner un large accès vers les kystes qu'on enlève successivement après les avoir vidés de leur contenu [1].

Soins consécutifs à l'ovariotomie. Accidents. — La malade doit être couchée dans un lit préalablement chauffé, les cuisses légèrement relevées par un coussin placé au-dessous des genoux ; si l'opérée est très affaiblie et dans un état syncopal, on tâchera de la relever par des injections sous-cutanées de sérum, de caféine, d'éther, d'huile camphrée (au 10ᵉ) et on la maintiendra enveloppée de linges chauds. On veillera à l'évacuation des urines et au besoin on sondera la malade.

On est parfois averti d'une **hémorragie interne,** peu après l'opération, par un sentiment d'angoisse subite, des défaillances, des frissons, des sueurs froides, l'affolement du pouls ; la face pâlit ; les extrémités se refroidissent ; lorsqu'on a établi un drainage, on voit, en outre, le sang sourdre à l'extérieur. En pareil cas, il ne faudra pas hésiter à défaire les points de suture et à aller rechercher la source de l'hémorragie [2]. On combattrait ensuite l'anémie par des injections sous-cutanées ou intra-veineuses d'eau salée [3]. La solution doit être tiède et à 7 pour 1000 [4] ; suivant l'abondance de l'hémorragie on injectera des doses variant entre 500 grammes et 1500 grammes et plus dans les 24 heures.

[1] P. Second. De l'hystérectomie vaginale dans l'ablation de certaines tumeurs des annexes (*Congrès français de chirurgie* (8ᵉ session), Lyon, 1894, p. 681). — G. Richelot. *L'hystérectomie vaginale contre le cancer de l'utérus et les affections non cancéreuses*, Paris, 1894, p. 63.

[2] Henri Bonamy. *Etiologie et traitement de l'hémorragie interne post-opératoire consécutive aux interventions sur l'utérus et les annexes*. Thèse de Paris, 1904.

[3] Münchmeyer. Ueber den Werth der subkutanen Kochsalzinfusion zur Behandlung schwerer Anämie (*Archiv f. Gyn.*, 1889, Bd. XXXIV, p. 381). — Gervais de Rouville. *Nouveau Montpellier médical*, 1894, p. 173. — F. Lejars. *La Presse méd.*, 1896, p. 1. — F. Jayle. *La Presse méd.*, 1896, p. 6.

[4] Cette proportion, indiquée déjà par S. Chazan (*Centr. f. Gyn.*, 1889, n° 33, p. 581), a été de nouveau recommandée par L. Malassez (*La Sem. gyn.*, 1896, p. 156).

Pendant le premier jour, on maintiendra l'opérée à la **diète**. Puis on commencera progressivement l'**alimentation**, par quelques morceaux de glace, un peu de grog froid ou de champagne frappé. On se gardera de donner ces liquides en grande abondance, car un des meilleurs remèdes contre les vomissements est de maintenir l'estomac vide. Les **vomissements** dus au chloroforme n'ont, dans ces conditions, aucune valeur pronostique. Quelques chirurgiens ont recommandé dès le premier jour les injections de morphine et l'opium pour calmer les douleurs et procurer le sommeil; c'est une déplorable pratique, dont le principal effet est de paralyser l'intestin.

Au troisième jour, si les vomissements continuent ou reparaissent avec une couleur porracée, si le ventre devient douloureux et ballonné, le pouls fréquent, alors même que la température resterait basse, le développement d'une **péritonite septique** est presque certain. Pour le diagnostic de celle-ci, il faut savoir que l'étude du pouls a une valeur incomparablement plus grande que les données thermométriques. Les inflammations chirurgicales du péritoine s'accompagnent même parfois d'une véritable hypothermie. Quand l'issue fatale doit arriver, les vomissements deviennent incessants et la malade meurt sans grandes souffrances, avec un peu de subdélirium. Olshausen[1] a parfaitement indiqué, depuis longtemps, la nature septique de ces symptômes. La péritonite est plutôt sous la dépendance de la septicémie que cette dernière n'est produite par la première. A l'autopsie, on trouve seulement, avec un énorme météorisme, un peu de sérosité trouble dans le petit bassin. Olshausen[2] attribue une grande importance à la paralysie de l'intestin et à la résorption des substances toxiques qui y sont contenues. Verchère[3] a développé cette théorie ainsi que Sänger[4]. Il faut se garder de prendre pour l'**iléus** cet ensemble symptomatique qui le simule parfois à s'y méprendre. Il s'agit plutôt sans doute d'une véritable toxémie par les leucomaïnes et ptomaïnes provenant, soit des liquides épanchés dans l'abdomen, soit des gaz et matières emprisonnés dans l'intestin paralysé. Quant au point de départ initial de la péritonite septique, on a incriminé la cessation des mouvements intestinaux dus à l'exposition à l'air, que celle-ci agisse directement sur la fibre musculaire ou indirectement sur les plexus nerveux de leurs tuniques. Mais il s'agit plus souvent d'une infection d'origine externe, opératoire, et la paralysie et la dilatation intestinales sont alors non la cause mais les effets immédiats de la septicémie péritonéale (F. Jayle[5]).

---

[1] Olshausen. *Die Krankh. Der Ovarien*, p. 356.
[2] Olshausen. *Centr. f. Gyn.*, 1888, n° 1, p. 10.
[3] F. Verchère. *Comptes rendus du 5° Congrès franç. de chir.*, mars 1888, p. 291.
[4] Sänger. *Soc. gyn. de Leipzig*, 20 février 1888 (*Centr. f. Gyn.*, 30 juin 1888, n° 26, p. 430).
[5] F. Jayle. *La septicémie péritonéale aiguë post-opératoire.* Thèse de Paris, 1895, p. 65.

Quoi qu'il en soit, un des meilleurs signes de début de la péritonite est la **paralysie intestinale**, qui se traduit non seulement par le météorisme, mais encore par l'absence d'évacuation de gaz. Contre cette paralysie, qui ne tarde pas à se complquer de septicémie intestinale, il convient de lutter dès le début; j'ai l'habitude, le soir du second jour, d'administrer à la malade un lavement composé de six cuillerées de vin de Bordeaux et trois cuillerées de glycérine, qui a pour but de provoquer de petites contractions intestinales; si ce lavement reste sans effet pour l'évacuation des gaz, je le renouvelle le lendemain matin, en y ajoutant une à deux cuillerées de miel de mercuriale, et je fais introduire dans l'anus une sonde en gomme n° 20, qui doit pénétrer de 10 centimètres pour permettre l'issue des gaz, malgré la tonicité du sphincter. Je crois cette conduite préférable à l'administration immédiate de purgatifs qui sont souvent vomis[1].

Dès le quatrième jour, si tout va bien, la malade peut prendre quelques aliments solides.

Du quatrième au huitième jour, on enlève les sutures de soutien (au fil d'argent et au crin de Florence); la réunion est alors généralement parfaite, sauf au niveau de quelques points où peut persister un peu de chevauchement. Le pansement est changé pour la première fois à ce moment, s'il n'y a pas eu de drainage, et on en refait un semblable. Du quinzième au vingt et unième jour, la malade peut s'asseoir dans son lit, et faire les premiers pas une semaine après.

Après l'ablation des sutures on a vu, sous l'influence d'un accès de toux ou de vomissement, la **désunion secondaire de la plaie**, que j'ai appelée **éventration aiguë**, et l'intestin y faire hernie[2]; on possède de nombreux exemples où cet accident n'a pas eu de suites fâcheuses lorsque le nettoyage des viscères et leur réduction a eu lieu, même au bout de plusieurs heures; je crois très dangereux de suivre la pratique recommandée par Reynier qui s'abstient de réduire de peur de provoquer une péritonite généralisée. On fera toujours un drainage à la partie inférieure de la plaie[3].

Un accident rare est la production d'**emphysème de la paroi abdominale** causé par la rétention de l'air dans la cavité abdominale lors de la fermeture de la paroi, si les sutures sont faites la malade étant en déclive[4]; il n'a pas de gravité, mais prédispose peut-être à la suppura-

---

[1] Cette pratique de provoquer très hâtivement les mouvements de l'intestin, après la laparotomie, est actuellement générale. HEGAR et KALTENBACH. *Loc. cit.* — HOFMEIER. *Loc. cit.* — LUDANSCH. Dissert. inaug. Strasbourg, 1884. — WYLIE. *Med. Record*, New-York, 19 mars 1887, t. XXXI, p. 513. — P. MUNDÉ. *Amer. Journ. of Obstet.*, 1888, t. XXI, p. 156.

[2] TOURNEMELLE. Les éventrations post-opératoires. *Thèse*, Paris, 1901.

[3] Voir la discussion à l'*Assoc. franç. de Chirurgie*, Congrès de Paris, 1904. *Comptes rendus*, t. XVII, p. 490 et suiv.

[4] F. JAYLE. *La Presse méd.*, 7 sept. 1903, p. 758.

tion[1]. Pour l'éviter, il suffira de redresser la malade et, avant de terminer la suture du péritoine, de bien exprimer l'air qui pourrait être emprisonné dans la cavité abdominale.

Des **abcès superficiels** peuvent se former au niveau de la suture, quand l'asepsie a été incomplète ou quand la plaie a été infectée secondairement, par l'intermédiaire d'un drainage profond plongeant dans un foyer de suppuration. Il faut se hâter, dès qu'on est averti par une induration et une douleur locale, de rouvrir légèrement la plaie avec une sonde cannelée, de la laver avec une solution antiseptique et de la tamponner ou drainer.

Les **abcès profonds** au niveau du pédicule[2] sont plus difficiles à reconnaître. Si l'élévation de la température, l'empâtement profond en un point limité constaté par la palpation bi-manuelle permettent d'acquérir une certitude suffisante, on n'hésitera pas à aller à la recherche du pus et à nettoyer le foyer.

On a signalé la **parotidite**[3] comme accident de la convalescence; elle est assez rare; elle est l'indice d'un certain degré de septicémie; aussi son pronostic est-il sérieux.

La **péritonite**, qui peut se montrer d'une manière suraiguë au début, peut aussi ne survenir que du dixième au quinzième jour. Elle offre alors une allure plus insidieuse que la péritonite du début. L'élévation de la température y est peu fréquente; on observe aussi le météorisme et les vomissements, d'abord bilieux, puis fécaloïdes[4].

Le traitement de la péritonite est à peu près impuissant à l'arrêter. Dès qu'on peut craindre son développement, l'application du froid sur le ventre sera faite, avec une vessie de glace. De petits morceaux de glace seront administrés par la bouche, et rendront les nausées moins pénibles. Je crois les boissons gazeuses, comme la potion de Rivière, plus nuisibles qu'utiles. Quant aux injections de morphine, je n'autorise leur emploi que lorsque la situation me paraît désespérée.

La réouverture de l'abdomen n'a, dans ces cas-là, donné que des mécomptes. Schröder, Hofmeier, Hegar et Kaltenbach sont unanimes à la condamner. Je l'ai, moi-même, une fois, essayée sans succès; l'expérience sur ce point ne me paraît pourtant pas définitive[5].

---

[1] WINTER (*Soc. obst. et gyn. de Berlin*, 10 mai 1889 in *Centr. f. Gyn.*, 1889, n° 24, p. 418) a observé deux cas d'emphysème, dont l'un s'est produit sous les yeux de l'opérateur : dans un cas, résolution; dans l'autre, abcès consécutif.

[2] J. BŒCKEL (*Gaz. méd. de Strasbourg*, 1881, p. 75) rapporte deux cas probants d'accidents dus à la non-résorption (et probablement à la désinfection insuffisante) du catgut; un cas de péritonite, un d'abcès profond, guérison.

[3] MATWEF. *Annal. de Gyn.*, 1885, p. 405. — E. BUMM (Ueber Parotidis nach Ovariotomie in *Münch. med. Woch.*, 1887, n° 10, p. 173). — J. O. BENOIT. *Thèse*, Paris, janvier 1902. L. RIDCOUT. *Annals of Gyn. and Pœd.* Boston t. XIV, n° 1. — CONDAMIN. *La Semaine Gynécologique*, 1903, 2 juin, n° 23.

[4] LEVRAT. *Septicémie péritonéale après l'ovariotomie.* Thèse de Paris, 1880.

[5] Contre toutes les infections aiguës des plaies, on a recommandé les pansements au

Je préfère de beaucoup combattre les phénomènes infectieux au moyen des injections sous-cutanées ou intra-veineuses de sérum artificiel (eau salée à 10/1000)[1]. La dose à injecter doit être d'au moins 1 litre par 24 heures : mais on peut aller beaucoup plus loin et, chez un enfant, Lejars[2] n'a pas hésité à injecter 25 litres en 5 jours. Ce véritable *lavage du sang*[3], qui agit en diluant les toxines et en facilitant leur élimination, n'a toute sa valeur que si la fonction rénale est demeurée intacte[4]. On a recommandé le collargol[5] soit en injections intraveineuses, soit en injections sous-cutanées, soit en frictions.

Parmi les complications plus rares je citerai l'occlusion intestinale[6], qu'on a attribuée à des adhérences au niveau des ligatures perdues, ou des surfaces sectionnées ; elle peut même être favorisée par la destruction de l'épithélium péritonéal, causée par les compresses sèches. Sur 1000 ovariotomies, Spencer Wells aurait observé 11 morts par occlusion intestinale. Comme traitement de cet accident, Leopold[7] préconise des lavements de camomille additionnée d'huile et de savon, à forte pression : plusieurs litres doivent être ainsi introduits, après quoi on couche la malade sur le côté. L'électrisation de l'intestin par des courants galvaniques a donné de beaux succès (Boudet de Pâris[8]). Mais il ne faudrait pas attendre trop longtemps pour faire la laparotomie et aller à la recherche de l'obstacle, qui est généralement une adhérence au pédicule ou à la plaie abdominale[9]. On devra donc, dans cette dernière prévision, procéder avec de grandes précautions.

On a eu recours à l'*entérostomie*[10], non seulement dans les cas où l'on soupçonne un obstacle mécanique (ileus) et si la malade ne paraît pas en état de supporter une laparotomie, mais encore comme traitement de la

sérum de cheval chauffé qui ont pour but de favoriser la leucocytose et par conséquent d'amener la destruction des micro-organismes virulents par phagocytose (Raymond Petit, *Rev. de Gyn. et de Chir. abd.*, 1904, p. 579. — F. Jayle. *Congrès français de chirurgie*, 1905, p. 1228 et *La Presse Médicale*, 1905, 8 novembre, p. 722).

[1] Voir la discussion de la Société de chirurgie (*Bull. et Mém.*, 1895, t. XXI, p. 798 et suiv.).

[2] Lejars. Le lavage du sang dans les infections (*Sem. méd.*, 1896, p. 195).

[3] Dastre et Love. Le lavage du sang (*Arch. de physiol.*, 1888, p. 95 et 1889, p. 253).

[4] Dans un cas de septicémie péritonéale grave consécutive à une hystérectomie vaginale, j'ai employé avec succès les injections sous-cutanées de *sérum anti-streptococcique* de Marmorek. (*Bull. et Mém. de la Soc. de chir.*, 1895, t. XXI, p. 509).

[5] Credé et Beyer. Silber und Silbersalze als Antiseptica, Leipzig, 1896. *Arch. f. klin. Chir.*, 1897. — Netter et Salomon. *La Presse Méd.* 1903, 11 févr., p. 157.

[6] Nieberding. Congrès gyn. de Halle (*Centr. f. Gyn.*, 1888, n° 26, p. 425). — W. Hirsch. Ueber Darmocclusion nach Ovariotomie (*Arch. f. Gyn.*, 1888, t. XXXII, n° 2, p. 247.) — Salix. (*Centr. f. Gyn.*, 1889, p. 822).—Tuttle. *Transact. of the obstet. Soc. of New-York* (*Amer. jour. of Obstet.*, 1889, p. 952). — A. Obalinski. *Berl. klin. Woch.*, 1889, n° 12, p. 251. — Quénu. *Nouv. Arch. d'Obst. et de Gyn.*, 1894, p. 425-431. — F. Labadie-Lagrave et F. Legueu. *Traité médico-chirurgical de gynécologie*, 1904, p. 1188.

[7] Leopold. *Soc. gyn. de Dresde*, 3 janv. 1889 (*Centr. f. Gyn.*, 1889, n° 16, p. 285).

[8] Boudet de Pâris *in* Zimmern. Éléments d'électrothérapie clinique, Paris 1906, p. 164.

[9] W. Hirsch. *Loc. cit.*

[10] Greig Smith (*British med. Journal*, 12 mars 1892, p. 554). — Fernand Henrotin (*American Journal of Obstetrics*, vol. XXVIII, n° 2, 1893).

paralysie intestinale elle-même, d'origine septique. Le but est alors d'évacuer les matières septiques qui stagnent dans l'intestin et y sont résorbées. On a pu ainsi conjurer les accidents qui menaçaient immédiatement la vie, et plus tard intervenir à froid pour compléter la guérison.

D'autres causes exceptionnelles de mort sont : le **tétanos**[1], la **phlébite** et l'**embolie.**

On a observé l'**urémie**, aiguë ou lente, due à la congestion des reins déjà malades, provoquée par l'anesthésie prolongée et le traumatisme.

Le **shock** est un terme vague qui englobe des accidents d'une pathogénie très variable, depuis l'embolie méconnue et l'urémie foudroyante jusqu'à la paralysie d'un cœur dégénéré, par suite du marasme de l'organisme[2].

Gravité de l'opération. — Il est presque impossible d'établir le pronostic rationnel de l'ovariotomie comme de toute autre grande opération, sans faire le départ entre les cas simples et les cas compliqués. Malheureusement, cette classification n'existe pas dans les statistiques ; elle serait, du reste, très délicate à établir. Quoi qu'il en soit, d'après les documents les plus récents, il est démontré que l'extirpation d'un kyste dépourvu d'adhérences étendues est aujourd'hui une opération véritablement bénigne. Une autre lacune considérable de la plupart des statistiques est l'absence de renseignements suffisants sur les causes de la mort. Ce sont presque toujours les tumeurs malignes, à adhérences étendues, qui assombrissent les statistiques[3].

Les séries suivantes, relativement anciennes, sont empruntées à Olshausen[4].

Spencer Wells.	1000	cas avec	768	guérisons
Keith.	581	—	340	—
Kœberlé	506	—	251	—
Thornton.	425	—	385	—
L. Tait.	405	—	372	—
Olshausen	293	—	266	—
Schröder	658	—	575	—

[1] THIRIAR. Relation de quatre cas de tétanos observés à la suite de l'ovariotomie (*Comptes rendus du Congrès français de Chirurgie*, 1886, p. 97). — JOHNSON (*Journ. of the Amer. med. Assoc.*, 13 juill. 1889, p. 63) en a rassemblé 13 cas. — RICHELOT. *Bull. et Mém. de la Soc. de chir.*, 1888, p. 696. — I. PHILIPPS, DORAN, HUMPHRY. *Soc. de méd. et chir.*, Londres, 12 janv. 1892.

[2] M. HOFMEIER. Zur Lehre von Shock (*Zeitschr. f. Geb. und Gyn.*, 1885, t. XI, p. 366).

[3] STRUMPEL, in KREUSER, Thèse d'Erlangen, 1904, donne les résultats suivants pour une période de 15 années (1887-1902).

Ovariotomies pour néoplasmes malins : 43 laparotomies, 7 morts ; 36 guérisons (1 tératome, 4 fibro-sarcomes, 8 sarcomes, 10 carcinomes, 13 kystes avec dég. cancéreuse).

FRITSCH a dressé une statistique de la clinique de Bonn qui est aussi démonstrative : 262 ovariotomies abdominales ont donné 25 morts. De ces 262 cas, 215 tumeurs bénignes ont donné 11 morts ; 47 tumeurs malignes ont donné 12 morts (KœRVER, Thèse Bonn, 1904).

[4] OLSHAUSEN. *Loc. cit.*

Il serait intéressant de décomposer chaque série pour se rendre compte de la diminution du chiffre de la mortalité, à mesure que le chirurgien perfectionne sa technique. Hofmeier[1] a fait ce travail pour la statistique de son maître Schröder. Le voici :

De					
De 1 à 100	. . . .	17 morts
100 — 200	. . . .	18 —
200 — 300	. . . .	7 —
300 — 400	. . . .	16 —
400 — 500	. . . .	7 —
500 — 600	. . . .	7 —
600 — 658	. . . .	11
658		83 morts — 12,6 pour 100

Hofmeier remarque expressément que, parmi ces morts, une infime minorité est due à l'infection, et que la presque totalité doit être attribuée aux accidents graves qui suivent l'ablation des tumeurs malignes. C'est ainsi, par exemple, que s'explique le chiffre élevé de 11 morts sur les 58 dernières opérations. Dans la cinquième et la sixième centaine, il y a eu des séries de 20 et de 40 guérisons successives.

Lawson Tait[2], qui n'a eu dans sa première série de mille laparotomies que 9,2 pour 100 de morts, et dans sa seconde série semblable que 3,5 pour 100, a donné les chiffres suivants pour ses dernières ovariotomies : kystes parovariens, 1 mort sur 24 ; kystes de l'ovaire, d'un seul côté, 6 morts sur 158 ; des deux côtés, 2 morts sur 78 ; kystes inclus dans le ligament large, 12 cas, sans mort.

C. Braun[3], dans sa seconde série de 100 ovariotomies, représentant ses opérations de 1884 à 1887, a eu 15 morts, mais dans ce nombre ne figurent pas 7 morts, qualifiées d'incisions exploratrices. De 1888 à 1890, il y eut 2 morts sur 52 ovariotomies, soit 3,8 pour 100. Freund[4] sur 191 opérations a eu 17 morts[5].

Terrillon[6], sur 278 ovariotomies formant sa statistique de septembre 1880 à 1892, a observé 24 morts, soit 8,6 pour 100.

[1] Hofmeier. *Loc. cit.*, p. 311.

[2] L. Tait. Seconde série de mille cas consécutifs de laparotomie (*Bull. méd.*, 1888, n° 89, p. 1459).

[3] C. Braun von Fernwald. Ueber ein zweites Hundert Ovariotomien (*Wien. klin. Woch.*, 1888, t. I, p. 47, et *Wien. med. Blätter*, 1888, Bd. XI, n° 19, p. 587). — Egon Braun v. Fernwald. *Beitr. zur Lehre der Laparotomien*, etc., Vienne, 1890, p. 14 et suiv.

[4] Freund. *Centr. f. Gyn.*, 1890, n° 36, p. 646.

[5] G. Granville Bantock (*Brit. gyn. Journ.*, 1889, t. V, p. 543), sur sa quatrième centaine d'ovariotomies exécutées avec de simples précautions aseptiques, n'a constaté que 4 morts, tandis qu'il en avait observé 19 sur la première centaine, par la méthode listérienne. Dohrn (*Centr. f. Gyn.*, 1890, n° 9, p. 157), sur 100 ovariotomies faites de mai 1883 à avril 1889, n'a perdu que 4 opérées.

[6] O. Terrillon. *Communic. écrite*, janv. 1892. — Les séries sont de 35 cas, sauf la 1re série qui est de 53. En voici le relevé détaillé : 1re série, 1880 à 1884, 4 morts (sur 53) ; 2e série, 1884 à 1885, 6 morts (sur 35) ; 3e série, 1886 à 1887, 4 morts ; 4e série, 1887 à 1888, 3 morts ; 5e série, 1888 à 1889, 1 mort ; 6e série, 1889 à 1890, 2 morts ; 7e série, 1890 à 1891, 3 morts ; 8e série, 1891 à 1892, 1 mort.

Terrier[1] a publié 225 ovariotomies pratiquées de juillet 1874 à juillet 1891 ; il a compté 40 morts, soit 26,6 pour 100 ; mais cette statistique n'a plus qu'une valeur documentaire historique.

Parmi les statistiques récentes, je citerai les suivantes[2] :

Czerny[3] (1877 à 1900)	597 ovariotomies	avec	13 0/0 mort.
Rosthorn[4]	42	—	0 mort.
Schauta[5]	545	—	52 morts.
Fritsch[6]	989	—	70 morts.

Fehling[7] a relevé les chiffres suivants :

Thornton	500 cas	7 0/0 mort.	
Bantock	400 —	11 0/0 —	
Schröder	658 —	12 0/0 —	
Olshausen	589 —	10 0/0 —	
Hofmeier	228 —	11,2 0/0 —	
Zweifel	100 —	5 0/0 —	
Martin	1000 —	8,5 0/0 —	
Dohrn	100 —	4 0/0 —	
Fehling	205 —	5,5 0/0 —	

Hofmeier[8] rapporte une statistique émanant de divers auteurs et comprenant 4875 ovariotomies avec 13 pour 100 de mortalité.

Je mentionnerai aussi la statistique de A. Martin[9] qui comprend à la fois des cas bénins et malins et des opérations par la voie abdominale et la voie vaginale ; cette dernière qui n'est guère plus usitée en France depuis Péan, son promoteur, est encore assez souvent employée en Allemagne.

---

[1] F. Terrier. *Revue de chir.*, t. II, p. 349 ; t. IV, p. 1 ; t. V, p. 12 ; t. VI, p. 985 ; t. VII, p. 677 ; t. VIII, p. 965 ; t. IX, p. 304, t. XI, p. 553 ; 1891, p. 555. — Ces résultats se décomposent par séries de 25 ovariotomies : 1re série, 1874 à 1880, 5 morts ; 2e série, 1880 à 1882, 9 morts, 5e série, 1882 à 1884, 2 morts ; 4e série, 1884 à 1885, 5 morts ; 5e série, 1885, 6 morts : 6e série, 1885 à 1886, 4 morts ; 7e série, 1886 à 1888, 5 morts ; 8e série, 1888 à 1889, 5 morts ; 9e série, 1889 à 1891, 5 morts.

[2] La statistique de mon service à l'hôpital Broca pendant une période de 10 ans (1890-99) a donné les chiffres suivants :

Kystes prolifères glandulaires	44 ovariotomies avec 4 morts.		
— — papillaires	17 — — 1 —		
— inclus dans le ligament large	18 — — 1 —		
— dermoïdes	11 — — 1 —		
	90	7	
Tumeurs malignes de l'ovaire	15	4	
	105	11	

[3] Czerny *in* Blau. *Beitr. zur klin. Chir.*, t. XXXIV.

[4] Rosthorn *in* Schally. *Prag. med. Woch.*, 1899, p. 241.

[5] Schauta *in* Oscar Burger. *Monatschr. f. Geb. und Gyn.* 1900, t. XI, p. 1.

[6] Fritsch. C'est la statistique de 22 années de pratique. Festschrift für Olshausen *in Zeitschrift f. Geb. und Gyn.*, 1905, t. LV, p. 1.

[7] Fehling. *Lehrbuch der Frauenkr.*, p. 412, 1900, 2e édition. Chez F. Enke, Stuttgard.

[8] M. Hofmeier. *Grundriss der Gynækologischen Operationen*, 1905, p. 502.

[9] Martin *in* Wüstenberg. Thèse, Greifswald, 1904.

A. Martin[1] . . . . 145 cas, ... 50 morts,

se décomposant ainsi :

Kystes bénins . . . . . . { 46 laparotomies dont 6 avec hystér. abd. subtotales.
{ 8 ovariotomies vaginales (colpotomie postérieure).

Kystes malins . . . . { 28 laparotomies dont 7 hystér. totales.
{ 5 ovariotomies vaginales.

Kystes simples. . . . . . . { 9 laparotomies dont 2 hystér. totales.
{ 19 ovariotomies vaginales.

Kystes parovariens . . . . { 5 laparotomies. . . . . } 1 hystér. totale.
{ 2 ovariotomies vaginales. }

Tumeurs conj. bénig. . . { 2 laparotomies.
{ 5 ovariotomies vaginales.

Sarcomes . . . . { 6 laparotomies. . . . . } 1 hystér. totale.
{ 1 ovariotomie vaginale. . }

En tout . . . . . 103 ovariotomies unilatérales.
24 — bilatérales.
17 avec hyst. abd. totale ou subtotale.
1 abl. abd. vaginale
_____
145

En tout . . . . . 125 tumeurs épithéliales : 55 bénignes, 33 carcinomes, 28 kystes simples, 7 kystes parovariens.
14 tumeurs conjonctives.
11 tumeurs dermoïdes.
_____
148

L'auteur ne dit pas clairement ce que sont devenues 5 de ces malades.

Je ferai la même remarque pour les opérations de Weiland[2] que pour celles de A. Martin :

100 ovariectomies, 97 interventions abdominales, 2 interventions vaginales, 1 intervention abdomino-vaginale, ont donné les résultats suivants :

Tumeurs bénignes . . . . 69 cas avec 1,4 0/0 mort.
Tumeurs malignes . . . . 31 cas avec 12 0/0 mort.

Suites de l'opération. — Lorsque la tumeur est de nature bénigne, la malade opérée se trouve définitivement guérie ; elle est seulement prédisposée aux éventrations par relâchement de la cicatrice, si la suture n'a pas été faite avec le soin particulier que j'ai indiqué. Même alors, il est prudent de faire porter aux opérées une ceinture abdominale de soutien (v. p. 282).

Un kyste du second ovaire ou du second ligament large peut survenir plus tard et forcer le chirurgien à rouvrir le ventre[3]. Quand on est appelé à faire ces opérations réitérées, on doit toujours se souvenir que

_____

[1] MARTIN in WUSTENBERG. Thèse. Greifswald, 1904.
[2] WEILAND. Thèse de Wurzburg, 1902, analysé in *Centr. f. Gyn.*, 1904, p. 149.
[3] A. MARTIN. Ueber die an derselben Person wiederholte Laparotomie (*Zeitschr. f. Geb.*, und *Gyn.*, 1888, t. XV, p. 259). — Il rapporte quatre observations personnelles.

l'intestin a une tendance à adhérer à la première cicatrice ; il est donc prudent de commencer la nouvelle incision un peu au-dessus du sommet de la première, et de se guider sur le doigt, introduit par cette boutonnière, pour achever la section de haut en bas. Grâce à cette précaution, on évite de blesser l'intestin, même quand il est largement adhérent.

J'ai déjà traité, à propos du pronostic, la question des **récidives** des tumeurs malignes et celle de la généralisation. Je rappellerai qu'elle reste généralement localisée au péritoine, n'envahit qu'exceptionnellement les viscères abdominaux et la paroi, plus rarement encore la mamelle, le poumon et les ganglions du médiastin[1]. Les tumeurs secondaires peuvent présenter le type épithélial, le type sarcomateux ou un type mixte (Poupinel). Leur évolution est rapide et entraîne la mort à la manière des cancers.

Est-il possible de voir dans l'exiguïté du pédicule, comme le croyait Terrillon[2], le gage de la bénignité d'un kyste? Cette considération est purement théorique.

La greffe cancéreuse, signalée par Nicaise[3], à la suite de la ponction d'un kyste ovarique malin, correspond à un fait réel, mais comporterait peut-être une autre interprétation. Nicaise a vu se former au niveau de la petite cicatrice un noyau qu'il attribue à la greffe de quelques cellules entraînées par le trocart ; il est encore possible de l'expliquer par la métastase néoplasique, au niveau d'un *locus minoris resistentiæ*.

Menstruation et fécondité post-opératoires. — Les femmes opérées d'ovariotomie d'un seul côté continuent à être réglées, comme auparavant, et sont susceptibles d'être fécondées. L'opération bilatérale entraîne la ménopause prématurée toutes les fois que les deux ovaires ont été effectivement extirpés en totalité[4] (v. p. 771), mais elle peut tarder plusieurs mois. Les cas de résection intentionnelle d'une partie seulement d'un ovaire, après ablation totale de l'autre, où la grossesse s'est produite, ainsi que de nombreux cas de menstruation persistante après de prétendues ovariotomies doubles évidemment incomplètes, montrent qu'il suffit d'une très petite portion du tissu ovarien pour maintenir le réflexe instigateur de la menstruation. Or, il est très difficile, quand on enlève une tumeur ovarique à court pédicule, et, en particulier, une tumeur papillaire, d'être certain de n'avoir laissé aucun vestige de l'organe. J'ai, du reste, discuté cette question avec plus de détails dans le chapitre de l'Aménorrhée (v. p. 771).

---

[1] Poupinel. Épithélioma kystique multiloculaire végétant de l'ovaire gauche : ovariotomie, guérison. Épithélioma du sein gauche récidivant deux fois après l'ablation totale, généralisation du cancer au péritoine et probablement aussi à la plèvre ; mort (*Annal. de Gyn.*, janv. 1890, p. 35).

[2] Terrillon. *Bull. et Mém. de la Soc. de Chir.*, 1885, p. 269.

[3] M. Nicaise. *Revue de Chir.*, 1885, p. 806.

[4] Ormières. Thèse de Paris, 1880. — Terrier. *Revue de Chir.*, 1885, p. 953. — Auvard. *Gaz. hebd.*, 1887, p. 274. — Olshausen. *Loc. cit.*, p. 377.

Folie post-opératoire. — Après l'ovariotomie, plus encore qu'après toute autre opération portant sur les organes génitaux de la femme, on a observé l'apparition de troubles cérébraux de la catégorie de la manie aiguë ou de la lypémanie. C'est surtout chez les sujets présentant des antécédents héréditaires que ce fait peut se produire ; mais il peut aussi, dans des cas très exceptionnels, apparaître sans aucune cause connue. On doit toujours, en pareil cas, rechercher avec le plus grand soin s'il n'existe pas d'alcoolisme, ou si l'absorption de l'iodoforme (en cas de drainage avec la gaze iodoformée) n'explique pas les troubles cérébraux. Souvent ceux-ci ne sont que transitoires, ainsi que j'en ai observé un remarquable exemple, mais ils peuvent persister [1].

On a signalé des faits analogues en assez grand nombre, après l'hystérectomie abdominale [2], et même après des opérations portant sur la vulve, le périnée, le col de l'utérus ou la mamelle [3]. Dans ces derniers cas, il est difficile de se défendre de l'idée qu'on avait affaire à des névropathes, chez lesquelles une circonstance quelconque devait tôt ou tard amener une catastrophe imminente. Quoi qu'il en soit, il est démontré que le chirurgien devra songer à la possibilité de cette complication, quelque rare qu'elle soit, et la faire même entrer en ligne de compte dans le pronostic de l'ovariotomie, s'il s'agit d'une malade présentant une prédisposition à la folie ou simplement des antécédents nerveux héréditaires.

[1] L. MONTFORT. *Arch. de tocol.*, 15 août 1886, p. 673. — E. DENIS. De l'aliénation consécutive aux opérations chirurgicales. *Thèse Montpellier*, 1889, p. 99. — T. GAILLARD-THOMAS. Acute mania and melancholia as sequel of gynecological operations (*Med. News*, 13 april 1889, p. 396). — MUSIN. De la folie consécutive aux traumatismes opératoires sur le système génital de la femme. *Thèse*, Lille, 1895. — SEELIGMANN. Des troubles mentaux consécutifs aux opérations gynécologiques. *Thèse de Nancy.* 1896. — F. JAYLE. Effets physiologiques de la castration chez la femme (*Rev. de Gyn. et de Chir. abd.*, 1897, p. 423). — RAYNEAU. Les troubles psychiques post-opératoires (*Rapport au congrès des aliénistes et neurologistes de France*, 9e session, Angers, 1898). — LEMESLE. Des psychoses post-opératoires. *Thèse de Paris*, 1900. — Par contre, on a vu l'ovariotomie pratiquée chez une aliénée améliorer son état mental. — TERRILLON. *Annal. de Gyn.*, 1887, p. 204. — L. PICQUÉ et M. FEBVRE. Rôle de l'intervention chirurgicale et en particulier des opérations gynécologiques dans certaines formes de l'aliénation mentale (*La Gynécologie*, 1898, n° 12 et 1899, n° 3, p. 218).

[2] LOSSEN et FURSTNER. *Berl. klin. Woch.*, 1880, n° 34, p. 481. — F. KAARSBERG. *Nord med. Arkiv*, 1884, t. XIX, n° 4 (anal. in *Centr. f. Gyn.*, 1888, p. 692). — TH. KEITH. *Brit. med. Journ.*, 10 déc. 1887.

[3] BARWELL. *Congrès méd. internat. de Londres*, 1884. — GNAUCK. *Soc. gyn. de Berlin*, 27 mai 1887, in *Centr. f. Gyn.*, 1887, n° 26, p. 418) cite un cas d'hypochondrie consécutive à une seconde opération de périnéorraphie. — E. ILL. *Pittsburg med. Jour.*, 16 janv. 1888. — GRACE PECHAM. *Med. Record.*, 18 févr. 1888, t. XXXIII, p. 177. — WERTH. Ueber Entstehung von Psychosen in Gefolge von Operationen im weibl. Genitalapparate (*Verhandl. der deutschen Gesellsch. f. Gynäk.*, 2e Congrès. Halle, 1888, p. 60 et suiv.). Voir la discussion. — GAILLARD THOMAS. *New York med. Journ.*, 25 mai 1889, t. XLIX, p. 580, a cité 6 cas de folie post-opératoire dont 2 mortels : chez 4 femmes il y avait des antécédents héréditaires : 2, après l'ovariotomie ; 1, après la périnéorraphie ; 1, après l'opération d'Emmet ; 2, après l'amputation du sein. — Quelques faits publiés paraissent contestables, comme celui de KREUTZMANN (de San Francisco) (*New York med. Monatschr.*, fév. 1889, t. I. n° 2, p. 87) ; il semble qu'il s'agissait là d'accidents urémiques consécutifs à l'ovariotomie.

CHAPITRE XIX

KYSTES DE L'OVAIRE ET GROSSESSE

Les kystes de l'ovaire se compliquent assez rarement de grossesse. C'est ainsi que Fehling[1] n'a rencontré que 20 kystes au cours de 17832 grossesses. La proportion donnée par Löhlein[2] est encore plus faible : 2 cas seulement sur 15000 accouchements. Il paraît d'ailleurs vraisemblable, *a priori*, que la dégénérescence kystique des ovaires doive apporter un sérieux obstacle à la fécondation, particulièrement dans les cas où cette dégénérescence est bilatérale. Et cependant des observations assez nombreuses montrent que la grossesse est possible, alors même que les ovaires sont tous deux malades. Il est bien certain que, dans ces cas, une petite portion de l'un ou de l'autre ovaire était demeurée saine, permettant à l'ovulation de s'effectuer dans des conditions voisines de la normale. On peut

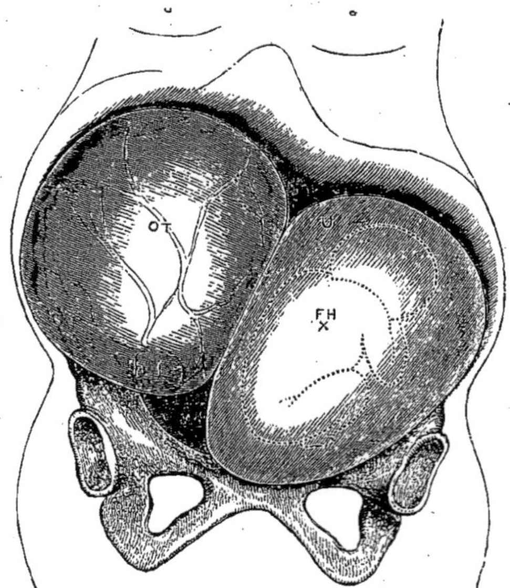

Fig. 655. — Kyste OT, repoussé hors du bassin par l'utérus U qui est refoulé sur la paroi pelvienne. FH. Centre d'auscultation des bruits du cœur.

[1] Fehling. *Congrès d Aix-la-Chapelle*, 1900 (in *Centr. für Gyn.*, 1900, p. 1044).
[2] Löhlein. *Gynäkologische Tagesfragen*, IV, 29.

admettre comme vraisemblable que les femmes atteintes de kyste ovarique ont moins de chances que d'autres de devenir enceintes, mais il n'en est pas moins vrai que, chez quelques malades, on a pu voir se succéder plusieurs grossesses à partir de l'époque où l'existence d'un kyste avait été reconnue. On a observé, inversement, des cas où le kyste est apparu postérieurement au début de la grossesse, et dans le cours de son évolution.

On a rencontré, au cours de la puerpéralité, les variétés les plus diverses de kystes de l'ovaire : kystes mucoïdes ou dermoïdes, uniloculaires ou multiloculaires, simples ou végétants. Les kystes parovariques méritent d'être, à ce point de vue spécial, entièrement rattachés aux kystes de l'ovaire proprement dits.

La présence d'un kyste de l'ovaire, pendant la grossesse, est une complication véritable parce que le kyste, par son volume et par sa situation, gêne le développement de l'utérus et peut apporter un obstacle, parfois insurmontable, à l'accouchement. D'autre part, la grossesse peut influer sur le kyste et être la cause de toute une série d'accidents. Grossesse et kyste se compliquent, en somme, mutuellement et réciproquement[1].

Influence de la grossesse sur les kystes. — On admet généralement que les kystes de l'ovaire subissent une **augmentation de volume** au cours de la grossesse. Cet accroissement est fréquent et peut être considérable, comme dans le cas de Péan[2], de Kœberlé[3], etc. Audebert[4] a vu, un kyste, gros comme une noix au moment de la conception, atteindre, au 7e mois de la grossesse, 35 centimètres de hauteur sur une largeur de 27 centimètres. Dans d'autres cas, les tumeurs restent à peu

[1] Voir pour cette question : Rémy. De la grossesse compliquée de kyste ovarique. *Thèse d'agrégation*, Paris, 1886. — Acconci. *Dei cistomi ovarici in rapporto colle funzione generative*, Turin, 1890. — Cocard. Traitement des kystes de l'ovaire pendant la grossesse et les suites des couches. *Thèse de Paris*, 1896. — Dujardin. Contribution à l'étude des kystes de l'ovaire dans l'état puerpéral. *Thèse de Lille*, 1896. — Hohl. Zur Behandlung von Ovarialtumoren in Schwangerschaft, Geburt und Wochenbett (*Archiv f. Gyn.*, 1896, t. 52, p. 410). — Divaris. Étude sur les kystes doubles et les ovarites bilatérales avec grossesse. *Thèse de Lyon*, 1899. — Fehling. Zur Diagnose und Prognose der Complication von Ovorialtumoren mit Schwangerschaft (*Deutsch. Aerzt. Zeitung*, 1900, p. 497). — Bossi. Les kystes ovariques comme causes de troubles de la grossesse et de l'accouchement (*La Gynécologie*, 1900, p. 513). — Braun-Fernwald. Schwangerschaft und Ovarialtumor (*Centr. f. Gyn.*, 1900, n° 20). — Semon. Ueber Komplikation der Geburt mit Ovarialtumoren (*Monats. f. Geb. und Gyn.*, 1902, t. XVI, p. 275). — Knoll. Traitement des kystes de l'ovaire compliquant la grossesse. *Thèse de Lille*, 1902. — Rausch. Ovarialtumoren und Schwangerschaft (*Inaug. Dissert. Leipzig*, 1903). — A. Martin. *Die Krankheiten der Eierstöcke*, p. 487. — Pfannenstiel. Komplikation von Ovarialtumor mit Schwangerschaft, Geburt und Wochenbett (in J. Veit. *Handbuch der Gynäkologie*, t. III, 1re partie, p. 428). — Wertheim. Komplikation der Schwangerschaft und Geburt mit Neubildungen der adnexa uteri (in von Winckel. *Handbuch der Geburtshülfe*, t. II, 1re partie, p. 498).

[2] Péan. *Gaz. méd. de Paris*, 1880, p. 269.

[3] Kœberlé. Dictionnaire Jaccoud, t. XXV, p. 539.

[4] Audebert. *Soc. d'Obst., de Gyn. et de Paed.*, 10 oct. 1904.

près stationnaires[1]; il faut savoir aussi que l'augmentation de volume peut être plus apparente que réelle, le kyste se trouvant parfois refoulé en avant par l'utérus qui se développe.

A mesure que l'utérus s'accroît, le kyste se déplace. Les tumeurs de petites dimensions sont souvent, au début, prolabées dans l'excavation pelvienne. Si elles sont adhérentes, elles peuvent y demeurer fixées et gênent alors l'accouchement. Quant aux kystes abdominaux, ils se laisseront refouler par l'utérus : la tumeur se logera dans un côté de la cavité abdominale, l'utérus dans l'autre et les deux masses seront appliquées l'une contre l'autre par l'une de leurs faces latérales (fig. 635).

Les différentes complications dont sont passibles les kystes de l'ovaire, en dehors de la période gravidique, peuvent les atteindre pendant la grossesse et, pour certaines tout au moins, avec une fréquence plus grande.

C'est ainsi que la **torsion du pédicule** serait, d'après Williams[2], trois fois plus fréquente pendant la grossesse qu'en dehors de la gestation.

On a signalé également des **hémorragies intra-kystiques**[3], en dehors de toute torsion pédiculaire et même la **rupture du kyste**[4].

Wernich[5] avait émis l'hypothèse que la grossesse favorisait la dégénérescence maligne des kystes, mais Martin[6] s'est élevé avec raison contre cette opinion et a montré que l'évolution cancéreuse était tout à fait exceptionnelle au cours de la grossesse.

Influence des kystes sur la grossesse. — L'influence du kyste sur la grossesse est des plus variables et l'importance des troubles qu'il détermine varie sensiblement avec le volume de la tumeur. Lorsqu'elle est petite, elle peut être très bien tolérée et la malade n'accuse aucun malaise. Mais lorsqu'il s'agit d'un gros kyste, on verra survenir des troubles plus ou moins accentués, résultant de la distension abdominale. La marche est rendue pénible, la respiration est gênée et la malade est prise parfois de crises de dyspnée intense. La vessie est refoulée en avant, ce qui occasionne des troubles de la miction, des envies fréquentes d'uriner.

Si le kyste complique une rétroversion d'un utérus gravide, le dia-

---

[1] Löhlein. (*Loc. cit.*) n'aurait jamais observé d'augmentation de volume d'un kyste de l'ovaire pendant la grossesse. Spencer Wells pense même que la grossesse exercerait une influence inhibitrice sur le développement des kystes de l'ovaire.

[2] Williams. Il *est London med. Journ.*, juillet 1897. — Pinard et Segond. *Soc. d'Obst., de Gyn. et de Péd. de Paris*, 6 juillet 1900). — Tessier. Contribution à l'étude de la torsion du pédicule des tumeurs kystiques des annexes pendant la puerpéralité. *Thèse de Paris*, 1902.

[3] Habit, Boye (cités par Rémy). — Daniel. Les hémorragies des grands kystes de l'ovaire sans torsion du pédicule (*Rev. de Gyn. et de Chir. abd.*, 1905, n° 1, p. 5).

[4] Williams (*Loc. cit.*). — Staude. *Monatschr. f. Geb. und Gyn.*, 1895, t. II, p. 257.

[5] Wernich, cité par Martin (*loc. cit.*).

[6] A. Martin. Ovarialtumoren und Schwangerschaft. *Krankheiten der Eierstöcke*, p. 487.

gnostic devient très difficile et les symptômes commandent l'intervention qui seule permet de réduire l'utérus[1].

Des douleurs vives peuvent être dues à la compression des nerfs. Le kyste peut aussi comprimer les veines iliaques, gêner la circulation de retour des membres inférieurs et y déterminer l'œdème. Souvent la grossesse va jusqu'à terme, au milieu de ces incidents. Mais, sous l'influence des diverses causes que je viens d'énumérer, le travail peut se déclarer prématurément.

Influence des kystes sur l'accouchement. — Les kystes de l'ovaire ont souvent une influence bien manifeste sur la présentation du fœtus. Les kystes pelviens s'opposent à toute accommodation pelvienne pendant la grossesse.

En ce qui concerne le travail, il importe d'établir une distinction absolue entre les **kystes abdominaux** et les **kystes pelviens**. Ceux-ci peuvent s'enclaver dans le petit bassin, et créer une véritable dystocie en mettant obstacle à l'engagement ou à la descente de la partie fœtale qui se présente. Dans les cas heureux, et ce sont le plus souvent des kystes dermoïdes, le kyste s'aplatit, se laisse réduire et l'accouchement se fait spontanément après un travail plus ou moins pénible; mais il est nécessaire pour cela que la tension intra-kystique soit modérée. Dans d'autres cas, le kyste se rompt et l'on peut voir survenir des accidents d'hémorragie intrapéritonéale ou de péritonite.

Enfin, l'accouchement peut être impossible. Les contractions utérines se ralentissent, puis cessent et l'utérus demeure inerte. L'enfant meurt et les signes de putréfaction fœtale intrautérine apparaissent, aggravant singulièrement le pronostic. Parfois, au contraire, les contractions deviennent violentes, subintrantes, et une rupture utérine est à redouter.

La délivrance se fait d'ordinaire normalement. On a vu cependant, dans quelques cas, un kyste venir s'enclaver dans le bassin après l'expulsion du fœtus et mettre obstacle à l'issue du placenta[2].

Les suites de couches sont généralement simples. Elles devront être cependant étroitement surveillées, car l'infection utérine exposerait à la suppuration du kyste.

Diagnostic. — Le diagnostic est facile, en général, au début de la grossesse et lorsque le kyste n'est pas trop volumineux. L'utérus et la tumeur forment alors deux masses nettement distinctes et dont il est facile d'apprécier les connexions.

Plus tard, lorsque l'utérus sera augmenté de volume et que la paroi

---

[1] Moucher (de Sens). *Annales de Gyn. et d'Obst.*, décembre 1900, p. 585.

[2] Breit *in* Jetter, *Thèse.* Tübingen, 1861. — Lefholz. *Thèse de Halle*, 1881. — Rémy. (*Loc. cit.*, p. 97).

abdominale sera distendue, ce diagnostic deviendra beaucoup plus délicat.

Parfois on arrivera à délimiter deux tumeurs et il faudra rechercher la nature de chacune d'elles. La constatation de contractions, alternant avec des périodes de relâchement, la perception de parties fœtales reconnues par un palper méthodique, l'auscultation des bruits du cœur fœtal permettront de reconnaître l'utérus gravide. On percevra parfois de petites parties fœtales.

Mais quelquefois l'abdomen est tellement volumineux et tendu qu'il est impossible de distinguer les deux tumeurs ; on ne sent qu'une masse unique. La matité montre qu'il existe une tumeur abdominale, mais il est difficile d'en préciser la nature.

Quand la grossesse ne date que de trois ou quatre mois et que les mouvements actifs du fœtus n'ont point encore été perçus par la malade, on a toutes chances de la méconnaître. On peut croire à un double kyste des ovaires, qui amène également l'aménorrhée, ou l'erreur inverse peut être faite.

Dans les cas où les signes de grossesse sont évidents et lorsque le kyste de l'ovaire est difficilement accessible en raison de la tension des parois, on pourra penser à un hydramnios. L'erreur est quelquefois inévitable.

Le diagnostic des kystes pelviens est généralement assez facile. On se trouve exposé, cependant, à quelques causes d'erreur, au début de la grossesse tout au moins. C'est ainsi que le kyste, lorsqu'il sera étroitement accolé à l'utérus, pourra être pris pour un utérus gravide rétro-fléchi ou latéro-fléchi ou pour une grossesse tubaire.

Traitement. — Le traitement des kystes compliqués de grossesse doit être envisagé à trois périodes différentes : pendant la grossesse, et pendant le travail.

I. *Traitement pendant la grossesse.* — Les méthodes anciennes, telles que la ponction ou la provocation de l'accouchement prématuré, doivent être complètement abandonnées et l'on peut dire que, dans le traitement des grossesses compliquées de kystes de l'ovaire, une seule question se pose actuellement, celle de l'ovariotomie.

Presque tous les chirurgiens, tant en France qu'à l'étranger, sont d'avis[1], que tout kyste de l'ovaire, diagnostiqué pendant la grossesse, doit être opéré. Seules quelques voix isolées se sont élevées contre cet accord presque unanime. C'est ainsi que Guicciardi[2], tout en considérant l'ovariotomie comme un moyen excellent et peu dangereux

---

[1] Pinard. *Soc. d'obst. de Gyn. et de Péd. de Paris*, 2 mars, 4 mai, 6 juillet, 7 décembre 1900 ; 10 octobre et 14 novembre 1904.

[2] Guicciardi. *La Ginecologia*, mai 1904.

d'éviter les accidents graves, conseille toutefois l'expectation armée vers la fin de la grossesse, quand il s'agit d'une tumeur peu volumineuse, se développant lentement et ne retentissant pas sur l'état général. Fehling[1] est plus abstentionniste encore. Se basant sur ce fait que l'avortement ou l'accouchement prématuré sont fréquents à la suite de l'ovariotomie, il rejette formellement la thèse d'après laquelle toute tumeur de l'ovaire, pendant la grossesse, doit être opérée; seule une indication pressante, telle que la torsion du pédicule ou le développement rapide de la tumeur, devrait conduire à l'intervention immédiate.

Les réserves formulées par ces différents auteurs ne me paraissent pas justifiées. Elles ne s'accordent pas avec les résultats des statistiques récentes. Audebert[2], ajoutant quelques observations nouvelles aux statistiques de Orgler[3], de Graefe[4] et de Heil[5], a rassemblé un total de 241 ovariotomies pratiquées au cours de la grossesse, avec 5 morts, soit une proportion de 2,1 pour 100. Cette mortalité très faible montre que le pronostic de l'ovariotomie n'est pas influencé défavorablement du fait de la gestation. Pour ce qui est de la proportion des cas où la grossesse se trouve interrompue, on peut l'évaluer à 20 ou 22 pour 100.

Si donc l'on envisage la bénignité presque absolue de l'opération pour la mère; si l'on considère, d'autre part, que l'avortement ou l'accouchement prématuré surviennent spontanément, en dehors de tout traumatisme chirurgical, dans une proportion de 15 à 20 pour 100 (Rémy), on est autorisé à conclure que l'ovariotomie est, dans tous les cas, formellement indiquée et qu'elle est même le meilleur moyen de sauvegarder la vie de l'enfant.

Quelques auteurs, Toth[6] en particulier, ont pu craindre que la laparotomie ne compromît la solidité de la paroi abdominale, lorsque l'accouchement survient peu de temps après l'intervention. L'expérience montre que ces craintes sont pour le moins exagérées.

Le principe étant admis qu'il faut intervenir dans toute grossesse compliquée de kyste de l'ovaire, il reste à déterminer le moment où il convient d'opérer. Je pense avec Pfannenstiel[7] qu'il faut inter-

---

[1] Fehling. *Congrès des médecins et naturalistes allemands*, Aix-la-Chapelle, 1900 (in *Centr. f. Gyn.*, 1900, p. 1044).

[2] Audebert. De l'ovariotomie pendant la grossesse (*Soc. d'Obst. de Gyn. et de Péd. de Paris*. Séances du 10 octobre et du 14 novembre 1904).

[3] Orgler. Zur Prognose und Indication der Ovariotomie während der Schwangerschaft. (*Archiv f. Gyn.*, 1901, t. LXV, p. 126).

[4] Graefe. Zur Frage der Ovariotomie in der Schwangerschaft (*Münch. med. Woch.*, 1902, p. 1790 et 1904, p. 1213).

[5] Heil. Beitrag zur Ovariotomie in der Schwangerschaft, als Fortsetzung der Orgler-Graefe'schen Statistik (*Münch. med. Woch.*, 1904, n° 3, p. 109).

[6] Toth. *Orvosi Hetilap*, 11 mai 1902.

[7] Pfannenstiel. Therapie bei Komplikation der Ovarialtumoren mit Schwangerschaft, Geburt und Woch. (in J. Veit. *Handbuch der Gyn.*, t. III, 1re partie, p. 485).

venir dès que le diagnostic de tumeur ovarique est posé et cette opinion est à peu près généralement admise.

On a dit qu'il y a intérêt à retarder l'ovariotomie quand la grossesse est arrivée aux environs du 6e ou du 7e mois; on aurait chance d'augmenter ainsi les chances de viabilité du fœtus. Je ne puis me rallier à cette opinion et je considère que tout retard dans l'intervention fait courir un risque nouveau à la fois à la mère et à l'enfant[1]. Lorsqu'on veut attendre, il faut pouvoir exercer sur la malade une surveillance étroite, dans la crainte de torsion du pédicule toujours possible; et lorsque cet accident sera survenu, obligeant à une intervention d'urgence, les chances de succès seront considérablement réduites. Il est infiniment préférable d'opérer dans de bonnes conditions, dès que l'existence du kyste aura été reconnue.

L'ovariotomie, lorsqu'on la pratique chez une femme enceinte, devra d'ailleurs être faite avec certaines précautions. Il faut toujours ne pas toucher ni imprimer de mouvements à l'utérus. On fait une assez grande incision, on attire prudemment le kyste au dehors, après ponction, en évitant de tirailler le pédicule. Pour empêcher l'apparition des contractions utérines on administrera de la morphine.

II **Traitement pendant le travail.** — Les seuls kystes de l'ovaire qui soient justiciables d'un traitement opératoire, au cours du travail, sont les kystes pelviens, mettant obstacle à l'engagement et à l'expulsion du fœtus.

On devra toujours tenter de pratiquer le **refoulement** de la tumeur pelvienne, en s'aidant au besoin des doigts introduits dans le rectum. Cette manœuvre a donné des succès; mais pour ne pas être dangereuse, elle doit toujours être pratiquée sans violence. Mac Kerron[2] rapporte trois observations dans lesquelles le kyste fut rompu sous un effort trop énergique; deux de ces malades succombèrent.

En cas d'échec des manœuvres de refoulement, on peut pratiquer la ponction[3] du kyste, par le vagin; le kyste évacué, la voie s'ouvre librement devant le fœtus. Mais ce procédé fait courir à la malade trop de dangers; la mortalité serait de 18,6 pour 100 d'après Mac Kerron.

Quelques auteurs, Staude[4], Rapin et Ceresole[5], Hesselbach[6], Niebergall[7], Taylor[8], ont pratiqué l'ovariotomie **vaginale.**

---

[1] S. Pozzi. *Soc. d'obst., de Gyn, et de Péd. de Paris*, 1900 et 1904.

[2] Mac Kerron. *London obst. Transact.*, vol. 39, p. 234 et vol. 40, p. 8.

[3] Couvelaire. Accouchement spontané après guérison d'un kyste parovarique ponctionné lors de l'accouchement précédent (*Soc. d'Obst., de Gyn. et de Péd. de Paris*, 28 juillet 1902).

[4] Staude. *Deutsche med. Woch.*, 1891, n° 41.

[5] Rapin et Ceresole. *Rev. méd. de la Suisse romande*, 1896.

[6] Hesselbach. *Deutsche med. Woch.*, 1900 (cité par Wertheim, *loc cit.*).

[7] Niebergall. *Centr. f. Gyn.*, 1901, n° 21.

[8] Taylor. *Journ. of Obst. and Gyn. of the Brit. Empire*, sept. 1902.

Il est préférable d'intervenir par la **laparotomie**. Dans les cas heureux on pourra enlever la tumeur et laisser l'accouchement se faire par les voies naturelles, en accélérant, au besoin, la terminaison par une application de forceps.

Lorsqu'il sera impossible d'extirper le kyste on devra pratiquer l'**opération césarienne**. Celle-ci pourra être conservatrice lorsqu'il s'agit d'un kyste unilatéral et que l'utérus, vidé de son contenu, permet d'aborder facilement la tumeur. Dans les cas difficiles, et plutôt que de risquer de souiller le péritoine par des manœuvres trop prolongées, il vaudra mieux compléter l'opération par l'**hystérectomie ou opération de Porro**.

CHAPITRE XX

TUMEURS SOLIDES DE L'OVAIRE

Il existe trois variétés principales de tumeurs solides de l'ovaire.

1° Les tumeurs conjonctives. (*Fibromes et fibromyomes, sarcomes, endothéliomes,* etc.)

2° Les tumeurs épithéliales. (*Épithéliomes* ou *carcinomes.*)

3° Les tératomes.

Ces diverses variétés de tumeurs présentent, au point de vue clinique et au point de vue anatomique, des caractères très différents et doivent être étudiées séparément[1].

I. — TUMEURS CONJONCTIVES DE L'OVAIRE

1° **Fibromes et fibro-myomes.** — Les fibromes s'observent avec une fréquence beaucoup moins grande que les kystes ovariques. Sur 527 opérations pratiquées pour des tumeurs des ovaires, Martin[2] n'a rencontré que 10 fibromes; Pfannenstiel, Kelly, etc., ont trouvé une proportion à peu près identique.

Anatomie pathologique. — Les fibromes de l'ovaire, à l'inverse des fibromes utérins, ne se présentent que très rarement sous la forme de néoplasmes limités et circonscrits. Quelquefois l'ovaire conserve sa forme et ses dimensions normales et la tumeur se développe à la surface, à la manière d'un fibrome pédiculé implanté sur le fond de l'utérus, mais ces cas sont l'exception. Dans la règle, l'ovaire est pris en totalité et n'est plus reconnaissable.

Dans quelques cas, l'organe est assez uniformément hypertrophié, sa

---

[1] Consulter, à propos des tumeurs solides de l'ovaire, les travaux suivants : GEBHARD. *Path. Anat. der weib. Sexualorgane.* — HEINE. *Ueber solide Ovarialtumoren.* Thèse de Erlangen, 1894. — PFANNENSTIEL in J. VEIT, *Handbuch der Gyn.,* t. III, p. 588. — SCHAUTA. *Gesammte Gynäkologie,* 1894. — SEEGEN. *Ueber solide Tumoren der Eierstöcke.* Thèse de Munich, 1888. — DARTIGUES. Étude étiologique et anatomo-pathologique des tumeurs solides de l'ovaire (*Rev. de Gyn. et de Chir. abd.,* 1899, n° 4, p. 601). Symptomatologie des tumeurs solides de l'ovaire (*Ibid.,* 1899, n° 5, p. 793). Diagnostic et traitement des tumeurs solides de l'ovaire (*Ibid.,* 1899, n° 6, p. 1015).

[2] A. MARTIN. *Die Krankheiten der Eierstöcke,* p. 630.

forme générale est conservée; le plus souvent, la tumeur est irrégu-. lière, globuleuse ou piriforme, parsemée de bosselures.

Les fibromes de l'ovaire sont généralement pédiculés, plus nettement même que les kystes ovariques. Leopold[1] a bien insisté sur ce fait que la trompe conserve ici

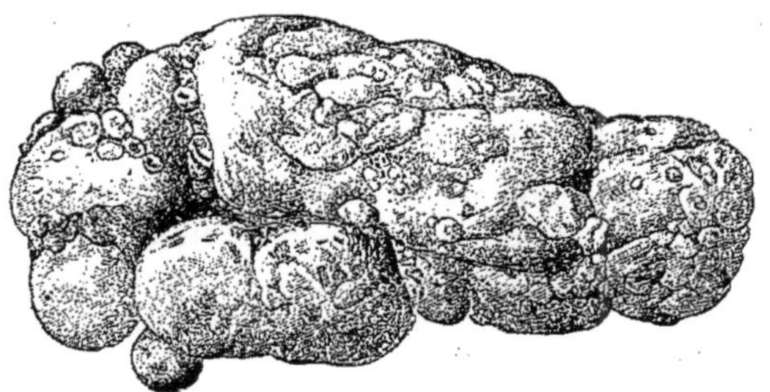

Fig. 636. — Fibro-sarcome de l'ovaire (opéré, sans récidive au bout de 5 ans). (S. Pozzi.)

son indépendance au lieu de devenir solidaire de la tumeur comme cela a lieu pour les kystes. Cependant si la tumeur a largement dédou-

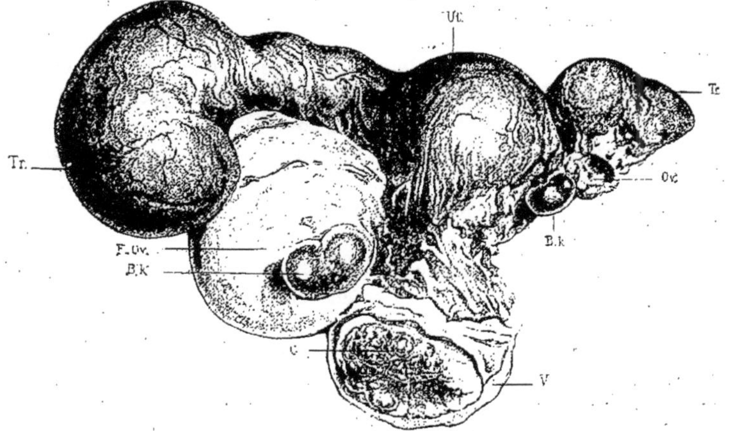

Fig. 637. — Fibrome kystique de l'ovaire gauche compliquant un cancer du col de l'utérus (vue postérieure) (F. Jayle et E. Papin).
Ut utérus; C, cancer de la lèvre postérieure du col; V, collerette vaginale; Tr, trompes atteintes d'hydro-muco salpinx; Ov, ovaire droit sclérokystique, atrophié, auquel adhère une petite bulle séreuse, Bk; F. Ov. ovaire gauche atteint de fibrome kystique, portant à sa surface une bulle séreuse, Bk.

blé le ligament large en s'y enclavant, cette distinction disparaît; les fibromes de l'ovaire intra-ligamentaires et qui peuvent parfois même devenir rétro-péritonéaux seront alors très difficilement distingués d'un fibrome provenant de l'utérus et ayant acquis les mêmes connexions.

Les fibromes de l'ovaire sont habituellement unilatéraux, mais la bilatéralité a été signalée dans un certain nombre d'observations[2]. On

---

[1] LEOPOLD. Die soliden Eierstocksgeschwülste (*Arch. f. Gyn.*, 1874, t. VI, p. 189).

[2] BENDER et HEITZ. (*Société anatomique de Paris*, 1903, mars, p. 241). — SENDTNER. *Thèse de Munich*, 1901. — BOVÉE. *Amer. Journ. of Obst.*, 1902, oct., p. 542. — CLEEMANN. *Amer. Gyn. Journ.*, 1902, p. 525.

a noté également la coïncidence avec un fibrome de l'utérus[1] et avec un cancer de l'utérus[2] (fig 637).

Ces tumeurs sont généralement assez petites et ne dépassent guère le volume d'une tête de fœtus. Parfois cependant elles acquièrent des dimensions plus considérables et peuvent même devenir énormes. Picqué[3] a enlevé un fibrome de l'ovaire qui pesait 4 kil. 800. Ledoux[4], Mauclaire[5] ont rapporté des observations analogues.

La surface des fibromes de l'ovaire, bosselée, est généralement lisse et unie, libre d'adhérences; leur consistance est dure, ligneuse. A la coupe, ils apparaissent formés par un tissu homogène et compact, de couleur blanchâtre ou grisâtre. La tumeur est souvent creusée de cavités irrégulières, de dimensions variables, remplies d'un liquide louche et grumeleux. Ces cavités représentent parfois des follicules de de Graaf dilatés, ou bien encore des ectasies lymphatiques[6], mais il s'agit le plus souvent de foyers limités de nécrobiose et de désintégration[7]. Ce mode de dégénérescence est peut-être plus fréquent encore dans les fibromes de l'ovaire que dans les fibromes utérins. La tumeur présente parfois l'aspect d'une géode et le ramollissement peut être parfois assez étendu pour aboutir à une véritable **transformation kystique**[8].

On a signalé également la **calcification** des fibromes de l'ovaire[9]. Cette calcification se fait généralement sous la forme de foyers isolés et disséminés, mais elle peut être massive et la tumeur toute entière présente alors la dureté de la pierre[10]. Dans quelques cas, il s'agissait d'une véritable **ossification**[11].

Au point de vue histologique, on a admis pendant longtemps que les fibromes de l'ovaire étaient uniquement constitués par du tissu fibreux, à l'exclusion de tous éléments musculaires. Il existe, à la vérité, des *fibromes purs*[12], mais on a le plus souvent affaire à des *fibro-*

[1] AMANN. *Gyn. Gesellsch. in München*, 19 déc. 1900. — A. MARTIN. *Loc. cit.*, p. 707.

[2] F. JAYLE et E. PAPIN. *Rev. de Gyn. et de Chir. abd.* 1904, p. 959.

[3] PICQUÉ. Des tumeurs solides de l'ovaire (*La Semaine gyn.*, 1876, p. 129).

[4] LEDOUX. *Journal des sciences méd. de Lille*, 1901.

[5] MAUCLAIRE. *Soc. de Gyn. et de Péd. de Paris*, 3 nov. 1903. — POTHERAT. *Soc. de Chir.*, 12 février 1902.

[6] PATENKO. Ueber die Entwickelung der corpora fibrosa in den Eierstöcken. (*Centr. f. Gyn.*, 1880, p. 441).

[7] BRIGGS. Necrobiosis of fibroma of the ovary (*Lancet*, 1902, 9 mars, p. 682). — Il s'agit quelquefois, dans ces cas de ramollissement étendu, d'une *transformation myxomateuse.*

[8] BENDER et HEITZ. *Loc. cit.*

[9] WALDEYER. *Arch. für Gyn.*, 1871, t. II, p. 440). — WILLIAMS. Calcified Tumours of the ovary (*The Amer. Journ. of Obst.*, 1895, juillet, p. 1). — GRAEFE. *Centr. f. Gyn.*, 1895, p. 10.

[10] POKROWSKY. *Chirurgia*, vol. 57, 1900. — TAYLOR. *Lancet*, 1901, 15 mars, p. 790.

[11] KLEINWÄCHTER. *Arch. für Gyn.*, 1872, t. IV, p. 171.— COE. *Amer. Journ. of Obst.*, 1882, vol. 15, p. 561. — COPELAND. *Wisconsin med. Soc.*, 1892, vol, 26, p. 240.

[12] TESTÉ. *Contribution à l'étude des fibromes de l'ovaire.* Thèse de Bordeaux, 1900.—ROUTIER. *La Gynécologie*, 1901. p. 497. — GEIDEL. *Beitrag zur Kenntniss der Ovarialfibrome.* Thèse de Leipzig, 1902. — GIANNETTASIO et LOMBARDI. *Rassegna di ost. e ginec.*, 1902, n° 5, p. 129.

myomes[1], dans lesquels les éléments musculaires lisses et les fibres conjonctives se trouvent associés en proportion variable. Ceci n'a rien qui doive surprendre, puisque l'ovaire contient normalement des fibres musculaires disposées autour des vaisseaux et surtout au niveau du hile, où elles représentent une émanation du ligament ovarien. Les coupes ressemblent tout à fait à des coupes de fibro-myomes de l'utérus. On a même décrit des *myomes purs*[2] de l'ovaire, ceux-là beaucoup plus rares que les fibromes et les fibro-myomes.

Dans ces diverses variétés, les vaisseaux sont en assez grand nombre et de calibre assez large. Exceptionnellement ils peuvent prendre des dimensions inusitées comme dans les *fibromes caverneux* de Spiegelberg; mais, dans ces tumeurs très vasculaires, il y a souvent mélange de tissu sarcomateux.

On trouve enfin parfois, disséminées au milieu du tissu fibro-musculaire, de petites cavités tapissées par un épithélium cylindrique ou cubique : la tumeur offre alors l'aspect caractéristique du *fibro-adénome*[3].

Étiologie. — Les fibromes de l'ovaire se rencontrent, relativement assez souvent, chez les jeunes femmes. Léopold[4] en mentionne 15 cas de 5 à 30 ans, et 4 seulement de 30 à 40 ans. On les voit aussi dans la vieillesse. Terrier[5] en a enlevé, par laparotomie, chez une femme âgée de 77 ans.

Symptômes. — Les fibromes de l'ovaire peuvent parfois, pendant longtemps, n'être caractérisés par aucun symptôme appréciable. On les découvre alors, par hasard, si l'on pratique l'exploration bimanuelle ou si l'on fait la laparotomie pour une autre cause[6].

Dans d'autres cas, ce sont des douleurs plus ou moins vagues qui attirent l'attention du côté des annexes, douleurs latérales ou d'autres fois hypogastriques, qui peuvent prendre le caractère de coliques très vives et s'accompagner de métrorragies. Exceptionnellement, le début de la tumeur est marqué par une suppression des règles.

C'est souvent enfin l'*ascite* qui attire d'abord l'attention. Cette ascite est remarquablement fréquente dans les cas de fibromes de l'ovaire. Le mécanisme de sa production n'a pas encore été complètement élucidé; peut être elle est due à l'irritation péritonéale causée par l'extrême

---

[1] OstrogradskaJa. *St-Pétersb. med. Woch.*, 1889. — Bagot. *New-York med. Journ.*, 1890, t. 32, p. 248. — Pomorski. *Zeitsch. f. Geb. und Gyn.*, 1889, t. 16, p. 413. — Schönheimer. *Berl. klin. Woch.*, 1894, p. 1095, etc.

[2] Sangalli. *Storia dei tumori*, II, p. 520. — Jakoby. *Thèse de Greifswald*, 1890. — Doran. A pure myoma of the ovary (*Transact. of the obst. Soc. of London*, 1902, vol. II. p. 168, etc.)

[3] von Bado. Ueber intraovarielle Bildung mesonephrischer Adenomyome und Cystadenome (*Arch. für Gyn.*, 1980, t. 61, p. 595). — A. Martin. *Loc. cit.*, p. 649.

[4] Leopold. *Loc. cit.*

[5] Terrier. *Progrès méd.*, 1888, p. 160.

[6] Bourgouin. *Étude clinique sur quelques tumeurs solides de l'ovaire à évolution lente.* Thèse de Paris, 1894. — Dartigues. *Loc. cit.*

mobilité de la tumeur. Cette ascite acquiert parfois une abondance extrême[1].

L'état général n'est ordinairement pas altéré. Cependant, dans quelques cas et alors même que la tumeur a conservé histologiquement sa bénignité, l'état général est profondément atteint, l'ascite se complique d'un épanchement pleural, l'amaigrissement est considérable et la cachexie est assez marquée parfois pour faire songer à l'existence d'un cancer. Codet-Boisse[2] a insisté récemment sur la fréquence relative de cette évolution clinique maligne dans des cas de fibromes ovariens avérés.

En dehors de ces cas, la *marche* des fibromes de l'ovaire est lente. Comme toutes les tumeurs de l'ovaire, les fibromes peuvent présenter des accidents de torsion du pédicule[3].

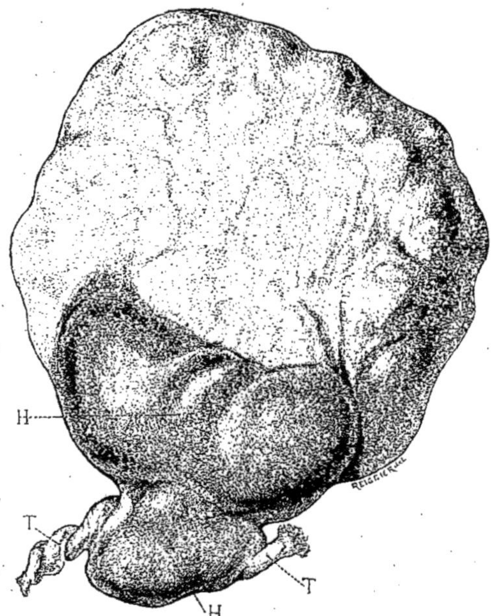

Fig. 658. — Fibromyôme de l'ovaire droit (1250 gr.) à pédicule tordu (vu par sa face postérieure) (F. Jayle et X. Bender).

H. H. Hématomie sous-péritonéal, T. T. trompe, qui a participé au mouvement de torsion.

Diagnostic. — Les fibromes de l'ovaire sont souvent difficiles à distinguer d'un **corps fibreux pédiculé** de l'utérus. L'ascite et l'altération de l'état général pourraient également faire penser à une **tumeur maligne**. L'incision exploratrice est seule capable de lever les doutes. Elle est d'autant plus légitime que, dans tous les cas, la tumeur devra être enlevée.

Pronostic. — Il est favorable, le fibrome étant une tumeur bénigne.

Traitement. — L'intervention est formellement indiquée dès qu'un fibrome est reconnu ou même soupçonné. La laparotomie sera prati-

---

[1] OLSHAUSEN. *Die Krankheiten der Ovarien*, 1886.

[2] CODET-BOISSE. *Évolution clinique à type malin dans les fibromes de l'ovaire.* Thèse de Bordeaux, 1903-1904. — O. GUELLIOT. *La Presse Médicale*, 28 février, 1906, p. 150.

[3] F. JAYLE et X. BENDER. Sur la torsion du pédicule des tumeurs solides de l'ovaire (*Rev. de Gyn. et de Chir. abd.*, 1904, n° 3, p. 419).

quée et la tumeur enlevée en se conformant aux règles·générales que j'ai données pour l'ovariotomie (p. 984). La seule particularité à signaler est que la longueur de l'incision de la paroi sera proportionnelle au volume du fibrome et par conséquent dépassera l'ombilic si la tumeur est volumineuse. Il est inutile d'ajouter qu'il ne faut pas ponctionner la tumeur qui pourrait saigner ou dont le contenu, si le trocart pénétrait dans une cavité kystique, pourrait s'écouler dans le péritoine.

2° Sarcomes. — Les sarcomes de l'ovaire, de même que les fibromes, s'observent assez rarement; Cohn[1], se basant sur la statistique des ovariotomies de Schröder, en estime la fréquence à 1 pour 100, relativement aux kystes. Pfannenstiel[2], sur 400 ovariotomies, a trouvé 5,38 pour 100 de sarcomes.

Anatomie pathologique. — Macroscopiquement, les sarcomes ressemblent beaucoup aux fibro-myomes. Ce sont des tumeurs irrégulières et bosselées, de forme variable, de coloration jaunâtre ou grisâtre. Leur consistance est dure, ligneuse, mais elle est souvent modifiée par suite de l'existence de foyers de ramollissement plus ou moins étendus, qui peuvent, dans certains cas, aboutir à une véritable transformation kystique.

Le volume, généralement moyen, peut atteindre des proportions considérables. La lésion est parfois bilatérale[3].

Au point de vue histologique, il faut distinguer parmi les sarcomes de l'ovaire diverses variétés. La forme la plus commune est le **sarcome fuso-cellulaire**, encore appelé **fibro-sarcome**. La tumeur est constituée, dans ce cas, par des cellules fusiformes, allongées, étroitement tassées les unes contre les autres, et formant des îlots plus ou moins étendus, séparés par des travées fibreuses. L'aspect général des lésions ne diffère pas beaucoup de celui du fibrome; cependant le sarcome présente des caractères particuliers qui permettront toujours de le reconnaître. Les cellules ont des dimensions très inégales et apparaissent régulièrement ordonnées autour des vaisseaux. Ces derniers ont des parois très minces, réduites en certains points à une simple bordure épithéliale et ne ressemblent en rien aux vaisseaux volumineux, à parois épaisses, que l'on rencontre dans les fibromes[4].

Les **sarcomes à cellules rondes**[5] ou globo-cellulaires sont plus rares

[1] Cohn. *Loc. cit.*, p. 19.

[2] Pfannenstiel, in J. Veit. *Handbuch der Gyn.*, t. III, p. 392. — Voir aussi : Dartigues. *Loc. cit.* — Krukenberg. *Arch. f. Gyn.*, t. 50, p. 287. — Leopold (*Loc. cit.*). — Bruandet et Lefas. *Bull. et Mém. de la Soc. anat. de Paris*, 1900, p. 289. — Amann. Ueber Ovarialsarkome. (*Arch. f. Gyn.*, t. XVI, p. 484).

[3] Weinlechner (*Geb. Gyn. Gesell. Wien.*, 24 mars 1889) a montré les deux ovaires d'une jeune fille de 24 ans, du poids de 600 et 700 grammes, transformés en sarcome globo-cellulaire.

[4] Schlosser. *Ueber Sarkomatose der Ovarien*. Thèse de Munich, 1901. — Schmidt. *Ueber Spindelzellensarkome des Ovariums*. Thèse de Leipzig, 1903.

[5] Gebhard. *Path. Anat. der weiblichen Sexualorgane.* — A. Martin. *Die Krankheiten der Eierstöcke*, p. 645.

que les sarcomes fuso-cellulaires. Ils sont formés d'éléments arrondis, de dimensions variables, disposés sous forme de nappes plus ou moins étendues où l'on reconnaît cependant une orientation assez nette autour des axes vasculaires. Ce sont les tumeurs **embryoplastiques** de Charles Robin.

On a signalé, tout à fait exceptionnellement, des **sarcomes à cellules géantes**[1] et des **sarcomes mélaniques**[2].

Les sarcomes de l'ovaire résultent de la prolifération des cellules fixes du stroma ovarien. Ils représentent parfois une dégénérescence secondaire d'un fibro-myome. Quelques observations tendraient à prouver que, parfois, les sarcomes peuvent se développer aux dépens des éléments des corps jaunes[3].

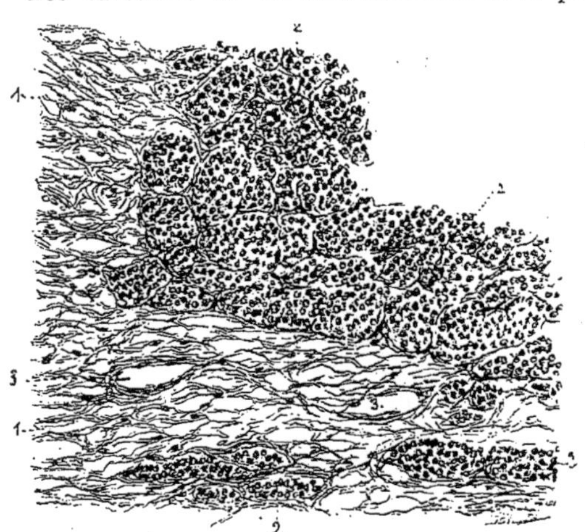

Fig. 639. — Endothéliome de l'ovaire (Latteux.)
Point pris dans l'ovaire pour montrer l'aspect alvéolaire (vue générale). (150 diamètres.)
1. Tissu de l'ovaire dont les faisceaux conjonctifs présentent un aspect réticulé; dans les vides apparaissent quelques cellules. 2. Les mêmes lacunes dilatées et transformées en alvéoles pleins de cellules. 3. Lymphatiques.

Symptômes. — Les sarcomes de l'ovaire s'observent à tous les âges : on en a rencontré chez des enfants[4] et même chez des fœtus[5], mais leur maximum de fréquence paraît correspondre à une période s'étendant de 20 à 55 ans.

<hr>

[1] Donati. Osteocondrosarcoma celluli giganti primitivo dell'ovario. (*Archivio per le scienze med.*, *Torino*, 1904, n° 14, p. 195). — Borrmann. *Zeitschr. f. Geb. und Gyn.*, 1900, t. 45, p. 264.

[2] Amann. Primäres Melanosarkoma des Ovarium (*Gyn. Ges. in München*, 28 mai 1902). — Andrews. Melanotic sarcoma ol the ovary (*Obst. Soc. of London*, 2 oct. 1901).

[3] Schaller et Pförringer. Zur Kenntniss der vom Corp. lut. ausgehenden Neubildungen (*Beitr. zur Geb. und Gyn.*, 1899, t. 5, p. 91). — Michelazzi. Sopra un tumore ovarico di genesi dal corpo luteo (*la Riforma med.*, 1902, vol. III). — Santi. Di un caso di sarcome originatosi da un corpo luteo (*Bull. della Soc. Toscana di ost. e gin.*, 1902, n° 1, p. 2). — Santi. Die Pathologie des Corpus luteum (*Monatsch. f. Geb. und Gyn.*, 1904, t. 20. p. 76).

[4] F. Page (*The Lancet*, 1895, p. 1622), a opéré une petite fille de 6 ans d'un fibro-sarcome de l'ovaire pesant plus de trois livres. — Mac Burney (*Ann. of Surgery*, 1894, XXI, p. 706.) a enlevé un sarcome de l'ovaire à une petite fille de 10 ans. — Marchand (*Berl. klin. Woch.*, 1894, p. 45) a observé un sarcome à cellules rondes chez une petite fille de 4 ans.

[5] Doran (cité par Temesvary, *loc. cit.*) a observé un sarcome des deux ovaires chez un fœtus de 7 mois.

La marche est assez variable et paraît dépendre, dans une certaine mesure, de la structure histologique de la tumeur. C'est ainsi que les fibro-sarcomes ont généralement une évolution assez lente et une bénignité relative ; la guérison, après l'intervention, se maintient pendant nombre d'années, et serait même parfois définitive. Les sarcomes globocellulaires, au contraire, ont une marche beaucoup plus rapide, parfois galopante ; l'ascite est constante et la cachexie survient très hâtivement ; les métastases, péritonéale et viscérales, sont fréquentes et précoces[1].

Traitement. — Le seul traitement est l'extirpation par la laparotomie avec hystérectomie[2] s'il y a lieu.

3° **Endothéliomes et Périthéliomes.** — Ces tumeurs sont proches voisines des sarcomes. Mais elles méritent d'être distinguées des sarcomes ovariens en général, en raison de leur structure anatomique particulière et de leur histogénèse tout à fait spéciale.

Les endothéliomes peuvent reconnaître une double origine. Ils dérivent, soit de l'endothélium des vaisseaux sanguins, soit de l'endothélium des fentes lymphatiques. Certains auteurs étudient séparément les *endothéliomes vasculaires* et les *endothéliomes lymphatiques*, mais il n'existe pas, au point de vue histologique, de différence bien appréciable entre ces deux variétés.

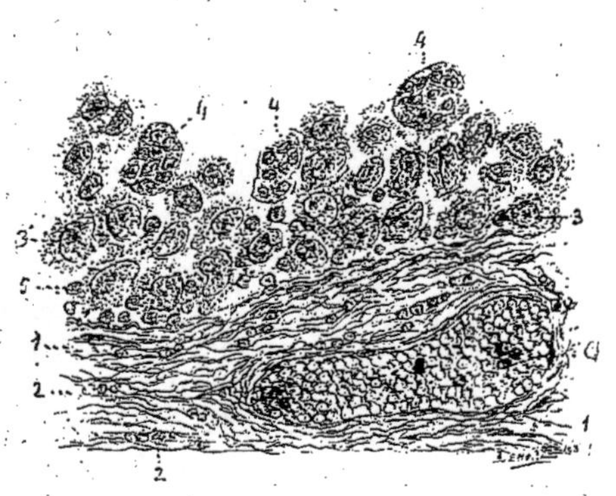

Fig. 640. — Endothéliome de l'ovaire (Latteux).

Cellules géantes à noyaux multiples. (500 diamètres.)

1. Tissu conjonctif lâche à cellules allongées. 2. Prolifération cellulaire entre les faisceaux. 3. Cellules épithélioïdes nées aux dépens des cellules précédentes 4. Cellules à noyaux multiples. 5. Cellules non encore transformées. 6. Vaisseau plein de sang.

La première indication de ces tumeurs de l'ovaire appartient à Leopold[3]. Vinrent ensuite les observations de Ackermann[4], de Marchand[5], de Eckardt[6], et de Pomorski. Depuis quelques années, les endothé-

---

[1] TEMESVARY. (*Verhandlungen der Deutschen Ges. für Gyn.zu Wien*, 1895, p. 745.). — PICK. Zur Symptomatologie und Prognose der Sarkome des Eierstocks (*Centr. f. Gyn.*, p.940).

[2] QUÉNU ET LONGUET. De l'hystérectomie abdominale dans le traitement des Kystes et tumeurs solides de l'ovaire. *Revue de Chirurgie*, juillet 1900.

[3] LEOPOLD. Die soliden Eierstocksgeschwülste (*Arch. f. Gyn.*, 1874, t. VI, p. 189).

[4] ACKERMANN, cité par OLSHAUSEN (*Handbuch der Frauenkrankheiten*, t. II, 1881).

[5] MARCHAND. Beiträge zur Kenntniss der Ovarialtumoren (*Habilitationsschrift*, Halle, 1879).

[6] ECKARDT. Ueber endotheliale Eierstockstumoren *Zeitsc. f. G. u. Gyn.*, 1889, t. XVI, p.344).

[7] POMORSKI. Endothelioma ovarii (*Zeitschr. f. Geb. und Gyn.*, 1890, t. XVIII, p. 92)

liomes ont été l'objet de toute une série de travaux et leurs caractères anatomiques et cliniques sont actuellement bien définis[1].

Macroscopiquement, les endothéliomes ressemblent beaucoup aux fibromes de l'ovaire. Ce sont des tumeurs de consistance dure. La forme rappelle plus ou moins celle de l'ovaire normal; la surface est lisse et d'aspect séreux ; le volume varie de celui d'un œuf de poule à celui de deux têtes d'adulte.

A la coupe, la surface de section apparaît blanchâtre ou grisâtre; elle est souvent parsemée de petites cavités remplies de liquide. Ces petites alvéoles se fusionnent souvent pour constituer une cavité volumineuse, à parois irrégulières et anfractueuses.

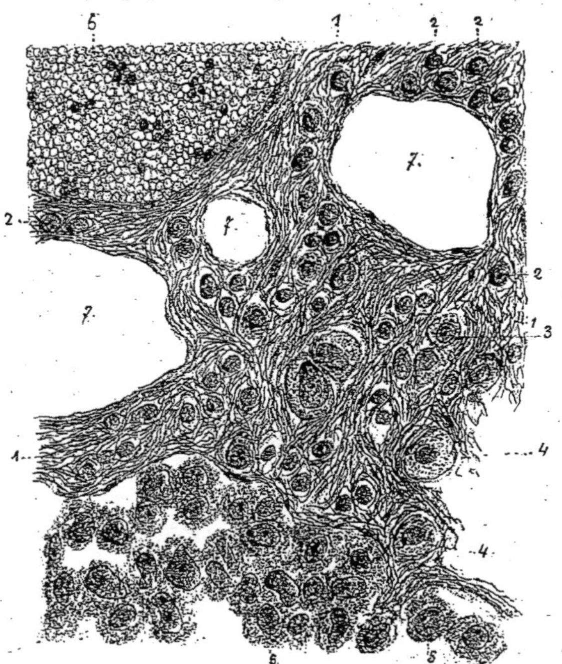

Fig. 641. — Endothéliome de l'ovaire .(Latteux.
Transformation graduelle des cellules proliférées en cellules épithélioïdes. (500 diamètres.)
1. Tissu conjonctif lâche. 2. Cellules proliférées, arrondies avec un nucléole brillant. 3. Les mêmes tuméfiées et augmentées de volume. 4. Développement encore plus avancé. 5. Cellules complètement transformées et lâchement soudées entre elles dans une large cavité alvéolaire. 6. Large vaisseau plein de sang. 7. Lacunes lymphatiques.

[1] Voir FAGUET (*Journal de médecine de Bordeaux*, 18 mars 1895). — FRÄNKEL. Endothelioma Ovarii (*Monats. f. Geb. und Gyn.*, t. 7, p. 255). — MULLER. Ueber Carcinom und Endotheliom des Eierstocks (*Archiv für Gyn.*, t. LII, p. 585). — PICK. Die von den Endothelien ausgehenden Geschwülste des Eierstocks (*Berl. klin. Woch.*, 1894, nᵒˢ 45 et 46). — VOIGT. Zur Kenntniss des Endothelioma Ovarii (*Arch. f. Gyn.*, t. XLVII, p. 560).— BROUHA. Contribution à l'étude des endothéliomes de l'ovaire (*Revue de Gyn. et de Chir. abd.*, 1900, nᵒ 5. p. 455). — APELT. Ueber die Endotheliome des Ovariums (*Beitr. zur Geb. und Gyn.*, 1901, t. V et *Thèse de Leipzig*, 1902). — BRUCKNER. De l'endothéliome de l'ovaire (*Revue de Gyn. et de chir. abd.*, 1902, nᵒ 5, p, 459). — SOUBEYRAN. Endothéliome de l'ovaire (*Bull. et Mém. de la Soc. anat. de Paris*, 1902, p. 689). — GODART. Endothéliome des deux ovaires (*La Policlinique, Bruxelles*, 1905, p. 169). — M. LANGE. Ein Fall von Endothelioma Ovarii (*Centr. f. Gyn.*, 1905, p. 65). — SCHÜRMANN. Ein Fall von Endothelioma lymphaticum cysticum. (*Zeitschr. f. Geb. und Gyn.*, 1905, t. L, p. 255). — PAPAIOANNOU. Zur Kenntniss der endo-

Ces tumeurs sont le plus souvent unilatérales.

Au microscope, on constate, lorsqu'on étudie les lésions à leur début, une multiplication active des cellules endothéliales, qui augmentent de volume, prennent une forme cubique ou polyédrique, et obstruent plus ou moins complètement la lumière du vaisseau. Lorsque ces vaisseaux ont un calibre très réduit, ils ne tardent pas à être remplis dans toute leur étendue par les éléments néoformés ; les lésions se présentent alors sous l'aspect de lobules arrondis ou de boyaux anastomosés, suivant que les vaisseaux sont intéressés par les coupes parallèlement ou perpendiculairement à leur direction. Dans cet état, il n'est pas toujours facile de distinguer un endothéliome d'un épithélioma[1] ; la topographie des lésions est sensiblement la même ; cependant les cellules endothéliales, même très hyperplasiées, n'atteignent presque jamais les dimensions des éléments épithéliaux, leur corps protoplasmique est aussi moins nettement dessiné.

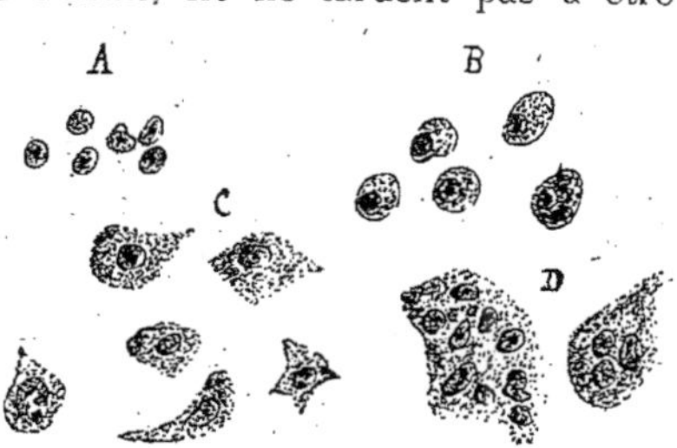

Fig. 642. — Endothéliome de l'ovaire (Latteux).
Éléments dissociés à leurs diverses périodes de développement. (800 diamètres.)
A. Petites cellules rondes avec nucléole provenant de la prolifération des cellules conjonctives dans les espaces lymphatiques. B. Les mêmes se tuméfiant et s'acheminant à la transformation épithélioïde. C. Les cellules sont devenues plus ou moins anguleuses et présentent les formes les plus variées. On remarque des phénomènes de karyokinèse sur celle du côté gauche. D. Cellules géantes à noyaux multiples.

Malgré tout, la confusion est possible entre les deux espèces de néoplasmes, et l'existence d'un endothéliome ne devra être affirmée que lorsqu'on aura rencontré, sur les coupes, au pourtour des éléments néoformés, des vestiges encore reconnaissables des parois vasculaires. On retrouvera souvent, en ces points, des figures de transition entre les cellules endothéliales, normales, aplaties, et les formes cubiques, polyédriques, pseudo-épithéliales, qu'elles affectent lorsqu'elles sont dégénérées (fig. 641).

D'autres circonstances, d'ailleurs, tendent encore à augmenter les difficultés du diagnostic. Il n'est pas rare de voir les cellules endothé-

thelialen und metastatischen Ovarialtumoren (*Monatschr. f. Geb. und Gyn.*, 1904, t. 20, p. 802).

[1] Cet aspect épithélioïde rappelle les tumeurs de l'ovaire décrites par KLEBS sous le nom d'*adéno-sarcomes* (*Handb. der Path. Anat.*, 1876) et par KRUKENBERG (*Arch. f. Gyn.*, 1896, t. L, p. 287) sous celui de *fibrosarcoma mucocellulare carcinomatodes*. Ce sont des tumeurs douées d'une malignité extrême. Au microscope, on reconnaît dans un tissu franchement sarcomateux la présence de grandes cellules, à protoplasma clair, souvent vacuolaire, à noyau quelquefois périphérique, et disposées par groupes dans des alvéoles plus ou moins bien limitées par le tissu avoisinant sous la forme de cordons moniliformes infiltrant le tissu conjonctif. Voir pour cette question l'excellente étude de BRUCKNER. De l'endothéliome de l'ovaire (*Revue de Gyn. et de Chir. abd.*, 1901, p. 459).

liales, activement multipliées, dépasser les limites du vaisseau sanguin ou lymphatique et envahir d'une manière désordonnée le stroma ovarien avoisinant. La tumeur présente alors l'aspect du sarcome diffus, et sa nature exacte restera le plus souvent méconnue.

Les périthéliomes résultent de la prolifération des éléments de la tunique adventice des vaisseaux. Amann[1] a donné de ces tumeurs une excellente description.

Les périthéliomes se développent d'ordinaire autour des vaisseaux artériels de petit calibre. Lorsque les lésions sont à leur début, elles se présentent sous l'aspect suivant : la cavité du vaisseau est intacte, ses parois sont souvent hyperplasiées, parfois en état de dégénérescence hyaline ; tout autour du vaisseau

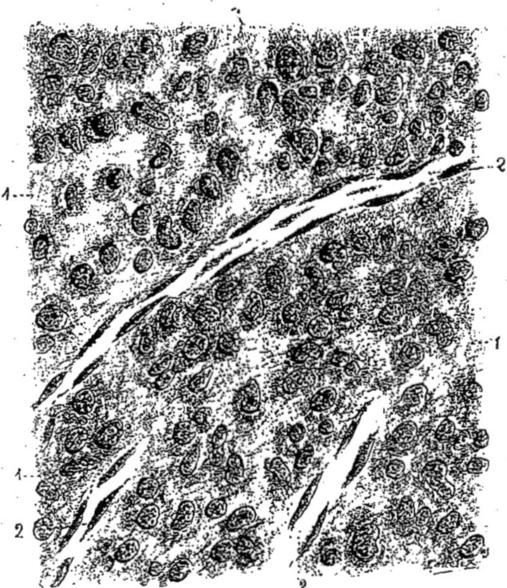

Fig. 645. — Endothéliome de l'ovaire. (Latteux.)

Zone d'aspect sarcomateux. (800 diamètres.)

. Tissu homogène granuleux uniquement composé de cellules très variées de forme et de volume et dont un grand nombre présentent des phénomènes de karyokinèse. 2. Ce tissu est parcouru par un grand nombre de capillaires à parois embryonnaires.

on trouve, formant une couronne irrégulièrement dessinée, des cellules arrondies ou polyédriques, étroitement tassées les unes contre les autres, sans substance unissante interposée. L'aspect est des plus caractéristiques. Plus tard les cellules néoformées envahissent largement le stroma avoisinant et forment des placards mal limités, au centre desquels on retrouve d'ordinaire un vaisseau. L'aspect ne diffère plus, à ce moment, de celui du sarcome à cellules rondes[2].

Au point de vue clinique, les endothéliomes et les périthéliomes ne diffèrent pas du sarcome banal. Si l'on en croyait certains auteurs,

---

[1] AMANN. Ueber Ovarialsarkome (*Arch. f. Gyn.*, t. 46. p. 484), et *Kurzgefasstes Lehrbuch der mikroskopisch-gynäkologischen Diagnostik*.

[2] Voir : von ROSTHORN (*Arch. f. Gyn.*, t. XLI, p. 528). — VOIGT (*Arch. f. Gyn.*, t. XLVII, 560). — POLLAK. Zur Kenntniss des Perithelioma Ovarii (*Monatsshr. f. Geb. und Gyn.*, t. VII, p. 179). — KRUKENBERG. Beiträge zur Kenntniss des Perithelioma ovarii (*Zeitschr. f. Geb. und Gyn.*, 1899, t. 41, p. 473). — BÖHM. Ein Fall von Perithelioma ovarii. *Thèse de Munich,*

l'endothéliome aurait quelquefois un pronostic relativement bénin, mais ces cas heureux semblent être exceptionnels. D'une manière générale, les

endothéliomes et les périthéliomes sont des tumeurs particulièremen culièremen malignes et, alors même que l'opération est pratiquée de bonne heure, la récidive est la règle à brève échéance. Les métastases sont fréquentes.

4° Angiomes. — Enchondromes. —Myxomes. — Ce sont des tumeurs absolument rares.

L'existence des **enchondromes**[1] purs de

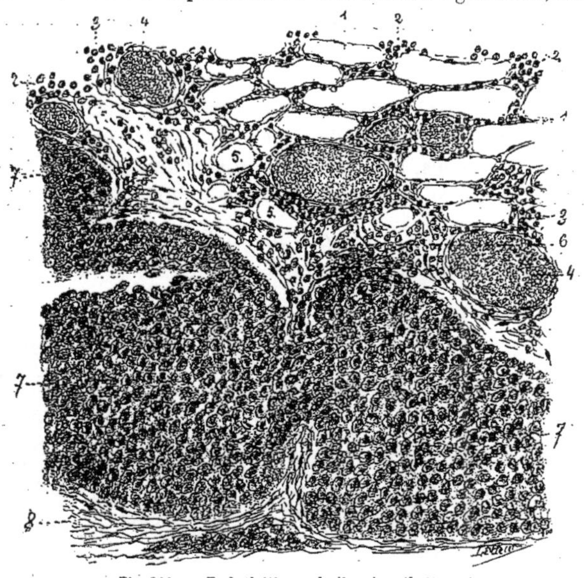

Fig. 644. — Endothéliome de l'ovaire. (Latteux.)
Généralisation dans l'épiploon. (350 diamètres.)

1. Tissu cellulo-adipeux. 2. Cellules conjonctives proliférées dans les mailles du tissu précédent. 3. Prolifération surtout active au voisinage des vaisseaux pleins de sang. 5. Lacunes lymphatiques. 6. Point où les cellules précédentes se transforment peu à peu en cellules épithélioïdes pour donner naissance à des masses compactes massives (7). 8. Cloisons conjonctives interposées.

l'ovaire n'est pas nettement démontrée ; il est probable qu'il s'agissait, dans la plupart des cas, de tumeurs mixtes. Il en est de même pour les **myxomes**[2], qui n'étaient le plus souvent que des fibromes ou sarcomes dégénérés ou bien des kystes gélatineux demi-solides.

En revanche il existe quelques observations avérées d'**angiomes**[3] de l'ovaire ; ces tumeurs sont habituellement de dimensions très réduites et ne déterminent pas de symptômes.

1901. — Jonnesco. Périthéliome primitif des ovaires avec métastases dans l'épiploon (*Bull. et Mém. de la Soc. de Chir., de Bucarest*, 1902, n° 5, p. 115). — Graefe. Zwei Fälle von Endo-Perithelioma ovarii, etc. (*Arch. f. Gyn.*, 1904, t. 72, p. 373).

[1] Olshausen. Die Krankheiten der Ovarien, 1886.

[2] Pfannenstiel (in Veit. *Handbuch der Gyn*, p. 404). — Pothérat et Lenoble. Myxome des deux ovaires (*la Gynécologie*, 1898, p. 48).

[3] Orth (*Lehrbuch der spec. path. Anat.*, t II, p. 588). — Marckwald. Ein Fall von Angioma cavernosum Ovarii (*Virchow's Archiv*, t. CXXXVII, p. 175). — Stamm (*Beitrag zur Lehre von den Gefässgeschwülsten*. Thèse de Göttingen, 1891).

II. TUMEURS ÉPITHÉLIALES. — ÉPITHÉLIOMES OU CARCINOMES.

1° Épithéliome ou carcinome primitif de l'ovaire. — Si l'on fait abstraction de la dégénérescence maligne des kystes mucoïdes ou dermoïdes, l'épithéliome ou carcinome primitif de l'ovaire est rare. On l'observe pourtant à tout âge et même dans l'enfance[1].

Anatomie pathologique. — On a décrit deux formes anatomiques d'épithéliome ou carcinome primitif de l'ovaire : une forme diffuse ou

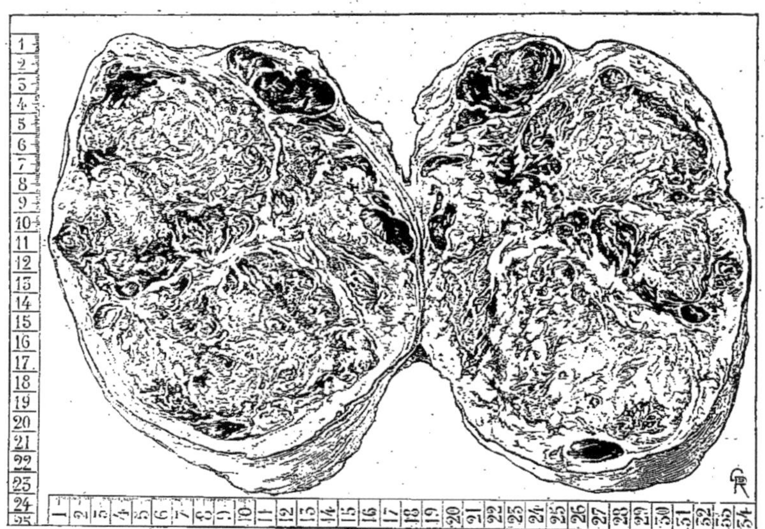

Fig. 645. — Épithéliome ou carcinome massif de l'ovaire. (Poids 2 kilog. 400.)
Aspect de la tumeur sectionnée en son milieu. (F. Jayle.)

médullaire et une forme superficielle ou papillaire. Il semble qu'il règne, en ce qui concerne cette dernière variété, une certaine confusion. Il est possible qu'il existe des épithéliomes papillaires primitifs, mais ils sont assurément exceptionnels ; la plupart des observations qui ont été publiées sous cette étiquette n'entraînent pas la conviction et il est infiniment probable qu'il s'agissait, dans la majorité des cas, de

---

[1] W. Binaud (*Gaz. hebd. des sciences méd.* de *Bordeaux*, janv. 1896) a opéré une jeune fille de 17 ans d'un cancer primitif de l'ovaire droit. — Kouznetzky (*Ann. de Gyn. et d'Obst.*, 1904, p. 191) a enlevé un cancer médullaire des deux ovaires chez une fillette de 14 ans.

kystes papillaires dégénérés et déhiscents. La forme habituelle, commune, de l'épithéliome primitif de l'ovaire, est sans contredit l'épithéliome massif ou médullaire (fig. 645).

Il s'agit dans ce cas d'une tumeur généralement volumineuse, globuleuse ou ovoïde, souvent bosselée ou même lobulée. La bilatéralité est fréquente. La consistance est ferme mais souvent variable suivant les points considérés.

A la coupe, le tissu néoplasique apparaît compact, blanchâtre, par-

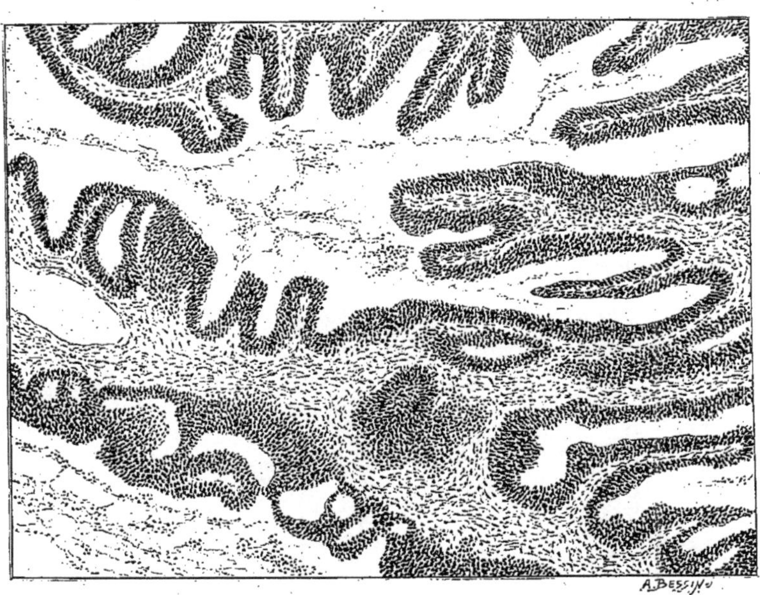

Fig. 646. — Cysto-épithéliome primitif de l'ovaire. (Grossissement, 75 diamètres). (X. Bender.)

semé de taches plus foncées, grisâtres, qui donnent parfois à la surface de section une apparence marbrée. Il n'est pas rare de trouver, disséminés, des foyers de ramollissement, excavés et remplis d'une sorte de bouillie grumeleuse. On observe aussi, très communément, des infarctus hémorragiques, brunâtres ou noirâtres.

Ces tumeurs sont habituellement libres et très nettement pédiculées ; le développement intraligamentaire est exceptionnel.

Au point de vue histologique, on peut distinguer dans l'épithéliome massif de l'ovaire, deux formes : une **forme alvéolaire** et une **forme diffuse**.

Dans l'épithéliome alvéolaire, on trouve, noyés au milieu d'un stroma conjonctif généralement abondant et très dense, des amas lobulés ou bien, au contraire, des cordons anastomosés formés par des

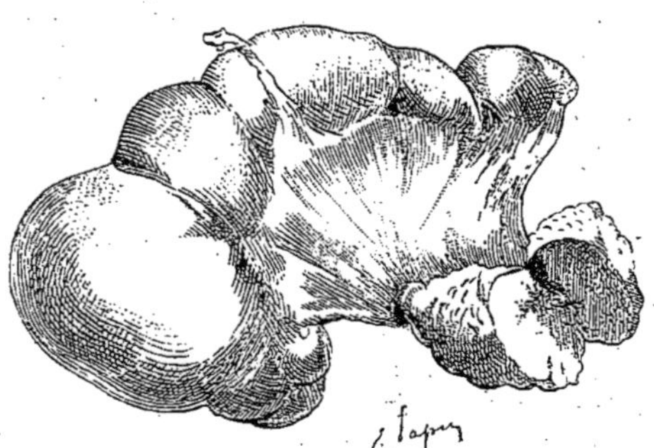

Fig. 647. — Épithéliome ou carcinome
de l'ovaire droit secondaire à un épithéliome du col de l'utérus.
par propagation directe. (F. Jayle et E. Papin.)
L'ovaire est petit ; il forme une masse dure et compacte, comme
le montre la section.
La trompe est transformée en un hydrosalpinx.

cellules épithéliales cubiques ou polyédriques, à corps protoplasmique nettement limité, à noyau fortement coloré. Ces formations épithéliales affectent parfois la disposition de cavités tapissées par un épithélium polymorphe, composé en général de plusieurs assises cellulaires.

On trouve assez communément, soit, au centre, de petits amas cellulaires pleins, soit, faisant saillie dans la lumière d'une cavité pseudo-glandulaire, des cellules épithé-

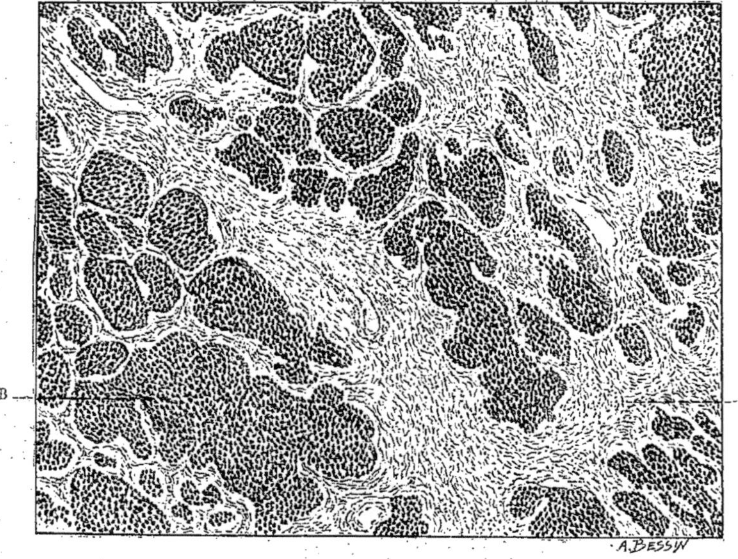

Fig. 648. — Épithéliome de l'ovaire, secondaire à un épithéliome du col de l'utérus, par propagation directe. (Grossissement de 100 diamètres.) Coupe de l'ovaire reproduit figure 647. (X.Bender.)

A. Stroma ovarien. B. Ilots épithéliomateux formés par des cellules paviménteuses.

liales beaucoup plus volumineuses que les cellules avoisinantes dont elles se distinguent aisément par leur corps protoplasmique transparent et par leur noyau vésiculeux et clair. Quelques auteurs ont considéré ces éléments comme des **ovules**; les uns ont pensé qu'il y avait, dans le cancer de l'ovaire, néoformation pathologique d'ovules primordiaux; d'autres ont admis l'existence d'une variété spéciale de cancer ovarien, dérivant de l'épithélium folliculaire, et à laquelle ils ont donné le nom de **folliculome malin**[1]. Ce sont de simples hypothèses; les formations que l'on a considérées comme des ovules ne sont autre chose que l'aboutissant de métamorphoses cellulaires régressives. Il n'est pas impossible que certains cancers naissent de l'épithélium de la membrane granuleuse du follicule, mais il n'en existe pas encore de preuve histologique indiscutable. Le point de départ habituel de ces néoplasmes est l'épithélium superficiel de l'ovaire.

L'**épithéliome diffus** se caractérise par une infiltration épithéliale très abondante et désordonnée au milieu d'un stroma conjonctif lâche et pauvre en éléments cellulaires. Les cellules épithéliales sont très fréquemment le siège d'une transformation muqueuse; le corps protoplasmique se gonfle et devient transparent; le noyau, aplati et incurvé, se trouve refoulé vers l'un des pôles de la cellule.

Symptômes. — Les symptômes du carcinome de l'ovaire n'ont, au début, rien de bien caractéristique. On a insisté cependant sur la fréquence et la précocité des douleurs survenant souvent sous forme de crises paroxystiques avec irradiations vers la racine des cuisses. Bientôt le développement d'une ascite, dont le liquide est souvent sanguinolent, le dépérissement général, ainsi que l'accroissement parfois extraordinairement rapide de la tumeur, viennent affirmer son caractère malin. On observe fréquemment l'œdème des membres inférieurs, parfois des phlébites. La mort survient par cachexie; elle est souvent hâtée par des métastases ganglionnaires ou viscérales.

Diagnostic. — Le diagnostic n'est guère hésitant qu'au début, alors qu'il n'existe pas encore d'ascite et que la tumeur n'a pas eu de retentissement sur l'état général; on peut croire alors à un **fibrome** de l'ovaire, ou à un **sarcome**, ou même à un **fibrome sous-péritonéal** pédiculé implanté sur une des cornes de l'utérus. La marche se charge de lever bientôt les doutes.

[1] Voir : Gottschalk. Ein neuer Typus einer kleincystischen bösartigen Eierstocksgeschwulst (*Arch. f. Gyn.*, 1901, t. LXIX, p. 679). — Schroeder. Ueber das Vorkommen von Follikelanlagen in Neubildungen (*Arch. f. Gyn.*, 1901, t. LXIV). — Gottschalk. Ueber das Folliculome malignum ovarii (*Berl. klin. Woch.*, 1902, p. 607). — Delépine et Augier. Folliculome malin de l'ovaire (*Journal des sciences méd. de Lille*, 26 sept. 1903). — Lippmann. Ueber « Eibildung » in Carcinomen des Ovariums (*Zeitschr f. Geb. und Gyn.*, 1904, t. LII, p. 248). — Voir aussi : Glockner. Beiträge zur Kenntniss der soliden Ovarialtumoren (*Arch. f. Gyn.*, 1905, t. LXV, p. 49). — Gebhard. (*Path. Anat. der weibl. Sexualorgane*, p. 346). — A. Martin. (*Loc. cit*).

Traitement. — L'opération doit toujours être tentée dans tous les cas où l'extirpation entière paraît possible, malgré le peu d'espoir d'une guérison définitive. Dans ce cas on devra toujours enlever systématiquement l'utérus et les annexes du côté opposé, même dans les cas où l'on n'aura pas la certitude de pouvoir faire une opération radicale.

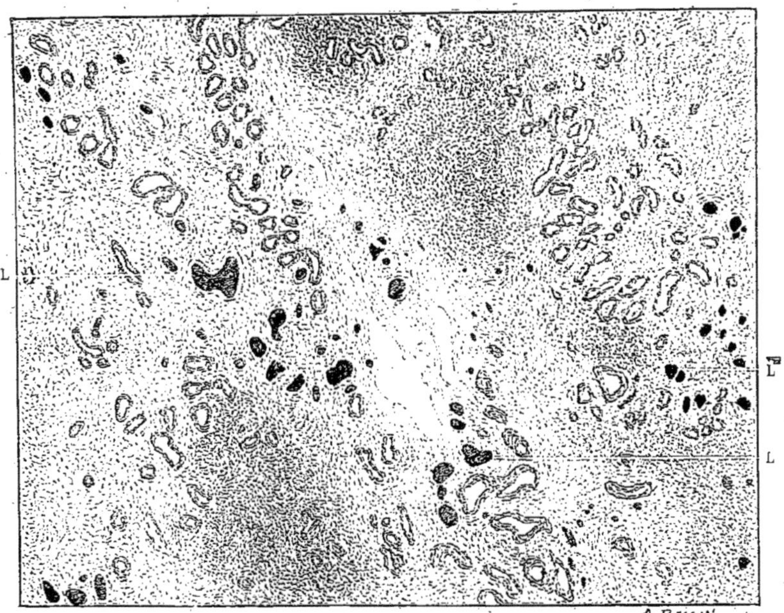

Fig. 649. — Épithéliome ou carcinome de l'ovaire secondaire à un épithéliome du col de l'utérus, par infection lymphatique. (X Bender [1].)

L. L., Lymphatiques de la zone médullaire envahis par les cellules épithéliales.

Cette laparotomie exploratrice n'a pas le fâcheux pronostic que lui attribue Olshausen. Dans les cas où je l'ai pratiquée, en la faisant suivre d'un drainage temporaire, plusieurs malades semblent en avoir retiré le bénéfice réel de voir l'ascite diminuer pour quelques mois dans des proportions considérables [2].

2° **Épithéliome ou carcinome secondaire de l'ovaire.** — La connaissance de l'épithéliome ou carcinome secondaire de l'ovaire [3]

---

[1] Les fig. 646, 648, 649 et 650 sont extraites du mémoire de F. Jayle et E. Papin. *Revue de Gyn. et de Chir. abd.*, 1904, p. 959.

[2] Voir sur la question du traitement la discussion à la *Soc. d'obst. et de gyn. de Berlin*, le 27 nov. 1885. — Voir aussi : G. Egnot, *Thèse* Paris, 1898, Estor et Puech. Résultats du traitement chirurgical du cancer des ovaires (*Revue de Gyn. et de Chir. abd.*, 1900, n° 9, p. 949) et la discussion au XI° Congrès de la Soc. allemande de gynécologie, Kiel, 1905 (*Centr. f. Gyn.*, 1905, n°° 26 et 27).

[3] Kraus. — Ueber das Zustandekommen von Krebsmetastasen im Ovarium bei primärem

est de date assez récente. Les carcinomes qui se généralisent le plus souvent à l'ovaire sont les carcinomes de l'utérus[1], carcinomes du corps ou du col. La propagation se fait soit par voie directe, soit indirectement, par l'intermédiaire des vaisseaux lymphatiques. On a publié égale-

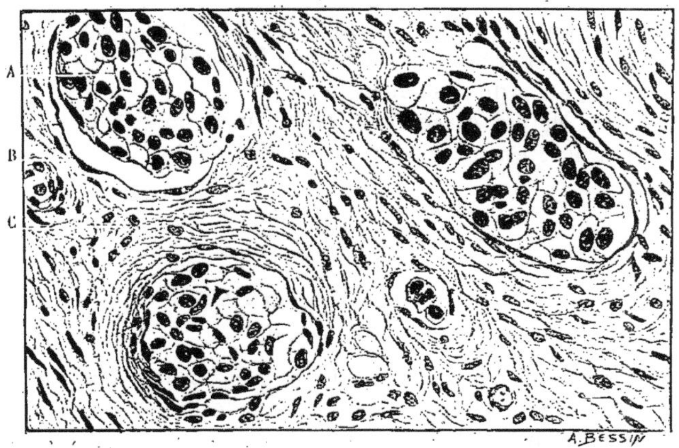

Fig. 650. — Épithéliome de l'ovaire secondaire à un épithéliome du col de l'utérus. (X. Bender.)
Point de la fig. 649 vu à un fort grossissement, montrant les lymphatiques bourrés de cellules épithéliales.
A. Cellules épithéliales. B. Endothélium du lymphatique. C. Stroma ovarien.

ment des observations de carcinomes métastatiques des ovaires secondaires à des carcinomes de l'estomac[2], de l'intestin[3] et même à des carcinomes du sein[4].

Krebs eines anderen Bauchorganes (*Monatschr. f. Geb. u. Gyn.*, 1901, t. XIV, p. 1). — Rö-mer. Ueber scheinbar primäre, in Wirklichkeit metastatische Krebserkrankungen der inneren Genitalien bei Tumorbildung in Abdominalorganen (*Archiv f. Gyn.*, 1902, t. LXVI, p. 144). — Kehrer. Ueber metastatische Ovarialcarcinom (*Münch. med. Woch*, 1903, p. 1855). — Glockner. Ueber secundäres Ovarialcarcinom (*Arch. f. Gyn.*, 1903, t. LXXII, p. 410). — Omori. Klinische und anatomische Beiträge zur Lehre vom metastatischen Eierstockskrebs. *Thèse de Würzburg*, 1904. — Papaioannou. Zur Lehre der endoth. und metastatischen Ovarialtumoren (*Monatschr. f. Geb. und Gyn.*, 1904, t. XX, p. 802).

[1] Funk. Ueber das gleichzeitige Vorkommen von Krebs der Gebärmutter und des Eierstocks. *Thèse de Tübingen*, 1901. — Peterson. Carcinoma of the uterus with secondary deposits in both tubes and right ovary (*Amer. Journ. of Obst.*, 1903, avril, p. 500). — F. Jayle et E. Papin. De la dégénérescence néoplasique des ovaires dans le cancer de l'utérus (*Revue de Gyn. et de Chir. abd.*, 1904, p. 959), etc.

[2] Lamparter. Ueber Kombination maligner Ovorialtumoren mit Magencarcinom. *Thèse de Tübingen*, 1901. — Souligoux. Tumeurs épithéliales des ovaires consécutives à un cancer de l'estomac (*Bull. et Mém. de la Soc. anat. de Paris*, 1901, p. 287. — Schlagenhaufer. Ueber das metastatische Ovarialcarcinom nach Krebs des Magens, Darmes und anderer Bauchorgane. (*Monatsschr. f. Geb. und Gyn.*, 1902, t. XV, p. 485).

[3] Le Dentu. Epithélioma secondaire de l'ovaire droit chez une femme ayant subi une entérectomie, il y a trois ans, pour un épithélioma de l'intestin grêle (*Bull. et Mém. de la Soc. de Chir. de Paris*, 1901, p. 351, 27 mars). — Kayser. Ueber einen in path. anat. und klin. Hinsicht bemerkenswerten Fall eines Dickdarmcarcinoms mit Ovarialmetastasen, etc. (*Archiv f. Gyn.*, 1903, t. LXVIII, p. 576).

[4] Xadig. Ueber Carcinommetastasen in beiden Ovarien. *Thèse de Zurich*, 1900. Ces tumeurs

Ces généralisations ovariennes de carcinomes utérins ou extra-génitaux constituent habituellement des trouvailles d'autopsie et de simples curiosités anatomiques. Mais il est des cas où le carcinome ovarien, par son volume, par les troubles qu'il détermine, attire l'attention d'une façon exclusive et masque le néoplasme initial, resté complètement latent. Il y a là quelque chose de tout à fait comparable à ce qui se passe pour ces énormes carcinomes du foie qui viennent compliquer un carcinome latent de l'estomac.

La structure de ces carcinomes secondaires de l'ovaire, naturellement polymorphe, est en rapport avec celle de la tumeur qui leur a donné naissance.

III. — TÉRATOMES

Les **tératomes** ou **embryomes solides** sont plus rares, à beaucoup près, que les embryomes kystiques ou kystes dermoïdes. Ces tumeurs, décrites tout d'abord par Virchow[1] et Marchand[2], ont été bien étudiées, ensuite, par Keller[3], Kramer[4], Emanuel[5], Wernitz[6]; Martin[7] en a observé personnellement 5 cas.

Macroscopiquement, les tératomes de l'ovaire se présentent sous la forme de tumeurs arrondies ou ovoïdes, à surface lisse et unie, ou bien, au contraire, rugueuse et parsemée de bosselures. Ces tumeurs peuvent acquérir en peu de mois des dimensions considérables, et il n'est pas rare de les voir atteindre et même dépasser le volume d'une tête d'adulte; elles contractent fréquemment des adhérences avec les organes voisins.

A la coupe, la surface de section apparaît divisée, par des travées conjonctives épaisses, en une série de territoires de coloration et de consistance très variables, où l'on reconnaît déjà, à l'œil nu, des îlots osseux et cartilagineux. On trouve presque toujours, irrégulièrement disséminées au milieu des parties solides, des cavités kystiques. Les

furent trouvées à l'autopsie d'une malade qui avait été opérée quelque temps auparavant d'un cancer du sein gauche. — WIGHAM. Cancer of the breast with secondary growths in ovaries (*Brit. med. Journ.*, 1903, 19 déc., p. 1593).

[1] VIRCHOW-LITTEN. (*Virchow's Archiv*, 1879, t. LXXV, p. 329).

[2] MARCHAND. (*Breslauer ärztl. Zeitschr.*, 1881, cité par MARTIN. *Loc. cit*).

[3] KELLER. (*Zeitschr. f. Geb. und Gyn.*, t. XVI).

[4] KRAMER. (*Zeitsch. f. Geb. u. Gyn.*, t. XVIII, p. 124).

[5] EMANUEL. Ueber Teratoma Ovarii (*Zeitschr. f. Geb. u. Gyn.*, t. XXV, p. 187).

[6] WERNITZ. (*Zeitschr. f. Geb. und Gyn.*, t XXXI. p. 417).

[7] A. MARTIN. (*Die Krankheiten der Eierstöcke.*, p. 607). — Voir aussi : WULKOW. *Thèse de Marburg*, 1901. — ROTHE (*Monatsschr. f. Geb. und Gyn.*, 1903, t. XVII, p. 550). — STEINERT (*Virchow's Archiv*, 1903, t. CLXXIV, p. 232). — GOTH (in *Centr. f. Gyn.*, 1904, p. 1323.)

unes, petites et étroitement tassées les unes contre les autres, gorgées d'une substance visqueuse, demi-solide, ressemblent absolument à un rayon de miel; d'autres, plus volumineuses, contiennent de la matière sébacée mélangée à des poils; d'autres enfin, irrégulières et anfractueuses, remplies d'un liquide louche et grumeleux, ne sont autre chose que des foyers de désintégration, comme on en rencontre communément dans toutes les variétés de tumeurs solides de l'ovaire.

Lorsque le tératome n'a pas encore acquis des dimensions trop considérables, on reconnaît presque toujours l'ovaire, aplati et étalé en un point superficiel de la tumeur; ceci démontre que le néoplasme a pris naissance aux dépens d'un point très limité de la glande ovarienne.

Au microscope, on retrouve, comme dans les kystes dermoïdes, les éléments tissulaires les plus divers, dérivés de l'ectoderme, du mésoderme et de l'entoderme. Mais la prolifération est ici particulièrement désordonnée, et la prédominance des éléments ectodermiques n'est pas aussi accusée que dans les embryomes kystiques. Il n'est pas rare de trouver, en des régions plus ou moins étendues, l'aspect caractéristique du *sarcome* ou de l'*épithélioma*.

L'histogénèse des embryomes solides se confond avec celle des kystes dermoïdes de l'ovaire et je n'y reviendrai pas ici.

On a beaucoup discuté au sujet du **pronostic** des tératomes de l'ovaire. Certains auteurs, Pfannenstiel[1] en particulier, se basant sur ce fait que la généralisation est loin d'être exceptionnelle dans les tératomes solides, admettent sans discussion que ces tumeurs sont toujours des tumeurs malignes. Martin[2] s'élève avec raison contre cette opinion excessive. Pour lui, les embryomes solides sont des tumeurs bénignes, mais qui, de même que les embryomes kystiques, sont exposées à subir divers modes de dégénérescence maligne. Les éléments conjonctifs qu'ils renferment peuvent donner naissance à du sarcome, les éléments épithéliaux à de l'épithélioma pavimenteux ou cylindrique. Ce qui est particulier aux tératomes solides, c'est que les différents tissus dégénèrent souvent simultanément. Il en résulte alors des **tumeurs mixtes**, tout à fait analogues à celles que l'on observe dans le testicule, et dont la malignité est très grande.

---

[1] PFANNENSTIEL. (*Verhandlungen der Deutschen Gesellsch. für Gyn.*, Leipzig, 1897, in *Centr. f. Gyn.*, 1897, p. 799) et die Teratome (in J. VEIT. *Handb. der Gynäkologie*, t. III, p. 569).
[2] A. MARTIN. (*Loc. cit.*)

TUMEURS SOLIDES DE L'OVAIRE ET GROSSESSE

Les tumeurs solides de l'ovaire peuvent, comme les kystes, se compliquer de grossesse[1]. Les observations, toutefois, en sont assez peu nombreuses, en raison de la rareté relative des tumeurs solides ovariennes, par rapport aux kystes. On a rencontré, au cours de la puerpéralité, les néoplasmes les plus divers, des fibromes[2], des sarcomes[3], des épithéliomas[4]. L'histoire clinique et le traitement des tumeurs solides de l'ovaire, au cours de la grossesse, se confondent avec ceux des tumeurs kystiques. (V. p. 1008).

[1] COUDERT. Les grossesses compliquées de tumeurs solides de l'ovaire. *Thèse de Paris*, 1904.

[2] COUDERT. (*Loc. cit.*) GRIFFITH. (*Obst. transact.* 1892, XXXIII, p. 140). — COUVELAIRE (*Soc. d'Obst., de Gyn. et de Péd. de Paris*, 14 oct., 1901).

[3] WERNICH (*Berl. Beitr. zur Geb. und Gyn.*, 1872). — DUBOIS. *Thèse de Paris*, 1898. — PINARD (*C. R. de la Clinique Baudelocque*, 1891, obs. 928). — WAGNER (*Chicago Gyn. Soc.*, 21 nov. 1902, in *Am. Journ. of Obst.*, 1903, vol. 47, p. 227).

[4] LANGE (*Deutsche Klinik*, 1860, p. 289).

CHAPITRE XXI

TUMEURS DES TROMPES, DES LIGAMENTS LARGES ET DES LIGAMENTS RONDS

TUMEURS DES TROMPES

Le premier travail où les tumeurs des trompes aient fait l'objet d'une étude d'ensemble, date de 1888; il est dû à Orthmann[1]. La question était reprise peu de temps après par A. Doran[2], par Sänger et Barth[3] puis par Quénu et Longuet[4]. Il ressort de ces travaux et des observations isolées publiées au cours de ces dernières années que les trompes peuvent être le siège des formes néoplasiques les plus variées.

Tumeurs conjonctives.

Fibromes ou fibro-myomes[5]. — Les fibromes peuvent se développer sur toute l'étendue de la trompe depuis le voisinage de la corne utérine (Schwartz) jusque sur le pavillon (Le Dentu). Suivant le siège qu'elles occupent, ces tumeurs peuvent être divisées en sous-muqueuses, interstitielles, et sous-séreuses. Dans les cas de Pilliet[6] et de Lwoff[7], le fibrome formait une sorte d'anneau enserrant concentriquement tout le pourtour de la trompe.

Les tumeurs sont pour ainsi dire toujours unilatérales; il ne s'agissait de fibromes bilatéraux que dans le seul cas de Lwoff[8].

[1] Orthmann (*Zeitsch. f. Geb. u. Gyn.*, 1888, t. XV, p. 212).

[2] A. Doran (*Transact. of the Pathol. Soc. London*, 1888, vol. XXXIX, p. 208).

[3] Sänger et Barth. Die Neubildüngen der Eileiter (in A. Martin. *Die Krankh. der Eileiter*. Leipzig, 1895, p. 240).

[4] Quénu et Longuet. Des tumeurs des trompes (*Revue de Chirurgie*, 1901, vol. XXIV, p. 408 et 742).

[5] Le Dentu (*Bull. de l'Acad. de médecine*, 1890). — Schwartz (*Bull. et Mém. de la Soc. obst. de Paris*, 1890). — Spaeth (*Zeitsch. f. Geb. und Gyn.*, t. XXI, p. 363). — Poret. *Thèse de Paris*, 1898. — Rudolph (*Arch. f. Gyn.*, 1898, t. LVI, p. 83). — Muskat (*Arch. f. Gyn.*, 1900, t. LXI, p. 121). — Carrière et Legrand (*Revue de Gyn. et de Chir. abd.*, 1902, p. 435). — Quénu et Longuet (*Loc. cit*). — Stolz (*Monats. f. Geb. und Gyn.*, 1903, t. XVII). — Formiggini. *Il nuovo raccoglitore medico*, 1904, p. 407.

[6] Pilliet (*Bull. et Mém. de la Soc. Anat. de Paris*, 1894, p. 554).

[7] Lwoff (*Wratch*, 1903, n° 35).

[8] Lwoff (*Loc. cit*).

On a noté la coïncidence avec des fibromes utérins[1].

Le volume peut varier de celui d'une cerise à celui d'une tête de fœtus à terme; la consistance est généralement dure et ferme, parfois plus molle lorsque la tumeur s'infiltre de sérosité[2]; la coloration est blanchâtre ou grisâtre, parfois translucide comme du cartilage (Le Dentu).

Au point de vue histologique, ces tumeurs peuvent être des **fibromes purs**, comme dans le cas de Rudolph[3], mais ce sont habituellement des

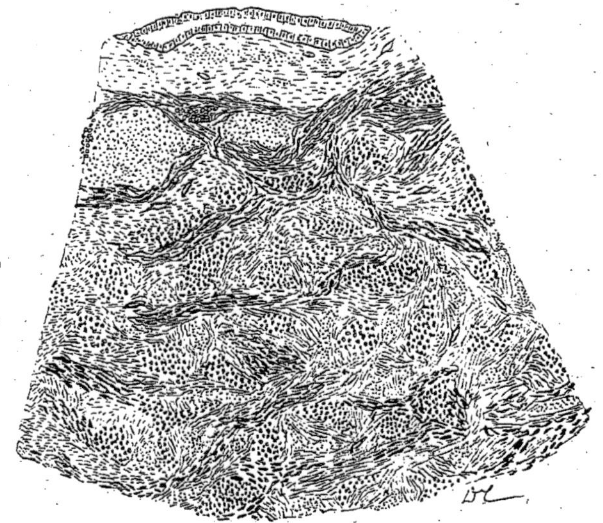

Fig. 651. — Fibro-myome de la trompe (G. Carrière et O. Legrand).

fibro-myomes identiques comme structure aux fibro-myomes de l'utérus. E. Schrœder[4] a observé un **adéno-myome** de la trompe coïncidant avec des nodosités adéno-myomateuses des cornes utérines.

· **Étiologie.** — Les fibromes de la trompe se développent d'ordinaire chez des femmes âgées de 20 à 40 ans; Barette[5] en a rencontré un chez une femme de 58 ans.

Symptômes. — La tumeur peut ne se traduire par aucun symptôme.

---

[1] Spaeth (*Loc. cit*). — Quénu et Longuet (*Loc. cit*).

[2] Le ramollissement de la tumeur peut aller jusqu'à l'excavation des parties centrales comme dans les cas de Bland Sutton (*Med. Press and Circular*, 1892). Thomas (*Amer. Journ. of Obst.*, 1882, suppl.). — Quénu (*Loc. cit.*).

[3] Rudolph (*Arch. f. Gyn.*, 1898, t. LVI, p. 85).

[4] E. Schrœder (*Ost und Westpreussische Gesell. f. Gyn.*, 11 mars 1905; in *Monats. f. Geb. und Gyn.*, 1905, t. XXI, p. 690).

[5] Barette (cité par Poret. *Thèse de Paris*, 1898). Dans ce cas la tumeur était calcifiée et paraissait très ancienne.

Dans d'autres cas on observe des douleurs, plus ou moins violentes, parfois des métrorragies (Schwartz, Spaeth). Le diagnostic est des plus difficiles et les fibromes de la trompe seront pris habituellement pour une tumeur solide de l'ovaire ou un fibrome pédiculé de l'utérus.

Traitement — On devra pratiquer la laparotomie et l'extirpation de la tumeur. Si le fibrome est implanté à la surface de la trompe, on pourra se borner à sectionner le pédicule de la tumeur; mais, d'ordinaire, la trompe devra être sacrifiée.

Sarcomes. — Les sarcomes de la trompe sont très rares. Il n'existe qu'un petit nombre d'observations de sarcome de la muqueuse[1] et un seul cas de sarcome interstitiel, celui de Janvrin[2]. Orthmann[3] a publié une observation de sarcome des deux trompes, secondaire à un sarcome de l'ovaire.

Dans tous les cas de sarcome primitif de la trompe, la tumeur était unilatérale, siégeant indifféremment à droite ou à gauche. Son volume variait de celui d'une noix à celui d'une orange. Histologiquement, il s'agissait tantôt de **sarcome globo-cellulaire**[4], tantôt de **sarcome fuso-cellulaire**[5], tantôt enfin de **sarcome mélanique**[6].

Ces tumeurs ont une marche rapide et le pronostic en est extrêmement grave; les malades succombent à des généralisations péritonéales ou viscérales. Dans un cas de Dixon Jones la malade succomba à une hémorragie intra-péritonéale.

Enchondrome, angiome, lymphangiome. — Parmi les autres tumeurs du groupe vasculo-conjonctif qui peuvent se développer dans la trompe, il faut signaler l'enchondrome dont Thiébault[7] aurait observé un cas. Dienst[8] a publié une observation d'angiome capillaire et Hoehne[9] une observation de lymphangiome de la trompe.

Tumeurs épithéliales

Papillomes. — Les papillomes représentent la forme habituellement

---

[1] Gottschalk. Primäres Tubensarkom (*Centr. f. Gyn.*, 1886, p. 727). — Ch. Dixon Jones. Three cases of myeloma (sarcoma) of the Fallopian tube (*Amer. Journ. of Obst.*, 1893, p. 324). — E. Sänger. Ueber ein primäres Sarkom der Tuben (*Centr. f. Gyn.*, 1883, p. 601). — Sänger et Barth. *Loc. cit.* — Jacobs. *Bull. de la Soc. belge de gyn. et d'obst.*, 1897, n° 3, p. 56. — Quénu et Longuet. *Loc. cit.*

[2] Janvrin. Myxo-sarcoma of the Fallopian tube (*New-York med. Journ.*, 1889, p. 609).

[3] Orthmann. Sekundäres Fibrosarkom beider Tuben (*Gesell. f. Geb. und Gyn. zu Berlin*, 9 déc. 1904).

[4] Dixon Jones. *Loc. cit.*, obs. I.

[5] Gottschalk. *Loc. cit.* — Dixon Jones. *Loc. cit.*; obs. II.

[6] Dixon Jones. *Loc. cit.*, obs. III.

[7] Thiébault. *Annales de l'Institut Ste-Anne*, 1895.

[8] Dienst. *Gyn. Gesell. zu Breslau*, 17 janv. 1905; in *Monats. f. Geb. und Gyn.*, 1905, t. XXI, p. 406.

[9] Hoehne. *IX° Congress der D. Gesell. f. Gyn. Giessen*, 1901.

bénigne des néoplasmes épithéliaux de la trompe. Ces tumeurs ont
été décrites, en 1880, par A. Doran[1] qui les rapprochait des condylomes
de la vulve et du vagin et pensait que c'étaient non des néoplasmes véritables, mais de simples hyperplasies dues à une inflammation chronique
de la muqueuse tubaire. Cette question est encore pleine d'obscurité.
On décrit en somme actuellement, sous le nom de papillomes de la
trompe, des tumeurs variant du volume d'une mandarine à celui d'un
petit melon (Doléris) et constituées par une membrane d'enveloppe remplie de masses végétantes, de villosités épithéliales
formées d'une charpente conjonctive tapissée par une couche
d'épithélium. Ces papillomes ressemblent absolument, par leur
configuration extérieure, à certains épithéliomas végétants
de la trompe; ils n'en différeraient que par la disposition de l'épithélium qui, dans le

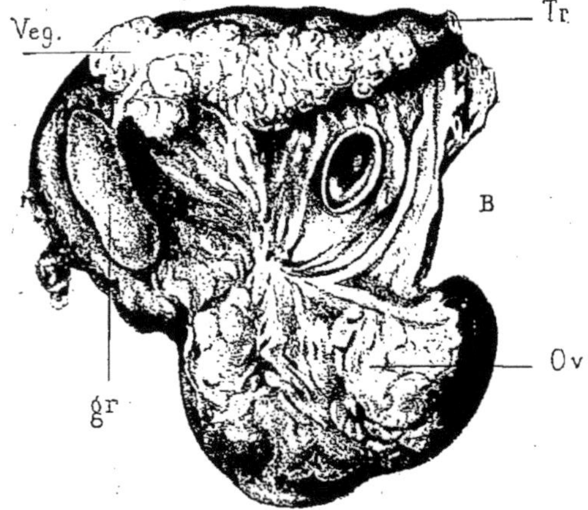

Fig. 652. — Cancer végétant de la trompe secondaire à un cancer
du col de l'utérus. (F. Jayle et E. Papin.)

Tr, Trompe couverte de végétations cancéreuses. *Veg Gr*, Masse
graisseuse. *Ov*, Ovaire. *B*, Bulle de sérosité.

papillome, ne prolifère pas d'une façon atypique et n'envahit pas le
stroma sous-jacent. Mais la clinique nous montre que des papillomes
de la trompe, macroscopiquement et microscopiquement identiques,
peuvent évoluer, les uns comme des tumeurs bénignes, les autres
comme des cancers. Il est très probable qu'il y a là quelque chose
d'analogue aux papillomes de l'ovaire qui, sous une forme anatomique
en apparence identique, peuvent, pour des causes inconnues, rester
longtemps bénins ou se développer avec une rapidité extrême en se
généralisant au péritoine. En tout cas, ces tumeurs devront être toujours considérées comme suspectes et, cliniquement, elles méritent
d'être rattachées aux cancers des trompes.

Bland Sutton[2] qui admet comme une forme anatomique spéciale et
bénigne le papillome de la trompe, attribue dans ces productions

[1] A. DORAN. *Trans. of the pathol. Soc. of London*, 1880, vol. XXXI, p. 174; et *Trans. of the obst. Soc. London*, 1886, vol. XXXVIII, p. 252. — Voir aussi : SCHÖNNEIMER. *Centr. f. Gyn.*, 1893, p. 858. — MONPROFIT et PILLIET. *Bull. de la Soc. anat. de Paris*, 1893, juillet, p. 505. — MACREZ. Des tumeurs papillaires de la trompe de Fallope. *Thèse de Paris*, 1899.
[2] BLAND SUTTON. *Surgical diseases of the ovaries and Fallopian tubes*, p. 281.

une grande importance à la gonorrhée. On aurait peine, d'après cela, à expliquer son excessive rareté ; il ne faut pas confondre, en effet, les papillomes de la trompe et l'hypertrophie foliacée des plis de la muqueuse tubaire, fréquente dans les salpingites.

Épithéliomes ou **carcinomes**. — Les épithéliomes ou carcinomes sont le plus souvent des **cancers secondaires** à un cancer de l'ovaire[1] ou de l'utérus[2] fig. 652.

Il est très remarquable de voir, parfois, un cancer avancé de l'ovaire et une trompe absolument saine. Ce fait est peut-être dû à la direction du cours de la lymphe (Olshausen). Sur 73 observations d'utérus cancéreux, Kinisch a noté 18 fois le cancer de la trompe ; Dittrich a trouvé une proportion de 10 pour 100 environ.

Orthmann a recherché la fréquence des néoplasmes d'origine utérine par rapport à la fréquence des néoplasmes tubaires d'origine ovarienne. Sur 15 cas il s'agissait 9 fois d'un cancer utérin, dont 5 cancers du corps, 2 cancers du col et 2 cancers intéressant à la fois le corps et le col.

Dans l'un et l'autre cas, qu'il s'agisse de l'ovaire ou de l'utérus, l'infection néoplasique peut se propager à la trompe, soit directement et par contiguïté, soit par voie lymphatique.

La connaissance de l'**épithélioma primitif** de la trompe n'est pas de date très ancienne. Schrœder[3] en niait l'existence. Ce n'est que depuis les travaux d'Orthmann[4], et la monographie de Sänger et Barth[5] que cette affection a pris place dans les traités classiques. En 1901, Quénu et Longuet[6] pouvaient déjà en réunir 36 observations ; d'autres s'y sont ajoutées depuis[7].

[1] Edebohls. *New York med. Journ.*, 1891, p. 105. — Gebhard. *Zeitsch. f. Geb. u. Gyn.*, t. XXII, p. 426. — Orthmann. *Zeitsch. f. Geb. und Gyn.*, t. XV, p. 212. — M. Beaussenat et X. Bender. *Bull. et Mém. de la Soc. anat.*, 1902, p. 396. — Legueu. *Traité de gyn.*, 2e éd., p. 1047.

[2] Orthmann. *Loc. cit.*

[3] Schroeder. *Maladies des organes génitaux de la femme*, 1890, p. 879.

[4] Orthmann. Ueber Carcinoma tubae (*Zeitsch. f. Geb. und Gyn.*, 1888, t. XV, p. 212).

[5] Sänger et Barth. *Loc. cit.*

[6] Quénu et Longuet. *Loc. cit.*, p. 415.

[7] Voir : Landau et Rheinstein. *Arch. f. Gyn.*, 1895, t. XXXIX, p. 273. — Routier. *Ann. de Gyn.*, 1895, vol. I, p. 39. — Hofbauer. Ueber primäres Tubencarcinom (*Arch. f. Gyn.*, t. LXV, p. 346. — Duret. Épithélioma primitif de la trompe utérine (*Revue de Gyn. et de Chir. abd.*, 1899, p. 213). — Daniel. Essai sur les tumeurs malignes primitives de la trompe utérine. *Thèse de Paris*, 1899. — Schäfer. Ein Beitrag zur Kasuistik des primären Tubencarcinomes (*Inaug. Dissert. Leipzig*, 1901.) — Boldt. *Acad. de méd. de New-York*, 28 mars 1901. — Hurdon. *Johns Hopkins Hosp. Rep.*, oct. 1901. — Boursier et Venot. Sur un cas de cancer primitif de la trompe utérine (*Revue de Gyn. et de Chir. abd.*, 1902, p. 221). — Stoez. Zur Kenntniss des primären Tubencarcinomes (*Arch. f. Gyn.*, 1902, t. LXXVI, p. 365). — Zangenmeister. *Beitr. zur Klin. Chir.*, t. XXXIV, 1902. — Andrews. *Transact. obst. Soc. London*, 1903, février, p. 54. — Lwoff. *Vratch*, 1903, n° 55. — Morinaga. Ueber maligne Erkrankung der Tube und Metastasenbildung im Uterus (*Inaug. Dissert.*, Würzburg, 1903). — Peham. *Zeitschr. f. Heilkunde*, 1903, n° 12. — Roche. *Journ. de méd. de Bordeaux*, mars 1903. — Anufrief. — Zur Kasuistik des primären Tubencarcinoms (*Monats. f. Geb.*

Il semble, d'après les cas publiés, que le carcinome primitif de la trompe se manifeste presque exclusivement à l'époque de la ménopause; l'âge des malades a varié, sauf de rares exceptions, entre quarante-cinq et soixante ans.

Doran[1] et Fearne[2] admettent que le cancer est toujours le résultat d'une dégénérescence maligne d'un papillome bénin préexistant. Sänger et Barth[3] se rangent jusqu'à un certain point à cette opinion puisqu'ils admettent, à leur tour, que le carcinome primitif de la trompe se dé-

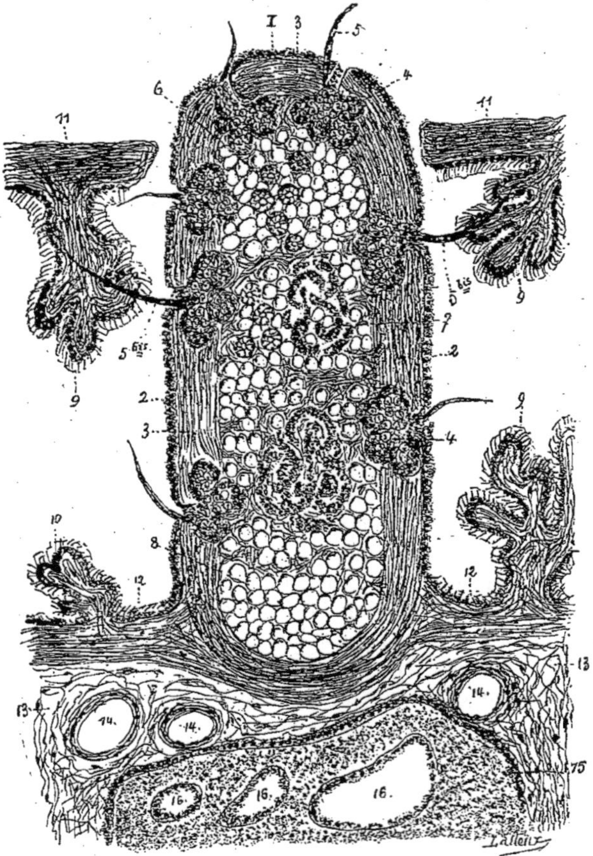

Fig. 655. — Tumeur dermoïde intra-tubaire.

Coupe longitudinale de la trompe et de la tumeur pour montrer leurs rapports réciproques (Schéma.)

1. Partie de la tumeur ayant traversé le plancher supérieur de la trompe. 2. Épithélium. 3. Couche conjonctive. 4. Glandes sébacées. 5. Poil. 5 *bis*. Poils ayant traversé le tissu des villosités. 6. Glandes en grappe. 8. Tissu adipeux. 9. Villosités tubaires. 10. Villosité atrophiée. 11. Paroi supérieure de la trompe. 12. Plancher de la trompe. 15. Tissu conjonctif entre la trompe et l'ovaire. 14. Vaisseaux. 15. Ovaire. 16. Kystes.

und Gyn., 1904, t. XX, p. 755). — A. Doran. A table of over fifthy complete cases of primary cancer of the Fallopian tube (*The Journ. of Obst. and Gyn. of the Brit. Empire*, 1904, octobre, p. 285).

[1] Doran. *Loc. cit.*

[2] Fearne. *Ueber primäres Tubencarcinom.* Leofold. (*Geburtshülfe und Gynäkologie*, 1895, t. II, p. 557).

[3] Sänger et Barth. *Loc. cit.*

veloppe toujours comme conséquence éloignée d'une salpingite purulente ancienne dont le pus a été depuis longtemps résorbé.

La tumeur est généralement **unilatérale**, mais elle peut être **bilatérale**[1]. La forme la plus commune est celle d'une dilatation plus ou
moins cylin-
drique avec un
renflement à
son extrémité
externe; le **vo-
lume** peut va-
rier de celui
d'une amande
(Quénu) à celui
d'une tête d'a-
dulte (Orth-
mann). Les
adhérences
peuvent être si
étendues et si
étroites que
l'extirpation
totale est ren-
due impossible
(Doran).

Lorsqu'on
incise la tu
meur, il s'é-
coule une cer-
taine quantité
de liquide sé-
reux, roussâtre
ou franche-
ment hémorra-
gique et l'on

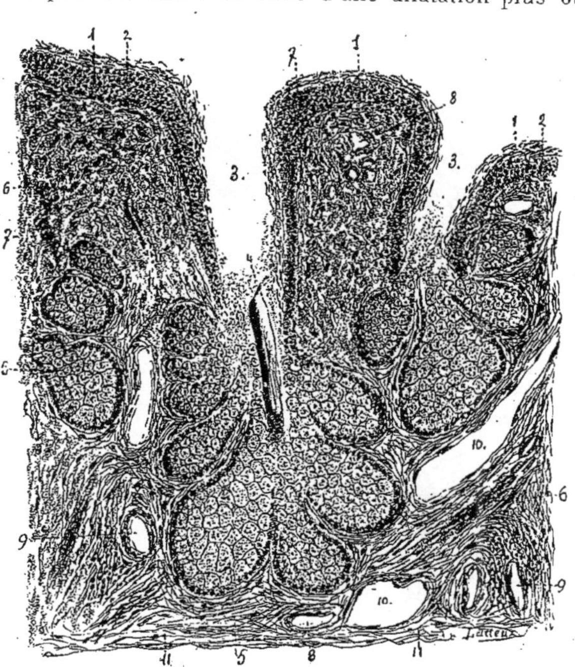

Fig. 654. — Tumeur dermoïde intra-tubaire.

Coupe perpendiculaire à la surface pour montrer la couche épithéliale et les
glandes sébacées, avec leurs poils.

1. Couche cornée. 2. Couche d'épithélium pavimenteux stratifié. 3. Embouchure d'une glande sébacée. 4. Poil. 5. Glande sébacée. 6. Faisceaux de fibres
lisses. 7. Tissu conjonctif dense de la périphérie de la tumeur. 8. Orifices
de capillaires. 9. Capillaires avec ceinture de cellules embryonnaires. 10. Orifices de lymphatiques. 11. Tissu conjonctif lâche de la partie profonde.

trouve une masse végétante, friable, papillaire, formée de villosités
arborescentes implantées sur la paroi tubaire, généralement très amincie et infiltrée, par places, de noyaux néoplasiques indurés.

L'**examen histologique** permet de distinguer deux variétés : une forme
papillaire pure et une forme à structure alvéolaire prédominante qui
offre la plus grande analogie avec l'épithélioma glandulaire de l'utérus.

[1] KALTENBACH. Zeitsch. f. Geb. und Gyn., 1889, t. XVI, p. 212. — WESTERMARK. Centr. f.
Gyn., 1893, p. 272. — ZWEIFEL. Vorlesungen ueber klin. gynäkol, 1892, p. 139. — DURET.
Revue de gyn. et de chir. abd., 1899, p. 213, etc.

Cette affection donne lieu à des **symptômes** peu caractéristiques. Il existe des douleurs dans la région correspondant à la trompe malade avec irradiations vers la cuisse. Ces douleurs surviennent, en général, par crises intermittentes et leur cessation coïncide d'habitude avec un abondant écoulement leucorrhéique parfois fétide. La menstruation est troublée, l'ascite est fréquente.

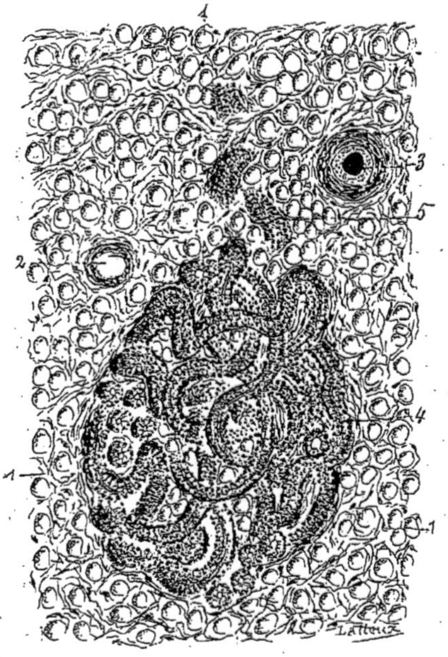

Ces symptômes n'ont rien de caractéristique et en l'absence de la cachexie et de l'adénopathie qui n'apparaissent souvent qu'à la période terminale, le **diagnostic** sera très difficile et le cancer des trompes sera le plus généralement confondu avec une annexite. On devra toutefois accorder une grande importance à l'écoulement sanieux intermittent contrastant avec l'intégrité de l'utérus, que parfois révèle le curettage.

Le **traitement** n'aura quelques chances d'être efficace qu'à la condition que l'opération soit précoce et aussi large que possible. L'ablation de la trompe malade devra toujours être complétée par l'extirpation de la trompe opposée et de l'utérus. Dans les divers cas publiés, les résultats immédiats ont été bons mais la récidive est survenue, en règle générale, au cours de la première année. Quénu a obtenu une survie de deux ans et demi, et ces résultats seront peut-être améliorés encore lorsque les opérations larges seront systématiquement pratiquées.

Fig. 655. — Tumeur dermoïde intra-tubaire.

1. Tissu cellulo-adipeux de la partie centrale de la tumeur. **2.** Vaisseau. **3.** Poil coupé verticalement, avec sa gaine. **4.** Glandes sudoripare. **5.** Conduit excréteur.

Chorio-épithéliome. — Ahlfeld et Marchand[1] ont décrit un cas de chorio-épithéliome de la trompe, développé au cours d'une grossesse extra-utérine.

[1] Ahlfeld. Ein Fall von Sarcoma uteri deciduocellulore bei Tubenschwangerschaft (*Monats. f. Geb. und Gyn.*, 1895, t. I, p. 209. — Marchand. Ueber die sogen. « decidualen » Geschwülste im Anschluss an normale Geburt, Abort, Blasenmole und Extrauterinschwangerschaft (*Monats. f. Geb. und Gyn.*, t. I, p. 419).

Tumeurs mixtes

Il existe un certain nombre d'observations de tumeurs des trompes dans lesquelles la prolifération néoplasique avait porté à la fois sur les éléments épithéliaux et conjonctifs et qui, anatomiquement, étaient des **carcino-sarcomes**, des tumeurs mixtes[1]. Ces néoplasmes des trompes présentent, comme les tumeurs similaires développées dans d'autres organes, la plus grande malignité.

Tumeur dermoïde. Echinocoques

J'ai observé un cas intéressant de tumeur dermoïde de la trompe (fig. 653, 654 et 655). Doléris[2] a publié un cas de salpingite double à échinocoques : les deux trompes, mesurant, la droite cinquante-sept centimètres, la gauche cinquante-trois, pesaient ensemble environ deux kilogrammes.

Ce sont là des faits exceptionnels, dont le diagnostic est impossible et qu'on confond ordinairement avec des *kystes de l'ovaire*, des *oophorosalpingites* ou des *fibromes utérins*.

TUMEURS DU LIGAMENT LARGE

Kystes. — Les kystes du ligament large, nés aux dépens du parovaire, ont été étudiés en même temps que ceux de l'ovaire avec lesquels ils se confondent cliniquement (voir p. 949).

Fibromes et Fibromyomes. — J'ai signalé, en étudiant les fibromes de l'utérus, la fréquence relative du développement intraligamentaire de ces tumeurs. Il est probable qu'un certain nombre des observations publiées avec l'étiquette de fibrome du ligament large, ne sont autre chose que des fibromes nés aux dépens de l'utérus, mais qui ne lui étaient reliés que par un pédicule mince et lamelleux. Il est établi toutefois que des fibromyomes peuvent se développer initialement dans le ligament large, aux dépens des nappes de tissu conjonctif et musculaire comprises entre les deux feuillets de ces replis. L'existence de fibres musculaires lisses dans les ligaments utérins avait été

---

[1] Sänger. *Loc. cit.* — Sänger. *Loc. cit.* — Von Kahlden. *Beitr. zur anat. und allg. Path.*, 1891, t. XIX. — Von Franqué. *Zeitschr. f. Geb. und Gyn.*, 1902, t. XLVII, p. 201.
[2] Doléris. Kystes hydatiques du bassin chez la femme ; salpingite double à échinocoques. (*La Gynécologie*, 1896, p. 97.)

signalée par Rouget[1], dès 1858. La question a été reprise ensuite par Sänger[2], Bilfinger[3], Freund[4], par Stroheker[5] et Martin[6].

Les fibromes du ligament large présentent les formes et les dimensions les plus variables. Ils peuvent être globuleux ou ovalaires ou bien, au contraire, lobulés et bosselés. Ils sont généralement de volume moyen, mais peuvent atteindre, dans certains cas, un développement énorme ; la tumeur pesait 20 kilos dans un cas de Doran[7], 22 kilos dans un cas de Lauwers[8].

Ces fibromes prennent naissance soit au niveau de la partie moyenne du ligament large, soit dans sa partie inférieure, vers son insertion pelvienne. Ces derniers auront une tendance particulière à refouler l'utérus du côté opposé et à l'élever dans le bassin.

Dans quelques cas exceptionnels, la tumeur se développe à la surface du ligament large et ne lui est reliée que par un mince pédicule. Ces myomes pédiculés[9] sont particulièrement intéressants à connaître au point de vue clinique par leur situation, par leur mobilité ; ils en imposeront presque toujours pour une tumeur solide de l'ovaire.

On peut rattacher aux fibromes du ligament large certains **corps fibreux** qui prennent naissance soit aux dépens des **ligaments utéro-sacrés**, soit aux dépens du **tissu cellulaire du plancher pelvien**. Il n'est d'ailleurs pas toujours facile de préciser le point de départ exact de ces tumeurs. Elles se développent profondément, en arrière de l'utérus, dans le cul-de-sac de Douglas, ou même le long des parois osseuses du pelvis, en décollant le rectum et l'S iliaque sur une étendue plus ou moins considérable. Martin[10] en figure dans son livre un exemple remarquable. J'ai eu personnellement l'occasion d'observer une tumeur de ce genre, qui présentait le volume du poing et dont le centre était ramolli. Histologiquement il s'agit, comme pour les tumeurs du ligament large

[1] Rouget. *Journ. de Physiol.*, 1858, t. I, p. 494.

[2] Sänger. Ueber primären dermoiden Geschwülste der Ligamenta lata (*Arch. f. Gyn.*, 1880, t. XVI, p. 258 et 1883, t. 21, p. 179).

[3] Bilfinger. Ein Beitrag zur Kenntniss der primären dermoiden Geschwülsten in den breiten Mutterbändern. *Inaug. Dissert.*, Würzburg, 1887.

[4] Freund. Das Bindegewebe im weiblichen Becken, etc. (*Gyn. Klin.*, Strasbourg, 1885, p. 203).

[5] Stroheker. Les fibromes du ligament large (*Annal. de gyn.*, 1903, t. LIX, p. 50 et *Thèse de Paris*, 1902).

[6] A. Martin. *Die Krankheiten des Beckenbindegewebes*. Berlin (S. Karger), 1906.

[7] A. Doran. — Fibroid of the broad ligament weighing 44 et demi pounds (*Trans. of the obst. Soc. of London*, 1899, vol. XL, p. 173).

[8] Lauwer (*Bull. de l'Acad. de méd. de Belgique*, 1891, p. 84 ; 1893, p. 879).

[9] A. Martin (*Die Krankheiten des Beckenbindegewebes*, p. 282) a rassemblé en tout 12 observations de *fibromes pédiculés* du ligament large. Ce sont les cas de : Mikulicz (1879), Sänger (1880), Bilfinger (1887), Gross (1893), Riekel, Lawson Tait, Duncan et Daly (1892), Binaud (1895), von Guérard (1895), Cullingworth (1896), Da Costa (1898) et un cas personnel (1905).

[10] A. Martin. *Loc. cit.*, p. 308, fig. 21 et 22.

proprement dit, tantôt de *fibromyomes*, tantôt de *fibrosarcomes*, tantôt enfin de *sarcomes* véritables.

Au point de vue de leur structure macroscopique et microscopique, les fibromes du ligament large offrent la même disposition que les fibromes utérins. Ce sont habituellement des tumeurs de coloration blanchâtre ou grisâtre, de consistance dure et élastique, constituées par un mélange, en proportions variables, de tissu musculaire et de tissu conjonctif[1].

Ces tumeurs peuvent subir diverses métamorphoses régressives. L'infiltration œdémateuse est fréquente; elle détermine un ramollissement de la tumeur qui peut devenir pseudo-fluctuante. On a signalé également la **dégénérescence myxomateuse**[2]. A un degré plus avancé, le ramollissement peut aboutir à une véritable **transformation kystique**. Tédenat[3] a observé une énorme tumeur fibro-kystique contenant huit litres de liquide, accompagnée d'une dizaine de tumeurs purement fibreuses, le tout développé dans le ligament large droit. L'utérus était petit et normal.

Le développement excessif des vaisseaux peut amener, par rupture, la formation de foyers hémorragiques et même de véritables **kystes hématiques**[4].

La **calcification**[5] et l'**ossification**[6] de ces fibromes ont été signalées.

Comme **symptômes**, les fibromes du ligament large affectent la même physionomie que les fibromes utérins intraligamentaires, avec lesquels ils seront le plus habituellement confondus. Ils n'occasionnent pas d'hémorragies et ne se traduisent guère que par des phénomènes de compression du côté de la vessie, du rectum ou des nerfs du bassin, phénomènes dont l'intensité varie suivant le volume de la tumeur. Lorsque le fibrome est petit, on trouve généralement au toucher un sillon très net le séparant de l'utérus; mais, lorsqu'il a acquis de grandes dimensions, il vient au contact immédiat de l'utérus qu'il refoule et semble alors faire corps avec lui.

Le **traitement** consiste dans l'ablation après la laparotomie; on suivra la même technique que pour les kystes de l'ovaire intra-ligamentaires (voir p. 991). Ces tumeurs causeront parfois de grandes difficultés opératoires, en raison de leur vascularisation abondante et de

---

[1] Voir pour la structure histologique des fibromes du ligament large : Klewitz. Zur Kasuistik der primären Fibromyomen der breiten Mutterbänder. *Thèse de Strasbourg*, 1896.

[2] Langner. Myxofibrom des lig. lat. sinistr. (*Zeit. f. Geb. u. Gyn.*, 1887, t. XIV).

[3] Tédenat. *Communication écrite.*

[4] Scketelig (*Arch. f. Gyn.*, 1870, t. I, p. 425) a vu dans le ligament large un *cysto-myome télangiectasique*. — Pilliet et Thiéry (*Bull. Soc. anat. Paris*, 1894, p. 682) ont observé un *fibro-kyste hémorragique*.

[5] Wathen (*Revue gén. de méd., de chir. et d'obst.*, 1895, n° 6). — Kleinwächter (*Zeit. f. Geb. und Gyn.*, t. VIII, p. 181).

[6] Lala (*Bull. de la Soc. anat. de Paris*, 1855, p. 46). — Foerster (*New York Journ. of Gyn. and Obst.*, 1891, vol. IV, p. 306).

l'hémorragie qui peut en résulter, en raison surtout des décollements étendus qu'elles provoquent souvent et qui rendent facile une blessure de la vessie ou du rectum. On devra toujours rechercher soigneusement l'uretère, qui peut être refoulé par la tumeur loin de son trajet habituel.

Lipomes. — Les lipomes ont été très rarement observés dans le ligament large. J'en ai vu un exemple qui avait été pris pour un kyste de l'ovaire, à cause de sa fausse fluctuation. La tumeur était énorme et remplissait l'abdomen. La malade mourut subitement d'embolie, trois jours après une ponction exploratrice. Terrillon[1] a opéré un cas où la tumeur, énorme, prenait naissance dans le mésentère. Dans un cas de Pernice[2], la tumeur pesait 15 kilogrammes. Martin[3] a enlevé un lipome isolé nettement intraligamentaire, du volume d'un œuf de pigeon.

Sarcomes. — Quelques auteurs ont avancé que les sarcomes du ligament large sont, pour ainsi dire toujours, des fibromes dégénérés, des fibro-sarcomes[4]. Je considère, avec Martin[5], cette opinion comme excessive. Il existe certainement des fibrosarcomes, et ce sont sans doute ces tumeurs, de malignité atténuée, qui ont donné après l'opération des guérisons durables. Mais il me semble injustifié de considérer comme des fibrosarcomes ces tumeurs à développement particulièrement rapide, qui acquièrent en peu de temps des dimensions considérables et qui, à l'examen histologique, apparaissent constituées uniquement par des éléments sarcomateux, sans qu'on puisse y retrouver trace de tissu fibreux. Ce sont là vraiment des sarcomes primitifs des ligaments larges qui dérivent, selon toute vraisemblance, des éléments des parois vasculaires[6]. Ces néoplasmes sont loin d'être exceptionnels, et Martin en rapporte un assez grand nombre d'observations. Histologiquement on a trouvé, dans le ligament large, les diverses variétés connues de sarcomes, des **sarcomes fuso-cellulaires**[7], **globo-cellulaires**[8], **télangiectasiques**[9], des **chondro-sarcomes**[10], des **sarcomes à cellules géantes**[11].

[1] Terrillon (*Bull. de l'Acad. de méd.* 6 oct. 1885 et *Leçons de clin. chir.*, 1888, p. 460). La malade a succombé à la suppuration.

[2] Pernice (cité par Mittelschulte. *Thèse de Greifswald*, 1884).

[3] Martin (*Loc. cit.*, p, 514).

[4] Labadie-Lagrave et Legueu. *Traité médico-chirurgical de gynécologie*, 2e édit., p. 1065. Stroheker. *Thèse de Paris*, 1902. — J.-L. Faure (*Chir. des annexes de l'utérus*, 1902, p. 396).

[5] A. Martin (*Loc. cit.*, p. 504).

[6] Von Rosthorn in J. Veit. *Handbuch der Gyn.*, t. III, 2e partie, p. 165. — Müller (*Inaug. Dissert.*, Würzburg, 1901). — Pulvermacher (*Inaug. Dissscrt.*, Leipzig, 1904).

[7] Limnell (*Monats. f. Geb. und Gyn.*, 1900). — Engstroem (*Mitteil. aus der gyn. Klinik*, t. IV, n° II).

[8] Lea (*The Lancet*, 1901, p. 798). — Gebhardt (*Path. anat der weibl. Sexualorg.*, p. 485).

[9] Küstner (*Grundzüge der Gynäkologie*, 1893, p. 299). — Janvrin (*Transact. Amer. Gyn. Soc.*, Philap., 1901, p. 89).

[10] Kaul (*Inaug. Dissert.*, München, 1896).

[11] Schwarz (*Monats. f. Geb. u. Gyn.*, t. 10).

De même que les fibromes, les sarcomes du ligament large peuvent subir la **transformation kystique**[1].

Les **symptômes** des sarcomes du ligament large ont les mêmes caractères que ceux des fibromes, mais le développement est beaucoup plus rapide et les troubles de compression sont plus précoces et plus graves. Ces tumeurs se développent le plus souvent vers la cavité abdominale, mais elles peuvent avoir une évolution pelvienne, s'insinuant entre les organes du bassin et déterminant des décollements étendus; c'est ainsi qu'on a vu des sarcomes venir faire hernie à l'orifice vulvaire[2].

L'état général est assez bien conservé, au moins au début; mais, peu à peu, la cachexie apparaît et s'accentue rapidement. Les métastases sont assez fréquentes.

Le **traitement** chirurgical ne donne des guérisons durables que lorsqu'on intervient de très bonne heure, alors que la tumeur est encore bien limitée; on fera la laparotomie et on fera une extirpation aussi complète que possible.

Epithéliomes. — Les cancers épithéliaux des ligaments larges ne sont le plus souvent que le résultat de l'extension de tumeurs voisines siégeant soit dans l'ovaire, soit dans l'utérus. On peut également observer des épithéliomas résultant de la prolifération des éléments épithéliaux inclus dans un adénomyome du ligament large[3].

Echinocoques. — D'après Freund[4] les échinocoques cheminent dans tous les interstices cellulaires qui communiquent avec l'espace pelvi-rectal supérieur, où ils paraissent s'être d'abord introduits, et peuvent ainsi arriver dans le ligament large, passer dans la fosse iliaque, et, de là, sortir du bassin au-dessous ou au-dessus de l'arcade crurale. Autour d'eux, ils provoquent une inflammation chronique avec induration du tissu conjonctif.

Les **symptômes** locaux peuvent être nuls, en dehors des phénomènes de compression, et la santé générale n'est pas altérée. Les tumeurs sont

[1] Chénieux (*Arch. de tocol.*, 1880, juillet, p. 459). — A. Donald (cité par Martin).

[2] Martin (*Loc. cit.*, fig. 23).

[3] Martin (*Loc. cit.*, p. 520). — Pick (*Virchow's Archiv*, 1899, t. CLXVI), etc.

[4] W. A. Freund. Die Echinococcenkrankheit im weiblichen Becken (*Gyn. Klin.*, 1885, p. 299). — Voyez aussi Charcot (*Mém. de la Soc. de Biol.*, 1852, t. IV, p. 101). — C. Davaine. *Traité des entozoaires*, 2ᵉ édit., Paris, 1877. — F. Villard (*Ann. de Gyn.*, 1878, t. IX, p. 101). — Doléris. *Loc. cit* — Dermigny. Des kystes hydatiques du cul-de-sac de Douglas chez la femme. *Thèse de Paris*, 1894. — Benoit. Des kystes hydatiques de la cavité pelvienne chez la femme (*Thèse de Paris*, 1897). — Von Rosthorn. Echinokokken des Beckenbindegewebes (in J. Veit. (*Handb. der Gyn.*, t. III, 1ʳᵉ partie, p. 184). — A. Mayer (*Inaug. Dissert.*, Giessen, 1900). — Frauta. Les kystes hydatiques du bassin et de l'abdomen au point de vue de la dystocie (*Ann. de Gyn.*, 1902, t. VIII, p. 401). — Savariaud. Kystes hydatiques du ligament large et du grand épiploon (*Revue de Gyn. et de Chir. abd.*, 1905, p. 985). — Amann. Echinokokken im Beckenbindegewebe (in A. Martin. *Die Krankheiten des Beckenbindegewebes*, 1906, p. 350).

arrondies, élastiques, siègent de préférence au voisinage du rectum, dans la portion postérieure du pelvis, sont peu mobiles, non douloureuses. On peut reconnaître par la palpation bi-manuelle qu'elles ne sont pas solidaires de l'utérus où des ovaires. Une ponction exploratrice pourrait fixer le diagnostic, mais elle doit être pratiquée avec les plus grandes précautions pour éviter l'infection.

Le **diagnostic** ne pourra guère être fait que par exclusion, on pensera surtout à cette affection s'il s'agit de malades originaires de régions où les échinocoques sont très fréquemment observés (Islande, Mecklembourg, etc.).

Le **traitement** varie selon le siège de la tumeur. Si celle-ci est considérable et fait saillie dans l'abdomen, la **laparotomie** permettra soit d'énucléer complètement le sac, soit d'en faire la suture à la plaie abdominale, de le tamponner et de le drainer. Pour les petites tumeurs pelviennes, on a dans certains cas pratiqué la **colpotomie**.

Varicocèle tubo-ovarien. Phlébolithes

Signalées par Richet[1] et son élève Devalz[2], les dilatations variqueuses des veines du ligament large n'ont pas été trouvées moins de dix fois sur 500 autopsies de Winckel[3]. Budin[4] les a étudiées chez les femmes enceintes. Winckel y a observé des thrombus, Klob et Bandl des phlébolithes.

La **fréquence** du varicocèle pelvien est grande ; on le rencontre très souvent au cours des opérations pratiquées pour des fibromes de l'utérus, des tumeurs de l'ovaire, des inflammations salpingiennes et des ovarites (voir p. 799). Les rapports du varicocèle pelvien avec l'ovarite ont été bien établis par Paul Petit[5]; dans le cas de varicocèle pelvien, l'ovaire est d'abord atteint de congestion passive, s'hypertrophie et devient œdémateux; dans une deuxième phase, il s'atrophie et subit la transformation scléro-kystique.

Dans un cas de Herbet[6] on trouva au voisinage de l'ovaire de volumineux paquets veineux et deux troncs avaient la dimension de l'artère humérale. Autour de l'utérus existaient également des plexus veineux très développés, qui aboutissaient, en haut, à une poche veineuse du volume d'une noix.

---

[1] Richet. *Traité d'anat. médico-chir.*, 1854, p. 755.
[2] Devalz. *Thèse de Paris*, 1858.
[3] Winckel. *Lehrb. der Frauenkr.*, 2ᵉ éd., 1890.
[4] Budin. *Thèse d'agrégation*, 1875. — Rousseau. *Thèse de Paris*, 1892.
[5] Paul Petit. *Compte rendu de la Soc. Obst. et Gyn. de Paris*, mai 1891 et *Nouv. Arch. d'Obst. et de Gyn.*, 25 octobre 1891.
[6] Herbet. *Bull. et Mém. de la Soc. anat..*, 1896, p. 913.

Le **diagnostic** n'est pas à porter dans les cas où le varicocèle est symptomatique d'une grosse tumeur utéro-annexielle qui domine toute la symptomatologie. En revanche, il est intéressant et utile à faire lorsque le varicocèle accompagne une ovarite. Dewalz a signalé, dans la région des annexes, l'existence d'une tumeur molle, pâteuse, dont les caractères se rapprocheraient du varicocèle de l'homme: ce signe physique est bien exceptionnel et il ne faut pas s'attendre à le rencontrer en pratique. Dudley[1] a décrit l'existence d'une douleur vive, lancinante, s'irradiant vers les reins, disparaissant quand la malade se couche, se manifestant à nouveau quand elle se lève. Mon élève Roussan[2] a insisté, comme moyen de diagnostic par déduction, sur l'existence d'hémorroïdes, de varices des grandes lèvres, du membre inférieur, de ménorragies, tous signes physiques ou fonctionnels qui doivent faire penser à l'existence d'un varicocèle pelvien.

Le **traitement** du varicocèle sera, comme celui des ovarites, médical : toute thérapeutique ayant pour effet de diminuer la circulation pelvienne est recommandable (injections vaginales chaudes, irrigations rectales chaudes, eaux thermales ; repos au moment des règles, ceinture ou corset antiptosique, etc.). Dans des cas exceptionnels on pourra être amené à pratiquer la castration et l'opération reconnaît alors sa principale indication plutôt dans les lésions ovariennes concomitantes que dans la dilatation variqueuse elle-même.

TUMEURS DES LIGAMENTS RONDS

Kystes ou hydrocèles. — On peut observer une accumulation de sérosité enkystée dans l'intérieur du canal inguinal ou à son orifice externe. Il était naturel d'attribuer cette lésion à la persistance du conduit péritonéal de Nück, qui entoure le ligament rond pendant la vie intra-utérine. Cette origine, admise par beaucoup d'auteurs[3], a été niée par le professeur Duplay[4]. Cependant Schröder[5] affirme que, dans un cas observé par lui, on pouvait refouler le liquide dans l'abdomen, ce qui semble bien démontrer une communication du kyste avec le péritoine et sa provenance analogue à celle de l'hydrocèle congénitale chez l'homme. Il est une autre origine qu'on peut invoquer : parfois le kyste

---

[1] Dudley. *New York Med. Journ.*, 11 et 18 avril 1888.
[2] J. Roussan. Observations pouvant servir à l'étude du varicocèle pelvien. *Thèse de Paris*, 1892.
[3] Zuckerkandl. (cité par C. Hennig. *Arch. f. Gyn.*, 1885, t. XXV, p. 103), sur 19 petites filles de 1 à 12 ans, a, paraît-il, trouvé 4 fois le canal de Nück; 3 fois, il était bilatéral.
[4] S. Duplay. *Des collections séreuses et hydatiques de l'aine.* Paris, 1865, et *Traité de path. externe*, 1887, t. VII, p.721.
[5] Schroeder. *Loc. cit.*, p. 455.

pourrait siéger dans l'intérieur du ligament rond. On sait, en effet, que le *gubernaculum* de Hunter, qui devient plus tard chez la femme le ligament rond, est, d'après E.-H. Weber[1], primitivement creux; il pourrait y avoir persistance d'un état fœtal, favorisant la production d'un travail pathologique[2].

Je reviendrai sur les **symptômes**, le **diagnostic** et le **traitement**, à propos des **inflammations et kystes de la glande de Bartholin.**

Fibromes. — Les fibromes du ligament rond ont été considérés pendant longtemps comme des raretés. C'est ainsi qu'en 1896, Delbet et Heresco[3] n'avaient pu en rassembler en tout que 16 cas. Cependant, depuis quelques années, les observations se sont multipliées, à mesure que l'affection était mieux connue, et il semble bien que ces tumeurs s'observent beaucoup plus communément qu'on ne le croyait jusqu'ici.

On les rencontre surtout chez des multipares et, de préférence, entre 30. et 50 ans. Nikolaysen[4] et Brohl[5] en ont observé chez de petites filles, et Martin[6] chez une jeune fille de 19 ans.

Ces tumeurs peuvent siéger, avec une fréquence inégale d'ailleurs, sur les trois portions du ligament rond : portion abdominale, portion intra-inguinale et portion extra-inguinale. Les fibromes de la **portion extra-inguinale** sont de beaucoup les plus fréquents[7].

Ces tumeurs sont généralement unilatérales et siègent d'ordinaire à droite. On a publié cependant quelques observations de fibromes bilatéraux[8]. Indépendante des téguments, souvent pédiculée, parfois sessile, la masse est lisse ou légèrement lobulée, de consistance généralement

[1] E.-H. WEBER, cité par BANDL et par SCHROEDER, *loc. cit.*

[2] Consulter, sur la genèse de ces kystes, STAFFEL. Ueber Cysten des Canalis Nuckii (*Cent. f. Gyn.*, 1887, p. 272). — SMITAL. Ueberein en Fall von Hydrocele feminina (*Wiener klin. Woch.*, 1889, p, 800, 823, 845). — MICHEL. Ein Fall von Hydrocele muliebris mit Hernia libera tubae et ovarii (*Wien. med. Zeitung.*, 1890, p. 193). — SCHÄFER. Ein Fall von einer Cyste im Ligamentum rotundum (*Inaug. Dissert.*, Greifswald, 1895). — SCHLAYER. Ueber Hydrocele muliebris (*Inaug. Dissert.*, Berlin, 1898). — NOLL. Ueber hydrocele feminae (*Centr. f. Gyn.*, 1898, n° 29). MÜLLERHEIM. Ueber Cysten in ligamentum rotundum uteri (*Zeitschr. f. Geb. und Gyn.*, 1898, t. XXXVIII, p. 513). — COURANT. Beitrag zur Lehre von den Geschwülsten des runden Mutterbandes (*Festschrift für Fritsch*, 1902). — VASSMER. Zur Pathologie des Ligamentum rotudum uteri und des processus vaginalis peritonei (*Arch. f. Gyn.*, 1902, t. LXVII, p. 1) — MACNAUGHTON JONES (*Brit. Gyn. Journ.*, mai 1903). — A. MARTIN (*Loc. cit.*).

[3] DELBET et HERESCO (*Rev. de Chirurgie*, 1896, p. 607).

[4] NIKOLAYSEN cité par SÄNGER (*Archiv f. Gyn.*, 1883, t. XXI, p. 299 et 1884, t. XXIV, p. 1).

[5] BROHL. *Monats. Geb. und Gyn.*, février 1902.

[6] MERKEL. *Monats. f. Geb und Gyn.*, 1901, t. XIV. — GUINARD. Tumeurs extrapéritonéales du ligament rond (*Rev. de Chir.*, 1898, p. 663). — HOFMOKL (*Allgemeine Wien. med Zeit.*, 1882, n° 44). — MORESTIN. *Soc. anat.*, 1904.

[7] AMANN (*Gyn. Gesell. München.* 1901). — EMANUEL (*Zeitsch. f. Geb. und Gyn.*, 1902, t. XLVIII, p. 568), etc. — NEBESKY. Zur Kasuistik der vom Ligamentum rotundum ausgehenden Neubildungen (*Monats. f. Geb und Gyn.*, 1903, t. XVII, p. 441). — LEWIS. (*Amer. Journ. of Obst.*, août 1903).

[8] KAUFMANN. (*Zeitsch. f. Geb und Gyn.*, t. XLV, p. 94). — CULLEN (*Johns Hopkins Hosp. Bull.*, mai et juin 1896 et 1898). Dans cette observation la deuxième tumeur apparut deux ans après l'extirpation de la première.

fibreuse. Le volume n'est habituellement pas très considérable; cependant Polaillon[1] a observé un fibrome du volume d'une tête d'enfant. Lorsqu'elle est petite, la tumeur est indolente; elle provoque des douleurs par les compressions qu'elle exerce lorsqu'elle atteint de grandes dimensions. La toux et les efforts ne font subir aux fibromes aucune modification. Ce n'est qu'au début, quand ils sont très petits, qu'on peut parfois les réduire en partie dans le trajet inguinal.

Les fibromes de la **portion intra-inguinale** du ligament rond sont tout à fait exceptionnels. Il n'en existe qu'une seule observation, celle de Kelly[2]. Dans le cas de Prang[3] la tumeur intra-abdominale avait poussé un prolongement dans le canal inguinal.

Les fibromes de la **portion intra-abdominale**[4], sont, eux aussi généralement unilatéraux. Il n'existe que deux observations de fibromes bilatéraux, celle de Winckel[5] et celle de Amann[6]. Le volume de la tumeur peut varier de celui d'un pois à celui d'une tête d'adulte. La forme en est habituellement ovalaire, lisse, parfois irrégulière et bosselée. On a observé plusieurs fois la coïncidence avec des fibromes utérins. La tumeur se développe au niveau du bord supérieur du ligament rond, s'élève dans l'abdomen et a tendance à se pédiculiser.

Ces fibromes évoluent comme des tumeurs abdominales et peuvent rester longtemps latents. Ce seront le plus souvent des trouvailles opératoires; ils n'attirent guère l'attention que lorsqu'ils atteignent de grandes dimensions ou bien déterminent des troubles de compression.

Au point de vue histologique, les fibromes du ligament rond sont tantôt des **fibromes purs**[7], tantôt des **fibromyomes**[8], absolument comparables par leur texture aux fibromes de l'utérus. On a observé également des **fibromyxomes**[9], des **fibrosarcomes**[10] et des **adénomyomes**[11].

Les fibromes du ligament rond, comme ceux du ligament large, présentent souvent des foyers de ramollissement plus ou moins étendus, qui peuvent parfois aboutir à la transformation kystique.

[1] Polaillon (*Gaz. méd. de Paris*, 1891, n° 32).

[2] Kelly. *Operative Gynaekologie.*

[3] Prang. *Inaug. Dissert.* (Kœnigsberg, 1900).

[4] Kleinwächter. *Zeitsch. f. Geb. und Gyn.*, 1882, t. VIII, p. 181. — Hasenblag (*Zeitsch. f. Geb. und Gyn.*, t. 23). — Claisse (*Ann. de Gyn.*, 1900, p. 306). — Delbet et Heresco. *Loc. cit.* — A. Martin. *Loc. cit.* — Weber (*Soc. Obst. et gyn. de St-Pétersbourg*, 21 déc. 1900). — H. R. Spencer. *Journ. of obst. and gyn. of the brit. Emp.*, 1904, vol. 3, n° 2, p. 119. — Amann in A. Martin. *Loc. cit.*

[5] Winckel. *Pathol. der weibl. Sexualorgane.* 1881.

[6] Amann; *in* A. Martin. *Loc. cit.*, p. 301.

[7] Sänger (*Arch. f. Gyn.*, 1883, t. XXI, p. 299 et 1884, t. 24, p. 1). — Emanuel. *Loc. cit.*

[8] Winckel. *Loc. cit.* — A. Martin. *Loc. cit.*

[9] S. Duplay. Contribution à l'étude des tumeurs du ligament rond (*Arch. gén. de médecine*, mars 1882, p. 257).

[10] Sänger. *Loc. cit.*

[11] Kaufmann (*Zeitsch. f. Geb. u. Gyn.*, t. XLV, p. 494). — Cullen. *Loc. cit.* — Szili. *Monats. f. Geb. u. Gyn.*, 1902, t. XVI, p. 979. — De Paoli (*Arch. ital. di gin.*, 1903, p. 24).

Au point de vue du diagnostic il convient d'envisager séparément les fibromes développés dans la cavité abdominale et ceux qui évoluent à l'extérieur du canal inguinal.

Les fibromes intra-péritonéaux seront rarement diagnostiqués. On reconnaîtra, en général, une tumeur indépendante de l'utérus, mobile, d'origine annexielle ; mais le diagnostic qui sera fait le plus communément sera celui de tumeur solide ou de kyste dermoïde de l'ovaire.

Pour ce qui concerne les fibromes de la portion extra-inguinale du ligament rond, il faut distinguer, avec Duplay, le cas où il existe un pédicule de celui où il n'y en a pas. S'il y a un pédicule et qu'il s'enfonce au-dessous de l'arcade crurale, on ne peut pas avoir affaire à un néoplasme du ligament rond. S'il passe au-dessus, la tumeur peut appartenir au ligament ou être une hernie graisseuse, une épiplocèle, une hernie de l'ovaire. Le diagnostic différentiel sera établi par les signes suivants : la **hernie graisseuse** diminue souvent par la pression, elle est douloureuse au toucher et pendant la marche ; sa consistance est molle, ses limites diffuses.

L'**épiplocèle** irréductible, qui acquiert parfois une consistance fibreuse très analogue à celle du fibrome, serait impossible à diagnostiquer, sans les commémoratifs et la présence d'une corde épiploïque tendue derrière la paroi abdominale. L'**ovaire hernié** est ovoïde, ayant la forme régulière de l'organe, et présente une sensibilité exquise à la pression ; l'augmentation de volume, au moment des règles, est encore bien plus marquée que celle qu'on peut voir dans certains fibromes ; l'utérus est fortement en latéroversion.

S'il n'y a pas de pédicule à la tumeur et que celle-ci soit développée dans l'aine, on pourra croire à une **masse ganglionnaire**. Mais, dans ce cas, la tumeur est toujours multilobée et n'offre pas de connexions spéciales avec l'orifice inguinal. Si le néoplasme siège dans la grande lèvre, on pourrait penser à un **kyste de la glande de Bartholin** ; on recherchera avec soin son point de départ, tant par l'étude des commémoratifs que par l'examen direct ; si la tumeur, ayant débuté au-dessus de la grande lèvre, y est ensuite descendue et si l'insertion sur l'orifice inguinal externe peut être nettement appréciée, on n'hésitera pas à penser à une tumeur du ligament rond.

La **marche** des fibromes du ligament rond est habituellement lente et le pronostic est absolument bénin. Dans les cas de tumeurs mixtes, fibromyxomes et surtout fibrosarcomes, la marche peut être beaucoup plus rapide et la récidive est possible ; le pronostic, dans ces cas, doit être réservé.

Le **traitement** est l'extirpation. Il est généralement facile d'énucléer les fibromes extra-inguinaux ; les fibromes intra-abdominaux devront être abordés par la laparotomie.

/ # CHAPITRE XXII

TUBERCULOSE GÉNITALE

L'envahissement de l'appareil génital par les bacilles tuberculeux, qui, jusqu'à ces dernières années, était considéré comme assez rare, est au contraire relativement fréquent. Posner[1], sur 100 cas de tuberculose, a trouvé 30 cas de tuberculose génitale. Sans arriver à un chiffre aussi considérable, Stolper[2], à l'autopsie de 34 femmes tuberculeuses, a vu 7 fois, soit dans une proportion de 20,6 pour 100, l'infection bacillaire localisée aux organes génitaux. C'est à cette fréquence de 20 pour 100 que se rallie également Amann[3] dans son rapport au Congrès de Rome. Peut-être ces chiffres sont-ils encore un peu élevés et, sans méconnaître la fréquence de la tuberculose génitale, je pense que von Hanseman[4] se rapproche plus de la réalité en donnant le chiffre de 5,4 pour 100.

Un autre point à considérer est la fréquence de la tuberculose par rapport aux différentes affections de l'appareil génital de la femme. Martin[5] estime que plus de 2 pour 100 des lésions génitales de la femme sont de nature tuberculeuse. En limitant la question au terrain annexiel, la fréquence augmenterait encore : pour Jones[6], 8 à 18 pour 100 des annexites sont tuberculeuses. Il y a là une exagération évidente due sans doute au milieu spécial où ont été recueillies ces observations : c'est ainsi que dans mon service, à l'hôpital Broca, la proportion ne dépasse pas 1 pour 100. Ce sont les trompes qui sont le plus souvent atteintes de lésions tuberculeuses; puis viennent les ovaires et la muqueuse utérine. Certaines régions, le vagin et le col[7], par exemple, y paraissent très réfractaires, sans doute à cause de la résistance de l'épithélium stratifié qui les protège.

Je présenterai un tableau d'ensemble de la tuberculose des organes génitaux, en adoptant l'ordre anatomique.

Aperçu historique. — Les premiers travaux qu'il est nécessaire de signaler ont pour auteurs Louis, Senn, Raynaud, Cruveilhier. Avec

[1] Posner. *Münch. med. Woch.*, 1900, n° 20.

[2] Stolper. *Monatsschr. f. Geb. u. Gyn.*, t. IX, p. 342.

[3] Amann. Rapp. au IV⁰ Congrès périodique de gynécologie et d'obstétrique. Rome, 1902, in *Rev. de Gyn. et de Chir. abd.*, 1902, n° 6, p. 957.

[4] von Hanseman. Cité par Veit dans son Rapp. au Congrès de Rome, 1902.

[5] Martin. Rapport au Congrès de Rome, 1902, in *Rev. de Gyn. et de Chir. abd.*, 1902, n° 6, p. 1023.

[6] Jones. *Edimb. med. Journ.*, 1904, n. s., XVI, p. 103.

[7] Voici les chiffres que donne Berkeley (*Journ. Obs. Gyn. Brit. Emp.*, janv. 1903) relativement à la fréquence de ces diverses localisations : trompes 80,6 pour 100 ; corps utérin 29 pour 100; ovaires 22,5 pour 100 ; col et vagin 6 pour 100.

Aran, Bernutz et surtout Brouardel[1], l'anatomie pathologique, quoique encore réduite à accorder une importance prépondérante à l'aspect macroscopique, prend plus de précision, et la clinique est déjà très avancée. Depuis lors, les découvertes du follicule tuberculeux, puis du bacille de Koch ont donné un critérium certain aux recherches, en même temps qu'une hardiesse chirurgicale croissante permettait d'étudier les lésions sur des pièces fraîches. Les noms de Hegar, Wiedow, Cornil, Terrillon[2], Feis[3], Gebhard[4], Gorowitz[5] se rattachent aux derniers travaux publiés sur l'anatomie pathologique et le traitement. Plus récemment encore, la question de la tuberculose génitale ayant été posée au Congrès de Rome de 1902 a donné lieu aux rapports de Amann, J.-L. Faure, Martin, Veit[6].

Au point de vue de la pathogénie, il convient de citer : Conheim[7] qui, le premier, émit l'idée d'une transmission possible par les rapports sexuels; Verneuil[8], qui a vigoureusement défendu cette opinion; Verchère[9], Fernet[10] et Derville[11], qui ont rapporté des faits très probables de contagion génitale; Emanuel[12], Davidsohn[13], Alterthum[14], Hübner[15], Baumgarten[16] et Rosenstein[17].

[1] Louis. Recherches sur la phtisie, Paris, 1825. — Senn. *Arch. gén. de méd.*, 1831, t. XXVII, p. 282. — Raynaud. *Ibid.*, t. XXVI, p. 186. — Cruveilhier. *Anat. path. gén.*, t. IV, p. 674 et 718. — Aran. Leçons clin. sur les mal. de l'utérus, 1858, p. 710 et suiv. — Bernutz. Clin. méd. des mal. des femmes, Paris, 1861-62, t. II, p. 340. — Brouardel. De la tuberculose des org. génit. de la femme. *Thèse* de Paris, 1865.

[2] Hegar. Die Entstehung, Diagnose und chir. Behandlung der Genitaltuberkulose des Weibes, Stuttgart, 1886. — Wiedow. Die operative Behandlung der Genitaltuberkulose (*Centr. für Gyn.*, 1889, n° 56, p. 561). — Cornil. *Journ. des connaiss. méd.*, juin-juill., 1888. — Terrillon. Salpingo-ovarites tuberculeuses (*Congrès franç. de chir.*, 4e session,1889, p. 113).

[3] Feis. Sammelbericht über neuere Arbeiten auf dem Gebiete der Genitaltuberkulose des Weibes (*Mon. f. Geb. u. Gyn.*, 1897, t. V).

[4] Gebhard. Pathologische Anatomie der weiblichen Sexualorgane (Leipzig, 1899).

[5] Gorowitz (Mlle). Tuberculose génitale. *Thèse* de Paris, 1900.

[6] Amann, J. L. Faure, Martin, Veit. Rapports au IVe Congrès périodique de gynécologie et d'obstétrique de Rome, 1902, in *Revue de Gynécol. et de chir. abdom.*, 1902, n° 6, p. 957, 999, 1023 et 1044.

[7] Conheim. De la tuberculose au point de vue de l'infection, trad. par De Musgrave Clay, Paris, 1882.

[8] Verneuil. Lettre à M. le prof. Fournier (*Gaz. hebd. de méd. et de chir.*, 6 avril 1885, p. 225).

[9] Verchère. Les portes d'entrée de la tuberculose. *Thèse* de Paris, 1885.

[10] Fernet. De l'infection tuberculeuse par la voie génitale (*Bull. Soc. méd. des hôp.*, 1884, p. 420). — Fernet et Derville. Tuberculose des organes génitaux et sa contagiosité. Comm. à la Société clinique (*France méd.*, 1886).

[11] L. H. Derville. De l'infection tuberculeuse par la voie vaginale chez la femme. *Thèse* de Paris, 1887.

[12] Emanuel. Beiträge zur Lehre von der Uterustuberkulose. (*Zeitschrift für Geb. und Gyn.*, t. XXIX, 189).

[13] Davidsohn. Tuberkulose der Vulva und Vagina (*Berl. klin. Woch.*, 1899, n° 25).

[14] Alterthum. Neuere Arbeiten über die Infectionswege bei Urogenitaltuberkulose (*Monats. f. Geb. u. Gyn.*, 1901, t. XIII).

[15] Hübner. Ein Beitrag zur Lehre von der primären Tuberkulose. *Thèse* de Munich, 1903.

[16] Baumgarten. Experimente über die Ausbreitung der weiblichen Genitaltuberkulose im Körper (*Berl. klin. Woch.*, 1904, XLI, p. 1097-1099).

[17] Rosenstein. Anatomische Untersuchungen über den Infectionsweg bei der Genitaltuberkulose des Weibes. *Monats. f. Geb. u. Gyn.*, Berlin, 1904, XX, p. 566 et 996.

Étiologie. Pathogénie. — Y a-t-il une tuberculose génitale primitive? Le fait n'est pas douteux. Geil[1] et Tomlinson[2], précisant des
notions déjà indiquées par Namias[3], de Cristoforis[4] et Rokitansky[5], ont
depuis longtemps cité de nombreux exemples de tuberculose isolée des
annexes. Il est vrai de dire que les observations antérieures à la détermination spécifique du follicule tuberculeux et du bacille caractéristique n'ont pas une importance décisive; mais des constatations plus
récentes ont pleinement confirmé le fait[6].

La tuberculose primitive des organes génitaux est aussi assez fréquente chez l'homme[7]. Un des points les plus curieux de cette espèce
de tuberculose locale dans les deux sexes c'est qu'elle peut rester
longtemps, ou même indéfiniment, latente et méconnue, par suite de
son exacte séquestration due aux fausses membranes et à l'inspissation
du pus. C'est ce qu'on observe, notamment, dans les trompes, et il peut
même être alors impossible de retrouver les bacilles, qui se sont, sans
doute, détruits à la longue, quoique la nature tuberculeuse du foyer

[1] Geil. Ueber die Tuberkulose der weibl. Genitalien. *Dissert. inaug.*, Erlangen, 1851.

[2] Tomlinson. *Obstet. Transact.*, 1864, t. V, p. 174.

[3] Namias. Sulla tuberculosi dell' utero e degli organi ad esso attinenti (*Memor. dell. Instit. Stesso*, Venise, 1858-61, t. VII et IX).

[4] M. de Cristoforis. *Anal. univer. di Med.*, 1858, t. LXV, p. 543.

[5] C. Rokitansky. *Lehrbuch der pathol. Anat.*, 3e édit., 1861, t. III, p. 444. — Lenhert (Primäre Tuberculose der Tuben bei einer 67 jährigen Frau. *Beiträge der Berlin. Gesellsch. f. Geb.*, t. I, p. 52) a cité un cas de tuberculose primitive de l'utérus avec oblitération de l'orifice utérin : celle-ci était peut-être antérieure à la tuberculisation, vu l'âge du sujet. — Derville (*Loc. cit.*) rapporte de nombreuses observations de tuberculose génitale primitive, mais quelques-unes paraissent d'une interprétation hasardée.

[6] Predöhl (*Soc. obstetr. de Hambourg.* 31 janv. 1888 in *Centr. f. Gyn.*, 1888, n° 20, p. 351) a présenté l'observation probante d'une vieille femme de 61 ans, malade de diarrhée depuis un an et demi et souffrant de douleurs dans le côté gauche du bas-ventre, qui mourut subitement de méningite. A l'autopsie, on trouva une double salpingite caséeuse et un grand épaississement de la muqueuse utérine. Quoique la recherche des bacilles ait été négative, on ne peut guère douter qu'il ne s'agît là d'une affection tuberculeuse ancienne : pas de tubercules dans le péritoine, mais des tubercules dans les méninges et dans le foie. L'antériorité des lésions de la trompe paraissait évidente. —Dudefoy (*Bull. de la Soc. anat.*, 15 mars 1889) a montré des lésions avancées des trompes chez une malade, morte de méningite tuberculeuse à marche rapide; il est permis d'admettre avec lui et la nature tuberculeuse des salpingites et leur antériorité. — Friedländer (Ueber lokale Tuberkulose. *Volkmann's klin. Vorträge*, 1873, n° 64, p. 4) rapporte l'observation d'une jeune femme de 30 ans, morte d'hémorragie cérébrale, à l'autopsie de laquelle on trouva comme unique foyer tuberculeux une ulcération du volume d'une pièce de 50 centimes entourant le museau de tanche. — Hammer (Erfahrungen über die Infection bei der Tuberkulose (*Zeitschr. f. Heilkunde*, t. XXI) Nouv. série, t. I) rapporte un cas plus net encore d'infection génitale primitive. Il s'agit d'une femme qui mourut en présentant une tuberculose localisée des trompes et dont le mari était un tuberculeux pulmonaire avéré. Cet homme, dont les organes génitaux étaient sains, avait coutume, pour faciliter l'intromission, d'humecter son pénis avec sa salive fatalement contaminée. — Murphy (Tuberculosis of the female genitalia. *The Amer. Journ. of obst.*, 1903, t. 48, p. 741) cite également un cas personnel où la contagion par le coït semble indiscutable et où la localisation fut tubaire d'emblée. Cet unique foyer fut enlevé par laparotomie et la guérison s'en suivit.

[7] P. Reclus. Du tubercule du testicule et de l'orchite tuberculeuse. *Thèse* de Paris, 1876. — Schachmann. Portes d'entrée et voies de propagation des bacilles de la tuberculose (*Arch. gén. de méd.*, 1885, 7e série, t. XV, p. 584).

soit clairement démontrée, après l'opération, par l'explosion d'une éruption miliaire aiguë, soit dans les poumons, soit dans les méninges. L'histoire des vieux foyers de tuberculose des os ou des articulations fournit au chirurgien de nombreux exemples analogues.

Comment le bacille tuberculeux est-il amené dans les organes génitaux de la femme? Leur communication facile avec l'extérieur semble, a priori, permettre l'infection fréquente, soit par l'atmosphère, soit par l'introduction de corps infectants, soit par le sperme tuberculeux. Cette notion ne pouvait être admise, à la vérité, avant que les travaux de Villemin et de Koch eussent bouleversé les idées reçues sur l'origine de la tuberculose. Même actuellement, cette théorie de l'infection directe n'est pas adoptée sans conteste[1]. Il semble qu'elle ait eu, à la fois, des défenseurs trop enthousiastes, disposés à l'accepter sans démonstration suffisante dans beaucoup d'observations douteuses, et, aussi, des détracteurs systématiques. En somme, cette voie paraît très probable, quoiqu'elle constitue assurément l'exception. C'est ainsi que Veit considère qu'il n'existe dans toute la littérature que 18 cas de tuberculose génitale par infection directe, dont la nature soit assez nette pour défier toute critique.

La fréquence de ces tuberculoses primitives a été recherchée comparativement aux tuberculisations secondaires : Mosler[2] a trouvé 8 cas primitifs sur 46 observations; Frerichs[3] donne la proportion de 15 sur 96, et Schramm[4] seulement de 1 sur 34; pour Williams[5], on l'observerait surtout de 20 à 40 ans[6].

Quant aux agents de l'infection des malades dans la tuberculose primitive, il est facile de s'en rendre compte si elles sont en contact avec des tuberculeux; un linge, une canule, un hystéromètre, un pessaire, le doigt d'un médecin ou d'une sage-femme peuvent porter le germe. La cohabitation avec un homme atteint de tuberculose génitale ou pulmonaire parait être une cause avérée, dans de nombreuses observations[7]. Est-ce, alors par le sperme, par la salive, par le sang d'une

---

[1] AMANN (Loc. cit.) et JAMIN et VIOLET (Quelques cas de tuberculose génitale chez la femme Lyon Médical, 1904, t. CIII, p. 457 et 497) pensent que l'existence de la plupart de ces tuberculoses soi-disant primitives ne reposent que sur des contrôles opératoires et qu'à l'examen nécropsique on n'en trouve presque plus.

[2] MOSLER. Die Tuberculose der weibl. Genital. Dissert. Inaug., Breslau. 1885.

[3] E. TH. FRERICHS. Beitr. zur Lehre von der Tuberkulose, Marbourg, 1882.

[4] SCHRAMM. Zur Kenntniss der Eileitertuberculose (Arch. f. Gyn., 1882, t. XIX, p. 416).

[5] WHITRIDGE WILLIAMS. Tuberculosis of the female generative organs (Johns Hopkins Hospital Reports, 1892, vol. III, n° 1, p. 3).

[6] On l'observe aussi, quoique rarement, dans l'enfance. A cet âge, la tuberculose des organes génitaux est peu fréquente. BRÜNING (Tuberkulose der weiblichen Geschlechtsorgane im Kindesalter. Monats. f. Geb. u. Gyn., 1902, t. XVI, p. 144), qui s'est livré à ce sujet à des recherches très consciencieuses, n'en a rencontré que 44 cas dans la littérature. Sur ce nombre il a trouvé 11 cas de tuberculose primitive, soit 25 pour 100.

[7] Observ. de FERNET, VERNEUIL, etc., citées par SCHACHMANN, loc. cit., p. 584. — Deux cas peuvent, à ce point de vue, être distingués, selon que l'individu infectant présente des tuber-

écorchure qu'a lieu l'inoculation? On ne peut le dire exactement[1].

De nombreuses recherches expérimentales ont été entreprises chez les animaux pour préciser le mécanisme de cette inoculation. Ce sont celles de Cornil et Dobroklonski[2], de Péraire[3], de Guzzoni degli Oncarani[4], de Popoff[5], de Mlle Gorowitz[6], de Murphy[7]. Elles mettent en lumière le rôle du traumastime préalable : lorsqu'avant l'inoculation on ne produit aucune lésion de la muqueuse, les résultats sont négatifs : s'il y a effraction, ils sont positifs.

L'état puerpéral joue un rôle incontestable dans l'infection primitive ; ce fait est signalé par tous les auteurs. La voie génitale est alors, en effet, largement ouverte à l'entrée de tous les germes morbides et les manœuvres obstétricales elles-mêmes peuvent contribuer à les y introduire. Il faut, du reste, remarquer qu'une infection d'une nature quelconque, septicémie ou blennorragie[8], favorise l'infection bacillaire. On sait combien la puerpéralité prédispose aux premières ; celles-ci peuvent, pour ainsi dire, frayer le chemin à la seconde. Ces faits sont bien connus en pathologie générale sous le nom d'**infection mixte.** combinée (*Mischinfection* des Allemands) ou d'**association microbienne.**

Un autre facteur prédisposant à l'infection tuberculeuse est l'hypoplasie du tractus génital sur laquelle Voigt[9] a attiré l'attention. Hegar

cules des organes génitaux ou seulement des tubercules d'autres organes. Dans le premier cas, il y a lieu d'admettre que le sperme peut être mélangé de bacilles. Cornil et Barès ont, en effet, trouvé des bacilles dans l'urine d'individus atteints de cystite tuberculeuse ; Rosenstein a fait la même constatation chez un sujet ayant seulement une épididymite caséeuse. On peut donc, en l'absence d'un examen positif du sperme, supposer que celui-ci s'est infecté en traversant l'urètre. Restent les faits, nombreux, où l'on a cru pouvoir affirmer une infection tuberculeuse directe produite par un homme ayant seulement les poumons atteints. La virulence du sperme ne repose alors que sur des hypothèses ; les expériences de Landouzy et de Martin (Faits cliniques et expérimentaux pour servir à l'histoire de l'hérédité de la tuberculose, in *Revue de méd.*, 1883, p. 1014, et *Études expér. et clin. sur la tuberculose*, 1887, fasc. I, p. 59) n'entraînent pas entièrement la conviction, Les recherches de Curt Jani (Ueber das Vorkommen von Tuberkelbacillen im gesunden Genitalapparat bei Lungenschwindsucht, etc., *Virchow's Arch. f. path. Anat.*, 1886, t. CIII, p. 522) montrent, à la vérité, qu'on peut rencontrer de rares bacilles dans les testicules et la prostate de phtisiques dont les organes génitaux étaient sains en apparence. — Gautra (*Zeits. f. Hyg.*, t. XIII), allant plus loin, a démontré que le bacille tuberculeux peut se trouver, bien qu'en petite quantité, dans le sperme de phtisiques ne présentant pas de tuberculose génitale. Il est vrai de dire que les bacilles n'apparaissent dans le sperme qu'au dernier stade de la maladie.

[1] Emanuel. Beiträge zur Lehre von der Uterus-Tuberkulose (*Zeit. f. Geb. u. Gyn,*, 1895, t. XXIX, p. 155). — Brockmann. Ueber die Tuberkulose des Peritoneums und der weiblichen Genitalien. *Dissert. inaug.* Erlangen, 1895.

[2] Cornil et Dobroklonski. *Congrès pour l'étude de la tuberculose.* Paris. 1888.

[3] Péraire, cité dans Brandt (*Inaug. dissert.*, St-Pétersbourg. 1891).

[4] Guzzoni degli Oncarani. *Rivista di Ostetr. e Ginec.*, 1890, nos 21 et 22.

[5] Popoff. *Inaug. dissert.*, Saint-Pétersbourg, 1898.

[6] Gorowitz (Mlle). *Thèse* de Paris, 1900.

[7] Murphy. *The Amer. Journ. of Obstet.*, 1903, p. 737 et 1904, p. 6 et 205.

[8] Saulmann. Endometritis u. Salpingitis Tuberkulose complicirt mit Gonorrhœ (*Centr. f. Gyn.*, 1892, n° 27).

[9] Voigt. Beiträge zur Tuberkulose der weiblichen Geschlechtsorgane (*Arch. f. Gyn.*, 1899, t. 59, p. 609).

et Alterthum avaient également signalé ce fait que corroborent les recherches de Merletti[1].

On a signalé un cas où existait un début de tuberculose de la cavité utérine en même temps qu'un cancer du col[2].

La tuberculose génitale secondaire, c'est-à-dire développée au cours d'une dégénérescence tuberculeuse d'un autre organe et, en particulier, des poumons, s'observe incomparablement plus souvent que la tuberculose primitive. Avant d'affirmer qu'on a affaire à cette dernière, il faut être bien sûr qu'il n'existe pas au sommet du poumon le moindre nodule tuberculeux, et l'on sait combien ce diagnostic précoce est difficile. Là est véritablement le défaut de la cuirasse de beaucoup d'observations, soi-disant démonstratives, qui ont été publiées ; un autre de leurs points faibles a été d'admettre trop facilement la nature tuberculeuse de petites indurations de l'épididyme ou de la prostate, trouvées chez les auteurs présumés de la contamination : on a ainsi fait souvent une sorte de pétition de principe.

La tuberculose des organes génitaux qui survient dans le cours de la phtisie, une au point de vue étiologique, comprend deux variétés au point de vue de la pathogénie. Dans la plupart des cas, sans doute, la tuberculose génitale est secondaire métastatique, selon l'expression de Conheim, et le microbe a émigré avec le sang ou la lymphe du foyer primordial dans le foyer secondaire. Mais, d'autres fois, il y a contamination par un mécanisme différent qui se rapproche de celui de l'infection primitive des individus non tuberculeux : la malade contamine alors ses voies génitales par l'intermédiaire du milieu extérieur qu'elle a d'abord elle-même infecté ; c'est, sans doute, par les linges souillés de matières diarrhéiques ou de crachats que s'inocule le vagin des tuberculeuses avancées qui présentent des ulcérations de cet organe[3].

Enfin, l'inoculation tuberculeuse peut se faire de proche en proche, par contact ou par propagation, par la voie lymphatique, dans le cas où il existe de la tuberculose intestinale qui a atteint les ganglions pelviens. Les bacilles du péritoine peuvent aussi infecter le pavillon de la trompe. Pinner[4] a montré que les poussières introduites dans le péritoine sont rapidement entraînées dans la trompe et, de là, dans l'utérus. Il doit en être de même des germes, et Jani[5] a effectivement trouvé, dans un cas de phtisie pulmonaire et intestinale, de nombreux bacilles dans les coupes de trompes encore parfaitement saines : nul doute qu'ils ne vinssent du péritoine, où ils avaient pu parvenir en émigrant de

---

[1] MERLETTI. *Arch. di Ost. e Gin.*, t. VII, 11-12.

[2] M. NASSAUER. *Ein Fall beginnender Tuberkulose der Gebärmutterschleimhaut, etc. Dissert. inaug.* Würzburg, 1894.

[3] WEIGERT. *Virchow's Archiv*, 1879, t. LXVII, p. 264. — KLOB. *Path. Anat.*, p. 432.

[4] PINNER. *Arch. f. Anat. und Physiol.*, 1880 (*Phys. Abth.*), p. 241.

[5] JANI. *Loc. cit.*, p. 522.

l'intestin. L'infection de la trompe se fait encore par adhérence à une anse d'intestin tuberculeuse, de même qu'une fistule recto-vaginale tuberculeuse peut succéder à une perforation de la cloison, dans le cas d'ulcération du gros intestin.

La prédilection des lésions tuberculeuses pour les trompes s'explique par plusieurs considérations : leur muqueuse, très riche en replis, non sujette à la mue menstruelle comme celle de l'utérus, se prête admirablement bien à la rétention des germes morbides qui ont pu s'y localiser. La vitalité intense de la muqueuse utérine, sa desquamation partielle à chaque époque des règles, est, sans doute, sa principale défense contre les bacilles ; quant au vagin, il est protégé par l'épaisse couche stratifiée de son épithélium et peut-être aussi par la concurrence vitale des germes nombreux auxquels il offre toujours un abri. Il n'y a pas, selon la judicieuse remarque de Verneuil, à établir de comparaison entre les conditions de prolifération du bacille, qui est anaérobie et se développe de préférence à une grande profondeur, et celles d'autres microbes qui, comme le gonocoque, attaquent les premières parties du canal génital qu'ils rencontrent.

TUBERCULOSE DE LA VULVE, DU VAGIN ET DU COL

Anatomie pathologique. — La tuberculose de la vulve est une lésion rare, surtout en tant que forme primitive. Zweigbaum[1], en en décrivant un exemple en 1888, n'avait pu en trouver que deux autres dans la science. Plus récemment, Pöverlein[2] en a décrit 8 cas auxquels il faut ajouter ceux de Petit et Bender[3], de Bender et Nandrot[4] et de Renaud[5]. Mon élève, Mlle Bonnin[6], en a rapporté 28 observations tant de forme secondaire que de forme primitive. On voit donc que, depuis quelque temps, les cas se sont multipliés. C'est que des recherches his-

[1] Zweigbaum (Von). Ein Fall von Tuberk. Ulceration der Vulva, Vagina und der Portio vaginalis Uteri] (*Berl. klin. Woch.*, 1888, n° 22, p. 443). La malade dont il rapporte l'histoire était âgée de 32 ans et phtisique. Elle succomba à une tuberculose pulmonaire et intestinale ; l'auteur croit cependant que la lésion génitale était primitive. Il y avait aussi des ulcérations sur le vagin et le col utérin. On trouva des bacilles en abondance dans un petit lambeau excisé, pendant la vie, au niveau de l'ulcération vulvaire.

[2] Pöverlein (F.). Ein Fall von Tuberkulose der Vulva (*Inaug. dissert.*, Munich, 1902). Les huit cas qu'il rapporte sont, chez les adultes, les cas de von Winckel (2 cas), Rieck, Viatto (douteux) et le sien ; chez les enfants ceux de Schenk, Küttner et Karajan. Toutes ces observations présentent un examen microscopique indispensable en l'espèce.

[3] Petit et Bender. *Revue de Gynéc. et de Chir. abdom.*, 1905, p. 947.

[4] Bender et Nandrot. *Bull. et Mém. de la Soc. anat. de Paris*, février 1904.

[5] Renaud. Tuberculose ulcéreuse primitive de la grande lèvre (*Rev. med. de la Suisse romande*, 20 avril 1904, n° 4, p. 297.

[6] Bonnin (Mlle). Contribution à l'étude de la tuberculose de la vulve. *Thèse* de Paris, 1904, n° 34.

tologiques plus précises ont permis de mettre souvent en évidence la tuberculose là où cliniquement elle était insoupçonnée[1].

La plupart des cas de tuberculose vulvaire ont, en effet, été décrits sous le nom d'*esthiomène de la vulve* (v. p. loin) ou de *lupus vulvaire*[2],

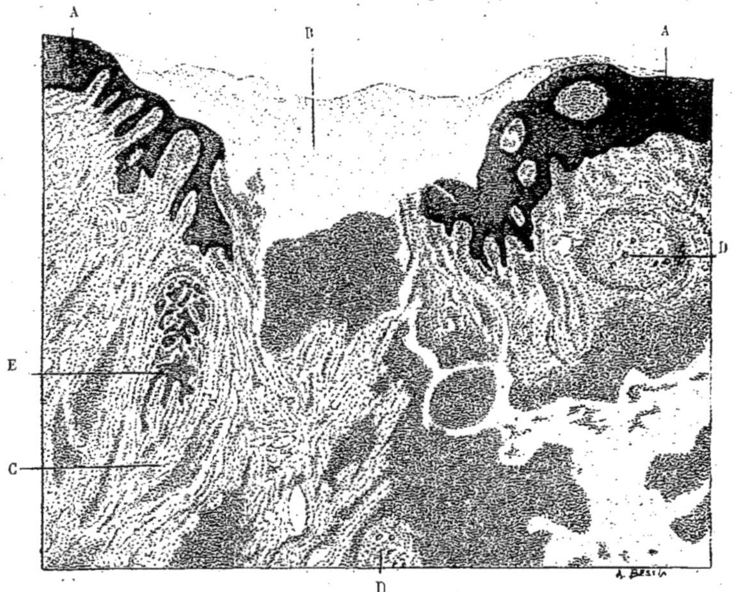

Fig. 656. — Tuberculose ulcéreuse de la vulve (X. Bender[3]).
(Grossissement : 135 diamètres.)

A. Epithélium de revêtement de la vulve ; B. Ulcération recouverte d'un exsudat fibrineux ; C. Stroma nfiltré de leucocytes ; D. Granulations tuberculeuses avec cellules géantes. E. Bourgeons épithéliaux interpapillaires hypertrophiés.

termes également mauvais car, ainsi que Jesionek y insiste, le terme de « lupus », même en matière de tuberculose, ne doit désigner que les lésions nettement superficielles.

La tuberculose vulvaire se présente habituellement sous la forme ulcéreuse. Elle offre des aspects variés, mais les ulcérations sont la

---

[1] Jadassohn. Tuberkulose der Haut *in* Lesser. Encyklopädie der Haut und Geschlechts-Krankheiten, 1900. — Koch (Franz). Ueber das « Ulcus Vulvae » (*Arch. f. Derm. u. Syph.*, 1896, XXXIV). — Jesionek. Ueber die tuberkulöse Erkrankung der Haut und Schleimhaut im Bereiche der äusseren weiblichen Genitalien und die Beziehung der Tuberkulose zur Elephantiasis Vulvae (*Beitr. z. Klin. der Tuberkulose*, Würzburg, 1904, p. 1).

[2] Le seul cas de lupus vulvaire vrai est celui de K. Bender (*Arch. f. Derm. und Syph.*, 1888, t. XX). En voici la description : « La grande lèvre gauche, fortement œdématiée, était couverte sur toute son étendue d'ulcérations superficielles masquées elles-mêmes par des croûtes adhérentes, desséchées, d'une coloration brun sale. Au niveau des parties en voie de cicatrisation, on aperçoit de nombreux *nodules d'un rouge-brun brillant*, tantôt ulcérés, tantôt intacts. On reconnaît là les efflorescences primaires caractéristiques du lupus. »

[3] X. Bender. La tuberculose de la vulve. *Livre d'or du Prof. Pozzi*, 8 juillet 1906 et *Revue de Gyn. et de Chir. abd.*, octobre 1906, p. 867.

lésion prédominante. Ces ulcérations présentent des bords déchiquetés, surélevés, un fond rougeâtre recouvert de granulations jaunes ou grisâtres. Le plus souvent, les lésions ulcéreuses se compliquent d'un œdème des régions voisines ou d'une hypertrophie des grandes et petites lèvres. Dans quelques cas, on a signalé l'existence de trajets fistuleux.

Au niveau des parties ulcérées, l'épithélium est détruit sur une plus

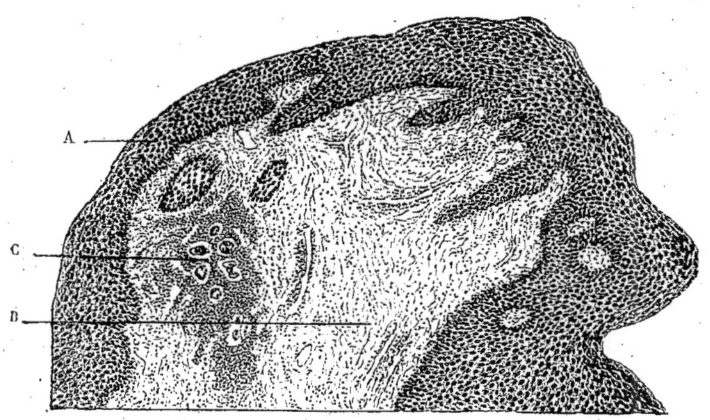

Fig. 637. — Tuberculose hypertrophique non ulcéreuse de la vulve (X. Bender).
Coupe d'un fragment prélevé au niveau d'une des petites lèvres. Grossissement : 145 diamètres.
A. Epithélium bien conservé, sans aucune perte de substance; B. Stroma conjonctif œdématié et infiltré de leucocytes; C. Follicule tuberculeux typique.

ou moins grande étendue. Le fond de l'ulcération est constitué par un tissu conjonctif jeune, richement vasculaire (Bonnin).

On a également signalé la **forme hypertrophique** dont il existe deux observations : celles de Pöverlein et de Petit et Bender[1].

Les cas de **tuberculose** du **vagin** ou de la portion vaginale du col sont rares. Daurios[2] en a pourtant réuni 24 cas, mais il faut avouer que tous ne sont pas à l'abri de la critique : l'aspect extérieur ou certaines présomptions tirées de circonstances variées, ne suffisent

---

[1] Dans le cas de P. PETIT et X. BENDER (*loc. cit.*), les grandes lèvres étaient le siège d'une sorte d'œdème dur qui leur donnait un aspect éléphantiasique. L'examen histologique montra que l'épithélium était conservé en tous points et formait un revêtement continu. La charpente conjonctive sous-jacente était infiltrée de sérosité et l'on y rencontrait, de place en place, des follicules tuberculeux absolument nets, avec des cellules géantes. La méthode de Ziehl permit de colorer un petit nombre de bacilles. — Dans le cas de PÖVERLEIN (*loc. cit.*), la grande lèvre droite, fortement saillante, formait une tumeur rougeâtre, qui fut même prise pour un sarcome et enlevée comme telle. Le tissu sous-jacent, œdématié, contenait de nombreuses granulations tuberculeuses.

[2] DAURIOS. Contribution à l'étude de la tuberculose de l'appareil génital chez la femme. *Thèse* de Paris, 1889.

pas pour caractériser une pareille altération. Quoi qu'il en soit, il existe un certain nombre de faits incontestables.

Springer, qui a très minutieusement étudié cette question, estime que la tuberculose du vagin représente 14 pour 100 des tuberculoses génitales.

On doit seulement mentionner les **tubercules miliaires**, qu'on peut rencontrer dans la tuberculose aiguë.

Il faut aussi distinguer dans un chapitre spécial la tuberculisation

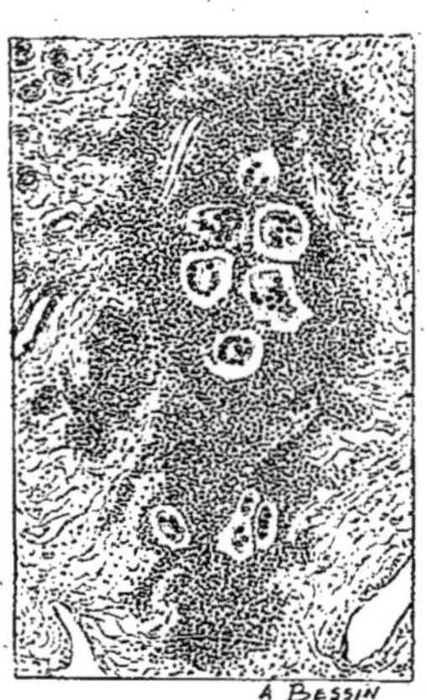

Fig. 638. — Follicule tuberculeux figuré en (C) dans la figure 637. (Grossissement : 325 diamètres.)

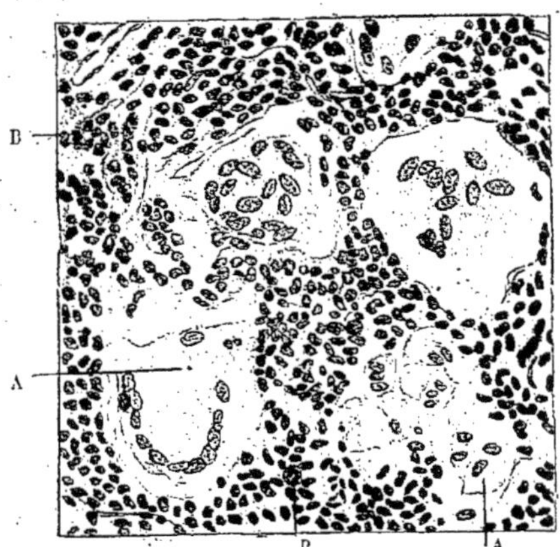

Fig. 639. — Le même point, vu à un grossissement plus fort (700 diamètres); A. Cellules géantes; B. Mastzellen.

primitive ou consécutive de certaines **fistules** faisant communiquer le vagin avec les organes creux voisins.

Max Bierfreund[1] a signalé un cas d'**ulcération primitive isolée** du vagin. Ordinairement, le tubercule du vagin coexiste avec des altérations primitives des trompes ou de l'utérus[2]. Dans un cas remarquable de Virchow[3], il y avait tuberculose des voies urinaires, et l'infection du vagin s'était faite par l'urine. Le rectum peut aussi en être le point de départ[4].

[1] Springer, Max Bierfreund (C.). Zur Lehre von der Genese der Vaginaltuberkulose. *Zeitsch. f. Heilkunde*, 1902, *Abtheil f. Pathol. Anat. u. verw. Discipline*, t, XXIII, p. 1.

[2] Späth. Ueber die Tuberculose der weiblichen Genitalien. *Dissert. inaug.*, Strasbourg, 1885.

[3] Virchow. *Arch. für Path. Anat.*, 1853, t. V, p. 404.

[4] Ces divers modes d'inoculation ont été schématisés par Springer (*loc. cit.*) de la manière suivante :

I) Propagation d'une tuberculose de voisinage :

 1) Par tuberculose de l'utérus : *a*) Par propagation de proche en proche; *b*) Par les sécrétions ou les produits de désagrégation tombant de l'utérus dans le vagin ;

 2) Par tuberculose de l'appareil urinaire; *a*) Par l'urine ; *b*) Par fistules uro-vaginales;

L'ulcération tuberculeuse du vagin se présente avec des bords taillés à pic, inégaux et anfractueux, un fond déprimé, gris jaunâtre, recouvert d'un enduit caséeux assez caractéristique. Autour de l'ulcération existent fréquemment de petits grains jaunes, opaques, absolument semblables à ceux qui entourent l'ulcération linguale tuberculeuse, si bien décrite par Trélat. Le bacille de Koch, constaté à la surface de ces ulcérations ou dans les sécrétions vaginales, ne laisse aucun doute sur la nature de la lésion, quand on peut le déceler, ce qui n'a pas toujours lieu.

Il est possible que ces ulcérations tuberculeuses guérissent, temporairement, par les moyens simples, badigeonnages de teinture d'iode, d'acide lactique, etc.; mais la récidive se fait rapide-

3) Par tuberculose intestinale : *a*) Par les selles; *b*) Par les fistules recto-vaginales ;
4) Par tuberculose de péritoine (cul-de-sac de Douglas) ;
5) Par tuberculose du périnée :
6) Par tuberculose de la vulve ;
II. Infection par voie sanguine.
III. Infection directe venue du dehors.

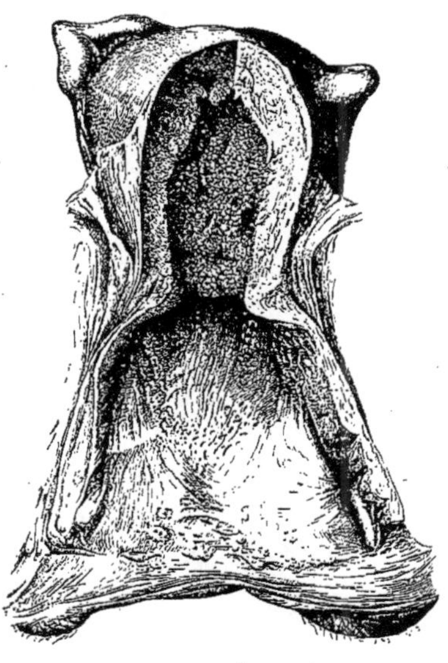

Fig. 660. — Tuberculose du vagin et de l'utérus (Carl Springer[1]).

En fait, on peut mettre en regard de la plupart de ces divisions, en apparence théoriques, des observations indiscutables empruntées à la littérature. Le groupe des tuberculoses utérines propagées est le plus riche et on ne compte plus les cas qui s'y rapportent. Springer en donne six observations inédites et les dessins qui les complètent sont absolument démonstratifs (figure 660). Oppenheim, Springer (Zur Kenntniss der Urogenitaltuberkulose. *Inaug. Dissert.* Göttingen, 1884), Chiari (Cité par Springer (observation communiquée), rapportent des exemples de tuberculose propagée des trompes. Les cas de Catusse (*Bull. de la Soc. anat.*, 1877), de Virchow, concernent des tuberculoses venues des voies urinaires. Chiari (Ueber den Befund ausgedehnter tuberkulöser Ulcerationen in der Vulva und Vagina (*Vierteljahrschrift für Dermatologie u. Syphilis*, 1886, p. 341) cite un cas d'inoculation par les selles, et Springer, Babès (*Bull. de la Soc. anat. de Paris*, 1883, p. 710), Jones (A case of tuberculosis of the uterus. *Amer. Journ. of Obstet.*, mars 1886, p. 265) montrent l'inoculation du vagin par fistules intestinales. Weigert (Tuberculosis Vaginae. *Virchow's Archiv*, t. LXVII, p. 264), Thompson (Clinical lecture of a case of tubercular disease with occlusion of the vagina (*The Lancet*, 1872, II, p. 143) signalent des cas où la propagation se fit par le cul-de-sac de Douglas. De Fontaine, cité par Williams (Tuberculosis of the female generative organs, *John Hopkins Hosp. Reports*, 1892, vol. III) a vu un cas où la tuberculose débuta par le périnée, et Birch-Hirschfeld (*Lehrbuch der patholog. Anatomie*, 1887, II, p. 793) un autre où le début se fit par la vulve. On connaît 2 cas de Springer et 1 de Lancereaux de tuberculose hématogène. La tuberculose primitive ne se rencontre que dans les cas de Friedländer (Ueber locale Tuberkulose. *Volkmann's klin. Vorträge.* 1873, n° 64, p. 4) et de Bierfreund.

[1] Carl Springer. *Zeitschrift für Heilkunde* 1902, t. XIII, p. 1.

ment; en effet, les altérations de la muqueuse coïncident souvent avec des follicules tuberculeux ayant envahi les couches musculaires.

Les fistules tuberculeuses du vagin, d'après Daurios, peuvent être

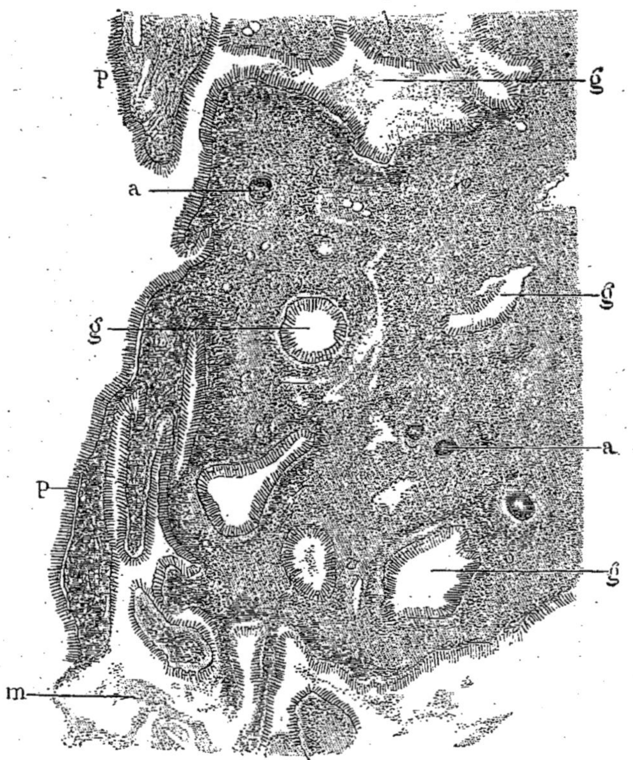

Fig. 661. — Tuberculose du col utérin. — Coupe de la surface de la muqueuse de la cavité du col. (Grossissement de 50 diamètres.)

m. Mucus situé à la surface de la muqueuse et dans les dépressions intermédiaires aux plis de l'arbre de vie; *p.* saillies de l'arbre de vie et villosités couvertes d'un épithélium cylindrique; *g. g. g.* glandes et dépressions intermédiaires aux plis de l'arbre de vie; *a. a. a.* cellules géantes situées dans le tissu conjonctif de la muqueuse, au milieu de follicules tuberculeux microscopiques (Cornil).

vésico-, urétro- ou recto-vaginales. Elles n'ont aucun caractère qui les distingue nettement des fistules ordinaires occupant ces mêmes régions. La constatation du follicule tuberculeux ou du bacille permettra seule d'en diagnostiquer la nature spéciale.

Les observations de **tubercules limités du col utérin** sont peu nombreuses; Weyl[1] n'a pu en réunir que 11 cas présentant un contrôle

[1] WEYL. Ueber lokalisierte Tuberkulose des Collum Uteri (*Inaug. Dissert.* Giessen, 1894).

microscopique ou bactériologique certain. Ce sont ceux de Friedländer[1], Kauf-
mann[2], Wal-
ther[3], Mat-
thews[4], Vitrac[5],
Frank[6], Hausch-
ka[7], Michaelis[8],

[1] Friedländer. *Loc. cit.*

[2] Kaufmann. Beitrag zur Tuberkulose des Cervix Uteri (*Zeitsch. f. Geb. u. Gyn.*, 1897, t. XXXVII).

[3] Walther. Beitrag zur Kentniss der Uterustuberkulose. (*Monat. f. Geb. u. Gyn.*, 1897, t. VI).

[4] Matthews (F. S.). A case of primary Tuberculosis of the cervix uteri (*Medical Record*, 1898, 17 déc. p. 872).

[5] Vitrac. Tuberculose végétante du col utérin (*Arch. de méd. expér.*, 1898, t. X).

[6] Frank. Ueber Genitaltuberkulose. *Sitzungsbericht der Geburtsh. Gesellschaft* zu Hamburg, 1899. Comptes rendus in *Centr. f. Gyn.*, 1901, t. LVI.

[7] Hauschka. *Sitzungsbericht der Gebur. gynäk. Gesellschaft* zu Wien, 20 nov. 1900. Comptes rendus in *Centr. f. Gyn.*, 1901, t. LVI.

[8] Michaelis. Beiträge zur Uterustuberkulose (*Hegar's Beiträge*, 1900, t. III).

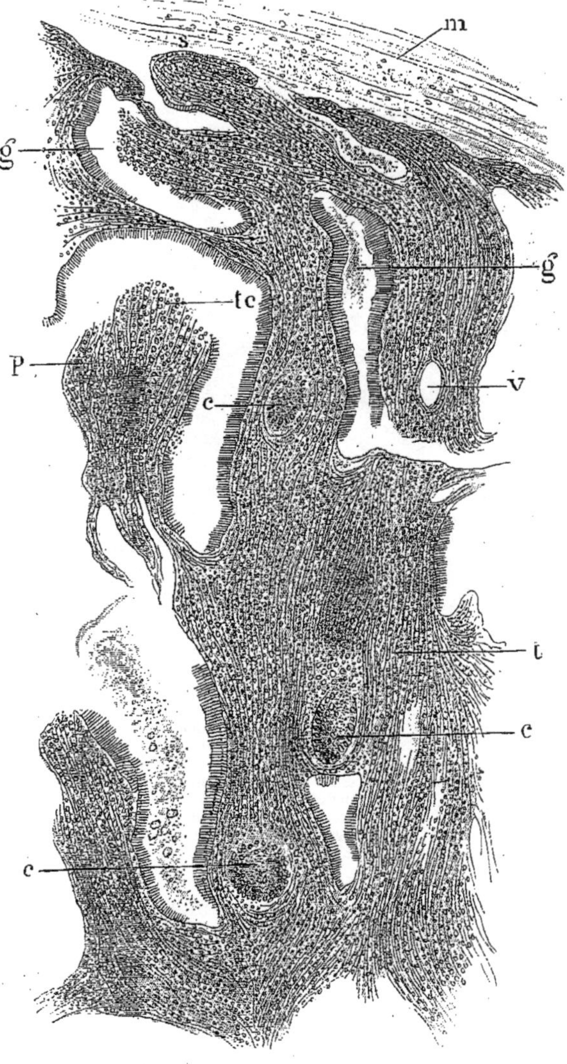

Fig. 662. — Tuberculose du col utérin. Même coupe que dans la figure précédente, amplifiée.
(Grossissement de 100 diamètres.)

m. mucus; *s.* surface des villosités et papilles; *g.* glandes muqueuses tapissées d'épithélium cylindrique; *v.* vaisseau; *c.* cellule géante située dans le tissu conjonctif enflammé; *p.* une papille en partie bordée de son épithélium dont le tissu conjonctif *t* est enflammé et présente de nombreuses petites cellules (Cornil).

Glockner[1] et Pfannenstiel[2]. Il faut y joindre un cas de Brouha[3]. Un fait de ce genre avait cependant déjà été rapporté par A. Laboulbène[4]. Un autre, longuement décrit par Cornil[5], mérite d'être cité comme un type remarquable de cette rare lésion. Il s'agirait d'un cas pour lequel Péan avait pratiqué l'hystérectomie totale. Le diagnostic clinique de la lésion était resté douteux. L'aspect du col, hypertrophié, induré, hérissé de végétations irrégulières, baigné d'un liquide muqueux, épais, jaunâtre, grumeleux, faisait redouter un cancer, et Péan avait enlevé l'utérus. « L'ouverture de la cavité cervicale fit voir les plis de l'arbre de vie très accusés, végétants, agglutinés par un mucus collant, parsemé de grumeaux opaques. L'examen histologique démontra qu'il s'agissait d'une tuberculose du col de l'utérus, limitée à cette partie de l'organe. Cette pièce est extrêmement intéressante en raison de sa rareté même et de la limitation du processus tuberculeux. Les préparations obtenues par des coupes, après durcis-

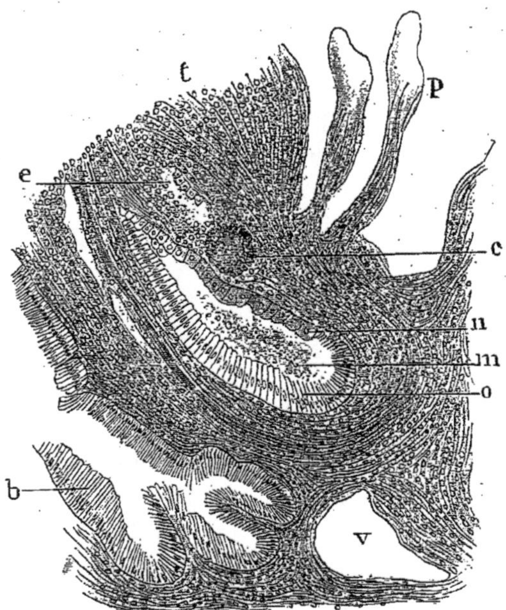

Fig. 665 — Tuberculose du col utérin. Même coupe que dans les figures précédentes, encore amplifiée. (Grossissement de 150 diamètres.)

p. papilles et végétations superficielles; *t.* tissu conjonctif contenant beaucoup de cellules rondes; *e.* fissure dans un tissu tuberculeux où l'on voit des cellules épithélioïdes appartenant à un follicule tuberculeux; *c.* cellule géante; *n.* revêtement épithélial d'une glande, au niveau d'un follicule tuberculeux et présentant des cellules épithéliales grosses et ramassées; *o.* revêtement épithélial formé de longues cellules; *m.* mucus contenu dans la glande; *b.* cellules épithéliales très allongées d'une glande; *v.* vaisseau (Cornil).

---

[1] Glockner. Zur papillären Tuberkulose der Cervix Uteri (*Hegar's Beiträge*, t. V).

[2] in Weyl. *Loc. cit.* Ce sont ces deux cas qui ont été le point de départ du travail de Weyl.

[3] Brouha. Tuberculose primitive du canal cervical de l'utérus (*Rev. de Gyn. et de Chir. abd.*, 1902, p. 595).

[4] Laboulbène. Éléments d'anat. path., p. 869 (fig. 249).

[5] Cornil. Leçons sur l'anat. pathol. des métrites, etc., 1889, p. 78.

sement dans l'alcool, et perpendiculaires à la surface de la muqueuse montrent, avec un faible grossissement (fig. 661), les plis de l'arbre de vie présentant des villosités secondaires et séparées par de grandes dépressions où viennent s'ouvrir les glandes utriculaires ou composées du col. La surface de la muqueuse, aussi bien que les dépressions et les cavités glandulaires, sont tapissées et remplies de mucus. Les cavités glandulaires sont élargies en même temps que le tissu conjonctif est rempli de petites cellules. Dans ce tissu conjonctif, à la surface de la muqueuse, au sommet même des plis de l'arbre de vie, dans les couches superficielles aussi bien qu'un peu plus profondément entre les glandes, on distingue des **cellules géantes** assez volumineuses pour être vues à ce faible grossissement. La surface de la muqueuse, le fond de ses plis, de ses villosités, aussi bien que la cavité des glandes sont tapissés de longues cellules cylindriques. Avec un plus fort grossissement, on voit (fig. 662 et 663), entre les glandes, dans le tissu conjonctif de la muqueuse infiltré de nombreuses petites cellules, des cellules géantes tout à fait caractéristiques, qui paraissent constituer à elles seules toute la lésion tuberculeuse. Il est vrai que le tissu conjonctif qui les entoure est plus riche en cellules rondes qu'à l'état normal ; mais il en contient beaucoup à l'état physiologique, et il suffit d'avoir affaire à une endométrite du col pour qu'il en renferme autant que dans ce fait de tuberculose. D'ailleurs, le plus souvent, autour des cellules géantes il n'existe pas d'agglomération de cellules épithélioïdes, ni d'accumulation de cellules en dégénérescence granuleuse ou nécrosique, d'où il résulte que les follicules tuberculeux observés, dans ce cas, à une période très voisine de leur début, n'étaient point visibles à l'œil nu.

Les productions tuberculeuses développées à la surface de la muqueuse qui revêt extérieurement le museau de tanche, c'est-à-dire dans sa portion vaginale où elle est recouverte d'épithélium pavimenteux, présentaient, sur cette pièce, la même apparence que les tubercules de la muqueuse pharyngienne. En effet, les **follicules tuberculeux** siègent à la surface du chorion muqueux; on y voit des cellules géantes au milieu d'une accumulation de petites cellules : ces granulations sont recouvertes, à leur début et pendant longtemps, par les couches normales de l'épithélium pavimenteux stratifié. Au-dessous de la muqueuse, on trouve des follicules tuberculeux en petit nombre, situés au milieu des faisceaux musculaires entre-croisés. Ces faisceaux musculaires sont, en un point donné, séparés et éloignés par du tissu conjonctif embryonnaire formant un îlot au centre duquel il y a une ou plusieurs cellules géantes entourées de cellules épithélioïdes. Ces granulations tuberculeuses sont plus volumineuses que celles de la surface de la muqueuse. Elles offrent là une disposition tout à fait analogue à ce que l'on observe dans les couches musculaires de l'intestin ou dans le muscle lingual, c'est-à-dire qu'elles s'étaient développées dans le tissu conjonctif inter-fasciculaire, en repoussant par leur extension les fibres musculaires à leur périphérie. Il faut donc s'attendre, même lorsqu'on croit avoir affaire à une éruption tuberculeuse légère, superficielle, de date récente, n'ayant point produit d'ulcération ni de perte de substance, à ce que le tissu profond de la muqueuse et même la couche musculaire soient envahis par quelques granulations tuberculeuses. Celles-ci, en petit nombre, il est vrai, suivent le trajet des vaisseaux dans les espaces conjonctifs intermusculaires.

Lorsque, même dans des tuberculoses peu anciennes, l'examen histologique révèle une pareille extension du mal en profondeur, on peut en tirer cette conclusion qu'il ne suffit pas au médecin de l'attaquer par des modificateurs superficiels ni même par un grattage, et que souvent l'ablation totale est le seul remède efficace.

Cornil a recherché en vain, dans ce fait si caractéristique, les **bacilles de la tuberculose** ; il lui a été impossible d'en découvrir, soit dans les cellules géantes et dans les follicules, soit dans le mucus qui remplissait les glandes et couvrait la surface de la muqueuse. Mais l'inoculation faite à des cobayes a donné naissance à une tuberculose bacillaire.

Winter[1] a, par contre, trouvé des bacilles dans des cellules géantes, sur des lambeaux de muqueuse provenant du col de l'utérus. Il s'agissait d'une jeune femme tuberculeuse à laquelle Schröder, cinq ans et demi auparavant, avait, pour une péritonite tuberculeuse, pratiqué la laparotomie suivie d'introduction d'iodoforme dans le ventre, et cela avec un tel succès que l'ascite ne s'était pas reproduite et que la malade s'était merveilleusement rétablie. Mais, après un long répit, la tuberculose s'était manifestée dans les poumons et dans l'appareil génital : les trompes étaient atteintes, ainsi que l'utérus.

Les lésions tuberculeuses provoquent, autour d'elles et dans toute la muqueuse, un degré très marqué d'endométrite du col. Ces troubles inflammatoires portent, à la fois, sur le revêtement épithélial de la surface, sur celui des glandes et sur le chorion.

En comparant la description qui précède avec celle des débuts de la tuberculose de la trompe que je rapporterai plus loin, d'après Cornil[2], on verra entre les troubles de la cavité du col et ceux de la muqueuse tubaire la plus grande analogie. C'est le même siège des cellules géantes, au sommet des plis et des villosités ou dans le tissu conjonctif de ces plis ; ce sont les mêmes phénomènes inflammatoires, et la même sécrétion muqueuse, les mêmes modifications des cellules épithéliales.

---

[1] Winter. *Soc. Gyn. de Berlin*, 24 juin 1887 (in *Centr. f. Gyn.*, 1887, p. 498).
[2] Cornil et Terrillon. Anatomie et physiologie pathologiques de la salpingite et de l'ovarite (*Arch. de physiol.*, 16 nov. 1887, p. 550).

La tuberculose du col peut se présenter sous trois types différents :
1° tuberculose miliaire; 2° tuberculose ulcéreuse du museau de tanche;
3° tuberculose papillomateuse.

La **tuberculose miliaire** du col n'offre, au point de vue histologique,
aucune particularité qui la distingue de la tuberculose miliaire des
autres organes. La **tuberculose ulcéreuse** du col ne se rencontre presque jamais seule (Weyl) : presque toujours, dans le tissu sous-muqueux,
on trouve de nombreux nodules tuberculeux et une infiltration beaucoup plus étendue que ne le laisseraient supposer les dimensions de
l'ulcération. La **tuberculose papillomateuse** se traduit, du côté de la
cavité cervicale par des sortes d'arborisations, et du côté du museau de
tanche par des masses bosselées.

Ces deux lésions ressemblent parfois à s'y méprendre à des tumeurs
malignes, comme dans le cas rapporté plus haut et dans celui de Vitrac.
Pour Kaufmann, on observe généralement la nécrose du tissu tuberculeux, d'où production de véritables cavernes, comme Brouha en a cité un
exemple.

Il est fort possible que l'inoculation tuberculeuse puisse se faire sans
érosion ou solution de continuité de la muqueuse du col, par simple
contact. C'est du moins ce qui a lieu sur le cobaye, ainsi que l'ont
démontré les expériences de Cornil et Dobroklonski [1]; mais on ne peut
appliquer ces faits à l'espèce humaine qu'avec les plus grandes réserves.

Diagnostic. — Le diagnostic des ulcérations tuberculeuses de la
vulve, du vagin ou du col utérin, est très difficile à poser en dehors
des cas où ces lésions coexistent avec des altérations pulmonaires
avancées qui peuvent mettre le clinicien sur la voie. La découverte
des follicules tuberculeux et surtout des bacilles, sur un fragment
obtenu par le grattage ou l'excision, sera seule pathognomonique :
toutefois, un résultat négatif ne pourra faire affirmer qu'il ne s'agit
pas de tuberculose. Si la lésion génitale est primitive, on risquera
fort de confondre la lésion tuberculeuse avec une affection plus fréquente; ainsi Péan prit pour un cancer au début une ulcération du col
qui, après l'hystérectomie, fut reconnue tuberculeuse.

Souvent, pièces en mains, la distinction entre la tuberculose et le
cancer du col est presque impossible. Weyl cite à ce propos un cas de
Gebhard dans lequel le diagnostic, même microscopique, fut particulièrement difficile [2].

Traitement. — On doit distinguer les cas où la maladie n'est qu'un

---

[1] Cornil. *Journ. des connaiss. méd.*, 30 août 1888.
[2] Alterthum (*loc. cit.*) a montré que ce qui distingue en général les proliférations tuberculeuses des proliférations épithéliomateuses, c'est qu'elles n'envahissent pas par effraction le
tissu interglandulaire et que les membranes propres des tubes glandulaires restent toujours
intactes.

épiphénomène d'une altération pulmonaire avancée et ceux où la tuberculose de la vulve, du vagin et du col semble constituer l'unique ou la principale lésion.

Dans la tuberculose limitée à la vulve, on n'hésitera pas à faire une ablation aussi large que possible des parties malades. On agirait de même pour une lésion limitée du vagin. La tuberculose avancée du col serait une indication suffisante pour pratiquer la laparotomie et enlever à la fois l'utérus et les annexes.

Dans deux circonstances, ces opérations radicales pourraient être contre-indiquées: d'une part, si l'état général de la malade ne permet pas de les tenter (lésions concomitantes du poumon, de l'intestin, etc.); d'autre part, si l'extension des lésions de la vulve ou du vagin est telle qu'une excision complète soit impossible ou entraîne des délabrements trop considérables.

Le **traitement palliatif** est le seul à faire en pareil cas et il consiste essentiellement en : débridements, grattages, cautérisations au fer rouge, lavages antiseptiques (eau oxygénée, etc.), pansements antiseptiques (iodoforme, tannin, etc.).

Tuberculose du corps de l'utérus.

Anatomie pathologique. — Les faits cliniques établissent la fréquence de la tuberculose du corps de l'utérus. La cavité du corps est à l'union des deux voies, d'infection ascendante et descendante[1] : de plus, la grossesse crée un terrain favorable à la fixation du bacille. Hoffmann[2] a montré la prédisposition de l'inoculation à la suite de la puerpéralité. Heidenthaler[3] et Thiercelin[4] ont rapporté des cas où l'avortement aurait préparé la tuberculose.

On en a indiqué, un peu théoriquement, trois formes : 1° une forme miliaire aiguë, rare, qui n'offre aucun intérêt au point de vue clinique et qui n'est qu'un épiphénomène dans le cours d'une infection générale de l'économie, avec prédominance des symptômes généraux; 2° une forme interstitielle à marche torpide, essentiellement chronique, rare également, dont le diagnostic est impossible, mais qui pourrait se manifester subitement par un accident grave, tel que rupture utérine, obstacle à l'accouchement, etc., résultant de l'altération du tissu utérin et de la gêne apportée à l'action physiologique de cet organe par les tubercules interstitiels; 3° une forme ulcéreuse, qui est la plus fréquente et la plus importante. Dans cette dernière forme, les lésions,

---

[1] Mlle Gorovitz. *Loc. cit.*
[2] Hoffmann. *Bayer ärztl. Intelligenzblatt*, 1867, n° 3.
[3] Heidenthaler. *Wien. klin. Woch.*, 1891.
[4] Thiercelin. *Bull. de la Soc. anat.*, 1889.

au début, ressemblent à celles de l'endométrite (fig. 664), auxquelles viennent s'ajouter des nodules spéciaux et des cellules géantes contenant des bacilles. Plus tard, les follicules tuberculeux devenant confluents, toute la muqueuse est infiltrée par un tissu formé de petites cellules; elle présente, alors, une dégénérescence caséeuse totale, elle est jaunâtre et opaque dans une profondeur de 1 à 2 millimètres; au-dessous, la tunique musculeuse est souvent hypertrophiée. Parfois aussi, en gagnant dans la profondeur, les lésions envahissent la couche musculaire et peuvent même amener une rupture utérine pendant la grossesse, comme dans le cas de Cooper, ou en dehors de la grossesse, comme dans le cas de Giovanni Guzzi[1]. Ni à la surface de la muqueuse, ni sur la coupe, on ne distingue, à l'œil nu, de granulations tuberculeuses rappelant la description classique de la tuberculose miliaire des séreuses. La cavité de l'utérus est, parfois, remplie d'un magma épais, caillebotté. Il peut arriver qu'elle soit transformée en une poche de pus par l'oblitération du museau de tanche[2].

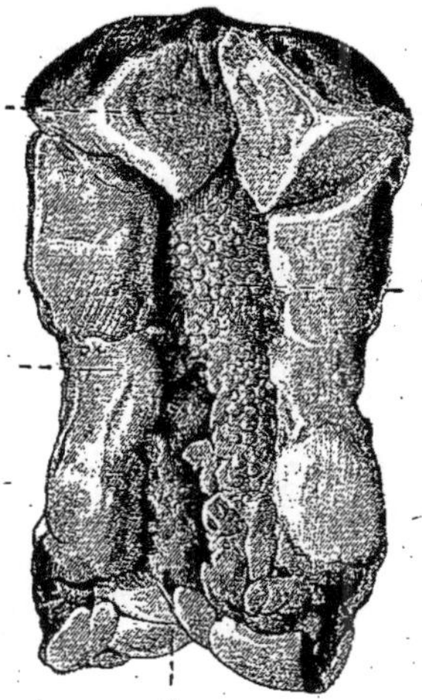

Cette pyométrie a été observée 2 fois sur 14 cas par Krzywicki[3].

Fig. 664. — Tuberculose primitive de l'utérus (S. Pozzi).

C. Col; MT. Muqueuse atteinte de tuberculose; PU. Paroi de l'utérus; FU. Fond de l'utérus.

Il y avait dilatation de la cavité utérine, destruction de la muqueuse et transformation de la couche interne de la musculeuse en masse caséeuse. C'est toujours à un âge avancé que cette forme a été vue.

Ordinairement, la lésion s'arrête nettement à la partie supérieure du col, qui reste intact; la limite peut être marquée par une ulcération taillée comme à l'emporte-pièce. Voici, d'après Cornil[4], les altérations que révélait l'examen microscopique sur une pièce qui était un beau spécimen de tuberculose utérine :

Les sections perpendiculaires à la surface de la muqueuse du corps, après durcissement dans l'alcool, n'ont montré aucun vestige de

---

[1] Cité par Mlle Gorovitz.
[2] Cornil. *Journ. des connaiss. méd.*, 26 juill., 1888, p. 254.
[3] Krzywicki. 29 Fälle von Urogenitaltuberculose (*Archiv für Gyn.*, t. XXXI, 1887).
[4] Cornil. *Journ. des connaiss. méd.*, 19 juill. 1888, p. 226.

sa structure normale : ni épithélium, ni glandes, ni vaisseaux sanguins reconnaissables (fig. 665). Toute la partie caséeuse de la surface présentait, au microscope, une couche homogène formée de petites cellules mortifiées, vitreuses, ne se colorant plus, dont les noyaux étaient à peine teintés en rose par le picro-carmin. Les cellules étaient sé-parées par de minces fibrilles entre - croisées dans tous les sens.

Au-dessous de cette couche mortifiée, il y avait une zone possédant de petites cellules vivantes, et, entre elles, de distance en distance, quelques cellules géantes (fig. 666). Puis, venaient les plans musculaires ; dans cette paroi musculeuse, on voyait aussi quelques folli-

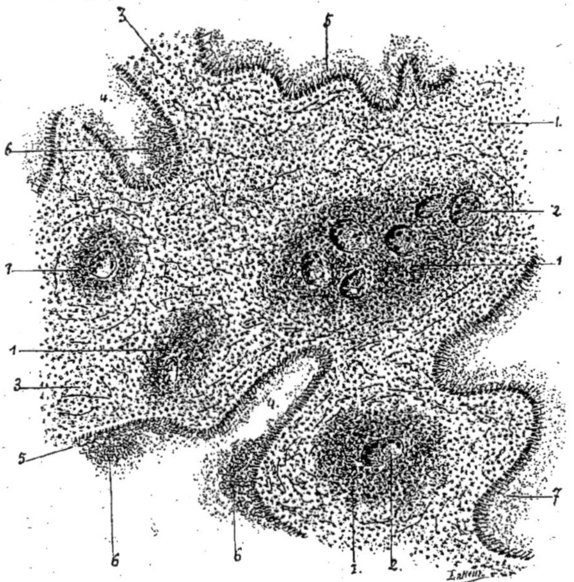

Fig. 665. — Tuberculose du corps de l'utérus.

Quatre nodules tuberculeux au milieu d'un tissu conjonctif formé par une innombrable quantité de cellules embryonnaires arrondies (chorion de la muqueuse).

1. Nodule tuberculeux; 2, 2. Cellules géantes; 3. Tissu conjonctif embryonnaire; 4. Glandes plus ou moins dilatées et déformées; 5. Épithélium cylindrique normal; 6. Le même, proliféré et prenant le type pavimenteux; 7. Mucus tenant en suspension des éléments cellulaires en voie de régression.

cules tuberculeux. Sur les coupes intéressant toute la paroi, y compris le péritoine, on avait donc : en dedans, l'infiltration caséeuse qui remplaçait la muqueuse, quelques follicules tuberculeux dans la paroi musculaire et les granulations situées dans le péritoine. « J'ai vainement cherché, dit Cornil, les bacilles de la tuberculose, sur une dizaine de coupes, dans cette muqueuse utérine dégénérée. »

L'infiltration caséeuse, accompagnée de mortification superficielle dont les produits détachés constituent le pus caséeux, caillebotté, qui remplit la cavité du corps utérin, est le type le plus caractéristique de cette tuberculose chronique. Cornil compare cette lésion à celle, de même nature, qu'on constate assez souvent dans le bassinet, les calices et les uretères. Cette similitude, dit-il, saute aux yeux. Il s'agit, dans le corps utérin comme dans les voies d'excrétion de l'urine, d'un épaississement blanc jaunâtre, opaque, avec induration de la muqueuse ; celle-ci est tout à fait mortifiée et sa surface se délite en une fragmentation moléculaire dont les particules ; mêlées au pus, lui donnent son apparence grumeleuse. Au microscope, c'est aussi tout à fait la même apparence : la couche, plus ou moins épaisse, de la surface caséeuse présente un aspect homogène, une infiltration uniforme par de petites cellules, sans qu'on rencontre de vestiges d'îlots tuberculeux distincts. C'est à peine si, dans la couche profonde encore vivante, on peut distinguer de loin en loin une cellule géante reconnaissable (fig. 667). Dans la tuberculose chronique avec infiltration caséeuse des uretères

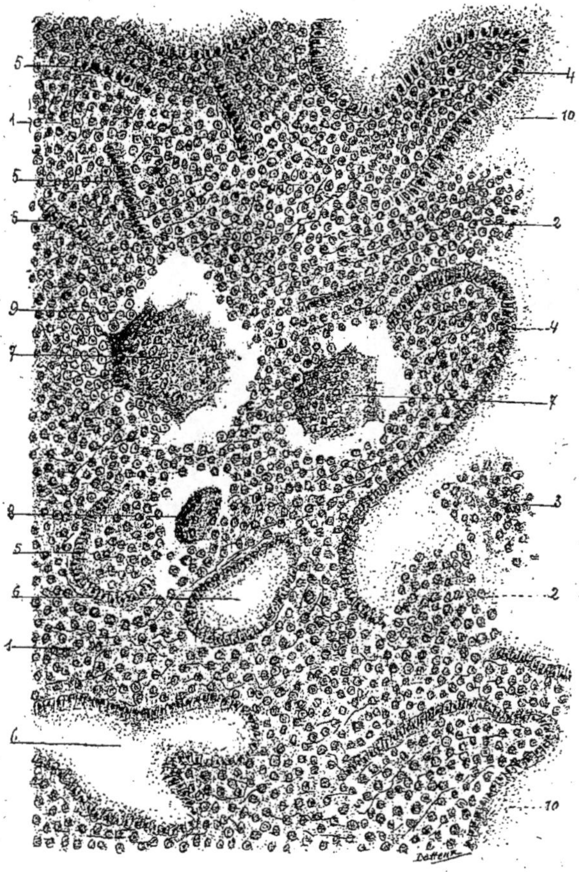

Fig. 666. — Tuberculose du corps de l'utérus
d'après une pièce photographiée.

1. Tissu conjonctif sous-muqueux avec nombreux éléments cellulaires ; 2. Bourgeons embryonnaires faisant saillie à la surface de la muqueuse ; 3. Les mêmes, avec éléments partiellement dissociés et noyés dans une couche de mucus ; 4. Epithélium de la muqueuse utérine à cellules cylindriques, mais dont les cils ont disparu ; 5. Lambeau d'épithélium provenant de glandes plus ou moins altérées et englobées dans le processus embryonnaire ; 6. Glandes encore reconnaissables, bien que dilatées et déformées ; 7. Cellules géantes énormes remplies de nombreux noyaux ; 8. Cellules plus petites ; 9. Cellules épithélioïdes périphériques ; 10. Mucus.

et du bassinet, il est également fort difficile et long de trouver un ou deux bacilles. Il résulte de ce que nous venons de dire de l'anatomie pathologique de la tuberculisation de la muqueuse des trompes et de l'utérus qu'on ne trouve habituellement, ni à l'état récent ni à l'état chronique, de granulations tuberculeuses évidentes à l'œil nu, ni même au microscope et répondant aux descriptions classiques des tubercules. On a pris, en effet, comme type la granulation des séreuses, et ce type ne se rencontre que très rarement dans la muqueuse génitale.

La rareté des bacilles dans la tuberculose utérine ne doit pas étonner. Il est certain qu'il en existe, mais, de même que dans la plupart des tuberculoses locales (tubercules du testicule, lupus, etc.), ils y sont en très petit nombre, probablement parce que les lésions sont anciennes. Doyen en a trouvé à l'autopsie d'une jeune femme morte de fièvre puerpérale qui présentait aussi des tubercules de la muqueuse et du muscle utérin[1].

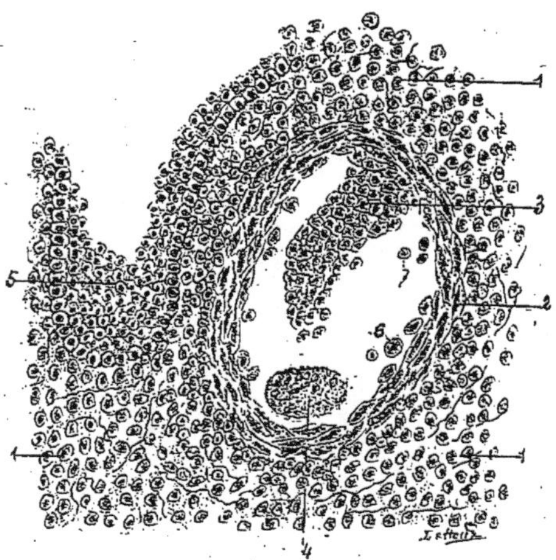

Fig. 667. — Tuberculose du corps de l'utérus.
Nodule tuberculeux partiellement ramolli, dont les cellules centrales ont disparu en laissant une cavité.

Tissu conjonctif infiltré de cellules embryonnaires: 2. Cellules épithélioïdes ovoïdes de la périphérie du nodule: 3. Cellules centrales polyédriques: 4. Cellule géante presque isolée; 5. Glande dont l'épithélium a pris le type pavimenteux stratifié; 6. Cellule épithélioïde libre; 7. Cellule lymphatique migratrice plus petite.

Symptômes. — Au début, on observe les symptômes de la métrite ordinaire avec une augmentation de volume plus prononcée; aussi, cette affection, qui est peut-être plus fréquente qu'on ne le suppose ordinairement[2], passe-t-elle le plus souvent inaperçue. La nature caséeuse des sécrétions et la coexistence d'autres lésions du côté des trompes et du poumon doivent faire rechercher les granulations et les bacilles, qui sont seuls caractéristiques. Toutefois, le diagnostic histologique présente de grandes difficultés : il ne faut pas s'attendre à trouver dans la muqueuse utérine le follicule tuberculeux tel qu'on le rencontre

[1] E. Doyen. *Journ. des connaiss. méd.*, 1888, p. 227.
[2] Jouin. *Répert. univ. d'Obst. et de Gyn.*, juill. 1889, p. 519.

dans les séreuses (Cornil). Il se peut, d'autre part, que la granulation élémentaire de Virchow, seule lésion constante de la tuberculose, soit difficile à différencier d'un stroma, déjà très riche, sinon exclusivement composé d'éléments identiques; enfin, la cellule géante, qui pourrait être rencontrée, d'après certains auteurs, dans l'endométrite interstitielle, ne saurait prétendre à elle seule à trancher le diagnostic. Pourtant, d'après Paul Petit, on pourra déterminer avec une certitude presque absolue la nature tuberculeuse d'une endométrite, si les coupes des débris fournis par le raclage font reconnaître les caractères suivants : cellules interstitielles mortifiées ou atrophiées, par places, d'une façon diffuse, ou en traînées : cellules géantes en plus ou moins grand nombre ; nodules embryonnaires se détachant du stroma et paraissant développés autour des vaisseaux dont la lumière est, ou non, conservée ; glandes nombreuses, flexueuses, dilatées, tapissées d'éléments épithéliaux considérablement allongés ou qui ont subi la transformation épithélioïde[1]. On devra, dans ce but, procéder à un curettage explorateur, qui permettra aussi d'éviter toute confusion avec le **cancer du corps utérin**.

Il est important de signaler les conséquences possibles que la tuberculose peut entraîner sur l'évolution de la **grossesse**. J'ai cité plus haut un cas de rupture utérine. En revanche, des observations de Thorn[2], de Schmorl et Kockel[3] prouvent que la grossesse peut évoluer normalement. Amann pense que, dans des cas rares, la tuberculose utérine de la mère peut entraîner la tuberculose congénitale de l'enfant[4].

Traitement. — Si l'état du poumon permet une opération radicale, on pratiquera la **laparotomie** et on enlèvera non seulement l'utérus mais encore les annexes, alors même qu'elles paraîtraient saines à l'œil

---

[1] La recherche des bacilles dans les coupes demande beaucoup de temps et n'est que trop souvent infructueuse, quelque habileté qu'on y mette. Elle doit se pratiquer sur des coupes très fines et peu étendues. Outre les nombreuses modifications du procédé d'Ehrlich, pour lesquelles on doit consulter les traités spéciaux, on peut recourir au procédé suivant : faire séjourner la coupe une demi-minute dans le picro-carmin, une minute dans l'alcool à 70 degrés mélangé d'acide chlorhydrique à 0,75 pour 100 ou la plonger, durant 24 heures, dans la solution d'Ehrlich au violet de méthyle, puis, pendant quelques secondes, dans une solution alcaline d'acide nitrique à 1 pour 100 ; déshydrater et monter dans le baume. Si l'examen histologique ne donne rien de certain, on doit recourir, selon le conseil de CORNIL, à l'ensemencement du liquide utérin dans un tube de gélose glycérinée ou, mieux encore, à l'inoculation de ce même liquide dans la cavité péritonéale d'un cobaye. Selon DAURIOS on peut, après 12 jours, ouvrir l'animal et la preuve est faite. (PAUL PETIT. Nécessité d'un diagnostic précis en gynécologie. *Nouv. Arch. d'Obst. et de Gyn.*, 25 janvier 1890, p. 4.)

[2] THORN. Zur Genitaltuberculose des Weibes u. zur Frage der intrauteriner Uebertragbarkeit der Tuberculose. *Inaug. Dissert.*, Berlin, 1894.

[3] SCHMORL et KOCKEL. *Beitr. zur pathol. Anat.*, t. XVI.

[4] Un fait rapporté par Simmonds à la Société médicale de Hambourg (cité dans la *Presse Médicale*, 1905, p. 542) plaide dans ce sens. Il s'agit d'un enfant issu d'une femme atteinte de lésions avancées d'endométrite tuberculeuse, enfant qui mourut deux mois après sa naissance avec des lésions bacillaires si étendues et avancées qu'il semble évident qu'on doive leur assigner un début intra-utérin.

nu; dans bien des cas, en effet, leur altération existe quoiqu'elle ne puisse être constatée qu'au microscope. La conservation d'un ovaire au point de vue de la sécrétion interne serait donc ici dangereuse[1].

Chez les malades atteintes de lésions pulmonaires avancées il serait inutile et dangereux de courir les risques d'une opération grave. On se contentera d'un **traitement palliatif** : injections intra-utérines au permanganate de potasse, à l'eau oxygénée (solution faible), asepsie exacte du vagin. On insistera surtout sur le traitement que commande la lésion pulmonaire et la débilitation générale.

Tuberculose des ovaires et des trompes.

Anatomie pathologique. — Considérée comme très rare par Klob et Spencer Wells, la tuberculose des ovaires a été très complète-

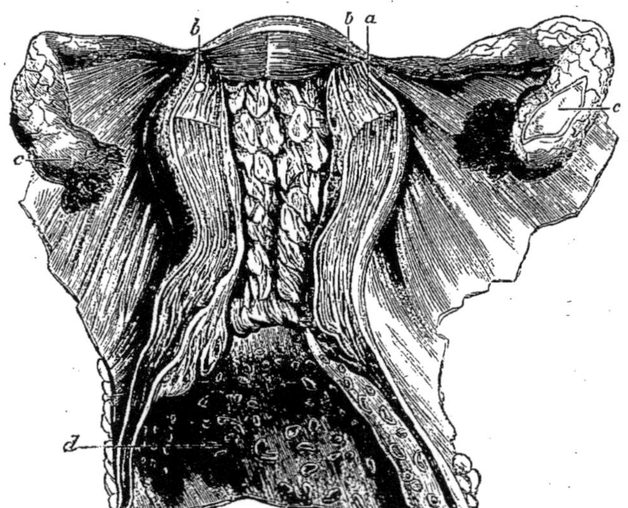

Fig. 668. — Tuberculose de l'utérus, du vagin et des trompes (Barnes).

a, b. Masse tuberculeuse de la muqueuse et du tissu utérin ; *c.* Trompes transformées en pyo-salpinx; *d.* Ulcérations du vagin.

ment étudiée ces dernières années par Acconci[2], Guillemain[3] et Wolff[4].

Des 145 cas réunis par ce dernier auteur, il n'en existe que 32 qui, le microscope en main, puissent être considérés comme des faits

[1] S. Pozzi. *Congrès de Rome*, 1902; *Rev. de Gyn. et de Chir. abd.*, 1902, p. 1096.
[2] Acconci. *Centr. f. allg. Path. u. path. Anat.*, t. V. 1894, p. 629.
[3] A. Guillemain. La tuberculose de l'ovaire (*Rev. de Chir.*, 1894, p. 981).
[4] Wolff. Ueber die Tuberc. des Eierstocks (*Arch. f. Gyn.*, t. LVII, n° 25).

avérés d'ovarite tuberculeuse. Ce sont, en dehors des 15 cas de Guillemain, ceux de Ahrt[1], de Lukasiewicz[2], de Spaeth[3], de Krzywicki[4], de Williams[5], de Wolff, de Schottlænder[6] et de Franqué[7].

La tuberculose des ovaires est presque toujours secondaire et la forme primitive est exceptionnelle. Le point de départ de la tuberculose ovarienne serait habituellement le péritoine pour Heiberg[8], et la trompe pour Schottlænder. De fait, presque toujours la trompe correspondante à l'ovaire malade présente des lésions tuberculeuses. L'ovaire droit semble être pris beaucoup plus souvent que le gauche, et cela dans la proportion de 5 à 2.

Il ne faut pas confondre, suivant la remarque de Guillemain, l'ovarite tuberculeuse avec la périovarite développée au niveau du péritoine du hile de l'ovaire.

L'aspect macroscopique de l'ovaire tuberculeux est loin d'être toujours caractéristique. Souvent l'examen histologique seul tranche la question. Les lésions prédominent au niveau de la couche ovigène[9]. Elles peuvent évoluer vers la forme fibreuse ou vers le ramollissement. L'ovaire peut alors se transformer en une poche purulente (Bouilly). Parfois ce sont des ovaires déjà malades, des tumeurs ovariques qui ont été atteintes par la tuberculose. Mlle Gorovitz en a réuni 19 observations.

Les lésions des trompes sont, au contraire, des plus fréquentes; Terrillon[10] a vu les lésions exister simultanément dans la trompe et dans l'ovaire 8 fois sur 6. On a aussi observé des lésions tubaires dans la plupart des cas d'endométrite tuberculeuse, et ce sont elles, sans doute, qui sont alors la source primitive de l'infection[11]. Cette fréquence de la tuberculose tubaire tient, pour Hegar et Sippel[12], à l'horizontalité et à la multiplicité des replis des trompes. Spaeth[13] trouve 103 cas de tuberculose tubaire sur 119 cas de tuberculose génitale. La lésion tubaire serait primitive dans 50 pour 100 des cas pour Ojemann[14]. Ici comme ailleurs le bacille peut être amené par voie descendante ou ascendante. Dans la majorité des cas, c'est la *portion ampullaire* de la

---

[1] Ahrt. *Inaug. Dissert.*, Göttingen, 1880.
[2] Lukasiewicz. *Inaug. Dissert.*, Dorpat, 1881.
[3] Spaeth. *Inaug. Dissert.*, Strasburg, 1885.
[4] Krzywicki. *Loc. cit.*
[5] Williams. *Loc. cit.*
[6] Schottlaender. *Monats. f. Geb. u. Gyn.*, t. V.
[7] Franqué. *Zeitschr. f. Geb. u. Gyn.*, t. XXXVII.
[8] Heiberg. *Festschrift f. R. Virchow*, 1892, t. II.
[9] Wolff, Guillemain, Schottlaender. *Loc. cit.*
[10] Terrillon. *Arch. de Tocol.*, août 1889, p. 581.
[11] P. Ménétrier (*Bull. de la Soc. anat.*, juill. 1889, p. 472) en a publié un bel exemple.
[12] Sippel. *Deutsche med. Woch.*, 1894.
[13] Spaeth. *Loc. cit.*
[14] Ojemann. *Inaug. Dissert.*, Tubingen, 1897.

trompe qui est atteinte en premier lieu à cause de sa grande vascularisation.

Williams[1] considère trois formes de tuberculose tubaire :

1° Une forme **miliaire**, rare, donnant l'aspect de la salpingite catarrhale;

2° Une forme **chronique fibreuse**, qu'il a décrite le premier;

3° Une forme **chronique diffuse** : c'est la lésion habituelle.

A l'œil nu, on observe des lésions qui rappellent beaucoup celles de la salpingite suppurée avec ou sans dilatation kystique. Le pyo-

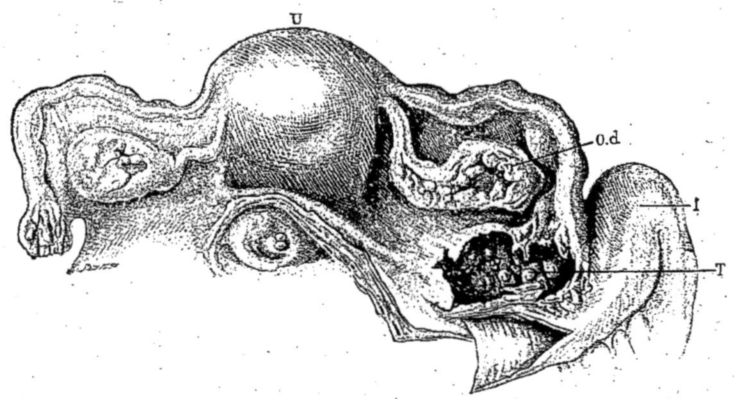

Fig. 669. — Tuberculose primitive des trompes et des ovaires.

U. utérus vu par sa face postérieure; sur la lèvre postérieure du col existent deux petits kystes muqueux; O.d. ovaire droit renfermant des masses caséeuses ramollies qui se sont évacuées quand on a déchiré les adhérences; T. trompe droite dilatée et adhérente faisant partie d'un abcès pelvien tuberculeux qui est limité également par l'anse intestinale de l'iléon; I. L'ovaire et la trompe gauches sont tuberculeux, ainsi que la muqueuse utérine. Il existait de la tuberculisation (secondaire?) du poumon droit (Kotschau).

salpinx peut être considérable, on l'a vu contenir 2 litres de pus[2]. L'adhérence et la diffusion vers les parties voisines le transforment en abcès pelvien (fig. 669).

Pour peu que la lésion soit ancienne, elle ne tarde pas à retentir sur le péritoine et à y provoquer des fausses membranes et des épanchements séreux enkystés de péri-métro-salpingite.

Fernet[3] a même signalé, dans certains cas, l'envahissement progressif de la plèvre et la production de tuberculose péritonéo-pleurale subaiguë, ayant pour point de départ une lésion primordiale des organes génitaux. Cet envahissement se fait par les lymphatiques, que

[1] WILLIAMS. *Loc. cit.*

[2] WERTH. Ueber Genitaltuberculose (5° *Congrès allem. de Gynécol.* Fribourg, 1889, in *Centr. f. Gyn.*, 1889, n° 29, p. 499).

[3] FERNET. *Bull. et Mém. de la Soc. méd. des hôp.*, 1884, p. 444.

Hegar a vus, une fois. injectés de matière caséeuse. La communication
lymphatique de la plèvre avec le péritoine à travers le diaphragme

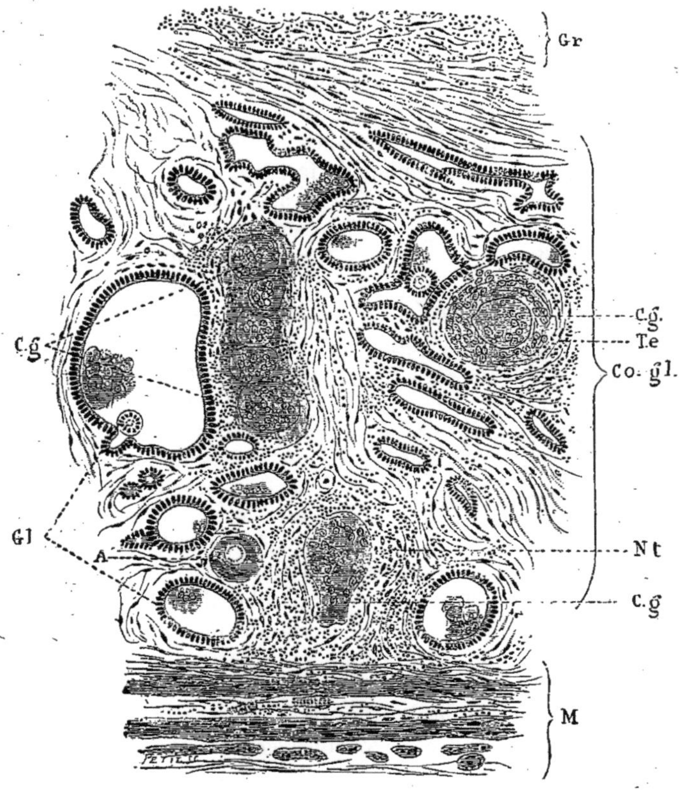

Fig. 670. — Tuberculose des trompes. Coupe de la paroi d'un pyo-salpinx.
(Grossissement de 150 diamètres.)

Co. gl. couche glandulaire : restes de la tunique muqueuse où l'on voit des glandes dilatées;
C.g. cellule géante, au centre d'un tubercule formé d'un amas de cellules épithélioïdes; Nt. nodule
tuberculeux avec cellules géantes; A. coupe transversale d'une artériole; Gl. coupe de tubes glandulaires; Gr. Couche interne de granulations; M. couche musculaire, à l'extérieur (Münster et
P. Ortmann)[1].

explique très bien son infection. Les ganglions mésentériques sont souvent dégénérés.

Les tubercules de la trompe, développés primitivement ou consécutivement à l'apparition de granulations dans le péritoine voisin, se
reconnaissent, à l'œil nu, par l'accroissement du volume de l'organe,

[1] H. Münster et P. Orthmann. Ein Fall von Pyo-salpinx auf tuberculöser Grundlage (Arch.
f. Gyn., 1887, t. XXIX, p. 97).

par les granulations semi-transparentes ou jaunes qui existent à sa surface ou dans sa paroi musculaire et par son contenu. Après l'ouverture longitudinale de la trompe, on reconnaît qu'elle est dilatée, que la paroi épaissie montre des îlots tuberculeux le plus souvent visibles à l'œil nu et qu'elle renferme un liquide plus ou moins épais, puriforme, grumeleux, caséeux, dont les caractères sont les mêmes que ceux de la tuberculose du corps de l'utérus (fig. 670).

Les coupes transversales, obtenues après durcissement dans l'alcool, montrent un épaisissement de la paroi et des végétations hyper-

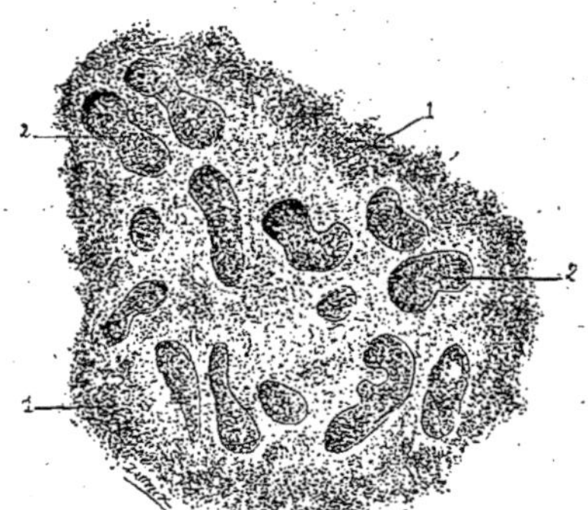

Fig. 671. — Une énorme cellule géante (500 diam.).
1. Masse granuleuse. 2. Noyaux irréguliers.

trophiées, ramifiées. Dans l'épaisseur et à la surface interne de ces végétations et de ces villosités on trouve très souvent des *cellules géantes* considérables, avec des noyaux multiples ovoïdes, affectant souvent la forme de bâtonnets repliés, sinueux ou arborisés et parfois des concrétions cristallines (fig. 671). La surface libre des villosités et plicatures est presque partout tapissée de cellules cylindriques à cils vibratiles. Par places, ces cellules épithéliales ont subi une transformation muqueuse et granuleuse, ou bien elles sont desquamées et libres dans du mucus, avec quelques globules de pus. La coloration des coupes avec la rubine, dans le but de chercher les bacilles de la tuberculose, n'en a pas toujours fait découvrir. Outre les cellules géantes et de petits follicules tuberculeux développés dans les végétations, on peut trouver des follicules plus ou moins volumineux, contenant des cellules géantes, dans la paroi fibro-musculaire du conduit.

Dans les cas d'altérations plus anciennes, on peut voir, sur les coupes de la poche purulente formée par la trompe, une couche continue de tissu embryonnaire, sans saillies, à la surface interne. Au-dessous de cette couche interne, il y a un tissu fibreux parsemé de follicules tuberculeux parfaitement nets dont plusieurs renferment des cellules géantes multinucléées. La paroi de la trompe est infiltrée de petites cellules et offre aussi quelques follicules tuberculeux. Dans la couche de tissu fibreux intermédiaire entre la paroi et la couche embryonnaire, on voit des inclusions d'épithélium, provenant des cellules épithéliales du revêtement de la muqueuse de la trompe et présentant la forme de glandes en tubes. A leur périphérie, on observe des cellules d'épithélium cylindrique régulièrement disposées en palissade. Dans la partie centrale de l'inclusion, il existe des cellules arrondies ou ovoïdes, pâles, se colorant en jaune par le picro-carmin et dont les noyaux ne sont plus visibles. C'est un amas de cellules mortifiées et devenues muqueuses, agglutinées les unes avec les autres (Cornil). Cette lésion, comme on le sait, a été appelée : *nécrose par coagulation*.

Les bacilles de Koch ont été souvent recherchés en vain dans des salpingites certainement tuberculeuses ; ils ont pourtant été rencontrés, quoique en petite quantité, par Orthmann[1], Werth, etc. Lorsque les lésions tuberculeuses sont peu étendues, la trompe reste perméable et la fécondation peut s'accomplir normalement. Mais il peut arriver aussi que l'ovule fécondé se greffe sur la trompe malade. Mlle Gorovitz a rapporté 2 cas de grossesse tubaire évoluant sur des trompes tuberculeuses[2].

Symptômes. — Ils sont les mêmes que ceux d'une salpingite non tuberculeuse, et l'on doit faire, le plus souvent, le diagnostic de probabilité par exclusion de toute autre cause, en tenant compte des antécédents héréditaires et des manifestations qui peuvent exister dans les poumons. On a donné comme caractéristique la disposition noueuse de la tumeur salpingienne et la fréquence des poussées aiguës de pelvipéritonite : elles n'ont cependant rien de spécial, car on les rencontre dans tous les pyo-salpinx.

Traitement. — Au point de vue du traitement, il faut distinguer deux conditions distinctes, selon qu'il existe ou non une tuberculose avancée des poumons, de l'intestin, etc.

Si les viscères sont sains, on fera l'extirpation totale dés ovaires et de l'utérus par la **laparotomie**; l'hystérectomie subtotale est ici contre-indiquée. J'en dirai autant de la conservation d'un ovaire ou d'un segment d'ovaire paraissant sain.

Dans les cas de lésions pulmonaires avancées (ramollissement, cavernes) l'état général contre-indiquerait une intervention sérieuse.

On sera toutefois autorisé à faire la laparotomie, même dans les cas où les malades seraient dans un état grave par suite d'une péritonite tuberculeuse concomitante. En effet, l'opération porte alors également remède à la lésion génitale et à la lésion du péritoine[3] qui n'en est souvent qu'une dépendance. Le drainage de la cavité péritonéale devra être institué et continué jusqu'à cessation de l'épanchement ascitique, qui ne persiste pas d'habitude au delà de quelques jours. Sous l'influence de ce traitement opératoire, on a eu des succès durables et j'en ai moi-même observé quelques exemples.

[1] Orthmann. *Soc. de gyn. de Berlin*, 13 juill., 1888, *Centr. f. Gyn.*, 1888, p. 754.

[2] Ce sont les cas de Warthin. *Med. News.*, sept. 1896 et Stoben. *Amer. Journ. of Obstet.*, 1898, vol. 38.

[3] F. Schwarz. *Wien. med. Woch.*, 1887, n°s 13-16, p. 385 et suiv.

CHAPITRE XXIII

HÉMATOCÈLE PELVIENNE INTRA ET EXTRA-PÉRITONÉALE

Définition. Division. — L'épanchement de sang, l'hémorragie intra-pelvienne ne doit pas être confondu avec l'hématocèle.

La dénomination d'*hématocèle* n'est pas absolument synonyme d'épanchement sanguin ou d'hémorragie dans le péritoine. L'effusion brusque d'une grande quantité de sang pouvant causer une hémorragie rapidement mortelle constitue l'inondation péritonéale. On doit réserver le terme d'**hématocèle pelvienne** aux collections sanguines enkystées se produisant dans des conditions pathogéniques spéciales qui assurent à la lésion une longue durée et lui donnent un caractère distinct[1].

Le sang épanché peut occuper deux sièges différents :

1° Dans l'intérieur du péritoine, généralement en arrière de l'utérus : c'est l'**hématocèle intra-péritonéale**, la première dont l'histoire clinique a nettement été tracée.

2° Au-dessous de la séreuse, dans les ligaments larges et jusque dans le tissu cellulaire péri-vaginal : il y forme de véritables **thrombus**, et c'est sous ce nom que les anciens auteurs[2] avaient désigné la lésion. Le nom d'**hématocèle extra-péritonéale**[3] est, assurément, moins juste que celui d'**hématome**[4], mais il a été consacré par l'usage.

Hématocèle pelvienne intra-péritonéale

Synonymie. — *Hématocèle rétro-utérine* (Nélaton), *péri-utérine* (Gallard), *pelvienne* (Mac-Clintock), *péri-hystérique* (Trousseau), *utérine* (Bernutz), *circum-utérine* (de Sinéty) ; telles sont les dénominations diverses sous lesquelles on a tour à tour désigné cette affection. J'adopte

---

[1] Ainsi, l'épanchement sanguin qui peut se faire par le pédicule mal lié d'un kyste ovarique (SPENCER WELLS) ne mérite pas le nom d'hématocèle. Cet écoulement intra-péritonéal donne lieu à quelques troubles, mais se résorbe en général, sans former de tumeur.

[2] DENEUX. *Thrombus des ligaments larges*, Paris, 1835.

[3] HUGUIER. *Bull. de la Soc. de chir.*, mai 1851, t. II, p. 141.

[4] KUHN. *Die Blutergiesse in die breiten Mutterbänder*. Zurich, 1874. — A. MARTIN. *Zeitschr. für Geb. und Gyn.*, 1882, t. VIII, p. 476.

le nom d'hématocèle pelvienne, qui est le plus compréhensif et correspond à la totalité des faits ; mais il faut avouer que celui qu'avait choisi Nélaton[1] (hématocèle rétro-utérine) s'applique à la variété clinique de beaucoup la plus fréquente.

Aperçu historique. — On attribue, avec justice, à Nélaton l'honneur d'avoir le premier inscrit cette maladie dans le cadre nosologique, grâce à la description magistrale qu'il en a donnée d'emblée. Ce n'est pas diminuer son mérite que de signaler les notions de Ruysch sur le passage du sang dans le péritoine, de Bourdon[2] sur les signes physiques des tumeurs hématiques, déjà vaguement indiqués par son maître Récamier[3], de Velpeau[4] qui paraît en avoir fait le diagnostic, sans se prononcer sur son siège exact. On doit une mention toute spéciale aux travaux de Bernutz[5], qui avait esquissé avec sagacité un grand nombre des traits dont Nélaton devait plus tard composer son tableau. Il faut, ensuite, citer les importants travaux de Huguier, Puech, A. Voisin, Trousseau, Laugier, Gallard, Besnier, Poncet, Mac-Clintock, Barnes, Schröder, Olshausen, Bandl, etc., sur la plupart desquels j'aurai l'occasion de revenir[6]. On le voit, malgré de consciencieuses recherches faites à l'étranger, ce sont surtout des noms français qu'éveille cette maladie qui a été, on peut le dire, édifiée de toutes pièces dans notre pays.

Étiologie. Pathogénie. — L'épanchement de sang dans la cavité pelvienne est probablement assez fréquent. Il n'est guère douteux que les trompes, au moment des règles, ne soient le siège d'une exhalation sanguine analogue à celle de l'utérus. Bien des désordres observés à cette période sous l'influence perturbatrice d'une fatigue, d'un effort, d'un refroidissement, sont vraisemblablement causés par l'effusion d'une petite quantité de sang dans le péritoine, où il se résorbe rapidement[7].

---

[1] Nélaton. *Gaz. des hôp.*, 1851, nᵒˢ 16, 143 et 145 ; 1852, nᵒ 12, p. 45, nᵒ 17, p. 66 ; 1853, nᵒ 100, p. 403. — Viguès (élève de Nélaton). *Des tumeurs sanguines*, etc. Thèse de Paris, 1850.

[2] Bourdon. Tumeurs fluctuantes du petit bassin (*Revue méd.*, juill., août, sept. 1841, t. III, p. 5, 161 et 521).

[3] Récamier. *Gaz. des Hôp.*, 1851, p. 93.

[4] Velpeau. *Annal. de la chir. franç. et étrang.*, 1845, t. VII, p. 430.

[5] Bernutz. Mémoire sur les accidents produits par la rétention du flux menstruel (*Arch. gén. de méd.*, juin, août, déc. 1848, 4ᵉ série, t. VII, p. 129 et t. XVIII, p. 405 et fév. 1849, t. XIX, p. 186). Dans une note de sa *Clinique médicale*, 1860, t. I, p. 547, Bernutz proteste contre l'injustice qui a fait trop souvent oublier son nom. — Alph. Guérin (*Leçons clin. sur les mal. des org. gén. internes de la femme*, 1878, p. 440) s'est très énergiquement associé à réparer cette omission.

[6] Voici l'indication des travaux importants dont on ne trouvera pas plus loin la mention : Mac-Clintock. *Diseases of women*, Dublin, 1863. — Schröder. *Arch. f. Gyn.*, 1868, nᵒ 4 et 5, p. 36 et 46. — Olshausen. *Arch. f. Gyn.*, 1870, t. V, p. 24. — R. Barnes. *Traité clin. des mal. des femmes*, trad. franç., 1876. — Poncet. *De l'hématocèle péri-utérine*. Thèse d'agrég., Paris, 1877. — L. Bandl. Die Krankheiten der Tuben., etc. (*Deutsche Chir.*, op., 59, Stuttgart, 1886, p. 186).

[7] L'hémorragie tubaire comme cause d'hématocèle pelvienne a été d'abord signalée par Paul Fernely (élève de Nélaton). *De l'hématocèle rétro-utérine*. Thèse de Paris, 1885, p. 27.

On sait par de nombreuses expériences physiologiques, ainsi que par l'observation de ce qui se passe dans beaucoup de laparotomies, avec quelle facilité le sang peut disparaître quand le péritoine est sain. Mais la séreuse est-elle altérée ou détruite, ce pouvoir de résorption disparaît aussitôt : de là vient la nécessité du drainage dans nombre de laparotomies. L'immense majorité des hématocèles pelviennes intra-péritonéales sont dues à la rupture d'une grossesse extra-utérine : alors l'hémorragie tarde à se résorber, les caillots qui se forment jouent le rôle de corps étrangers : le péritoine s'altère, et, mettant en jeu ses procédés ordinaires de défense, tend à séquestrer cette cause d'irritation par la formation de fausses membranes périphériques[1]. Le sang, ainsi emprisonné, subit dans cette poche adventice un lent travail de désintégration moléculaire ; parfois même, il pourra, sous des influences septiques, se décomposer et se mélanger de pus.

Que si le sang d'une salpingorragie intra-péritonéale s'épanche lentement et en qualité relativement faible, il faut qu'une condition antérieure s'oppose à sa résorption, et cette condition préexistante est l'inflammation de la séreuse pelvienne autour des trompes malades qui, elles-mêmes, ont été la source de l'hémorragie. Cette origine est démontrée par nombre d'autopsies et d'examens pratiqués durant la laparotomie[2].

L'origine ordinaire des grands épanchements sanguins est, je le répète, la rupture précoce d'une **grossesse extra-utérine**, en sorte que l'histoire de l'hématocèle pelvienne n'est, pour ainsi dire, qu'un des chapitres de la grossesse extra-utérine. Les hématocèles qui n'ont pas cette origine constituent une exception. Quant aux hématocèles à développement latent et progressif, très rares et compliquant ordinairement une autre lésion (salpingite, corps fibreux), elles sont, probablement, le fait de véritables **salpingorragies intra-péritonéales**.

Cette question pathogénique a été et reste encore très contestée. Je passerai en revue les théories qui ont été successivement avancées. quoiqu'elles n'aient plus guère maintenant qu'un intérêt relatif. Il est fort probable qu'à chacune correspond une certaine série de faits : un seul facteur est constant, c'est la perte du pouvoir de résorption du péritoine pelvien, par suite d'une inflammation péri-salpingienne antérieure, ou de l'abondance même de l'épanchement qui amène l'altération de la séreuse.

Rupture variqueuse. — La rupture des varices du plexus veineux utéro-ovarien, signalée dès 1834 par Ollivier (d'Angers), a été mise en relief par Richet. Mais certaines observations semblent démontrer que même dans les cas de rupture variqueuse en apparence les plus nets, il s'agit

---

[1] Puech. *Ann. de Gyn.*, 1875, t. III, p. 268, et t. IV, p. 39 et 120.

[2] Fred. Imlach. *Brit. med. Journ.*, 1886, t. I, p. 559. — E. Sinclair Stevenson. *Edinb. med. Journ.*, mars 1888, t. XXXIII, 2ᵉ part, p. 809.

presque toujours de grossesse tubaire méconnue[1]. L'hématocèle qui se
produit pendant le cours d'une grossesse tubaire peut provenir non de
la rupture de l'œuf, mais de celle d'une veine dilatée du ligament large.
J'ai observé un exemple de ce fait. Winckel prétend que des phlébolithes
contenues dans les veines variqueuses peuvent ulcérer leurs parois du
côté du péritoine, comme vers l'intérieur des ligaments larges[2].

Troubles de l'ovulation. — Cette théorie rattache la production de
l'hématocèle à un trouble mal défini de l'ovulation : la trompe ne se
trouvant pas exactement appliquée sur l'ovaire au moment de la ponte,
du sang s'épancherait dans le péritoine[3]. Pour Gallard[4], il y aurait dans
tous les cas d'hématocèle une ponte extra-utérine, que l'ovule soit
fécondé ou non.

Reflux par les trompes. — La plupart des auteurs anciens nient que
la trompe elle-même prenne part à l'hémorragie cataméniale : mais
on a admis la possibilité du reflux du sang venu de l'utérus, au moment
des règles et sous une influence perturbatrice quelconque. Bernutz, qui
admet des hématocèles symptomatiques de l'excrétion cataméniale,
s'appuie sur l'autorité de Ruysch et de Haller. Alph. Guérin[5] avance que
le trouble menstruel qui se produit dans la dysménorrhée membraneuse
est de nature à provoquer par reflux l'épanchement de sang dans le
péritoine. Cette étiologie me paraît douteuse, à moins qu'il n'y ait un
rétrécissement acquis ou congénital (voir STÉNOSE DU COL ET ACCIDENTS DE
RÉTENTION CONSÉCUTIFS AUX ATRÉSIES GÉNITALES).

Apoplexie ovarienne. — La dégénérescence microkystique, résultat
d'ovarite chronique, les kystes folliculaires et les kystes du corps jaune,
sont parfois le siège d'apoplexies dont la rupture peut donner lieu à un
épanchement de sang dans le péritoine[6], mais ces épanchements sont
ordinairement peu considérables[7].

Pachypéritonite. — On sait que les hémorragies méningées sont
dues à la rupture des vaisseaux dilatés et friables des fausses membranes d'une pachyméningite antérieure. Ce fait intéressant de patho-

---

[1] P. REYNIER. *Bull. et Mém. de la Soc. de Chir.*, 1891, t. XVII, p. 279. — A.-H. PILLIET.
Progrès médical, 7 avril 1894, p. 235.

[2] F. WINCKEL. *Lehrbuch der Frauenkr.*, 2e édit., 1892, p. 719.

[3] LENOIR. *Bull. de la Soc. de chir.*, juin 1851, t. II, p. 155. — NÉLATON. *Gaz. des Hôp.*,
11-13 déc. 1851, p. 575, et fév. 1852, p. 66. — S. LAUGIER. *Comptes rendus de l'Acad. des
Sciences*, fév. 1855, t. XL, p. 455.

[4] GALLARD. *Bull. de la Soc. anat.*, avril 1858, p. 157, et *Gaz. hebd.*, 25 juin 1858, p. 160.

[5] A. GUÉRIN, *Leçons clin. sur les maladies des organes génitaux de la femme*, p. 459
(15e leçon).

[6] E. BOECKEL. *Gaz. méd. de Strasbourg*, 1861, p. 79. — ROLLIN. *Ann. de Gyn.*, 1889,
t. XXXII, p. 354. — EBERHART. Ein Fall von hämorrhagischer Oophoritis (*Centr. f. Gyn.*,
1893, p. 806.)

[7] A.-H. PILLIET. Les hémorragies dans l'ovarite scléro-kystique (*Ann. de Gyn.*, 1893,
t. XL, p. 366). — C. CESTAN. *Des hémorragies intra-péritonéales et de l'hématocèle pelvienne*,
etc. Th. de Paris, 1894, p. 28.

logie générale a été mis en lumière d'abord par Dolbeau[1], puis par Virchow[2]. Un même processus ne pourrait-il pas expliquer la formation des hématocèles? Il était naturel d'y songer, en présence des fausses membranes dues à la pelvi-péritonite. Ferber[3], Besnier[4] et Bernutz[5] ont développé cette théorie, dont on a certainement abusé.

Grossesse extra-utérine rompue. — Huguier avait donné aux hématocèles résultant de la rupture d'une grossesse ectopique le nom de *pseudo-hématocèles*, ce qui montre bien l'évolution des idées depuis son époque. En effet la grossesse extra-utérine est la cause la plus fréquente et ce sont les autres causes qui constituent l'exception. Même dans les cas où on ne rencontre pas le fœtus plus ou moins altéré, on peut reconnaître au microscope, sur certains points de la paroi limitant l'hématocèle, des villosités choriales (voir GROSSESSE EXTRA-UTÉRINE).

Anatomie pathologique. — La tumeur siège ordinairement dans le cul-de-sac de Douglas, qui est le point le plus déclive du bassin : de là, le nom d'hématocèle *rétro-utérine* qu'avait choisi Nélaton. Cependant il peut arriver que ce cul-de-sac ait été oblitéré par un travail plastique antérieur : alors, c'est en avant, entre la vessie et l'utérus, que le sang s'amasse sous l'influence de la pesanteur, et une hématocèle *anté-utérine* est constituée. G. Braun[6] et Schröder[7] en ont cité des exemples et j'en ai observé moi-même.

Au début, le sang est liquide et peut se déplacer, car il est rare que des fausses membranes préexistantes constituent d'emblée une limite. Rapidement, l'enkystement s'achève. Il peut être très difficile, par la suite, de distinguer la voûte néo-membraneuse d'un soulèvement de la séreuse, et de différencier une hématocèle intra-péritonéale d'une hématocèle extra-péritonéale. Dans ce dernier cas, toutefois, la tumeur est plus latérale, car c'est surtout le ligament large qui a été dédoublé.

La poche, généralement de couleur noirâtre, se confond en avant avec la paroi postérieure de l'utérus qui est refoulé vers la symphyse. On trouve l'une des trompes pleine de sang et déchirée s'il s'agit d'un kyste fœtal. Les anses intestinales agglutinées peuvent adhérer à la poche. Quand on l'ouvre, on trouve un vaste foyer où le sang est coagulé ou demi-liquide, sirupeux, selon l'ancienneté de la lésion. La couleur est

---

[1] DOLBEAU. *Gaz. des Hôp.*, 1860. n° 35, p. 138 (feuilleton).

[2] VIRCHOW. *Die krankh. Geschwülste*, 1863, t. I, p. 150.

[3] FERBER. *Schmidt's Jahrb.*, 1864, t. CXXIII, p. 225; t. CXXV, p. 521, et 1870, t. CXLV, p. 59.

[4] BESNIER. De la pachy-pelvi-péritonite hémorragique (*Ann. de Gyn.*, 1877, t. VII, p. 401, et t. VIII, p. 110 et 297).

BERNUTZ. De l'hématocèle symptomat. de pachy-pelvi-péritonite hémorragique (*Arch. de tocol.*, 1880, p. 129 et 205).

[6] G. BRAUN. *Wien. med. Woch.*, 1872, n° 22, p. 545, et n° 23, p. 577.

[7] SCHRÖDER. *Mal. des org. gén. de la femme*, trad. franç., p. 492.

noire, ressemblant à celle du raisiné ; à la partie la plus externe, on trouve parfois des couches de fibrine déjà décolorées et blanchâtres. Les parois de la poche sont épaisses en certains points, très minces en d'autres, où une rupture paraît imminente. Le rectum est comprimé et dévié (fig. 672).

Le volume de la tumeur varie ; il peut exceptionnellement atteindre celui de l'utérus à terme.

Dans les cas d'hématocèle pelvienne intra-péritonéale consécutive à une grossesse tubaire on trouve parfois le fœtus, généralement au deuxième ou troisième mois et plus ou moins altéré ; parfois, il a disparu. Mais si le fœtus ne laisse pas de traces durables, il en est autrement des villosités choriales dont un examen attentif permettra de retrouver les vestiges, et qui démontreront très fréquemment l'origine de la lésion. L. Tait a ainsi mis hors de doute que l'hématocèle pelvienne est le mode ordinaire de terminaison des grossesses extra-utérines[1].

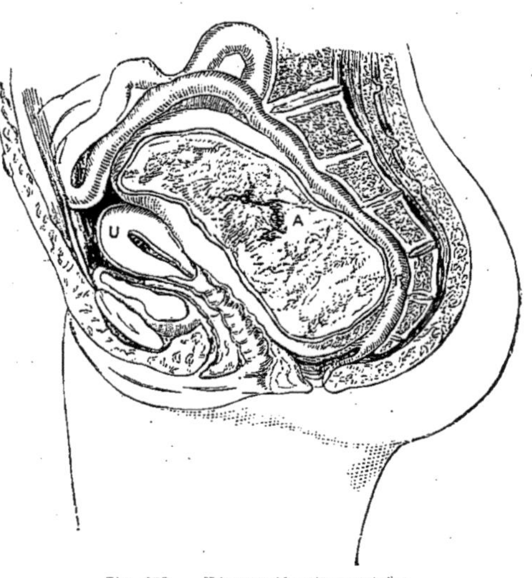

Fig. 672. — Hématocèle rétro-utérine.

U. utérus ; R. rectum ; R. hématocèle intra-péritonéale enkystée par de fausses membranes.

Symptômes. — L'hématocèle est presque toujours précédée de symptômes de grossesse (ectopique) ou de salpingite, troubles de la menstruation, douleurs, réflexes gastriques. L'allure des accidents produits par l'épanchement sanguin est très variable ; si cet épanchement est abondant et continu, donnant lieu à une **inondation péritonéale,** la marche peut être foudroyante, et, suivant l'expression de Barnes, *cataclysmique* : lipothymie, syncope, refroidissement, mort imminente. Si la malade survit à cette hémorragie interne, des symptômes de **tumeur abdominale** se montrent pendant que les accidents généraux se dissipent peu à peu.

Dans des cas moins graves, le début est simplement marqué par la **douleur locale,** subite et excessivement vive, accompagnée parfois de

[1] L. TAIT. *Edinb. med. Journ.*, juill. 1889, p. 103.

nausées, par la **décoloration des téguments**, l'affaiblissement, joints à l'augmentation de volume du ventre.

Enfin, le suintement sanguin intra-péritonéal peut se faire d'une manière presque insensible, insidieuse.

Les jours qui suivent la première apparition des phénomènes morbides, des **poussées de péritonite plastique** circonscrivent l'épanchement et occasionnent des nausées, du ballonnement du ventre, de la douleur.

Les signes objectifs révélés par le toucher et la palpation bi-manuelle sont au début ceux d'une tumeur molle, occupant le cul-de sac de Douglas, qui refoule l'utérus en haut, de telle sorte que le col est difficilement accessible. Si l'on parvient à l'atteindre, on le trouve aplati contre le pubis. La tumeur ne reste pas longtemps fluctuante; elle acquiert bientôt une consistance qui rappelle celle de la neige; cette consistance varie, du reste, beaucoup : en divers points on y trouve des parties dures, d'autres dépressibles. L'exploration bi-manuelle permet de circonscrire le corps de l'utérus, qui est comme enchâssé au milieu de la tumeur, laquelle remplit et déborde souvent le petit bassin (fig. 673). Le toucher rectal

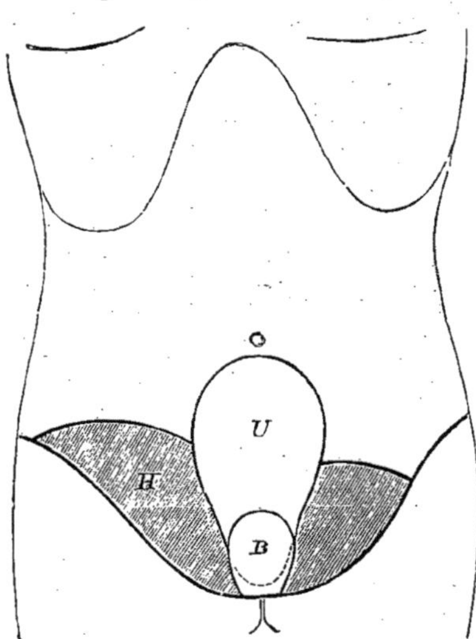

Fig. 673. — Hématocèle rétro-utérine.
U. utérus; B. vessie; H. hématocèle.

est parfois rendu très difficile par l'effacement de l'intestin. On a pu voir cette compression donner lieu à des signes **d'étranglement interne**; celle de la vessie à la **rétention d'urine**; celle du plexus sacré à des **névralgies** vives dans les membres inférieurs.

L'état général est variable; même en l'absence de suppuration, on observe fréquemment une **accélération du pouls** et une **élévation de température** qu'on a pris souvent, à tort, pour de la fièvre d'infection. En réalité il s'agit le plus souvent d'une simple résorption des éléments sanguins altérés, et cette **fièvre de résorption**, si l'on peut ainsi dire, s'observe dans d'autres espèces d'hématomes, en dehors de toute infection, ainsi que je l'ai indiqué[1].

[1] Thèse de De La Nièce, 1895 et *Bull. et Mém. de la Soc. de Chir.*, 8 nov. 1899, p. 856. — F. Jayle, dans un cas d'hématocèle avec 40°, n'a trouvé aucun microorganisme (*Thèse Paris*, 1895, p. 61.)

La **marche** est essentiellement chronique; mais il est fréquent d'observer des poussées successives, comme si de nouvelles quantités de sang étaient versées dans le premier foyer. Ces **répétitions** se montrent, parfois, peu de jours après le début des accidents, ou tardivement, aux époques menstruelles qui suivent, sans doute sous l'influence de la congestion cataméniale. Le retour des accidents est particulièrement redoutable et peut rapidement causer la mort, alors que tout danger avait paru conjuré. En dehors de ces cas exceptionnellement graves, la maladie a une tendance naturelle à guérir par **résorption** progressive[1] ou par **évacuation** spontanée. Mais ce dernier mode de guérison, qui ne peut se faire qu'après la suppuration de la poche, provoque des accidents très graves.

Dans les cas heureux, la malade reste encore plusieurs mois incapable de marcher, exposée à de petites poussées de péritonite à répétition, pendant lesquelles le volume de la tumeur subit des alternatives puis finit par diminuer progressivement. Elle peut, après sa disparition, laisser subsister un **noyau induré** ou, simplement une **déviation utérine**, avec immobilité de l'organe gestateur.

La **suppuration** est annoncée par une aggravation de l'état général, l'apparition de frissons erratiques et de sueurs. En même temps, la tumeur augmente de volume et son induration diminue. La perforation dans la cavité abdominale est très rare. La **péritonite** qu'on voit survenir, en cas de suppuration de la poche, est plutôt due à la propagation directe de l'inflammation, à travers la paroi.

La **perforation** dans le **rectum** est la plus fréquente. Précédée par des phénomènes de rectite, elle est signalée par l'apparition subite d'une diarrhée noirâtre et fétide qui amène un immense soulagement et la disparition de la tumeur. L'évacuation peut ainsi se faire complètement, et la guérison a lieu; mais la mort peut aussi arriver par **épuisement** ou par l'**infection** que cause la pénétration des matières fécales dans le foyer. La perforation dans le **vagin** est rare, celle dans la **vessie**[2] tout à fait exceptionnelle.

Diagnostic. — Le tableau clinique qu'offre l'hématocèle est souvent si caractéristique que l'hésitation n'est pas permise. L'apparition brusque d'une tumeur rétro-utérine, coïncidant avec des phénomènes d'hémorragie interne, est vraiment pathognomonique. La tumeur elle-même ne sera pas confondue avec l'**utérus gravide rétrofléchi**. Un des meilleurs moyens d'éviter l'erreur est de rechercher avec soin à limiter l'utérus, qui, dans l'hématocèle, est enchâssé au centre de la tuméfaction. Cet examen se fera plus facilement sous le chloroforme.

---

[1] L. SÄNGER. *Münch. med. Woch.*, 1895, p. 486.
[2] OTT. *Gaz. des Hôp.* 1861, p. 55.

Les **kystes de l'ovaire**[1] et les **fibromes utérins** enclavés dans le petit bassin n'ont de commun avec la tumeur sanguine que des symptômes objectifs : leur mode d'apparition et leur marche sont essentiellement différents. Toutefois la **torsion** d'un kyste (ou plus rarement d'un fibrome) donnera lieu à des symptômes aigus qui pourraient devenir une cause d'erreur.

La douleur intense et subite n'en imposera pas longtemps pour une **appendicite** à début brusque ou une **perforation gastro-intestinale**.

A une période tardive, les **noyaux inflammatoires** de péri-métrosalpingite ne pourront être distingués que par l'étude des anamnestiques.

L'**origine** de l'hémorragie dans presque tous les cas, et en particulier dans l'hématocèle à début brusque, *dramatique* (Bernutz), est la rupture d'un kyste fœtal. Dans les hématocèles à début insidieux, à marche lente, on pourra rechercher une autre cause parmi celles que j'ai signalées.

Pronostic. — L'affection peut, dans des cas rares, déterminer une **mort rapide**; elle expose à des accidents graves, avant que la guérison survienne. Enfin, celle-ci n'est presque jamais parfaite; les **reliquats plastiques** situés autour de l'utérus sont une cause fréquente de malaises locaux et généraux.

Traitement. — Au début des accidents, lorsque l'hématocèle n'est pas encore constituée, mais qu'il y a des symptômes d'hémorragie pelvienne, datant de quelques heures, il faut intervenir par la **laparotomie**. Cette conduite s'impose dans les cas foudroyants d'inondation péritonéale; elle est encore justifiée même lorsque l'hémorragie est d'intensité moyenne et paraît arrêtée, car il peut n'y avoir là qu'un répit et l'on a vu souvent des femmes succomber à une seconde ou à une troisième hémorragie interne. Mais il ne s'agit pas là, à proprement parler, de l'hématocèle pelvienne.

Lorsque la tumeur sanguine est constituée et limitée, que tout danger immédiat ou prochain semble avoir disparu, l'**expectation** est-elle légitime? La guérison spontanée est alors possible et j'ai observé plusieurs cas de résorption de tumeurs considérables grâce au repos prolongé plusieurs mois. Le **massage**, qui a été alors recommandé, est inutile et peut même exposer à certains dangers.

Il est cependant imprudent de compter sur les seuls efforts de la nature : la collection sanguine peut s'infecter, s'ouvrir dans les organes voisins et en particulier dans le rectum et donner lieu à une suppuration interminable.

---

[1] Robert Ascn (*Centr. für Gyn.*, 1887, p. 427) rapporte une erreur de ce genre. Le kyste que le chirurgien ponctionna par le vagin, croyant qu'il s'agissait d'une hématocèle, fut ensuite opéré avec succès.

Enfin, à la suite de guérisons spontanées, on observe souvent la persistance de résidus qui sont une source de gêne et de douleurs.

Deux voies ont été préconisées pour l'intervention : la voie vaginale et la voie abdominale.

La **colpotomie postérieure** est une opération séduisante par sa simplicité et sa facilité. La tumeur fait en effet saillie en arrière de l'utérus ; l'incision du cul-de-sac postérieur l'atteint aisément et permet d'extraire son contenu sanguin. Certains auteurs ont même proposé alors de poursuivre l'extraction des caillots avec la curette et de pratiquer de grands lavages de la poche. Cette pratique est très dangereuse ; elle expose à des hémorragies incoercibles ; on a parfois été obligé de pratiquer séance tenante une laparotomie pour s'en rendre maître. Alors même qu'on se borne à une simple incision, ces hémorragies peuvent se produire ; un pareil danger suffit à faire rejeter l'intervention par la voie vaginale.

La **laparotomie** est l'opération de choix. A l'ouverture du ventre on trouve généralement les anses agglutinées au-dessus de la tumeur qui offre une coloration noirâtre. Il faut d'abord commencer par bien protéger la partie supérieure du péritoine avec des compresses chaudes ; il vaut mieux s'abstenir de la position déclive qui peut favoriser la contamination de la séreuse. On pénétrera dans le foyer en décollant avec précaution les anses agglutinées et on les nettoiera en enlevant rapidement les caillots et le sang liquide. On y trouvera parfois un embryon plus ou moins altéré. On doit ensuite procéder à la libération, à la ligature et à l'extraction des annexes altérées ; dans l'immense majorité des cas, une des trompes est transformée en un sac plus ou moins épais et déchiré que l'on peut décortiquer ; on tâchera de l'enlever en totalité ; mais on n'essaiera dans aucun cas d'enlever les fausses membranes qui limitaient le foyer sanguin ; cette manœuvre aurait pour résultat de détruire une protection efficace de la grande cavité séreuse. Il est possible que l'utérus fasse partie intégrante de la poche de l'hématocèle, et que sa surface soit très saignante. On essaiera toujours de le conserver en faisant l'hémostase avec des ligatures perdues, soit même avec le thermocautère. Dans des cas exceptionnels, et si l'on a à redouter une hémorragie secondaire grave, on serait autorisé à faire l'**hystérectomie** qu'il serait préférable de faire totale pour établir un drainage par le vagin ; mais on ne doit faire ce sacrifice qu'à la dernière extrémité, car on a observé souvent des grossesses normales après des grossesses extra-utérines. Cette opération ne serait légitime d'emblée que si l'on avait dû faire l'ablation bilatérale des annexes très altérées.

Il peut être utile, au cours de l'opération et pour faciliter l'ablation des caillots, de faire un lavage avec du sérum chaud.

Toutes ces manœuvres doivent être faites rapidement. On les terminera par l'établissement d'un **drainage** à la partie inférieure de la plaie abdominale avec une ou deux mèches de gaze et un gros drain. Dans les cas graves on aura plutôt recours au drainage à la Mikulicz.

HÉMATOCÈLE EXTRA-PÉRITONÉALE

L'effusion du sang dans le tissu conjonctif du petit bassin a été aussi appelée *hématome extra-péritonéal, thrombus des ligaments larges, pseudo-hématocèle*. Niée par certains auteurs en dehors de l'état puerpéral, où les thrombus du vagin et de la vulve peuvent aussi se produire, cette lésion est aujourd'hui définitivement admise[1].

Étiologie. — La rupture veineuse peut se produire sous l'influence de la **grossesse**, qui, comme on le sait, amène la dilatation considérable de tout le système veineux pelvien, et, en particulier, du plexus utéro-ovarien. Mais le **varicocèle utéro-ovarien** peut exister chez la femme et donner lieu à une rupture sous-séreuse, même en dehors de la grossesse, par déchirure ou par ulcération des veines contenant des phlébolithes. C'est généralement, sous l'influence de fatigues ou d'excès génésiques pendant la période menstruelle qu'on l'observe, et chez les multipares dont les vaisseaux veineux sont plus dilatés que chez les femmes n'ayant jamais eu d'enfants.

Enfin une variété d'hématocèle extra-péritonéale peut être due à la **rupture de grossesse ectopique intra-ligamentaire.**

D'après Byrne[2], les thrombus du ligament large seraient beaucoup plus fréquents qu'on ne le croit. Skene Keith[3] a remarqué qu'une hématocèle extra-péritonéale éphémère survenait parfois après les opérations de salpingotomies, par suite d'un raptus congestif au moment qui correspond à la première période menstruelle. J'en ai observé plusieurs exemples[4]. Beigel[5] croit que l'hématocèle extra-péritonéale constitue une partie considérable des cas que l'on range dans la forme ordinaire.

---

[1] BAUMGARTNER. *Deutsche med. Woch.*, 1882, n° 56, p. 487. — A. MARTIN. *Zeitsch. f. Geb., u. Gyn.*, 1882, t. VIII, p. 476. — BALLERAY. *Med. News*, Philadelphie, 1885, t. XLII, p. 358. — GRYNFELD. *Gaz. hebd. des Soc. méd. de Montpellier*, 1885, p. 421, 505.

[2] BYRNE. Soc. obstét. de New York, 2 oct. 1888. *Ann. de Gyn.*, janv. 1889, t. XXXI, p. 45.

[3] SKENE KEITH. *Edimb. med. Journ.*, 1887, p. 811.

[4] Dans l'un de ces cas, la résorption se fit spontanément; dans deux autres, la collection sanguine fut évacuée par le rectum ; enfin chez une malade une tumeur dure persista pendant très longtemps par suite de la résorption incomplète du sang épanché, et donna lieu, par compression, à des phénomènes de névrite excessivement pénibles durant plusieurs mois. Une hystérectomie vaginale complémentaire fut nécessaire pour la guérir complètement. (DE LA NIÈCE. *Contribution à l'étude de l'hématocèle post-opératoire*. Th. de Paris, 1893).

[5] BEIGEL. *Archiv f. Gyn.*, 1877, t. XI, p. 377.

Anatomie pathologique. — Le sang peut former une tumeur circonscrite entre les deux feuillets du ligament large. Comme ils ne constituent point une cavité close, mais communiquent avec le tissu cellulaire pelvien, l'épanchement sanguin, s'il est très abondant, dépasse leurs limites; il se porte alors sur les côtés du vagin et du rectum. La tumeur est, d'ordinaire, médiocre et varie du volume du poing à celui d'une tête d'adulte. Elle est franchement latérale, et, s'il en existe des deux côtés, l'une est toujours incomparablement plus grande que l'autre. Les deux foyers peuvent, du reste, arriver à se réunir. La collection siège même parfois en avant de l'utérus[1]. A. Martin[2], qui a eu l'occasion d'étudier l'anatomie pathologique de cette lésion dans plusieurs opérations, a toujours rencontré une poche à surface inégale, parsemée de diverticules profonds dans le tissu cellulaire, traversée par des brides conjonctives et des vaisseaux rompus. Le contenu est formé par du sang et des caillots plus ou moins altérés; il est parfois mélangé de pus; il peut, par une déchirure du ligament large, communiquer avec un épanchement intra-péritonéal.

Symptômes. — L'accident peut survenir ici chez des femmes, en apparence, parfaitement bien portantes; on l'a encore observé chez des opérées d'annexite, lorsque l'opération a eu lieu peu de temps avant l'époque des règles et que les malades ont négligé de garder un repos suffisant. Une **douleur** aiguë dans le bas-ventre avec tendance à la syncope en marque le début. On peut successivement observer divers accès. Les symptômes d'une **anémie intense** et des troubles dus à la **compression** de la vessie et du rectum se montrent en même temps que le **gonflement** et la sensibilité de l'abdomen. Au toucher et à la palpation bi-manuelle, on sent que la **tumeur** est située dans le ligament large et non dans le cul-de-sac de Douglas; elle est molle et pâteuse; l'utérus se trouve sur son côté interne, il est plus ou moins refoulé, mais on peut le circonscrire de toutes parts. Quant aux autres symptômes et à la marche de la maladie, ils se confondent avec le tableau clinique, précédemment tracé pour l'hématocèle intra-péritonéale.

C'est à des cas d'hématocèles extra-péritonéales qu'il faut vraisemblablement rapporter un symptôme fort exceptionnel, la *coloration ecchymotique du vagin*. On a même, très rarement, vu l'ecchymose de la paroi abdominale[3].

[1] Braun. *Wien. med. Woch.*, 1872, p. 22. — Fanny Berlin. *Amer. Journ. of obstet.*, 1889, p. 498.

[2] A. Martin. *Loc. cit.*, et *Traité clin. des mal. des femmes*, trad. franç., 1889, p. 497.

[3] A. Weesinger (*Med. Age*, 1886, n° 21) rapporte un cas d'ecchymose abdominale, et dit qu'un autre fait semblable a été observé par J. Bartlett et communiqué à la *Soc. gynéc. de Chicago*.

Le **diagnostic différentiel** avec l'hématocèle intra-péritonéale ne peut pas toujours être fait. On se basera, surtout, sur l'étiologie, sur la situation franchement latérale et les connexions de la tumeur.

Traitement. — L'expectation est la règle ordinaire à cause du peu d'abondance de l'hémorragie et de sa tendance à la résorption spontanée. Mais on imposera aux malades un repos absolu. Si l'aggravation des symptômes paraissait le nécessiter, on aurait recours à la **laparotomie**.

CHAPITRE XXIV

GROSSESSE EXTRA-UTÉRINE

La grossesse extra-utérine ou ectopique (Barnes) est le développement de l'ovule fécondé en dehors de la cavité utérine normale.

Pathogénie. — Étiologie. — La grossesse ectopique était jadis considérée comme une rareté : sur soixante mille femmes examinées pendant sept ans dans les cliniques de Carl Braun et de Späth, à Vienne, on n'en aurait trouvé que 5 cas[1]. Fasola[2] en a observé 5 cas sur 1565 grossesses chez des femmes ayant déjà eu des enfants, mais restées depuis longtemps stériles. Toth[3], sur 1700 femmes atteintes d'affections gynécologiques, en a observé 31 cas. Ces chiffres ne rendent pas compte de la fréquence réelle de la greffe ectopique de l'œuf, fréquence que les interventions chirurgicales et l'examen microscopique des hématosalpinx ont démontrée d'une façon indiscutable.

La pathogénie de la grossesse ectopique est obscure. Toutes les circonstances qui peuvent s'opposer à la migration de l'ovule fécondé ont été incriminées : en particulier les lésions congénitales[4] ou acquises[5] de la trompe, les tumeurs de voisinage, pelviennes ou utérines (fig. 674), les adhérences péritonéales coudant la trompe ou viciant ses rapports normaux avec l'ovaire.

Une hypothèse de Lawson Tait[6] longtemps acceptée sans conteste est celle de la salpingite desquamative. Les critiques et les examens histologiques de Bland Sutton, Martin[7], Veit, Webster[8], Paquy[9], Couve-

---

[1] Bandl. *Loc. cit.*, p. 72.

[2] Fasola. *Ann. di obst.*, Firenze, 1888, t. X, p. 145. (Il s'agit des cas observés à la Clinique de Florence de 1883 à 1885.)

[3] Toth. Beiträge zur Frage der ektopischen Schwangerschaft (*Arch. f. Gyn.*, 1896, t. LI, p. 461).

[4] Pavillons accessoires décrits par Richard, type infantile du conduit tubaire sinueux moniliforme, décrit par Abel (*Archiv f. Gyn.*, t. XXXIX et XLIX).

[5] Wyder (*Corresp. f. Schweizer Aerzte*, 1890) a trouvé un petit polype intra-tubaire, qu'il considère comme ayant déterminé l'arrêt de l'œuf.

[6] Lawson Tait. *Leçons sur la grossesse ectopique et l'hématocèle pelvienne*, 1888.

[7] Martin. *Die Krankheiten der Eileiter*, 1895.

[8] Webster. *Ectopic Pregnancy*. Edinburgh and London 1895.

[9] Paquy. *Des grossesses développées dans les trompes saines*. Thèse de Paris, 1897.

laire[1] ont démontré qu'un œuf peut se greffer et se développer dans une trompe saine. C'est même le cas le plus fréquent.

Tainturier[2] avait essayé en détruisant l'épithélium tubaire chez des lapins de provoquer expérimentalement la greffe ectopique de l'œuf. Ses expériences ont été négatives.

Un fait intéressant déjà signalé par Olshausen, Puech[3], Schuhl, Abel[4], mis en lumière par Varnier[5], Pestalozza[6], est la fréquence relative de la récidive de la greffe ectopique de l'œuf. En 1901, Varnier en avait rassemblé 82 observations certaines. La récidive se fait habituellement dans la trompe opposée. Il existe au moins une observation de récidive dans la trompe antérieurement gravide, celle de Coe[7].

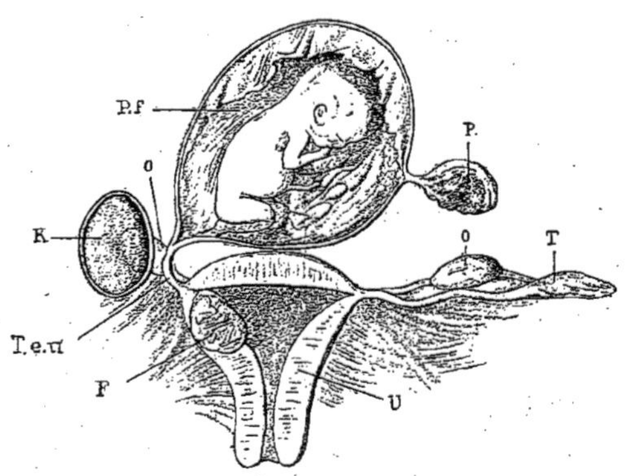

Fig. 674. — (Schéma). Grossesse tubaire (cinq mois), survenue dans une trompe dont l'extrémité utérine est en rapport avec un petit fibrome de l'utérus et un petit kyste de l'ovaire. (F. Jayle[10]).

U. utérus avec un noyau fibromateux, F, au niveau de l'orifice utérin de la trompe droite ; T.e.u., extrémité utérine de la trompe droite ; P. f, poche fœtale ; P. pavillon de la trompe droite, oblitéré et distendu par du sang ; K. Kyste accolé à l'ovaire, O ; T, trompe gauche oblitérée ; O ; ovaire gauche.

Enfin la récidive tend à évoluer suivant le même type que la première grossesse extra-utérine.

Quant à la fréquence comparée des grossesses utérines ou extra-utérines consécutives à une première grossesse ectopique, elle ne peut être établie avec certitude. En prenant pour base de comparaison les 188 grossesses utérines consignées dans la thèse de Funck-Brentano[8], on trouve en chiffres ronds 1 grossesse ectopique contre 3 grossesses utérines. Veit[9] sur 12 opérées observe 3 récidives ectopiques contre 1 utérine ; Dührssen sur 56 opérées, 2 ectopiques contre 2 utérines. Il y a là un point qui mérite d'être étudié.

[1] COUVELAIRE: Études anatomiques sur les grossesses tubaires. Thèse de Paris, 1901.

[2] TAINTURIER. Étiologie des grossesses extra-utérines. Thèse de Paris, 1895.

[3] PUECH. Gazette obstétricale, 1879, n° 21.

[4] ABEL. Arch. f. Gyn., 1895, t. XLIV.

[5] VARNIER. Soc. d'Obst., de Gyn. et de Péd., octobre 1900 et Thèse de Sens, Paris, 1901.

[6] PESTALOZZA. Sulla gravidanza extra-uterina repetuta. Archivio italiano di ginecologia, oct. 1900, p. 474.

[7] COE. Amer. Journ. of Obst., 1893, t. XXVII, p. 855.

[8] FUNCK-BRENTANO. Des grossesses utérines survenant après la grossesse extra-utérine. Thèse de Paris, 1898.

[9] VEIT. Soc. d'Obst. et de Gynécologie de Berlin, 1889.

[10] F. JAYLE et L. DELHERM. Rev. de Gyn. et de Chir. ab., 1900, p. 44.

Anatomie pathologique. — On a beaucoup multiplié les divisions et subdivisions anatomiques, et cela sans grand intérêt.

Il faut tenir compte : 1° du siège primitif de l'œuf, 2° de l'expansion secondaire du sac fœtal soit vers la cavité abdominale (*expansion abdominale*), soit entre les deux feuillets du ligament large (*expansion intraligamentaire*).

Le siège primitif de l'œuf est : a) le plus souvent la trompe : (**grossesse tubaire**); b) exceptionnellement l'ovaire (**grossesse ovarienne**). La greffe abdominale de l'œuf (**grossesse abdominale primitive**) est encore contestée par un certain nombre d'auteurs.

A ces variétés fondamentales il faut rattacher les **grossesses** évoluant dans une **corne utérine rudimentaire**.

I. *Grossesses tubaires*. — Les grossesses ectopiques sont en majorité des grossesses tubaires.

Sur les 610 cas, réunis par von Schrenck [1] dans la littérature médicale de 1888 à 1892, il y en a 125 dans lesquels on ne trouve aucune indication sur le siège de la grossesse extra-utérine. Dans 539 cas elle était tubaire, dans 53 cas abdominale, dans 19 cas ovarienne et dans 14 cas elle siégeait dans une corne utérine rudimentaire, ce qui donne les proportions suivantes : 83,5 pour 100 de grossesses tubaires, 8,2 pour 100 de grossesses abdominales, 4,6 pour 100 de grossesses ovariennes et 3,6 pour 100 de grossesses dans une corne utérine rudimentaire.

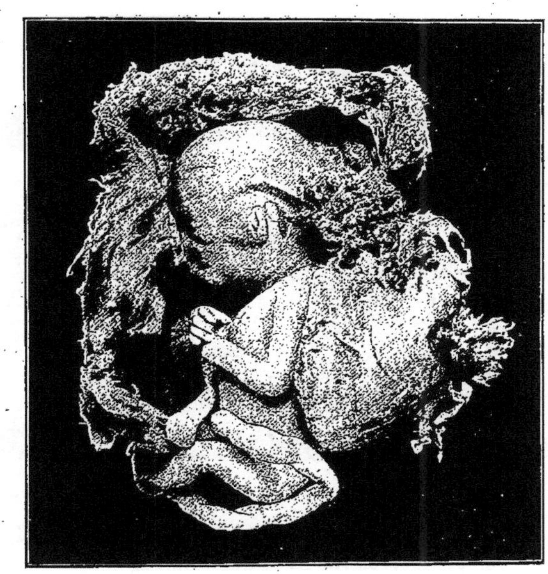

Fig. 675. — Grossesse tubaire rompue.

Au point de vue de la fréquence relative du siège de la grossesse ecto-

[1] v. Schrenck. *Ueber ectopische Gravidität*, in Küstner. *Bericht und Arbeiten aus der Universitäts-Frauenklinik zu Dorpat*, 1894, p. 563.

pique à droite ou à gauche, von Schrenck trouve une proportion à peu près semblable, 124 à droite et 123 à gauche. Hennig, dans les 122 cas qu'il a rassemblés, note aussi un siège également fréquent à droite et à gauche. Par contre, Hecker, sur 64 cas, indique 27 fois

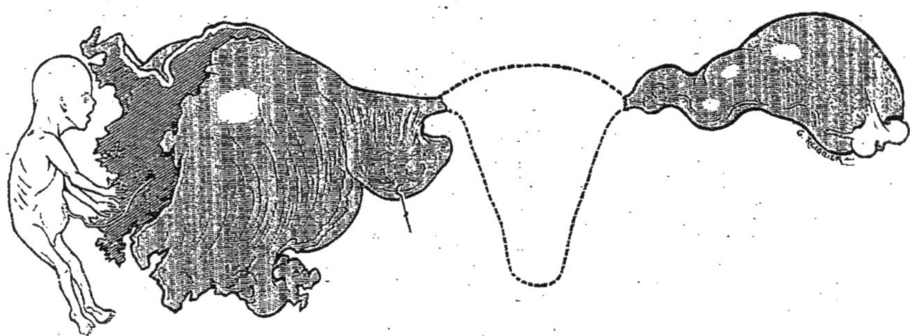

Fig. 676. — Grossesse tubaire bilatérale (Schéma). (F. Jayle et Ch. Nandrot).
Ensemble de l'utérus et des deux trompes (face postérieure); à gauche, fœtus; à droite, fœtus petit mais très net, appendu à l'extrémité tubaire.

un siège à droite, et 37 fois à gauche; Campbell, sur 75 cas, 34 à droite et 41 à gauche; enfin Martin, sur 77 cas, 44 à droite et 33 à gauche.

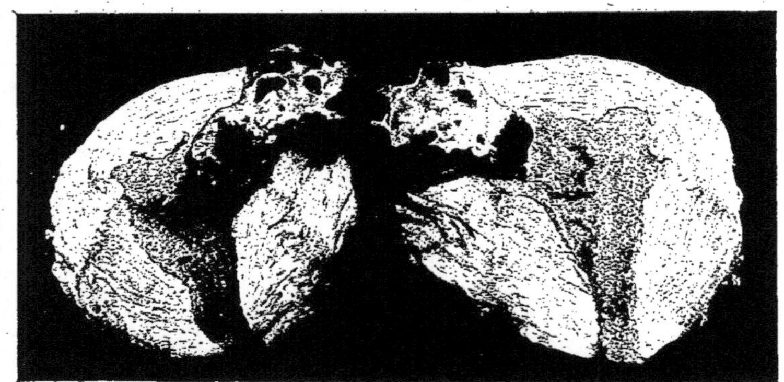

Fig. 677. — Grossesse interstitielle (S. Pozzi).

Enfin on a observé des grossesses **tubaires bi-latérales**[1] (fig. 676) et des **grossesses tubaires gémellaires**[2].

Les grossesses tubaires doivent être divisées en deux grands groupes

[1] F. Jayle et Ch. Nandrot (La Grossesse tubaire bilatérale. *Rev. de Gyn. et de Chir. abd.*, 1904, p. 195) en ont réuni 29 observations. Dans 10 cas, il existait un fœtus de chaque côté; dans les autres on a trouvé soit un fœtus et son enveloppe d'un côté, et du tissu placentaire de l'autre, soit de chaque côté les éléments d'une grossesse ayant évolué d'une façon nette dans les deux trompes.

[2] Coe. *Amer. J. of Obst.*, 1893, t. XXVII, p. 855. — H. Brodier. *La Sem. gyn.*, 1896, p. 33.

anatomiquement et cliniquement distincts, suivant que l'œuf se développe dans la portion utérine ou interstitielle de la trompe (*grossesse inters-titielle*) ou dans la portion libre (*grossesse tubaire proprement dite*).

A. **Grossesse tubo-utérine ou interstitielle.** — L'histoire de la grossesse interstitielle est encore incomplète. Elle doit être absolument séparée

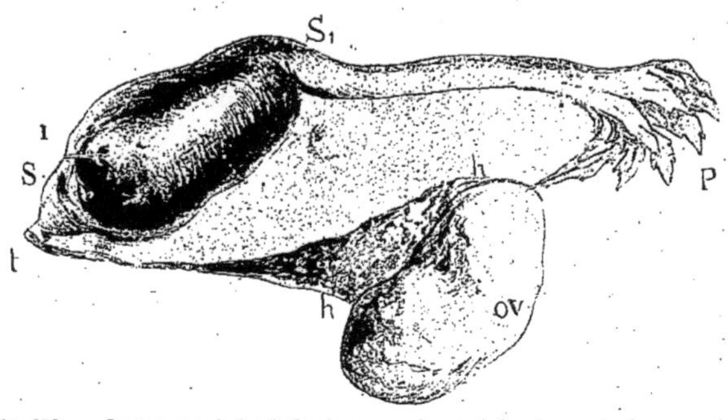

Fig. 678. — Grossesse tubaire isthmique gauche opérée cinquante jours après la fin des dernières règles. (A. Couvelaire.)

t, section de la trompe au ras de la corne utérine. — S,S₁, sac fœtal. — S, pôle interne. — S₁, pôle externe, — r, orifice punctiforme de rupture. — P, pavillon de la trompe. — OV, ovaire. — h, hile de l'ovaire.

de l'histoire des grossesses utérines dans lesquelles l'œuf s'est implanté primitivement au niveau d'une des cornes[1]. L'œuf inclus dans la portion interstitielle de la trompe[2] est enchâssé dans la paroi de l'utérus (fig. 677). Il forme

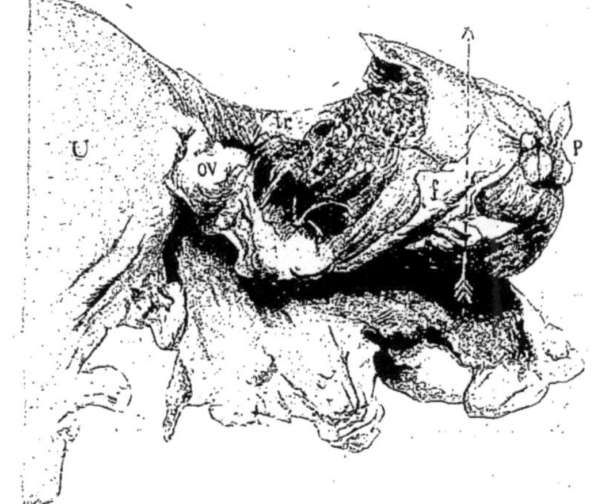

Fig. 679. — Grossesse tubaire ampullaire droite (femme morte soixante-dix jours après ses dernières règles). — Vue postérieure de la moitié droite de l'utérus et des annexes droites. (A. Couvelaire).

L'utérus hypertrophié U est haut de 105 millimètres : de la corne utérine droite se détache la portion isthmique de la trompe libre sur une longueur de 45 millimètres; elle vient s'ouvrir dans le sac fœtal ampullaire rupturé. P, pavillon dont les franges sont étalées à la surface externe du sac. Ov. ovaire dont la surface extérieure est tapissée de fausses membranes. f, frange tubo-ovarique soulevée par l'expansion intra-ligamentaire du sac.

[1] Schultze. *Verhandl. des 2e Kongress der deutschen Gesells. f. Gyn.*, p. 231.

[2] J. Baart de la Faille. Verhandl. über Graviditas tubo-uterina (*Monat. f. Geb.*, 1868, t. XXXI, p. 208). — O. Engström. Ein Fall interstitieller Tubarschwangerschaft (*Centr. f. Gyn.*, 1896, p. 122). — Spiegelberg. *Arch. f. Gyn.*, 1878, t. XIII, p. 73. — Leopold. *Ibid.*, 1882, t. XIX, p. 210. — Delagénière. De la grossesse tubo-utérine ou interstitielle. (*Arch. prov. de chir.*, mai 1902, n° 5). — Munet. De la grossesse interstitielle. *Rev. de Gyn. et de Chir. abd.*, 1902, n° 1, p. 55. — S. Pozzi. *Soc. d'Obst., de Gyn. et de Péd.*, mai 1906.

une tumeur sessile qui coiffe et déforme la corne utérine. Le kyste fœtal fait corps avec l'utérus. L'insertion du ligament rond en dehors de l'œuf serait le signe anatomique le plus caractéristique. Ces grossesses qui peuvent évoluer sans accident pendant les premiers mois se terminent par la rupture intra-péritonéale du sac. Exceptionnellement cette rupture peut être retardée jusqu'au voisinage du terme. Il peut arriver que l'expansion de l'œuf se fasse partiellement vers la cavité utérine à travers l'*ostium uterinum* dilaté ainsi que je l'ai constaté sur une pièce représentée fig. 677 [1].

B. Grossesse tubaire proprement dite. — Suivant le segment de la trompe dans lequel se greffe et se développe l'œuf, la grossesse tubaire prend le nom de grossesse isthmique, ampullaire, infundibulaire.

La grossesse isthmique (fig. 678) est moins fréquente que la grossesse ampullaire. Martin en compte 8 sur les 77 cas de sa statistique personnelle, Couvelaire 7 sur 55.

La grossesse ampullaire (fig. 679) est de beaucoup la plus fréquente. Elle peut, au cours de son évolution, rester ampullaire ou emprunter la voie du pavillon pour devenir tubo-abdominale. L'ostium tubaire peut en effet être très précocement oblitéré (sac ampullaire fermé) ou rester per-

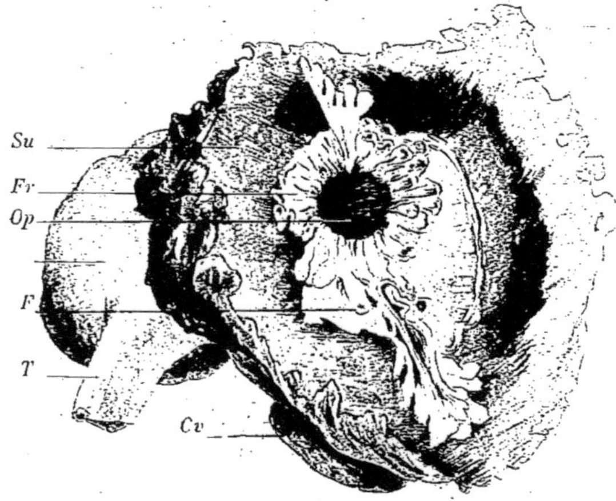

Fig. 680. — Grossesse tubo-abdominale droite. (A. Couvelaire).

K. sac fœtal ampullaire. T, portion isthmique de la trompe. Op. orifice du pavillon, largement ouvert, faisant communiquer le sac fœtal avec une poche abdominale secondaire, Su, à la surface externe de laquelle est accolé l'ovaire, Ov, et à la surface interne de laquelle on voit les franges du pavillon, Fr, et la frange tubo-ovarique, F.

méable (sac ampullaire ouvert). Dans ce dernier cas, on peut voir l'œuf s'insinuer dans le pavillon, le distendre et se développer mi-partie dans l'ampoule, mi-partie dans la cavité abdominale (fig. 680), venant adhérer au péritoine, à l'intestin, à l'ovaire, à la vessie, etc. Ainsi se trouvent réalisées des grossesses qui, primitivement ampullaires, deviennent **tubo-abdominale, tubo-ovarienne**, etc.

Il est possible d'ailleurs que beaucoup de faits dits de grossesse tubo-

[1] Pozzi. *Société d'Obst., de Gyn. et de Péd. de Paris*, mai 1906.

ovarienne puissent recevoir une explication toute spéciale. Vulliet[1] a soutenu, non sans apparence de raison, qu'il s'agissait parfois de grossesse développée dans un sac tubo-ovarique préexistant. Il rappelle que Burnier[2] a démontré la présence de follicules de de Graaf dans la paroi d'un kyste tubo-ovarique enlevé par Schrœder et que par conséquent la fécondation est possible au niveau de ces kystes. Se basant sur ce fait et sur une observation personnelle, il admet que la grossesse peut évoluer dans ces kystes en les distendant comme le ferait une collection liquide. Paltauf, Schæffer, von Rosthorn et Lihotzky[3] ont depuis publié des faits comparables.

Les **grossesses infundibulaires** qui évoluent dans l'entonnoir frangé

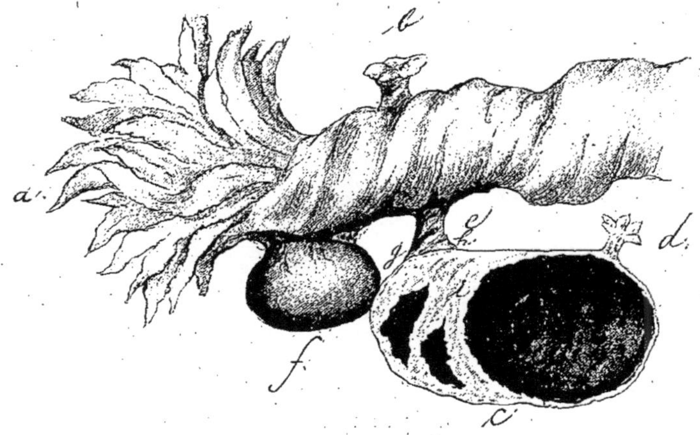

Fig. 681 — Grossesse ectopique logée dans un pavillon accessoire (Henrotin et Hergoz).

a, trompe principale; *b*, pavillon accessoire du bord supérieur de la trompe; *c*. sac de l'œuf; d, petit pavillon accessoire sur le sac; *e*, pédicule du sac, formé par le pédicule du pavillon accessoire; *f*, ovaire; *g, h, c*, parois du sac.

du pavillon sont beaucoup plus rares. A leur histoire se rattachent d'une part les grossesses développées dans un **pavillon accessoire** ou dans un **conduit accessoire** (fig. 681) dont Henrotin et Herzog[4], Demons et Fieux[5] ont démontré l'existence, et les grossesses, en apparence abdo-

---

[1] Vulliet. *Arch. f. Gyn.*, 1885, t. XXII, p. 427.

[2] H. Burnier. Ueber Tubo-ovarialcysten. *Zeit. f. Geb. u. Gyn.*, 1880, t. V, p. 357.

[3] Paltauf. *Arch. f. Gyn.*, 1887, t. XXX, p. 456. — Schaeffer. *Zeit. f. Geb. u. Gyn.*, 1889, t. XVII, p. 15.— A. v. Rosthorn. *Wien. klin. Woch.*, 1890, n° 22, p. 417 et *Verhandl. der deutschen Gesellsch. f. Gyn.*, 4° session, Bonn. 1891, p. 155. — G. Lihotzky. Drei Fälle von Graviditas extra-uterina. *Wien. klin. Woch.*, 1891, p. 184, observ. II.

[4] F. Henrotin et M. Herzog. Anomalies du canal de Müller comme cause des grossesses ectopiques. *Revue de Gyn. et de Chir. abd.*, 1898, p. 655.

[5] Demons et Fieux. Grossesse tubaire développée dans un conduit accessoire. *Ann. de Gyn. et d'Obst.*, oct. 1902, t. LVIII, p. 241.

Pozzi. — 4° édit.   70

minales primitives, dont le siège primitif est la frange tubo-ovarique
(Zweifel[1], Martin[2]).

II. **Grossesse ovarique ou ovarienne.** — L'existence de la grossesse ovarienne a été très contestée ; elle a même été niée, surtout à la
suite des critiques de Lawson Tait. Il faut reconnaître que beaucoup
des cas qui ont été dénommés grossesse ovarique[3] étaient, en réalité,
de véritables grossesses tubo-abdominales avec adhérence intime, mais

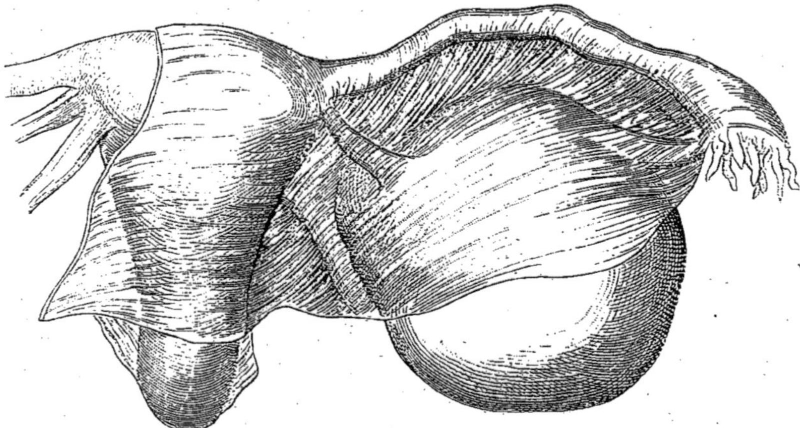

Fig. 682. — Grossesse ovarienne (Ludwig Kantorowicz)[4].

secondaire, de l'ovaire. Il ne suffit pas, en effet, de constater la présence
du tissu ovarien dans les parois du kyste fœtal pour établir un diagnostic
anatomique probant, l'adhérence intime de l'ovaire pouvant fort bien
être un épiphénomène ultérieur.

Anatomiquement, grossesse ovarienne signifie grossesse dans un
follicule de de Graaf (Catharina van Tussenbrœk[5]). Cette greffe de l'œuf
(fig. 683), considérée comme théoriquement impossible par Lawson
Tait, Webster[6], est exceptionnelle, mais a été constatée et démontrée
réelle d'une façon indiscutable, par C. van Tussenbrœk[7].

[1] Zweifel. Ueber extrauterin Gravidität und retro-uterine Hœmatome. *Arch. für Gyn.*,
t. XLI, p. 1.

[2] Martin. Ueber ectopische Schwangerschaft. *Berl. klin. Woch.*, 22 mai 1893, p. 514.

[3] Puech. De la grossesse de l'ovaire *Ann. de gyn.*, 1878, t. X, p. 1.

[4] Ludwig Kantorowicz. Eierstockschwangerschaft. *Sammlung Klinischer Vorträge.* 1904.
N° 570, p. 58.

[5] Cath. van Tussenbrœk. Un cas de grossesse ovarienne. *Ann. de Gyn.*, déc. 1899, t. LII,
p. 537.

[6] Webster. *Loc. cit.*

[7] La pièce minutieusement étudiée par C. van Tussenbrœk en est un spécimen remarquable (fig. 683). Le sac fœtal inclus dans l'ovaire ou plus exactement dans un follicule de
de Graaf s'était rompu, six semaines après la dernière menstruation, donnant lieu à une

Ce cas n'est pas unique, les observations de Mouratoff[1], Sänger[2], Leopold, Larsen[3], Chrobak, Mendès de Léon et Hollmann[4], Kantorowicz semblent également incontestables.

Le plus souvent, l'évidence de l'origine ovarienne d'un œuf ectopique fait défaut et la difficulté est alors de fixer les caractères anatomiques qui dans la pratique permettraient d'affirmer l'origine ovarienne d'une grossesse.

Le critérium de Puech, la présence de l'ovaire dans la paroi du kyste fœtal, est insuffisant et n'a aucune signification.

Heineken[5] ne regarde comme grossesse ovarienne que celle où le placenta se trouve dans l'intérieur même de l'ovaire et le sac fœtal dans la cavité péritonéale.

Werth[6] dit qu'il n'existe qu'une particularité caractéristique de la grossesse ovarienne, mais que sa valeur pour le diagnostic anatomique est de la plus grande importance : c'est lorsque le sac fœtal provient manifestement des annexes et que l'état de la

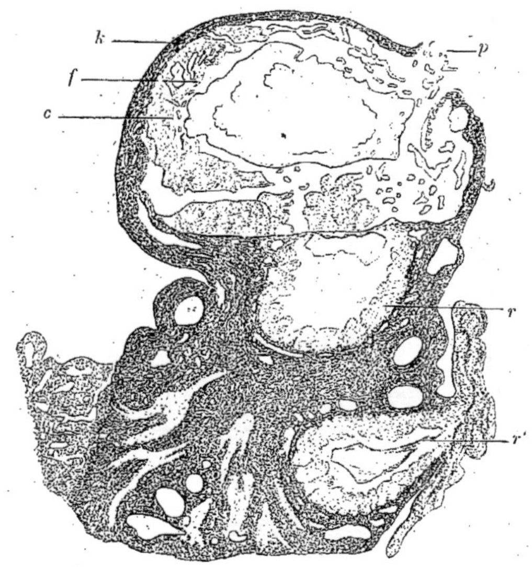

Fig. 683. — Grossesse ovarienne. Coupe médiane à travers l'ovaire et l'ovisac (double grandeur) (Catharina van Tussenbrœk).

k, paroi du kyste fœtal ; p, orifice de rupture ; f, espace intervilleux ; c, chorion ; r, r', diverticules du follicule gravide dans le tissu ovarien.

hémorragie intra-péritonéale diffuse. La laparatomie fut pratiquée avec succès par le professeur Kouwer (de Harlem). Les annexes droites furent enlevées : « L'ovaire est séparé de la trompe par un méso-ovaire assez long ; entre les deux organes ne se trouvent pas d'adhérences pathologiques.... Les franges du pavillon sont un peu agglutinées, mais l'orifice n'est pas fermé. Sur l'ovaire il y a une tumeur à large implantation de la grandeur d'une noix. Le pavillon est tout à fait libre de l'ovisac ; l'insertion de l'œuf n'a rien à faire avec la fimbria ovarica. »

[1] Mouratoff. Étude sur la grossesse extra-utérine. *Ann. de Gyn.*, fév. 1890, t. XXXIII, p. 81.
[2] Sänger. *Cent. f. Gyn.*, 1890, p. 522.
[3] Larsen. *Ann. de Gyn.*, 1898, t. XLI, p. 135.
[4] Mendès de Léon et Hollmann. De la grossesse ovarienne. *Revue de Gyn. et de Chir. abd.*, 1902, n° 3, p. 387.
[5] Heineken. *Ueber Extrauterinschwangerschaft mit Berücksicht eines Falles von Laparotomie bei Graviditas ovaria.* Halle, 1881.
[6] Werth. *Beiträge zur Anatomie und operativen Behandlung der Extrauterinschwangerschaft.* Stuttgart, 1888.

trompe de Fallope exclut toute possibilité de sa participation à la formation du sac fœtal.

III. *Grossesse abdominale.* — Le plus souvent la grossesse abdominale est secondaire. La trompe, la frange tubo-ovarique, l'ovaire ont servi de point d'implantation primitif à l'œuf. La réalité de la greffe abdominale ou plus exactement **péritonéale primitive** de l'œuf a été niée. Les faits publiés par Schlegtendal[1], Zmigrodzky[2], Gutierrez[3] (fig. 684), démontrent seulement qu'un kyste ectopique peut être trouvé sans connexions avec l'appareil génital. Cette constatation n'implique pas nécessairement que la greffe *primitive* de l'œuf soit faite sur la séreuse péritonéale.

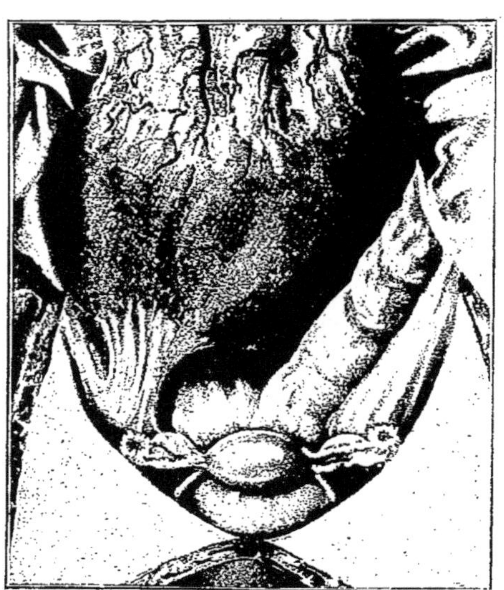

Fig. 684. — Grossesse abdominale ayant évolué jusqu'à terme. L'appareil utéro-ovarien était sain. (Gutierrez).

IV. *Grossesse développée dans une corne utérine rudimentaire.* — Les faits de cet ordre ont été souvent mal interprétés et attribués à tort à des grossesses tubaires, ainsi que Küssmaul[4] l'a parfaitement démontré. Le premier fait bien observé appartient à Dionis. En 1884, Sänger[5] en avait réuni 29 cas, dont 23 s'étaient terminés par la rupture dans

[1] SCHLEGTENDAL (*Frauenarzt*, 1887, n° 2, anal. in *Centr. f. Gyn.*, 1887, n° 27, p. 458) a pu observer un kyste fœtal abdominal de la grosseur du poing, au milieu d'anses intestinales soudées à la rate. Les trompes étaient intactes et, par suite, le kyste n'avait pu provenir d'une grossesse tubaire rompue.

[2] ZMIGRODZKY (*Loc. cit.*, p. 146) a rassemblé tous les cas de grossesse ectopique publiés de 1878 à 1888, et a trouvé plusieurs cas avérés de grossesse abdominale primitive avec trompes et ovaires intacts et insertion du placenta loin de ces organes. Il compte 198 cas de grossesse tubaire, 18 cas de grossesse ovarique et 129 cas de grossesse abdominale.

[3] GUTIERREZ. Grossesse abdominale primitive ayant évolué jusqu'à terme. *Revista iberico-americana de ciencias medicas*, mars 1904, et *Rev. de Gyn. et de Chir. abd.*, 1904, p. 555.

[4] KÜSSMAUL. *Von dem Mangel der Verkümmung und Verdopplung der Gebärmutter.* Würzurg, 1859.

[5] SÄNGER. Ueber Schwangerschaft im rudimentären Nebenhorn bei Uterus duplex. *Gesell. f. Geb. und Gyn., in Leipzig*, in *Centr. f. Gyn.*, 1885, p. 524 et *Arch. de Gyn.*, 1884, t. XXIV, p. 552.

les six premiers mois. En 1894, Kleinwächter[1] en relevait 42. Depuis cette époque, Walthard, Palmer, Hopfl, Beckmann en ont publié de observations[2].

Il peut être difficile, même à l'autopsie[3], de reconnaître si le kyste est développé dans la trompe (variété interstitielle) ou bien dans une corne rudimentaire de l'utérus. A plus forte raison, le diagnostic est-il impossible sur le vivant. Ce qui ajoute à la difficulté, c'est que la tumeur développée dans une corne rudimentaire est séparée du reste de l'utérus par une sorte de pédicule (fig. 685).

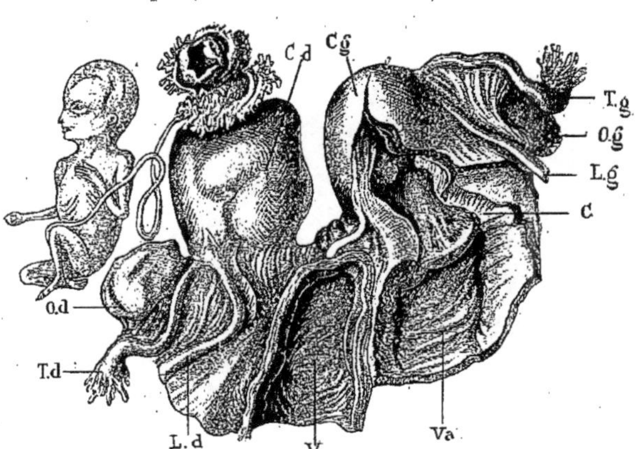

Fig. 685. — Grossesse ectopique, dans une corne rudimentaire, rompue.

Cd. Corne droite, fermée du côté du vagin, siège de la grossesse; en haut de cette corne on voit la déchirure. Od. Ovaire droit. Td. Trompe droite. Ld. Ligament rond droit. Cg. Og. Tg. Lg. Corne utérine, ovaire, trompe et ligament rond du côté gauche. Va. Vagin. V. Vessie. (Fœtus de 3 mois 1/2; femme morte d'hémorragie interne en six heures. Pièce du professeur v. Hofmann, déposée au musée de médecine légale, à Vienne.)

Un examen attentif montrera des rapports caractéristiques de la trompe et du ligament rond avec le kyste fœtal. Dans la grossesse tubaire, la trompe est très diminuée, réduite à son segment utérin, et le ligament rond est situé à la *partie interne* du sac. Quand il s'agit, au contraire, d'une corne utérine rudimentaire devenue gravide, la trompe a conservé toute sa longueur, et l'on trouve son insertion, ainsi que celle du ligament rond, à la *partie externe* du sac.

Évolution anatomique. — L'étude anatomique des grossesses ectopiques comprend l'étude des points suivants :

1° Greffe de l'œuf;

2° Évolution de l'œuf et expansion du sac fœtal ectopique;

3° Rétention fœtale;

4° Modifications de l'appareil génital en dehors de l'œuf.

---

[1] Kleinwächter. *Encyclop. Jahrb. v. Eulenburg*, 1895, p. 245.

[2] Walthard. *Corresp. f. Schw. Aerzte*, 1894, n° 24. — Palmer. Inaugurat. Dissert. Rostock, 1894. — Hopfl. *Münch. med. Woch.*, 1895, n° 52. — W. Beckmann. Beitrag zur Gravidität im rudimentären Uterushorn. *Zeitschrift f. Geb. u. Gyn.*, t. XXXV, p. 1.

[3] Turner. *Edinb. med. Journ.*, mai 1886, t. XXI, p. 971.

1° **Greffe ectopique de l'œuf.** — La greffe de l'œuf, en dehors de l'utérus comme dans l'utérus, doit être étudiée sur des *œufs vivants*, et autant que possible « sur des coupes totales intéressant l'œuf en place dans le sac fœtal » (Couvelaire).

Elle a été surtout étudiée dans la trompe, en particulier par Conrad et Langhans, Klein, Orthmann, Zweifel, Zedel, Hofmeier, Küstner, Kühne, Füth, en Allemagne ; Webster, Andrews, Eden, Lockyer, en Angleterre ; Pilliet, Cornil, Couvelaire, en France.

Une première question, encore controversée, est celle de la topographie de l'œuf dans la trompe. Les rapports de l'œuf avec la paroi tubaire ne sont pas toujours aussi systématisés que dans l'utérus. On peut observer des variantes tenant vraisemblablement à l'exubérante frondaison de franges qui remplissent la lumière de la trompe surtout dans sa région ampullaire. Cependant le plus souvent, et cette disposition type apparaît sur les coupes totales étudiées et figurées

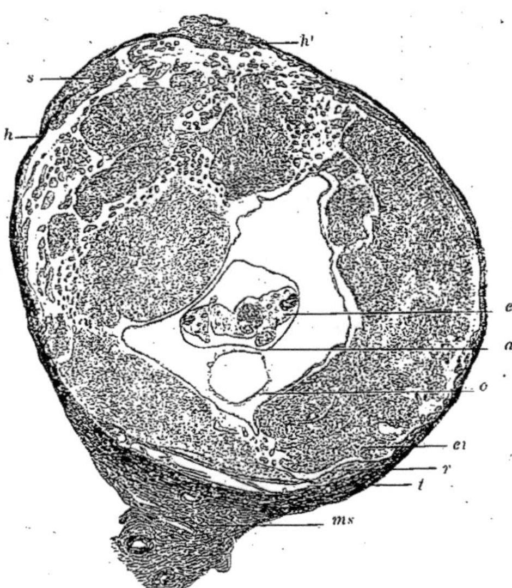

Fig. 686. — Coupe de la trompe gravide représentée fig. 678. (A. Couvelaire).

e, embryon ; *a*, amnios ; *o*, vésicule ombilicale ; *ei*, espace intervilleux avec hémorragies ; *r*, membrane limitant le pôle libre de l'œuf ; *t*, cavité tubaire ; *h, h'* région amincie de la paroi tubaire, voisine de la rupture ; *s*, caillot sanguin organisé ; *ms*, mésosalpinx.

par Couvelaire, on peut dire avec lui que « les rapports topographiques de l'œuf avec la cavité et la paroi tubaire, abstraction faite des rapports avec la muqueuse, sont pendant les premiers mois identiques aux rapports topographiques de l'œuf utérin avec la paroi et la cavité de l'utérus. L'œuf jeune, villeux dans toute son étendue, n'est inséré que sur une partie seulement de la paroi tubaire. L'un de ses pôles est adhérent à la paroi, tandis que le pôle opposé fait librement saillie dans la cavité tubaire aplatie et excentrique » (fig. 686 et 687). Un peu plus tard, le chorion n'est que partiellement villeux. Un placenta localisé s'est constitué. La partie non villeuse du chorion correspond au pôle libre de l'œuf et peut jusqu'au 5° mois rester indépendante de la paroi tubaire qui lui fait face. Il en était ainsi dans une pièce que j'ai décrite[1].

En dehors de l'œuf, la cavité tubaire reste perméable, la paroi s'hypertrophie. Au voisinage du sac, la trompe sinueuse forme des méandres accolés les uns aux autres et au sac fœtal lui-même. Ces

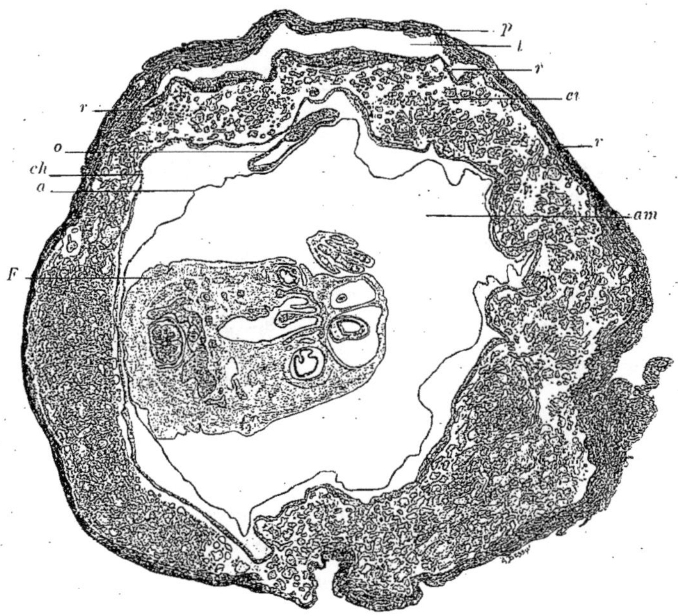

Fig. 687. — Coupe de la grossesse ampullaire représentée fig. 679. (A. Couvelaire).

F, fœtus; am, cavité amniotique; a, amnios: o, veine ombilicale; ch, chorion; ei, espaces inter-villeux et placenta; r, r, r, membrane limitant le pôle libre de l'œuf; t, cavité tubaire; p, paroi tubaire.

modifications sont d'autant plus intenses que la grossesse est plus avancée. Elles sont plus accusées au voisinage immédiat du sac. En dehors de l'insertion pariétale de l'œuf, la muqueuse tubaire revêtue

---

[1] S. Pozzi. *Soc. d'Obst., de Gyn. et de Péd.*, séance du 2 mars 1900. L'étude anatomique de la pièce a été faite par Couvelaire. *Loc. cit.* — Conrad et Langhans. Tubenschwangerschaft. Ueberwanderung des Eies. *Arch. f. Gyn.*, 1876, t. 9, p. 557. — Frommel. Zur Therapie und Anatomie der Tubenschwangerschaft. *Deutsches Arch. f. klin. Med.*, 1888, t. 42. p. 91. — Abel. Zur Anatomie der Eileiterschwangerschaft nebst Bemerkungen zur Entwickelung des menschlichen Placenta. *Arch. f. Gyn.*, 1891, t. 59. — Klein. Zur Anatomie der schwangeren Tube. *Zeit. f. Geb. u. Gyn.*, 1890, t. XX, p. 288. — Zedel. Zur Anatomie der schwangeren Tube. *Zeit. f. Geb. u. Gyn.*, 1893. t. XVI, p. 78. — Webster. Ectopic Pregnancy, 1894. — Kühne. *Beitrag zur Anatomie und Pathologie der Tubenschwangerschaft*. Marburg, 1899. — Kreisch. Beitrag zur Anatomie der Tubargravidität *Monats. f. Geb. u. Gyn.*, 1899, p. 794. — Stroganoff. Sur les rapports anatomiques de l'œuf avec la paroi de la trompe gravide. xiiie congrès international des sciences médicales, Paris, 1900, in *Ann. de Gyn. et*

de son épithélium forme un revêtement continu. Les franges sont parfois épaissies et accolées, circonscrivant des espaces pseudo-glandulaires.

Les rapports de l'œuf avec la muqueuse tubaire (fig. 688) sont encore très diversement interprétés[1].

C'est la *réaction déciduale* de la trompe, réaction de la muqueuse

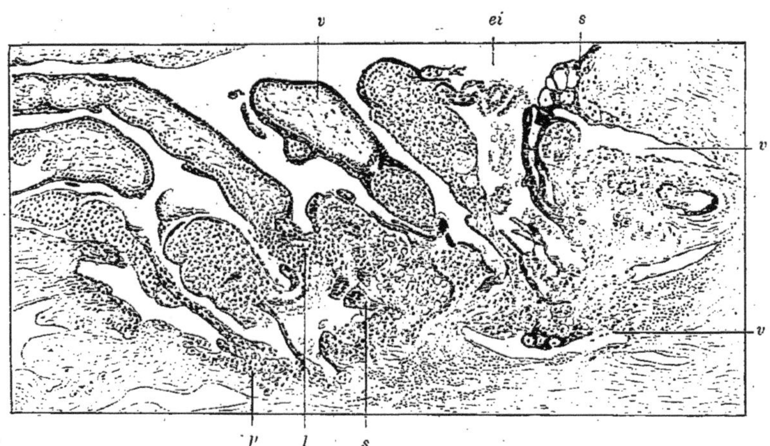

Fig. 688. — Greffe de l'œuf sur la paroi de la trompe représentée fig.678 et 686 (A. Couvelaire.)

ei, espaces intervilleux; *v*, villosité fœtale : *l*, travées de cellules épithélioïdes, en continuité avec les cellules de Langhans se greffant sur la paroi tubaire et l'infiltrant (*l'*) : *s*, placard de syncytium ; *v*, *v*, vaisseaux effondrés par le syncytium et entourés de cellules épithélioïdes.

tubaire assimilable à la réaction de la muqueuse utérine qui est en discussion. Les uns, à la suite de Webster, veulent identifier le processus de greffe tubaire au processus de greffe utérine. Les autres nient l'existence d'une réaction déciduale aussi bien au niveau qu'en dehors de la zone d'insertion de l'œuf tubaire.

d'Obst., t. LIV, p. 272. — Couvelaire. *Soc. de Gyn. et de Péd. de Paris*, mars 1900 et *Études anatomiques sur les grossesses tubaires*. Thèse de Paris, 1901. — C. van Tussenbroek. Un cas de grossesse ovarienne. *Ann. de Gyn. et d'Obst.*, décembre 1899. — Hofmeier. Beiträge zur Anatomie und Entwickelung des menschlichen Placenta. *Zeits. f. Geb. und Gyn.*, 1896, t. 35. — Mandl. Klinische und anatomische Beiträge zur Frage des completen Tubarabortes *Monats. f. Geb. u. Gyn.*, janvier 1900, t. XI, F.1, p. 213. — Cornil. Sur l'anatomie et l'histologie de la grossesse tubaire. *Rev. de Gyn. et de Chir. abd.*, janvier-février 1900, p. 5. — Voir également la discussion de le Société obstétricale de Londres, 6 mai 1903. *Ann. de Gyn. et d'Obst.*, déc. 1903, t. LX, p. 462.

[1] Les espaces sanguins intervilleux dans lesquels baignent des villosités choriales sont séparés de la paroi musculo-conjonctivo-vasculaire du sac tubaire par une couche irrégulière d'éléments cellulaires. Ces éléments cellulaires variés (grosses cellules claires, cellules géantes, syncitium) ne forment pas une couche nettement limitée et distincte de la paroi tubaire. Ils la pénètrent irrégulièrement.

Esquissée par Conrad et Langhans, Frommel, la description de cette couche s'est préci-

Quoi qu'il en soit de ces discussions doctrinales, un fait anatomique est acquis, c'est l'impuissance de la muqueuse tubaire à encapsuler et à limiter l'expansion des tissus ovulaires en quête de sang maternel (Couvelaire).

L'espace sanguin intervilleux est régulièrement endigué au sein de la muqueuse utérine hypertrophiée, parfaitement adaptée à sa fonction physiologique. Il n'en est pas de même de la trompe. Les colonnes cellulaires prévilleuses pénètrent dans la paroi musculaire, se substituent à ses éléments, effondrent ses vaisseaux[1].

La paroi tubaire rapidement amincie s'infiltre d'hémorragies interstitielles qui diminuent son élasticité. La paroi peut même disparaître complètement et n'être plus constituée que par un caillot hémorragique sous-péritonéal. Cet état anatomique de certaines parties du sac au niveau du placenta a été mis en relief par Couvelaire, après Muret[2], et Aschoff[3], qui a caractérisé cette disposition du nom assez heureux de *rupture cachée*.

Hémorragie intra-tubaire noyant l'œuf ou rupture de la paroi tubaire modifiée au niveau de l'insertion de l'œuf, telles sont les conséquences presque fatales de la greffe ectopique de l'œuf et cela dès les premières semaines.

2° **Évolution de l'œuf ectopique.** — L'évolution de l'œuf ectopique est commandée par les conditions anatomiques qui viennent d'être sommairement exposées.

sée avec Klein, Webster. Jusqu'à Zedel, l'origine et la nature des éléments qui la constituent n'est même pas en discussion : l'étiquette de *décidual* est appliquée à tous les éléments qui la constituent. Cette capsule externe est considérée comme équivalent de la caduque utérine : ce serait une « caduque sérotine » d'origine maternelle.

« Zedel, en 1895, pousse l'analyse un peu plus à fond et distingue à cette *decidua serotina* deux couches : l'une, superficielle, constituée par de grosses cellules claires qu'il identifie aux cellules de la couche de Langhans des villosités choriales, et qu'il considère comme d'origine fœtale ; l'autre, profonde, constituée par des éléments cellulaires enchâssés dans sa « canalisirt Fibrin », et qu'il considère comme d'origine maternelle.

« En 1890, Kühne va plus loin : il essaie de montrer une filiation entre tous les éléments de la capsule de l'œuf et l'épithélium chorial et conclut que cette capsule est constituée exclusivement par des éléments d'origine fœtale. Il n'y aurait donc pas de « decidua serotina. » Kreisch, Stroganoff, Couvelaire, pour la grossesse tubaire, C. Van Tussenbrœk pour la grossesse ovarienne, arrivent à la même opinion, tandis que Hofmeier, Mandl, Cornil, réagissent contre cette interprétation. »

Les mêmes divergences se montrent dans l'interprétation des éléments limitant le pôle libre de l'œuf. Ils sont considérés par Zedel, Hofmeier, Cornil comme d'origine maternelle et fournis par les replis muqueux sur lesquels l'œuf se grefferait. Leur origine fœtale est soutenue par d'autres auteurs, en particulier par Couvelaire, qui interprète différemment le rôle de ces franges tubaires ; elles joueraient un rôle passif dans l'enveloppement secondaire et partiel du pôle libre de l'œuf.

[1] L'œuf arrive à être véritablement enfoui au sein de la couche musculaire. Cet enfouissement a été bien décrit par Fülh (Studien über die Einbettung des Eies in der Tube (*Monats. für Geb. und Gyn.*, 1898, t. VIII, p. 590).

[2] Muret. Avortement tubaire et rupture de la trompe gravide. *Rev. de Gyn. et de Chir. abd.*, 10 avril, 1898, p. 195.

[3] Aschoff. Die Beziehungen des tubaren Placenta zum Tubenabort und Tubenruptur. *Arch. f. Gyn.*, 1900, t. LXX, p. 523.

L'interruption précoce de la grossesse dès les premières semaines est presque de règle. Rares sont les grossesses dont l'évolution plus ou moins régulière se poursuit au delà des premiers mois.

L'interruption précoce de la grossesse se réalise suivant deux mécanismes principaux : *a*) l'hémorragie intra-tubaire décollant l'œuf. *b*) la rupture du sac.

L'hémorragie intra-tubaire décolle partiellement ou complètement l'œuf. Cette terminaison par *hématosalpinx* (fig. 690) semble fréquente dans la grossesse ampullaire, beaucoup plus rare dans la grossesse isthmique, d'après Taylor [1], Doléris [2], Couvelaire [3]. Elle détermine la mort de l'œuf dont les éléments subissent des modifications qui n'ont rien de spécial à la grossesse ectopique.

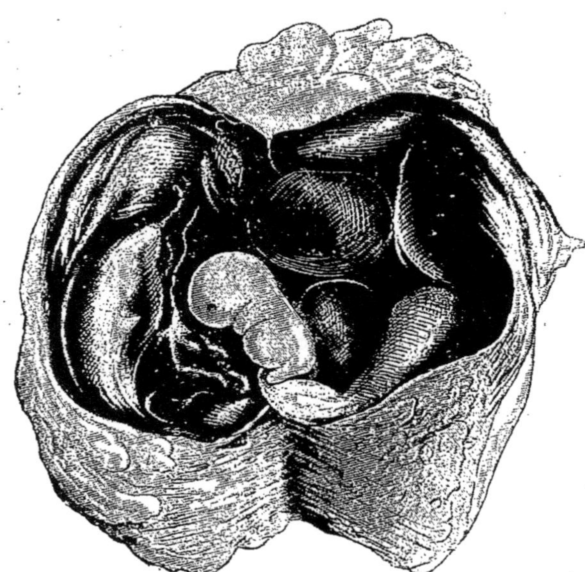

Fig. 689. — Grossesse tubaire (embryon de 21 millimètres); la poche est ouverte. (S. Pozzi).

Ces hémorragies ont comme caractère essentiel la répétition à intervalles plus ou moins éloignés. Les éléments ovulaires sont noyés au milieu des stratifications successives et souvent n'apparaissent plus à l'œil nu. Seul l'examen microscopique permet de reconnaître l'origine de l'hématosalpinx. Ainsi s'explique que, jadis, un grand nombre de grossesses ectopiques étaient méconnues.

L'évolution de l'hématosalpinx est variable. La résorption graduelle du caillot est possible, mais exceptionnelle. Habituellement, la trompe

---

[1] Taylor. *The Ingleby Lectures on Extrauterine Pregnancy.* Lancet 28 mai 1898 et suivants.

[2] Doléris. Sur le traitement de la grossesse ectopique. *Soc. d'Obst., de Gyn. et de Péd.* avril 1900.

[3] Couvelaire. *Loc. cit.*

distendue contracte des adhérences avec les organes voisins ; l'adhérence à l'intestin peut amener l'infection de la poche et sa supuration (fig. 690). Elle se fissure, donnant lieu à des hémorragies intrapéritonéales en général limitées. L'hématocèle classique est l'aboutissant de cette évolution. L'hématocèle peut d'ailleurs se constituer par un autre mécanisme bien connu depuis que les interventions chirurgicales ont permis de suivre leur formation étape par étape. Le pavillon tubaire reste souvent perméable surtout dans les premières semaines. Il est commun de voir l'hémorragie intratubaire trouver issue vers la cavité péritonéale par cette voie naturelle. L'œuf peut, comme il a été dit plus haut, s'insinuer dans l'ostium abdominal (fig. 691) et le dis-

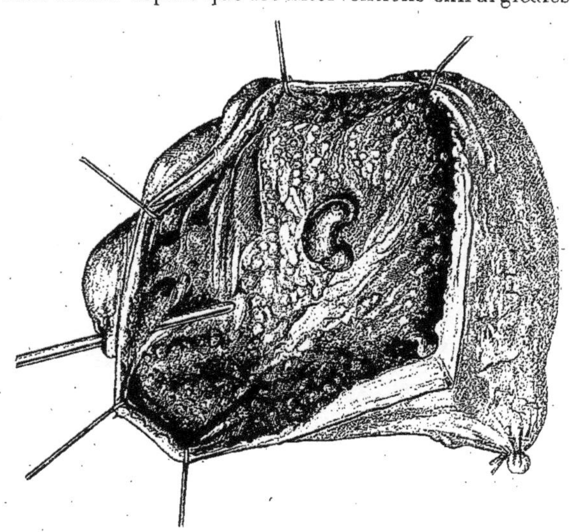

Fig. 690. — Grossesse tubaire se terminant par un hématosalpinx suppuré. La poche est ouverte; on y voit l'aspect mamelonné de la surface interne et un petit corps réniforme (embryon ?) [1] Une sonde cannelée *a* traverse un orifice qui faisait communiquer la poche avec le rectum ; *b*. Ligature placée sur l'extrémité utérine (pièce enlevée par la laparotomie).

tendre. Il peut même être expulsé par le pavillon dans la cavité abdominale, laissant dans le sac tubaire des houppes placentaires déchirées. A ces faits on a donné le nom très justifié d'**avortement tuboabdominal** (fig. 692). Muret[2] distingue deux formes d'avortement tubaire suivant que l'œuf est partiellement ou complètement expulsé hors de la trompe. Anatomiquement, l'avortement tubaire est toujours incomplet.

On a parlé de la possibilité d'une expulsion analogue du côté de

[1] Ce petit corps réniforme représenté sur cette figure, qui avait été considéré comme un caillot au moment où la pièce à été dessinée et qui a été ensuite malheureusement perdu, était peut-être un caillot, peut-être un embryon, et l'hématosalpinx n'était alors que le sac transformé d'une grossesse tubaire, arrêtée de très bonne heure dans son évolution par une apoplexie, puis par la suppuration. La malade, que j'ai opérée en janvier 1887, a rapidement guéri ; l'observation a été publiée : Voir RISKALLAH. *Thèse de Paris*, 1889 (Obs. 5).

[2] MURET. *Loc. cit.*

l'utérus[1]. Cette éventualité[2] ne serait possible que dans certaines grossesses interstitielles. Sa possibilité paraît démontrée comme je l'ai dit plus haut (fig. 677).

L'œuf décollé, expulsé dans la cavité abdominale, meurt. Sa greffe secondaire avait pourtant été soutenue par Lawson Tait.

La **rupture du sac** est le plus souvent précoce surtout dans les grossesses isthmiques. Sur 45 cas examinés par v. Hecker[3], elle s'était faite 26 fois pendant les deux premiers mois, 11 fois le troisième, 7 fois le quatrième et 1 fois le cinquième. Sur 8 cas d'autopsies médico-légales,

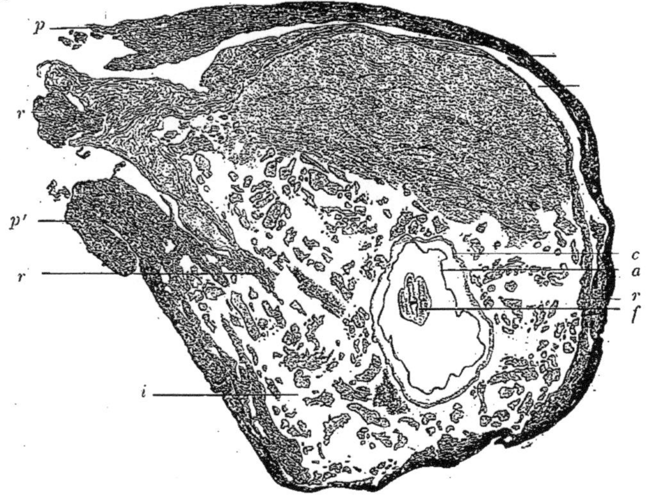

Fig. 691. — Expansion à travers le pavillon tubaire de l'œuf greffé dans l'ampoule. (A. Couvelaire.)

p p' franges du pavillon à travers lequel fait hernie le pôle libre de l'œuf *r, r, r*; *ci*, espaces intervilleux et placenta ; *c*, chorion ; *a*, amnios : *f*, coupe de la main du fœtus.

Hofmann[4] a noté que la rupture s'était faite 7 fois dans le deuxième mois, 1 fois dans le troisième. Dans l'important relevé de von Schrenck[5], la rupture du sac a été notée dans 141 cas ; elle s'est produite 13 fois pendant le premier mois, 67 fois dans le deuxième, 28 fois dans le troisième et 12 fois dans le quatrième.

Cette rupture ouvre directement l'espace intervilleux dans la cavité

[1] F. JAYLE. Hématosalpinx gauche (ou grossesse interstitielle) vidé par la cavité utérine après dilatation de cette dernière. *Thèse* CESTAN, Paris, 1894, p. 184.
[2] H. WARIN. *De la grossesse développée dans une corne utérine rudimentaire et tubo-utérine.* Thèse de Paris, 1899. — JONESSOF. *A propos de l'avortement tubo-utérin.* Thèse de Paris, 1901.
[3] v. HECKER. *Monatschr. f. Geb.*, Berlin, 1859, t. XIII, p. 84.
[4] E. HOFMANN. *Allg. Wien. med. Zeitschr.*, 1888, n° 25.
[5] v. SCHRENCK. *Loc. cit.*, p. 883.

péritonéale et donne lieu à une hémorragie, véritable **inondation péri-tonéale diffuse** (hématocèle foudroyante, que Barnes a appelée cataclysmique). La rupture siège en effet le plus souvent au niveau de l'insertion placentaire. Elle peut être de dimensions très petites : une solution de continuité de quelques millimètres peut donner lieu à une hémorragie mortelle. Dans d'autres cas, elle est plus large, l'œuf faisant hernie à travers la déchirure ou ayant passé en totalité dans la cavité péritonéale.

A côté de ces ruptures franches ouvrant l'espace intervilleux dans le péritoine, il faut faire une place aux fissures des trompes distendues par une hémorragie secondaire au sein d'un hématosalpinx plus ou moins ancien.

Lorsque la grossesse a dépassé les premières semaines, l'œuf augmentant progressivement de volume ne trouve pas dans la paroi tubaire une enveloppe suffisante. Il est exceptionnel qu'une grossesse restée tubaire dépasse les premiers mois. La trompe se rompt, laissant passer l'œuf ; peut-être dans

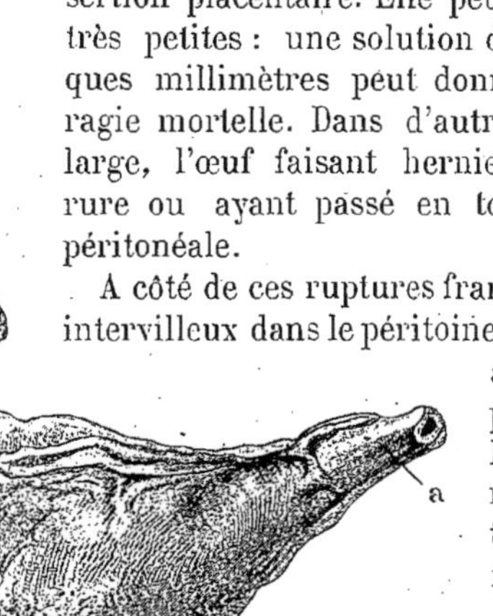

Fig. 692. — Avortement tubaire incomplet. Trompe droite avec môle tubaire. (Muret.)

a, segment normal de la trompe du côté de l'utérus ; *b*, restes de l'ovaire kystique ; *c*, môle tubaire sortant de la trompe à l'endroit où celle-ci a été sectionnée ; *d*, paroi tubaire sectionnée au cours de l'opération près de l'infundibulum ; *e*, adhérences.

certains cas se laisse-t-elle dilater au point de constituer un simple feuillet très mince analogue à celui de certains grands hydrosalpinx[1].

Le kyste fœtal se développe, lorsque l'évolution de la grossesse se poursuit, soit vers la cavité abdominale, soit vers le ligament large.

---

[1] F. JAYLE et DELHERM (La grossesse extra-utérine tubaire et intra-ligamentaire après le cinquième mois (*Revue de Gyn. et de Chir. abd.*, février 1900, p. 29) ont réuni quelques cas de grossesse tubaire non rompue après le cinquième mois, dans lesquels le sac fœtal fut regardé constitué par la trompe elle-même, extrêmement dilatée ; ils font cependant remarquer qu'il n'est pas absolument démontré que la paroi tubaire n'ait pas été rompue et qu'on peut dire seulement que la trompe paraissait distendue. — H. DURET. Deux cas de grossesse extra-utérine intraligamentaire opérés avec succès (*Société des Sciences médicales de Lille*, 1906, et *tiré à part*).

L'**expansion abdominale** peut se faire soit par la voie naturelle, c'est-à-dire par l'ostium abdominal, soit par voie indirecte, c'est-à-dire par effraction de la paroi tubaire. Dans les deux cas le placenta reste non décollé en son point d'implantation primitive. L'œuf membraneux et le fœtus font hernie dans la cavité abdominale. Habituellement des néo-membranes péritubaires permettent un encapsulement secondaire de l'œuf. Ainsi se constituent les *grossesses pseudo-intraligamentaires*[1]. Souvent le sac se trouve formé de deux loges séparées par un étranglement : l'une des loges contient le placenta, l'autre le fœtus et l'œuf membraneux. Enfin on observe quelquefois l'absence complète de loge membraneuse ; le fœtus est alors libre au milieu des anses intestinales. Il peut y vivre, au moins quelque temps, sans provoquer de réaction péritonéale.

L'**expansion intraligamentaire** se fait soit dans l'épaisseur du ligament large, soit par extension dans le mésocôlon pelvien. Dans ce dernier cas, le sac fœtal sous-péritonéal est coiffé par le côlon pelvien. Il est habituellement encastré dans le petit bassin et plus ou moins adhérent aux organes abdominaux.

Exceptionnellement on peut observer, lorsque le sac fœtal est pédiculé (ce qui est la règle dans les grossesses ampullaires pendant les premières semaines), une **torsion du pédicule**. Dans une observation de Martin[2] la torsion du pédicule était double. Elle eut pour effet une hémorragie intra-tubaire qui entraîna l'arrêt de développement de la grossesse. J'ai opéré un cas de ce genre : il s'agissait d'une grossesse ampullaire droite avec torsion simple du pédicule en sens inverse des aiguilles d'une montre ; la torsion avait été précoce, elle était peu serrée et a permis le développement de l'œuf au delà du 5e mois[3].

3° **Rétention fœtale.** — L'évolution des grossesses ectopiques qui ont dépassé le cinquième mois est habituellement exempte des accidents hémorragiques foudroyants qui constituent le grand danger des kystes fœtaux extra-utérins pendant les premiers mois. Si l'on n'est pas intervenu chirurgicalement, le fœtus meurt soit avant terme, soit au voisinage du terme. A partir de ce moment commence un nouveau cycle évolutif : il n'y a plus grossesse mais rétention fœtale. Cette rétention peut ne déterminer aucun accident. Le fœtus subit des modifications diverses : dégénérescence adipo-cireuse, momification, calcification. Le liquide amniotique se résorbe ; on peut cependant assister pendant les premiers mois qui suivent la mort du fœtus à une augmentation du liquide qui atteint son maximum au moment de la réapparition des

---

[1] Schauta. *Lehrbuch der Gesammten Gynækologic*, 1898, 2e partie, p. 78.
[2] Martin. Verhandlungen der Gesellschaft f. Geb. und Gyn. zu Berlin. *Zeit. f. Geb. u. Gyn.*, t. XXVI, p. 221.
[3] S. Pozzi. *Soc. d'Obst., de Gyn. et de Péd. de Paris*, 2 mars 1900. L'observation complète est dans la thèse de Couvelaire, Paris 1901.

règles (Pinard)[1]. Les parois du sac se rétractent, le placenta s'atrophie. Peut-être dans certaines conditions peut-il conserver encore sa vitalité pendant quelques semaines (Lawson Tait, Gubb[2]).

Ultérieurement le sac fœtal se calcifie. Küchenmeister[3] admet que cette calcification peut se faire de trois façons différentes : tantôt dans les parois de la poche fœtale (*lithokelyphos*), tantôt dans les couches superficielles du fœtus (*lithokelyphopædion*) tantôt dans le fœtus transformé en un bloc de pierre (*lithopædion*).

On a pu voir ces lithopædions retenus indéfiniment sans accident. Cette évolution est exceptionnelle.

Le plus souvent le fœtus simplement macéré ne tarde pas à se putréfier. Tandis que le fœtus mort *in utero* ne se putréfiera pas tant que l'œuf est intact, le fœtus mort dans un sac fœtal ectopique ne tarde pas à s'infecter. Cette infection est, semble-t-il, d'origine intestinale.

Le kyste fœtal infecté a tendance à s'ouvrir soit au niveau de la paroi abdominale antérieure, dans la région de l'ombilic, soit dans l'intestin, soit plus rarement dans le péritoine, le vagin ou la vessie. Les relevés de Parry[4], portant sur 248 cas, donnent 40 cas d'ouverture au niveau de la paroi abdominale, 65 dans l'intestin, 12 dans le vagin, 9 dans la vessie. Le fœtus peut être éliminé par ces voies anormales. Habituellement l'ouverture est insuffisante et le kyste s'infecte secondairement.

4° **Modifications de l'appareil génital en dehors de l'œuf.** — Un des caractères les plus curieux de la grossesse extra-utérine est fourni par les changements considérables subis par l'utérus pendant que s'accomplit en dehors de lui le travail de gestation. Ces modifications sont évidemment de nature mixte et dues à la fois à des phénomènes trophiques d'ordre réflexe ou sympathique, analogues à ceux qui se produisent simultanément dans les mamelles, et aussi à l'augmentation générale de la circulation pelvienne. Cette réaction, d'intensité variable, semble d'autant plus accusée que l'œuf se développe plus près de l'utérus et que son évolution est plus avancée (Band, Küstner, Wyder[5], Couvelaire et Cazeaux[6]). Lorsque l'œuf ectopique meurt, la réaction utérine s'éteint,

---

[1] Pinard. Art. *Grossesse* du Dictionnaire encyclopéd. des sciences médicales.

[2] L. Tait (*Brit. med. Journ.*, 13 juin 1891) a constaté par la laparotomie que le placenta pouvait continuer de se développer après la mort du fœtus. Ce fait est évidemment exceptionnel. — Gubb. *Le placenta dans la grossesse extra-utérine.* Thèse de Paris, 1893.

[3] Küchenmeister. *Centr. f. Gyn.*, 1880, n° 22 et *Arch. f. Gyn.*, 1881, t. XVII, p. 155, où sont consignés tous les faits anciens et classiques du fœtus lapideus de Rousset (1590). — Sappey. *Académie des sciences*, 22 août 1887. — Virchow. *Gesammelte Abhandl.*, 1856, p. 790. — Gaches-Sarraute. *Étude microscopique d'un lithopædion.* Thèse de Paris, 1884. — W. Fales. Lithopedion history of a case with notes on eleven others. *Annals of Gyn.*, Boston, oct. 1887, t. I. p. 14. — Funck-Brentano. *Loc. cit.* Stankiewicz. De la rétention fœtale dans la grossesse tubaire. *Revue de Gyn. et de Chir. abd.*, juillet-août 1901, p. 595.

[4] Parry. *Extra-uterine Pregnancy*, Londres 1876.

[5] Wyder. *Arch. f. Gyn.*, 1886, t. XXVIII, p. 525.

[6] Cazeaux. *Thèse de Paris*, 1905.

si bien que A. Martin[1] a pu écrire que plus cette grossesse est avancée en
âge, moins les modifications utérines sont accusées. En réalité il n'y a
plus alors grossesse, mais rétention d'œuf mort[2].

Les modifications de l'utérus consistent en une hypertrophie de l'organe, muscle et muqueuse.

L'augmentation de volume du **corps** de l'utérus, ordinairement comparable à celle que présente l'utérus gravide de 2 à 3 mois, peut être plus considérable ; Fraënkel[3] dans un cas de grossesse tubaire au huitième mois a constaté une hauteur utérine de 20 centimètres. La cavité utérine est agrandie. Elle peut mesurer 12 à 14 centimètres[4]. Le **col** est et reste ramolli tant que l'œuf est vivant, Lorsque, le fœtus étant vivant, la grossesse approche du terme, le ramollissement peut être aussi accusé que dans la grossesse utérine (Pinard).

La **muqueuse utérine** hypertrophiée (fig. 693) se modifie d'une façon plus ou moins analogue à celle de l'utérus gravide, comme cela résulte des recherches d'Ercolani, Conrad et Langhans, Abel, Dobbert, Pilliet[5], Couvelaire et Cazeaux[6].

Dans les cas types, on constate l'aplatissement de l'épithélium qui devient cubique, le développement des tubes glandulaires, l'hypertrophie du stroma muqueux dont les éléments cellulaires dissociés par de l'œdème prennent les caractères des cellules dites *déciduales*, le développement des capillaires dont là rupture fréquente infiltre de suffusions sanguines la muqueuse (fig. 694).

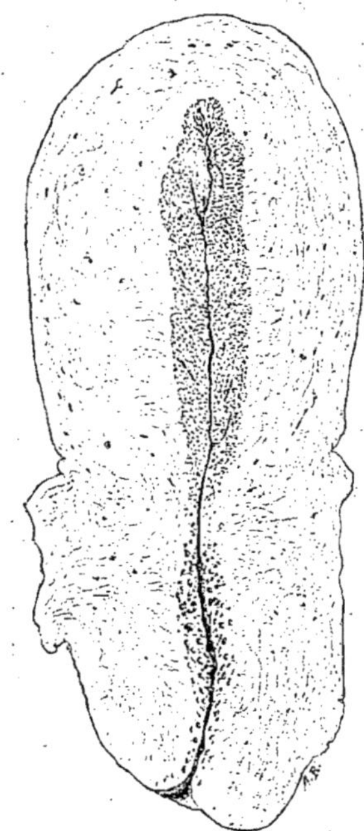

Fig. 693. — Utérus dans un cas de grossesse isthmique d'environ 2 mois. (A. Couvelaire).

La muqueuse du corps, hypertrophiée, congestionnée, présente les modifications dites déciduales.

Il n'y a pas seulement analogie histologique avec la muqueuse utérine pendant la grossesse utérine ; cette muqueuse est, à la fois, modifiée et caduque.

<hr>

[1] Martin. *Die Krank. der Eileiter.* Leipzig, 1895.

[2] Pinard insiste avec raison sur la signification physiologique du mot grossesse : la grossesse est l'état fonctionnel particulier dans lequel se trouve la femme pendant toute la durée du développement de l'œuf humain.

[3] Fraenkel. *Arch. f. Gyn.*, t. XIV, p. 197.

[4] Pinard. *Bull. de l'Acad. de méd.*, 1895, t. XXXIX, p. 189.

[5] A. Pilliet. Étude histologique des modifications de l'utérus dans la grossesse tubaire. *Ann. de Gyn.*, 1895, t. XLIV, p. 241.

[6] *Loc. cit.*

Souvent, on assiste à l'expulsion d'un sac ou de lambeaux membraneux représentant le moule de la cavité utérine. C'est en général la couche superficielle de la muqueuse qui est expulsée. Les couches profondes avec les culs-de-sac glandulaires servent à la reconstitution de

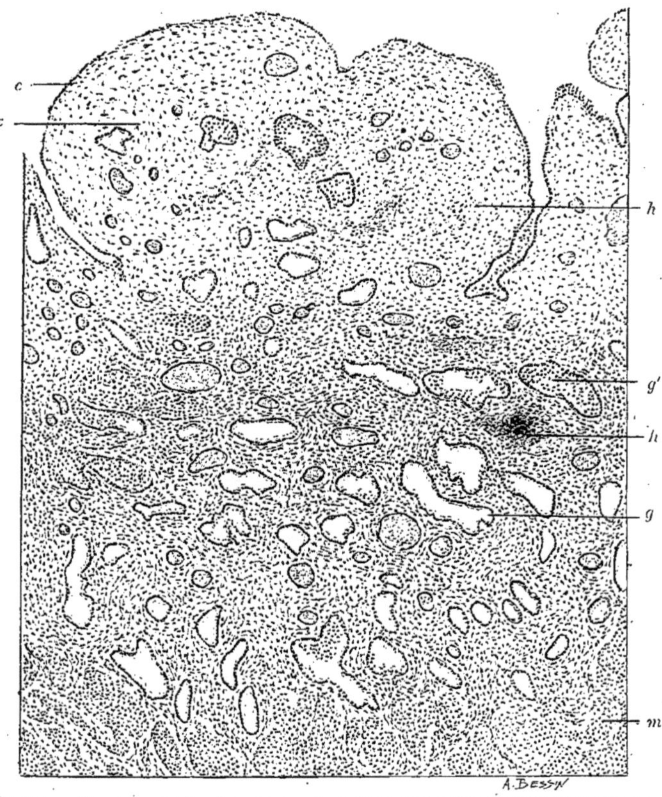

Fig. 691. — Muqueuse utérine dans un cas de grossesse isthmique de deux mois environ.
(A. Couvelaire et Cazeaux.)

m, muscle ; *g*, glande dilatée revêtue d'un épithélium cubique ; *g'*, glande dont la lumière est remplie par l'épithélium desquamé ; *c*, chorion œdématié de la muqueuse dont les capillaires sont gorgés de sang; *hh*, hémorragies interstitielles : épithélium de revêtement, cubique et, par places, desquamé.

la muqueuse. Cette expulsion peut se produire à toutes les époques de la grossesse. Elle n'implique pas fatalement la mort du produit de conception.

La situation de l'utérus varie d'après celle de l'œuf : au troisième ou quatrième mois, l'œuf occupe généralement le cul-de-sac de Douglas, et l'utérus est repoussé en avant et plus ou moins sur le côté, de telle sorte qu'on peut limiter son contour par la palpation abdominale. Mais il faut bien savoir que la situation de l'utérus dans les cas de grossesse ectopique est loin d'être toujours la même, et on peut le rencontrer aussi bien en avant qu'en arrière ou sur les côtés. Quant au col, tantôt il participe au mouvement de déplacement du corps, et on le trouve alors plus ou moins difficilement au fond du cul-de-sac antérieur qui est seul allongé, tantôt on le rencontre au centre même de l'excavation.

La **trompe du côté opposé** à la grossesse ne présente habituellement que des modifications histologiques minimes. Cependant Webster[1] a noté l'abaissement de l'épithélium qui devient cubique et des modifications (limitées à certaines franges) des cellules conjonctives sous-épithéliales rappelant l'aspect des cellules dites déciduales. De semblables constatations ont d'ailleurs été faites dans la trompe gravide, à distance de l'œuf, par Orthmann, Kühne, Voinot[2], Couvelaire[3].

L'**ovaire du côté correspondant** au sac fœtal est en général le siège d'un corps jaune. On a rencontré le corps jaune, témoin de la grossesse, sur l'ovaire opposé. Il y aurait eu dans ces cas migration anormale de l'ovule.

Symptômes de la grossesse ectopique. — S'il arrive exceptionnellement qu'une grossesse ectopique évolue uniquement avec les **symptômes de la grossesse utérine normale**[4], le plus souvent, des symptômes pathologiques et des accidents viennent bientôt se joindre aux phénomènes physiologiques et cela dès les premiers mois de la grossesse.

La **menstruation** n'existe pas plus pendant toute la durée de la grossesse ectopique que pendant la grossesse utérine. On peut observer des **métrorragies**, des écoulements de sang couleur marc de café ou chocolat, mais aucun fait ne prouve que pendant la grossesse ectopique une femme a perdu du sang de façon périodique et semblable, comme quantité et qualité, à celui qu'elle perdait à l'époque des règles.

Quelquefois, les **douleurs abdominales** obligent la femme à garder le lit[5]. Freund a signalé, dans la grossesse abdominale, des coliques intestinales et de la diarrhée qui proviendraient de l'irritation de l'intes-

---

[1] Webster. *Loc. cit.*

[2] Voinot. *Essai sur l'épithélium de la trompe de Fallope chez la femme.* Thèse de Nancy. 1900.

[3] Couvelaire. *Loc. cit.*

[4] A. Pinard. Documents pour servir à l'histoire de la grossesse extra-utérine. (*Ann. de Gyn.*, 1889, t. XXI, p. 246).

[5] Il ne faudrait pas cependant leur attribuer une influence absolue, ainsi que le prouve le fait suivant rapporté par H. C. Coe, *Soc. obstét. de New York*, oct. 1889 (*Amer. journ. of obst.*, janv. 1890, p. 94). Il s'agissait d'une femme présentant des signes de grossesse, mais accusant de telles douleurs qu'on crut devoir en conclure que la grossesse était ectopique. La laparotomie, qui fut suivie de l'avortement, montra que la gestation, datant de 5 mois, était parfaitement normale, et un interrogatoire ultérieur fit, tardivement, reconnaître que la malade, plus ou moins hystérique, avait considérablement exagéré ses sensations. Une circonstance digne d'être notée, c'est qu'elle avait été d'abord soumise à un traitement élec-

lin auquel adhère le kyste fœtal. On a observé des phénomènes de **compression de la vessie** et du **rectum** pouvant aller jusqu'à l'occlusion intestinale[1].

La **rupture** peut se produire dès la fin du premier mois, et les phénomènes qui l'accompagnent ne sont autres que ceux qui constituent le cortège symptomatique de l'hématocèle. L'accident, se traduisant en pleine santé et peu de temps après le repas, a pu faire croire à un empoisonnement. La connaissance d'autres de ces faits est très importante, en médecine légale[2]. Les phénomènes sont ceux d'une **hémorragie interne**, parfois foudroyante[3]. Il peut arriver qu'après une première atteinte la malade se remette et en présente de nouvelles; elle peut succomber après deux ou trois attaques, ou même plus lentement par hémorragies successives[4]. Ordinairement, c'est dans le cours du 2e ou 3e mois que surviennent les accidents suivants : **douleur** vive au niveau d'une des fosses iliaques, pouvant aller jusqu'à la syncope (surtout quand il se produit une hémorragie) ; accidents péritonitiques ou hémorragiques. Il n'est pas rare d'observer à ce moment un **écoulement sanguin** durant plusieurs jours ou plusieurs semaines et quelquefois accompagné de l'expulsion d'une **caduque**. Il faut bien savoir que l'expulsion d'une caduque n'indique pas la cessation de la grossesse ectopique.

A la suite des symptômes qui indiquent une rupture de la paroi du kyste fœtal, on observe tous les phénomènes d'une **hématocèle rétro-utérine** (V. p. 1089). Cette hématocèle s'enkyste, et parfois finit par se résorber : mais, dans quelques cas, le kyste et son contenu s'infectent et alors se montrent tous les symptômes d'une **suppuration pelvienne**.

Si la grossesse n'a pas été interrompue, les douleurs prennent un caractère **expulsif**, à un moment plus ou moins éloigné de l'époque où l'accouchement devait avoir lieu. Le kyste peut alors se rompre dans l'abdomen, ce qui est rare, sauf toujours quand le fœtus est mort et que le kyste fœtal est infecté, et la malade peut succomber à la **péritonite** aiguë ou chronique, affectant parfois les allures de la **septicémie**[5]. Si cette crise est surmontée, la maladie entre dans une phase de

---

trique assez fort pour avoir amené une large escarre de l'abdomen, sans déterminer la mort du fœtus. La malade guérit.

[1] Chevalier. *Arch. de tocol.*, 1882, p. 73.

[2] Parry. *Extra-uterine pregnancy*, etc., Londres, 1876, p. 155. — Chaye. *Signes et diagnostic de la grossesse extra-utérine*. Thèse de Paris, 1882. (Ce travail contient deux informations importantes de Brouardel.) — A. Gauthier. *Sur la rupture de la grossesse tubaire et l'avortement tubaire*. Thèse de Paris, 1895.

[3] Chovau. *Étude de l'inondation sanguine péritonéale par rupture de grossesse tubaire*. Thèse de Paris, 1896.

[4] Maygrier (*Terminaisons et traitement de la grossesse extra-utérine*. Thèse d'agrég., Paris, 1886, p. 15) rapporte une importante observation de Pinard, comme exemple de cette terminaison.

[5] Jacquemier (*Manuel des accouchements*, 1846, t. I, p. 385) a insisté sur la cachexie à laquelle succombent certaines femmes longtemps après la mort du fœtus, sans que l'autopsie révèle de lésions inflammatoires; il s'agit évidemment là d'intoxication putride due

tolérance, pour le corps étranger, qui est résorbé ou transformé en lithopédion ; mais cette période peut encore être interrompue par de graves accidents inflammatoires survenant tardivement, et alors que tout danger paraissait conjuré. On a vu un lithopédion au bout de seize ans occasionner l'**obstruction intestinale** et la péritonite[1], ou être éliminé par le rectum, au bout d'un laps de temps variant de un à quarante-trois ans[2].

Il peut aussi se présenter un autre cas : la rupture, au lieu de s'effectuer dans la cavité abdominale, s'est produite dans l'épaisseur des feuillets du ligament large. Les symptômes alors sont moins graves. De plus, si le fœtus continue à vivre, le développement extra-péritonéal de l'œuf est plus favorable pour le succès d'une opération ultérieure.

Enfin, dans des cas excessivement rares, la rupture a lieu dans l'utérus lui-même : il faut, pour cela, que la grossesse se soit développée dans l'épaisseur des parois utérines, qu'elle soit tubo-utérine ou interstitielle[3].

L'**expulsion spontanée** des débris de l'œuf peut se faire après suppuration du kyste et évacuation de son contenu à l'extérieur. C'est le plus souvent par un abcès des parois abdominales[4] ou par une perforation du rectum[5] que se fait l'issue des restes du fœtus, réduit à son squelette et à quelques lambeaux informes. Plus rarement, cette perforation

aux liquides altérés du sac fœtal. — ZWEIFEL (*Soc. d'Obst. et de Gyn. de Leipzig*, 18 fév. 1889 in *Centr. f. Gyn.*, 1889, n° 31, p. 557) a démontré la présence de germes en énorme quantité dans tous les liquides d'un fœtus à terme, mort depuis quelque temps (grossesse extra-utérine abdominale). La femme, qui était en septicémie au moment de la laparotomie, a guéri.

[1] ŒTTINGER. *Bull. de la Soc. anat.* 1883, p. 286.

[2] ATKINSON (*The med. Record*, 1881, t. XIX, p. 49) rapporte un fait d'élimination, au bout de huit ans ; GRIPOUILLEAU (*Arch. de tocol.*, 1874, p. 705), au bout de quatorze ans ; LAUPUS (Dissert. inaug. Göttingen, 1876), au bout de 27 ans ; BENICKE (*Berl. klin. Woch.*, 1875, p. 454), après vingt-huit ans ; METCALLE (*Med. Times and Gaz.*, 1872, t. I, p. 655), après quarante-trois ans ; la femme avait soixante-huit ans quand elle commença à expulser des fragments osseux par le rectum.

[3] v. MASCHKA (*Wien. med. Woch.*, 1885, n° 42, p. 1279) a rapporté la curieuse observation suivante : dans une autopsie judiciaire provoquée par une mort subite (qui, en Autriche, entraîne *de plano* l'intervention du médecin légiste), on trouva une grossesse interstitielle avec rupture de la cavité utérine. Le corps du fœtus avait passé par cette déchirure, et, de là, dans l'utérus d'où il avait été extrait, mais la tête était restée dans le kyste fœtal.

[4] PARRY (*Loc. cit.*) a noté cette élimination 49 fois sur 248 observations de grossesse extra-utérine ayant dépassé l'époque du terme, avec 1 cas de mort. Mais presque tous ces faits sont antérieurs à la période antiseptique. — DESCHAMPS (*Sur les divers modes de terminaison des grossesses extra-utérines.* Thèse de Paris, 1880, p. 19) rapporte 5 cas, tous suivis de guérison. Celle-ci doit être la règle aujourd'hui. — SHIELD. *Transact. obstet. Soc.*, Londres, 1er avril 1891.

[5] L'expulsion totale a été observée par PIGEOLET (*Bull. de l'Acad. méd. de Belgique.* 1879, t. XV, n° 1), par BURKHARDT. (*Berl. klin. Woch.*, 1884, p. 698), par M. AUTORIELLO. (*Wien. klin. Woch.*, 1889, p. 127), etc. Mais le plus souvent l'élimination est partielle et successive, et peut durer des mois et même des années. — SPÄTH (*Würtemb. med. Corresp. Blatt.*, 1883, t. VIII) a cité un cas où elle s'est prolongée plus de vingt ans, C. DE SEPIBUS (*Revue méd. de la Suisse rom.*, 20 déc. 1896, p. 756), dix ans et huit mois. Elle peut entraîner la septicémie, si l'on n'intervient pas pour nettoyer le foyer. — PARRY, sur 248 faits de grossesse

s'opère par le vagin[1] ou la vessie[2]. Si le chirurgien n'intervient pas, elle peut donner lieu à des suppurations interminables.

Diagnostic. — Il est indispensable, pour le diagnostic, de diviser la grossesse extra-utérine en périodes, à chacune desquelles correspond un type clinique très défini.

1° **Grossesse e. u. avant le 5e mois ;** *période embryonnaire de l'œuf allant du début de la grossesse ectopique jusqu'au moment où il existe des signes avérés de la vie du fœtus.* — C'est incomparablement le cas le plus fréquent et aussi celui qui peut donner lieu aux plus grandes incertitudes. Il est vrai que celles-ci n'ont pas d'importance véritable au point de vue du traitement, ainsi que nous le verrons. Cette période correspond aux 4 ou 5 premiers mois de la vie du fœtus ; mais, si celui-ci est mort, elle peut se prolonger beaucoup plus longtemps, sans modification appréciable, à moins qu'un accident (rupture, inflammation du kyste) ne soit venu bouleverser la marche de la maladie.

Les signes rationnels n'ont rien de frappant ; ce sont des troubles plus ou moins marqués du côté des organes génitaux, répondant au **syndrome utérin** (p. 261) ; on a noté, en particulier, des **ménorragies** qui ont pu nécessiter le tamponnement[3]. Enfin, on peut observer tous les **signes d'une grossesse normale** au début : suppression des règles, modification des seins, troubles sympathiques du côté du système digestif et nerveux, etc. On recherchera, pour éviter la confusion, à préciser les limites de l'utérus et s'il est accompagné d'une tumeur pelvienne.

L'expulsion d'une caduque, survenant après une crise de coliques, est souvent l'indice d'une perturbation dans la vie de l'œuf et de la mort de l'embryon ; la grossesse peut pourtant continuer, après cette élimination qui en a souvent imposé pour un avortement, surtout s'il

---

ayant dépassé le terme, l'a notée 65 fois. La gravité de cette terminaison a été très exagérée par PARRY (34 pour 100) et DESCHAMPS (43 pour 100). — MAYGRIER, sur 18 cas publiés de 1876 à 1886, n'a trouvé qu'une seule mort.

[1] PRIESTLEY (*Obstet. Trans.*, Londres, 1880, t. XXI, p. 24) l'a vue survenir au bout de douze ans. — PUREFOY (*Dublin Journ. of med. Science*, avril 1877, t. LXIII, p. 362) en donne une observation, où la suppuration se prolongea plus d'un an avant de se terminer par la guérison. PARRY note cette terminaison seulement 5 fois sur 100. — Le pronostic est incertain, vu le petit nombre de faits connus. L'ouverture simultanée du kyste dans le vagin et l'intestin donne lieu à une fistule complexe, intestino-kysto-vaginale ; L.-H. PETIT (*Ann. de Gyn.*, janv. 1883, t. XIX, p. 41) a décrit ces faits dans son mémoire sur l'anus iléo-vaginal.

[2] SCHULTZE. *Jen. Zeitschr.*, 1864, t. I, p. 581. — HAYEM et GIRAUDEAU. *Arch. de tocol.*, 1882, p. 481. — MONNIER. *Progrès méd.*, 1884, p. 1010. — WERTH. *Beit. zur Anat.*, etc., Stuttgart, 1887, p. 126. — WINCKEL. *Samml. klin. Vortr.*, N. F., 1890, n° 3. — SCHAUTA (*Beitr. zur Casuistik, Prognose und Therapie der Extra-uterinschwangerschaft*, Prague, 1891, p. 25) a observé un cas où l'élimination du fœtus s'était faite en plusieurs fois : un an et demi après la mort du fœtus, par le vagin, puis par le rectum et trois ans et demi plus tard par la vessie.

[3] LEOPOLD. *Archiv für Gyn.*, 1876, t. X, p. 248 et 1884, t. XIX, p. 210.

y a eu en même temps métrorragie ; mais, après cette expulsion, la tumeur persiste, s'il s'agit de grossesse ectopique, et disparaît s'il y a eu une simple fausse couche.

Des phénomènes douloureux, dus à la formation d'adhérences intestinales, ont été surtout accusés dans les cas de grossesse ectopique tubo-abdominale. C'est aussi dans les cas où l'œuf siège dans le cul-de-sac de Douglas qu'on a pu noter des symptômes graves de compression du rectum et des uretères. On a pu alors penser à un corps fibreux de la face postérieure de l'utérus; on a encore pu prendre une grossesse interstitielle ou tubo-utérine pour un fibrome de la partie latérale de l'utérus.

Par le toucher et la palpation bi-manuelle, on sent, sur le côté de l'utérus, souvent confondue avec lui, parfois séparée par le sillon et un pédicule, une tumeur qui ne diffère en rien des tumeurs plus fréquentes des trompes, **hydro-**, **hémato-** ou **pyo-salpinx**[1]. Si l'on parvient à délimiter le corps de l'utérus, on le trouve un peu augmenté de volume et déjeté latéralement ; le col n'est pas sensiblement modifié. Quand la tumeur, ce qui est plus rare, siège dans le cul-de-sac de Douglas, elle y est enclavée.

On peut croire, dans ces circonstances, à la **rétroversion de l'utérus gravide**. Tantôt on a diagnostiqué une rétroversion alors qu'il y avait une grossesse extra-utérine ; tantôt, au contraire, on a cru à une grossesse extra-utérine, tandis qu'en réalité il y avait rétroversion. Le cathétérisme utérin, qu'on n'avait pas craint de faire, a égaré au lieu d'éclairer le diagnostic, dans un cas de Bailly, la sonde n'ayant pénétré qu'à 8 centimètres, alors qu'il y avait rétroversion de l'utérus gravide. Un signe serait susceptible de mettre sur la voie : l'exploration du kyste fœtal ne permettrait jamais de percevoir de contractions à son niveau, tandis qu'elles pourraient être parfois constatées à l'examen bi-manuel dans la rétroversion[2].

Le diagnostic avec la **grossesse angulaire**[3], grossesse dans laquelle l'œuf se greffe et se développe dans la corne utérine, est souvent fort difficile pendant les quatre premiers mois.

Le toucher rectal complétera les renseignements sur le volume et les connexions de la tumeur. On devra pourtant se souvenir que ces explorations nécessitent de grands ménagements, vu le danger de rupture et d'hémorragie foudroyante qui peut en résulter[4]. Le cathété-

---

[1] Cette erreur de diagnostic a été faite, vraisemblablement, dans la majorité des cas de kyste fœtal tubaire, extirpé avant le 4e mois. Elle est souvent indiquée plus ou moins explicitement, dans les observations. Voyez par exemple : Tuttle. *Amer. Journ. of Obst.*, 1889, p. 951. — Hanks. *Soc. Obst. de New-York* (*Amer. Journ. of Obst.*, janvier 1890, p. 92) — Bouilly. *Bull. et Mém. de la Soc. de Chir.*, 4 déc. 1889, p. 762.

[2] Tarnier et Budin. *Traité de l'art des accouchements*, 1888, t. II, p. 232, 259, 240 et 549.

[3] P. Lequeux. De la grossesse angulaire et de ses rapports avec les grossesses ectopiques *Livre d'Or du Prof. S. Pozzi*, 8 juillet 1905 et *Rev. de Gyn. et de Chir. abd.* oct. 1906, p. 855.

[4] Maas (*Beiträge zur Tubenschwangerschaft*. Dissert. inaug., Berlin, 1887) a publié un cas de mort ainsi survenue au cours d'une exploration.

risme utérin sera formellement proscrit pour la même raison, car il peut provoquer des contractions de l'utérus et de la trompe[1].

Le diagnostic d'une grossesse extra-utérine avec une **grossesse ectopique développée dans une corne rudimentaire d'utérus bifide**, est, à peu près. impossible avant la laparotomie[2].

Le diagnostic de la **rupture** s'impose quand apparaissent les signes d'hémorragie interne. Quant à la **mort du fœtus**, elle peut être au moins soupçonnée lorsque, après l'expulsion de la caduque, les troubles sympathiques de la grossesse disparaissent peu à peu.

2° **Grossesse e. u. après le 5ᵉ mois** ; *période fœtale proprement dite.* — Dans la grossesse ectopique qui a dépassé le 5ᵉ mois, les phénomènes sympathiques de la gestation persistent, accompagnés de douleurs abdominales parfois très vives et pouvant condamner les malades à l'immobilité ; ces douleurs, les pertes de sang, la fixité, l'irrégularité et la latéralité de la tumeur peuvent empêcher de la confondre avec la **grossesse normale**, et le toucher combiné à la palpation permet souvent de limiter l'utérus, au moins dans son segment inférieur, de reconnaître qu'il n'est pas sensiblement dilaté, et qu'il est repoussé sur le côté opposé à la tumeur et qu'il se contracte (Freund).

Quant au diagnostic de la **variété** de grossesse ectopique, il est impossible ; on croyait autrefois que toute grossesse extra-utérine qui dépassait le cinquième mois était, par cela même, abdominale. On sait, aujourd'hui, que la grossesse tubo-abdominale, la grossesse tubaire intra-ligamentaire ou sous-péritonéo-pelvienne, la grossesse ovarique et tubo-ovarique peuvent évoluer jusqu'à terme. Dans la grossesse intra-ligamentaire, la tumeur est généralement recouverte d'une coque assez épaisse, tandis que dans la grossesse abdominale les parties fœtales sont immédiatement perceptibles sous les parois de l'abdomen. Le siège du placenta sera parfois indiqué par la palpation (frémissement) et l'auscultation (bruit de souffle).

Le diagnostic du **faux travail** s'impose lorsque surviennent des douleurs expultrices qui, ainsi que cela a été constaté durant une laparotomie[3], sont dues à des contractions de l'utérus à intervalles réguliers, comme dans l'accouchement normal. Ce faux travail sur-

---

[1] Fränkel. *Breslauer ärzl. Zeitschr.*, 1881, n° 7, p. 78.

[2] Munde (Pregnancy in the rudimentary horn, etc. in *Amer. Journ. of Obstet.*, janv. 1890. p. 23) rapporte l'observation d'un cas où il fit la laparotomie, croyant à une grossesse tubaire ; il referma le ventre, après avoir très difficilement reconnu son erreur ; avortement consécutif, guérison. — De semblables erreurs de diagnostic ont été faites et reconnues après la laparotomie par Mc Donald (*Obst. Trans. of Edinburgh*, 1884-1885, p. 76), qui croyait avoir affaire à un corps fibreux; par Scliffossowski, J.-E. Janvrin, H.-O. Marcy, (Van der Veer. Concealed pregnancy, *Amer. Journ. of Obstet.*, nov. 1889, t. XXII. p. 1145).

[3] Meadows. *Obstet. Transact.*, 1873, t. XIII, p. 271 et t. XIV, p. 309. — L'opération faite pendant le faux travail a été pratiquée par Scott.

vient, ordinairement, au moment précis du terme, parfois prématurément, au septième mois; rarement le terme de la gestation est dépassé. On ne confondra pas cette crise douloureuse avec les phénomènes de rupture.

La mort du fœtus est annoncée par la cessation des bruits du cœur, par l'augmentation du volume et le ramollissement de la tumeur, dus aux thromboses veineuses et à l'exhalation du liquide qui en est la suite, par la montée du lait. Le fœtus subit alors, s'il est toléré, un travail de momification qui tend à transformer l'œuf en une tumeur solide, adhérente, qui serait facilement confondue, en l'absence d'anamnestiques, avec une **tumeur fibreuse** de l'utérus, une ancienne **hématocèle pelvienne**, une tumeur de l'**ovaire** et, en particulier, un **kyste dermoïde**, un **cancer du péritoine**, etc. Les commémoratifs de grossesse avérée, non suivie d'accouchement, devront être recherchés avec le plus grand soin. Dans le doute, on fera une laparotomie qui sera d'abord exploratrice et permettra, parfois, en faisant reconnaître exactement la nature et les connexions du kyste, de l'enlever directement[1].

Les **fistules** consécutives à l'élimination de kystes fœtaux suppurés seront diagnostiquées par les débris de squelette auxquels elles donnent issue ou sur lesquels on peut arriver après dilatation.

Enfin, on aura parfois à faire le **diagnostic des complications.** Je renvoie aux traités d'accouchement[2] pour l'étude des cas exceptionnels de grossesse extra-utérine, récente ou ancienne, **compliquée de grossesse utérine**; enfin, pour les cas de grossesse extra-utérine compliquée d'**hydramnios.**

Pronostic. — Dans la première moitié de la grossesse ectopique, le grand danger est la rupture, et, abandonnées à elles-mêmes, les femmes succombent dans une très grande proportion, qui échappe à la statistique. Par contre, l'opération qui amène la guérison en supprimant le petit kyste fœtal est peu grave à cette période; à partir de la seconde période, la maladie est, non-seulement grave par elle-même, mais grave aussi par son traitement.

Il est impossible de se fier aux statistiques pour apprécier la léthalité de l'affection laissée à elle-même. En effet, la guérison dite spontanée se fait souvent grâce à l'élimination du kyste par suppuration, et celle-ci est plus ou moins bénigne selon qu'elle est, ou non, méthodiquement et antiseptiquement traitée. Ces réserves faites, voici les

---

[1] L. Brühl (*Arch. f. Gyn.*, 1887, t. XXX, n° 1, p. 57) a pratiqué, dans un cas de ce genre, la laparotomie trois ans après la mort du fœtus, pour des phénomènes de suppuration du kyste. Il constata ainsi l'impossibilité de l'extraire par l'incision abdominale et la possibilité de l'ouvrir et de l'évacuer par le vagin, opération qui amena la guérison, malgré une blessure de la vessie.

[2] Tarnier et Budin. *Loc. cit.*, p. 553 et 554.

chiffres indiqués par Parry[1] : sur 508 cas qu'il a relevés, 499 fois le sort de la femme est indiqué, 336 fois elle a succombé et 163 fois elle a guéri, ce qui donne une mortalité générale de 67,2 pour 100.

La grossesse dans une corne rudimentaire est aussi très grave, si on l'abandonne à elle-même, d'après les relevés d'Himmelfarb[2]. Il est probable pourtant que plusieurs de ces faits passent inaperçus quand l'avortement s'est produit dans les premiers temps, avant que le fœtus ait atteint de trop fortes dimensions pour traverser le défilé qui le sépare des voies naturelles.

Traitement. — Un fait domine la thérapeutique de la grossesse ectopique : à toutes les périodes de son évolution, elle constitue un danger formidable; danger d'hémorragie mortelle, à la première période; danger de péritonite et de septicémie, à la seconde; danger de suppuration interne et de compressions alors même qu'elle est depuis longtemps transformée en un reliquat en apparence inerte. Werth a pu avancer que la grossesse extra-utérine devait être considérée comme un néoplasme malin et traitée comme tel : les cas rares de tolérance ou de guérison naturelle ne sauraient autoriser l'expectation, en présence des accidents mortels qui constituent la règle presque générale, quoique à échéance plus ou moins longue[3]. Je me rallie complètement à cette opinion pour les grossesses extra-utérines observées avant la viabilité du fœtus; à partir de cette époque la règle formulée par Werth me paraît se heurter à des considérations d'ordre supérieur qui commandent quelques restrictions.

La question thérapeutique, au point de vue des indications, est ainsi, on le voit, très simplifiée; elle se réduit, en définitive, à une question d'opportunité opératoire et à une question de technique pour l'extirpation du fœtus.

Je ne saurais, cependant, passer sous silence certains modes de traitement dont les uns n'ont déjà plus qu'une valeur historique, et dont les autres conservent encore de rares partisans. Ils sont tous relatifs à la première période de la gestation ectopique, et ont pour but d'amener la mort de l'embryon, quand il a le plus de chances d'être ensuite toléré ou résorbé.

---

[1] Parry. *Loc. cit.*

[2] Himmelfarb, d'Odessa (*Journal russe d'obstét. et de gyn.*, 1888, p. 281, anal. in *Münch. med. Woch.*, 1888, n° 55), en a rassemblé 36 cas, sur lesquels 24 femmes sont mortes de la rupture du sac; 5 se sont terminés par la formation de lithopédions ; 7 fois la laparotomie a été faite, après la mort du fœtus, dont un seul était arrivé à terme: 6 succès et 1 mort.

[3] Schauta (*Beitr. zur Casuistik, Prognose und Therapie der Extra-uterinschwangerschaft*, Prague, 1891, p. 37), relevant, de 1876 à 1891, 626 cas de grossesse extra-utérine, a noté que 241 cas traités par l'expectation avaient donné une mortalité de 68,8 pour 100, tandis que, sur 555 cas opérés, la mortalité n'avait été que de 26 pour 100.

Parmi les moyens archaïques ou condamnés, je mentionnerai :

L'affaiblissement de la mère par une sorte de cure de la faim et par des purgatifs (Ritgen[1]), l'administration de la **strychnine** à dose légèrement toxique pour la mère (Barnes[2]), les injections hypodermiques d'ergotine (Janvrin[3]), les **frictions mercurielles**, l'administration de l'iodure de potassium, les **saignées** répétées[4], la ponction du kyste[5].

Deux moyens d'amener la mort précoce du fœtus étaient encore naguère employés et discutés : l'injection de morphine dans le sac et l'électricité.

L'injection de **morphine**[6], à l'aide d'une seringue de Pravaz, a été préconisée avant le 5e mois : deux injections de trois centigrammes de chlorhydrate de morphine, faites à huit ou quinze jours d'intervalle auraient suffi[7]. On ne saurait méconnaître que ce moyen, séduisant par sa simplicité et son innocuité apparente, peut donner lieu à de graves accidents : hémorragie, septicémie, perforation d'une anse intestinale[8]. Or, dans tous les cas où elle peut être efficace (début de la grossesse), la laparotomie n'offre presque aucune gravité, entre les mains d'un chirurgien expérimenté.

L'**électricité**[9] a été employée suivant divers procédés : l'électropuncture, la galvanisation et surtout la faradisation.

Cette méthode a joui d'une grande vogue en Amérique[10] et a aussi eu

---

[1] Von Ritgen (cité par Keller. *Des grossesses extra-utérines*, etc. Thèse de Paris, 1872, p. 54) administrait quotidiennement du sel de Glauber et des pilules de seigle ergoté.

[2] R. Barnes. *Diseases of women*, 1874, p. 573.

[3] Janvrin. *Amer. Journ. of Obstet.*, nov. 1874, p. 432.

[4] Keller. *Loc. cit.*, p. 54.

[5] Simpson. *Edinb. med. Journ.*, 1864, t. I, p. 865. — Braxton Hicks. *Obstet. Transact.*, Londres, 1866, t. VII, p. 95. — Freund. *Arch. f. Gyn.*, 1883, t. XXII, p. 115.

[6] C'est Joulin (*Thèse d'agrég.*, Paris, 1863 et *Traité complet d'accouch.*, 1866, p. 967) qui proposa, le premier, de tuer le fœtus, en injectant de l'atropine ou de la strychnine dans le sac par ponction capillaire. — Friedreich (*Virchow's Archiv*, 1864, t. XXIX, p. 312, mit, le premier, ce procédé à exécution. — Kœderlé (cité par Keller, *Loc. cit.*, p. 57) employa aussi ce moyen avec succès. — Fournier, de Compiègne (*Bull. gén. de thérap.*, 1874, t. LXXXVII, p. 213, 271), ayant voulu tuer ainsi un fœtus de six mois, le tua en effet, mais le kyste suppura, provoqua une métro-péritonite et la femme succomba à la gastrotomie, pratiquée par Tarnier. — Maygrier (*Loc. cit.*) en avait, en 1886, réuni six observations.

[7] Gossmann (*Münch. med. Woch.*, 1888, n° 50) relate un succès avec deux injections, à quatorze jours de distance. — Winckel (*Congrès des gynéc. allem., Fribourg*, 1889, in *Centr. f. Gyn.*, 1889, n° 29, p. 502) a guéri une femme par deux injections, à huit jours d'intervalle, une autre avec une seule. Il connait 9 succès avérés par ce moyen. — Veit (*Ibid.*, n° 30, p. 316) admet ce procédé.

[8] L. Meyer. *Hosp. Tid.*, Copenhague, 1888, n° 30, p. 745 et Zur operat. Behandlung der Extra-uterinschwang. (*Zeitschr. f. Geb. und Gyn.*, 1888, t. XV, n° I, p. 147). — Un cas de mort par l'injection de morphine a été publié par Duncan. *St. Barthol. Hosp. Reports.*, 1882, t. XIX, p. 27 et 44.

[9] Bacuetti, de Pise (*Gaz. med. ital. feder. de Toscane*, 1853, t. III, p. 137), à l'instigation de Bunci, est le premier à avoir employé l'électro-puncture : la femme guérit, mais le diagnostic était douteux.

[10] Garrigues (*Transact. of the Amer. gyn. Soc.*, Philad., 1883, t. VII, p. 184) a publié 8 cas de guérison qui lui paraissent incontestables. Un très grand nombre a été, depuis lors,

des partisans convaincus en Russie[1]. Il est très difficile de se faire une juste idée de son efficacité, tout contrôle de l'exactitude des diagnostics étant impossible, et la plupart des observations étant publiées par des praticiens dont l'autorité n'est pas établie[2]. Elle est loin d'être sans dangers : outre qu'elle provoque la temporisation en face d'une lésion menaçante, elle peut amener elle-même des contractions tubaires et la rupture. Brothers a recueilli deux cas de mort. Janvrin[3] en a cité un autre.

Actuellement on peut dire que le seul traitement rationnel est l'**extraction du fœtus avec ou sans le sac, par la laparotomie**. Afin de bien faire ressortir les indications et pour exposer les particularités relatives aux différents cas, il est indispensable de distinguer les faits par catégories :

1° **Grossesse e. u. avant le 5° mois sans rupture**. — Comme il n'existe pas à cette période de signes positifs de grossesse, on ne peut guère que la soupçonner. Mais il suffit d'être en présence d'une tumeur des annexes, occasionnant des douleurs, pour que la laparotomie soit indiquée[4]. L'opération ne présente pas, alors, de différence notable avec une extraction de kyste séreux, sanguin ou purulent de la trompe[5]; dans l'immense majorité des cas, en effet, la grossesse ectopique est tubaire, et cette fréquence est telle qu'elle a même poussé L. Tait[6] à nier les autres variétés. On tachera de ne pas rompre le kyste fœtal dans les efforts de libération pour éviter l'hémorragie[7].

S'il s'agissait d'une poche non pédiculisable, comme cela a lieu dans la grossesse intra-ligamentaire ou sous-péritonéo-pelvienne, qui n'est

---

consigné dans les journaux américains. — A. Brothers (The treatment of extra-uterine pregnancy by electricity, in *Amer. Journ. of Obst.*, 1888, t. XXI, p. 474) a rassemblé 43 cas plus ou moins avérés de grossesse ectopique traitée de la sorte, surtout en Amérique : il n'a compté que 2 morts et 4 accidents graves. — Buckmaster (*Ibid.*, avril 1890, p. 337) a publié, en revanche, 42 cas d'électrisation, sans aucun accident chez la mère.

[1] A la *Soc. obstét. et gynéc. de Moscou*, plusieurs cas de guérison ont été cités ; un par Kalabine; un par Warneck; deux par Nedswetsky (anal. dans *Annal. de Gyn.*, janv. 1890, t. XXXIII, p. 44).

[2] G.-M. Tuttle (Four cases of extra-uterine pregnancy, in *Amer. Journ. of Obstet.*, janv. 1890, t. XXIII, p 13) fait la même remarque sur l'inanité des statistiques présentées en Amérique, en faveur de l'électricité.

[3] Janvrin. Société gyn. Amér., sept. 1888 (anal. dans *Annal. de Gyn.*, janv. 1889, t. XXXI, p. 59). La malade mourut, après trois jours d'électrisation.

[4] Veit (*Zeitsch. f. Geb. u. Gyn.*, 1885, t. XI, p. 384) est, semble-t-il, le premier opérateur qui ait pratiqué avec succès la laparotomie précoce (5ᵉ mois) pour une grossesse extra-utérine, et fait l'extirpation du kyste fœtal tubaire. Depuis lors, les faits de cet ordre se sont successivement multipliés.

[5] L. Tait. *Loc. cit.* — J. Veit. Verhandl. der deutschen Gesell. f. Gyn. in Freiburg, 1889 (*Arch. f. Gyn.*, 1889, t. XXXV, p. 512). — P. Zweifel. Ueber Extra-uteringravidität, etc. (*Ibid.*, 1891, t. XLI, p. 1 à 62).

[6] L. Tait. *Lancet*, 1888, t. II, p. 409.

[7] Doléris. *Répert. univ. d'obst. et de gyn.*, 1889, p. 409. — Czempin. Soc. d'obst. et de gyn. de Berlin, 25 oct. 1889 (*Centralbl. f. Gyn.*, 1889, p. 820).

en somme que le développement d'une grossesse tubaire à la manière d'un kyste inclus, on ferait la décortication de la poche en incisant d'abord la capsule séreuse sur un espace où n'existent pas de vaisseaux, et on procéderait rapidement à l'extraction.

L'hémorragie est évitée par l'extirpation rapide[1]. Le tamponnement du péritoine pourra rendre ici de signalés services.

La colpotomie a été pratiquée avec succès dans les quatre premiers mois de la grossesse extra-utérine[2]. Elle doit pourtant, je crois, être abandonnée à cause du danger d'hémorragie.

2° Grossesse e. u. avant le 5e mois, compliquée de rupture avec hémorragie interne grave. — La question du traitement par la laparotomie, discutée il y a quelques années, ne l'est plus aujourd'hui. Quand une hémorragie menace la vie d'une malade, il faut aller à la recherche de la source du sang, qu'il s'agisse d'une plaie extérieure ou d'une rupture intérieure. Temporiser, compter sur l'hémostase spontanée, c'est, dans la grande majorité des cas, laisser mourir la femme pour ne pas assumer la responsabilité d'une opération cent fois moins grave que l'attente[3]; si elle ne succombe pas sur le coup, la malade mourra d'une seconde ou d'une troisième attaque hémorragique, ou des complications de l'énorme hématocèle ainsi constituée. Rares sont les faits où la guérison spontanée est venue justifier l'excès de prudence du médecin.

Keller[4], dès 1872, avait osé hardiment formuler cette règle. Il appartenait à L. Tait[5] de la faire passer dans la pratique par une remarquable série de succès; sur 42 laparotomies, il a eu 40 succès.

3° Grossesse e. u. après le 5e mois; enfant vivant. — L'indication opératoire peut être envisagée à deux points de vue différents : 1° la

---

[1] Czempin (*Ibid.*, 28 juin 1889; *Centralbl. f. Gyn.*, 1889, n° 31, p. 552) cite un cas où cet accident s'est présenté; il s'agissait d'une grossesse intra-ligamentaire de 4 mois avec adhérences générales au cæcum et à l'intestin grêle.

[2] G. Thomas (*Amer. Journ. of Obstet.*, 1875, t. VIII, p. 517, 522) : grossesse au 3e mois, hémorragie grave par blessure du placenta, accidents septicémiques, guérison. — O'Hara (*Ibid.*, 1878, p. 525) : grossesse au 4e mois; hémorragie, mort de péritonite le 3e jour. — P. Zweifel (*Loc. cit.*) : 2 cas, dans la première moitié de la grossesse, avec 1 mort par péritonite. — Schauta (*Loc. cit.*, p. 47) cite 3 cas de cet ordre avec 1 mort. — Toth. Beiträge zur Frage der ektopischen Schwangerschaft (*Arch. f. Gyn.*, 1896, t. LI, p. 444) en rapporte 8 cas avec 1 mort. — Voir aussi la discussion à la Société de Chirurgie (*Bull. et Mém.*, 1896, t. XXII, p. 60 et suiv.).

[3] Schauta (*Beiträge zur Casuistik*, etc., Prague, 1891, p. 43), sur 122 femmes atteintes de grossesse extra-utérine avant le 5e mois et traitées par l'expectation, a relevé 115 morts (de 1876 à 1891); au contraire, sur 121 femmes qui furent opérées, 19 seulement moururent.

[4] Keller. *Loc. cit.*, p. 59.

[5] L. Tait. *Brit. med. Journ.*, 1884, t. I, p. 1250, t. II, p. 317, *Ibid.*, 1885. t. I, p. 778, et *Lectures on ectopic pregnancy*, Birmingham, 1888. Schwarz (*Verhandl. des 2e Kongress der deutsch. Gesell. f. Gyn.*, 1889, p. 70) opéra une femme qui n'avait plus de pouls, et trouva 3 litres de sang dans la cavité du péritoine; guérison. L'accident avait eu lieu à la fin du 2e mois. — La première opération de ce genre, faite en Allemagne, appartient à Frommel.

vie de la mère seule[1] ; 2° la vie de la mère et de l'enfant, à la fois.

Lorsqu'on s'est préoccupé uniquement de la vie de la mère, on a préconisé d'attendre jusqu'à ce que le fœtus succombât spontanément, avant le terme de la grossesse, comme cela a lieu dans un certain nombre de cas, ou de provoquer au besoin la mort du fœtus par un des moyens indiqués plus haut (injection de morphine, électricité). On a de plus recommandé de n'opérer que deux mois après la mort du fœtus pour avoir moins de chances d'hémorragie, complication qui paraît à certains opérateurs la plus redoutable. Les partisans de l'opération d'emblée font au contraire remarquer que si l'opération faite après la mort du fœtus expose moins à l'hémorragie, elle expose davantage à la septicémie : celle-ci peut se montrer rapidement, avant que les deux mois nécessaires à la cessation complète de la circulation placentaire se soient écoulés, but que poursuit l'expectation et terme qu'elle s'est assignée. Les périls sont donc compensés et on ne saurait attacher d'importance à cette considération.

Il en est tout autrement si l'on se préoccupe de conserver à la fois la vie de la mère et la vie de l'enfant. Quoi qu'on en ait dit, celle-ci ne saurait être négligée, sous prétexte que le fœtus est souvent atteint de difformité et rarement viable. De très nombreux succès ont établi le contraire et l'on a fait trop bon marché de la vie du fœtus ectopique.

Lorsqu'on se trouve en présence d'une grossesse extra-utérine ayant dépassé le cinquième mois, on est en droit d'espérer pouvoir arriver sinon à terme, au moins assez près de lui pour obtenir un enfant viable. On doit alors tout mettre en œuvre pour parvenir à ce résultat et le meilleur moyen est de condamner les femmes à une immobilité absolue et à une hygiène sévère. On se tiendra d'ailleurs prêt à intervenir dès l'apparition du moindre accident pouvant menacer la vie de la mère.

A quel moment faut-il opérer? On doit choisir celui où le fœtus a des chances sérieuses de survie à l'aide de soins spéciaux (couveuses, etc.). On se basera, comme le recommande Frænkel, sur l'examen extérieur du fœtus, sur son volume appréciable à la palpation, pour juger du moment de l'intervention à laquelle on aura recours, de préférence entre huit mois et huit mois et demi.

Il serait pourtant imprudent de tarder davantage[2], ce qui serait s'exposer au danger de voir apparaître les symptômes du faux travail qui

[1] LITZMANN. *Archiv f. Gyn.*, 1889, t. XVI, p. 523, *Ibid.*, t. XVIII, p. 1 et t. XIX, p. 96. — R. HARRIS. *Amer. Journ. of Obstet.*, nov. 1887, p. 1154 ; *Amer. Journ. of the med. Sciences*, août 1888, p. 262. — L. MEYER. *Zeit. f. Geb. und Gyn.*, 1888. t. XV, n° 1, p. 147. — WERTH. *Beiträge zur Anat.*, etc., Stuttgart, 1888. — FRAIPONT. Soc. obst. et gyn. de Bruxelles, 20 oct. 1889 (anal. in *Centr. f. Gyn.*, 1889, n° 51, p. 897).

[2] W. DUNCAN. *Lancet.*, 1 mars 1890, p. 449. — C. REED. *Am. Journ. of Obst.* 1890, p. 185. — FRAENKEL. *Breslauer ärztl. Zeitschr.*, 1882, n°. 7, p. 78.

est une condition des plus désavantageuses pour opérer. Toutefois, dans
ces conditions on a pu sauver à la fois la mère et l'enfant comme
dans un cas récent de Pinard et Potocki [1].

Je ne m'arrêterai pas aux statistiques déjà anciennes de Maygrier [2],
Werth [3], Harris [4]. Depuis lors la question a changé de face et les cas dans
lesquels on a sauvé à la fois les deux vies se sont multipliés [5].

Les succès paraissent principalement dus aux perfectionnements
apportés dans la technique. On voit, par la lecture des observations,
comment on peut, ici comme dans toute laparotomie, venir à bout des
difficultés opératoires avec de la décision et de l'expérience. En outre,
on se rend compte de l'exagération évidente de ceux qui représentent

[1] *Fonctionnement de la clinique Baudelocque*, 1904, p. 82.

[2] MAYGRIER. *Terminaisons et traitement de la grossesse extra-utérine*. Thèse d'agrég.,
Paris, 1886.

[3] WERTH. *Loc. cit.*, p. 142. — NORMANN. *Norsk. Magaz. f. Lœgevidenz*, 1880, t. X. —
NETZEL. *Hygiea*, avril 1881.

[4] R. HARRIS. Extra-uterine pregnancy treated by cystectomy, etc. (*Amer. Journ. of the med.
Sciences*, sept. 1888, t. II, p. 262).

[5] Voici les cas, en grande majorité suivis de succès, publiés depuis le travail de Werth
(1886), que j'ai relevés : LAZAREWICZ, de Kharkoff, *Vratch*, St-Pétersbourg, 1886, t. VII, p. 76-
115, anal. in *Répert. univ. d'Obstet. de Gyn.*, juill. 1886, p. 277 : extirpation totale du sac;
femme guérie; l'enfant a vécu 21 jours. — BREISKY. *Wien. med. Presse*, 1887, n° 48, p. 1650 :
opération à huit mois de grossesse tubaire intra-ligamentaire; extraction complète du sac
et du placenta, guérison rapide de la mère; l'enfant, parfaitement viable, mourut trois
semaines plus tard de phlébite de la veine ombilicale. — L. BRÜHL. *Arch. für Gyn.*, t. XXXI,
p. 404 : le sac fut suturé à la paroi abdominale. — JOHN WILLIAMS. *Transact. obstet. Soc.*,
Londres, 1887, p. 482 : le sac ne fut pas extirpé, mais drainé. — EASTMAN, d'Indiana. (*Amer.
Journ. of obst.*, sept. 1888, t. XXI, p. 929 : il s'agissait d'une grossesse intra-ligamentaire
de huit mois, sans rupture de la trompe; extirpation totale du sac, lavage, drainage, guérison. — L'enfant est bien conformé, vigoureux. — OLSHAUSEN. *Deutsche med. Woch.*, 1890,
n° 9, p. 174 : 1er cas : opération quinze jours avant l'époque du terme. Suture du sac à la
paroi, sans extirpation du placenta. Enfant vivant mais présentant plusieurs malformations,
meurt une heure et demie après l'opération. — 2e cas : opération quinze jours avant
l'époque du terme. Grossesse tubaire, dont le sac s'était rompu sans hémorragie, six
jours auparavant, transformée en grossesse abdominale; l'enfant est libre dans la cavité
péritonéale. Extirpation du placenta et des restes du sac. L'enfant, à 12 mois pesait
6 910 grammes. — Au bout d'un an, nouvelle grossesse tubaire ; rupture au 2e mois, laparotomie, guérison. — THEUD. *Zeitschr. für Geb. und Gyn.*, 1888, t. XV, n° 2, p. 584; grossesse ovarique ou tubo-ovarique opérée trois semaines avant le terme ; résection partielle
du sac, fortement soudé à la paroi abdominale, extraction du placenta, tamponnement du
péritoine à la gaze iodoformée; guérison sans accidents; l'enfant vit et se développe. —
LAWSON TAIT. *Amer. Journ. of Obst.*, mars 1888, p. 289. — CARL BRAUN. Soc. d'obst. et de
gyn. de Vienne, 26 mars 1889 (*Centr. f. Gyn.*, 1889, n° 56, p. 654) : grossesse abdominale; le placenta était fixé dans le cul-de-sac de Douglas, qui était tapissé d'une épaisse
membrane, seul vestige du sac, ainsi que la partie supérieure de l'utérus et des ligaments
larges. On dut lier de gros vaisseaux allant du mésocôlon iliaque au placenta, qu'on détacha ensuite; l'hémorragie força à faire la ligature élastique de l'utérus, l'hystérectomie,
et le tamponnement du péritoine à la gaze iodoformée; guérison lente de la mère; l'enfant
mourut, douze heures après l'opération, de bronchite capillaire attribuée à l'aspiration du
liquide amniotique. — G. E. REIN. Soc. d'Obstét. et de Gyn. de Kieff, 28 fév. 1890 (anal.
in *Annal. de Gyn.*. fév. 1892, p. 156) : grossesse tubaire intra-ligamentaire; opération au
10e mois; kyste très adhérent; ablation du sac. L'enfant est vigoureux et se développe
bien. — C. LIHOTZKY. *Wien. klin. Woch.*, 1891, p. 184 : grossesse abdominale au 7e mois ;
résection partielle du sac ; ablation totale du placenta ; suture du reste du sac à la paroi
abdominale; drainage. L'enfant est mort le second jour. — TAYLOR. *Trans. of the Soc. obs.
of London*, 1891, p. 115 : grossesse abdominale à terme : placenta laissé en place.

les fœtus ectopiques comme presque fatalement voués à la mort par des difformités ou une faiblesse congénitale. Du reste, quand bien même cette faiblesse existerait, on sait qu'avec le gavage et l'emploi des couveuses on peut faire vivre aujourd'hui des enfants autrefois condamnés; on ne doit donc plus hésiter à pratiquer la laparotomie primitive avec l'espoir de sauver les deux existences. Il est préférable de ne pas attendre les phénomènes du faux travail, comme le conseillent Duncan et Reed, parce que le fœtus succombe alors très rapidement.

Reste à résoudre la question du choix de l'opération destinée à extraire le fœtus. Comme règle générale, la **laparotomie** est indiquée, car elle permet de vaincre plus sûrement les difficultés opératoires qui peuvent se présenter.

15e jour, 2° laparotomie pour accidents septicémiques : ablation du placenta; guérison. L'enfant, qui avait des malformations, meurt au 5e mois. — V. Strauch. *St-Peters. med. Woch.*, 15 août 1892 : opération à 7 mois; grossesse tubaire rupturée : ablation de la trompe et du placenta. Déchirure de l'insertion placentaire : hémorragie arrêtée par une pince à demeure. Guérison. Enfant vivant pesant 1 096 grammes. — Chrobak. *Wien. med. Woch.*, 1891, p. 184 : opération à sept mois et demi, ablation du placenta. Suture du sac à la paroi. Guérison. L'enfant meurt le 2e jour. — Schneider. *Deut. med. Woch.*, 1892, p. 822 : opération au septième mois : ablation du placenta. Suture du sac à la paroi. Enfant mort au bout de 5 heures. — Frommel. *Münch. med. Woch.*, 1892, p. 1 : grossesse intra-ligamentaire ayant dédoublé le mésocôlon. Opération à terme. Ablation du placenta. Tamponnement du sac. Guérison. Enfant mort d'entérite à 5 mois. — M. Price. *The Amer. Lancet*, 1893, p. 368 : opération au 10e mois; le placenta est laissé en place. Suture du sac à la paroi. L'enfant vit. — Johnson, cité par A. Orrillard. *De l'intervention chirurgicale dans la grossesse extra-utérine lorsque l'enfant est viable.* Th. de Paris, 1894, p. 91 : grossesse intra-ligamentaire de neuf mois. Ablation du sac et du placenta. Guérison. L'enfant vit. — Urbain. *Bull. de la Soc. belge de Gyn.*, 1893, n° 7 : opération à terme. Ablation du placenta : résection et drainage du sac. Guérison. Enfant vivant du poids de 4 500 grammes. — Guéniot in Orrillard. *Loc. cit.*, p. 93 : grossesse abdominale de 8 mois et demi. Le placenta est laissé. Guérison. L'enfant, du poids de 2980 grammes, meurt le 16e jour. — Werber. *Med. Rec.*, 24 nov. 1894 : opération 15 jours avant le terme. Ablation du placenta : résection du sac. Guérison. L'enfant meurt le 4e jour. — G. Roncaglia. *An. d'Obst. et de Gyn.*, mai 1895 : opération à 7 mois et demi. Grossesse tubaire rompue : on laisse le placenta. Guérison. L'enfant meurt le 25e jour. — A. Pinard. *Bull. de l'Acad. de méd.*, 1895, t. XXXIV, p. 189 : opération près du terme : suture du sac à la paroi sans ablation du placenta. Guérison. Enfant du poids de 2750 grammes, est actuellement très bien portant. — A. Reismann. *Centr. f. Gyn.*, 1896, n° 1, p. 10 : opération près du terme : extirpation du placenta, de la presque totalité du sac et de l'utérus à cause d'une hémorragie. Drainage par le vagin ; fermeture complète du ventre. Guérison. Enfant vivant du poids de 2 660 grammes.

Dans les cas suivants l'enfant seul a été sauvé : Champneys. *Brit. med. Journ.*, 5 déc. 1887, t. II, p. 1213 : opération au 7° mois de la grossesse, le placenta est laissé en place; 1 mois après, mort par septicémie. — Carl Braun. *Archiv für Gyn.*, 1890, t. XXXVII, p. 187 : le sac adhérait à la paroi abdominale ; le placenta fut enlevé; suture à l'endroit de cette insertion. — Staufeldt. *Hosp. Tidende*, 1886 : opération à terme. Tamponnement du sac : placenta laissé en place. Enfant vivant. La mère est morte de péritonite. — Guéniot, in Orrillard. *Loc. cit.*, p. 84 : opération à 7 mois et demi. Grossesse abdominale. Décollement partiel et accidentel du placenta : hémorragie arrêtée par tamponnement et forcipressure à demeure. Mort de péritonite au 6e jour. — Marchand, in Orrillard. *Loc. cit.*, p. 95 : opération à terme. Extraction du placenta, suture du sac à la paroi, hémorragie secondaire et mort le 5e jour. L'enfant meurt à 8 mois, de convulsions. — Sippel. *Deut. med. Woch.*, 1892, p. 826 : opération à 7 mois. Rupture du sac, hémorragie considérable. Mort au bout de 29 heures. — Le Bec. *Bull. et Mém. Soc. de chir.*, 1891, t. XXII, p. 274 : opération à 8 mois. Le sac et le placenta laissés en place. Mort d'hémorragie au bout de deux heures.

Voici, enfin, quelques autres cas d'intervention diversement terminés : Spaeth. *Zeitschr.*

Je la crois très préférable à la **colpotomie**, qui met moins à l'abri des dangers résultant de l'hémorragie[1].

Technique de la laparotomie. — La première partie de l'opération consiste dans l'**ablation du fœtus**, la seconde est relative soit à l'**ablation du sac**, soit à la **marsupialisation**.

Aussitôt après l'incision abdominale, on doit placer des sutures provisoires unissant le sac à chacune des lèvres de la plaie, ce qui peut être fait rapidement à l'aide d'un surjet. On ouvrira alors couche par couche le sac, en commençant si possible en son point le plus mince et en pinçant à mesure les vaisseaux. On fera grande attention de ne pas inciser au niveau de l'insertion du placenta, dont l'hémostase est difficile.

Le sac ouvert, on pratique l'**ablation du fœtus**, qui est saisi de préférence par les pieds et extrait rapidement ; ligature et suture du cordon.

A ce moment se pose la question du traitement qu'on fera subir au sac fœtal. Le traitement idéal est évidemment l'**ablation du sac** aussi complète que possible, qui simplifie et abrège considérablement les suites de l'opération. Longtemps redoutée outre mesure, par crainte de l'hémorragie, l'extirpation compte actuellement des partisans de plus en plus nombreux. Le meilleur moyen de perdre peu de sang est d'opérer avec rapidité ; si l'on rencontrait des adhérences trop fortes avec l'intestin, on réséquerait à ce niveau des parcelles du sac qu'on laisserait adhérentes plutôt que de risquer de compliquer l'opération par une suture intestinale ; on devrait seulement faire ensuite un tamponnement à la gaze aseptique ou faiblement iodoformée.

Cette opération hardie a d'abord été préconisée par Litzmann[2], qui a proposé d'enlever complètement le sac et son contenu, fœtus et placenta, de manière à pouvoir amener la guérison rapide, comme

für *Geb. und Gyn.*, 1889, t. XVI, p. 269 : opération en pleine péritonite causée par la rupture du sac. Suture du sac à la paroi. — J. PRICE. Obs. communiquée à HARRIS. *Loc. cit.*, p. 264 : rupture du sac ; le placenta, très adhérent, fut laissé en place. — HILDEBRANDT. *Berl. klin. Woch.*, 20 juillet 1885. p. 465 : dans le premier cas, le sac est laissé en place ; drainage. Dans le second cas, le placenta, très adhérent, n'avait pu être enlevé. — G. BEISONE. *Gaz. med. di Torino*, 1881, t. XXXII, p. 555. — SCHAUTA. *Loc. cit.*, p. 6 ; le sac fut enlevé ; l'enfant ne fit que quelques inspirations. — OLSHAUSEN. *Loc. cit.*, p. 171 : opération deux semaines et demie avant le terme. Ni le sac ni le placenta n'avaient pu être enlevés. Déhiscence de ce dernier au bout de 24 jours. L'enfant n'a vécu qu'une heure et demie. — ROCHEL (d'Anvers). Société de Gynécologie et d'Obstét. de Bruxelles (in *Cent. f. Gyn.*, 1892. n° 7, p. 153) : le sac ne fut pas enlevé, mais traité par la marsupialisation. — PINARD et SEGOND. *Fonctionnement de la clinique Baudelocque*, 1901, p. 75, Grossesse extra-utérine opérée au voisinage du terme. Enfant vivant, mort peu après. Extirpation totale, guérison. — PINARD et SEGOND. *Fonctionnement de la clinique Baudelocque*, 1903, p. 85. Mort du fœtus au 7ᵉ mois. Rétention pendant 3 mois. Extirpation totale, guérison. — POTOCKI et BENDER. *Annales de Gyn. et d'Obst.*, oct. 1904, p. 581. Grossesse extra-utérine rompue au 6ᵉ-7ᵉ mois, grossesse abdominale secondaire avec mort et rétention du fœtus à nu au milieu des anses intestinales. Extirpation totale du fœtus et du placenta 10 mois après le début de la grossesse. Guérison.

[1] La première observation incontestable d'élytrotomie suivie de l'extraction d'un enfant viable est celle de MATHIESON (*Trans. obstet. Soc.*, Londres, 1885 t. XXVI, p. 152), communiquée par MAC-CALLUM. — Cette observation est celle dont parle SCHAUTA (*Loc. cit.*) dans sa statistique.

[2] LITZMANN. *Arch. f. Gyn.*, 1882, t. XIX, n° I, p. 96.

après un hémato-salpinx ou un pyo-salpinx. Cette opération, dite *radicale*, n'a pas d'abord donné d'aussi bons résultats que la méthode *conservatrice* du sac. Maygrier, en 1886, ne connaissait que 17 cas d'ablation du sac. Werth, sur 11 cas rassemblés (en 1886), comptait 4 morts et 7 guérisons, soit 36 pour 100, tandis que sur 40 cas où le sac avait été conservé, il y avait 14 morts et 26 guérisons, soit 55 pour 100. Mais, depuis, ce procédé a été fréquemment mis en usage et a donné une série de remarquables succès, avec enfant vivant. Dans plusieurs de ces observations, il y avait des adhérences étendues à l'intestin qui n'ont pas empêché la guérison. Werth[1], qui a réuni les cas de laparotomie pour grossesse à terme, publiés de 1887 à 1889, a trouvé que, sur 9 opérations, 1 seule avait été faite sans ablation du sac. Cette série n'a donné que 2 morts. J'ai pu moi-même en rassembler un nombre beaucoup plus grand, portant sur la période de ces dernières années, et complétant, par suite, les séries données par Maygrier et par Werth, dans son premier grand travail (page 1132, note 5). Ces faits, je le rappelle, sont relatifs à des opérations pour l'extraction d'enfants vivants. En voici d'autres, après la mort du fœtus : Hofmeier[2], 1 cas, mort; Kuznetzky[3], 2 cas, guérison; Sutugin, 2 cas, guérison; Muratow, 1 cas, guérison; Sajaïsky, 2 cas, guérison; Kadjan, 1 cas, guérison : Slaviansky, 1 cas, guérison; Quénu[4], 1 cas, guérison; Wiedow[5], 1 cas, guérison; Olshausen[6], 3 cas, guérison; Matlakowski[7], 1 cas, guérison; Rein[8], 1 cas, guérison; Odenthal[9], 1 cas, guérison; Porak[10], 1 cas, guérison; Fantino[11], 1 cas, guérison; Schauta[12], 1 cas, guérison; Frommel[13], 2 cas, 2 guérisons; Mordecai-Price[14], 1 cas, guérison; Folet[15], 1 cas, guérison; Oliver[16], 1 cas, guérison; Rochet[17], 1 cas, guérison;

---

[1] WERTH. *Verhandl. der Versamml. der deutsch. Ges. f. Gyn.*, Fribourg, 1889. (*Arch. f. Gyn.*, 1889, t. XXXV, p. 513.)

[2] HOFMEIER, cité par FALK. *Tubo-ovarial Schwangerschaft*. Dissert. inaug., Berlin, 1887.

[3] KUZNETZKY, SUTUGIN, MURATOW, SAJAÏSKY, KADJAN, SLAWIANSKY, cités par ce dernier : *Soc. obst. et gyn. de Saint-Pétersbourg*, 23 fév. 1889 (anal. in *Centr. f. Gyn.*, 1889, p. 834). Les cas de KUZNETZKY, et de SUTUGIN sont aussi mentionnés, à propos du cas de LAZAREWICZ, par MASSALITINOFF. (*Répert. univ. d'obst. et de gyn.*, 1886, p. 277.)

[4] QUÉNU. *Bull. et Mém. de la Soc. de Chir.*, 10 avril 1889, p. 518.

[5] WIEDOW. *Verhandl. des 3e Congress der Deutschen Ges. f. Gyn.*, Fribourg, 1889. (*Centr. für Gyn.*, 1889, n° 29, p. 502).

[6] OLSHAUSEN. Ueber Extra-uterinschwangerschaft, etc. (*Deutsche med. Woch.*, 1890, n° 9, p. 173 et n° 10, p. 192, 193).

[7] MATLAKOWSKY. *Archiv f. Gyn.*, 1890, t. XXXVIII, p. 367.

[8] REIN. *Soc. obstét. et gyn. de Kieff*, 1890. (*Repert. univ. d'Obstét. et de Gyn.*, 1891, p. 421.)

[9] ODENTHAL. *Soc. d'Obstét. de Leipzig*, 15 déc. 1890. (*Centr. f. Gyn.*, 1891, p. 239.)

[10] PORAK. *Bull. de la Soc. Obst. et Gyn. de Paris*, 1891, 12 mars.

[11] FANTINO (de Turin). *Riv. di Ost. e gin.*, 1891, n° 7.

[12] SCHAUTA. *Loc. cit.*, p. 6.

[13] FROMMEL. *Münch. univ. Woch.*, 1892, p. 1.

[14] MORDECAI-PRICE. *The americ. Lancet*, 1898, oct. p. 568.

[15] FOLET. *Ann. de gyn.*, 1896, t. XLV, p. 190.

[16] OLIVER. *Sem. Gyn.*, 1898, p. 322.

[17] ROCHET. *Sem. Gyn.*, 1898, p. 56.

Jayle[1], 1 cas, guérison ; Gourdet[2], 1 cas, guérison ; Gutierrez[3], 1 cas, guérison ; Lejars[4], 1 cas, guérison.

Quoique l'ablation totale du sac soit théoriquement préférable, il est des cas dans la pratique où l'on ne saurait y procéder sans danger. Tels sont ceux où la femme présente un état de faiblesse qui rend dangereuse une perte notable de sang ou une opération de longue durée. On peut alors mettre en usage un autre procédé, celui de la **conservation totale ou partielle du sac avec marsupialisation**.

Le sac sera fixé à la paroi abdominale par des sutures en ayant soin de ne pas pénétrer si possible dans l'intérieur de la poche, mais de faire cheminer l'aiguille dans ses couches superficielles. On peut avec avantage réséquer la plus grande partie des parois du kyste, de manière à diminuer l'étendue de la poche, dont les parois devront s'exfolier. Certains auteurs ont recommandé le **drainage vaginal** par le cul-de-sac postérieur, à l'aide d'un gros tube perforé ou d'un tube en croix. Cette pratique ne me paraît recommandable que si les poches s'enfoncent profondément dans le Douglas, et le drainage vaginal ne saurait jamais être, à mon avis, que l'auxiliaire du **drainage abdominal**[5]. Avant d'y procéder, on a préconisé de momifier le placenta à l'aide d'un mélange de poudre de tanin et d'acide salicylique (Freund) ou mieux avec du benzoate de soude (Werth)[6] qui n'a pas l'inconvénient, comme le précédent, de prolonger outre mesure l'élimination du placenta. On tassera ensuite au fond de la poche des bandelettes de gaze aseptique ou faiblement iodoformée autour d'un gros drain en caoutchouc ou en verre, de manière à assurer exactement le drainage. La guérison a lieu lentement par granulation : le placenta se détache peu à peu et l'on assurera la détersion de la poche par des pansements réguliers et des lavages antiseptiques (solution faible de naphtol, de permanganate de potasse, d'eau oxygénée fortement étendue, etc.)[7].

4° Grossesse e.-u. après le 5ᵉ mois ; enfant mort récemment. —

---

[1] F. Jayle et L. Delherm. *Rev. de Gyn. et de Chir. abd.*, 1900, p. 60.

[2] Gourdet. *Congrès de Chir.*, Paris, 1903, p. 785.

[3] Gutierrez. *Revista Ibero-Americana de Ciencias medicas*, mars 1904, et *Rev. de Gyn. et de Chir. abd.*, 1904, p. 553.

[4] Lejars. *Bull. de la Soc. de Chir.*, 1904, 23 novembre (v. la discussion).

[5] Martin (*Berl. klin. Woch.*, 19 déc. 1881, p. 217) a réséqué dans un cas la plus grande partie possible des parois du kyste, puis il a suturé ce qui en restait, de manière à isoler parfaitement l'intérieur du sac de la cavité péritonéale ; il draina ensuite par le vagin.

[6] Werth (*Loc. cit.*) reproche au mélange de tanin et d'acide salicylique (Freund) de prolonger l'élimination du placenta. C'est pour cela qu'il préfère le benzoate de soude.

[7] Negri (*Ann. di Obstet.*, mars 1885) a rapporté un cas où il referma complètement le ventre, après avoir nettoyé entièrement le kyste sans extraire le placenta, qu'il fut impossible de trouver. La malade guérit sans accidents. — Braitwaite (*Obstet. Trans.*, Londres, 1886, t. XXVIII, p. 33) a laissé en place le placenta largement adhérent sur le fond de l'utérus et les parties voisines ; drainage, guérison sans expulsion du délivre. — Ces faits sont curieux et montrent la tolérance et la résorption possible de ces parties, mais ils ne sauraient servir de base à des modifications de la technique opératoire.

Peut-on pratiquer la laparotomie dans les premiers jours qui suivent la mort du fœtus? La grande majorité des auteurs s'est jusqu'ici prononcée pour la négative [1]. Parry est allé jusqu'à préconiser l'expectation indéfinie et l'attente, soit de la transformation curatrice en lithopædion, soit des accidents d'élimination spontanée à laquelle on aurait simplement à venir en aide. Moins absolus, Litzmann, Werth, Maygrier et Pinard [2], se basant sur les résultats statistiques déjà anciens, et par crainte de l'hémorragie, ont conseillé d'attendre jusqu'à l'oblitération de la circulation placentaire. Mais l'époque de cette oblitération est très douteuse; quoiqu'on l'ait approximativement fixée à deux mois, on a vu le décollement du placenta donner lieu à une hémorragie foudroyante, au bout de trois mois [3]. On peut donc être privé de tous les bénéfices de l'attente, et en outre, exposer la femme à de nouvelles complications. En effet et, c'est là un point sur lequel il faut insister, dans la léthalité des opérations secondaires, c'est-à-dire différées, il serait juste de faire entrer en ligne de compte les morts qui sont le résultat de l'expectation elle-même, les septicémies ou péritonites intercurrentes, ayant rendu malheureuse une intervention qui, quelques mois plus tôt, se présentait dans des conditions favorables.

Si l'on considère les excellents résultats que donne actuellement la **laparotomie** précoce, on sera autorisé, je crois, à réformer le procès qui lui a été fait par mes devanciers, et à l'adopter comme règle [4]. L'invasion de la fièvre et les prodromes d'une septicémie, loin de contre-indiquer l'opération, la rendraient urgente. On a sauvé des malades, en pareil cas.

La laparotomie devra être suivie presque toujours de l'**ablation totale** du fœtus et du sac.

[1] Parmi les premiers partisans de l'opération primitive, je citerai toutefois KELLER, KIWISCH, SCHRÖDER, FRÄNKEL et HOFMEIER.

[2] PINARD. *Dict. Encycl. des Sciences méd.*, 1886, art. GROSSESSE EXTRA-UTÉRINE.

[3] KIRKLEY. *Amer. Journ. of Obstet.*, fév. 1885, p. 160 : mort quatre heures après l'opération.

[4] Voici les données statistiques sur lesquelles se basaient les partisans de l'abstention complète ou des opérations secondaires ; elles sont toutes antérieures aux beaux succès obtenus, dans ces dernières années, par l'opération primitive, et je ne les donne qu'à titre de documents : PARRY (*Loc. cit.*) avait trouvé que sur 188 cas publiés, abandonnés à la nature, 99 femmes avaient succombé, ce qui donne une mortalité de 52,6 pour 100; mais, d'après HUTCHINSON (*Med. Times and Gaz.*, 1860, t. II, p. 56, 77, 105, 132; *Lancet*, 1883, t. II, p. 71), sur 73 cas de rétention du fœtus mort où l'on n'intervint pas, 18 femmes seulement ont succombé, ce qui réduit la mortalité de 24,6 pour 100. — C'est surtout d'après ces chiffres que TARNIER et BUDIN (*Loc. cit.*, p. 566) « inclinent vers l'expectation ».

MAYGRIER (*Loc. cit.*, p. 137) a réuni 70 opérations secondaires (après la mort du fœtus, 2ᵉ moitié de la grossesse) ; il a trouvé 25 morts, soit une mortalité de 35,7 pour 100. Sa statistique comprend des cas très anciens qui ne peuvent guère compter aujourd'hui.

WERTH (*Loc. cit.*, p. 159), dans un travail postérieur de quelques mois au précédent, a publié une série moins nombreuse, mais réduite aux opérations faites de 1880 à 1886, et contrôlées avec grand soin. Sur 53 cas ainsi recueillis (40 sans extirpation du sac, 11 avec extirpation, 2 avec tentative infructueuse d'extirpation), il a trouvé une mortalité de 37,7 pour 100.

On doit alors modifier la technique décrite pour le cas où l'enfant est vivant et faire tous ses efforts pour extirper le sac en totalité sans l'ouvrir, son contenu pouvant être une source d'infection.

On peut être amené dans ces cas-là à pratiquer simultanément l'hystérectomie lorsque l'utérus est trop fortement adhérent; mais on ne doit s'y résoudre qu'à la dernière extrémité.

Dans certains cas où la grossesse ectopique s'est développée entre les feuillets du ligament large et est franchement latérale, il peut être avantageux de substituer à l'incision médiane une longue **incision latérale** parallèle au ligament de Poupart. J'ai pu ainsi, dans un cas, pénétrer directement dans le kyste sans entrer dans le péritoine et extraire un fœtus de six mois, macéré [1].

La **marsupialisation du sac** peut devenir une opération de nécessité dans les cas où l'ablation totale paraît trop dangereuse. Après avoir fixé exactement le kyste à la paroi abdominale, on le nettoiera et on le désinfectera le plus possible avant d'y établir un drainage (voir ci-dessus, page 1156).

5° **Grossesse e.-u. après le 5e mois; enfant mort depuis longtemps.** — Lorsque la mort du fœtus est très ancienne, que la tolérance paraît établie, qu'on peut espérer voir se produire la transformation heureuse en lithopædion, est-il sage d'intervenir et de faire courir les risques d'une **laparotomie** et de **l'extirpation totale** à une femme qui jouit d'une parfaite santé? Je crois que, même alors, l'opération doit être pratiquée en vue de l'avenir. Il faut se rappeler, en effet, que la tolérance du fœtus ectopique est toujours précaire, que la décomposition de l'œuf et l'infection consécutive du péritoine peuvent survenir tant que le lithopædion n'est pas définitivement constitué, et que même alors, quoique plus rarement, une infection suivie de suppuration expultrice peut causer les accidents les plus graves.

La **colpotomie postérieure** a souvent été employée avec succès depuis une époque très reculée (Baudelocque [2]). Lorsqu'il s'agit d'un enfant mort depuis plusieurs semaines ou plusieurs mois, les craintes d'hémorragie sont considérablement diminuées; en outre, l'opération est rendue parfois très facile par la situation du kyste fœtal qui déprime le cul-de-sac postérieur du vagin. Je l'ai plusieurs fois pratiquée, pour des

---

[1] La femme qui était en pleine infection a guéri. J'ai pratiqué cette opération en 1892 à Athènes à l'hôpital Evangelismos, dans le service de mon ami regretté le professeur Galvani.

[2] BAUDELOCQUE. *L'art des accouchements*, Paris, 1815, t. II, p. 483. — La première opération d'élytrotomie aurait été faite en Amérique, par JOHN KING (*Med. Repository*, New-York, 1813, p. 358, indication donnée par PARRY, *loc. cit.*, p. 258) pour un enfant vivant, à terme, sauvé ainsi que la mère. Cette observation est douteuse. — CAIGNON (*Lancette franç.*, 1829, p. 155), a publié l'observation d'un fœtus développé dans le pavillon de la trompe gauche; opération « *particulière* » (élytrotomie). Le fœtus, âgé de six mois et demi, fut extrait vivant. — Deux ans auparavant, NORMAN (*Med. chir. Transact of London*, 1827, t. XIII, p. 548) avait fait connaître une observation d'élytrotomie pour fœtus mort.

fœtus de 5, 6 et 7 mois. Il est contre-indiqué d'essayer d'extraire le sac : on doit se contenter d'enlever le fœtus et les débris facilement accessibles, d'établir un bon drainage et de faire des injections détersives. Le sac s'exfolie peu à peu et la guérison est toujours de longue durée [1].

On pourra avoir recours à cette opération lorsque l'engagement du kyste dans l'excavation la rend particulièrement facile. Mais, en général, la laparotomie suivie de l'extraction du sac paraît devoir lui être préférée.

6° **Kyste fœtal ancien suppuré, avec fistule.** — Si l'on se trouvait en présence d'un cas où la suppuration serait révélée par les symptômes généraux, même sans qu'il y eût formation d'abcès de voisinage par où tendrait à se faire une élimination, on ne devrait pas hésiter à pratiquer la laparotomie, à extraire le fœtus et, autant que possible, le sac infecté.

S'il existe un abcès, on l'ouvrira par une incision dans le point où il fait saillie, soit au niveau des parois abdominales[2], soit au niveau du cul-de-sac du vagin, et l'on ira à la recherche de l'ossuaire fœtal. On sera souvent aidé par l'existence d'une fistule qui permettra au stylet de pénétrer sur le petit squelette et servira de guide pour l'incision du sac. Cette opération de l'extraction est bénigne si l'on prend soin, ensuite, de bien faire l'antisepsie du sac, qui est généralement très infecté. J'ai eu l'occasion d'enlever ainsi par le rectum, où s'était produit une ouverture spontanée, tout le squelette d'un fœtus dont l'élimination tentait vainement de se faire par cette voie. La malade, qui se trouvait dans le service de Gallard, guérit rapidement, grâce à des lavages antiseptiques réguliers de la cavité de l'abcès, qui était excessivement fétide.

La laparotomie peut s'imposer si l'ouverture fistuleuse s'est faite dans une région difficilement accessible, comme la partie supérieure du rectum ou la vessie. Cette dernière élimination est très rare. Winckel[3] n'en a réuni que 12 exemples publiés.

On a également pratiqué en pareil cas la **taille vaginale** (P. Müller)[4], la **colpotomie** et la **taille sus-pubienne** (Werth)[5], la **dilatation de l'urè-**

---

[1] Cf. A. PINARD. *Documents pour servir à l'histoire de la grossesse extra-utérine.* (*Annal. de Gyn.*, avril 1889, t. XXXI, p. 246, et *Semaine méd.*, 1891, p. 547).

[2] Les *gastrotomies*, faites en pareil cas, ne sont pas assimilables aux *laparotomies transpéritonéales* faites dans le but d'aller évacuer ou extirper un sac fœtal libre dans l'abdomen. Ce sont les seuls cas qui eussent donné des succès aux anciens chirurgiens. Le premier en date est celui de PRIMEROSE (1594), puis celui de F. PLATER (1597) et, un siècle plus tard, celui de CALVO (1714). Quant à la laparotomie proprement dite, LEVRET l'avait déclarée trop dangereuse, à cause de l'hémorragie ; BAUDELOCQUE, plus hardi, l'a proposée en indiquant même la nécessité de ne pas toucher au placenta, dont l'élimination devait être confiée à la nature. Mais c'est M'KNIGHT (*Mem. of the med Soc. of London*, 1795, t. IV, p. 542) qui l'a, le premier, pratiquée pour un fœtus mort et HEIM (*Horn's Arch.*, n. s., 1812, t. I, p. 1 et suiv.) pour un fœtus vivant.

[3] F. WINCKEL. Ueber den Durchbruch extra-uteriner Fruchtsäcke in die Blase. (*Samml. klin. Vorträge*, mai 1890. n° 3.)

[4] P. MÜLLER. *Arch. f. Gyn.*, 1881, t. XXX, p. 78.

[5] WERTH. *Beiträge*, etc., 1877, p. 127 (observat. V).

tre (Winckel) et son **débridement** (Littlewood)[1], pour pouvoir aller chercher avec l'index l'orifice du sac, l'agrandir, en extraire avec des pinces les os du fœtus, puis le déterger par des injections et permettre la guérison par granulation. La laparotomie me paraît préférab'e à ces manœuvres aveugles, longues et compliquées.

7° **Grossesse dans une corne utérine rudimentaire.** — Abandonnés à eux-mêmes, les cas de ce genre ont donné 23 morts sur 30 cas dans les six premiers mois (Bandl). Il faut donc se hâter d'intervenir par la laparotomie. L'opération est infiniment plus simple que dans les cas précédents. Elle a été faite six fois avec cinq succès, au moment du terme, ou longtemps après lui ; la corne utérine supplémentaire a été enlevée, comme l'est tout l'utérus dans l'opération de Porro. Une malade de Sänger accoucha deux fois, après l'opération[2].

[1] LITTLEWOOD. *Lancet*, 3 avril 1886, t. I, p. 637.

[2] Voici les premiers cas dans lesquels on a enlevé la corne rudimentaire d'un utérus gravide : KŒBERLÉ (1865), SALIN (1880), WERTH et LITZMANN (1881), SÄNGER (1882), WIENER (1885) ; 1 mort dans le cas de WERTH et LITZMANN. Dans une seule de ces observations, celle de SÄNGER, le diagnostic avait été fait à l'avance ; dans les autres cas, on avait pensé à une grossesse extra-utérine. — SÄNGER. *Centralb. f. Gyn.*, 1885, p. 524. — M. WIENER. *Arch. f. Gyn.*, 1885, t. XXVI, p. 254. — WYDER. *Ibid.*, 1890, t. XXXVII, p. 182. — L. LANDAU. *Deutsche med. Woch.*, 1890, p. 594.

MAC DONALD (*Obst. Trans. of Edinburgh*, 1884-1885, p. 77) a pratiqué l'hystérectomie (Porro) avec succès pour une grossesse développée dans une corne rudimentaire : le fœtus macéré pesait cinq livres ; on avait cru à un corps fibreux. Guérison.

CHAPITRE XXV

VAGINITES

Pathogénie. Étiologie. — La muqueuse qui recouvre le vagin, comme toutes celles qui sont en contact immédiat avec l'air extérieur, est une muqueuse dermo-papillaire qui offre de grandes analogies avec le tégument externe par sa trame serrée et son revêtement épithélial stratifié. Mais elle s'en distingue par l'absence de vernis imperméable que forme sur la peau la couche cornée de l'épiderme. La mue constante des cellules de l'épithélium, incessamment renouvelées à sa surface, la protège seule contre l'action irritante des agents extérieurs. Il est difficile de comprendre, toutefois, comment la muqueuse résiste à l'action des germes nombreux qui pullulent dans la cavité vaginale. Il faut évidemment faire intervenir ici les notions pathogéniques nouvellement acquises sur les propriétés bactéricides des sécrétions vaginales (V. p. 253). Le vagin est normalement habité par des microbes indifférents dont quelques-uns sont d'espèce pathogène, quoique inoffensifs, atténués (Winter); il reçoit des germes morbides qui viennent en plus ou moins grand nombre du dehors, par la simple entrée de l'air, par le coït, par les injections, etc. L'inoculation ne se fait cependant que dans des conditions déterminées qui permettent d'acquérir, de récupérer ou de manifester leur virulence, en leur créant, pour ainsi dire, un bouillon de culture favorable. L'*irritation*, telle que la comprenaient les anciens auteurs, est ici tout à fait insuffisante. Ainsi, une brûlure au fer rouge, une cautérisation profonde avec un caustique, ne causeront qu'une lésion localisée, une escarre, sans inflammation propagée au reste du canal, pourvu que des injections détersives empêchent la stagnation des liquides; tandis que la même lésion ou le séjour d'un corps étranger d'ailleurs aseptique, comme un pessaire, suffiront à développer une vaginite intense, si l'on néglige les soins de propreté, en favorisant de la sorte la prolifération des microbes.

Ces considérations sont capitales au point de vue de la pathogénie des vaginites. Elles font comprendre l'influence prédisposante de la menstruation et de la parturition, qui agissent surtout par la stagnation possible et la décomposition des sécrétions qui en sont la conséquence.

L'infection blennorragique vient en première ligne dans l'étiologie des vaginites, à cause de la ténacité de l'inflammation à laquelle elle donne lieu et de la gravité de ses propagations.

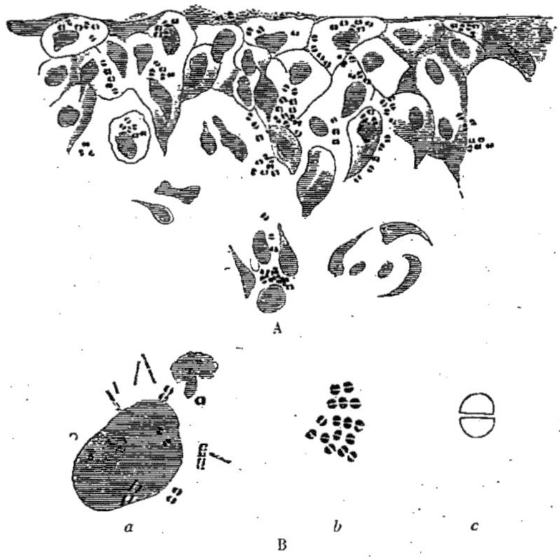

On sait, depuis la découverte de Neisser[1], que le germe pathogène de cette affection est un *coccus* qu'on a appelé *gonocòccus* ou *gonocoque* (fig. 695). Il se présente sous la forme de granulations arrondies ou ovalaires, ressemblant à des grains de café, accolés parfois par leur surface plane, affectant de profil la forme d'un 8[2]. Réunis par groupes de dix à vingt, ils forment des colonies englobées dans une enveloppe hyaline unique. Accolés aux globules de pus, plus rarement aux cellules épithé-

Fig. 695. — Microbe de la blennorragie (gonocoque de Neisser).

A. Coupe à travers la conjonctive palpébrale dans un cas d'ophtalmie blennorragique datant de trois jours; migration des gonocoques à travers le revêtement épithélial, et ensemencement du tissu sous-épithélial par petits amas (Bumm).
B. Préparation provenant de la sécrétion vaginale d'une accouchée: a, cellule épithéliale et corpuscule de pus à la surface et autour desquels on voit des bacilles et des gonocoques; b. gonocoque d'une culture pure; c. schéma du diplocoque (gonocoque) de la blennorragie (Bumm).

liales, ils seraient, d'après Neisser, susceptibles d'y pénétrer et de s'y multiplier, à l'encontre de toutes les espèces de même forme, ce qui permettrait de les en distinguer. Cette dernière assertion a été contredite par Stekhoven[3]. Les gonocoques pénètrent dans l'épithélium avec

[1] Neisser. Ueber eine Gonorrh. eigen. Mikrococcusform. (*Centr. f. med. Wissensch.*, 1879, n° 28, p. 497). — Comme précurseurs de Neisser, ayant soupçonné mais non démontré l'existence de parasites dans le pus blennorragique, il convient de citer Donné (1844), Joussaume (1862), Hallier (1872), Salisbury (1875), Bouchard (1878). — Voir à ce sujet : Du Castel. *Blennorragie aiguë* (leçon publiée par l'*Union méd.*, 21 août 1888, t. XLVI, p. 241). — Bosc. *Le gonocoque*. Thèse de Montpellier, 1895. — M. Sée. *Le gonocoque*. Thèse de Paris, 1895.

[2] Bumm (*Arch. f. Gyn.*, 1884, t. XXIII, p. 527, et *Der Microorganismus der gonorroischen Schleimhauterkrankungen*, Wiesbaden, 1885) donne le procédé suivant pour les rechercher; il est très expéditif et ne demande pas plus de trois minutes : on étale la sécrétion sur le porte-objet, en couche mince, on la sèche à la flamme, on la laisse séjourner d'une demi à une minute dans une solution aqueuse concentrée de fuchsine, on essuie, on sèche de nouveau à la flamme, et on porte directement la préparation sous la lentille à immersion homogène.

[3] J. H. Stekhoven. Der Neisser'sche Gonococcus. (*Deutsche med. Woch.*, 1888, n° 35,

d'autant plus de facilité que ses cellules ont préalablement été dissociées par la prolifération des globules de pus.

Bumm affirme que l'invasion du gonocque ne se fait jamais primitivement par le vagin : il se cantonne d'abord dans le col ou plus rarement dans l'urètre, où il trouve un épithélium moins résistant, surtout dans le col où ce revêtement est cylindrique[1]. D'après Steinschneider[2] et Fabry[3], l'urètre serait, au contraire, plus fréquemment atteint que le col. D'après les recherches de Schultz[4], il semble que le col utérin et l'urètre soient touchés dans les mêmes proportions.

Plus nombreux dans la période d'acuité, plus rares dans les formes chroniques, les gonocoques se multiplient et se raréfient selon que la maladie se réveille ou s'éteint; on les a trouvés dans les sécrétions gonorrhéiques de l'urètre, des glandes de Bartholin, du rectum, dans la salpingite blennorragique, dans l'ophtalmie purulente, et même dans le sang, dans la synovie articulaire des malades atteints de rhumatisme blennorragique, etc.

Les microbes pathogènes de la suppuration et de la putréfaction donnent aussi lieu à la vaginite si les circonstances s'y prêtent, c'est-à-dire s'ils pénètrent en assez grand nombre dans les voies génitales pour y échapper aux causes de destruction, et s'ils y rencontrent un milieu convenable, par suite de la stagnation des sécrétions. Ces germes peuvent venir du dehors; la béance de la vulve, affaiblie par une rupture incomplète du périnée, en favorise l'accès; une condition inverse, la présence de l'hymen, à orifice étroit, peut avoir un effet analogue, par un autre mécanisme, en retenant les sécrétions et en ralentissant l'issue du sang menstruel dans une sorte de cul-de-sac rétro-

p. 717.) — L'auteur a constaté la présence de micro-organismes à l'intérieur des leucocytes, dans beaucoup de processus qui n'avaient rien de commun avec la blennorragie.

[1] ERAUD (*Lyon méd.*, 22 juill. 1888, t. LVIII, p. 431, et *Province méd.*, 9 nov. 1888) a fait des recherches qui confirment cette assertion. Chez 200 femmes blennorragiques il a examiné la sécrétion de l'urètre, du vagin et de l'utérus. Il n'a trouvé des gonocoques que très rarement dans le vagin, mais souvent dans le col utérin.

[2] STEINSCHNEIDER. *Berl. klin. Woch.*, 1887, n° 17, p. 301. — Voici le résultat de l'examen qu'il a fait de 57 filles publiques : 1° Dans tous les cas de blennorragie, l'urètre est l'organe le plus fréquemment atteint (47 pour 100); puis vient la muqueuse du col, ensuite la muqueuse utérine et les glandes de Bartholin. 2° Dans tous les cas de gonorrhée vaginale récente, il existe aussi de l'urétrite, et on rencontre toujours des gonocoques, dans cette dernière, quelque minime que soit l'écoulement urétral. 3° Longtemps après que les gonocoques ont disparu de l'urètre, on en retrouve dans le col ou dans le corps utérin, alors même qu'ils ne manifestent leur présence par aucun phénomène morbide. 4° La muqueuse de la vulve et du vagin est impropre à la colonisation des gonocoques. Leur existence constatée dans les sécrétions vaginales est due à une migration des parties voisines. Cette immunité est probablement due à l'épais revêtement d'épithélium pavimenteux, à la sécrétion acide, et enfin à la concurrence vitale des nombreux germes qui habitent normalement le vagin et en chassent le gonocoque.

[3] FABRY. *Deutsche med. Woch.*, 1888, n° 43, p. 876.

[4] SCHULTZ (*Centr. f. Gyn.*, 1896, p. 744), sur 104 femmes, chez lesquelles il a trouvé le gonocoque, l'a rencontré 81 fois dans le col utérin, 78 fois dans l'urètre, et seulement 9 fois dans le vagin.

hyménal ; telle est la cause prédisposante de la vaginite non spécifique des petites filles et des vierges, à laquelle la masturbation vient parfois joindre l'influence d'une inoculation directe. Les inflammations de la vulve, de nature diverse, érythème, oxyures, provenant du rectum, en sont fréquemment les intermédiaires. Je ne fais que mentionner la contamination transmise de la vessie au vagin par des fistules : ce sont des causes exceptionnelles. Mais une cause assez fréquente, et souvent méconnue, est l'infection secondaire du vagin par des sécrétions pathologiques venues de l'utérus ; la leucorrhée vaginale qui complique la métrite ne reconnaît pas d'autre origine, et on la voit se tarir dès que l'inflammation de la muqueuse utérine a été guérie par le curettage ou toute autre médication efficace.

L'irritation locale et l'hyperémie ne suffisent pas seules à produire la vaginite, mais permettent son développement rapide en favorisant l'action des germes autochtones ou venus du dehors. C'est ainsi qu'agissent la masturbation, même sans introduction de corps étranger, le séjour prolongé des pessaires, en l'absence de soins suffisants de propreté, la stase sanguine due aux maladies du cœur et du foie, à la pression des tumeurs abdominales, à la grossesse. Bumm a fait, à propos de cette dernière, la curieuse remarque qu'elle provoque une prolifération excessive des gonocoques, alors même que l'infection blennorragique paraissait depuis longtemps éteinte. C'est aussi pendant la grossesse (15 fois sur 26 cas), chez des femmes dont la vulve est béante, et, pendant les mois chauds de l'année, que von Herff[1] a observé la variété de vaginite qu'il a dénommée **vaginite mycotique** et dont l'agent pathogène serait surtout l'*oïdium albicans*. C'est encore grâce à la congestion des organes génitaux qui se manifeste au moment de la ménopause que celle-ci amène parfois de la vaginite ; il en est de même pour l'exposition au froid, les excès de coït, les excitations génitales, l'usage des machines à coudre, l'équitation, etc.

Au point de vue purement clinique, on peut distinguer dans la vaginite un certain nombre de types :

1° La **vaginite blennorragique des adultes,** qui est de beaucoup la forme la plus commune et qui peut atteindre des petites filles et des vierges, chez lesquelles sa véritable origine est le plus souvent méconnue[2].

---

[1] Otto von Herff. Ueber Scheidenmycosen. (*Samml. klin. Vortr.*, 1895, n° 137, p. 493.)

[2] Ollivier (Note sur la contagion de la vulvo-vaginite des petites filles in *Bull. de l'Acad. de méd.*, 1888, t. XX, n° 15, p. 561) a observé, à l'hôpital de l'Enfant-Jésus, une épidémie, qui a cessé grâce aux soins antiseptiques s'opposant à la contagion. Il est très vraisemblable qu'il s'agissait là d'infection blennorragique. — V. Dusch (Ueber die infectiöse Kolpitis kleiner Mädchen in *Deutsche med. Woch.*, 1888, n° 41. p. 831) a pu constater, par une enquête attentive, qu'il y avait eu contagion venue des parents, des frères ou des sœurs : les « épidémies de maison » n'ont pas d'autre cause. — F. Späth (*Münch. med. Woch.*, 28 mai 1889, p. 573), sur 21 cas de vaginite des petites filles, a trouvé dans 14 cas

2° La **vaginite des petites filles et des vierges** est très souvent le résultat de l'infection blennorragique méconnue, dont je viens de parler; alors, le vagin a été, ordinairement, mis en état de *réceptivité* par un exanthème, rougeole, scarlatine, etc., qui a affaibli tout l'organisme et desquamé l'épithélium[1].

Mais il existe une vaginite **non spécifique**, vraisemblablement due au développement de simples saprophytes, chez les enfants affaiblis ou dont l'hygiène est négligée; j'ai indiqué le rôle éventuel des oxyures chez les petites filles, et de l'étroitesse de l'orifice hyménal chez elles et chez les femmes vierges. Elle constitue une prédisposition organique analogue à celle du phimosis congénital dans la production de la balanite pour le sexe masculin.

3° La **vaginite des femmes enceintes** n'est parfois que le réveil d'une ancienne **gonorrhée**; mais elle peut aussi être **non spécifique**, et cependant donner lieu à des phénomènes intenses, végétations, écoulement, etc. Il s'agit, sans doute, alors, d'infection par des staphylocoques ou des streptocoques[2]. Quant à la **vaginite septique des femmes en couches**, ce n'est point une espèce morbide définie; c'est une simple manifestation locale de l'infection générale, se traduisant, là comme ailleurs, par la tendance à la suppuration et à la mortification; souvent il s'agit d'une **infection mixte** puerpéro-blennorragique.

4° La **vaginite de la ménopause et des vieilles femmes** affecte généralement une forme anatomique qui en fait une affection un peu spéciale; l'absence de soins hygiéniques et une prédisposition diathésique (herpétisme) peuvent être ordinairement invoquées pour en expliquer la production.

Anatomie pathologique. — Il est rare que le canal vaginal soit atteint dans toute son étendue : cela peut s'observer pourtant, dans le

le gonocoque de Neisser. Dans aucun des 7 autres cas il n'existait d'urétrite. Il a pu s'assurer que la contagion s'était produite dans la famille ou à l'hôpital par le linge, les vêtements, etc. — POTT, de Halle (Congrès gyn. de Halle, in *Centr. f. Gyn.*, 1888, n° 26, p. 422), a observé, en douze ans, 86 cas de vulvo-vaginite sur un total de 8481 petites filles qu'il a examinées, savoir : avant 5 ans, 56 cas; de 5 à 10 ans, 23 cas; de 10 à 15 ans, 7 cas. Cette affection était blennorragique, car l'examen fait par CSERI et ISRAËL a démontré des gonocoques. Il ne croit pas à la fréquence de l'inoculation par viol, mais bien à la contamination par les draps de lit, quand les parents et les frères aînés couchent avec les enfants; cette inoculation se fait ainsi bien plus facilement chez les petites filles que chez les petits garçons. — PROCHOWNIK (*Ibid.*, p. 423), sur 21 cas de blennorragie chez des petites filles, a trouvé le gonocoque 17 fois. — VEILLON et HALLÉ. Étude bactériologique des vulvo-vaginites des petites filles (*Arch. de Méd. expér. et d'Anat. path.*, 1896, t. VIII, p. 281), dans 21 cas de vulvo-vaginite des petites filles ont trouvé, à l'aide de l'examen bactériologique et des cultures, 17 fois le gonocoque.

[1] DUSCH (*Loc. cit.*) note expressément que les petites filles les plus exposées à l'infection gonorrhéique sont celles qui ont été atteintes de scarlatine. — F. SPÄTH (*Loc. cit.*) fait une remarque identique; ce qui constitue, alors, la preuve que l'affection est blennorragique, c'est la présence du gonocoque dans l'urétrite concomitante.

[2] F. LABORDE. *De la vaginite granuleuse chez les femmes enceintes.* Thèse de Paris, 1895.

stade aigu d'une inflammation provoquée par une blennorragie récente, par un exanthème, par une vive irritation locale (injection caustique, traumatisme). On trouve alors toute la muqueuse boursoufflée, rouge, recouverte de muco-pus. Le plus souvent, c'est par îlots ou par plaques que procède l'inflammation du vagin. On observe des zones malades alternant avec des zones saines.

C. Rüge[2] a distingué trois formes de vaginite, au point de vue de l'anatomie pathologique : 1° la vaginite granuleuse, 2° la vaginite simple, 3° la vaginite sénile ou des vieilles femmes. On peut y joindre 4° la vaginite emphysémateuse, lésion rare, mais dont on ne saurait faire une entité morbide séparée du cadre des vaginites.

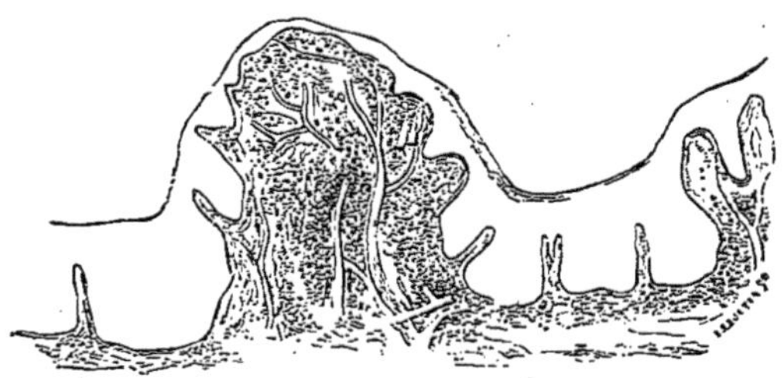

Fig. 697. — Vaginite granuleuse (Rüge).

1° **Vaginite granuleuse.** — C'est la forme la plus fréquente : on l'observe également dans les périodes aiguë ou chronique. Le revêtement épithélial est épaissi, surtout dans ses couches profondes que les réactifs colorent plus fortement. Les papilles sont hypertrophiées, infiltrées de petites cellules, et arrivent, par la disparition des espaces qui les séparent, à se fusionner et à former de petites masses qui constituent la granulation. Il peut se faire que l'épithélium qui les recouvre s'amincisse et prenne un aspect granuleux qui le fait confondre avec le tissu même de la granulation; on serait porté à croire alors qu'il s'agit d'une formation folliculaire, tandis qu'il ne s'agit que de transformations survenues dans les papilles et dans l'épithélium de revêtement, avec augmentation du réseau capillaire (fig. 696).

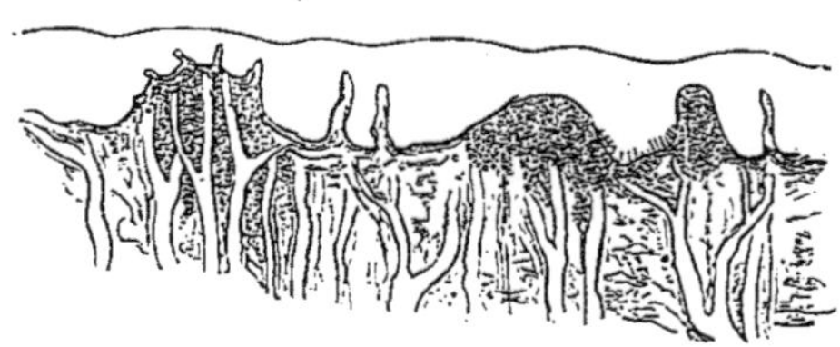

Fig. 697. — Vaginite simple (Rüge).

2° **Vaginite simple.** — La surface épithéliale reste lisse, mais s'épaissit par places; dans les points où elle est le plus amincie, les papilles sont tuméfiées et le tissu sous-jacent présente une infiltration de petites cellules. Mais la prolifération est bornée à la couche épithé-

<hr>

[1] C. Rüge. *Zeitschr. f. Geb. und Gyn.*, 1879, t. IV. p. 155.

liale, en sorte que la vaginite simple se distingue de la vaginite granuleuse par une moindre extension de ce processus (fig. 697).

3° **Vaginite sénile** (*colpitis vetularum*). — Des taches plus ou moins grandes font saillie à la surface de la muqueuse et se fusionnent par places; on y observe une structure variable; tantôt ce sont des sortes d'ecchymoses, tantôt des saillies aplaties qui offrent à leur centre un point de ramollissement; le revêtement épithélial est très aminci ou détruit, ce qui permet la formation d'adhérences qui peuvent oblitérer le vagin. La *vaginite miliaire*, la *vaginite vésiculeuse*, décrite par Eppinger[1], paraît appartenir à cette forme, ainsi que la *vaginite ulcéreuse adhésive* de Hildebrandt[2].

4° **Vaginite emphysémateuse** ou **pachyvaginite kystique.** — J'ai indiqué plus haut le gonflement inflammatoire que subit parfois la muqueuse vaginale durant la grossesse[3]. Les saillies, séparées par des sillons qu'on y observe, ont été comparées par Winckel à celles des grains de maïs sur leur épi. Elles peuvent se creuser de lacunes renfermant du liquide ou des gaz. Cette forme est très rare en dehors de la grossesse; elle a été appelée *colpohyperplasie kystique* (Winckel). Comme ce n'est pas dans des cavités kystiques véritables que s'infiltre le gaz, mais bien dans les mailles du tissu conjonctif (C. Rüge), il vaut mieux l'appeler **vaginite emphysémateuse.** Il est probable que les gaz se forment sur place, à la suite de la désintégration moléculaire du tissu de prolifération inflammatoire, quoique cette origine reste encore à démontrer. Chiari a affirmé que les gaz se développent dans les capillaires élargis du système lymphatique, remplis d'endothélium tuméfié. Ces vésicules peuvent se rompre et se transformer momentanément en petites ulcérations, ou se dessécher sous forme de squames.

Les auteurs étrangers décrivent sous le nom de **vaginite croupale** ou **diphtéritique** la production de fausses membranes due à la mortification superficielle de la muqueuse et qui souvent n'ont rien de commun avec la signification donnée, en France, au mot diphtérie; ce n'est qu'une **gangrène du vagin**, désignation plus exacte que celle de **vaginite gangréneuse**, qu'on rencontre dans les cas d'infection septique intense du vagin ou dans certains cas de cancer de l'utérus, de fibrome sphacélé, ou de pessaire indéfiniment oublié dans un vagin soustrait

[1] H. Eppinger. *Zeitschr. f. Heilkunde*, 1880, t. I, p. 569 et 1882, t. III, p. 177.
[2] H. Hildebrandt. *Monatsschr. f. Geb.*, 1868, t. XXXII, p. 128 et suiv.
[3] Consulter sur la vaginite durant la grossesse, en général, et sur cette forme en particulier : F. Winckel. *Arch. f. Gyn.*, 1871, t. II, p. 406. — Schröder. *Deutsches Arch. f. Klin. Med.*, 1874, p. 538. — M. Schmolling. *Ueber Colpohyperplasia cystica und Luftcysten der Scheide.* Dissert. inaug., Berlin, 1875. — P. Naecke. *Arch. f. Gyn.*, 1876, t. IX, p. 461. — E. Chenevière. *Ibid.*, 1877, t. XI, p. 351. — Zweifel. *Ibid.* t. XII, p. 59. — C. Rüge. *Zeitschr. f. Geb. und Gyn.*, 1878, t. II, p. 29. — Eppinger. *Loc. cit.*, p. 369. — Hueckel. *Virchow's Arch.*, 1883, t. XCIII, n° 2, p. 204. — T. Chiari. *Prag. Zeitschr. f. Heilk.*, 1885, t. VI, p. 81.

à tout soin de propreté. On a pu l'observer aussi dans des blennorragies intenses, dans l'état puerpéral, dans le cours de maladies infectieuses aiguës (rougeole, variole, typhus). On maintiendra, pour cela, dans le vagin, des tampons antiseptiques fréquemment renouvelés, isolant les surfaces [1].

Symptômes. — Au début, si la vaginite résulte d'une **infection blennorragique** ou d'une **violence** extérieure, une vive douleur locale peut marquer l'envahissement du mal. Il s'y joint bientôt de la **leucorrhée**, d'abord séreuse, puis blanc verdâtre, puriforme ou franchement purulente. Son abondance peut être extrême, donner lieu à un prurit vulvaire des plus pénibles, et devenir une cause d'affaiblissement.

En dehors de la période aiguë, l'écoulement est beaucoup moins considérable, et l'on doit parfois en rechercher les traces dans les culs-de-sac vaginaux, sorte de clapier naturel où se réfugient, pendant longtemps, les vestiges d'une inflammation ancienne : c'est ce qui a fait créer le nom de **blennorragie des culs-de-sac** (Alph. Guérin, Martineau). Les glandules qui siègent au voisinage du **méat urinaire** peuvent aussi rester longtemps infectées. L'infection gonorrhéique de la vulve et de ses glandes ne détermine jamais, à elle seule, l'engorgement des ganglions inguinaux [2].

L'examen au spéculum permet d'étaler largement les parois du vagin et de les observer dans son entrebâillement.

Le toucher permettra de se rendre compte de l'état granuleux et rugueux du vagin, qui est chaud et douloureux à la période aiguë.

Dans la vaginite blennorragique, il existe toujours en même temps de l'**urétrite.** Pour la rechercher, on examinera la femme avant qu'elle ait uriné depuis peu, et l'on pressera de haut en bas sur l'urètre de manière à ramener vers le méat la goutte de pus qu'il peut contenir.

L'**état général** est souvent affecté par une leucorrhée intense : il se produit, en particulier, des troubles gastralgiques fort pénibles et un état fébrile passager, survenant par des poussées aiguës ou subaiguës ; celles-ci sont dues à la salpingite séreuse, que Nœggerath a décrite, en pareil cas, sous le nom de **paramétrite récurrente.**

La **vaginite sénile** ne provoque souvent aucun symptôme, ou seulement un peu de **leucorrhée** séreuse ou teintée de sang (Schröder). Cette vaginite chronique amène la perte de tonicité de la muqueuse et favorise son **prolapsus.**

---

[1] La diphtérie vulvo-vaginale vraie a été observée assez fréquemment chez des petites filles au cours de la diphtérie pharyngo-laryngée.

[2] SÆNGER. *De la blennorragie chez la femme,* trad. par LABUSQUIÈRE. (*Annal. de Gyn.,* fév. 1890, t. XXXIII, p. 139.)

La **vaginite emphysémateuse** des femmes en couches se borne aussi à produire de l'écoulement.

On observe parfois des **végétations** bénignes ou papillomes sur les parois du vagin, irritées par le contact prolongé d'une sécrétion muco-purulente; fréquentes dans la vaginite blennorragique, elles s'observent aussi dans la vaginite non spécifique des femmes enceintes.

L'expulsion des lambeaux de muqueuse à la suite d'injections astringentes ou simplement sous l'influence d'inflammations très vives, a été dénommée **vaginite exfoliatrice**; ce n'est qu'un épiphénomène assez rare, et qu'on devra se garder de confondre avec l'expulsion d'une membrane intra-utérine de dysménorrhée membraneuse : le microscope montrera ici de grandes cellules d'épithélium pavimenteux.

Diagnostic. — La difficulté véritable du diagnostic consiste à déterminer la **nature, blennorragique ou non**, de la vaginite. L'absence du gonocoque dans le vagin ne constitue pas un élément d'information suffisant, car il peut manquer, avoir été détruit ou être introuvable dans les gonorrhées anciennes, ainsi que je l'ai indiqué; la présence d'une urétrite est, par contre, une preuve de la nature blennorragique du mal. C'est dans l'urètre qu'on devra chercher, alors, les microbes caractéristiques. La marche de la maladie et les antécédents de la malade fourniront aussi des renseignements précieux. Si l'on peut faire la **confrontation** de la femme et de l'auteur présumé de la contamination, ce qui est assez souvent possible dans la clientèle, l'existence d'une gonorrhée, même très ancienne et très peu apparente, chez l'homme, sera démonstrative. L'ophtalmie blennorragique d'un ou de plusieurs enfants aurait la même valeur. La présence, chez la femme malade, de végétations, en l'absence de grossesse, est une assez forte présomption : l'inflammation coexistante des glandes de Bartholin est un indice presque certain de l'infection blennorragique.

Chez les **petites filles**, il faudra se garder, surtout dans un examen médico-légal, de conclure trop facilement à la nature infectieuse de l'écoulement; on sait que la propagation d'une vulvite, entretenue par un défaut de propreté, peut amener la vaginite, surtout chez les enfants lymphatiques; là encore, la **coïncidence de** l'urétrite a une très grande valeur.

La **vaginite de la femme enceinte** doit aussi être bien connue pour éviter des méprises analogues.

On ne confondra pas avec la sécrétion inflammatoire la leucorrhée fétide du **cancer**, ni l'écoulement qui succède à l'avortement, avec rétention des membranes.

Pronostic. — La vaginite blennorragique est une affection sérieuse, à cause de sa propagation au col utérin et, de là, fréquemment à l'utérus et aux trompes[1]. Elle est, en outre, très rebelle, et l'on voit des inflammations anciennes qui paraissent éteintes se réveiller sous l'influence d'une cause occasionnelle, excès de coït, refroidissement pendant les règles, fatigue exagérée, état puerpéral. Il y a dans cette marche quelque chose qui rappelle l'allure des vieilles blennorrhées ou *goutte militaire*, chez l'homme. La blennorragie, chez la femme, est une affection incomparablement plus grave que chez l'homme ; il est facile de le comprendre en comparant le pronostic de la métrite du col à celui d'une gonorrhée chronique réfugiée au niveau du cul-de-sac du bulbe, ou encore le pronostic de la tubo-ovarite, qui suppure si souvent, à celui de l'épididymo-orchite, qui est si rarement une affection sérieuse. Plus fréquemment encore chez la femme que chez l'homme, les lésions ascendantes de la blennorragie sont bilatérales et causent la stérilité ; l'oblitération des deux trompes due à la salpingite chronique est la règle chez les prostituées.

Ce qui constitue surtout la gravité de la blennorragie chez la femme, c'est qu'un reste, en apparence insignifiant, d'infection du col peut, sous l'influence de l'état puerpéral, récupérer toute sa virulence première, se combiner à l'infection septique (infection mixte, *puerpéro-gonorrhéique*) et amener les plus graves désordres.

On voit donc l'importance extrême d'un traitement rapide et énergique capable de délivrer la femme de tout vestige pouvant demeurer pour elle une perpétuelle menace. L'opinion de Nöggerath[2] sur l'incurabilité de la maladie n'est trop absolue que si la malade est soignée énergiquement et à temps.

La gravité de la blennorragie chez les petites filles vient de ce qu'elle peut s'étendre, comme chez l'adulte, à l'utérus, aux trompes et au péritoine. Säxinger a observé chez des vierges des pyo-salpingites, qui ne s'expliquent que par une infection gonorrhéique sans coït, par contact. J'ai moi-même opéré un cas de ce genre. Un fait de péritonite généralisée, rapporté par Welander, concernait une petite fille de cinq ans ; j'en ai observé un cas à Lourcine-Pascal, chez une jeune fille : ces faits sont excessivement rares, mais la mort par pelvi-péritonite suppurée, suite du pyo-salpinx, peut, assez souvent, être la conséquence de l'infection blennorragique.

Les autres vaginites sont d'un pronostic beaucoup moins sérieux et cèdent plus facilement au traitement.

Traitement. — On recherchera d'abord les causes qui peuvent

[1] A. Fournier, art. Blennorragie, in *Dict. de méd. et de chir. prat.*, Paris, 1866, t. V, p. 129.
[2] E. Nöggerath. Ueber latente und chronische Gonorrhœ beim weiblichen Geschlecht. (*Deutsche med. Woch.*, 1887, n° 49, p. 1059.) — Schwarz. Die gonorrhæische Infection beim Weibe. (*Samml. klin. Vorträge*, 1886, n° 279.)

provoquer ou entretenir l'inflammation chronique, pessaire, oxyures, catarrhe cervical. Un très grand nombre de vaginites cèdent au traitement de la métrite qui les entretient. C'est ainsi que l'opération de Schröder (excision de la muqueuse du col) est le meilleur moyen de guérir certaines vaginites chroniques entretenues par l'infection cervicale, d'origine gonorrhéique.

Pour la **vaginite chronique** granuleuse et pour la **vaginite sénile**, on se trouvera bien d'applications de tampons de coton hydrophile imbibés de glycérine boriquée ou de glycérolé de tannin, tous les deux jours, et de badigeonnages avec la solution de nitrate d'argent à 1/20.

Dans la période aiguë de la **vaginite blennorragique**, on a conseillé les **émollients**. Il est certain que les bains généraux prolongés, les boissons délayantes, soulagent beaucoup l'urétrite qui accompagne l'inflammation du vagin. Mais, contre celle-ci, les injections de guimauve, de graine de lin, etc., ne sont que d'une utilité très contestable et peuvent même être nuisibles, car elles sont loin parfois d'être aseptiques. Mieux vaut faire de larges irrigations de plusieurs litres (4 à 6) d'eau bouillie, additionnée d'une petite quantité de permanganate de potasse (1/2000). On emploiera une petite canule de verre introduite avec grande douceur, vu la grande sensibilité du vagin. Dans certains cas, le spéculum grillagé annexé à la canule (fig. 41, p. 60) sera fort utilement employé. Il est très important de faire bouillir la canule, après chaque irrigation, de la plonger dans une solution antiseptique et de l'y laisser séjourner. On évitera ainsi les inoculations nouvelles auxquelles sont exposées les malades quand on ne prend pas cette précaution. La malade sera maintenue au repos.

Dès que la période suraiguë sera passée, on instituera un **traitement antiseptique** énergique : injection deux fois par jour avec la solution de permanganate à 1/2000, en ayant soin de déplisser le vagin et de rincer les culs-de-sac avec le doigt profondément introduit; après chaque injection, introduction d'un tampon de gaze iodoformée modérément tassée, de la grosseur d'un œuf de pigeon, jusque sur le col de l'utérus; ce tampon s'imbibe des sécrétions et agit ainsi à la fois comme antiseptique et comme agent de drainage et d'asséchement. On pourrait, si besoin en était, remplacer les injections de permanganate par des injections à la créoline, au sublimé, à l'acide phénique, à l'acide borique, à l'alun, au tanin, au coaltar saponiné, à la résorcine, au chloral, etc. Fritsch[1] se loue beaucoup du chlorure de zinc, à la dose de 10 grammes par litre. Chez les femmes enceintes on ne fera les injections au sublimé qu'avec de grandes précautions, et en assurant l'issue du liquide par l'introduction du spéculum, vu la facilité d'absorption hydrargyrique.

[1] FRITSCH. *Centr. f. Gyn.*, 1887, n° 30, p. 477.

Le traitement, dit balsamique, s'adresse à l'urétrite concomitante : mais le copahu, le cubèbe, sont mal supportés par les femmes, et, du reste, l'urétrite est incomparablement moins tenace chez elles que chez les hommes, à cause de la rectitude, de la brièveté et de la largeur du canal.

Quand le traitement de la vaginite est suffisamment avancé, on fera bien de s'attaquer, sans tarder, à la métrite qui a pu en résulter, et qui entretient elle-même les derniers restes de l'inflammation du vagin.

Le traitement général ne sera pas négligé; le fer et les toniques seront administrés aux chlorotiques. Les enfants scrofuleux suivront un traitement approprié à leur état.

PÉRI-VAGINITE PHLEGMONEUSE DISSÉQUANTE

La **péri-vaginite phlegmoneuse** ou **disséquante**[1], inflammation suppurative du tissu cellulaire situé autour du vagin, est une localisation spéciale, très rare, de suppuration pelvienne. Acconci[2] en a réuni 30 cas.

L'**étiologie** est mal connue : la péri-vaginite phlegmoneuse est primitive ou secondaire; dans ce dernier cas, on l'a vu se développer au cours des maladies infectieuses, fièvre typhoïde, pneumonie.

La **symptomatologie** est dominée par les phénomènes d'infection générale : fièvre, frisson, céphalalgie, dépérissement. Les symptômes locaux sont analogues à ceux du phlegmon diffus, du typhus des membres et, comme pour ce dernier, peuvent passer d'abord inaperçus, tant l'infection générale domine la scène. Le pus, une fois collecté, s'ouvre à l'extérieur, il est d'odeur infecte. La fièvre devient intense, à oscillations irrégulières; du subdélire apparaît et la malade tombe dans un véritable état typhoïde. Des douleurs intenses dans les régions pelvienne, hypogastrique et lombaire viennent encore compliquer la gravité de l'affection.

La **terminaison** se fait ordinairement par l'expulsion d'une partie ou de la totalité du vagin; dès cette expulsion, la fièvre tombe et la malade entre en convalescence. On a noté la pyohémie.

[1] G. Marconnet. *Virchow's Arch.*, 1865, t. XXXIV, p. 226. — Minkiewitsch. *Ibid.*, 1867, t. XLI, p. 437. — Bizzozero. *Gaz. delle Clin.*, Turin, 1875. — Tschernuschew. *Centr. f. Gyn.*, 1881, p. 114. — Otto Busse (*Archiv f. Gyn.*, 1898, LXI, p. 459). — O. Bodenstein (*Monats. für Geb. und Gyn.*, 1898, VIII, p. 615). — Leo von Lingen (*Archiv für Gyn.*, 1899, LIX, n° 5) a signalé 5 morts sur 17 observations recueillies dans la littérature médicale.

[2] G. Acconci. Péri-vaginite phlegmoneuse disséquante. *Revue de gyn. et de chir. abd.*, 1904, p. 711.

Le **pronostic** est grave, moins cependant que l'on penserait d'abord d'après l'intensité et le degré de l'infection générale. Le rétrécissement du vagin avec tous les troubles qu'il comporte est une conséquence fatale : on en a même relevé l'oblitération complète. Si le processus de nécrose atteint l'urètre, la vessie ou le rectum, il peut s'ensuivre des fistules urétro-vaginale, vésico-vaginale, recto-vaginale.

Le **traitement** consistera, si l'on fait le diagnostic à temps, à prévenir ou à restreindre l'élimination du vagin au moyen de larges débridements. A la période d'élimination, on combattra l'infection locale par des injections et des pansements fréquemment renouvelés.

Les rétrécissements et les fistules consécutives seront l'objet d'opérations spéciales.

CHAPITRE XXVI

TUMEURS DU VAGIN

KYSTES — FIBROMES ET POLYPES — SARCOME ENDOTHÉLIOME — CHORIO-ÉPITHÉLIOME — ÉPITHÉLIOME OU CANCER PRIMITIF

KYSTES

Définition. — On a souvent confondu sous le même nom et décrit dans le même chapitre deux affections pourtant très différentes : 1° une lésion chronique, stationnaire, intéressante au point de vue anatomique, sans importance chirurgicale, caractérisée par de petites lacunes dont le volume n'excède pas généralement celui d'un grain de millet ou de chènevis, très nombreuses et disséminées sur toute l'étendue du vagin ; 2° une lésion qui occasionne des désordres sérieux et qui réclame une intervention active, représentée par des kystes à paroi bien définie, à poches peu nombreuses, dont le volume varie de celui d'une noisette à celui d'un œuf ou au-dessus, et qui ont une tendance à augmenter de volume quand le chirurgien n'intervient pas.

Ces deux affections, essentiellement distinctes par l'anatomie pathologique, la marche, les symptômes, les indications thérapeutiques, ont été artificiellement rapprochées. En réalité, la première n'est qu'une variété de vaginite chronique, une *colpohyperplasie kystique*, selon la dénomination que lui a donnée Winckel[1]. Je l'ai déjà sommairement décrite à propos de la vaginite de la grossesse. Le contenu de ces lacunes est tantôt liquide, tantôt gazeux (contenant de la triméthylamine), d'où le nom de *vaginite emphysémateuse* qu'on lui a aussi donné[2].

J'éliminerai de l'étude des kystes du vagin proprement dits cette *pachyvaginite kystique*, dont la pathogénie est encore très obscure, la

---

[1] F. Winckel. Ueber die Cysten der Scheide, insbesondere eine bei Schwangeren workommende Colpohyperplasia cystica (*Arch. f. Gyn.*, 1871, t. II, p. 583).

[2] Zweifel. Vaginitis emphysematosa (*Arch. f. Gyn.*, 1877, t. XII, p. 59). — Ueber Vaginitis emphysem. und den Nachweis des Trimethylamin in der Vagina (*Ibid.*, 1881, t. XVIII, p. 359). — Lededeff. Ueber die Gascysten der Scheide (*Ibid.*, 1881, t. XVIII, p. 132). Ce dernier les a observés, en dehors de l'état de grossesse.

Consulter, sur l'historique et l'anatomie pathologique de cette affection, Jacobs fils (de Bruxelles). Des kystes vasculaires du vagin (*Arch. de physiol. norm. et path.*, 1888, t. II, p. 261).

symptomatologie presque nulle, et dont la thérapeutique se confond avec celle de la vaginite chronique.

Pathogénie. — Les théories les plus diverses ont été émises sur l'origine des kystes du vagin.

Huguier[1], dans un mémoire longtemps resté classique, leur assignait une *origine glandulaire*, et les divisait en superficiels et profonds, suivant le siège de deux ordres de glandes qu'il décrivait dans les parois vaginales. Or ces glandes n'existent pas, mais elles peuvent être simulées, anatomiquement, par des cryptes ou lacunes, qui, par l'oblitération de leur orifice rétréci, jouent le même rôle pathologique. Virchow[2], A. Guérin[3] et Preuschen[4] se sont ralliés à cette théorie de kystes glandulaires ou pseudo-glandulaires; Poupinel[5] l'admet dans un certain nombre de cas. Il en est de même de Davidsohn[6] ; dans un important mémoire publié en 1900, cet auteur affirme que le vagin peut, exceptionnellement, présenter de vraies glandes et que ces glandes constituent une malformation due à une ectopie des glandes cervicales ou vulvaires.

D'autre part, Von Herff[7] aurait obtenu des préparations montrant des glandes vaginales en voie de transformation kystique par rétention sécrétoire; ce qui ne l'empêche pas de considérer la plupart des kystes vaginaux comme provenant des canaux de Gärtner.

D'autres auteurs, parmi lesquels il faut ranger Eustache[8], Tillaux[9] et son élève Thalinger[10], sont disposés à y voir des **hygromas** ou **bourses séreuses accidentelles** (professionnelles, selon Courty, qui croit avoir remarqué leur fréquence chez les filles publiques).

C'est à une hypothèse analogue que se rattache W. Thorn[11]; pour les kystes observés chez des femmes qui ont eu des enfants, il croit à un **épanchement traumatique de sérosité**, analogue à ceux que Morel-Lavallée a décrits en d'autres régions.

Une théorie qui s'appuie sur des faits très probants a été mise en avant par Veit[12], c'est celle qui assigne pour origine aux kystes du

[1] Huguier. *Mém. de la Soc. de Chir.*, 1847, t. I, p. 241.

[2] Virchow. *Die krankhaften Geschwülste*, 1863, t. I, p. 247.

[3] A. Guérin. *Maladies des organes génitaux externes de la femme*, 1864, p. 429.

[4] Preuschen. *Centr. f. Med.*, 1871, p. 773.

[5] Poupinel. *Bull. de la Soc. anat.*, 1888, p. 224.

[6] Davidsohn. *Archiv für Gyn.*, 1900, t. LXI, p. 418. — Ch. Windmer. Ueber Scheidendrüsen und Scheidencysten (*Beitr. z. Geb. u. Gyn.*, 1903, t. VII, n° 1, p. 106).

[7] Von Herff. *Réunion des nat. et méd. allemands tenue à Brunswick*, 1897, septembre.

[8] Eustache. *Arch. de tocol.*, 1878, t. V, p. 191.

[9] Tillaux. *Gaz. des Hôp.*, 1885, p. 505.

[10] Thalinger. *Des kystes du vagin, en particulier des kystes de la paroi antérieure.* Thèse de Paris, 1885.

[11] W. Thorn. Zur Ætiologie der Vaginalcysten (*Centr. f. Gyn.*, 1889, n° 58, p. 657).

[12] J. Veit. Krankh. der weibl. Geschlechtsorgane, in *Virchow's Handb. der spec. Path. und Ther.*, 1887, t. VI, p. 544; — Ueber einen Fall von grosser Scheidencyste (*Zeitschr. f. Geb. und Gyn.*, 1882, t. VIII, p. 471). — C. Rieder. Ueber die Gärtner'schen

vagin les **vestiges** du **canal de Wolff**, qui chez certains animaux, où ils sont très apparents, portent le nom de canal de Gärtner.

On a attribué la formation de certains kystes du vagin à l'indépendance des **canaux de Müller** et à l'existence d'une cavité vaginale latérale, borgne inférieurement, résultat d'une bifidité avortée. Cette origine a d'abord été soutenue par Freund. Potherat et Robert[1] l'ont, à nouveau, invoquée pour expliquer la genèse de certains kystes de la paroi postérieure, dans le voisinage du col, en un point où les débris wolffiens n'ont jamais été rencontrés.

Quelques grands kystes sont-ils le résultat d'une **ectasie lymphatique** comme le sont peut-être les lacunes gazeuses de la pachyvaginite kystique? Cette théorie, d'abord soutenue par Klebs, a été acceptée, pour un certain nombre de cas, par d'autres auteurs[2].

En résumé, si l'on jette un coup d'œil d'ensemble sur les théories qui ont été émises et sont encore soutenues sur la pathogénie du groupe clinique assez complexe qui constitue les kystes du vagin, on voit que les auteurs les rattachent encore à diverses origines, sans que pourtant chacune d'elles corresponde à un type anatomique défini. Une seule pathogénie paraît hors de doute pour une certaine espèce; c'est l'**origine embryonnaire**, caractérisée dans les cas les plus accusés par la présence de plusieurs kystes en chapelet ou par un prolongement supérieur vers le ligament large. Toutes les autres provenances sont sinon hypothétiques, du moins tout à fait exceptionnelles. Je crois que tous les **grands kystes** dépassant le volume d'une noisette doivent être rattachés à cette origine embryonnaire. On remarquera qu'ils sont souvent uniques, ou très peu nombreux et disposés en série verticale, comme s'ils provenaient de l'ectasie moniliforme d'un cordon rectiligne. Quant aux **petits kystes**, nombreux, disséminés sur toute la surface ou sur une région limitée du vagin, sans ordre, par groupes, j'admettrais volontiers leur *formation pseudo-glandulaire* par oblitération de cryptes ou de lacunes au fond desquelles l'épithélium s'est accumulé d'abord, pour faire place ensuite à une exhalation liquide. Il est facile de reconnaître la réalité de ces deux types anatomiques et cliniques par la lecture des observations publiées.

Sans nier absolument les autres origines, je les crois excessivement

Kanäle beim menschlichen Weibe (*Virchow's Arch.*, 1884, t. XCVI, n° 1, p. 100). — W. FISCHEL. Ueber das Vorkommen von Resten des Wolff'schen Ganges in der Vaginalportion (*Arch. f. Gyn.*, 1884, t. XXIV, p. 119).

[1] ROBERT. Thèse de Paris, 1899. — Voy. aussi : FEURTET, Thèse de Paris, 1901, et PAGÈS, Thèse de Paris, 1902. — ADAMIE. *Kystes de la paroi post. du vagin* (Soc. anatomique, 1903, 8 mai).

[2] KLEBS. Cystenbildung, *Handb. der path. Anat.*, 1876, t. I, p. 964. — FISCHEL Kasuistischer Beitrag zur Lehre von den Scheidencysten (*Arch. f. Gyn.*, 1888, t. XXXIII, p. 219). — W. KÜMMEL. Ueber cystische Bildungen in der Vagina und im Vestibulum Vaginæ (*Virchow's Arch.*, 1888, t. CXIV, p. 407).

rares. Marion[1] pense aussi qu'une seule théorie n'est pas applicable à tous les cas : la théorie de l'hygroma est possible, de même celle de kyste provenant de glandes anormalement situées; mais la grande majorité de ces tumeurs est d'origine congénitale : ce sont des kystes d'origine presque toujours wolffienne, quelquefois mullerienne.

Je dois mentionner un cas de **kyste hydatique** des parois vaginales, observé par Porak [2].

On a décrit aussi des **kystes dermoïdes**[5].

Étiologie. — Les kystes du vagin s'observent à tout âge, chez les vierges comme chez les femmes ayant accouché; les excès de coït ont-ils une réelle influence, ainsi que le pense Courty? Le fait est douteux. Par contre, l'accouchement pourrait avoir une certaine action, non comme conséquence du traumatisme du vagin, mais par la suractivité nutritive que la grossesse imprime à tout l'appareil génital, et qui peut avoir son retentissement sur les résidus fœtaux anormalement persistants, ou sur l'épithélium qui tapisse les plis et les cryptes de la muqueuse.

Anatomie pathologique. — Les kystes du vagin sont le plus souvent solitaires. Sur 128 cas rassemblés par Poupinel[4], 28 fois seulement (soit presque 22 fois pour 100), on en a rencontré plusieurs. Il y en a rarement plus de 5 ou 4; Poupinel en a observé 15, agglomérés dans une région restreinte et formant une seule tumeur;

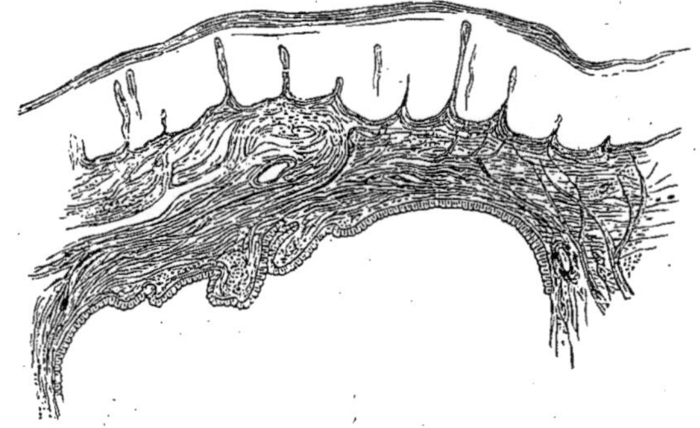

Fig. 698. — Coupe de la paroi d'un kyste du vagin (Schröder).

En haut, épithélium pavimenteux du vagin; en bas; épithélium cylindrique du kyste.

il s'agissait là, très vraisemblablement, de kystes pseudo-glandulaires. Les kystes qui semblent provenir du corps de Wolff sont le plus souvent isolés ou, plus rarement, multiples et disposés à la suite les uns des

[1] Marion. *Gazette des hôp.*, 1902. p. 117.

[2] Porak. *Arch. de tocol.*, 1884. p. 163. Voy. aussi : Davidsohn. *Archiv für Gynäk.*, 1900, t. LXI, p. 410. — L. Pincus. *Centralb. f. Gyn.*, 1900. n° 20. — Castaing et Dieulafé. *Arch. prov. de chir.*, 1902. p. 25.

[5] Villar. *Journ. de méd. de Bordeaux*, 1895, avril, et Nouvel. Thèse de Bordeaux, 1895.

[4] Poupinel. Des kystes du vagin (*Revue de chir.*, juill., août, 1889. p. 553 et 657). — Neugebauer. Les kystes du vagin (*Monats. f. Geb. und Gyn.*, 1896, t. IV, n° 5).

autres, en chapelet (Johnston)[1]. Leur volume varie de celui d'un pois à celui d'un œuf de dinde. Veit en a vu un de la grosseur d'une tête de fœtus[2]. Leur siège de prédilection est sur le tiers supérieur de la paroi antérieure, ou postérieure. Dans un cas, dû à Bastelberger[3], l'hymen était compris dans la paroi kystique. Parfois, la poche a présenté un prolongement supérieur. Dans un fait, souvent cité, de Watts[4], la sonde introduite dans le kyste par une incision s'enfonça jusque dans la direction du ligament large. Boursier[5] a vu un pédicule plein se diriger profondément en haut. Reboul[6] a aussi observé un cas du même genre; le pédicule était en partie creux. Ces faits se rapportent, évidemment, à des kystes d'origine wolffienne.

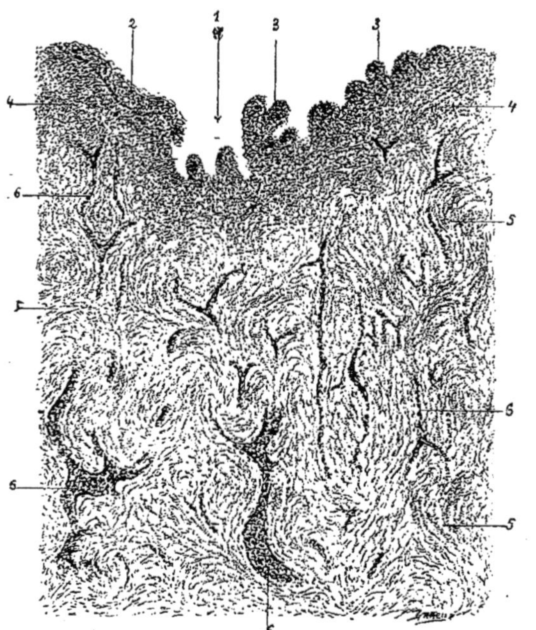

Fig. 699. — Kyste du vagin. Coupe perpendiculaire à la face interne. (Latteux.)

1. Cavité du kyste. 2. Revêtement épithélial. 3. Papilles dénudées. Leur couche épithéliale s'est détachée. 4. Couche conjonctive compacte avec nombreux noyaux. 5. Couche conjonctive plus lâche, à faisceaux flexueux. 6. Nombreux capillaires contenant du sang coagulé, de telle sorte que la pièce semble injectée.

La paroi est formée de tissu conjonctif finement fibrillaire : elle contient parfois des fibres musculaires qui ne paraissent pas avoir, du reste, la signification pathognomonique que leur attribue Poupinel, pour caractériser les kystes provenant du canal de Gärtner. La muqueuse vaginale recouvre ordinairement le kyste; mais il peut se

---

[1] Johnston. A contribution to the study of cysts of the vagina (*Amer. Journ. of Obstet.*, 1887, t. XX, p. 1144).

[2] J. Veit. *Zeitschr. f. Geb. und Gyn.*, 1882, t. VIII, p. 471.

[3] Bastelberger. *Arch. f. Gyn.*, 1884, t. XXIII, p. 427.

[4] Watts. Cyst of anterior vaginal wall developed from Gärtner canal (*Amer. Journ. of Obstet.*, 1881, t. XIV, p. 848).

[5] Boursier (de Bordeaux). *Leçons de clin. chir.*, p. 257.

[6] Reboul. *Annal de Gyn.*, 1889, t. XXXII, p. 126.

faire que son développement l'ait usée et amincie de manière à la fusionner en avant avec la paroi kystique qui est, dès lors, transparente. D'autre part, pareille usure a pu se produire en arrière et amener une perforation dans la vessie, comme dans un fait unique,

observé par Veit[1]. Dans la majorité des cas, la surface interne du kyste est tapissée d'épithélium cylindrique (Rüge, Cazin[2]), bien qu'on ait aussi noté dans la même cavité, ou dans d'autres, l'épithélium pavimenteux (Meyer, Lebedeff, Rüge, Baumgarten[3], etc.).

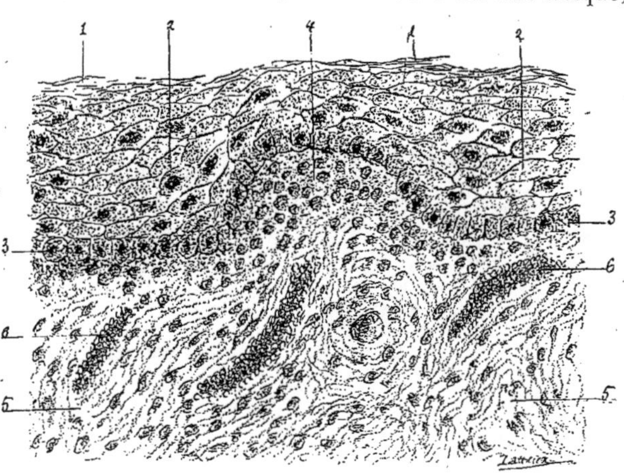

Fig. 700. — Kyste du vagin. Coupe de la paroi (fort grossissement). (Latteux.)

1. Couche de cellules cornées lamellaires. 2. Couche de cellules polyédriques allongées et crénelées (la plupart ne laissent plus apercevoir de noyaux). 3. Couche profonde de cellules cylindriques, la plupart munies de noyaux. 4. Une papille formée de tissu compact avec gros noyaux arrondis. 5. Tissu conjonctif moins dense. 6. Vaisseaux remplis de globules sanguins.

La compression excentrique de l'épithélium due à la distension de la poche a pu, dans certains cas, donner à l'épithélium cylindrique un aspect aplati et quasi pavimenteux (Max Graefe)[4] (fig. 700).

On a assez rarement observé l'épithélium à cils vibratiles (6 fois sur 52 observations, d'après Poupinel).

La paroi interne et le revêtement épithélial ont paru complètement manquer dans 4 cas publiés (Verneuil, Ladreit de la Charrière[5], Lebedeff). Ce sont ces cas qui ont prêté quelque appui à la théorie de l'hygroma. Mais, en supposant que l'examen ait été fait dans des conditions parfaites, la destruction du revêtement interne peut être attribuée à bien des causes différentes.

[1] VEIT. Loc. cit. — L'orifice de communication admettait le petit doigt; le kyste présentait un contenu dermoïde, sans poils ni dents, et une paroi tapissée d'épithélium pavimenteux.

[2] M. CAZIN. Anatomie pathologique et pathogénie des kystes du vagin (France méd., 1896, t. XLIII, p. 129).

[3] BAUMGARTEN. Ueber Vaginalcysten (Virchow's Arch., 1887, t. CVIII, p. 528).

[4] M. GRAEFE. Zehn Fälle von Vaginalcysten (Zeitschr. f. Geb. und Gyn., 1882, t. VIII, p. 460),

[5] LADREIT DE LA CHARRIÈRE. Arch. gén. de méd., 1858, t. I, p. 528.

On a parfois vu sur la surface interne des saillies papillaires (fig. 699) (Kaltenbach[1], M. Graefe). Kleinwächter[2] a rencontré la dégénérescence adénoïde de la paroi kystique.

Le contenu des kystes est variable dans sa consistance et sa couleur. Le plus souvent il est visqueux, transparent ou d'une teinte sucre d'orge; il peut contenir du pus ou du sang altéré.

Chéron[3] a décrit un kyste du vagin ouvert dans l'urètre et renfermant un calcul; mais il s'agissait vraisemblablement là d'une simple urétrocèle (fig. 480, p. 709) méconnue. Breisky ne considère pas, du reste, comme impossible qu'une poche d'urétrocèle s'isole, par l'oblitération de son orifice, de façon à constituer un pseudokyste.

Symptômes. — Au début, le kyste passe inaperçu. Le premier signe qui indique ordinairement sa présence est le **prolapsus du vagin** qu'entraîne la saillie croissante de la tumeur, ce qui constitue pour la malade une *descente de matrice*. Parfois, c'est l'examen fortuit du médecin, provoqué par une grossesse, une blennorragie, qui amène la découverte de la lésion. La **tumeur** est arrondie, lisse, sessile, ou avec tendance à la pédiculisation; la muqueuse qui la recouvre conserve sa couleur normale; elle est rarement amincie et transparente. La fluctuation est souvent difficile à percevoir quand le kyste est petit et tendu; on peut, quelquefois, la percevoir en saisissant la tumeur entre deux doigts, et par la combinaison du toucher rectal avec le toucher vaginal.

Quand on fait faire un effort à la femme, on voit la tumeur se pré-

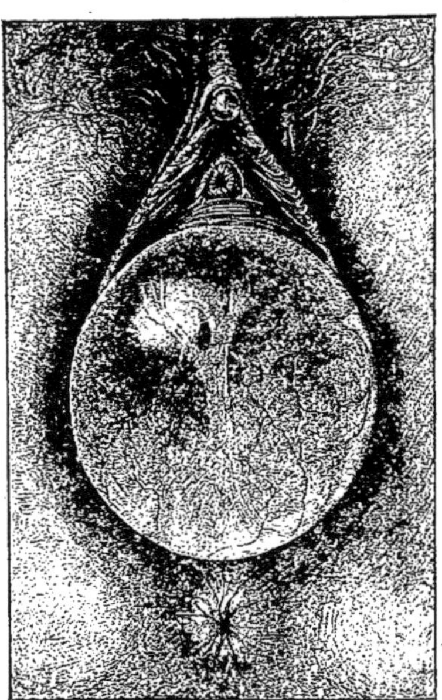

Fig. 701. — Kyste de la paroi antérieure du vagin pendant la grossesse. (Howard A. Kelly.)

Le kyste est transparent et présente quelques bandes blanchâtres à sa surface et des vaisseaux bien dessinés.

---

[1] Kaltenbach. Zusammengesetzte Cyste der Scheide (*Arch. f. Gyn.*, 1873. t. V, p. 158).

[2] L. Kleinwächter. Ein Beitrag zu den Vaginalcysten (*Zeitschr. f. Geb. und Gyn.*, 1889. t. XV, n° 1, p. 56). Travail basé sur l'étude de 9 cas inédits.

[3] Chéron. Volumineux calcul développé dans un kyste du vagin ouvert dans l'urètre, chez une femme de 67 ans (*Gaz. des Hôp.*, 30 avril 1887. p. 429). — Eberhardt. *Congrès des nat. et méd. allem. tenu à Dusseldorf, en 1898.* — Stokes. *Johns Hopk. Hosp. Rep.*, 1898, n° 1 et 2).

senter à la vulve et la dépasser comme une cystocèle, si elle siège à la partie inférieure du vagin.

Lorsque le kyste a acquis un certain volume, il existe une sensation de pesanteur et de *gêne pendant la marche*. La leucorrhée peut être provoquée par l'irritation de la muqueuse, qui est exposée à l'air lorsque la tumeur est procidente.

Dans un cas que j'ai observé, un grand kyste unique coïncidait avec un cloisonnement vertical du vagin, ce qui semblait témoigner de son origine embryonnaire.

Les kystes sont rarement assez volumineux pour porter un obstacle notable à l'excrétion de l'urine ou à l'accouchement. Il serait possible, du reste, que ce dernier provoquât leur rupture, bientôt suivie de récidive [1].

Diagnostic. — J'ai déjà parlé de la distinction du kyste du vagin avec la **pachyvaginite kystique**, caractérisée par la présence de nombreuses et très petites cavités creusées dans l'épaisseur ou à la surface de la muqueuse épaissie. Je rappellerai que cette dernière affection se

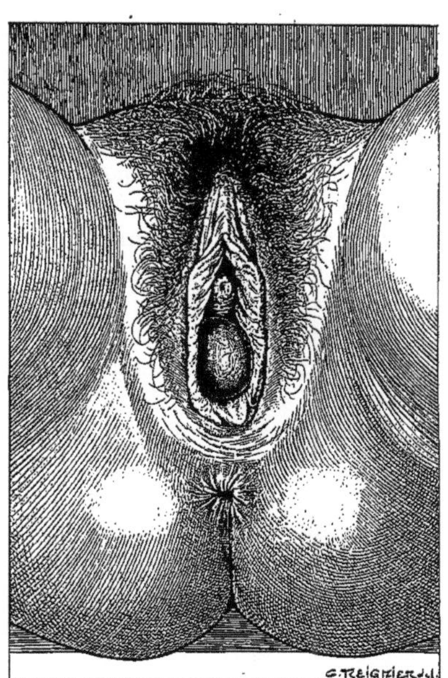

Fig. 702. — Kyste de la paroi postérieure du vagin, en forme de poire dont la grosse extrémité venait faire issue à la vulve. (F. Jayle.)

rencontre surtout dans l'état de grossesse (quoique non exclusivement), et que les petites cavités contiennent du gaz qui s'échappe parfois avec bruit lorsqu'on les pique.

Les grands kystes du vagin forment, dans l'immense majorité des cas, une tumeur unique qui fait saillir la paroi antérieure ou postérieure du canal, à la manière d'une **cystocèle**, d'une **urétrocèle** ou d'une **rectocèle**, lorsqu'elle est située dans le tiers inférieur du canal. L'erreur sera évitée en combinant avec le toucher vaginal le cathétérisme ou le toucher rectal.

On pourrait, à la rigueur, confondre avec les kystes du vagin certains **kystes péri-urétraux** du vestibule, nés dans les cryptes qui entourent

---

[1] La rupture spontanée d'un kyste a été observée pendant la grossesse. Magnin. Kyste du vagin ; rupture spontanée au 7ᵉ mois d'une grossesse ; pas d'accident (*Journ. de méd. et de chir. prat.*, 1885, p. 184).

le méat urinaire. Ils dépassent rarement le volume d'une lentille, mais Preuschen en a observé un qui avait le volume d'une noisette. Il n'est pas impossible que ces kystes proviennent encore du canal de Gärtner[1], à son extrémité terminale. Skene[2] les fait dériver de deux glandes particulières, péri-urétrales, dont il a donné la description.

Les kystes du tiers supérieur du vagin peuvent être difficilement confondus avec de petites tumeurs siégeant dans le cul-de-sac de Douglas, **ovaires prolabés** kystiques ou non, **trompes enflammées, noyaux de péri-salpingite.**

On ne les confondra pas davantage avec l'entérocèle vaginale[3] qui s'en distingue par la réductibilité quand la femme est au repos, et l'augmentation de volume dès qu'elle fait un effort.

On a parfois confondu avec les kystes du vagin des collections essentiellement distinctes, formées dans une cavité vaginale accessoire, résultant de la bifidité de l'organe par fusion incomplète des canaux de Müller. Lorsque cette bifidité, ce qui est le cas ordinaire, se poursuit jusqu'à la vulve, il existe deux vagins, dont l'un est, le plus souvent, plus ou moins atrophié; mais dans les cas exceptionnels où le second vagin est inférieurement terminé en cul-de-sac au lieu d'être ouvert, il constitue une cavité close dans laquelle s'ouvre supérieurement le second museau de tanche résultant de la bifidité simultanée de l'utérus. Cet état peut rester latent jusqu'au moment de la puberté; la poche qui se remplit de sang menstruel, donne alors lieu à un **hématocolpos latéral**, ou, si la cavité suppure, à un **pyocolpos latéral**. Comme la bifidité du col est encore masquée, on ne soupçonnera pas tout d'abord la nature particulière de la collection vaginale, qui pourra être prise pour un kyste, jusqu'à ce qu'on l'ait ouverte et qu'on ait découvert le second museau de tanche, à la partie supérieure. J'ai observé un cas de ce genre où la poche pseudo-kystique avait suppuré et était devenue fistuleuse[4].

---

[1] J. Kocks. Ueber die Gärtner'schen Gänge beim Weibe (*Arch. f. Gyn.*, 1882, t. XX, p. 487). — Kleinwächter. Ein Beitrag zur Anat. und Path. des Vestibulum Vaginæ (*Prag. med. Woch.*, 1883, n° 9). — Cette opinion a été combattue par Dohrn. *Arch. f. Gyn.*, 1885, t. XXI, p. 328. — Voir le résumé de ces discussions dans Winckel. *Lehrb. der Frauenkr.*, 2e éd., 1890, p. 147.

[2] A.-J.-C. Skene: The anatomy and pathology of two important glands of the female urethra (*Amer. Journ. of Obstet.*, 1880, t. XIII, p. 265).

[3] Eberhardt. Ein Fall von Enterocele vaginalis posterior (*Centr. f. Gyn.*, 1894, p. 572). — Heinricius. Zwei Fälle von Enterocele vaginalis posterior (*Ibid.*, 1896, p. 441). — Boursier. Sur un cas d'entérocèle vaginale postérieure (*Ann. de Gyn. et d'Obst.*, 1896, t. XLV, p. 277). — P. Berger. Sur un cas de hernie vaginale ou élythrocèle (*Journal de méd. et de chir. prat.*, 1896, t. LXVII, p. 530).

[4] Cette inflammation ne provenait pas, du reste, de l'accumulation des règles, que ne paraissait pas fournir la portion atrophiée d'utérus, correspondant au petit vagin terminé en cul-de-sac. La suppuration avait pour origine une blennorragie du principal vagin, propagée sans doute au second vagin accessoire par l'intermédiaire du col de l'utérus où la cloison devait être incomplète.

Les **kystes hydatiques**[1] du petit bassin ont pu faire saillie dans le vagin, soit dans la cloison vésico-vaginale, soit dans la cloison recto-vaginale et ont simulé des kystes proprement dits.

Traitement. — On peut appliquer ici les différentes opérations qui ont été préconisées pour d'autres kystes sous-muqueux, par exemple pour la grenouillette. La ponction ou l'incision seules sont absolument insuffisantes. La **ponction** suivie d'**injections caustiques** risquerait de provoquer une inflammation excessive pouvant se propager à la vessie ou au péritoine; il peut, en effet, exister des connexions ou des prolongements inattendus de la cavité kystique. Le chirurgien aura plutôt à choisir entre l'**extirpation complète** ou **partielle**. Le premier procédé sera préférable, si la tumeur est facilement accessible, comme lorsqu'elle siège près de la vulve. Toutefois la dissection est alors très difficile, à cause de l'adhérence de l'urètre et de la vessie au plan profond et au voisinage. Elle devient même presque impossible, si le kyste s'est rompu pendant l'opération. Pour obvier à ces inconvénients, j'ai, dans un cas, mis à profit le procédé que j'ai décrit, depuis longtemps, pour faciliter la dissection de certaines poches kystiques[2]. Après avoir vidé la tumeur, je l'ai remplie de blanc de baleine, que j'ai fait solidifier par une application de glace, et j'ai ainsi très facilement disséqué la tumeur. La plaie est immédiatement réunie par une suture continue au catgut, à étages superposés.

L'**excision partielle** sera préférable pour les kystes siégeant au tiers supérieur du vagin vers la paroi postérieure; la tumeur sera embrochée avec un tenaculum, et l'on emportera d'un coup de ciseaux un segment de la poche avec la muqueuse qui la recouvre. Schröder recommande de suturer ensuite la tranche de la muqueuse vaginale au bord sectionné de la poche, de manière à maintenir l'ouverture béante. Cette précaution me paraît inutile; il suffira de tamponner le fond du kyste à la gaze; la partie profonde qui n'aura pas été enlevée s'exfoliera spontanément.

---

[1] Schatz. *Beiträge mecklemb. Aerzte zur Lehre von der Echinococcenkrankheit.* Stuttgard, 1885.

[2] S. Pozzi. Procédé pour favoriser la dissection et l'ablation de certains kystes à contenu liquide ou demi-liquide (*Bull. et Mém. de la Soc. de chir.*, 1878, p. 715).

Fibromes et Polypes.

Les fibromes du vagin, sans être très fréquents, s'observent encore assez communément. Bien connues depuis les travaux de Kleinwächter[1], de Rocheblave[2], de Braun[3], ces tumeurs ont fait l'objet de plusieurs études importantes parmi lesquelles je citerai celles de Klien[4], de Smith[5], de G. Potel[6] et de Rollin[7].

Anatomie pathologique. — Les corps fibreux du vagin peuvent parfois avoir leur point de départ dans l'utérus et descendre peu à peu en dédoublant la cloison recto-vaginale, mais ils prennent habituellement naissance sur place.

Le **siège** de prédilection de la tumeur est la partie inférieure de la paroi antérieure du vagin. Ils peuvent être très adhérents à l'urètre[8] et empiéter sur la vulve[9]. Leur **volume** est généralement petit; on en a pourtant cité qui pesaient plus de 2 livres[10] : ils peuvent se pédiculiser et prendre la forme de **polypes**; on a observé le **ramollissement** et l'**œdème**, comme pour les corps fibreux de l'utérus; ils peuvent aussi se mortifier superficiellement et s'ulcérer.

Leur structure[11] est analogue à celle des corps fibreux de l'utérus : ils

[1] Kleinwächter. — *Zeit. f. Heilkunde*, 1882, t. III, p. 355.

[2] Rocheblave. Étude des fibromes et fibro-myomes du vagin. *Thèse de Montpellier*, 1884.

[3] Braun. *Wiener med. Woch.*, 1885, p. 1574.

[4] Klien. *Monatsschrift für G. u. G.*, t. VII, p. 564.

[5] Smith. *Americ. Journ. of obst.*, 1902, p. 145.

[6] G. Potel. Le fibro-myome du vagin. *Rev. de Gyn. et de Chir. abd.*, 1903, p. 387.

[7] Rollin. *Les tumeurs solides et primitives du vagin.* Thèse de Paris, 1905.

[8] Tillaux. Fibro-myome de l'urèthre (*Annal. de Gyn.*, sept. 1889, t. XXXII, p. 101). Il s'agit manifestement, dans cette observation, d'un corps fibreux du vagin adhérent à l'urèthre. — Griffith (*Soc. obst. de Londres*, 6 juil. 1889, in *Centr. f. Gyn.*, 1889, n° 50, p. 877) a observé un cas de fibrome adhérent à l'urèthre tout à fait analogue. — Baury. *Thèse de Paris*, 1896. — Laurent. *Thèse de Lyon*, 1895-96.

[9] E. Fränkel. Orangengrosses breitbasiges Fibromyom der Vagina und Vulva, Enucleation. Heilung (*Bresl. ärztl. Zeitschr.*, 1887, t. IX, p. 59).

[10] R. Hastenpflug (*Ueber vaginale Myome* Dissert. inaug., Iéna, 1888) a rapporté une observation de la clinique de Schultze, où le corps fibreux du vagin atteignait des dimensions extraordinaires. Née de la paroi antérieure du vagin, à gauche du museau de tanche, la tumeur remplissait totalement le canal et arrivait, d'une part jusqu'à la vulve, d'autre part jusqu'à un travers de main de l'ombilic, en soulevant l'utérus; elle était en partie gangrénée.

On trouvera d'autres exemples de gros fibromes dans les travaux suivants : A. Lewers. Fibroid tumor of the vagina (*Transact. obstet. Soc. of London*, 1887, t. XXIX, p. 299). — Tchoumichin. *Journal russe d'obstét. et de gyn.*, t. I, n° 7 et 8 (anal. in *Centr. f. Gyn.*, 1888, n° 7, p. 111). — P. Strassmann. Zur Kenntniss der Neubildungen der Scheide (*Ibid.*, 1891, p. 825).

[11] On a décrit des polypes muqueux (Beigel, Klob), résultant de l'hyperplasie partielle de la muqueuse vaginale (Breisky. *Die Krankh. der Vagina*, 1886, p. 162). Certaines de ces productions, qui sont d'ailleurs très rares, paraissent renfermer des dilatations lymphatiques considérables, ce qui justifierait la comparaison avec le *molluscum pendulum* de la vulve, et la dénomination d'*elephantiasis mollis*, sous laquelle Meinert a décrit une pièce qu'il a présentée à la *Soc. gyn. de Dresde* (12 avril 1888).

sont habituellement constitués par un mélange de fibres musculaires lisses et de tissu conjonctif. On connaît cependant quelques cas de **myomes purs**[1] et de **fibromes purs**[2].

Étiologie. — On les observe surtout dans l'âge moyen de la vie; on en connaît des exemples chez de très jeunes enfants (Trätzl, Wilson, A. Martin)[3].

Symptômes. — Ils dépendent surtout du volume des tumeurs; très petites, elles passent inaperçues ou déterminent à peine un peu de leucorrhée; plus grandes, elles provoquent des **hémorragies**[4] et des phénomènes de **compression**, spécialement du côté de la vessie; on a noté des cas où un corps fibreux du vagin avait été une cause de dystocie.

Diagnostic. — Il ne peut être rendu incertain que par les changements amenés dans la tumeur par l'œdème ou l'ulcération. On pourrait alors croire à un **cancer**. L'étude exacte des connexions permettra de distinguer un polype du vagin d'un **polype de l'utérus**, d'un **prolapsus**, d'une **inversion**.

Si le fibrome est développé dans la cloison urétro-vaginale, il est difficile de dire à quel conduit il se rattache.

Traitement. — Il consistera dans l'**énucléation** des tumeurs sessiles et dans la **section du pédicule** des polypes. On procédera comme il a été indiqué au chapitre du TRAITEMENT DES CORPS FIBREUX DE L'UTÉRUS, POLYPECTOMIE, MYOMECTOMIE (p. 386).

SARCOME

Étiologie. — Le sarcome du vagin est généralement considéré comme étant d'une grande rareté. Toutefois, on en compte aujourd'hui un certain nombre d'observations qu'on trouvera rassemblées dans la thèse de Rollin[5].

---

[1] KLEINWÄCHTER. *Loc. cit.* — MACHENHAUER. *Centralb. f. Gyn.*, 1902, n° 21. — ROLLIN. *Loc. cit.*

[2] PAGET. Lectures on Surgery. *Path.* T. T. II, p. 115. — NETZEL. *Hygiea*, 1892, p. 164. — PAQUET. *Bull. méd. du Nord*, 1882, p. 65.

[3] TRÄTZL. *Monatsschr. f. Geb.*, 1863, t. XXII, p. 227. — WILSON. *Med. Times and Gaz.*, avril 1876, p. 360. — A. MARTIN. *Zeitschr. f. Geb. und Gyn.*, 1878, t. III, p. 406.

[4] DONALD. Fibroid tumour of the vagina associated with uterine hemorrhage. *Med. Chronicle*, Manchester, 1888, p. 303.

[5] ROLLIN. *Thèse de Paris*, 1905, p. 40. Voir aussi : J. VEIT. *Handbuch der Gynäkologie*, t. I, p. 354.

Le sarcome du vagin peut se montrer depuis la plus tendre enfance jusqu'à l'âge le plus avancé.

Anatomie pathologique. — Au point de vue anatomo-pathologique, le sarcome du vagin revêt une forme particulière suivant qu'il se développe chez des enfants ou chez des femmes adultes.

Le **sarcome de l'enfance** est caractérisé par ce fait qu'à une certaine période de son évolution, il présente l'aspect d'une **grappe de raisin**, formée d'une agglomération de petites masses ovoïdes ou aplaties,

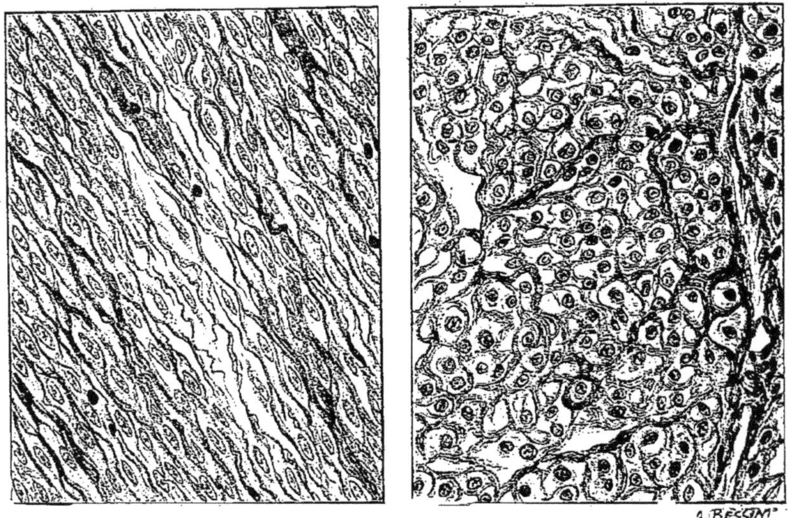

Fig. 705. — Sarcome primitif du vagin (Cornil[1]).

Charpente fibreuse à grandes travées, renfermant des cellules allongées, munies de gros noyaux ovoïdes et de vaisseaux anciens. A *droite*, la section est perpendiculaire aux faisceaux et les cellules néoplasiques apparaissent logées dans les mailles arrondies du tissu conjonctif. A *gauche*, la section passe suivant la longueur de faisceaux ; les cellules sont parallèles les unes aux autres.

de consistance molle[2]; leur coloration est jaune verdâtre; elles sont ordinairement translucides, quelquefois, opaques et de couleur rouge brun, à cause de leur contenu hémorragique. Le point de départ habituel est sur la paroi vaginale antérieure. Lorsque le sarcome a atteint un certain volume, il dilate le vagin et apparaît à la vulve sous la

[1] In J. ROLLIN. *Rev. de Gyn. et de Chir. abd.*, 1905, p. 1088.
[2] LE DENTU. Le sarcome du vagin dans l'enfance. *Leçons de clinique chirurgicale*, 1904, p. 70. — Voir aussi : GRAENISCHER. Dissert. inaug., Munich, 1880. — SCHUCHARDT. Congrès gyn. de Halle. (*Centr. f. Gyn.*, 1888, p. 422). — STEINTHAL. Ueber diepr imäre Scheidensarkome (*Virchow-Arch.*, 1888, t. CXI, p. 449). — SCHUCHARDT. Ueber die papillaren Scheidencarcinome kleiner Kinder (*Verhandl. der deutsch. Gesell. f. Gyn.*, Leipzig, 1888, p. 237). — KOLISKO.

forme d'une masse polypeuse et mamelonnée qui a la plus grande tendance à s'infecter et à se désagréger. La tumeur se propage assez fréquemment au col utérin et même au canal cervical.

Au microscope, les grains qui composent la tumeur ont la structure caractéristique du myxo-sarcome. Leur surface est tapissée par un épithélium pavimenteux souvent atypique en raison de l'activité de sa prolifération. Dans un certain nombre de cas, on a rencontré des fibres musculaires striées[1].

Le **sarcome de l'adulte** se présente macroscopiquement sous deux formes. Dans la **forme circonscrite** la tumeur a l'aspect d'un noyau arrondi, ferme, résistant, recouvert par la muqueuse vaginale dont l'épithélium est intact. Plus tard la surface s'ulcère et devient le siège d'un écoulement sanieux. Dans une autre forme, il s'agit d'une **infiltration diffuse** de la paroi vaginale qui peut, au cours de son développement, prendre la forme d'un anneau obstruant plus ou moins complètement la lumière du vagin.

Au microscope, il s'agit de sarcome globo ou fuso-cellulaire; il existe quelques observations de sarcomes mélaniques[2].

Un certain nombre de ces sarcomes ne sont autre chose que des corps fibreux dégénérés. Les **métastases**[3] sont fréquentes dans les sarcomes de l'adulte qui peuvent se généraliser dans les points les plus éloignés; les sarcomes de l'enfance, au contraire, ont habituellement une évolution locale.

Symptômes. — Les symptômes initiaux des sarcomes du vagin sont habituellement des hémorragies. Ces hémorragies sont tantôt répétées, de peu d'abondance, et de courte durée; tantôt, au contraire, il s'agit de véritables hémorragies profuses. Le plus souvent il existe, dans l'intervalle des pertes, un écoulement ichoreux fétide. La douleur manque généralement au début; plus tard, lorsque le néoplasme s'est étendu, elle peut devenir très intense.

Das polypöse Sarkom im Kindesalter. *Wiener klin. Wochenschr.*, 1889, n° 6. — Pick. *Arch. f. Gyn.*, 1894, t. 46, p. 191. — D. A. Power. Primary sarcoma of the vagina in a child. *Brit. med. J.*, 1895, t. II, p. 963). — Holländer. Sarcoma vaginæ et uteri bei einem Kinde (*Zeit. f. Geb. u. Gyn.*, 1895, t. XXXIV, p. 125). — Braun. *Thèse de Greifswald*, 1896. — Léo a rapporté un cas de myxo-sarcome chez une enfant de 2 ans et demi; la tumeur se présentait sous la forme de masses polypeuses remplissant le vagin (*Soc. obstétricale de Londres*, 1900, t. II). — Piéchaud et Guyot. *Congrès de Nantes*, 1901. — Barrière. *Thèse de Bordeaux*, 1901. — Radé. *Arch. de méd. des enfants*, 1902, p. 584.

[1] Kaschewarowa-Rudnewa. *Virchow's Arch.*, 1872, t. LIV, p. 65. (Observation de la clinique de Seyfert, à Prague, en 1869, relative à une jeune fille de 15 ans; polype récidivant de la paroi antérieure; mort rapide de cachexie et de tuberculose. La tumeur était un *rhabdomyome myxomateux*.

[2] Rollin. *Loc. cit.* Voir aussi : W. J. Good. St-Bartholomew Hosp. Rep., 1891, t. 27, p. 97. — Alglave et Milian. *Soc. anat. de Paris*, 1898, p. 651. — Morestin. *Soc. anat. de Paris*, 1900, p. 1045. — Orloff. *Vratch.*, 1900, p. 21.

[3] Horn. *Monats. f. Geb. und Gyn.*, 1896, t. 4, p. 509.

Chez les enfants, les hémorragies sont habituelles et constituées par un suintement sanguinolent léger mais persistant.

Les sarcomes du vagin présentent généralement un accroissement rapide et récidivent d'une manière désespérante après l'opération.

Diagnostic. Traitement. — Le diagnostic et le traitement seront étudiés plus loin, à propos du cancer du vagin.

ENDOTHÉLIOME.

Anatomie pathologique. — Les endothéliomes du vagin sont des tumeurs tout à fait exceptionnelles. La première observation en est due à Klien[1] : il s'agissait d'une femme de 55 ans. Une observation comparable a été publiée par Franké[2]. Gebhard[3] a rapporté un cas observé chez une jeune fille de 14 ans.

La tumeur se présente soit sous la forme d'une infiltration diffuse (Franké), soit sous la forme d'une masse volumineuse, mamelonnée (Klien).

Au microscope on retrouve la structure caractéristique de l'endothéliome dont le point de départ peut être découvert soit dans les vaisseaux lymphatiques, soit dans les vaisseaux sanguins.

Symptômes. — Les symptômes sont calqués sur ceux des sarcomes. Ces tumeurs sont extrêmement malignes et récidivent rapidement, même après une ablation très large.

Traitement. — Le traitement se confond avec celui du cancer du vagin (p. 1172).

CHORIO-ÉPITHÉLIOME PRIMITIF.

Anatomie pathologique. — Le chorio-épithéliome primitif du vagin, dont la genèse est liée à l'existence d'une grossesse antérieure ou concomitante, est particulièrement rare. Briquel[4] en a réuni dans sa thèse 15 observations, auxquelles on peut ajouter les cas de Mauté et Duplay[5] et de Marie[6].

Ces tumeurs siègent en un point quelconque du vagin, leur dimen-

[1]. Klien. Lymphangioendothelioma cavernosum hæmorrhagicum. *Arch. f. Gyn.*, t. 46, p. 292.

[2] Franké. Mikroskopische Untersuchungen ueber maligne Tumoren der Vulva und Vagina mit besonderer Berücksichtigung des Carcinoms. *Inaug. Dissert.*, Berlin, 1898.

[3] Gebhard. *Pathologische Anatomie der weiblichen Sexualorgane*, 1899, p. 554.

[4] Briquel. *Thèse de Nancy*, 1905.

[5] Mauté et Duplay. *Tribune médicale*, décembre 1904 et Duplay. *Thèse de Paris*, 1905.

[6] R. Marie. *Soc. anat. de Paris*, 1904. — Voir aussi : Rollin. *Loc. cit.* — Waldstein. *Arch. f. Gyn.*, 1899, t. 57, p. 427. — Schmorl. *Centr. f. Gyn.*, 1900, p. 1528, etc.

sion est des plus variables, leur coloration est grisâtre parsemée de taches hémorragiques rougeâtres ou violacées. A la coupe, la masse présente l'aspect d'un tissu fibrino-cruorique avec une partie centrale grisâtre ou rosée. Le microscope y décèle les éléments caractéristiques du revêtement des villosités choriales.

Symptômes. — Ce sont des tumeurs très malignes, qui se généralisent rapidement et déterminent la mort à brève échéance. Pour ce qui concerne l'étiologie et le mécanisme du développement de ces néoplasmes, je renvoie au chapitre du chorio-épithéliome de l'utérus (p. 605.)

Traitement. — Le traitement est le même que celui du cancer du vagin (voir p. 1172).

ÉPITHÉLIOME OU CANCER PRIMITIF.

Étiologie. — Le plus souvent le cancer du vagin résulte de la propagation d'un cancer du col de l'utérus. Il peut aussi provenir de l'exten-

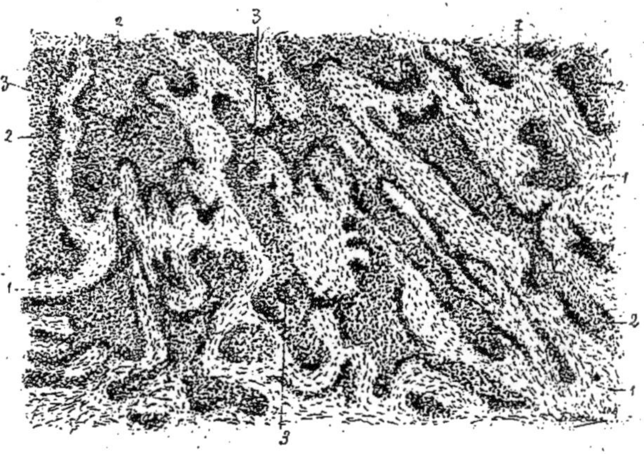

Fig. 704. — Coupe d'un épithéliome du vagin (vue d'ensemble). (Latteux.)
1. Tissu conjonctif de la muqueuse. 2. Ramifications épithéliales sectionnées sous divers angles d'incidence. 3. Globes épidermiques.

sion d'un cancer de la vulve. Le cancer primitif du vagin est assez rare. A. Martin ne l'a observé qu'une fois sur 5000 femmes, soit une proportion de 0,08 pour 100. Sur 24 cas rassemblés par Küstner[1], la plupart concernaient des femmes de 30 à 40 ans, 2 des femmes entre 15 et

[1] Küstner. *Arch f. Gyn.*, 1876, t. IX, p. 279. — G. Fleck (*Archiv f. Gyn.*, 1901, t. LXIV n° 3) a rapporté un cas de cancer primitif du vagin chez une femme de 43 ans, nullipare, atteinte de prolapsus complet depuis 5 ans. — Bröse (*Zeitschrift für Geb. und Gynäk.*, 1900, t. XLIII, n° 2). — Bonnefous. Thèse de Paris, 1902. — Maly (*Centralb. f. Gyn.*, 1903 p. 828).

20 ans, et 2 entre 20 et 30 ans. F. Bernard[1], sur 59 cas, a trouvé 7 cas de 20 à 30 ans, 10 de 30 à 40 ans, 10 de 40 à 50 ans, 18 de 50 à 60 ans, 12 de 60 à 70 ans, 2 de 70 à 80 ans. Guersant a rapporté le cas d'un cancer de l'entrée du vagin chez une fillette de 3 ans 1/2, Johannowsky chez une enfant de 9 ans[2], et Smith chez une petite fille de 14 mois. Küstner n'a noté l'hérédité qu'une seule fois. Hegar a vu un cancer se produire au niveau d'une ulcération, provoquée par le trop long séjour d'un pessaire.

Schmidt, Gebhard, Winckel ont observé des cas du même genre.

J'ajouterai que la leucoplasie vaginale paraît prédisposer au cancer (V. Leucoplasie, p. 1337).

Anatomie pathologique. — L'épithéliome débute généralement au niveau de la face postérieure du vagin. La tumeur peut se présenter, macroscopiquement, sous divers aspects.

Dans la **forme végétante** ou **papillaire**, le néoplasme offre l'aspect d'une excroissance à large base qui envahit d'abord le cul-de-sac et s'étend ensuite en bas vers la vulve, en haut vers le col de l'utérus. L'ulcération apparaît rapidement et présente un fond irrégulier, vallonné, recouvert d'un enduit sanieux et bordé de végétations molles et friables.

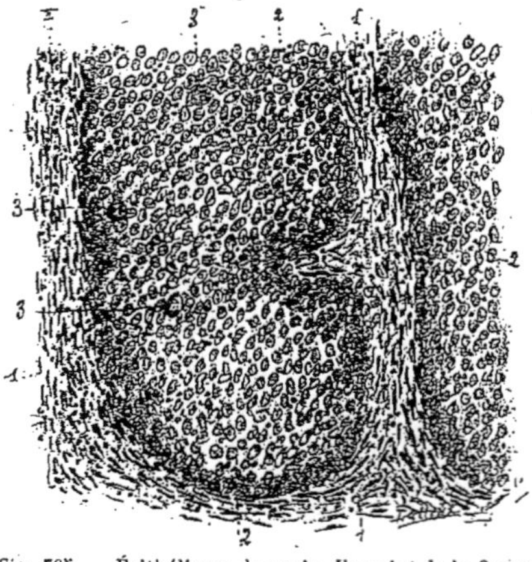

L'épithéliome de forme nodulaire, ou infiltrée, débute sur une grande étendue, par îlots rapidement confluents qui semblent parfois spécialement localisés autour du canal de l'urètre, en donnant lieu à un type clinique assez bien défini, le cancer péri-urétral. L'ulcération se fait rapidement.

Fig. 705. — Épithéliome du vagin. Un point de la figure précédente (500 diamètres).

1. Tissu conjonctif et fibres lisses, avec infiltration de petites cellules de prolifération arrondies. 2. Cellules épithéliales intimement soudées entres elles, à noyaux très irréguliers. On voit dispersées entre les éléments de nombreuses petites cellules arrondies provenant de la karyokinèse. 3. Cellules en voie de karyokinèse.

Histologiquement, l'épithéliome du vagin est un épithéliome pavimenteux. Il présente habituellement la forme lobulée, avec de nombreux globes épidermiques. L'épithéliome tubulé est plus rare.

Symptômes. — L'épithéliome primitif du vagin reste souvent latent

---

[1] F. Bernard. *Épithélioma primitif du vagin.* Thèse de Paris, 1893.
[2] Observations citées par Winckel. *Loc. cit.*, p. 161.

pendant un temps assez long et, dans un certain nombre de cas, la découverte de la tumeur a été due à un pur hasard. D'autres fois, le début de la maladie est marqué par un suintement séro-sanguinolent ou même par une hémorragie abondante. Plus tard les symptômes s'accentuent. L'écoulement leucorrhéique devient sanieux et exhale une odeur fétide; les hémorragies deviennent plus fréquentes et plus abondantes; des douleurs apparaissent bientôt, parfois sous la forme d'une sensation de démangeaison ou de cuisson, plus souvent sous forme de crises paroxystiques avec irradiations vers le bassin et vers la racine des cuisses. Parmi les troubles de voisinage, il faut signaler la constipation et la dysurie traduisant la compression de la vessie et du rectum. L'état général est souvent bien conservé pendant un certain temps.

La marche du cancer du vagin est généralement rapide. Les métastases ganglionnaires sont précoces et la mort survient dans un laps de temps variant de 7 à 24 mois (Winckel). L'épithéliome leucoplasique paraît avoir une marche plus lente.

Diagnostic. — Le diagnostic du cancer du vagin est ordinairement facile. Les lésions sont habituellement assez caractéristiques pour ne prêter à aucune confusion. Dans quelques cas cependant l'hésitation est possible.

Le **sarcome en grappe** sera facilement reconnu, mais il n'en sera pas de même quand le sarcome se présente sous la forme d'une infiltration diffuse ou d'une tumeur sessile ulcérée : l'erreur est alors difficilement évitable.

Le **chancre mou** se présente sous forme d'une ulcération circulaire, superficielle et généralement peu étendue; mais lorsque le chancre s'excave et décolle les parties voisines, il peut être difficile à reconnaître. L'examen bactériologique y décèlera le bacille de Ducrey et l'on pourra, en cas de doute, avoir recours à la méthode de l'inoculation.

Le **chancre syphilitique** du vagin est exceptionnel; on observe parfois sur la muqueuse vaginale des lésions secondaires ou même des gommes ulcérées qui seront reconnues à ce qu'elles guérissent rapidement par le traitement mercuriel[1].

La **tuberculose** du vagin est également fort rare et sera rarement confondue avec le cancer; il en est de même de l'**ulcère rond simple**, lésion tout à fait exceptionnelle et encore mal définie[2].

Dans tous ces cas, lorsqu'il y a doute, la meilleure pratique consiste à faire l'examen histologique d'un fragment prélevé.

[1] PRIEUR. *Syphilis vaginale secondaire.* Thèse de Paris, 1881.

[2] W. ZAHN (*Virchow's Arch.*, 1884, t. XCV, p. 388), a décrit, sous ce nom, un ulcère à bords taillés à pic et à fond rouge qu'il a trouvé dans le cul-de-sac postérieur du vagin d'une femme, âgée de 66 ans. Pas d'induration : infiltration du tissu conjonctif par de

Traitement. — L'extirpation des diverses tumeurs malignes du vagin (sarcomes, endothéliomes, chorio-épithéliomes, épithéliomes) n'a que peu de chances d'amener une guérison définitive[1], mais il faut essayer d'enrayer la marche du mal. On ne tentera l'extirpation que s'il est possible d'enlever tout le néoplasme[2]; la grande laxité des parois vaginales permet alors de faire la réunion primitive de plaies même très étendues. Hegar et Kaltenbach conseillent d'intervenir alors même qu'on devrait entamer la vessie et le rectum. Mundé[3], dans un cas, ouvrit le cul-de-sac de Douglas, fit aussitôt une suture au catgut, et sa malade guérit, malgré une légère pelvi-péritonite consécutive. Dans un fait de cancer de la paroi postérieure, Rüter[4] a suturé la surface cruentée, provenant de l'extirpation, au col utérin préalablement avivé. Il semble que cette sorte de restauration par autoplastie ait empêché la récidive, et au bout de trois ans une grossesse était survenue.

Chez une femme dont le cancer occupait toute la cloison recto-vaginale en partie détruite et donnait lieu à un cloaque, von Eiselsberg[5] pratiqua d'abord la résection du coccyx et établit un anus artificiel dans la région sacrée, après avoir extirpé tout le néoplasme. La plaie fut ensuite rétrécie par des points de suture, et, l'utérus ayant été abaissé, on fixa le col à l'extérieur, au niveau de la peau. La guérison se fit rapidement; les règles furent librement évacuées à l'extérieur, et les selles ne tardèrent pas à être retenues. Cette conduite hardie mérite d'être imitée.

Dans un cas d'épithéliome primitif de la partie supérieure du vagin chez une femme dont la vulve était étroite, j'ai abordé le néoplasme

petites cellules et dégénérescence graisseuse des fibres musculaires : nombreux microcoques. Rétrécissement athéromateux des artères vaginales, oblitération d'une branche se distribuant à la région ulcérée. Zahn compare cet ulcère par ischémie à certains ulcères de l'estomac. — Un cas analogue a été rapporté par Browicz (*Centr. f. Gyn.*, 1887, p. 414), sous le nom de *ulcus rodens de Clark*. Il s'agissait aussi d'une femme âgée (59 ans), atteinte de sclérose artérielle. En somme, ces ulcères paraissent être le résultat de véritables infarctus et n'ont été observés que dans les conditions où ces derniers se produisent, ce qui pourra servir à établir le diagnostic. — O. Beuttner (*Monat. f. Geb. u. Gyn.*, 1896, t. III, p. 121) en a rapporté récemment un cas sous le nom de *ulcus rotundum simplex vaginæ*. — Voy. aussi Skowronsky (*Wiener klin. Rundschau*, 1895). Il s'agit d'une femme de 57 ans opérée pour un ulcère vaginal que l'auteur, après examen microscopique, déclare analogue à l'ulcère simple de l'estomac. Guérison.

[1] Herzfeld (*Allg. Wien. med. Zeit.*, 1889, n° 48) a opéré un sarcome primitif du vagin qui a récidivé au bout de 5 mois. — Horn (*Mon. für Geb. u. Gyn.*, 1896, t. IV, n° 5 p. 409.) a vu la récidive ne survenir qu'au bout de 7 ans. Il s'agissait d'un sarcome primitif. — Knoenig parle d'une opérée indemne depuis 5 ans (*Arch. für Gyn.*, 1901, t. LXIII, n° 1).

[2] Brückner. Der primäre Scheidenkrebs und seine Behandlung (*Zeitschr. f. Geb. und Gyn.*, 1881, t. VI. p. 110).

[3] Mundé. Two cases of primary epithelioma of the vulva and vagina (*Amer. Journal of Obstet.*, 1889, t. XXIII, p. 476).

[4] Rüter (de Hambourg). *Centr. f. Gyn.*, 1887, n° 38, p. 606.

[5] V. Eiselsberg. *Soc. obst. et gyn. de Vienne*, 12 mars 1889 (*Centr. f. Gyn.*, 1889, n° 35, p. 619).

par la **périnéotomie transversale**[1]. La cloison recto-vaginale fut
dédoublée et la dissection aux ciseaux fut poussée jusque dans le cul-
de-sac de Douglas. Le vagin fut incisé en arrière du col, puis le
néoplasme, large comme une pièce de cinq francs et séparé du col par
un intervalle de 2 centimètres, fut attiré en bas et largement excisé.
La brèche vaginale fut rétrécie par quelques points de suture, le péritoine drainé par une mèche et le périnée fermé par trois sutures
métalliques disposées à la Lawson Tait. La malade guérit rapidement.
Quelques semaines plus tard, Olshausen[2], qui paraît avoir ignoré mon
travail, publiait trois cas de carcinome du vagin opérés par un procédé
semblable. Thorn[3] l'a employé deux fois avec succès.

Dans le cas où l'on ne pourra espérer tout enlever, on se bornera à
faire le **curage suivi de cautérisation au fer rouge**, et l'on veillera le
plus possible à l'antisepsie du vagin.

[1] S. Pozzi. *Bull. et Mém. de la Soc. de chir.*, 1894, t. XX, p. 852. — *Revue intern. de thér. et de pharmac.*, 1895, p. 93.

[2] Olshausen. Ueber Exstirpation der Vagina (*Centr. f. Gyn.*, 1895, p. 1).

[3] U. Thorn. Zur Operation grosser Carcinome der hinteren Vagina (*Centr. f. Gyn.*, 1895, p. 240).

CHAPITRE XXVII

DES FISTULES VAGINALES

Le vagin peut communiquer d'une façon durable avec les viscères voisins, par des orifices ou des trajets cicatriciels organisés et recouverts d'épithélium. Ces communications anormales ou **fistules** doivent être divisées en deux genres, selon qu'elles donnent passage à l'urine ou aux matières fécales.

FISTULES URINAIRES.

Étiologie. — Il convient de rejeter, par définition, de la classe des fistules proprement dites ou cicatricielles les communications fistuleuses établies par le cancer, la syphilis et la tuberculose[1] à une période avancée de leur évolution.

Dans l'immense majorité des cas, les fistules remontent à un accouchement laborieux qui a provoqué la mortification d'une partie plus ou moins étendue du canal génital. Lorsque la tête fœtale reste trop longtemps engagée dans le détroit inférieur, la cloison vésico-vaginale, appliquée contre le pubis, est fortement comprimée et se mortifie, pour peu que cette compression dure longtemps, comme dans les cas d'étroitesse du bassin, de volume exagéré de la tête de l'enfant, de présentation de l'épaule, etc. C'est la durée de la pression plus encore que son intensité qui est à redouter.

Les autres causes de fistules sont infiniment plus rares :

Les blessures de la cloison vésico-vaginale par le forceps, le céphalotribe, ou un instrument vulnérant quelconque, ont été observées ; parfois c'est le chirurgien qui a pratiqué la perforation, soit intentionnellement, comme dans la taille vaginale, soit accidentellement, comme dans l'hystérectomie.

Les calculs vésicaux ont amené des fistules, en produisant des

---

[1] Des faits de cet ordre sont cités dans les livres classiques de DESAULT, RICHERAND, ROYER, ROKITANSKY, etc.

ulcérations, au niveau d'une *cellule* où ils se sont enchatonnés, ou simplement en provoquant un abcès, au niveau d'un point adhérent. Les corps étrangers de la vessie n'agissent guère qu'après avoir provoqué la formation d'un calcul[1].

Les ulcérations[2] de la vessie dues à un catarrhe chronique ont pu, exceptionnellement, aller jusqu'à la perforation de la cloison.

Anatomie pathologique. — Le siège des fistules, qui a servi à établir des divisions entre elles, est variable et dépend de la situation de la vessie et de l'urètre, relativement au bord supérieur du pubis, au moment des efforts de l'accouchement : c'est, en effet, contre cette arête que se produit la pression entraînant le sphacèle. Les parois du corps utérin ne sauraient devenir le siège d'une perforation, car l'orifice interne se trouve toujours au-dessus du pubis. Mais il n'en est pas de même de la paroi antérieure du col de l'utérus; si elle est atteinte de sphacèle, ce qui est rare, il en résulte une fistule faisant communiquer le col et la vessie, la fistule **vésico-utérine**, qu'il serait plus exact d'appeler **vésico-cervicale**. Ordinairement, l'orifice externe du col a passé par-dessus la tête du fœtus quand la pression mortifiante a lieu, et, par conséquent, c'est la cloison vésico-vaginale qui la subit et qui plus tard se perfore, occasionnant une fistule **vésico-vaginale**. Enfin, il peut arriver que la vessie, à l'état de réplétion, reste élevée au-dessus du pubis, en entraînant l'urètre en haut; alors, c'est ce canal qui se perfore, d'où une fistule **urétro-vaginale**. Verneuil[3] a appelé **urétro-cervico-vaginales** les fistules où le col de la vessie et l'urètre sont simultanément intéressés.

L'orifice vésical des uretères siège à 5 centimètres environ au-dessous du museau de tanche, et ces canaux ont, comme on le sait, un court trajet intra-pariétal dans l'épaisseur même de la vessie. On comprend, par suite, qu'une compression siégeant à l'union du tiers supérieur de la vessie avec le tiers inférieur les intéresse et produise soit une fistule **uretéro-utérine** (qu'il serait plus exact d'appeler **uretéro-cervicale**)[4], soit une fistule **uretéro-vaginale**, selon que l'orifice anormal siège au niveau du col ou plus bas dans le vagin.

La forme la plus fréquente est la fistule **vésico-vaginale**. Elle siège ordinairement très haut dans le cul-de-sac et correspond au bas-fond de la vessie. Les dimensions sont parfois si petites qu'on a les plus grandes

---

[1] Morand et Jobert (de Lamballe) en ont rapporté des observations.

[2] L. Tait (cité par Schröder. *Mal. des org. génit. de la femme*, trad. franç., 1886, p. 519) en aurait observé quatre cas. — Schröder (*Ibid.*) a vu, dans un cas, la perforation se produire sous ses yeux.

[3] Verneuil. *Mém. de chir.*, t. I, p. 933.

[4] Hegar et Kaltenbach (*Traité de gynéc. opér.*, trad. franç., p. 498) n'en signalent que neuf cas publiés. — C'est Bérard qui a fait connaître la première observation de ce genre.

peines à la découvrir; d'autres fois, elle constitue une fente ou un orifice béant, de forme généralement ovale, à direction transversale ou oblique, à bords tantôt souples, tantôt épais et scléreux; on reconnaît, le plus souvent, avec netteté, le liséré d'union des deux muqueuses; celle du vagin s'enroule ordinairement un peu en dedans, formant, selon l'expression de Verneuil, une sorte d'*entropion*. L'orifice est unique dans la majorité des cas; il peut en exister plusieurs, séparés par des ponts charnus ou cicatriciels; on a même vu la cloison vésico-vaginale être à ce point détruite qu'il existait ce que Deroubaix[1] a appelé un cloaque uro-génital.

Le vagin supporte souvent très bien le contact incessant de l'urine; mais il peut être le siège d'une inflammation chronique des plus pénibles. Ce canal présente parfois des brides cicatricielles, résultat des eschares contemporaines de la fistule, qui amènent son rétrécissement; dans le diverticulum supérieur qui peut être ainsi constitué, il se produit, dans certains cas, une stagnation de l'urine et des concrétions calculeuses. Une des complications les plus fâcheuses des fistules, à cause des difficultés qu'elle constitue pour le traitement, est l'existence de tissu cicatriciel, unissant fortement les parois du vagin au squelette. L'urètre est parfois compris dans ces masses inodulaires; il est dévié, rétréci, ou même oblitéré. Lorsque la perforation est considérable, la vessie, qui est largement ouverte et dont la muqueuse est irritée par l'accès de l'air et les sécrétions vaginales, s'enflamme; en outre, comme elle ne remplit plus son rôle de réservoir urinaire, elle se rétrécit.

Dans les fistules siégeant sur les côtés du trigone vaginal de Pawlik (fig. 185, p. 187), on peut pénétrer, avec un stylet ou une sonde appropriée, dans l'uretère[2] qui s'ouvre soit sur le bord libre, soit un peu au delà, dans la vessie; il est probable qu'i existe en pareil cas un certain degré d'urétérite, que le toucher, suivant les préceptes de Sänger (p. 185), permettrait de reconnaître. Freund[5], dans une autopsie de fistule urétéro-utérine, a trouvé ce canal dilaté comme dans les cas d'hydronéphrose; il y avait un notable rétrécissement inférieurement, au niveau de la fistule.

Les fistules uretéro-vaginales pures, sans communication simultanée avec la vessie, sont rares. Le plus souvent, la perforation de l'uretère est une dépendance de la fistule vésico-vaginale. De même les fistules uretéro-utérines ne sont guère qu'un cas particulier des fistules vésico-utérines ou vésico-cervicales, dans lesquelles, à la suite du travail de

---

[1] Deroubaix. *Traité des fistules uro-génitales de la femme.* Bruxelles, 1870.

[2] Max. *Annal. de la Soc. anat. path. de Bruxelles*, 1860, t. III, p. 18. — S. Pozzi. *Bull. et Mém. de la Soc. de chir.*, 23 fév. 1887, p. 114.

[5] A.-G. Freund. *De fistula uretero-uterina, conspectu historico*, Vratislaviæ, 1860, et *Klin. Beiträge zur Gyn.*, v. J.-W. Betschler, W.-A. Freund et M.-B. Freund, Breslau, 1862.

rétraction cicatricielle qui succède à la chute des eschares, l'uretère ouvert s'est fusionné au col plus ou moins détruit et communiquant avec la véssie. Cependant, il peut se faire que, au bout d'un certain temps, la portion de fistule qui correspond à la vessie s'oblitère par rétraction concentrique progressive, tandis que la portion où s'ouvre la perforation de l'uretère est entretenue par la filtration incessante de l'urine qui vient directement de ce conduit et persiste. Toute fistule urétérale est donc une fistule invétérée, et, si l'on peut ainsi dire, à moitié guérie. De là vient la difficulté qu'il y a souvent à retrouver le petit orifice dans les fossettes et sous les brides de tissu inodulaire.

Si la fistule est **urétro-vaginale**, elle siège assez près de la vulve, de 3 à 5 centimètres du méat. On a trouvé une fistule de ce genre en avant d'une fistule vésicale, et le canal urétral oblitéré entre ces deux orifices. Ces fistules peuvent être très petites ou offrir d'énormes dimensions.

Il est de règle que l'**utérus** soit atteint de métrite dans les cas de fistules urinaires qui maintiennent le col dans un état d'irritation constante; l'altération du museau de tanche (sclérose, ulcération) peut être considérable, et je l'ai vue, dans un cas, présenter l'aspect d'une lésion de mauvaise nature, d'un cancer nodulaire.

Symptômes. — Quand un accouchement a été laborieux ou accompagné de manœuvres obstétricales violentes, on observe souvent, aussitôt après, de l'écoulement involontaire de l'urine; il est possible que le fait soit le résultat d'une dilacération de la paroi vésico-vaginale, mais il peut également être sous la dépendance d'une sorte de paralysie traumatique du col de la vessie qui précède parfois, de plusieurs jours, l'élimination des eschares.

Il ne faut donc ajouter que peu d'importance à la date que les malades assignent au début de cet accident, et ne pas en conclure, avec Deroubaix, que dans la majorité des cas la fistule est apparue immédiatement après la délivrance; incontinence d'urine et fistule ne sont pas, en effet, forcément contemporaines, comme les malades sont portées à le penser. Ce n'est guère que le 3ᵉ ou le 4ᵉ jour que l'eschare est assez molle pour laisser passer l'urine par une sorte de filtration d'abord insensible, puis avec une abondance croissante à mesure qu'elle se détache; on a parfois noté un retard considérable dans ce travail d'élimination, qui peut se prolonger durant un mois. La **quantité** d'urine qui s'écoule est en rapport avec les dimensions de l'orifice; les altérations de la **qualité** (muco-pus, phosphates) sont sous la dépendance de la cystite concomitante. L'**attitude** des malades influe beaucoup sur l'écoulement de l'urine. Il en est qui parviennent à la retenir en serrant les cuisses; Verneuil[1] a vu une femme qui n'en perdait que dans le décubitus latéral. On conçoit, du reste, qu'une fistule qui siège vers le bas-fond permette de conserver, dans la station verticale, du liquide qui s'échappera d'emblée, si la perforation de la vessie siège vers le col. La disposition des lèvres de la plaie, des brides voisines, etc., peut aussi avoir une grande influence sur ce phénomène.

Dans les fistules urétro-vaginales, l'urine ne s'écoule dans le vagin qu'au moment de la miction. Dans les fistules urétéro-vaginales ou uretéro-utérines, l'urine sécrétée par un des reins s'accumule normalement dans la vessie, tandis que celle qui est sécrétée par l'autre filtre dans le vagin, goutte à goutte ou par petits jets.

Le suintement perpétuel et involontaire de ce liquide constitue, dans les fistules vésico-vaginales, un véritable supplice pour les femmes, qui sont toujours mouillées, qui exhalent une odeur pénétrante que rien ne peut faire disparaître, et dont la vulve et les cuisses sont le siège d'une irritation des plus pénibles.

La **santé générale** peut être satisfaisante, mais peut aussi s'altérer profondément, sous l'influence des inflammations ascendantes de l'appareil génito-urinaire : métro-salpingite, pyélo-cystite. On a souvent noté de l'aménorrhée[2]. Toutefois, la conception et l'accouchement normal peuvent avoir lieu.

Diagnostic. — Au début, quand la femme vient d'accoucher, il ne faut pas se hâter de conclure à l'existence d'une fistule urinaire, parce que l'urine s'échappe involontairement; le fait peut provenir, comme je l'ai dit, d'une paralysie du col vésical, ou du corps même de l'organe, avec regorgement consécutif. L'exploration sera faite avec soin, et pour peu qu'il y ait doute, une injection d'un liquide coloré ou de lait, dans la vessie préalablement vidée, tranchera la difficulté : s'il existe la moindre perforation, le liquide sortira par le vagin.

Le toucher vaginal est un moyen de diagnostic suffisant pour les grandes fistules, surtout si on le combine au cathétérisme fait avec une sonde métallique. Mais l'examen au spéculum est indispensable pour acquérir des notions précises et pour découvrir aussi certaines perforations de très petit calibre.

On devra, suivant les cas, placer la femme dans la position déclive combinée ou non à la position de la taille (fig. 150, 151 et 153)[3], ou dans la position latérale de Sims, ou même dans la position genu-pectorale, en déprimant la fourchette et en écartant les parois latérales du vagin avec des valves appropriées. L'examen est, toutefois, très

---

[1] VERNEUIL. *Loc. cit.*, p. 779.

[2] KRONER. *Arch. f. Gyn.*, 1882, t. XIV, p. 149.

[3] F. JAYLE. *Congrès international de Paris*, 1900. Comptes rendus. Section de Gynécologie, p. 99.

difficile si le vagin est rétréci, et l'on ne pourra alors y procéder qu'après une dilatation préalable, soit lente, soit extemporanée, selon les procédés dont je parlerai à propos du traitement.

Même quand le vagin est suffisamment perméable, la vue peut être gênée par des brides et des anfractuosités qui résultent de la cicatrisation des eschares. On s'aidera, pour faire le déplissement, de petits crochets aigus et l'on promènera un fin stylet dans toute fossette suspecte. En même temps, une sonde métallique fera saillir la paroi antérieure de la vessie, et l'on engagera la femme à faire un effort pour la tendre davantage.

On ne négligera pas, dans les cas douteux, d'injecter du lait dans le réservoir urinaire. Si l'on examine, un moment après, l'intérieur du vagin, on verra le lait sourdre par le pertuis. Si celui-ci cependant est excessivement petit, il n'est pas impossible que le suintement se fasse sans que son point d'émergence soit visible. Je conseille alors de bien dessécher la paroi vaginale antérieure et d'y appliquer une feuille de papier buvard, pendant qu'on fait remplir la vessie. On observera aussitôt une tache d'humidité au niveau même où siège l'orifice qu'on n'avait pu découvrir et qu'il sera, dès lors, plus facile de rechercher avec un fin stylet.

Si la fistule est **cervico** ou **utéro-vaginale**, l'introduction d'une sonde dans la vessie et d'un stylet dans le col feront trouver une perforation un peu large. Si elle est très petite, on la mettra en évidence par l'emploi d'injections de lait dans la vessie; on verra le liquide sortir par le museau de tanche. On confirmera le diagnostic en dilatant le col et pratiquant l'exploration de sa cavité en même temps que le cathétérisme vésical[1].

Dans la fistule **uretéro-utérine**, l'urine s'échappe, aussi, par le col comme dans l'espèce précédente, et le diagnostic est, au premier abord impossible. Il faut recourir à des explorations très minutieuses pour faire la distinction. Les injections de lait dans la vessie ne sortiront pas à travers le col (à moins que la fistule ne soit **uretéro-vésico-utérine**). L'obturation du col par une tige de laminaire, faite dans le but d'amener sa dilatation pour en faciliter l'exploration, serait suivie, comme dans un cas observé par Freund[2], de douleurs de reins, avec vomissements et fièvre, résultant de l'oblitération de l'orifice du canal évacuateur d'un des reins. Un moyen ingénieux a été employé par Bérard : il fit uriner la malade, puis la fit se placer sur un vase pour recueillir tout le liquide qui sortait par le vagin; au bout de deux heures, on la sonda, et l'on compara la quantité d'urine retirée par le cathétérisme à celle qui avait coulé spontanément du vagin dans le vase; ces deux quantités étant égales, on en conclut qu'elles provenaient chacune d'un

---

[1] Nélaton. *Pathologie chirurg.*, t. V, p. 485.
[2] Freund. *Klin. Beiträge zur Gyn.*, 1882, p. 84.

des reins. Actuellement on aurait recours aux procédés divers de cysto-scopie et de la séparation des urines (p. 195).

La recherche de l'épaississement d'un des uretères, par le toucher des uretères, selon le procédé de Sänger (p. 183), viendrait confirmer le diagnostic en faisant découvrir de l'uretérite du côté du siège de la lésion.

On soupçonnera qu'on a affaire à une fistule **uretéro-vaginale** plutôt qu'à une fistule vésico-vaginale, quand l'orifice siégera à 1 ou 2 centimètres du col sur les côtés du vagin, au niveau d'une des parties latérales du triangle de Pawlik (fig. 185, p. 187) et aussi quand elle aura été l'objet de nombreuses tentatives opératoires, ayant échoué malgré l'habileté de leurs auteurs.

Quand la fistule est purement uretéro-vaginale, l'orifice est très petit, à bords abrupts ou surmontés d'un bourgeon : quand, ce qui est plus fréquent, elle est **uretéro-vésico-vaginale**, l'orifice peut être très grand, et c'est sur une de ses lèvres qu'on devra rechercher l'ouverture de l'uretère, en se guidant sur les rapports connus de ce conduit. On a parfois vu l'urine en jaillir par saccades. On cherchera toujours à introduire une sonde (fig. 186) dans l'uretère, fût-ce en tâtonnant, au niveau de la lèvre postérieure de l'orifice. La pénétration profonde du cathéter, qui se dirige vers le rein, l'issue de l'urine limpide par son pavillon malgré les injections de lait dans la vessie, lèveront tous les doutes.

On peut aussi pratiquer la séparation intra-vésicale des urines (p. 195); l'investigation pratiquée de cette manière montrera de quel côté se trouvent le rein et l'uretère restés sains, et permettra de connaître le fonctionnement de ce rein. On pourra ainsi également savoir si du côté opposé la fistule est uretéro-vésico-vaginale, ou uretéro-vaginale. En effet, si la fistule est uretéro-vésico-vaginale, la sonde du côté correspondant du séparateur fournira de l'urine qui se différenciera par sa qualité et sa quantité de celle du côté opposé. Si au contraire la fistule est uretéro-vaginale, la sonde correspondante du Séparateur ne donnera pas une goutte d'urine.

Le cathétérisme cystoscopique des uretères[1] (v. p. 194), en permettant l'introduction d'une sonde dans l'uretère lésé, peut encore préciser le diagnostic et en particulier déterminer à quelle distance de la vessie se trouve la fistule.

Dans le cas de fistule **uretero-vaginale** l'exploration devra toujours être faite avec grand soin. On se servira au besoin d'une petite sonde molle vu les déviations qu'a pu subir le canal. Il faut se mettre en garde contre une erreur signalée par Hegar et Kaltenbach : l'urètre étant obstrué dans la partie postérieure, entre une fistule urétro-vaginale et une fistule vésico-vaginale, on a pu voir la sonde introduite par l'urètre en sortir pour pénétrer dans le vagin par l'orifice

G. Luys. Endoscopie de l'urètre et de la vessie. Paris, Masson, 1906, p. 159.

urétro-vaginal et rentrer dans la vessie par l'orifice vésico-vaginal. Il suffit d'un peu d'attention pour en être averti.

Le col de l'utérus, atteint d'inflammation chronique, est parfois dur, bosselé, augmenté de volume, et présente une ulcération taillée à pic et d'aspect vernissé, analogue à celle de certains ulcères variqueux des jambes, qui éveille l'idée d'une affection de mauvaise nature. On ne se hâtera pas de conclure à un cancer du col, et l'on verra ces lésions disparaître ou tout au moins considérablement s'améliorer, dès que la fistule sera oblitérée.

Pronostic. — La guérison spontanée des fistules urinaires[1] ne peut se produire qu'au début de leur formation et lorsque le travail de cicatrisation concentrique qui succède à la chute des eschares n'a pas encore épuisé son action ; on peut alors être surpris de la rapidité avec laquelle de grandes perforations diminuent ou disparaissent. Mais, au bout d'un certain temps, la rétraction inodulaire étant terminée et l'orifice étant exactement circonscrit par l'épithélium des deux muqueuses qui s'est rejoint sur son bord libre, la lésion est définitive et n'a plus aucune tendance spontanée à guérir. Les fistules sont plutôt une infirmité qu'une maladie : ce qui constitue leur gravité éventuelle, ce sont les complications inflammatoires qui peuvent survenir du côté de la vessie et de l'utérus, et de là, se propager par voie ascendante d'une part aux reins, d'autre part aux trompes et au péritoine. Les fistules de l'uretère, celles qui s'abouchent dans le col de l'utérus, sont spécialement à redouter à ce point de vue.

Elles ont aussi le gros inconvénient de retentir gravement sur le fonctionnement rénal. L'urine ne trouvant pas son cours normal, stagne plus ou moins dans l'uretère et le bassinet, et c'est ainsi que se développent des phénomènes soit d'hydronéphrose, soit de pyonéphrose, aboutissant souvent à la perte du parenchyme rénal.

Quant à la curabilité des diverses espèces de fistules, elle varie beaucoup suivant le siège, l'étendue, l'ancienneté, les altérations simultanées du vagin.

Les fistules du bas-fond sont plus faciles à oblitérer que les fistules cervico-vésico-vaginales, et même que les fistules urétro-vaginales qui, a priori, paraîtraient facilement curables ; cela tient à la souplesse et à la moins grande laxité des tissus voisins. Les fistules vésico-cervicales sont très rebelles au traitement. Toutes les fistules urétérales, soit dans le vagin, soit dans le col, présentent aussi des difficultés particulières, et leur oblitération expose même à des dangers, pour peu que l'opération compromette la perméabilité du canal excréteur du rein.

Traitement. — Aperçu historique. — La fistule urinaire chez la

---

[1] Nélaton. *Loc. cit.*, p. 507.

femme a été décrite dès la fin du xvi⁰ siècle, par Séverin Pineau[1]. Son traitement par l'avivement et la suture avait même été conseillé, au xvii⁰ siècle, par le chirurgien hollandais van Roonhuyzen[2]; mais ces opérations avaient échoué, faute d'une bonne technique. Aussi, au xviii⁰ siècle, avait-on renoncé à tout traitement curatif; Jean-Louis Petit[3] appliquait une sorte d'urinal qu'il appelait *trou d'enfer*. Desault et Chopart[4] se bornaient à placer une sonde à demeure et à appliquer un tampon vaginal, dès le début, pour favoriser la cicatrisation spontanée. Au commencement du xix⁰ siècle[5], des tentatives opératoires furent faites dans divers sens. Delpech, Dupuytren et Jules Cloquet préconisèrent la cautérisation. La suture fut de nouveau tentée par Lewisky en 1802, par Nægelé en 1812, par Lallemand, par Deyber, par Malagadi (de Bologne) en 1828, par Roux en 1829, par Dugès en 1850. Lallemand[6] inventa, en 1824, sa fameuse *sonde-érigne* ou *sonde unissante* pour réunir les bords de la fistule, préalablement avivée par la cautérisation. Les succès allégués par Lallemand, quoique très contestés, amenèrent une sorte d'engouement pour les crochets ou érignes unissantes. Dupuytren[7] fit construire un instrument analogue, et Laugier[8], un peu après, inventa aussi une *érigne double vaginale*; Récamier, de son côté, fit construire plusieurs instruments unissants; mais leur vogue fut éphémère et ils cédèrent bientôt le pas à l'autoplastie.

[1] Sev. Pineau. *Opusc. physiol. anat.*, etc. Paris, 1598.

[2] Henry van Roonhuysen. *Heelkonstige Aanmerkingen betr. de Gebrecken der Vrouwen.* Amsterdam, 1663. Ce mémoire a été traduit en anglais, en 1676. (*Philosoph. Transact.*, t. XI, p. 621.) Au xviii⁰ siècle, Fatio, de Bâle, et Vœlter essayèrent, de nouveau, la suture sans succès.

[3] J.-L. Petit. *Traité des maladies chirurg.*, etc. Paris, 1790, t. III, p. 87.

[4] F. Chopart. *Traité des maladies des voies urinaires.* Paris, 1821.

[5] Cet historique a été traité de main de maître par Rochard. *Histoire de la chirurgie française au XIX⁰ siècle*, Paris, 1875, p. 587-594 et 859-843. — Consulter aussi Jobert (de Lamballe). Mémoires sur les fistules vésico-vaginales et sur leur traitement par une nouvelle méthode opératoire (*Gaz. méd. de Paris*, 1856, p. 193). — Velpeau. *Nouv. éléments de méd. opérat.*, 2⁰ édit., 1859, t. IV, p. 433.

[6] Lallemand (de Montpellier). Réflexions sur le traitement des fistules vésico-vaginales (*Arch. gén. de méd.*, avril 1825, 1ʳᵉ sér., t. VII, p. 481). La sonde-érigne est également décrite et figurée par Sédillot et Legouest. *Traité de méd. opérat.*, 1870, t. II, p. 552 (fig. 561). — Deville (thèse de Montpellier, 1855, n⁰ 107) a publié deux observations de guérison par le procédé de Lallemand. — Serre (*Mémoire sur l'emploi de la sonde-érigne dans le traitement des fistules vésico-vaginales..*, lu *à la Soc. de médecine de Montpellier* le 15 juin 1840, in *Gaz. méd. de Paris*, 1840, p. 487) affirme, d'autre part, que dans une quinzaine de faits recueillis en douze années, à l'hôpital Saint-Éloi, dans le service de Lallemand, il a compté cinq décès et n'a noté aucune guérison. Cependant, Bréchet (*Gaz. méd.*, 1840, p. 651) lisait, peu après, à l'Académie des sciences, un rapport sur un mémoire de Lallemand, dans lequel il admettait la réalité de sept guérisons obtenues sur quinze opérations!

[7] Voir Velpeau. *Loc. cit.*, p. 440.

[8] Laugier. Nouvel instrument pour la réunion des fistules vésico-vaginales (*Journ. hebd.*, 1829, t. V, p. 420). — Cet instrument est décrit et figuré dans Sédillot et Legouest, *Loc. cit.* t. II, p. 552 (fig. 562).

C'est en 1832, que Velpeau imagina de fermer les fistules laryngiennes avec un bouchon de tégument et proposa d'employer le même moyen pour les autres ouvertures fistuleuses. Cette indication fut mise à profit par Jobert (de Lamballe)[1] et, en 1834, il pratiqua l'élytroplastie ou autoplastie du vagin par la méthode indienne. Il avivait d'abord la fistule au bistouri, puis comblait la perte de substance par un lambeau cutané emprunté soit à l'une des grandes lèvres, soit à la face interne de la cuisse ou de la fesse. Ce lambeau était amené au contact de la fistule avivée par un fil passant dans l'urètre. Il obtint un beau succès, mais il y eut de nombreux revers entre ses mains et dans celles de Roux. Velpeau[2], Leroy d'Étiolles[3] et Gerdy[4] inventèrent aussi un procédé autoplastique. Ce dernier, qui mérite d'être encore conservé pour certains cas spéciaux, consiste à tailler deux lambeaux quadrilatères le long des bords de la perforation et à réunir exactement les deux larges surfaces saignantes.

Tous ces tâtonnements n'avaient encore donné que des résultats précaires. C'est alors que Jobert[5] proposa une opération qui fait époque dans l'histoire de la cure des fistules, la **cystoplastie par glissement** ou **autoplastie vaginale par locomotion**. Elle consistait dans le décollement du vagin à son insertion au col et dans de larges incisions libératrices. Il y joignit d'abord la mobilisation de la lèvre antérieure de la fistule, en détachant l'urètre du pubis; mais il ne tarda pas à y renoncer. Il eut ainsi une série de succès tout à fait extraordinaires pour l'époque. Jobert les attribuait, à tort, à la facilité du rapprochement des bords et à l'absence de tension; en réalité, la plus grande part en revenait à des détails de technique qu'il jugeait accessoires, mais dont l'importance était capitale : mise à nu plus facile de la région à l'aide de valves plates ou écarteurs, avivement très large des bords de la fistule, multiplication des points de suture. Il résulta de cette erreur d'appréciation que les chirurgiens qui suivirent cette méthode, sans attacher la même importance à des détails qu'ils jugèrent insignifiants, échouèrent la plupart du temps, et les succès de la cystoplastie par glissement restèrent presque bornés à ceux de leur auteur.

Au premier enthousiasme excité par les publications de Jobert, avait donc succédé en Europe un complet découragement, lorsque à la fin de

[1] Jobert (de Lamballe). *Mémoire lu à l'Académie des sciences* le 4 févr. 1836 (*Gaz. méd. de Paris*, 1836, t. IV, p. 225) et rapport de Blandin. *Bull. de l'Acad. de méd.*, 27 mars 1838, t. II, p. 581 ; — *Traité de chirurgie plastique*, Paris, 1849, t. II, p. 409 ; — *Traité des fistules vésico-utéro-vaginales*, etc., Paris, 1852.

[2] Velpeau. *Loc. cit.*, t. I, p. 702.

[3] Leroy d'Étiolles. Moyens nouveaux de traitement des fistules vésico-vaginales (*Comptes rendus de l'Acad. des sciences*, août 1842).

[4] Gerdy. *Revue scient. et industr.*, 1841, t. V, p. 454.

[5] Jobert (de Lamballe). *Bull de l'Acad. de méd.*, séance du 16 mars 1847, t. XII, p. 492. — Malgaigne. *Manuel de méd. opér.*, 7e édit., p. 769. — Monteros. Essai sur le traitement des fistules génito-urinaires chez la femme. *Thèse de Paris*, 1864.

1858 un jeune chirurgien américain, Bozeman[1] (de Montgommery), vint faire connaître à Paris le procédé, un peu modifié, de son maître Marion Sims[2], de New-York. Ce procédé **américain**, dont on a pu retrouver ailleurs les éléments épars, et dont Hayward[3] (de Boston), en particulier, avait indiqué l'un des points essentiels, réunissait un ensemble de perfectionnements considérables : position plus commode de la femme en semi-pronation latérale, emploi de larges valves métalliques en forme de gouttières, servant à la fois d'écarteurs et de réflecteurs pour la lumière; avivement incomparablement plus large qu'on ne le pratiquait jusqu'alors, à l'aide de tout un arsenal ingénieux; points de suture faits avec des fils d'argent (à la fois tenaces et aseptiques), très rapprochés les uns des autres : sonde métallique, d'une forme spéciale, permettant le cathétérisme à demeure.

Les succès extraordinaires obtenus par Bozeman dans les hôpitaux de Paris excitèrent l'ardeur des chirurgiens français; Follin et Verneuil, en particulier, par leurs publications et leur pratique, vulgarisèrent la méthode américaine[4]. Trois ans plus tard (novembre 1861), Marion Sims[5] vint lui-même à Paris; il opéra dans le service de Velpeau.

---

[1] Robert (*Gaz. des Hôp.*, 1859, p. 1 et 5) a décrit le procédé mis en usage par Bozeman dans les opérations faites dans les hôpitaux de Paris. — N. Bozeman. *Remarks on vesicovaginal fistula*, etc. Louisville *Rev.*, 1856, p. 75; — *Annal. de Gyn.*, 1876, t. VI, p. 106.

[2] M. Sims. On the treatment of vesico-vaginal fistula (*Amer. Journ. of med. sciences*, janv. 1852, t. XXIII, p. 59); — *Silver sutures in surgery*, New-York, 1856.

[3] G. Hayward (de Boston). *Amer. Journ. of med. sciences*, 1859, p. 285; — *Boston med. and surg. Journ.*, 1851, t. XLIV, p. 209.
La suture métallique avec des fils de plomb avait déjà été pratiquée par Mettauer, de Virginie (voir Follin, *Loc. cit.*). Mais, à vrai dire, l'avivement sur une large surface (Hayward) et la suture métallique (Mettauer) étaient entièrement passés inaperçus, quand Sims les réunit aux divers éléments qui constituèrent sa méthode. On ne saurait songer à diminuer le mérite de ce véritable initiateur.
Voir, pour les questions de priorité que soulèvent ces procédés : A. Verneuil. Des perfectionnements apportés à l'opération de la fistule vésico-vaginale par la chirurgie américaine (*Gaz. hebd.*, 1859, p. 121). — Follin. Examen de quelques nouveaux procédés opératoires pour la guérison des fistules vésico-vaginales (*Arch. gén. de méd.*, 1860, 5e s.. t. XV, p. 459). — J. Herrgott. Études historiques sur l'opération de la fistule vésico-vaginale et examen de quelques perfectionnements récents dont elle a été l'objet (*Gaz. méd. de Strasbourg*, 1865, p. 119 et 142).

[4] Verneuil. Note sur deux fistules vésico-vaginales opérées et guéries par le procédé américain (*Bull. de l'Acad. de méd.*, 1860, t. XXXVI, p. 173). — Nouvelles observations de fistules vésico-vaginales, suivies de remarques sur les procédés américains (*Arch. gén. de méd.*, 1862, 5e s., t. XIX, p. 48). — Des fistules vésico-vaginales, d'un abord difficile, moyens propres à surmonter cette complication (*Bull. de thérap.*, 1862, t. LXII, p. 442-497). — Bourguet, d'Aix. Procédé simple pour abaisser la cloison vésico-vaginale (*Ibid.*, p. 72). — Horaud (de Lyon). Remarques sur l'opération de la fistule vésico-vaginale par la méthode américaine, suture moniliforme de M. Desgranges; trois succès (*Ibid.*, 1863, t. LXIX, p. 61, 113, 207). — A. Courty (de Montpellier). Six opérations de fistules vésico-vaginales par la méthode américaine, toutes suivies d'une guérison immédiate (*Montpellier méd.*, 1865, p. 516); — Six nouvelles opérations, etc. (*Ibid.*, 1867, p. 498).

[5] Pour la description des procédés américains, voir Fl. Churchill. *Traité pratique des maladies des femmes*, trad. fr., Paris, 1871, p. 967. — A Le Blond. *Traité élément. de chir. gynécol.* Paris, 1878, p. 405 et suiv.

En même temps, Baker Brown[1] et Simpson[2] obtenaient à Londres et à Édimbourg des succès analogues, et Simon[3] (de Rostock) perfectionnait encore le manuel opératoire. Il se servait de fils de soie, démontrant ainsi que le fil d'argent n'entrait que pour une part médiocre dans les beaux résultats obtenus; il donnait des préceptes définitifs pour l'avivement; enfin, dans les cas incurables par la méthode ordinaire, il imaginait la méthode du *colpocleisis* ou oblitération transversale du vagin dont Vidal de Cassis[4] avait, à la vérité, eu la première idée.

La thérapeutique des fistules urinaires chez la femme était désormais constituée et les travaux plus récents n'ont guère fait qu'apporter des perfectionnements de détail.

Si l'on jette un coup d'œil d'ensemble sur l'histoire des opérations appliquées à la fistule vésico-vaginale, on y distingue facilement plusieurs périodes : 1° une **période ancienne** ou de tâtonnements qui va de la remarquable tentative de suture de van Roonhuyzen, aux premiers essais de Jobert; l'évolution des idées chirurgicales passe successivement de la conception de la suture, après avivement, à celle de la cautérisation, puis à celle des instruments unissants après l'avivement par les caustiques, enfin à l'idée de l'autoplastie; 2° une **période de transition**, marquée à la fois par le procédé de cystoplastie par locomotion de Jobert, et par la création de la méthode indirecte d'infibulation par Vidal de Cassis, suivie par Bérard; 3° une **période de renaissance de la suture**, l'antique opération de van Roonhuyzen, à laquelle se rattachent les noms de Hayward, Marion Sims, Bozeman, en Amérique; Simpson et Baker Brown, en Angleterre; Simon, Hegar, en Allemagne; Neugebauer, à Varsovie; Follin et Verneuil, en France, etc.

1. — Fistules vésico-vaginales et urétro-vaginales. —

A quel moment convient-il d'opérer? Hegar et Kaltenbach fixent le moment le plus favorable entre la sixième et la huitième semaine après l'accou-

---

[1] Baker-Brown. *Surgical diseases of women* (édit. amér.). Londres, 1861, p. 112-174.

[2] Simpson. *Clinical lectures on diseases of women* (édit. amér.), Philadelphie, 1863, p. 21-40.

[3] Simon. *Ueber die Heilung der Blasenscheidenfisteln durch blutige Naht.* Rostock, 1862; — *Deutsche Klin.*, 1868, n° 45, p. 405 et n° 46, p. 417.

[4] Vidal de Cassis. Oblitération de l'orifice du vagin pour le traitement de la fistule vésico-vaginale (*Annal. de la chir. franç. et étrang.*, 1844, p. 208). — Ce chirurgien pensait que les insuccès de l'opération de la fistule provenaient du manque de capacité de la vessie : c'était pour donner au réservoir urinaire une sorte de cavité supplémentaire qu'il imagina de suturer les grandes lèvres. Il échoua. — A. Bérard eut aussi un insuccès retentissant, suivi de mort. La communication à l'Académie de médecine souleva une discussion des plus vives. — Consulter A. Bérard. De l'oblitération du vagin appliquée au traitement de la fistule vésico-vaginale; méthode de traitement par infibulation ou oblitération du vagin (*Bull. de l'Acad. de méd.*, séance du 4 févr. 1845, t. X, p. 407); — *Discussion*, séances des 18 et 25 févr. et 4 mars (*Ibid.*, p. 413, 427, 455). — Vidal de Cassis. Exposé de la discussion académique sur l'oblitération du vagin pour guérir les fistules vésico-vaginales, méthode indirecte (*Annal. de la chir. franç. et étrang.*, 1845, t. XIV, p. 5).

chement. A ce moment, l'écoulement des lochies a disparu, les eschares sont complètement éliminées, les lèvres de la fistule sont bien vasculaires et suffisamment solides. Plus tôt, on risquerait de voir la plaie souillée par l'écoulement vaginal et d'opérer sur des tissus trop friables et trop gorgés de sang; plus tard, on se trouve en présence de tissus rétractés et scléreux.

L'âge n'est pas une contre-indication : Simon a opéré avec succès une enfant de huit ans chez laquelle la fistule avait été provoquée par un gros calcul vésical; Hegar a opéré une femme de soixante ans, qui souffrait de sa fistule depuis trente-cinq ans.

Un mauvais état général est évidemment une condition défectueuse pour le succès de cette opération plastique. Hegar n'a pourtant pas craint d'opérer une hémiplégique. Malgré les succès de Watson et de Baker Brown[1], il me paraît très imprudent d'opérer pendant la grossesse. On choisira, de préférence, les jours qui suivent immédiatement les règles.

Dans toute fistule **vésico** et **urétro-vaginale** on peut faire cesser l'incontinence :

1° En oblitérant directement la fistule : *a.* par voie vaginale : *b.* par voie sus-pubienne.

2° En oblitérant, au-dessous de la fistule, le canal génital dont on fait une dépendance du réservoir urinaire. Ce procédé est d'un emploi tout à fait exceptionnel.

1° *Oblitération directe de la fistule.* — *a. Voie vaginale.* — Je ne m'étendrai pas sur la cautérisation, qui fut longtemps la seule ressource des chirurgiens et qui a été pratiquée avec les agents les plus divers. On la réservera aux fistulettes récentes et particulièrement à celles qui présentent un petit canal obliquement dirigé. On la fera, de préférence, avec un galvano-cautère dont l'anse de platine sera d'abord introduite à froid dans toute la longueur du canal. Le nitrate d'argent a pu suffire quand le pertuis est très étroit : c'est un bon auxiliaire de la cautérisation actuelle, quand l'eschare qu'elle produit est tombée[2].

La réunion primitive de la fistule préalablement avivée constitue le procédé général qui s'est définitivement substitué à ses devanciers.

Traitement préparatoire. — Bozeman a eu le mérite de montrer

---

[1] WATSON, BAKER BROWN, cités par HEGAR et KALTENBACH. *Loc. cit.*, p. 500.

[2] On peut placer dans une section intermédiaire à la cautérisation et à la suture le procédé mixte de l'avivement par les caustiques suivi de suture, dit parfois réunion immédiate secondaire. Voici comment le décrit son principal vulgarisateur, AMABILE, (de Naples).

La femme étant couchée dans le décubitus dorsal, les cuisses fortement relevées, le chirurgien met la fistule à découvert avec un spéculum de Sims-modifié, fixé à la table d'opération. Lorsque la fistule est à découvert, on pratique la scarification des lèvres et des bords dans une étendue de 1 centimètre environ. Cette scarification a pour but de permettre à l'action du caustique de s'exercer plus énergiquement. AMABILE emploie, pour l'avivement par les

toute l'importance de la dilatation préalable du vagin dans les cas où il existe une certaine étroitesse de ce canal avec des brides cicatricielles. Cette distension graduelle se fait à l'aide d'une série graduée de boules ovoïdes en gomme durcie introduites chaque jour et laissées en place quelques heures dans le vagin. On pratique en même temps des incisions dans les brides cicatricielles. Simon et ses élèves préfèrent la dilatation extemporanée : on fait une série d'incisions au bistouri sur les brides et les parties fibreuses, et l'on introduit, l'un après l'autre, des spéculums de grosseur croissante. L'anesthésie locale à la cocaïne pourrait alors être utilisée.

Il n'est pas moins utile de faire complètement disparaître, avant l'opération plastique, l'érythème, les excoriations et la cystite, par des lotions, des injections et des bains.

S'il existait un rétrécissement ou une oblitération de l'urètre, on commencerait par les traiter avant de s'occuper de la fistule. On aurait recours, pour cela, à la divulsion, puis au passage de sondes longtemps continué, s'il s'agissait d'un rétrécissement. Si l'on avait affaire à une oblitération, on pratiquerait une opération analogue à celle de l'uréthrotomie externe chez l'homme ; on exciserait les masses de tissu inodulaire ; puis, la muqueuse vaginale, convenablement libérée par des incisions et une dissection appropriée, serait suturée au devant d'une sonde à demeure, de manière à reconstituer un nouveau canal.

Technique opératoire. 1er temps, découverte de la fistule. — La position à donner à la femme pourra varier, suivant la profondeur de l'orifice. La position dorso-sacrée est suffisante quand la fistule siège très bas ou s'il y a en même temps un peu de prolapsus génital. Le plus souvent, on ne peut arriver à manœuvrer commodément qu'en faisant prendre à la femme la position dite de Sims (décubitus latéral en semi-pronation, fig. 156) ou mieux la position déclive combinée à la position de la taille[1] (fig. 153). Enfin, pour les fistules très élevées, la position genu pectorale (fig. 158) a été utilisée ; elle a l'inconvénient d'être assez

caustiques, l'acide sulfurique, qu'il porte au contact des tissus au moyen d'amiante contenu dans de petites cuvettes en maillechort. On répète la cautérisation au bout de 3 jours, et on fait ensuite des cautérisations au nitrate d'argent pour faciliter la chute des eschares. Au bout de douze jours, on obtient une plaie granuleuse que l'on réunit avec un appareil unissant, les *griffes en râteau* d'AMABILE. Il les laisse en place 5 à 7 jours.

On le voit, il y a là un véritable retour vers les procédés archaïques de Lallemand, Laugier, etc. L'expérience en a fait justice comme méthode générale. Toutefois, on ne saurait nier que la réunion immédiate secondaire ne puisse rendre des services dans des circonstances spéciales. Si l'on est appelé, par exemple, à traiter une perforation dans les premiers jours qui suivent le détachement des eschares, on pourra tenter de réunir directement les surfaces granuleuses ; pour cela, des sutures me paraîtraient préférables à des serres-fines ou des griffes. L. AMABILE. La fistola vescico-vaginali (*Movimento*, Naples, 1874, p. 569 et 417). — Nouvelle méthode de traitement des fistules vésico-vaginales (*Compte rendu du Congrès périod. des sciences méd.*, Bruxelles et Paris, 1876, p. 342). — Voir la description détaillée des procédés dans LE BLOND. *Loc. cit.*, p. 389 et suiv.

[1] F. JAYLE. *Congrès international de médecine*, Paris, 1900, section de gynécologie, p. 99.

pénible et de rendre l'anesthésie plus difficile, malgré l'emploi des tables
spéciales sur lesquelles Bozeman [1] attache et Neugebauer [2] place les malades.

L'anesthésie générale par le chloroforme ou l'éther doit être employée : je la préfère de beaucoup à l'anesthésie locale par la cocaïne ou
la stovaïne et à l'anesthésie médullaire (voir p. 77). La fourchette sera
déprimée par une valve de Simon, courte et large ; un écarteur sou-
lèvera la paroi vaginale antérieure, s'il est nécessaire. Une sonde métallique introduite dans la vessie en abaissera le bas-fond vers le champ
opératoire. Enfin le col sera fixé et abaissé avec des pinces tire-balle.

2e, temps, avivement des lèvres de la fistule. — On se servira de bistouris à lame droite ou coudée ou de ciseaux, dont Sims a ingénieusement varié les courbures. On peut faire l'avivement de deux façons : dans les cas ordinaires, si la muqueuse est saine au voisinage de l'orifice, on fera un avivement infundibuliforme profond, suivant la pratique de Simon (fig. 708, m. n.), qui ne prenait pas de précautions spéciales au niveau de la muqueuse vésicale, et enlevait tous les tissus cicatriciels; dans le cas où ces cicatrices sont étendues, il vaut mieux faire l'avivement selon le second procédé, qui est celui des Américains (fig. 708, x, y). Le bistouri tenu obliquement sera enfoncé à une distance de 6 à 8 millimètres des bords de l'orifice, de telle sorte que sa pointe perfore les tissus,

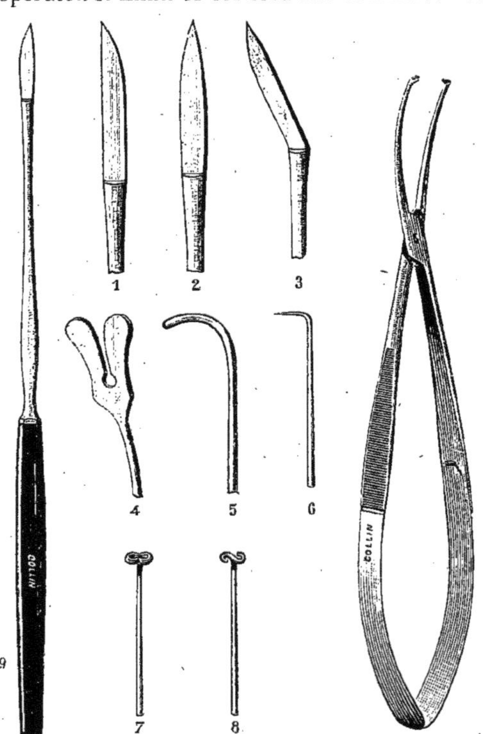

Fig. 706. — Instruments pour l'avivement et la suture
dans la fistule vésico-vaginale.
1, 2, 3. Bistouris droit, convexe et coudé ; 4. Spatule ; 5, 6. Crochets
mousse et aigu ; 7, 8. Tord-fils de Coghill,
et en S de Denonvilliers; 9. Pince à ressort de Collin.

---

[1] Voir, pour la figure du lit de Bozeman, Le Blond. *Loc. cit.*, p. 418.
[2] F.-L. Neugebauer (*Arch. f. Gyn.*, 1889, t. XXXIV, n° 1, p. 145, et *Ibid.*, n° 5,
p. 411 à 421) a représenté les appareils employés par son père : il opérait toujours dans la
position genu-pectorale.

à l'union des muqueuses vaginale et vésicale et dépasse largement
les tissus cicatriciels qui seront excisés. Les Américains attachent une
importance extrême à ne pas blesser la muqueuse vésicale, qui saigne
beaucoup. On taille ainsi, en s'aidant de crochets aigus et de pinces à
dents de souris pour tendre la muqueuse, une véritable collerette annulaire autour de la fistule et
on achève de la détacher
avec des ciseaux (fig. 707).
Dans les cas où les bords
de la fistule paraissent avoir
une médiocre vitalité, sont
peu saignants et fibreux, on
augmentera la surface de
l'avivement, en donnant à
l'anneau de la muqueuse
enlevé une largeur de 2 à
3 centimètres ; ce procédé
américain n'a qu'un seul
inconvénient, celui d'ex-
poser au tiraillement des
tissus, après la suture : on
devra donc parfois faire à
quelque distance des incisions libératrices.

La surface d'avivement
dans les petites fistules
sera légèrement elliptique
et l'on choisira le sens où
la suture produira le moins
de tension. Si l'on a soin
d'intéresser le moins possible la muqueuse vésicale,
on évitera les hémorragies
en nappe ; on pourra sou-
vent faire l'hémostase, en
comprimant pendant quel-

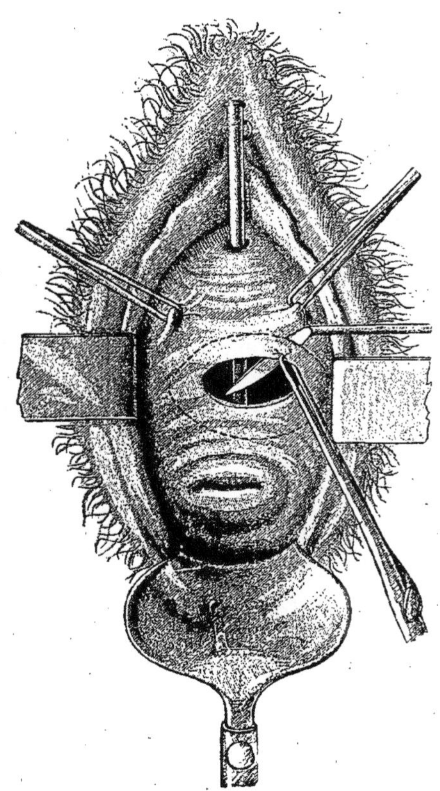

Fig. 707. — Avivement de la fistule vésico-vaginale.
(Pour simplifier la figure on a supprimé les pinces qui fixent
le col de l'utérus.)

que temps les parties avivées. Si l'on ne réussit pas, il vaut mieux
s'en remettre à la suture pour arrêter l'hémorragie que de faire
dans la plaie le pincement des vaisseaux.

On avivera, comme je viens de l'indiquer, les fistules vésico-vaginales et urétro-vaginales.

Quand la fistule siège tout près du col, il peut être utile d'en inciser
la lèvre antérieure ou même d'en exciser un segment cunéiforme de

manière à bien mettre à nu l'orifice fistuleux. On avivera alors largement tout autour, et s'il y a de la tension, plutôt que de faire des incisions libératrices, on décollera la muqueuse avec des ciseaux dans une
certaine étendue, autour des bords de la plaie (fig. 711).

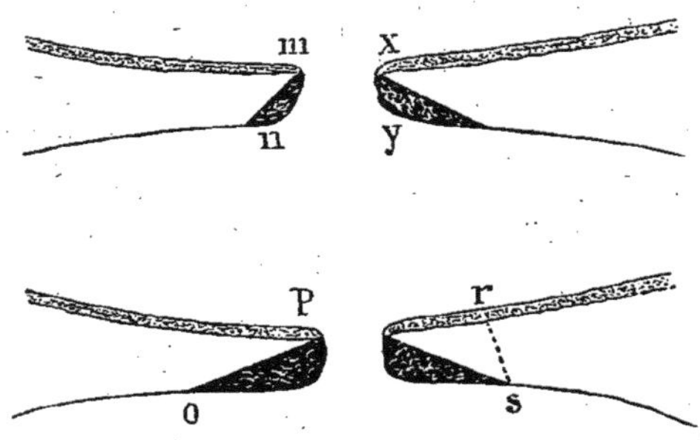

Fig. 708. — Avivement de la fistule vésico-vaginale.

m. n. Avivement infundibuliforme à base étroite de Simon ; x. y.
avivement conique à large base, (procédé américain), épargnant
la muqueuse vésicale ; p. o. avivement, selon le procédé américain montrant l'économie de tissu qu'elle réalise quand on avive
ainsi en large surface une région cicatricielle que le procédé de
Simon commanderait d'exciser selon la ligne r. s.

3ᵉ temps, suture. — Les anciens opérateurs se servaient d'aiguilles
montées ; aiguilles tubulées de Simpson ou de Sims, aiguille chasse-fil
de Startin. Les aiguilles de Jaques et Auguste Reverdin ont été un grand
perfectionnement.

On peut aussi se servir de fines aiguilles courbées sur le plat, maniées
à l'aide d'un porte-aiguille. Les fils d'argent recuits sont ici préférables
au catgut, dont la disparition est trop rapide ;

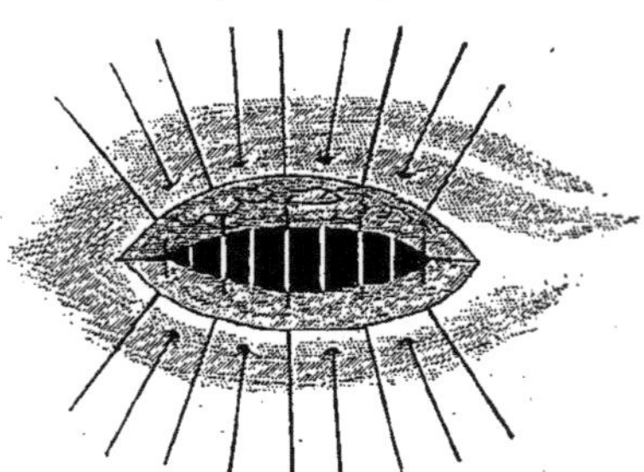

Fig. 709. — Suture de la fistule vésico-vaginale;
fils profonds et superficiels en place.

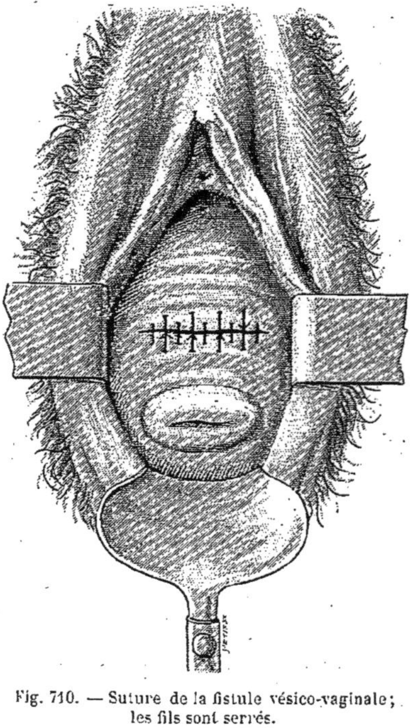

le crin de Florence offre trop de raideur et la soie trop de porosité.

On commencera par passer une série de sutures profondes pénétrant à 5 millimètres du bord saignant et cheminant sous toute

Fig. 710. — Suture de la fistule vésico-vaginale;
les fils sont serrés.

la surface cruentée, en respectant exclusivement la muqueuse vésicale. Des pinces à forcipressure seront provisoirement placées sur les
extrémités de ces fils. Entre ces points de suture profonde ou de soutè-
nement, on appliquera des points superficiels spécialement destinés à
l'affrontement, avec des fils plus fins passés le plus près possible de la
plaie, qui seront immédiatement serrés (fig. 709). C'est alors seulement
que l'on nouera les sutures profondes. On pourra tordre doucement
les fils soit directement à la main soit avec un *tord-fils* (fig. 706, 7, 8) ;
on maintiendra une sonde dans la vessie. S'il est possible de choisir la
direction de la ligne de suture, on choisira le sens transversal ; si la
perforation est très étendue, il peut être utile de donner à la suture
la direction d'un Y, ou de deux Y réunis par le pied (fig. 712).

Modifications diverses de la technique opératoire. — Je viens de
décrire le procédé général d'avivement et de
suture qui constitue, dans ses lignes essen-
tielles, ce qu'avec Verneuil et Follin on doit
appeler la *méthode américaine*.

Certaines circonstances spéciales peuvent
réclamer des **modifications de la technique.** Je
les exposerai très brièvement. J'indiquerai
aussi quelques particularités propres à la pratique de certains opérateurs, et qu'il n'est pas
permis de passer sous silence.

1er temps. Exposition de la fistule. — Afin
de diminuer le nombre des aides, quelques
opérateurs se sont servis de spéculums destinés à maintenir les parois du vagin écartées
automatiquement. Bozeman, le premier, a fait
construire un instrument de ce genre qui a
servi de type à de nombreuses variétés. L'appareil de Neugebauer est fixé sur le dos de la
malade par des courroies ; des crochets munis
de chaînettes auxquelles sont suspendus des
poids, servent aussi à tendre les parties, sans
le secours d'assistants. La valve coudée et à
poids (fig. 177) est très utile dans certains
cas, surtout si la malade est en position dorso-sacrée déclive.

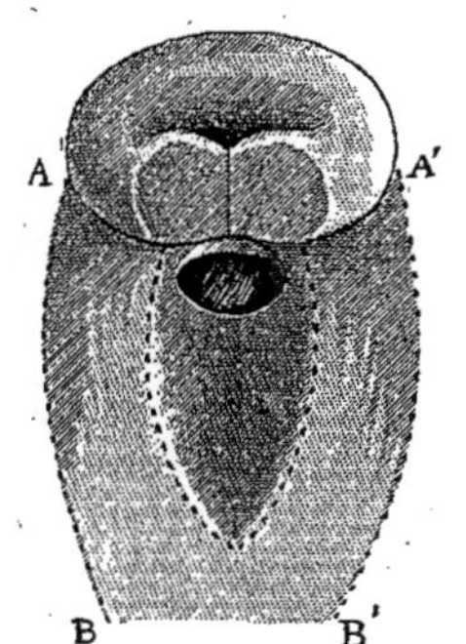

Fig. 711. — Opération d'une
fistule vésico-vaginale, voisine du col.

Incision de la lèvre antérieure
du col pour rendre la fistule
accessible. — La ligne ponc-
tuée intérieure indique la
surface à aviver autour de
la fistule. Les lignes ponc-
tuées A B et A′ B′ indiquent
le décollement de la mu-
queuse qu'on peut faire, s'il
est nécessaire, pour éviter
la tension. La femme est
supposée en position genu-
pectorale (Emmet).

Simon abaissait le col de l'utérus à l'aide d'anses de fils, passés au
travers des lèvres, qui prennent moins de place que des pinces. La
plupart des chirurgiens qui fixent le col (ce qui me parait indispensable) se servent de pinces tire-balle. On peut aussi se servir de pinces,
au lieu de crochets aigus, pour tendre la muqueuse au niveau du
champ opératoire (fig. 707).

2ᵉ temps. **Avivement**[1]. — Si l'on a affaire à une très grande perforation ou bien encore si les bords en sont particulièrement saignants, on a recommandé de ne pas aviver, dès le début, tout le pourtour de la fistule, mais seulement un point limité, qu'on suture aussitôt ; on avive ensuite un point voisin, qu'on suture de même, en procédant ainsi de proche en proche.

S'il s'agit de cas excessivement difficiles, demandant beaucoup de temps, on peut faire ces opérations partielles en plusieurs séances. La longue durée de l'opération est, en effet, très nuisible.

Si deux fistules sont très voisines et séparées par du tissu scléreux,

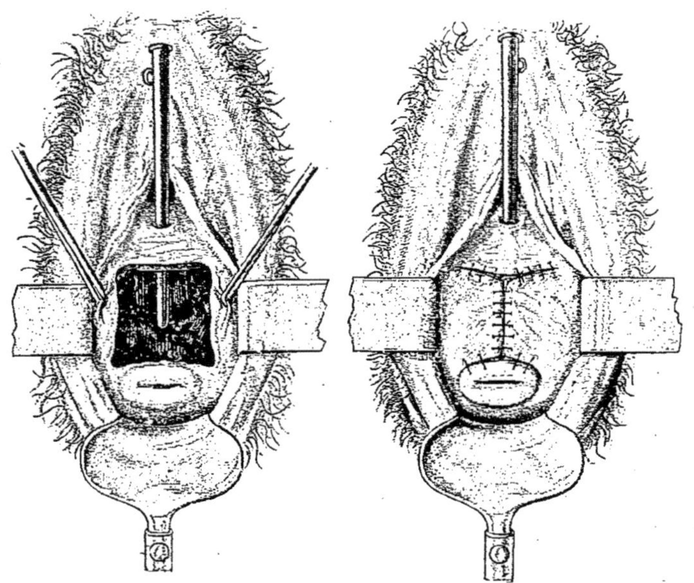

Fig. 712. — Fistule vésico-vaginale très étendue de forme quadrangulaire ; avant et après l'avivement et la suture.

on les réunira ; si le pont de muqueuse est souple et vivace, on tâchera de le respecter.

Quand on a affaire à un vagin étroit et que l'on manque d'étoffe pour faire un avivement suffisant, on pourra mettre à profit le **procédé de dédoublement**, qui est la base du procédé de L. Tait pour la périnéorraphie, et dont l'origine première remonte précisément à l'opération de la fistule vésico-vaginale[2]. Je dirai plus loin le parti que j'en ai tiré dans les cas de fistule urétéro-vaginale.

[1] COURTY. *Gaz. des Hôp.*, 26 mai 1877, p. 478.
[2] E. BLASIUS. *Handbuch der Chirurgie*, Halle, 1839, t. I, p. 460. — Beaucoup d'auteurs

Dans les cas de très grande perforation, avec véritable perte de substance, on peut être obligé de recourir à la mobilisation de lambeaux pris dans le voisinage, à l'autoplastie[1]. Ce procédé, qui se confond souvent, dans l'application sinon par la conception, avec le dédoublement, avait été appliqué d'abord par Jobert, par Gerdy, etc., à tous les cas ; à une époque relativement récente, Duboué[2], a proposé de le combiner constamment avec la méthode américaine ; ce chirurgien taillait deux petits lambeaux aux dépens de la muqueuse vaginale, par dédou-

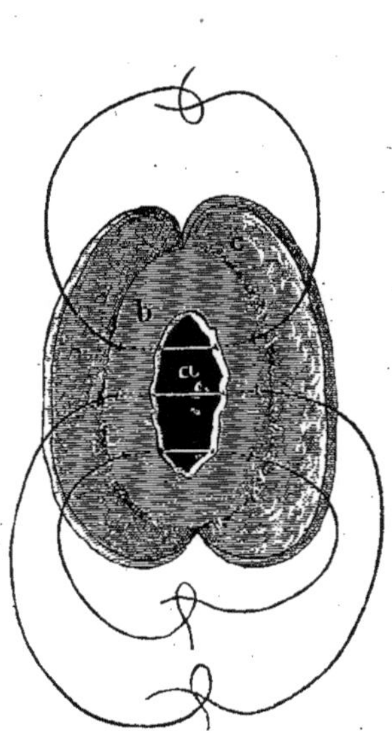

Fig. 713. — Opération de la fistule vésico-vaginale par dédoublement (Walcher).
a. Fistule. *b*. Paroi vésicale. c. Paroi vaginale.

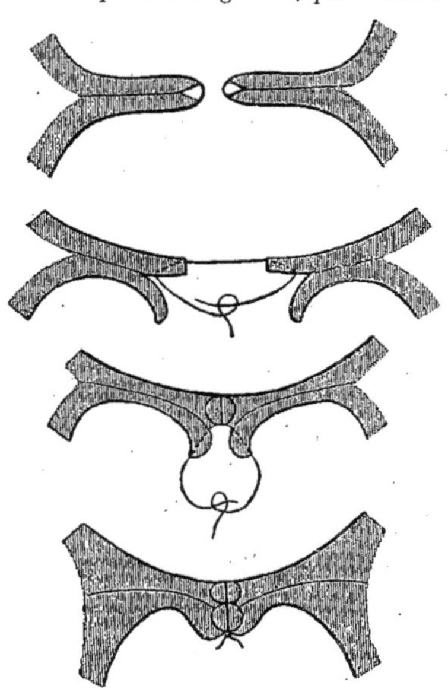

Fig. 714. —Opération de la fistule vésico-vaginale par dédoublement (Walcher).
Figure schématique des divers temps.

blement de la cloison et les réunissait à l'aide de fils métalliques tordus sur des boutons d'ivoire.

Depuis, ce procédé d'autoplastie par dédoublement a été repris en

attribuent, à tort, l'invention du procédé de dédoublement à Maurice Collis (*Dublin quart. Journ. of med. sciences*, 1861, t. XXXI, p. 302), dont le mémoire a été analysé par Azam. *Journ. de méd. de Bordeaux*, août 1861, p. 556. — L. Tait (*Amer. Journ. of Obstet.*, oct. 1889, p. 1044) a déclaré qu'il ignorait ce travail quand il a inventé son procédé. — La première application de ce procédé en Allemagne, depuis Blasius, a été faite par von Herff. Zur Behandlung der Harnröhrenscheidenfisteln (*Der Frauenarzt*, 1886, p. 25).

[1] On a eu recours, pour l'autoplastie, à un lambeau pris aux dépens d'une petite lèvre Setkine (de Moscou). *Sem. méd.*, 1896, p. CXVIII. — Voir ci-dessus : Jobert de Lamballe. p. 1183.

[2] Duboué (de Pau). Mémoire sur l'emploi d'un nouveau procédé autoplastique, ou à lambeaux, dans l'opération de la fistule vésico-vaginale (*Mém. de la Soc. de chir.*, 1864, t. VI, p. 417).

Allemagne par v. Herff, Sänger, Fritsch, Walcher, Fenomenoff[1]. Walcher, qui en a longuement exposé la technique, réunissait les lèvres de l'orifice vésical au catgut et celles de la plaie vaginale à la soie (fig. 713 et 714).

Alex. Ferguson[2], puis Braquehaye[3] ont eu recours à un procédé qui tient de la méthode par dédoublement et de la méthode par avivement. On fait autour de la fistule et à quelque distance, une incision elliptique circonscrivant un îlot de muqueuse vaginale centrée par la perforation et son tissu cicatriciel. Cette muqueuse est alors disséquée de la périphérie vers le centre jusqu'à environ 2 ou 3 millimètres de la fistule ; on isole ainsi une collerette de muqueuse vaginale adhérant à l'orifice fistuleux par un pédicule circulaire. La collerette est relevée vers la ligne médiane, de manière que la face muqueuse regarde la cavité vésicale et la face cruentée la cavité vaginale. On en suture les bords en affrontant non seulement leur tranche, mais encore en empiétant au catgut sur la surface cruentée, afin d'avoir un large adossement en surface. La collerette étant relevée et suturée, il reste en dehors d'elle une surface avivée dont on réunit les bords comme dans les procédés par avivement.

On doit décrire avec les méthodes de dédoublement le procédé auquel Mackenrodt[4] a eu recours avec succès. Il fixe la fistule par des pinces tire-balles, qui tendent la paroi vaginale antérieure et fait une incision médiane antéro-postérieure passant par la fistule. Après avoir séparé avec soin les deux parois vésicale et vaginale de chaque côté de la fistule, il ferme l'orifice vésical de préférence avec une suture à étages. Puis, comme dans la vagino-fixation, il attire le corps de l'utérus dans la plaie vaginale et suture la paroi vaginale à la face antérieure de l'utérus en rapprochant le plus possible les lèvres de l'orifice vaginal[5].

Freund[6], dans deux cas où le procédé de dédoublement était impra-

---

[1] v. HERFF (*Loc. cit.*) a d'abord guéri ainsi une fistule urétro-vaginale. — SÄNGER. Einig geschichtliche und technische Bemerkungen zur Lappenperineorrhaphie (*Centr. f. Gyn.*, 1888, n° 47, p. 765). — FRITSCH. Ueber plastiche Operationen in der Scheide (*Ibid.*, n° 49, p. 804) — G. WALCHER. Die Auslösung der Narben als Methode der Plastik (*Ibid.*, 1889, n° 1, p. 1). — FENOMENOFF. *Vratch*, 1896, n° 21. — RICARD. *Bull. de la Soc. de Chir.*, 1887. — F. LEGUEU. *Traité médico-chirurgical de gynécologie*, Paris, 1904, p. 299.

[2] ALEXANDER HUGH FERGUSON. *Brit. Med. Journ.* 1894, p. 406.

[3] BRAQUEHAYE. *Semaine gynécologique*, 1900, p. 150.

[4] MACKENRODT. Die operative Behandlung grosser Blasenscheidenfisteln (*Cent. f. Gyn.*, 1894, p. 180).

[5] On peut encore rattacher aux procédés autoplastiques l'oblitération d'une large fistule, à l'aide d'un bouchon formé par la muqueuse vésicale, telle que l'a pratiquée LANNELONGUE. Dans un cas où toute la cloison vésico-vaginale était détruite et où la paroi postérieure de la vessie venait s'engager dans la fistule, il s'est servi de cet obturateur qui s'offrait à lui, et après avoir avivé la muqueuse vésicale sur un point suffisamment éloigné de la face postérieure de la perforation, il l'a fixée à la lèvre antérieure qu'il avait d'abord avivée. — LANNELONGUE. Nouveau procédé de traitement des fistules vésico-vaginales (*Bull. et Mém. de la Soc. de chir.*, 5 mars 1873, 3e sér., t. II, p. 106-111).

[6] WILHEM FREUND. *Samm. Klin. Vortr. Gynäkologie*, 1895, n° 45, p. 301.

ticable par suite de l'étendue de la perte de substance, de l'état cicatriciel des tissus voisins et du col utérin qui était complètement obturé
a eu recours à l'autoplastie réalisée par le corps de l'utérus rétrofléchi. Il a libéré la face postérieure de l'utérus (qui par suite d'une rétroversion était près du vagin), l'a attirée au niveau de la déchirure vési-
cale préalablement avivée et l'y a fixée : de cette manière, la vessie
était close ; puis, il a ouvert le fond de l'utérus renversé et par une
stomatoplastie, lui a donné la forme d'un col. Les malades ont guéri ; la fistule n'a pas reparu et les règles se sont écoulées par le nouvel orifice.

L'autoplastie rend surtout des services signalés dans les fistules urétro-vaginales, avec large perte de substance. De beaux succès de ce genre ont été rapportés par Houzel[1], par Polaillon[2] et par Fritsch[3].

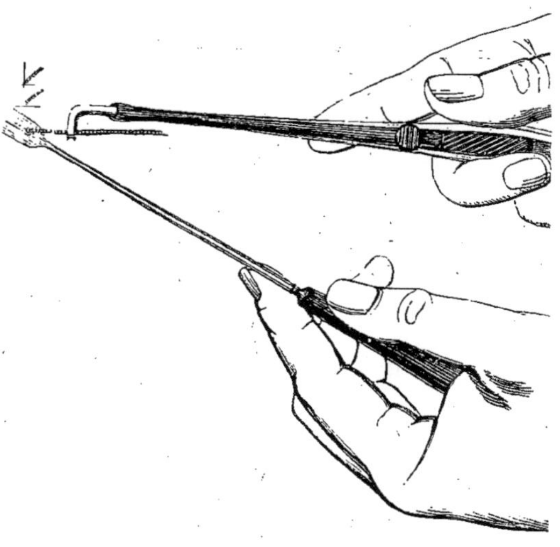

Fig. 715. — Opération de la fistule vésico-vaginale.
Pince et spatule de Sims.

3e temps ; suture. — Sims se servait,
pour opérer la striction des fils, d'une pince à verrou, coudée, qui
saisit les deux bouts du fil, tandis qu'on les engage dans la rainure
d'une spatule montée ou *fulcrum* (fig. 715), poussée avec la main gauche le long des fils, au contact de la muqueuse ; on tord les fils alors,
en faisant exécuter à la pince des mouvements de rotation sur son axe.

Sims plaçait dans la vessie la *sonde sigmoïde* de son invention, qui
tient automatiquement en place. C'est la première idée des sondes de
Pezzer et de Malécot que l'on emploie maintenant de préférence
(fig. 309, p. 413).

[1] G. Houzel (de Boulogne-sur-Mer). *Gaz. méd. de Paris*, 14 janv. 1888, p. 13.
[2] Polaillon. Communication faite à la Société obst. et gynéc. de Paris, 9 mai 1889 (*Arch. de tocol.*, 1889, p. 474).
[3] Fritsch. Ueber Plastik der weiblichen Harnröhre (*Centr. f. Gyn.*, 1887, n° 38, p. 475). —
Dans les cas de destruction complète de l'urètre, il a reconstitué ce canal, en utili-
sant deux lambeaux pris aux petites lèvres et dont le pédicule répondait aux pédoncules du
clitoris.

Bozeman a inventé, pour rapprocher les bords de la plaie, un instrument spécial, dit *ajusteur de la suture*. C'est une longue tige d'acier surmontée d'un petit disque aplati percé d'un trou à son centre (fig. 716) : dans ce trou il engageait les deux bouts de chaque fil, et tandis qu'il les tendait de la main gauche, il faisait glisser le disque sur la plaie, de manière à obtenir un affrontement exact et à imprimer aux fils la forme d'un anneau qu'il suffit de serrer. Il avait pris soin de préparer, avant l'opération, deux ou trois petites lames de plomb, d'un millimètre d'épaisseur, taillées à peu près selon l'étendue et la forme que devrait présenter la plaie affrontée, légèrement déprimées au centre pour ne pas presser sur les lèvres. Il perçait avec un poinçon autant de trous qu'il y avait de points de suture, faisait passer par chaque trou les deux chefs de chaque anse, et poussait la plaque jusqu'au contact de la paroi vaginale, sur laquelle il l'ajustait avec un petit crochet spécial. Il faisait alors couler sur les fils des anneaux de plomb, semblables aux tubes de Galli, les poussait jusqu'à la plaque, et les écrasait avec un davier. Il mettait à demeure dans la vessie une sonde de Sims. Pour opérer comme pour retirer les fils, vers le dixième jour, il mettait la femme dans la position genu-pectorale.

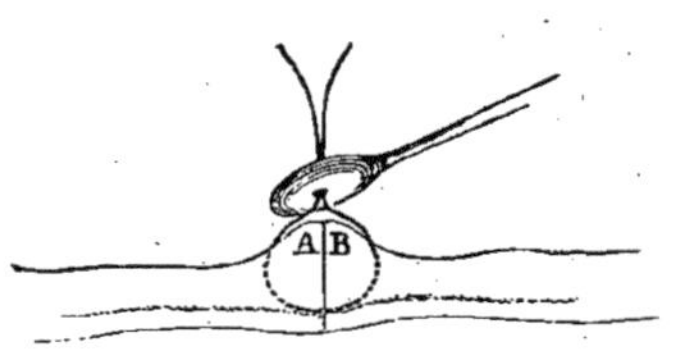

Fig. 716.—Opération de la fistule vésico-vaginale. Ajusteur de Bozeman.
A. B. Surfaces vaginales avivées.

Soins consécutifs. — L'opération terminée[1] on place dans le vagin une lanière de gaze iodoformée qu'on renouvelle au bout de 48 heures. Les fils, sauf indication spéciale, ne seront retirés qu'au bout de huit jours pour les fils profonds, et de 10 à 15 jours pour les fils superficiels. Sims le premier a préconisé la sonde à demeure; il est bon de la laisser en place jusqu'à l'ablation des fils profonds; il est préférable de la laisser ouverte dans un récipient contenant de l'eau boriquée; il est commode pour cela d'y adapter avec un ajutage de verre un tube de caoutchouc. S'il y avait au moment de l'opération du catarrhe vésical, qu'on n'aurait pu faire disparaître, ou s'il s'en produisait dans la suite, on pratiquerait 2 fois par jour une injection d'eau boriquée, en ayant soin de ne pas la pousser trop fort pour ne pas distendre l'organe dont les dimensions sont souvent fort diminuées. Si l'on constatait de la parésie vésicale après l'ablation de la sonde à demeure, on continuerait à sonder les malades 3 ou 4 fois par jour jusqu'à la disparition de cette faiblesse. On fera aussi, à partir de ce moment, des injections vaginales au sublimé, matin et soir. S'il restait

---

[1] Vitrac (*Rev. mens. de Gyn., d'Obst. et de Péd. de Bordeaux*, déc. 1899 et janvier 1900) a recommandé le décubitus ventral permanent à la suite de l'opération de la fistule vésico-vaginale afin d'empêcher l'urine de stagner sur la ligne de suture

un petit pertuis, on le toucherait avec le crayon de nitrate d'argent bien affilé et l'on en obtiendrait ainsi, souvent, la cicatrisation spontanée. Si la désunion était plus étendue, on pourrait essayer de réunir les lèvres granuleuses avec des sutures, pour obtenir leur agglutination secondaire; on emploierait aussi, de nouveau, la sonde à demeure. On ne recourra à une seconde opération d'avivement que deux mois au moins après la première.

b. Voie sus-pubienne. — Il est des conditions où la suture d'une fistule vésico-vaginale par le vagin n'offre aucune chance de réussite; ces conditions existent notamment quand la paroi urétro-vaginale est largement détruite, le vagin rempli de tissu cicatriciel, quand la perte de substance offre des dimensions énormes et que les tissus qui l'entourent sont très altérés. L'adhérence de la fistule aux os du bassin, la destruction complète de la lèvre antérieure du museau de tanche, devant faire redouter la blessure du péritoine pendant l'avivement, sont aussi des conditions qui peuvent contre-indiquer toute tentative d'oblitération par le vagin. C'est dans de tels cas qu'on a songé à découvrir la fistule par une incision sus-pubienne qui permette de libérer plus facilement les bords de l'orifice et d'appliquer des sutures sur des surfaces mobiles qu'on peut ainsi affronter sans tiraillement.

Trendelenburg[1], qui eut le premier l'idée de ce procédé, aborde la fistule par la vessie. Il fait une taille hypogastrique et c'est par l'intérieur de la vessie qu'il détache, tout autour de la fistule, la paroi vésicale de la paroi vaginale. Cette dissociation est poussée aussi loin qu'il est nécessaire pour que l'affrontement et la suture se fassent dans de bonnes conditions; celle-ci se pratique au catgut et à points séparés. Ce procédé a donné des succès dans les fistules vaginales[2] et dans les fistules cervicales[3]. Duplay[4], l'a modifié de la façon suivante : au lieu d'un seul plan de sutures sur la paroi vésicale, il a suturé séparément la paroi vaginale à la soie et la paroi vésicale au catgut. De toutes façons, l'incision faite à la vessie pour aborder la fistule doit être suturée complètement.

Bardenheuer[5] n'ouvre pas la vessie. Il décolle avec soin le péritoine qui recouvre la face postérieure de la vessie jusqu'au cul-de-sac vésico-utérin, puis dédouble la paroi vésico-vaginale jusqu'au delà de la fistule

---

[1] Trendelenburg. Ueber Blasenscheidenfisteln Operationen (*Volkmann's Samml. klin. Vortr.*, 1890, n° 355).

[2] Mac Gill. An operation for vesico-vaginal fistula, etc. (*Lancet.* 1890, t. II, p. 966). — Pousson. *Congrès français de chirurgie* (9e session), Lyon, 1894, p. 117.

[3] Baumm. Zur Operation der Blasencervixfisteln in der Blase aus (*Arch. f. Gyn.*, 1890, t. XXXIX, p. 492).

[4] Duplay. Traitement de la fistule vésico-vaginale par la suture intra-vésicale (*Bull. de l'Acad. de méd.*, 1895, t. XXXIV, p. 585).

[5] Bardenheuer. *Centr. für Gyn.*, 1892, p. 95.

qu'il suture avec soin. L'opération reste ainsi tout à fait extra-péritonéale.

Dittel[1], au contraire, ouvre d'emblée le péritoine, comme dans une laparotomie ordinaire, incise le cul-de-sac vésico-utérin et procède ensuite comme Bardenheuer.

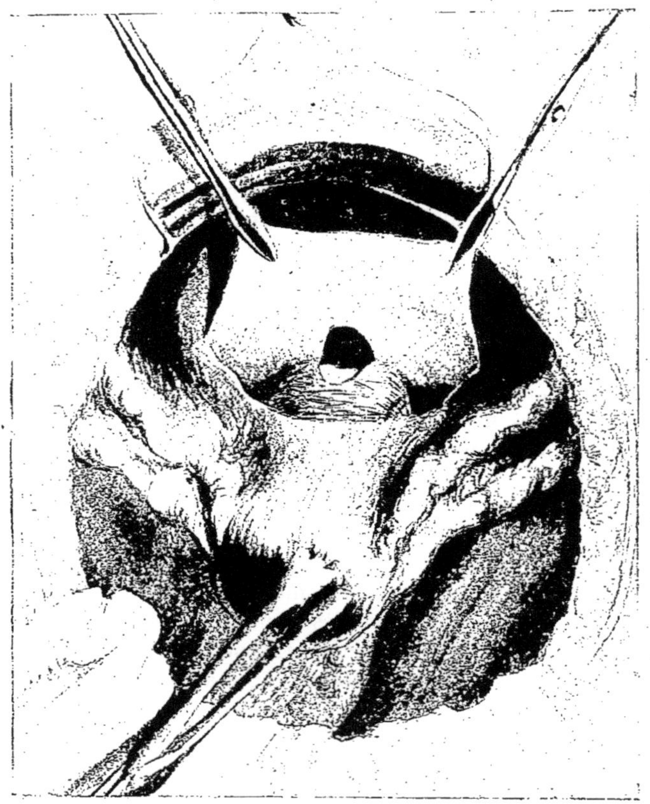

Fig. 717. — Cure d'une fistule vésico-utéro-vaginale par lá laparotomie transpéritonéale (Émile Forgue). Le cul-de-sac vésico-utérin a été incisé et, par décollement, on arrive sur l'orifice fistuleux.

Forgue[2] a eu également recours à la voie transpéritonéale (fig. 716 et 717).

Quel que soit le procédé que l'on emploie, il est prudent de drainer la cavité de Retzius à l'aide d'un petit drain ou d'une petite mèche de

[1] V. Dittel. Abdominale Blasenscheidenfistel-Operation (*Wien. klin. Woch.*, 1893, p. 449).

[2] Émile Forgue. — De l'opération transpéritonéale dans le traitement des fistules vésico-utéro-vaginales. *Livre d'or* offert au prof. S. Pozzi, 8 juillet 1906, p. 117 et *Rev. de Gyn. et de Chir. abd.*, 1906, p. 503.

gaze stérilisée qu'on enlèvera au bout de 48 heures. Une sonde à demeure placée dans la vessie est laissée en place pendant les huit jours qui suivent l'opération.

2° *Oblitération indirecte de la fistule.* — Enfin il est des cas

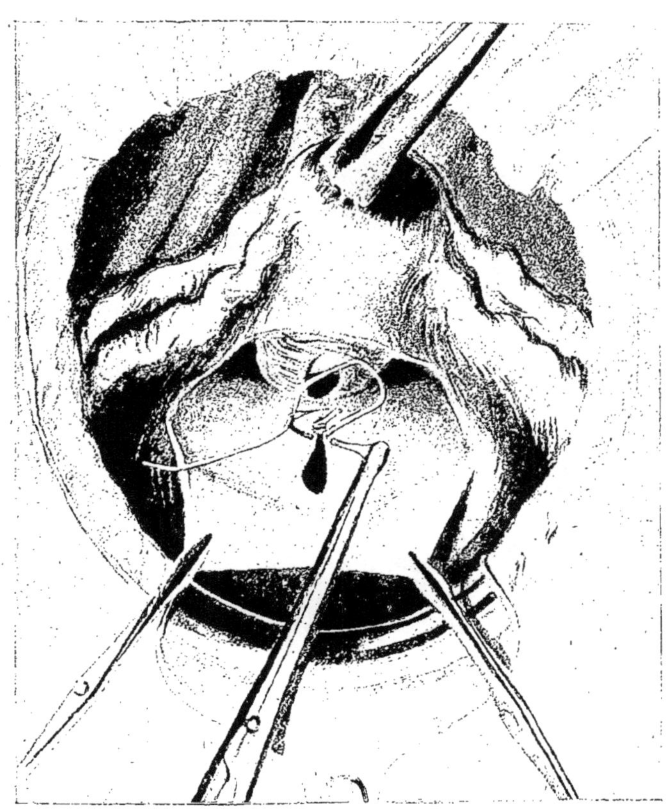

Fig. 718. — Cure d'une fistule vésico-utéro-vaginale par la laparotomie transpéritonéale (Emile Forgue). Fermeture de la fistule vésicale.

où toutes les tentatives d'oblitération directe demeurent infructueuses. Il faut alors se résoudre à l'oblitération totale du canal génital. Mais, pour que l'on puisse tenter l'oblitération du vagin, sans risquer de produire une rétention du sang menstruel ou hématométrie, il faut que la communication entre la vessie et le vagin soit suffisamment large. L'oblitération du vagin, qui est de beaucoup l'opération préférable et celle que je décrirai, a reçu le nom de *colpocleisis*; celle de la vulve, qu'avait pratiquée Vidal de Cassis et à laquelle on pourrait exceptionnellement être obligé de se résoudre, prend le nom d'*épisiorraphie*, bien préférable à celui d'*épisiosténose*; il est facile de lui appliquer les préceptes que je vais indiquer pour l'occlusion du vagin[1].

C'est Simon[2] qui a remis en honneur l'opération indirecte et qui en a fixé la technique.

1er temps; avivement. — On tâchera de faire l'oblitération du vagin le plus haut possible, ce qui met mieux en garde contre l'incontinence d'urine que lorsque l'avivement porte au niveau de l'urètre; mais il faut se souvenir que, pour réussir, l'avivement doit être fait sur des tissus bien vasculaires et pour les rencontrer on descendra, au besoin, jusqu'auprès de la vulve. Vidal de Cassis avait avivé les grandes lèvres; en pareil cas, il est difficile d'obtenir une réunion complète, à la partie antérieure. On disséquera un anneau de muqueuse d'une largeur de 2 centimètres, en commençant la dissection de haut en bas, et on tendra les parties voisines, à

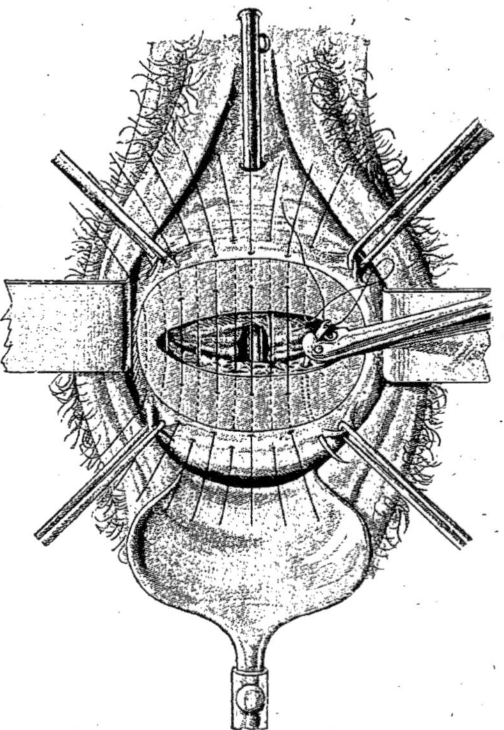

Fig. 719.— Occlusion du vagin, ou colpocleisis; avivement et suture.

l'aide de pinces; on facilitera beaucoup la dissection de la paroi pos-

[1] Un nouveau procédé d'épisiorraphie a été décrit par M. Chénieux. (Du méat hypogastrique et de l'épisiorraphie appliquée au traitement de certaines fistules urétro-vésico-vaginales. *Comptes rendus du xviiie congrès français de chirurgie*, Paris, 1905, p. 516 et *Revue de gynéc. et de chir. abd..*, 1906, p. 29). Ce procédé ingénieux n'est applicable qu'à certaines fistules très complexes : la malade après l'opération n'a plus qu'un méat hypogastrique par lequel elle pratique elle-même le cathétérisme.

[2] G. Simon. Historisches ueber den operativen Verschluss der Scheide durch Vereinigung der Scheidenwandungen (*Kolpokleisis*), etc. (*Deutsche Klin.*, 1868, n° 45, p. 405. et n° 46, p. 417).

térieure, en faisant placer le doigt d'un aide dans le rectum, et celle de la paroi antérieure, en l'abaissant avec une sonde introduite dans la vessie. La surface de la plaie sera soigneusement égalisée avec des ciseaux courbes.

Fritsch[1] a proposé de faire cet avivement par dédoublement, après une simple incision circulaire; ce procédé offre une certaine difficulté d'exécution.

2ᵉ temps; suture. — Les sutures seront faites au crin de Florence ou au fil d'argent avec de grandes aiguilles de Hagedorn; on les fera cheminer sous toute la surface de la plaie, d'abord de bas en haut, puis de haut en bas. On prendra bien garde de ne pénétrer ni dans l'urètre, ni dans le rectum, ni dans le péritoine. Dès que le premier fil sera placé, il facilitera beaucoup le reste de l'opération, en permettant d'attirer les parties à affronter. Les sutures seront serrées avec le plus grand soin et on évitera, le plus possible, le chevauchement; on mettra, à cet effet, quelques points de suture superficielle (fig. 719 et 720).

Pour bien apprécier l'importance de cette opération, il ne faut pas perdre de vue la condition misérable des femmes qui doivent s'y résigner. Le colpocleisis est souvent une ressource précieuse, quoiqu'il offre aussi des inconvénients de différents ordres : la fécondation est impossible, et le coït ne peut être pratiqué que dans les cas exceptionnels où l'oblitération a pu être faite très haut; le sang des règles provoque parfois du catarrhe vésical, et le contact de l'urine avec le col de l'utérus amène de la métrite ; on a parfois signalé de la pyélo-néphrite et très fréquemment l'existence de calculs vésicaux[2].

Lorsque le col de la vessie est lésé de telle sorte qu'il existe de l'incontinence d'urine, l'oblitération seule du

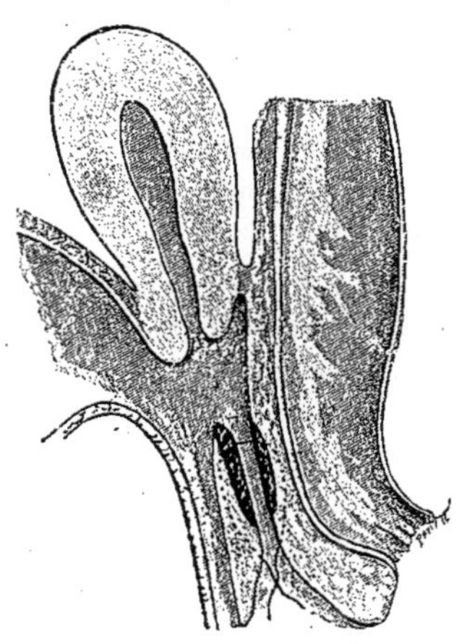

Fig. 720. — Colpocleisis (coupe schématique).

vagin ne suffit pas pour empêcher les malades d'être constamment mouillées. Dans ce cas, on a conçu l'idée d'enlever à la vessie son rôle

[1] H. Fritsch. *Centr. f. Gyn.*, 1888, n° 49, p. 804.

[2] L. A. Neugebauer. *Centr. f. Gyn.*, 1885, n° 9, p. 157. L'extraction du calcul fut faite et suivie de l'occlusion nouvelle du vagin. — W. Bergmann. *Ibid.*, 1888, n° 50, p. 824 : observation de calcul phosphatique. Mort d'urémie causée par une néphrite interstitielle. — Baas. *Centr. f. Gyn.*, 1889, n° 21, p. 561 : le calcul phosphatique, d'abord développé dans le vagin oblitéré, était ensuite passé dans la vessie, à travers la large fistule qui avait nécessité le colpocleisis. Il fut extrait après dilatation de l'urètre.

de réservoir urinaire pour le confier au rectum; il faut pour cela, en même temps qu'on pratique le colpocleisis, établir une fistule vagino-rectale. Baker Brown[1] paraît avoir, le premier, fait cette opération sur une malade qui présentait une fistule vésico-vaginale et vagino-rectale avec oblitération presque complète du vagin et destruction du col de la vessie et de l'urètre. Maisonneuve[2] pratiqua, en 1851, de propos délibéré, une fistule recto-vaginale, après avoir oblitéré la vulve, dans l'espoir de voir le sphincter anal retenir les urines qui devaient alors passer par l'anus; mais la fistule se ferma spontanément et une nouvelle tentative pour établir une fistule périnéale fut suivie de mort.

Rose[3] a repris cette opération, sous le nom d'oblitération rectale de la vulve (*obliteratio vulvæ rectalis*). Il commence par assurer la perméabilité d'une fistule recto-vaginale artificielle, à peu de distance au-dessus de l'anus, en incisant la cloison recto-vaginale et en affrontant les muqueuses avec soin. Cazin[4] et Schröder[5] ont eu recours à cette ressource opératoire, qui n'est pas toujours inoffensive. On a observé de graves accidents dus au passage des gaz intestinaux et des matières fécales dans le vagin; de plus, la fistule recto-vaginale paraît avoir une grande tendance à s'oblitérer. Toutefois, Fritsch[6] a observé deux malades opérées de la sorte qui rendaient l'urine par l'anus sans en être nullement incommodées; une de ces femmes, opérée depuis quatre ans, était blanchisseuse à sa clinique et ne paraissait pas gênée par l'existence d'un tel cloaque.

II. — **Fistules cervicales.** — Les fistules urinaires qui intéressent le col de l'utérus sont tangentes au museau de tanche, plus ou moins détruit et, si l'on peut ainsi dire, ébréché par le travail de mortification qui a produit la fistule. On les rattache, depuis Jobert, aux fistules vésico-vaginales, sous le nom de **fistules vésico-utéro-vaginales,** subdivisées en deux variétés, **superficielles** et **profondes,** selon que la destruction de la lèvre antérieure du col est partielle ou complète. Cette dénomination est essentiellement défectueuse. On doit plutôt, me semble-t-il, les rapprocher des fistules du col de l'utérus et les appeler **fistules juxta-cervicales,** réservant le nom de **fistules intra-cervicales** aux perforations qu'on appelle assez improprement **fistules vésico-utérines.**

---

[1] Voir MALGAIGNE et LE FORT. *Manuel de méd. opér.*, 9e édit., 1889, 2e art., p. 477.

[2] Voir MALGAIGNE et LE FORT. *Loc. cit.*

[3] E.-ROSE. Ueber den plastichen Ersatz der weiblichen Harnröhre (*Deutsche Zeitschr. f. Chir.*, 1878, t. IX, p. 122).

[4] H. CAZIN. Contribution à l'étude des fistules vésico-vaginales; création d'une fistule recto-vaginale avec occlusion de la vulve (*Arch. gén. de méd.*, 1881, p. 275 et 436).

[5] Voir BRÖSE. *Sitzungsber. der Berl. Gesell. f. Geb. u. Gyn.*, 27 avril 1883 in *Zeitschr. f. Geb. u. Gyn.*, 1884, t. X, p. 126.

[6] FRITSCH. Ueber plastische Operationen in der Scheide (*Centr. f. Gyn.*, 1888, n° 49, p. 804).

Il ne faut pas confondre les fistules juxta-cervicales qui entament le col avec les fistules simplement voisines du col, mais où celui-ci est intact. On est, dans ce dernier cas, parfois obligé d'inciser la lèvre antérieure pour faire l'avivement ou même forcé d'en enlever un segment en V.

1° **Fistules juxta-cervicales** (Syn. *vésico-utéro-vaginales*). — Dans la variété **superficielle** on pourra obtenir l'oblitération par un bon avivement; mais il offrira ici des difficultés spéciales, car il devra porter en arrière sur la lèvre antérieure du col amincie et sclérosée qui limite profondément la fistule. En avant, l'avivement portera sur le haut de la cloison vésico-vaginale et même sur la cloison urétro-vaginale. La dureté des tissus constitue un obstacle très grand : on devra faire, surtout au niveau du col, un avivement très large et ne

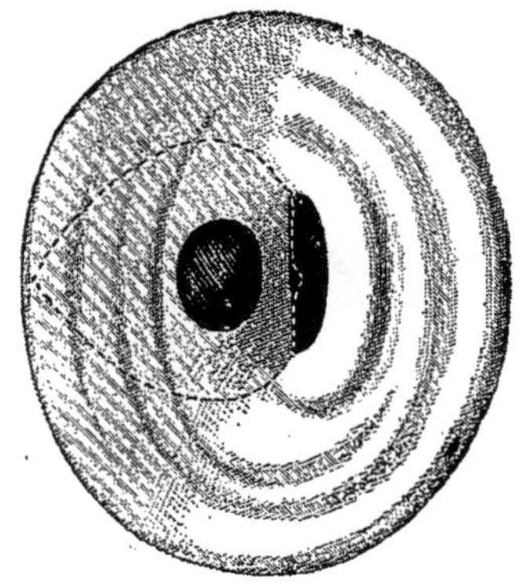
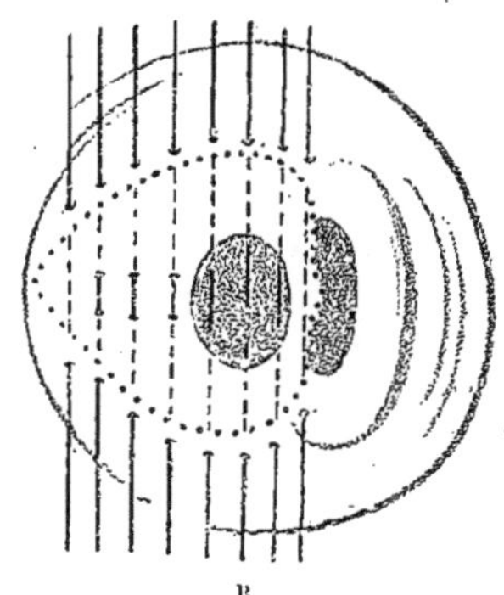

Fig. 721. — Fistule juxta-cervicale.
A, avivement. B, suture.

pas craindre d'abraser les portions de tissu inodulaire incompatibles avec une bonne réunion : il est bien préférable d'avoir affaire à une surface cruentée très vaste, mais bien vivante, qu'à une surface plus restreinte dont l'accolement serait difficile (fig. 721 et 722).

Dans les fistules **juxta-cervicales profondes**, l'étoffe peut se trouver tout à fait insuffisante pour faire l'avivement et obtenir le rapprochement des lèvres de la plaie; il faut se rappeler, en outre, que l'avivement du moignon de la lèvre antérieure détruite offre de grands dangers, vu le voisinage du cul-de-sac péritonéal vésico-utérin qu'a attiré et fixé le travail de rétraction inodulaire. Il faut donc considérer comme une exception heureuse et comme un exemple difficile à suivre la guérison par affrontement direct qu'a obtenue Hegar[1] dans un cas de ce genre.

[1] HEGAR et KALTENBACH. *Loc cit.*, trad. franç., p. 507.

Les fistules juxta-cervicales profondes, qui ne se prêtent pas à la
suture directe, peuvent encore être opérées d'une manière différente : on a suturé la lèvre postérieure du museau de tanche avec
la lèvre antérieure ou vaginale de la fistule; de la sorte, le col de
l'utérus vient s'ouvrir dans le réservoir de l'urine (fig. 723). On pourrait appeler cette opération **hystéro-cleisis vésical** pour la distinguer
de l'hystéro-stomato-cleisis où les lèvres du col sont suturées entre elles
(fig. 725). Il faut faire attention de ne pas faire porter l'avivement au
delà du col, sur la partie voisine du vagin, pour l'incarcérer dans la
vessie. En effet, la blessure du péritoine est alors très à craindre. Le
col presque tout entier peut être caché dans la vessie et le cul-de-
sac postérieur du vagin, saillant, peut simuler la lèvre postérieure;

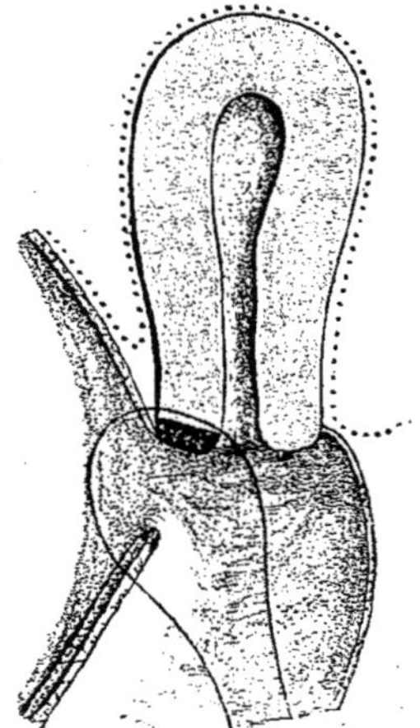

Fig. 722. — Fistule juxta-cervicale
superficielle ; avivement (schéma).

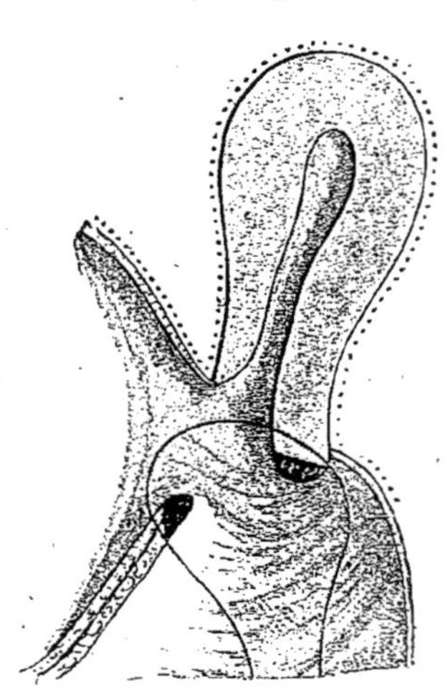

Fig. 725. — Fistule juxta-cervicale profonde
hystéro-cleisis vésical (schéma).

aviver à ce niveau serait sûrement entrer dans le péritoine[1] (fig. 723
et 724).

2° **Fistules intra-cervicales.** — D'après A. Martin[2], cette variété de
fistules serait plus fréquente qu'on ne l'admet généralement, mais
elles ont une tendance naturelle à guérir, quand elles ne sont pas
trop étendues et ne comprennent pas l'uretère. Le premier soin du
chirurgien doit être de mettre l'orifice à découvert, par la dilatation
avec la laminaire. L'orifice est-il étroit et le trajet de quelque longueur, on peut essayer la cautérfsation avec la pointe rougie d'un

---

[1] Pour certains cas de fistule juxta-cervicale MICHAUX (*Congrès français de chirurgie*,
1892. p. 717) a proposé d'aborder la fistule par la *voie ischio-rectale*.
[2] A. MARTIN. *Zeitschr. f. Geb. und Gyn.*, 1879, t. IV, . 320.

thermo-cautère, ou mieux, d'un galvano-cautère, répétée un certain nombre de fois, à huit jours d'intervalle. On a essayé divers autres caustiques, entre autres le nitrate d'argent. Neugebauer[1] a obtenu, par la cautérisation, 15 guérisons sur 133 cas, mais il a eu à déplorer une mort. Si la cautérisation échoue, on pourra avoir recours, pour fermer directement la fistule, à l'une des deux opérations suivantes :

a. **L'avivement et la suture.**

b. **La cystoplastie,** par dissection du col à sa partie antérieure et suture, suivant le procédé de Follet.

L'avivement et **la suture** ont été mis en usage, avec succès, pour la première fois, par Jobert de Lamballe (1849), dans une observa-

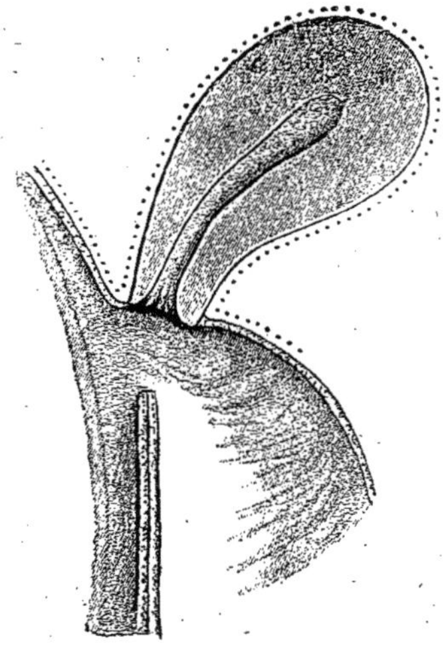

Fig. 724. — Fistule juxta-cervicale profonde. — La lèvre postérieure du col et le cul-de-sac postérieur du vagin sont situés sur le prolongement de la cloison vésico-vaginale, par suite de la rétroversion de l'utérus.

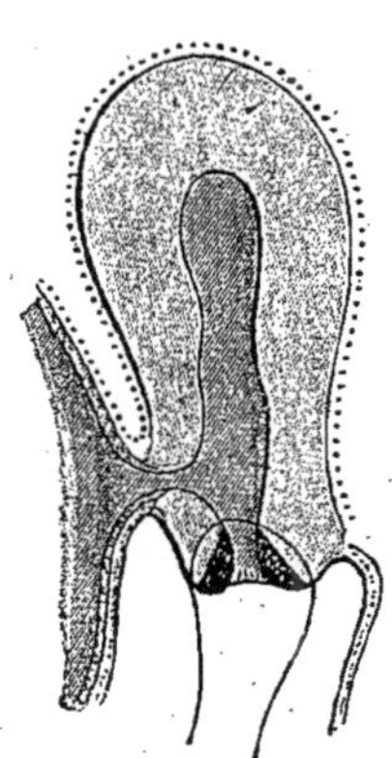

Fig. 725. — Fistule intra-cervicale ; hystéro - stomato-cleisis (schéma).

tion qui est restée longtemps unique. Simon n'a pratiqué cette opération qu'une fois; on connaît maintenant de nombreux succès. Sänger a eu recours à un procédé ingénieux, véritable **trachélo-syringorraphie,** analogue à l'opération d'Emmet[2]. Dans un cas où la fistule siégeait latéralement, il commença par fendre des deux côtés le col de l'utérus; puis, du côté où existait l'orifice fistuleux, il pratiqua la suture du col,

<hr>

[1] Neugebauer. *Arch. f. Gyn.*, 1889, t. XXXV, n° 3, p. 280.
[2] Emmet. *The principles and practice of gynecology*, Londres, 1880, p. 654 et suiv. — Hegar et Kaltenbach. *Loc. cit.*, p. 524 . — Hofmeier. *Manuel de gynéc. opér.*, trad. franç., p. 106. — Neugebauer. *Loc. cit.* — Zweifel. *Soc. obst. de Leipzig*, 19 déc. 1887 (*Centr. f. Gyn.*, 1888, p. 378). — Sänger. *Ibid.*, p. 377.

comme dans l'opération d'Emmet; afin d'établir un orifice cervical suffisant de l'autre côté, il sutura la muqueuse de l'intérieur du col à celle de l'extérieur, ce qui reporta un orifice suffisant sur le côté (fig. 726).

Quand la fistule est très élevée et siège sur la ligne médiane, elle est d'un accès excessivement difficile; Follet[1], Wölfler[2] et Champneys[3] ont pratiqué alors, avec succès, la **cystoplastie** et la **suture immédiate de la perforation vésicale** mise à nu par une opération préliminaire. Voici comment a procédé Follet : il a d'abord dilaté

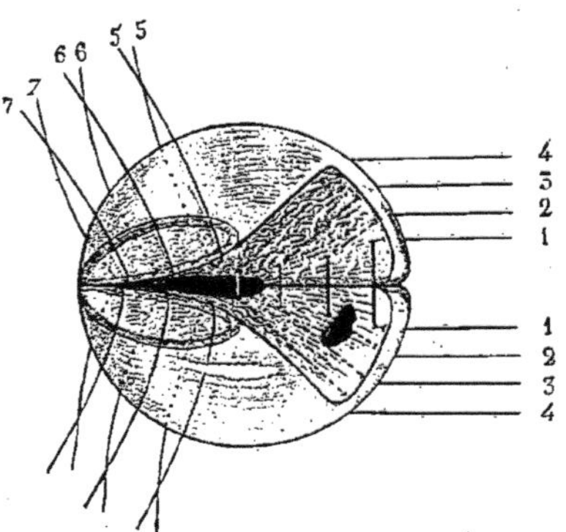

Fig. 726. — Opération de la fistule urinaire intra-cervicale; procédé de Sänger.

l'urètre pour y introduire le doigt; il abaissa ensuite le col jusqu'à la vulve, incisa le cul-de-sac antérieur du vagin et détacha la vessie jusqu'au-dessus de la perforation; enfin il sutura cette dernière, en s'aidant du doigt introduit dans l'urètre.

Otto v. Herff[4] fait une section médiane du col jusqu'à la fistule. Puis la vessie est décollée de l'utérus sur une étendue d'environ 1 centimètre. Il en résulte une surface d'avivement composée de deux moitiés, l'une postérieure et l'autre antérieure. Chacune d'elles comprend en son milieu l'un des orifices du trajet fistuleux dédoublé. Cette surface d'avivement est alors suturée comme une élytrorraphie antérieure. Au cas où la suture viendrait à céder au niveau de l'orifice vaginal, on aurait affaire à une fistule vésico-vaginale qu'on traiterait par un des procédés connus.

Bardescu[5] sépare la vessie de l'utérus et pénètre jusque dans le péritoine. Il suture séparément les deux orifices et ramène le feuillet péritonéal antérieur par dessus la suture vésicale, jusqu'au vagin, de manière à consolider cette suture (fig. 727 et 728).

Comme dernière ressource on aurait l'hystéro-cleisis, qu'il vaut

[1] FOLLET (de Lille). Fistule vésico-utérine; nouveau procédé de cystoplastie (*Bull. et Mém. de la Soc. de chir.*, 26 mai 1886, p. 445).

WÖLFLER. Oest. ärzt. Verein-Zeit., 1887 (*Memorabilien von* Fr. BETZ. Heilbronn, 1887, n° 2, p. 99).

[3] CHAMPNEYS. *Obstet. Soc. of London*, 5 oct. 1888 (anal. in *Annal. de Gyn.*, nov. 1888, t. XXX, p. 376).

[4] OTTO v. HERFF. Zur Behandlung der Blasengebärmutterfisteln (*Zeitschr. f. Geb. u. Gyn.*, 1891, t. XXII, p. 1).

[5] N. BARDESCU. *Centr. f. Gyn.*, 1900, p. 170

mieux appeler **hystéro-stomato-cleisis**, c'est-à-dire la suture des deux
lèvres du col (fig. 725);
les règles passent alors
dans la vessie et il peut
en résulter des coliques,
quand l'orifice est très
étroit. Courty a, pour-
tant, vu plusieurs fois
la menstruation se faire
sans aucun inconvé-
nient. On doit prévenir
les femmes que l'opéra-
tion entraîne la stéri-
lité; toutefois, il suffit
d'un petit orifice per-
mettant l'introduction
d'un stylet pour que la
fécondation puisse

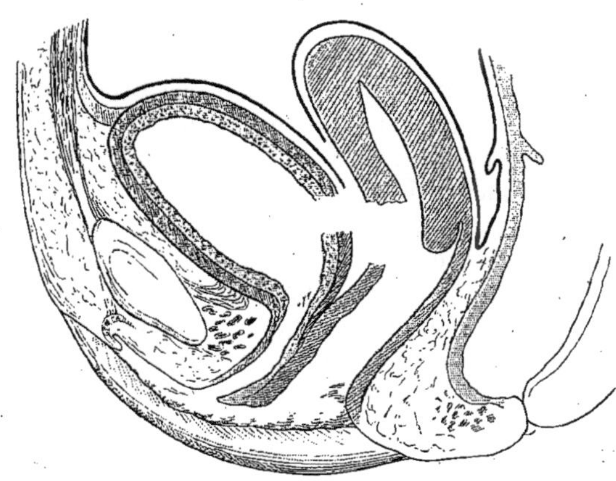

Fig. 727. — Cure de la fistule vésico-utéro-vaginale (N. Bardescu).
Séparation de la vessie du vagin et de l'utérus, ouverture
du cul-de-sac péritonéal vésico-utérin.

avoir lieu, ainsi que P. Deroubaix en a observé un exemple.

III. — Fistules uretéro-vaginales et uretéro-cervicales. —

Pendant très longtemps on a considéré l'oblitération directe de ces fistules comme au-dessus
des ressources de l'art.
On connaît aujourd'hui
plusieurs procédés ap-
plicables à la fistule
uretéro-vaginale.

1° *Méthode d'obli-
tération directe.* —
Procédé de Simon[1]. —
On crée d'abord une fis-
tule vésico-vaginale à
côté de l'orifice de la fistule uretérale; on passe
une sonde dans l'uretère
par cette voie; puis,
toujours à travers cette
fenêtre, on débride
l'uretère en haut de
manière à transformer

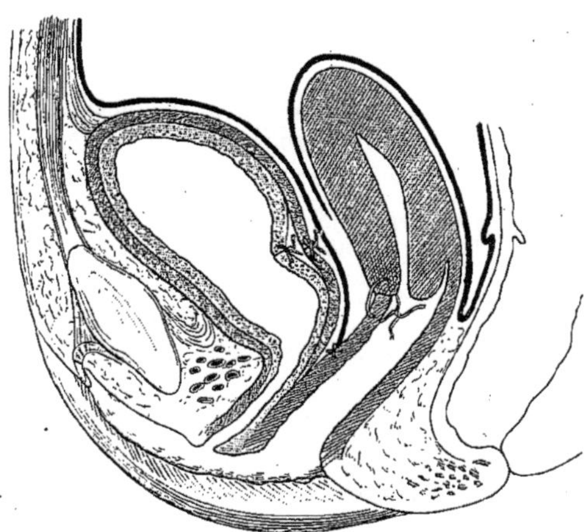

Fig. 728. — Cure de la fistule vésico-utéro-vaginale (N. Bardescu).
Sutures : sur la vessie, à deux étages, sous-muqueuse et musculeuse; par-dessus la ligne de suture on attire le feuillet péritonéal antérieur et on le fixe au vagin en X. Suture séparée du
col et du vagin.

en une gouttière, dans une étendue de 1 centimètre à 1 centimètre

[1] Simon. *Wien. med. Woch.*, 1876, n° 28, p. 692.

et demi, la portion du canal qui est renfermée dans les parois de la vessie. Les bords de cette incision doivent être écartés chaque jour avec une sonde cannelée, de manière à empêcher leur agglutination et à les faire cicatriser isolément. Quand on suppose que ce but est atteint, on ferme par un large avivement et une suture transversale la fistule vésico-vaginale artificielle, maintenant éloignée de l'abouchement de l'uretère.

Procédé de Dührssen[1]. — Dührssen a employé avec succès un procédé qui se rapproche beaucoup du précédent. Une sonde étant introduite dans l'uretère par l'orifice de la fistule, on fait sur la paroi vaginale une incision oblique passant par la fistule et on dissèque les deux lèvres de la plaie. Immédiatement en dehors de la fistule on ouvre la vessie sur une petite étendue, on sectionne la cloison qui sépare l'uretère et on suture l'une à l'autre les deux muqueuses vésicale et uretérale ; on établit ainsi une large communication entre l'uretère et la vessie. Il ne reste plus alors qu'à fermer par le procédé classique la fistule vésico-vaginale qu'on vient de créer.

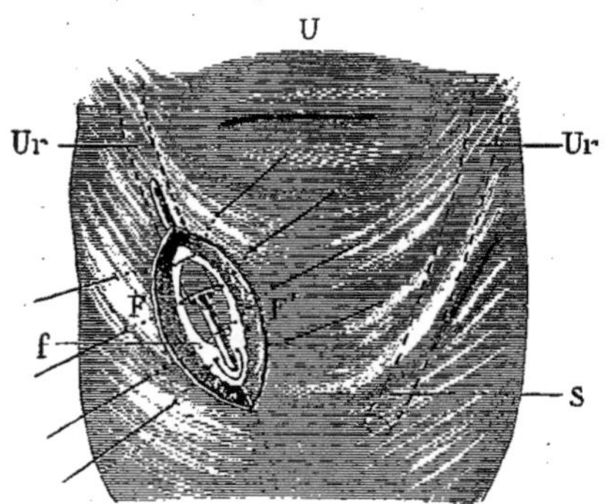

Fig. 729. — Opération de la fistule urétéro-vaginale; procédé de Landau.

U. col utérin ; Ur. trajet de l'uretère ; S. pli du vagin correspondant au ligament inter-uretérique ; FF' fenêtre vésico-vaginale au fond de laquelle on aperçoit la sonde introduite dans l'uretère.

Procédé de Landau. — Landau[2] a proposé de créer d'abord, s'il n'existe pas de large perforation vésico-vaginale, qui en dispense, une fenêtre vésico-vaginale par l'excision d'un lambeau ovale; puis il fait passer dans l'uretère une fine sonde élastique qu'il ramène d'abord dans la vessie et qu'il fait ressortir par l'urètre, avec des pinces. On place alors la malade dans la position genu-pectorale et on avive la muqueuse vaginale tout autour de la solution de continuité par laquelle on aperçoit la sonde qui assure l'intégrité du calibre de l'uretère, et l'on fait des points de suture perpendiculaires à la sonde qui est laissée quelques jours en place (fig. 729). Bandl[3] a adopté ce procédé, en le modifiant légèrement, et l'a mis en pratique dans deux opérations; il obtint la

[1] Dührssen. Ueber eine neue Heilmethode der Harnleiterscheidenfisteln (*Volkmann's Samml. klin. Vortr.*, 1894, n° 114, p. 275).
[2] Landau. *Arch. f. Gyn.*, 1876, t. IX, p. 426.
[3] L. Bandl. Zur Entstehung und Behandlung der Harnleiterscheidenfisteln (*Wien. med. Woch.*, 1877, n° 30, p. 721 et n° 52, p. 749).

guérison après plusieurs tentatives, non sans avoir dû une fois défaire les sutures qui avaient compris l'uretère.

Procédé de Schede. — Schede[1] a pratiqué une fenêtre vésico-vaginale par excision d'un morceau de vessie de 2 centimètres carrés, dans la direction du trajet de l'uretère. La fistule urétérale était cachée sous un pli de muqueuse et située au fond d'une fossette cicatricielle, sur les côtés d'une déchirure ancienne du col. On eut soin de suturer les muqueuses vésicale et vaginale sur les lèvres de la portion excisée, de manière à ourler l'ouverture et à l'empêcher de se rétrécir ; introduction d'une sonde élastique dans l'uretère par la fenêtre artificielle ; l'extrémité opposée de la sonde est introduite dans la vessie, puis attirée par l'urètre. Après cela, avivement annulaire, en couronne, autour de la fistule,

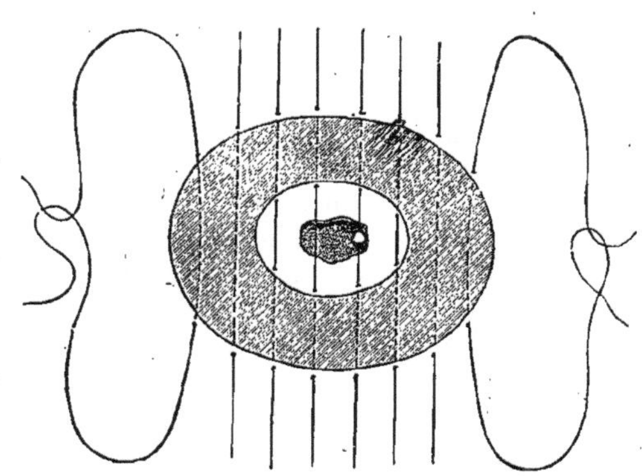

Fig. 750. — Opération de la fistule urétéro-vaginale ; procédé de Schede (Schéma).

en conservant une zone de muqueuse intacte de 3 à 4 millimètres de diamètre, au voisinage immédiat de l'orifice. De la sorte, les bords de la fistule recouverts de muqueuse intacte furent, après la suture rebroussés dans la vessie, en y formant une gouttière à l'extrémité de laquelle s'ouvrait l'uretère (fig. 750) ; guérison, après une série d'accidents.

C'est à un procédé d'avivement analogue que Trélat[2] a eu recours par deux fois sans cathétérisme de l'uretère. Il ne me paraît pas, en effet, que le temps préliminaire de l'établissement d'une fénètre vésicale et de l'introduction d'une sonde dans l'uretère soit ici absolument indispensable, comme dans le procédé de Landau.

Procédé du dédoublement. — Dans un cas de fistule urétéro-vésico-vaginale (la malade avait été opérée onze fois par le procédé ordinaire), je pus assurer le diagnostic, en introduisant la sonde ureté-

[1] M. Schede. *Centr. f. Gyn.*, 1881, n° 23, p. 547.

[2] Trélat. *Bull. et Mém. de la Soc. de Chir.*, 25 fév. 1887, p. 117. — Després (*Bull. et Mém. de la Soc. de Chir.*, 1888, p. 668) a décrit sous le nom de *suture à distance* l'avivement que je viens d'exposer, d'après Schede ; il l'a appliqué, avec succès. à la cure de fistules de la trachée, de l'urètre et à la fistule vésico-vaginale (sans que l'uretère y fût compris)

rale de Pawlik à une profondeur de 21 centimètres; l'orifice vésico-urétéro-vaginal était petit, pouvant admettre un hystéromètre seulement. Je mis en pratique le procédé du dédoublement inauguré par Gerdy, et appliqué par Blasius, Duboué, Collis, v. Herff, Walcher, etc., aux fistules vésico-vaginales ordinaires. Je crois qu'il trouve ici une indication toute spéciale, en permettant de rejeter l'orifice uretéral dans la vessie, sans crainte de le comprendre dans la suture. Voici comment je procédai[1] : position genu-pectorale, incision transversale au niveau de la fistule, la dépassant de chaque côté de 1 centimètre environ; une incision verticale à chaque extrémité lui donne la forme d'une H renversée ($\rightleftharpoons$). Dissection des bords de l'incision transversale dans une étendue de 1 centimètre, de façon à obtenir deux petits lambeaux, par dédoublement de la cloison. Quand ces lambeaux sont relevés, on aperçoit au centre de la surface cruentée le petit orifice de la fistule. On attire l'un vers l'autre les deux lambeaux au-devant de cet orifice et on les affronte sans le moindre effort. Ils sont soigneusement suturés par trois points profonds au fil d'argent et trois points superficiels (fig. 731). Après la suture et par l'adossement de leurs faces profondes, ils forment à la place où était la fistule une petite crète saillante. Ablation des fils au huitième jour : guérison complète.

Ce procédé a l'avantage d'être d'une extrême simplicité; dans les cas où la fistule vésicale serait plus large et le dédoublement plus important, on ferait l'affrontement des lambeaux à l'aide de boutons sur lesquels on écraserait un grain de plomb percé, qu'on aurait fait glisser sur chaque extrémité du fil.

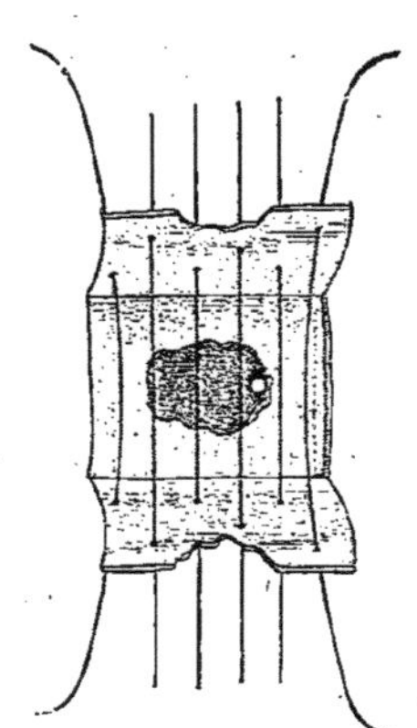

Fig. 731. — Opération de la fistule uretéro - vaginale; procédé du dédoublement de Pozzi (Schéma).

Hergott, de Nancy[2], a cependant, sans le suivre complètement, mis à profit, avec succès, l'indication principale de ce procédé, en disséquant et en refoulant vers la vessie, dans l'étendue de 1 centimètre, l'uretère qui venait s'aboucher sur le bord de la fistule et où l'on put introduire une petite bougie. Quand, pour une large fistule uretéro-vaginale, on est assez heureux pour s'assurer ainsi de la position exacte de l'uretère, on peut, en effet, se borner à ce dédoublement partiel portant sur la lèvre seule où il est indispensable.

<hr>

[1] S. Pozzi. Fistule uretéro-vésico-vaginale guérie par la colpoplastie (*Bull. et Mém. de la Soc. de chir.*, 23 fév. 1887, t. XIII, p. 114).

[2] Herrgott (de Nancy). Un cas de fistule vésico-uretéro-vaginale avec mortification d'une portion de l'uretère gauche; opération, guérison. *Ann. de Gyn.*, juin 1888, t. XXIX, p. 408. — Cette observation a été communiquée à l'Académie de médecine, le 22 mai 1888.

Mais il arrivera fréquemment, comme dans mon cas, qu'au moment même de l'opération cet orifice ne pourra plus être retrouvé, et alors il sera préférable de dédoubler tout le pourtour de la fistule[1].

2° **Méthode de la greffe uretérale.** — Les divers procédés que je viens d'exposer et qui ont leurs indications spéciales sont un peu délaissés; on tend à donner aujourd'hui la préférence aux diverses méthodes d'abouchement de l'uretère fistuleux dans la vessie.

a. **Abouchement uretéro-vésical par voie vaginale.** — Quelque peu commode que soit cette voie, elle a cependant donné de remarquables succès entre les mains de quelques chirurgiens, mais il est presque impossible d'en fixer la technique. P. Segond[2], dans deux cas suivis de succès, a employé la technique suivante : il a avivé la muqueuse au-dessous de l'orifice vaginal de la fistule, puis il a fixé à ce niveau un lambeau taillé sur le bas-fond vésical. L'uretère s'est trouvé transplanté dans le diverticule vésical ainsi créé.

Tuffier[3], dans un cas où il existait à la fois une petite perforation vésicale à droite et une fistule uretéro-vaginale à gauche, a procédé de la façon suivante : il fit un large débridement comprenant la demi-circonférence de la partie externe de la fistule pour mobiliser l'uretère. Dès que cette incision eut quelques millimètres, il entra dans le péritoine, qui fut tamponné à la gaze iodoformée. La partie interne vésicale de l'orifice fistuleux fut avivée sur une surface étendue, et l'uretère suturé à la vessie par un double plan de sutures : uretéro-vésical, au catgut; vaginal, au crin de Florence. Une sonde à demeure fut placée dans la vessie; les fils furent enlevés au 11e jour, la guérison était complète.

b. **Abouchement uretéro-vésical par voie abdominale.** — L'abouchement de l'uretère dans la vessie, par voie abdominale, pour guérir une fistule uretéro-vaginale a été fait presque simultanément avec succès par Novaro[4] et Bazy[5] qui lui a donné le nom de *uretéro-cystonéostomie.* Bazy a d'abord tenté de pratiquer la greffe de l'uretère par voie trans-vésicale sans ouvrir le péritoine, mais deux échecs successifs le décidèrent à aborder l'uretère par une laparotomie transpéritonéale comme l'avait fait Novaro et comme je l'ai fait moi-même[6]. Voici comment procède Bazy : la malade est placée dans la position déclive

---

[1] Parvin (*Western Journ. of med.*, oct. 1887) a obtenu des succès par un procédé qui n'a rien de méthodique et, semble-t-il, par l'effet d'un heureux hasard. Il a d'abord pratiqué une fistule vésico-vaginale, puis, quelques jours après, avivant une très large surface du vagin, il put la renverser de façon à placer l'orifice uretéral dans la vessie.

[2] P. Segond. *Bull. et Mém. de la Soc. de Chir.*, 1895, t, XXI, p. 305.

[3] Tuffier. Étude sur les fistules uretéro-vaginales (*Bull. et Mém. de la Soc, de Chir.*, 1895, t. XXI, p. 270).

[4] Novaro. *Bull. de la Soc. acad. de Bologne*, septembre 1893.

[5] Bazy. *Ann. des mal. des org, génito-urinaires*, 1894, p. 481.

[6] S. Pozzi. *Ann. des mal. des org. génito-urinaires*, 1895, p. 428.

et la paroi abdominale est incisée sur une longueur de 12 à 15 centimètres à partir du pubis. Les intestins sont refoulés à l'aide d'une compresse et une valve rétractant la paroi abdominale met le champ opératoire en pleine lumière. Le péritoine est incisé suivant la direction de l'uretère, puis ce canal est sectionné à 1 centimètre environ de la vessie et le bout vésical est réséqué. On introduit alors par l'urètre une sonde d'homme ou un trocart courbe de Chassaignac dont l'extrémité mousse vient faire saillir la vessie au voisinage de l'extrémité inférieure de l'uretère; la vessie est alors incisée sur une longueur de 1 bon centimètre. Cela fait, une sonde en caoutchouc rouge n° 14 est placée dans l'uretère, puis, entraînant l'uretère dans la vessie, vient sortir par l'urètre. L'uretère est suturé à la vessie par des points séparés de catgut, qui comprennent toute l'épaisseur des parois urétérale et vésicale. Le péritoine est fermé par un surjet au catgut et s'il y a lieu drainé.

Novaro ne place pas de sonde dans l'uretère, mais afin d'assurer un écoulement extra-péritonéal à l'urine, au cas où les sutures viendraient à manquer, il pratique la manœuvre suivante : après avoir suturé avec soin le péritoine pelvien au niveau de l'incision faite pour aller à la recherche de l'uretère, il décolle à partir du pubis le péritoine vésical jusqu'au niveau de ses sutures et par ce trajet il passe une mèche de gaze stérilisée, qui assure l'écoulement extra-péritonéal de l'urine si celle-ci vient à filtrer au niveau des sutures.

Witzel[1], pour éviter les tractions de la vessie sur l'uretère greffé, fixe la vessie, le plus près possible de l'uretère, à la paroi pelvienne, à l'aide de quelques points de gros catgut[2]. Il fixe l'uretère introduit dans la vessie, par deux plans de sutures au catgut, le plan profond comprenant seulement les deux muqueuses urétérale et vésicale, le plan superficiel intéressant les parois musculaires. Puis, afin de réaliser autant que possible la disposition physiologique de l'abouchement normal de l'uretère dans la vessie, il pratique dans la paroi vésicale un canal oblique en forme de gouttière, long de 4 centimètres, autour de l'uretère.

Ces derniers procédés ont l'avantage de laisser l'uretère en dehors du péritoine et par conséquent de le soustraire aux adhérences intestinales qui pourraient en rétrécir le calibre. A ce titre, comme le fait remarquer Witzel, ils sont supérieurs aux procédés de Krause[3] et de Veit dans

---

[1] O. WITZEL. Extraperitoneale Ureterocystostomie mit Schrägkanalbidung (*Centr. f. Gyn.*, 1896, p. 289). — BAUMM. *Cent. f. Gyn.*. 1896, p. 856.

[2] HOWARD A. KELLY (*John Hopkin's Hospital Rep.*, 1895, p. 27) ne suture pas la vessie aux parois pelviennes, mais la libère avec soin au niveau du pubis de façon qu'elle puisse être facilement refoulée en arrière au-devant de l'uretère.

[3] KRAUSE. Intra-péritoneale Einpflanzung des Ureters in die Harnblase (*Centr. f. Chir.*, 1895, p. 165).

lesquels l'uretère demeure libre et intra-péritonéal sur une certaine étendue au voisinage de la vessie[1].

Les observations de greffe urétéro-vésicale sont actuellement fort nombreuses et les résultats que donne cette intervention délicate sont des plus encourageants. En tous cas, j'estime que cette opération qui rétablit l'uretère dans ses fonctions physiologiques est bien supérieure à l'abouchement de l'uretère dans le rectum ou le côlon[2]; quelques succès isolés dus à cette méthode ne sauraient faire oublier les dangers auxquels elle expose et les désastres qu'elle a donnés[3].

Comme je l'ai dit ailleurs[4], il existe pour moi une contre-indication formelle à toute tentative transpéritonéale de greffe de l'uretère dans la vessie, c'est l'état d'infection de l'uretère, du rein ou de la vessie, car ce procédé, pour réussir et ne pas exposer aux plus grands dangers, réclame les conditions d'une réunion immédiate parfaite. Dans ces cas, je n'hésiterais pas à recourir aux procédés d'oblitération indirecte dont je vais maintenant parler.

3° Méthode d'oblitération indirecte. — Cette méthode, que l'on est conduit à appliquer aux fistules urétéro-vaginales quand l'avivement direct ou la greffe ont échoué, consiste soit à oblitérer le canal génital au-dessous de la fistule, soit à extirper le rein du côté de la perforation. Dans le cas de fistules urétéro-cervicales, il vaut mieux renoncer à l'**hystéro-cleisis**, et se résoudre à l'**oblitération du vagin** ou **colpo-cleisis**, après établissement préalable d'une communication artificielle ou anastomose entre ce conduit et la vessie. C'est le plan qui a été suivi par Hahn[5], le premier. Il avait pris soin de border la lèvre supérieure de cette ouverture en affrontant les muqueuses, et d'en suturer la lèvre inférieure à la paroi postérieure du vagin pour assurer la béance de la communication vésico-vaginale. Mais le mari réclama plus tard la réouverture du vagin, et la fistule vésico-vaginale artificielle persista, tandis que la guérison de la fistule urétérale s'effectuait spontanément. Kehrer[6] a publié une observation intéressante : il fait remarquer, très

[1] J. VEIT. Ueber Heilung einer Ureteren-Verletzung (*Zeit. f. Geb. u. Gyn.*, 1894, t. XXXI, p. 454). — M. BAIGUE. Fistules urétéro-vaginales. *Th. de Paris*, 1895.

[2] CHAPUT. Fistule urétéro-vaginale guérie par l'abouchement de l'uretère dans le côlon iliaque (Rapport de BAZY) (*Bull. et Mém. de la Soc. de chir.*, 1893, t. XIX, p. 309).

[3] NOVARO. *Communication au Congrès des Ass. méd. ital.*, Paris, 1887, analysé in *Ann. des mal. des org. génito-urinaires*, 1887, p. 376. — TUFFIER. De la greffe de l'uretère dans l'intestin (*Ibid.*, 1888, p. 241). — REED. Implantation of the ureters into rectum (*Ann. of Surg.*, 1892, t. XVI, p. 193). — MONESTIX. *Bull. de la Soc. anat.*, 1892, p. 796. — A. BOARI (*Ann. des malad. des org. génito-urinaires*, 1896, p. 1) a proposé l'emploi d'un bouton anastomotique analogue au bouton de Murphy, pour l'abouchement de l'uretère dans l'intestin.

[4] M. BAIGUE. *Loc. cit.*, p. 19.

[5] E. HAHN. *Berl. klin. Woch.*, 1879, n° 27, p. 397.

[6] KEHRER. *Centr. f. Gyn.*, 1889, n° 32, p. 565. — La fistule urétéro-vaginale était, dans ce cas-là, consécutive à une opération faite sur le col de l'utérus pour l'extirpation d'un corps fibreux.

justement. qu'une incision ne suffit pas pour assurer une communication entre la vessie et le vagin; il est nécessaire d'exciser un disque d'environ 2 centimètres de diamètre dans la cloison vésico-vaginale et d'en ourler les bords avec soin.

Ce n'est qu'avec la plus grande répugnance que les femmes consentent à se laisser oblitérer le vagin; il est parfois arrivé qu'après y avoir consenti, elles ont redemandé à revenir à leur état d'infirmité première. On comprend donc qu'on ait pratiqué la **néphrectomie**, malgré le danger qu'il y a à priver d'un de ses reins une malade qui peut être atteinte d'un certain degré méconnu de néphrite ascendante bilatérale. La première idée de l'opération revient à Simon. Zweifel[1] en 1878, puis Crédé[2] l'ont d'abord pratiquée. Il est excessivement important, avant de s'y résoudre, de s'assurer de l'état du rein qui seul doit être laissé à la malade. On fera donc une analyse chimique et microscopique attentive de l'urine. Il sera préférable de pratiquer cet examen sur l'urine retirée directement de l'uretère présumé sain, à l'aide du cathétérisme de ce canal.

Gravité de l'opération de la fistule vésico-vaginale ordinaire. Accidents opératoires. Résultats. — Je n'aurai en vue, dans ce qui va suivre, que l'opération directe des fistules vésico-vaginales et urétro-vaginales ordinaires.

On doit la considérer comme absolument **bénigne**; elle ne prend un peu plus de gravité que si la fistule est rapprochée du col et, par conséquent, des gros vaisseaux utérins, de l'uretère et du péritoine.

Verneuil[3] a publié la relation des cas de sa pratique où l'opération avait été suivie de mort : il en a compté 5 sur 80 opérations. Mais il est juste de remarquer que la plupart datent de la période antérieure à l'antisepsie[4]; Hegar et Kaltenbach n'ont pas perdu une seule opérée sur une série de plus de 80 cas.

L'hémorragie primitive n'a également pu survenir que dans des circonstances particulièrement défavorables, quand la malade était hémophilique, par exemple; c'est ainsi qu'Horteloup[5] a signalé un cas de mort qu'il attribue à la blessure d'une artère utérine.

L'hémorragie secondaire a été observée du troisième au cinquième

[1] Zweifel. Ein Fall von Ureteren-Uterus-Fistel geheilt durch die Exstirpation einer Niere (*Arch. f. Gyn.*, 1878, t. XV, p. 1).

[2] R. Crédé. Nephrectomie wegen Ureteren-uterus-fistel (*Ibid.*, 1881, t. XVII; p. 512). — Jules Bœckel. *Bull. et Mém. de la Soc. de chir.*, juin 1884, p. 448. — Fritsch, cité par Heilbrunn (*Centr. f. Gyn.*, 1886, n° 1, p. 1). — A.-H. van der Weerd (Assistant du prof. Treub, de Leyde). Over fistula uretero-uterina (*Nederl. Tijdsch. v. Verlosk, en Gyn.*, Haarlem, 1889, p. 161). — Voir aussi pour la bibliographie et la relation d'un cas C. D. Josephson (de Stockholm). *Hygiea*, 1887, t. XLIX, n° 5, p. 279 et n° 6, p. 343.

[3] A. Verneuil. De la léthalité des fistules vésico-vaginales (*Annal. de Gyn.*, janv. 1877, t. VII, p. 1).

[4] Jobert de Lamballe avait observé 26 morts sur 147 cas.

[5] Horteloup. *Bull. de la Soc. de chir.*, 5 mai 1869, p. 198.

jour; alors, on a presque toujours, je pense, commis une faute opératoire. Le meilleur remède est le tamponnement. Si l'hémorragie se faisait dans la vessie, on pourrait ne pas en être averti tout d'abord, et ce réservoir serait distendu par des caillots, avant que l'on pût y porter remède. Ceux-ci sont rendus en fragments par l'urètre et leur expulsion s'accompagne d'un ténesme très pénible; la décomposition de ce qui n'est pas évacué amène fatalement l'insuccès de la suture. Il faut faciliter leur expulsion par des irrigations vésicales fréquentes. Si la distension de la vessie était considérable, on n'hésiterait pas à dilater l'urètre et à extraire les caillots.

La **blessure**, et surtout la **ligature de l'uretère**, s'annonce par l'apparition de douleurs lombaires, de vomissements et de fièvre. On se hâtera d'enlever les fils suspects, car cette complication pourrait devenir grave; on a vu alors le fil finir par couper l'uretère distendu, ce qui amène spontanément une détente tardive dans les symptômes d'urémie commençante.

Les **complications infectieuses** étaient déjà très rares autrefois et sont maintenant tout à fait exceptionnelles. La **péritonite** pourrait être la conséquence de la blessure du péritoine par l'avivement ou par les sutures, si les précautions antiseptiques ont fait défaut pendant l'opération, ou encore si une cystite ou une pyélite concomitantes amènent l'infection de la plaie.

On a observé la formation tardive de **calculs** et d'**incrustations calcaires** dans la vessie, au niveau des fils d'argent ou de soie qui y étaient tombés, en coupant les tissus. Il ne faut pas perdre de vue, en effet, que la presque totalité des femmes atteintes de fistule ont une urine altérée par l'inflammation de la vessie qui s'est propagée aux bassinets et même à la substance rénale. Dans ces conditions, la formation de calculs est très favorisée; mais comme ils sont toujours phosphatiques, très friables, on peut facilement les broyer et les évacuer par la lithotritie.

Les **résultats** que donne actuellement l'intervention chirurgicale pour les fistules sont remarquablement satisfaisants. On peut dire qu'il n'y a presque pas de cas absolument incurables par une opération directe ou indirecte : il est vrai que cette dernière substitue une difformité à une infirmité, ou encore nécessite le grave sacrifice de l'un des reins. Beaucoup d'échecs sont dus à un diagnostic incomplet. J'ai opéré, comme je l'ai dit plus haut, une femme chez laquelle on avait essayé, à onze reprises, d'oblitérer une petite fistule du cul-de-sac antérieur du vagin, sans pouvoir y arriver. Je m'assurai que cet insuccès provenait de ce que l'uretère s'ouvrait dans la fistule, et je mis en pratique le procédé d'avivement par dédoublement qui refoula l'orifice urétéral dans la vessie et amena la guérison immédiate.

L'incontinence d'urine persiste parfois longtemps après la réunion d'une fistule, si bien que la femme qui continue à perdre involontairement l'urine ne veut pas croire à sa guérison. Diverses conditions anatomiques peuvent en être cause : il suffit, pour l'expliquer, de la perte de tonicité par l'effet de la désuétude du sphincter vésical et des fibres musculaires de l'urètre qui, chez la femme, jouent un grand rôle dans la rétention normale de l'urine.

Divers traitements médicaux ont été mis en usage contre cette infir-

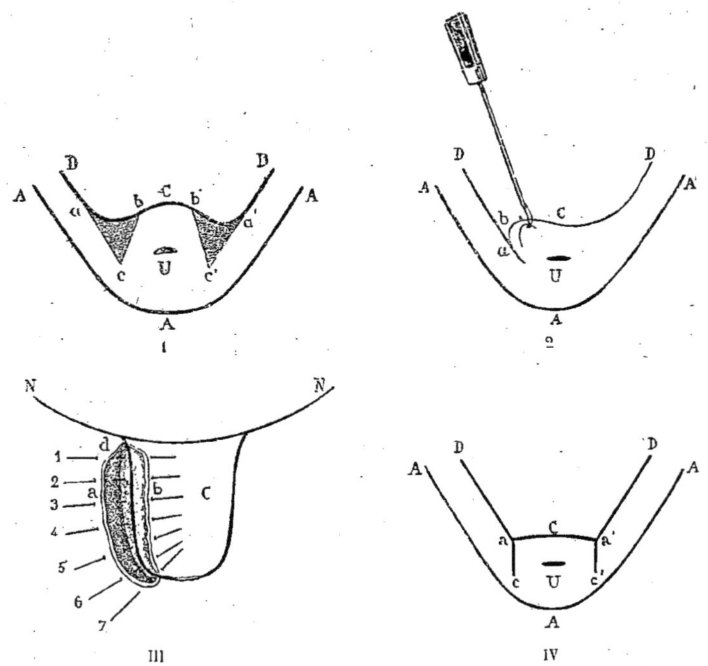

Fig. 752. — Opération de Pawlik contre l'incontinence d'urine.

I. Région de l'urètre vue la femme étant en position genu-pectorale. II. Estimation de l'étendue de l'avivement par la traction avec un crochet. III. Avivement. IV. Pincement effectué.

A. Relief de l'arc du pubis. C. Saillie du canal de l'urètre. D. Dépression en arrière du pubis U. Méat urinaire; a, b, c, a', b', c', dimensions de l'avivement juxta-urétral.

mité : injections de strychnine, douches chaudes, électricité, etc. Schatz a eu recours à un pessaire spécial : toute espèce de pessaire, et en particulier celui de Dumontpallier, en comprimant légèrement l'urètre, peut au moins diminuer l'incontinence. On a enfin obtenu des succès incontestables par une petite opération plastique, ayant pour effet de brider, pour ainsi dire, le canal de l'urètre, en effaçant son calibre; l'urine trouve, par suite, un certain obstacle, et ne peut s'échapper que lorsqu'elle s'est accumulée en assez grande quantité pour le surmonter. Schröder[1], dans le but d'allonger et de déplacer le canal de l'urètre, a pratiqué deux avivements latéraux. Pawlik[2] a enlevé latéralement des fragments cunéiformes de tissu pour tirer sur l'urètre transversalement et le couder de manière à combattre sûrement la béance du canal (fig. 752)[3].

I. — **FISTULES FÉCALES**.

Je comprendrai, sous ce titre commun, les fistules **recto-vaginales** et les fistules **entéro-vaginales**.

Fistules recto-vaginales.

Étiologie. — La cause la plus fréquente est l'accouchement ; mais ce n'est pas la compression qui agit ici, comme dans les fistules urinaires, pour produire des escarres. Les fistules recto-vaginales sont une conséquence plus immédiate que le traumatisme, et succèdent ordinairement, à une large déchirure du périnée qui s'est cicatrisée inférieurement dans le point où les tissus offrent le plus d'épaisseur, tandis qu'une perforation a subsisté au-dessus ; la minceur de la cloison recto-vaginale a permis, en ce point, aux deux épithéliums de se rejoindre et d'ourler, pour ainsi dire, d'une manière durable la solution de continuité. D'autres causes peuvent, du reste, agir plus rare-

---

[1] Voir R. Mönicke. *Zeitschr. f. Geb. und Gyn.*, 1880, t. V, p. 524.

[2] Pawlik. Beiträge zur Chirurgie der weiblichen Harnröhre (*Wien. med. Woch.*, 1885, n° 25, p. 769 et n° 26, p. 808)

[3] Voici le procédé de Pawlik : l'opérateur commence par attirer avec un crochet le canal de l'urètre aussi loin que cela est possible, sur le côté, et il marque les points qui correspondent à ce déplacement (fig. 752). Il obtient les limites extrêmes de son avivement et il y procède en faisant de haut en bas deux incisions parallèles, à partir des points précités. En bas, ces incisions s'inclinent de manière à permettre de couder l'urètre. On attire alors l'orifice de l'urètre avec un crochet du côté du clitoris, et l'on marque le point où l'on peut parvenir à l'amener ; on poursuit l'incision jusque-là, en ayant soin de lui donner une direction un peu concave en dedans, de manière qu'après la suture l'orifice externe de l'urètre ne se trouve pas trop fortement bridé. Quand ce tracé est terminé, on pratique l'avivement, en creusant les tissus à côté de l'urètre ; il en résulte une plaie assez profonde. On fait la suture de la plaie en attirant l'urètre vers le clitoris ; les points de suture deviennent obliques à mesure qu'on approche de l'orifice urétral, et les derniers sont même placés directement d'avant en arrière. Pawlik opérait dans la position genu-pectorale ; il se servait de soie phéniquée et saupoudrait la suture d'iodoforme. Il attendait une semaine pour faire la seconde opération de l'autre côté, quand la malade était guérie de la première intervention, et recommandait, dans les premiers temps qui suivaient l'opération, de vider fréquemment la vessie. Il a ainsi obtenu plusieurs succès.

ment : déchirure par le forceps ou le céphalotribe, gangrène de la cloison par le séjour prolongé de la tête, traumatisme direct par un corps étranger, violemment introduit ou séjournant assez longtemps pour produire une ulcération, que ce corps étranger agisse, du reste, par le vagin ou par le rectum, déchirure au cours d'une hystérectomie vaginale[1]. Enfin, des **ulcérations** de diverse nature, des abcès de l'un ou de l'autre de ces conduits, peuvent amener entre eux une communication anormale : ces perforations se font, parfois, au-dessus de **rétrécissements du rectum**[2]. Des kystes dermoïdes, des kystes de grossesse extra-utérine, situés dans le cul-de-sac de Douglas et ayant suppuré, peuvent faire communiquer le vagin et le rectum, en s'y évacuant simultanément. Mais ces communications fistuleuses ne rentrent pas, avant la cicatrisation de leurs bords, dans la classe des fistules proprement dites.

Anatomie pathologique. — Je n'aurai en vue que des fistules qu'on peut appeler cicatricielles, laissant de côté les communications anormales récentes, véritables plaies fraîches, les fistules cancéreuses qui ne sont qu'un épiphénomène dans un processus pathologique, ou les fistules purulentes en voie d'évolution.

Il est nécessaire d'établir, avec Verneuil, une division au point de vue de leur siège ; il y a des fistules qu'on doit appeler **recto-vulvaires**, parce qu'elles s'ouvrent au bord de la vulve, tout près de la fourchette : d'autres sont **recto-vaginales inférieures**, leur orifice est situé dans la moitié inférieure du vagin ; d'autres enfin, plus rares, sont **recto-vaginales supérieures** et peuvent siéger dans le voisinage du museau de tanche, dans le cul-de-sac postérieur ; elles sont généralement consécutives à l'évacuation ancienne d'une collection située dans le cul-de-sac de Douglas ou à une hystérectomie vaginale.

Les dimensions sont variables ; les fistules recto-vulvaires sont ordinairement réduites à un petit pertuis ; les fistules de la portion inférieure du vagin sont, le plus souvent aussi, fort étroites. Tantôt la cloison est amincie au point qu'elles paraissent faites à l'emporte-pièce, et qu'elles sont franchement *ostiales* ou *labiformes* ; tantôt elles sont, au contraire, canaliculées, présentant un trajet oblique dans l'épaisseur de la paroi, et leur orifice vaginal est alors parfois recouvert d'une sorte d'opercule formé par la colonne postérieure du vagin plus ou moins entamée et déchiquetée. Les fistules qui siègent dans le cul-de-sac vaginal postérieur peuvent offrir d'assez grandes dimensions, car elles

---

[1] Cette complication serait surtout à redouter dans les cas de suppurations pelviennes à streptocoques siégeant dans le cul-de-sac de Douglas et affectant une marche aiguë. (F. JAYLE. Pathogénie de quelques fistules recto-vaginales consécutives à l'hystérectomie vaginale. (*Bull. de la Soc. anat.*, 1895, p. 754).

[2] FÉVRIER. Des fistules dans le rétrécissement du rectum. *Thèse de Paris*, 1877.

sont parfois consécutives à une large escarre, qu'a causée la pression d'une tumeur, avant de se vider dans les conduits voisins. J'ai observé une fistule de ce genre, qui pouvait admettre le pouce; elle provenait de l'évacuation d'un kyste fœtal.

Quand la fistule présente un trajet, c'est la muqueuse vaginale qui semble être attirée et qui le tapisse.

Les bords de ces orifices sont ordinairement durs, calleux, tranchants; du tissu cicatriciel peut, en formant des brides qui cloisonnent le vagin, les relier à des fistules vésico-vaginales, dues au même accouchement laborieux.

Symptômes et diagnostic. — Le passage de gaz et de matières fécales est, à la fois, le signe pathognomonique pour le clinicien et le phénomène le plus gênant pour les malades. Le passage des matières fécales n'est pas absolument constant, et manque lorsque la fistule est étroite ou oblique et que les matières sont solides: mais ce symptôme apparaît avec la diarrhée. Une **vaginite** assez intense survient si ce phénomène est habituel. On peut, avec le doigt, sentir un **orifice** un peu notable, et le spéculum aidé du stylet et du toucher rectal permet toujours de le découvrir. On placera la femme, pour cet examen, dans la position dorso-sacrée déclive (fig. 151 et 152), qui est la plus commode en vue de cette recherche. Au besoin, on lui ferait prendre un lavement de lait qui viendrait filtrer par le pertuis dissimulé derrière un pli ou une cicatrice.

Pronostic. — Quelle que soit son peu d'importance apparente, il s'agit là d'une affection très rebelle, car la difficulté de la guérison n'est nullement en rapport avec l'étendue de la lésion.

Les cas les plus difficiles sont ceux où il existe des cicatrices multiples dans le vagin.

On a rapporté des cas de guérison spontanée; les fistules recto-vaginales consécutives à l'hystérectomie vaginale se ferment assez souvent spontanément. Mais ce sont des faits exceptionnels, et d'une façon générale les fistules recto-vaginales ne guérissent qu'au prix d'une intervention.

Traitement. — Il semble, au premier abord, que la suture *directe* de la fistule par le vagin soit l'opération la plus simple. Il n'en est rien cependant. En effet, on ne peut obtenir ainsi qu'une surface cruentée d'étendue médiocre, et la réussite est bien moins assurée que par la méthode *indirecte*, qui consiste à comprendre la perforation dans un large avivement intéressant le périnée. On peut donc dire que, dans l'immense majorité des cas, l'opération de la fistule recto-vaginale doit consister en une colpo-périnéorraphie légèrement modifiée, et que la voie périnéale est la méthode de choix, la voie vaginale l'exception.

Opérations par le périnée. — Les anciens chirurgiens se bornaient à inciser verticalement le périnée jusqu'à la fistule, en confiant à la nature le soin de la cicatrisation dans toute son épaisseur, quitte à la régulariser ensuite par une opération complémentaire[1]. Plus tard, on ne fit de la section du périnée que le premier temps d'une périnéorraphie immédiate; cela revenait, en somme, à transformer la fistule recto-vaginale en déchirure périnéale complète, et à la traiter comme elle. Des faits isolés de cette pratique sont dus à Ricord[2], Demarquay[3], Baker-Brown[4] : Richet[5], le premier en France, l'érigea en méthode, ce que Simon[6] fit également en Allemagne. Depuis lors, elle a trouvé de nombreux défenseurs[7]. La vulgarisation du procédé de dédoublement auquel Lawson Tait a attaché son nom est venue étendre encore le champ de la périnéorraphie :

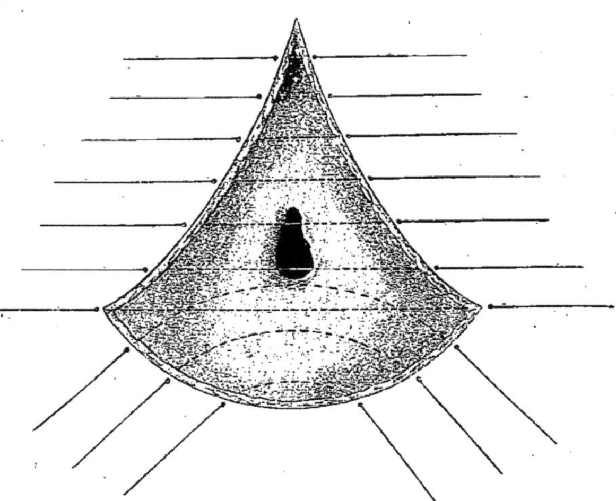

Fig. 755. — Procédé de colpo-périnéorraphie de Hegar appliqué à la cure de la fistule recto-vaginale.

ce procédé offre, en effet, le grand avantage de fournir à peu de frais une énorme surface à l'affrontement et de permettre la mobilisation du rectum : celle-ci détruit le parallélisme entre l'orifice rectal et l'orifice

<hr>

[1] SAUCEROTTE. *Mélanges de chir.*, Paris, 1801, p. 550.

[2] Voir L.-M. MICHON. Des opérations que nécessitent les fistules vaginales. *Thèse de concours*, 1841, p. 224.

[3] DEMARQUAY. *Ann. de gyn.*, 1875, t. III, p. 851.

[4] BAKER-BROWN. *Lancet*, 26 mars 1864, t. I, p. 547.

[5] RICHET. *Ann. de gyn.*, 1876, t. V, p. 401. — Les idées de RICHET avaient été développées, dès 1867, par un de ses élèves, L. SERRES. Des fistules recto-vaginales considérées au point de vue du traitement. *Thèse de Paris*, 1867. — La première opération de RICHET remonte à 1859.

[6] G. SIMON. Operationen der Urinfisteln des Weibes (*Prag. Vierteljahr. f. prakt. Heilk.*, 1867, t. XCIV, p. 61).

[7] F. RIZZOLI. *Bull. des sciences méd. de Bologne*, 1867, t. IV, p. 226. — LABBÉ, LE DENTU. *Bull. et Mém. de la Soc. de chir.*, 1882, p. 350 et 552. — TH. MONOD. *Ann. des mal. des org. génito-urin.*, 1882, p. 46 et 132.

vaginal de la fistule qu'on fait glisser l'un sur l'autre par une sorte de jeu de tiroir.

Avant la vulgarisation de ce procédé de périnéorraphie, on avait mis en usage toute la série de ceux qui ont déjà été décrits ou qui le seront plus loin (voir Déchirures du périnée, p. 1255). C'est ainsi que Schauta[1] a employé l'avivement triangulaire de

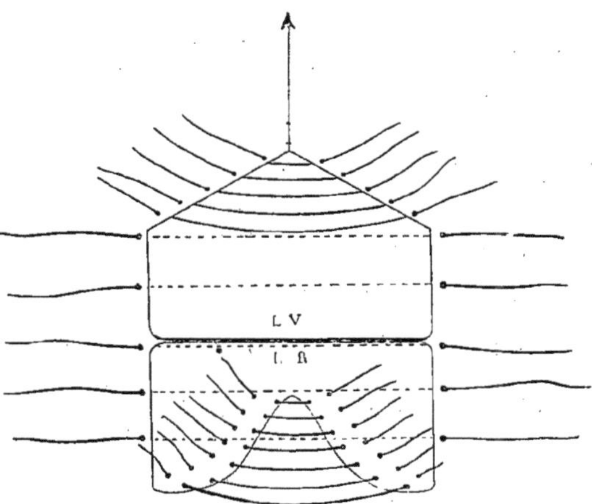

Fig. 734.— Sutures du rectum, du vagin et du périnée après la section verticale du périnée et son dédoublement (schéma).
L. R. Lambeau rectal avec suture de Lauenstein.
— L. V. Lambeau vaginal.

Hegar, en ayant soin d'y inscrire la fistule et d'en réunir les bords par des sutures perdues au catgut. Chrobak[2] a aussi eu à se louer de ce procédé. Mais, je le répète, le procédé de choix, actuellement, paraît être celui de Lawson Tait qui s'applique à presque tous les cas.

On a voulu formuler les indications opératoires, tour à tour d'après le siège plus ou moins élevé des fistules recto-vaginales ou d'après la conservation plus ou moins complète du périnée. Ces indications sont assurément utiles, mais elles serviront surtout pour apprécier l'étendue du dédouble-

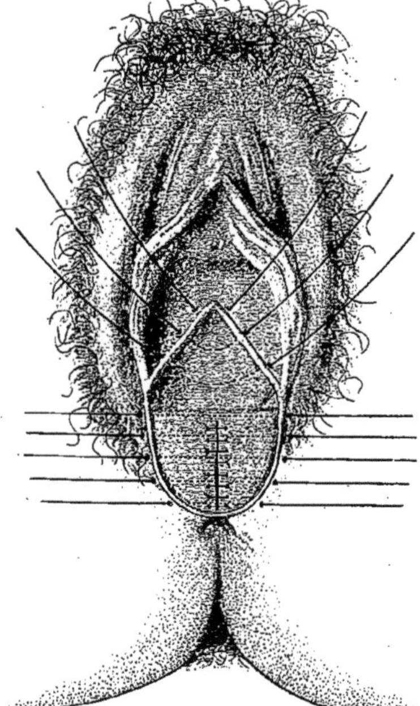

Fig. 735. — Sutures après la section verticale du périnée et son dédoublement.
Le lambeau rectal est suturé. Les fils vaginaux et périnéaux ne sont pas encore serrés (Sänger).

[1] Schauta. Ueber die Operation von Mastdarmfisteln (Verhandl. der deutsch. Gesellsch. f. Gyn. zu München, 1886, p. 282).
[2] R. Chrobak. Ueber Mastdarmscheidenfisteln (Wien. med. Blätter, 1887, p. 841 et 877).

ment à effectuer. Elles serviront aussi pour juger s'il n'y a pas lieu de faire auparavant la section verticale d'un mince pont cutané qui pourrait séparer seul la fistule du périnée, ou la section d'un périnée flasque et dépourvu de muscle, alors même qu'il offrirait une certaine épaisseur. On doit, d'après cette considération préliminaire, établir deux variétés dans le procédé opératoire de la **périnéorraphie** :

A. Si le périnée est trop mince ou simplement ne paraît pas assez *étoffé* pour être respecté, on n'hésitera pas à le **sectionner jusqu'à la fistule**, et l'on procèdera ensuite à la périnéorraphie, d'après le procédé de Lawson Tait-Pozzi pour les déchirures complètes (voir p. 1269).

Il convient alors, je crois, d'imiter Sänger[1] et, quand la fente s'étend très haut (fig. 754 et 755), de suturer isolément le rectum avec des points de suture au catgut passés à la manière dite de Lauenstein[2], que ce chirurgien a empruntée au procédé d'affrontement des membranes séreuses de Lembert (voir p. 1262).

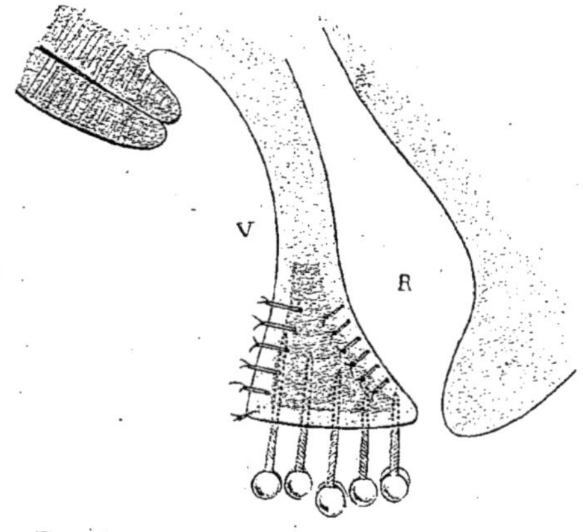

Toutefois, cette suture isolée du rectum ne me paraît utile que lorsqu'on a sectionné très haut la cloison recto-vaginale ; dans les cas où la fente du rectum n'est pas très élevée, il suffira de le mobiliser par le dédoublement ; on parviendra presque toujours ainsi à l'attirer assez bas pour qu'une suture particulière de l'intestin devienne inutile.

Fig. 756. — Sutures après la section verticale du périnée et son dédoublement.
Disposition des sutures, l'opération terminée.

B. Si le périnée est encore très résistant, et que la fistule siège au-dessus du sphincter resté à peu près intact, il y aurait plus d'inconvénients que d'avantages à commencer l'opération par la section du périnée. On suivra alors pour le dédoublement le procédé de Lawson Tait-Pozzi pour les déchirures incomplètes (voir p. 1255) en dédoublant le périnée d'abord, puis la cloison recto-vaginale jusqu'au-dessus de la fistule. Avant de suturer le périnée, il sera bon de fermer l'orifice rectal, en passant du côté de la plaie une série de sutures à la Lembert-Lauenstein (fig. 757). En outre, l'orifice vaginal sera suturé du côté du

---

[1] M. Sänger. The operative treatment of recto-vaginal fistula (*Buffalo med. and surg Journ.*, juin, 1891).
[2] Lauenstein. *Centr. f. Gyn.*, 1886, p. 49.

vagin; on fera ces sutures au catgut. Sänger[1] a obtenu de la sorte de très nombreux succès.

Enfin, il est des cas, exceptionnels à la vérité, où l'orifice fistuleux siège très haut, au voisinage du cul-de-sac vaginal postérieur. On pourra, à l'exemple de Sänger, faire le dédoublement large et profond du périnée, à l'aide d'une incision bi-ischiatique, poursuivie hardiment jusqu'au-dessus de la fistule, en traversant le releveur de l'anus, sans craindre de créer ainsi une plaie d'une profondeur considérable. C'est cette opération qui a été décrite plus haut (p. 907) sous le nom de **périnéotomie transversale**. Je crois préférable de suturer ensuite la fistule du côté du vagin, après l'avoir avivée : on se bornera alors à rétrécir un peu l'étendue de la plaie périnéale, mais on la laissera béante dans sa partie médiane, bourrée de gaze iodoformée. C'est la pratique qu'a suivie Sänger et à laquelle il a dû un beau succès dans un cas de fistule exceptionnellement élevée.

On peut rapprocher de ce procédé celui qu'ont décrit d'abord Alph. Guérin[2], puis Quénu[3] et Félizet[4].

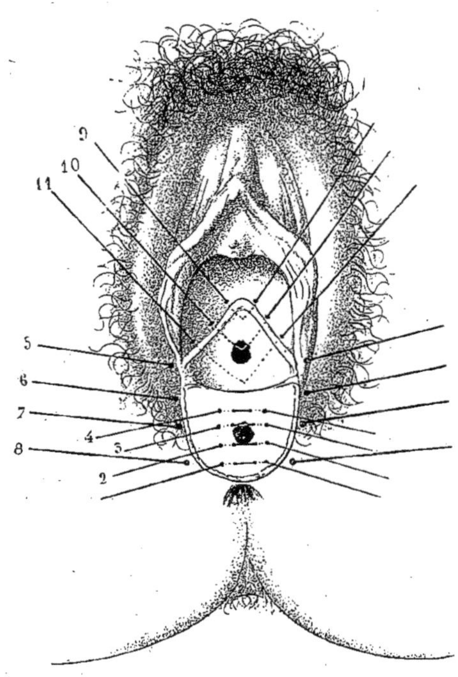

Fig. 757. — Sutures du vagin, du rectum et du périnée après le dédoublement simple du périnée, sans section verticale préalable.

1. 2. 3. 4. Sutures perdues de Lauenstein (soie) fermant l'orifice rectal. — 5. 6. 7. 8. Fils profonds (argent) pour l'affrontement périnéal. — 9. 10. 11. Fils vaginaux (argent) dont l'anse passe en avant de l'orifice vaginal qu'ils doivent obturer (Sänger).

Opération par le vagin. — C'est celle qu'on peut essayer tout d'abord dans les petites fistules non compliquées de cicatrices rendant le vagin inextensible, lorsque le périnée est à peu près intact et que la

[1] Sänger. *Loc. cit.*
[2] A. Guérin. *Élém. de chir. opérat.*, 5e édit. Paris, 1874, p. 677.
[3] Quénu. *Bull. et Mém. de la Soc. de chir.*, 1890, t. XVI p. 597.
[4] Félizet. *Ibid.*, p. 701 (Rapport de P. Segond).

fistule est située très haut, ce qui demanderait un grand délabrement pour l'atteindre par la voie périnéale; mais, ainsi que je l'ai dit précédemment, les chances de succès sont bien moindres que par cette dernière. L'opération par le vagin est, en tous cas, très préférable à l'opération par le rectum. En effet, la vulve se laisse bien mieux distendre que l'anus, en arrière duquel existe l'obstacle du coccyx; la muqueuse vaginale est plus ferme, se prête mieux à l'avivement et saigne moins: enfin et surtout la suture est moins exposée à l'infection.

Procédé d'avivement simple, avec perte de substance. — La malade est mise dans la position de la taille ordinaire (fig. 140, p. 141) ou combinée à la position déclive (fig. 153, p. 150), le vagin est étalé avec une valve plate supérieure et des rétracteurs latéraux. Les abords de la

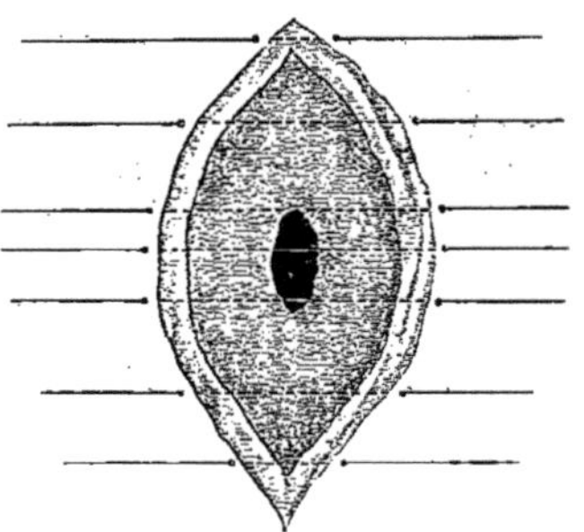

Fig. 758. — Opération de la fistule recto-vaginale. Avivement avec perte de substance par le vagin. Sutures profondes.

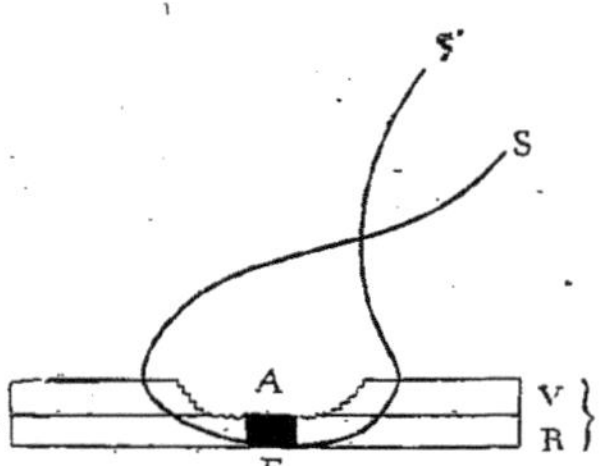

Fig. 759. — Opération de la fistule recto-vaginale par l'avivement vaginal. Trajet des sutures profondes.

fistule sont fixés par des pinces tire-balles. On peut faire soulever la cloison recto-vaginale par le doigt d'un aide ou se borner à la soutenir par un tamponnement à la gaze iodoformée. Il vaut mieux que le chirurgien ne mette pas les doigts dans l'intestin pour ne pas les souiller, quelque soin qu'on ait pris, du reste, de le désinfecter très exactement par des irrigations. S'il est obligé de le faire, il se protégera les mains avec des gants en caoutchouc qu'il retirera aussitôt après.

On fait l'avivement très profond en disséquant le revêtement du trajet, s'il en existe, jusqu'au niveau du rectum (fig. 758). On passe des sutures allant *sans la traverser* jusqu'à la muqueuse rectale (fig. 759) et cheminant sous toute l'étendue de la plaie, qui a la forme d'un entonnoir. On passe ensuite les sutures superficielles comprenant seulement la muqueuse vaginale et alternant avec les précédentes. Ce n'est que lorsque celles-ci sont serrées qu'on serre les sutures profondes. Il vaut mieux employer le fil d'argent ou le crin de Florence, qui s'infectent moins facilement. Il faut avoir soin de disposer la ligne de suture dans le sens où il y aura le moins de tiraillement; pour les grandes perforations, c'est généralement dans le sens traversal[1].

Autoplastie par dédoublement. — Ce mode d'avivement, qui a été mis en usage pour la fistule vésico-vaginale d'abord par des chirurgiens français, puis qui a été repris en Allemagne et dont j'ai figuré les divers temps, d'après Walcher (p. 1193), a été aussi appliqué aux fistules recto-vaginales. Sänger lui a dû un beau succès: sa technique se rap-

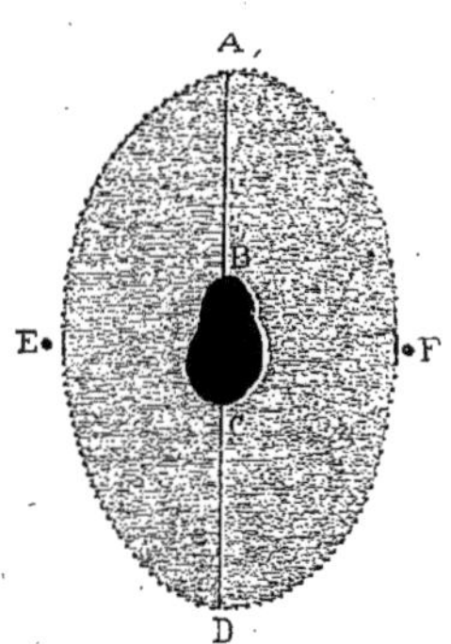

Fig. 740. — Opération de la fistule recto-vaginale par le vagin. Procédé de l'autoplastie par dédoublement. A. D. Incision verticale : A. E. B. F. Limites du dédoublement (Sänger).

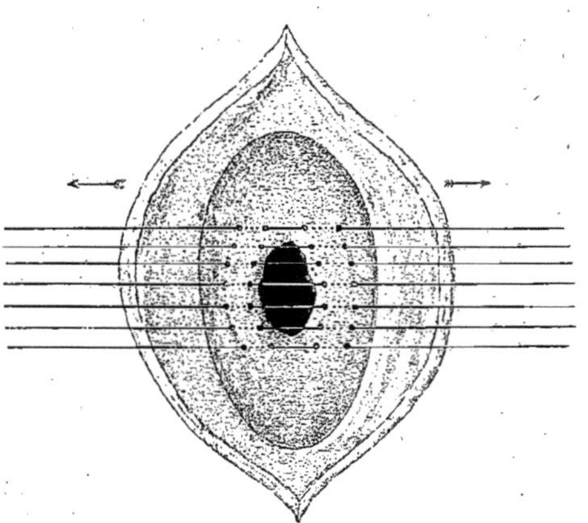

Fig. 741. — Opération de la fistule recto-vaginale. Procédé de l'autoplastie par dédoublement. Passage des fils profonds.

proche de celle de Walcher : il y joint une suture protectrice du côté du rectum. Voici, du reste, comment il décrit sa manière de faire[2] :

Dans un premier temps, l'index gauche est introduit dans le rectum et le champ opératoire mis à découvert et tendu par des pinces convenablement disposées. Une incision verticale, dépassant la fistule en haut et en bas de 1 centimètre 1/2 environ, est pratiquée sur la ligne médiane et va jusqu'au rectum exclusivement (fig. 740). Les lambeaux vaginaux sont décollés autour de la fistule. Après rétraction des bords de ces lambeaux, la fistule se trouve placée au milieu d'une surface dénudée de forme elliptique.

La perforation rectale est fermée par 6 à 8 sutures perdues de soie fine placées suivant le procédé de Lauenstein (fig. 741). Puis les deux lambeaux vaginaux sont suturés au-dessus de la fistule par des points profonds (fig. 742) et superficiels (fig. 744) au crin de Florence. Sänger

---

[1] Dans les cas de perforation très large et située dans le voisinage immédiat du col, Simon a conseillé d'aviver la lèvre antérieure pour l'unir au bord inférieur de la fistule; le col était alors inclus dans l'ampoule rectale où se déversaient les règles.

[2] SÄNGER. *Loc. cit.*

fait enfin une dernière série de sutures protectrices du rectum pour

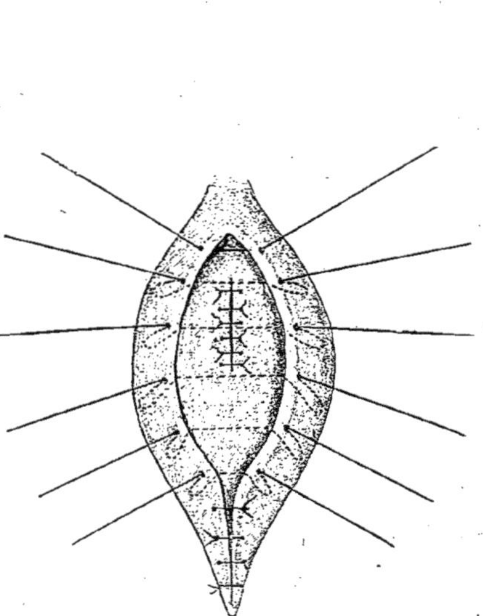

Fig. 742. — Opération de la fistule recto-vaginale.
Autoplastie par dédoublement.
Sutures serrées au niveau de l'orifice rectal. Sutures profondes de l'orifice vaginal non encore serrées (Sänger).

Fig. 745. — Opération de la fistule recto-vaginale. Autoplastie par dédoublement. Les sutures vaginales sont placées. Introduction des sutures protectrices au niveau du rectum (Sänger).

empêcher les matières fécales de s'insinuer entre les surfaces affrontées. Pour cela, il place la malade dans la position déclive et dilate le rectum. La fistule ainsi mise à nu est suturée sans autre avivement par des points à la soie fine[1]

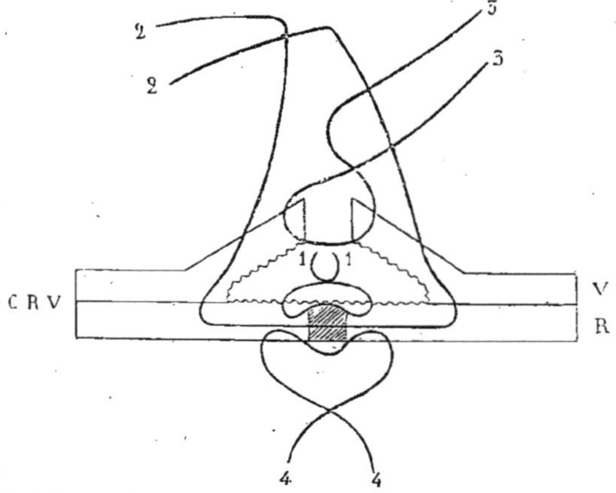

Fig. 744. — Opération de la fistule recto-vaginale (schéma pour montrer la disposition des sutures)

1. 1. Sutures perdues de la surface rectale de la fistule. — 2. 2. Sutures vaginales profondes. — 5. 5. Sutures vaginales superficielles. — 4. 4. Sutures protectrices du côté du rectum (Sänger).

[1] Sänger (*loc. cit.*) insistait particulièrement sur le mode de suture de la fistule (suture de

(fig. 743 et 744). La malade de Sänger était complètement guérie au bout de seize jours.

Autoplastie par glissement.— Ce procédé, dont on pourrait retrouver la première idée chez les anciens chirurgiens, a été de nouveau employé avec succès par Fritsch[1] et par Le Dentu[2] pour les petites fistules situées haut dans le vagin, et par P. Segond[3] pour une large fistule siégeant dans le cul-de-sac postérieur.

Le **procédé de Fritsch** est un véritable procédé autoplastique consistant en un lambeau vaginal qu'on taille au-dessus de la fistule et qu'on fait glisser au-devant d'elle comme un tiroir (fig. 745 et 746). On fait d'abord une incision courbe AB le long du bord supérieur de la fistule F. On décolle la muqueuse au-dessous de cette incision dans une petite étendue, jusqu'à C. On fait en ADB une seconde incision courbe plus profonde à peu de distance de la fistule, et l'on excise, si cela est

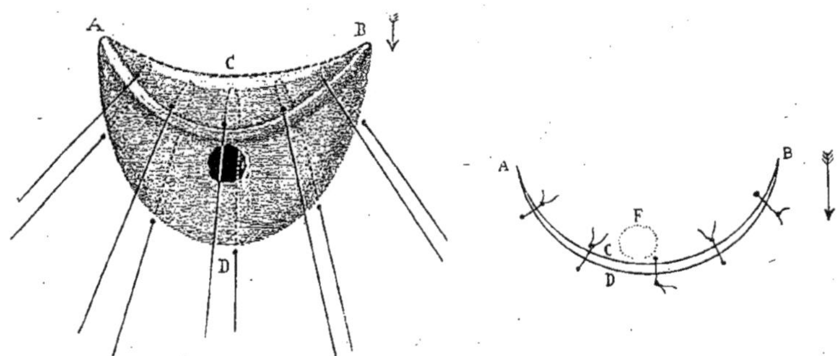

Fig. 745. .— Opération de la fistule recto-vaginale. Procédé d'autoplastie à lambeau. Disposition des lambeaux et des sutures (Fritsch).

Fig. 746. — Opération de la fistule recto-vaginale. Procédé d'autoplastie à lambeau. Les fils sont serrés (Fritsch).

nécessaire, entre les deux incisions, un petit lambeau en forme de croissant formé par les tissus cicatriciels indurés. On attire alors en bas le lambeau supérieur et on le suture au bord inférieur de la plaie, en faisant cheminer les fils sous la surface cruentée. Fritsch a obtenu ainsi quatre succès : Sänger a eu un échec.

Le **procédé de Le Dentu** est un procédé identique quant à son principe, mais qui diffère du précédent par divers détails d'exécution. Voici

Lauenstein) au-dessous des lambeaux. Il ne faut pas craindre de multiplier les points de façon à rendre l'affrontement plus exact. La soie de Chine, bouillie dans une solution d'acide phénique à 5 pour 200 et conservée dans une solution de sublimé à 1 pour 500, lui semblait préférable au catgut dont la résorption est trop rapide.

[1] Fritsch. *Centr. f. Gyn.*, 1888, p. 803.
[2] Le Dentu. *Bull. et Mém. de la Soc. chir.*, 1890, t. XVI, p. 590 et suiv.
[3] P. Segond. *Bull. et Mém. de la Soc. de chir.*, 1895, t. XXI, p. 168.

la description[1] de cette « autoplastie par glissement à lambeaux super-posés et à disposition valvulaire ».

1° Introduire dans le rectum l'index de la main gauche revêtue d'un gant en caoutchouc. Cette précaution permet de se servir de ce même index dans le cours de l'opération, sans risquer d'infecter la plaie. La cloison recto-vaginale, refoulée vers le vagin et largement développée, se présente dans de bonnes conditions pour les sections et les dissections nécessaires. Ce refoulement pourrait être obtenu par d'autres moyens. Le doigt d'un aide, ou même un petit ballon de Petersen modérément distendu remplirait le même office, mais avec cette différence que le chirurgien se rend mieux compte, avec son propre doigt, de l'épaisseur de la cloison et de la marche de ses dissections. Voilà

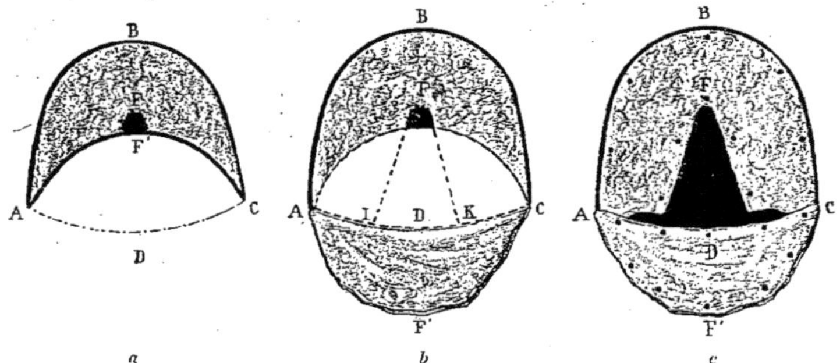

Fig. 747. — Opération de fistule recto-vaginale par autoplastie et glissement.
Disposition du lambeau et de l'avivement (Le Dentu).

pourquoi l'emploi du gant de caoutchouc est peut-être préférable à tout autre moyen.

2° Avec un bistouri à bonne pointe, tracer l'incision courbe ABC (fig. 747), en passant à plus de 1 centimètre au-dessus de la fistule ; tracer ensuite l'incision également courbe AF'C, qui devra passer au niveau du bord inférieur de la fistule. Aviver la muqueuse vaginale qui dans toute l'étendue du croissant circonscrit par les incisions ABC et AF'C.

3° Disséquer la muqueuse vaginale de haut en bas à partir de l'incision AF'C, jusqu'à une ligne représentée (fig. 747, a) par un pointillé ADC. Le point D de cette ligne courbe, représentant la base du lambeau disséqué, devra se trouver à 1 bon centimètre au-dessous de la fistule, de façon que la distance F'D soit égale ou seulement un peu inférieure à la distance BF.

4° Le lambeau AF'CD étant renversé vers l'anus (fig. 747, b), le

<hr>

[1] Le Dentu. Loc cit., p. 590.

chirurgien a sous les yeux une large surface avivée formée d'une part
par l'avivement ABCF' fait aux dépens de la muqueuse vaginale, et
d'autre part par la dissection du lambeau AF'CD. L'opération consiste
essentiellement à faire remonter ce lambeau et à l'adapter par sa face
cruentée à la surface avivée ABCF; mais si l'on se contentait de ce
glissement, on créerait à la base de ce lambeau un cul-de-sac dans
lequel s'accumuleraient les matières passant par la fistule. Il est donc

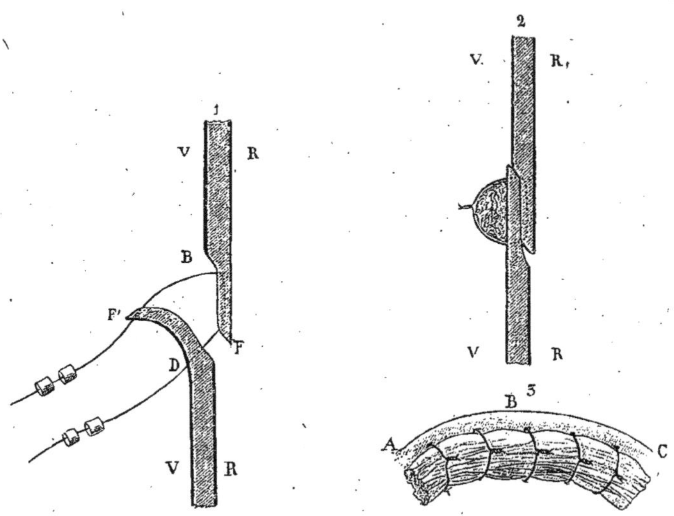

Fig. 748. — Opération de la fistule recto-vaginale par autoplastie et glissement.
Disposition des sutures (Le Dentu).

de toute nécessité de supprimer ce cul-de-sac; on y arrive par le temps
que voici :

5° Avec des ciseaux, supprimer le triangle FIK (fig. 747, b), taillé
aux dépens des tissus situés au-dessous de la fistule. Débrider de chaque
côté le lambeau supérieur sur la moitié des lignes AI et KC (fig. 747, c).
De cette façon le rectum est largement ouvert au-dessous de la fistule
et il n'existe plus de cul-de-sac entre elle et la base D du lambeau ADCF.

Il reste à placer les sutures. Ce temps demande un soin particulier.
Il faut avoir sous la main une dizaine de fils d'argent ou de soie assez
fins, enfilés par les deux extrémités à des aiguilles également assez fines
et offrant une courbure moyenne. Suivant l'étendue de la fistule, il faut
s'attendre à utiliser de 5 à 8 de ces fils, davantage si ses dimensions
sont très considérables. Ces fils se posent de la manière suivante :

6° Avec une aiguille portant l'une des extrémités d'un fil, pénétrer

             DES FISTULES VAGINALES.

dans le point B du lambeau supérieur, taillé aux dépens de la muqueuse rectale, et sortir en F après avoir fait cheminer le fil dans l'épaisseur du lambeau, autant que possible sans entrer dans le rectum. Traverser ensuite les points D (base) et F' (sommet) du lambeau inférieur avec chacune des deux aiguilles (fig. 748, 1).

En tirant sur les deux extrémités du fil et en refoulant en arrière le lambeau inférieur, on adapte sa face postérieure cruentée à la face antérieure également cruentée du lambeau supérieur. Il suffit, pour maintenir l'adaptation, de fixer les deux extrémités du fil au moyen de deux tubes de Galli dont on écrase le plus superficiel, mais il faut avoir soin de ne pas serrer du tout. Autrement, par suite de la tuméfaction des lambeaux, les tubes de Galli se perdraient dans leur épaisseur et pourraient en déterminer l'ulcération et la perforation.

On pourrait encore tordre les fils sur un petit bourrelet de gaze iodoformée interposée entre leurs extrémités libres, sur la face antérieure du lambeau inférieur (fig. 748, 5). En tout cas, il faut rejeter entièrement la torsion des fils directement par-dessus le lambeau, sans interposition de gaze iodoformée, de façon à éviter le froncement qui aurait pour résultat de diminuer les surfaces d'affrontement. L'emploi des tubes de Galli ou la torsion par-dessus un petit bourrelet de gaze assurent l'étalement de ces surfaces et augmentent ainsi les chances de succès.

Tous les fils sont placés successivement de la même façon.

Une fois les sutures terminées, le lambeau inférieur recouvre entièrement le lambeau supérieur (fig. 748, 2). La fistule est complètement supprimée, et la muqueuse rectale qui forme la face postérieure du lambeau supérieur débordant un peu la ligne de réunion du côté du rectum, constitue une petite valvule sur laquelle les gaz et les matières glissent tout naturellement vers l'anus. Ils ne peuvent avoir aucune tendance à remonter vers le vagin, en s'insinuant entre les lambeaux.

Le **procédé de P. Segond** consiste « à supprimer la portion du rectum située au-dessous de la fistule sans compromettre le périnée, à aller prendre le rectum au-dessus de la fistule, le dégainer et l'abaisser jusqu'à l'anus ». Il comprend les temps suivants[1] :

1° Dilater l'anus. Cette dilatation doit être digitale, lente, cadencée, suivant l'ancienne expression de Récamier, et aussi complète que possible. En procédant ainsi, la muqueuse n'éclate pas sous les doigts, on obtient un accès des plus larges, et ultérieurement, le sphincter recouvre toujours l'intégrité de ses fonctions.

2° Libérer par dissection le cylindre muqueux intra-anal. L'incision circulaire de la muqueuse anale doit porter à 2 ou 5 millimètres

<hr>

[1] P. SEGOND. *Loc. cit.*, p. 168

au-dessus de sa continuation avec la peau. Cette précaution est indispensable pour que la ligne de suture ultérieure soit bien cachée dans la dépression anale. La muqueuse une fois incisée circulairement, rien de plus simple que de la disséquer, dans toute la hauteur du sphincter, par une série de petits coups de ciseaux. Cela fait, la béance du sphincter mis à nu est maintenue par deux écarteurs et l'on peut saisir toute l'épaisseur des parois rectales pour procéder au temps suivant.

5° Dédoubler la cloison recto-vaginale, puis mobiliser, abaisser et réséquer le segment rectal situé au-dessous de la fistule. Le· dédouble-

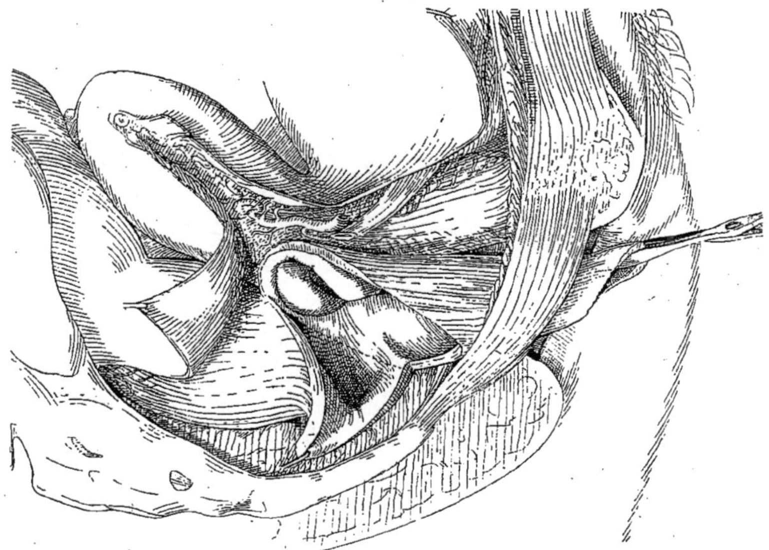

Fig. 749. — Opération de la fistule recto-vaginale par autoplastie et glissement (P. Segond).
Coupe antéro-postérieure montrant le plan suivant lequel est réséqué le rectum.
Une pince saisit toute la portion du rectum qui doit être réséquée.

ment de la cloison doit être fait au doigt, sans le secours d'aucun instrument tranchant, jusqu'à la fistule. Le trajet de la fistule est alors tranché au bistouri ; on la dédouble ainsi en deux orifices, désormais indépendants, un orifice vaginal et un orifice rectal. Puis, saisissant avec les doigts la paroi rectale antérieure au-dessus de son orifice fistuleux, et laissant de nouveau tout instrument tranchant, on continue le dédoublement recto-vaginal en le combinant à l'abaissement par traction, jusqu'à ce que la portion de rectum correspondant au bord supérieur de l'orifice rectal de la fistule soit suffisamment abaissée pour se laisser suturer à la collerette muqueuse qui borde la peau de l'anus.

Pour faciliter ce temps de mobilisation et de dégainement, une pince de Museux, préalablement passée par le vagin, fixe l'utérus. L'abaissement du rectum se fait par tractions successives et le décollement péri-rectal s'exécute avec l'ongle du pouce. Cette manœuvre est possible, quelle que soit l'élévation de la fistule, et le péritoine épaissi de la cavité de Douglas se laisse refouler, sans risquer de se rompre.

Au fur et à mesure que s'abaisse la paroi rectale antérieure, il est clair que les parties latérales et postérieures du cylindre rectal se plissent et saillent au dehors. Ce plissement doit être d'abord négligé;

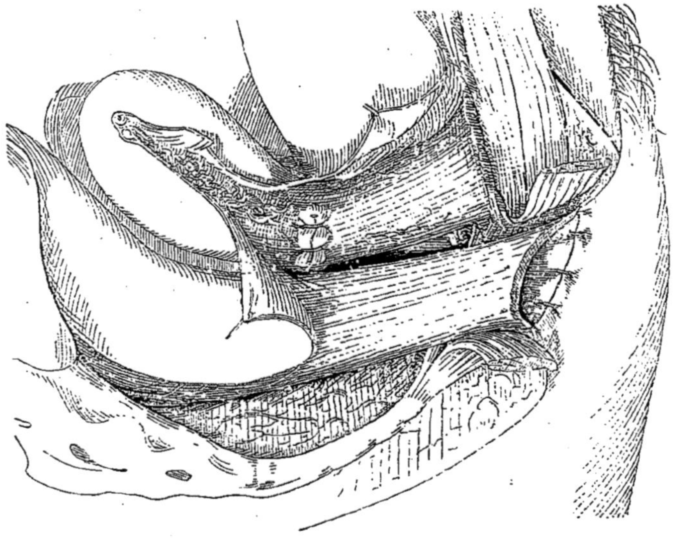

Fig. 750. — Opération de la fistule recto-vaginale par autoplastie et glissement (P. Segond). Opération terminée. On voit la suture anale qui fixe le segment rectal abaissé à la peau et les trois points qui ferment l'orifice vaginal de la fistule.

puis, lorsque l'abaissement de la paroi rectale antérieure est réalisé au degré voulu, on libère le cylindre rectal sur les côtés, puis en arrière, en quantité suffisante pour qu'il ne se plisse plus et pour que l'affrontement se fasse dans de bonnes conditions, après la résection du segment rectal inférieur à la fistule. On voit que cette résection doit être faite suivant un plan oblique de haut en bas et d'avant en arrière, passant, d'une part, par le bord supérieur de l'orifice rectal de la fistule et, d'autre part, au-dessus du bord postéro-supérieur du sphincter, à une distance variant évidemment avec les dimensions de la résection, c'est-à-dire avec la hauteur du siège de la fistule (fig. 749).

4° Suturer le rectum à l'anus à la soie plate, suivant les règles habituelles ; pour peu que le dédoublement recto-vaginal soit étendu, il est prudent de laisser en avant la place d'un petit drain qui, pendant deux ou trois jours, assure l'écoulement des liquides susceptibles de suinter à ce niveau.

5° Suturer après avivement l'orifice vaginal de la fistule. Cette suture se fait naturellement par voie vaginale. On pourrait s'en passer, puisque la communication rectale a disparu avec le temps précédent et que le store rectal bouche la fenêtre vaginale ; il est cependant préférable de fermer l'orifice vaginal avec quelques points de catgut (fig. 750), pour que les sécrétions utéro-vaginales ne puissent pas s'insinuer dans la plaie qui résulte du dédoublement recto-vaginal.

6° Le pansement, fort simple, est constitué par une mèche de gaze iodoformée passée dans le vagin, par un tube en caoutchouc placé dans le rectum pour l'échappement des gaz et par une compresse aseptique maintenue au-devant de la région ano-vulvaire par un bandage en T. Le tube rectal est supprimé avec la première selle, le petit drain placé dans le dédoublement, au bout de quarante-huit heures, et vers le huitième jour, quand on enlève les fils, la guérison est réalisée. Il va de soi que la liberté quotidienne du ventre peut et doit être maintenue dès le premier jour, sans aucun souci des sutures anales dont il suffit d'assurer la propreté après chaque évacuation.

Choix du procédé. — Le choix du procédé est déterminé à la fois par l'étendue de la perforation et par son siège.

Les fistules très basses (recto-vulvaires, recto-périnéales), surtout lorsqu'elles sont sous-sphinctériennes, peuvent être guéries par la simple incision et la cautérisation au thermo-cautère. Elles seront pansées comme une fistule à l'anus.

Les fistules siégeant dans la moitié inférieure du vagin, peu étendues, pourront être traitées d'abord par la voie vaginale, par l'avivement ou le dédoublement des bords de l'orifice. Si l'on échoue, on aura recours à la périnéorraphie par dédoublement combiné avec la suture de l'orifice rectal et vaginal. Mais si ces fistules constituent de véritables pertes de substance, dépassant le calibre d'une sonde de trousse, ces procédés échouent presque toujours. Il ne faut pas hésiter alors, quelle que soit encore l'épaisseur du périnée, à l'inciser complètement jusqu'à la fistule: on crée ainsi une sorte de déchirure chirurgicale du périnée, que l'on répare immédiatement par le procédé du dédoublement (v. Déchirures complètes du périnée, p. 1269). Dans ces cas-là, on ne devra pas craindre de dédoubler très haut la cloison recto-vaginale, de manière à mobiliser suffisamment le rectum pour l'abaisser et reconstituer exactement l'orifice anal. Il faudra parfois mettre quelques points complémentaires pour suturer à la Lauenstein l'incision rectale. Ces sutures seront faites au catgut, ne comprendront jamais que la tunique musculaire du rectum sans traverser la muqueuse et seront nouées dans l'intérieur de la plaie du dédoublement. La section du périnée constitue un sacrifice plus apparent que réel, car, en règle générale, il est très affaibli, et la périnéorraphie, en guérissant la fistule, lui donne une épaisseur beaucoup plus considérable.

Les mêmes règles s'appliquent aux fistules siégeant à la partie supérieure du vagin ; si l'orifice est petit, on essaiera d'abord de l'avivement et du dédoublement des bords de la fistule par la voie vaginale ; si l'on échoue, ou si la fistule est trop large pour qu'on puisse s'adresser à ce procédé, on aura recours à la section complète du périnée et du vagin au-dessous de la fistule. On mobilise largement le rectum sans entrer, si possible, dans le cul-de-sac de Douglas (dont la lésion n'aurait pas du reste une très grande importance) ; on doit faire descendre par glissement jusqu'au niveau de l'anus le point du rectum où siégeait la fistule. Le rectum étant provisoirement ainsi abaissé par des pinces, on achève l'avivement du côté du vagin et des parties latérales, par dédoublement, et on place les sutures profondes et superficielles de la périnéorraphie pour section complète (v. p. 1270). Il est de la plus grande importance d'éviter que la plaie ne communique avec le rectum, point par lequel elle pourrait s'infecter ; on reconstituera donc l'anus avec une série de sutures superficielles et demi-profondes au crin de Florence, suffisamment multipliées.

Ce procédé (section du périnée, mobilisation du rectum) que j'ai mis en usage avec succès dans nombre de fistules élevées qui avaient résisté à d'autres méthodes, me paraît pouvoir s'appliquer à tous les cas où les procédés simples auraient échoué.

Soins préliminaires et consécutifs. — Un traitement préalable est nécessaire pour préparer la malade à l'opération : purgatifs répétés, lavements, demi-diète, enfin antisepsie exacte du vagin et du rectum. On pourra y joindre l'antisepsie intestinale par l'administration de naphtol et de salicylate de bismuth.

Le pansement consistera dans l'application de gaze iodoformée renouvelée tous les jours. Il faudra sonder la malade dans les premiers temps pour éviter que l'urine ne coule sur la vulve et sur les sutures.

Doit-on constiper les opérées ? Quelques auteurs le soutiennent et administrent l'opium pendant dix à douze jours, espérant qu'à cette époque la cicatrice sera assez forte pour résister aux matières fécales solides, qui doivent alors être expulsées. D'autres chirurgiens, redoutant cette débâcle, préfèrent administrer des laxatifs ; mais les matières liquides s'insinuent dans les sutures et les infectent. Hegar recommande la conduite suivante, qui me paraît très judicieuse : on purge fortement la malade avant l'opération et on ne lui laisse prendre que du lait et des potages pendant les trois premiers jours ; le soir du quatrième jour on administre une petite dose de calomel, et le lendemain matin un verre d'eau minérale purgative; après la seconde selle, on arrête le besoin d'évacuation par un peu d'opium. On provoque ainsi des selles toutes les quarante-huit heures.

On peut laisser en place durant quinze jours les sutures métalliques si elles ne coupent pas : on les retirera toujours du côté où elles ont été tordues et fixées. Quant aux sutures de soie, elles s'infectent au bout de huit jours et ne peuvent être gardées plus longtemps sans provoquer de l'inflammation.

II. — Fistules entéro-vaginales[1].

On désigne ainsi les communications qui peuvent s'établir entre le vagin et l'intestin (le rectum excepté).

On pourrait appeler ces fistules un *anus contre nature vaginal* ou une *fistule stercorale-vaginale*, selon leur degré d'amplitude et la quantité de matières qu'elles laissent passer.

Une des premières observations de ce genre a été publiée par Mac-Keever[2]. D'autres sont dues à Roux[3], Casamayor[4], Ashwell, Breitzmann, Simon, Demarquay[5], etc. L.-H. Petit[6] a rassemblé tous les faits épars dans la science et les a exposés dans une très consciencieuse monographie. Je citerai en outre les travaux de Condamin et Voron[7].

Étiologie. — Dans la grande majorité des cas, c'est la rupture du cul-de-sac postérieur du vagin, durant l'accouchement, qui est l'origine de la lésion. Une anse intestinale passe par la perforation, devient adhérente et se mortifie plus ou moins complètement, soit par un rapide travail d'étranglement, soit par un lent processus d'ulcération.

---

[1] Je me bornerai à mentionner les *fistules entéro-utérines* qui sont des lésions excessivement rares, dont la symptomatologie est encore mal définie. Je renvoie pour leur étude au mémoire de L.-H. Petit : Anus contre nature iléo-vaginal et fistules intestino-utérines (*Ann. de Gyn.*, 1882, t. XVIII, p. 401; *Ibid.*, 1883, t. XIX, p. 353, et t. XX, p. 22), et à celui de F.-L. Neugebauer : 31 observ. de fistules utéro-intestinales. *Rev. de Gyn. et de Chir. abd.*, 1898, n° 3, p. 581.

[2] Mac-Keever. *Practical remarks on laceration of the uterus and vagina, with cases,* Londres, 1824, p. 41 à 58.

[3] Roux. *Bull. de l'Acad. de méd.*, 10 avril 1828. — *La Clinique des hôp.*, 1828, n° 23, p. 129.

[4] J.-A.-L. Casamayor. *Journ. hebd. de méd. de Paris*, 1829, t. IV, p. 170.

[5] Demarquay. *Gaz. méd. de Paris*, 1867, p. 341.

[6] L.-H. Petit. *Loc. cit.*

[7] Condamin et Voron. Contribution à l'étude des fistules intestino-vaginales post-opératoires (*Semaine gynécol.*, 1900, n° 24, p. 185).

Les **traumatismes directs** peuvent avoir le même effet, mais sont excessivement rares ; il en est de même des blessures faites par les instruments du chirurgien durant certaines opérations, par exemple pendant l'hystérectomie vaginale ; la **suppuration** de kystes dermoïdes ou de grossesses extra-utérines ouvertes à la fois dans le vagin et l'intestin est une cause exceptionnelle. Quant aux perforations cancéreuses, elles ne rentrent pas dans le cadre des lésions permanentes que nous étudions.

Anatomie pathologique. — Le cul-de-sac postérieur du vagin est le siège presque exclusif de l'ouverture anormale. Breitzmann[1] et Dahlmann[2] ont vu la fistule s'ouvrir dans le cul-de-sac antérieur. La portion de l'intestin le plus souvent atteinte est la dernière partie de l'iléon ; on a aussi observé des fistules de l'S iliaque.

L'orifice est très large quand la totalité d'une anse intestinale a été éliminée ; il peut être double, séparé par un éperon ; ce cas est pourtant très rare. D'autres fois, il s'agit d'un simple pertuis. On a vu des brides cicatricielles exister dans le voisinage et rétrécir le vagin. Le col utérin est altéré par la métrite que provoque l'infection constante du vagin.

Le bout inférieur de l'intestin a une grande tendance à s'atrophier et à s'oblitérer ; dans le fait de Casamayor, il était transformé en une bride solide. Il y a parfois coïncidence de fistules vésico-vaginales.

Si une fistule a lieu par l'intermédiaire d'une cavité kystique, elle peut être appelée iléo-kysto-vaginale (Petit).

Symptômes. — Quand la communication est très large, la majeure partie ou la totalité des **matières** peuvent passer dans le vagin : il existe en un mot un **anus vaginal.** Les matières apparaissent environ deux heures après le repas, avec l'aspect des aliments incomplètement digérés et mélangés de bile, ayant la consistance d'une purée. La nature des selles et le moment de leur apparition constituent deux signes précieux pour la détermination exacte du point où siège la perforation. On peut parfois la sentir par le toucher, et on la découvre assez facilement, en étalant les parois vaginales avec des valves et des écarteurs, et en mettant la malade tour à tour dans diverses positions.

Quand la perforation est petite, il faut quelquefois la rechercher à plusieurs reprises pour la découvrir.

La **menstruation** est souvent arrêtée, ce qu'on peut attribuer surtout à l'affaiblissement des malades, qui sont épuisées par l'inanition, résultat d'une absorption incomplète des aliments. Cependant, une malade de Mac-Keever devint enceinte.

Il peut se faire qu'une petite fistule guérisse spontanément, sous

[1] Breitzmann. *Med. Zeit. preuss. Vereins*, 26 juin 1844, p. 122.
[2] Dahlmann. *Arch. f. Gyn.*, 1880, t. XV, p. 122.

l'influence d'une bonne hygiène et de soins de propreté minutieux. Mais si la perforation est large, la lésion est généralement définitive; les malades meurent dans le marasme. Petit cite deux cas exceptionnels où la guérison est survenue, après le sphacèle d'une anse d'intestin grêle.

Diagnostic. — Dès qu'on a reconnu l'existence des matières intestinales dans le vagin et qu'on s'est assuré qu'elles doivent provenir d'une communication anormale, il reste à préciser leur origine. On recherchera l'orifice en déplissant les anfractuosités et en y promenant le stylet. Si l'on ne le trouve pas, on dilatera le col de l'utérus et l'on dirigera les investigations de ce côté.

La portion de l'intestin où siège la perforation sera soupçonnée par le caractère des matières rendues. Celles qui proviennent de l'intestin grêle sont très liquides, verdâtres ou jaunâtres; on y reconnaît des parcelles d'aliments, en particulier de légumes (peaux de haricots, de lentilles, etc.), que n'attaquent pas les sucs digestifs. Les selles apparaissent deux à trois heures après le repas, s'il s'agit de la partie terminale de l'iléon; surviennent-elles plus rapidement, c'est que l'abouchement intestinal siège plus haut; surviennent-elles plus tard et offrent-elles une consistance plus solide, un aspect fécal, c'est l'S iliaque qui est perforé.

On recherchera avec soin l'état de l'orifice. Si l'on en trouve deux, séparés par un éperon, on distinguera le bout supérieur à ce qu'il donne issue aux matières; on reconnaîtra la perméabilité et la direction des deux bouts par un cathétérisme prudent avec une sonde flexible.

Traitement. — S'il s'agit d'une petite fistule, donnant lieu à l'issue d'une faible quantité de matières et n'intéressant évidemment qu'une portion latérale de l'intestin, on peut d'abord s'adresser à la **cautérisation** avec le thermo-cautère. Après quelques essais infructueux, on aurait recours à l'**avivement** large et à la suture.

Bien différente est la situation, quand la perforation de l'intestin est telle que la totalité des matières passe dans le vagin. O. W. Weber et C. Heine[1] ont pratiqué la **section de l'éperon**, de manière à permettre aux matières de passer en partie par le bout inférieur de l'intestin : ils ont ensuite oblitéré la fistule par l'**avivement** et la **suture**.

Pour la section de l'éperon, ces auteurs se sont servis de l'entérotome de Dupuytren.

Il est préférable de faire la **laparotomie**, de détacher l'anse intestinale adhérente au cul-de-sac vaginal, et de pratiquer l'**entérorraphie latérale**, si la perforation intestinale est assez petite relativement au

---

[1] Voir Breisky. *Die Krank. der Vagina*, Stuttgart, 1886. p. 202.

calibre de l'intestin pour que celui-ci ne soit pas rétréci par la suture. S'il en était autrement, on peut faire l'entéro-anastomose latérale, après l'oblitération de l'orifice fistuleux. Si le bout inférieur est oblitéré ou notablement rétréci, on peut aboucher le bout supérieur à la partie la plus voisine du gros intestin, réalisant ainsi une **iléo-colostomie** ou une **colo-colostomie** (Roux).

La résection[1] de l'anse fistuleuse, suivie de l'entéro-anastomose, a été pratiquée.

Au lieu de la résection qui, dans certains cas, peut amener des délabrements considérables, on peut faire l'**exclusion**[2] de l'anse fistuleuse après avoir rétabli la continuité intestinale par entérorraphie circulaire ou une anastomose latérale; les deux bouts supérieurs de l'anse exclue peuvent être fixés à la paroi abdominale (fig. 751, 752 et 753)[3] ou

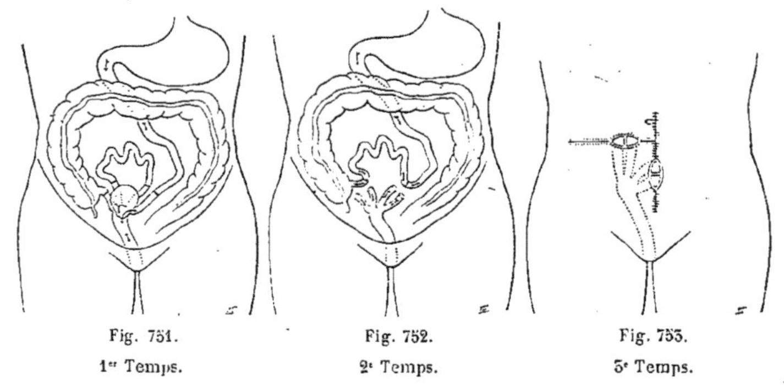

Fig. 751.   Fig. 752.   Fig. 753.

1ᵉʳ Temps.   2ᵉ Temps.   3ᵉ Temps.

Exclusion pour double fistule intestino-vaginale (cas de Narath).

même suturés l'un à l'autre et abandonnés dans le pelvis[4]; l'un des bouts peut être refermé et l'autre abouché dans la plaie abdominale[5]; il persiste alors un orifice vaginal fistuleux, mais par lequel ne s'écoulent plus que les produits sécrétés par l'anse exclue.

Je ne citerai qu'au point de vue historique certains procédés anciens : L'abouchement au rectum du bout supérieur, préalablement détaché et

---

[1] Roux (cité par L.-H. Petit, *loc. cit.*, obs. XI) pratiqua la laparotomie, fit la résection de l'intestin détaché du cul-de-sac vaginal et se proposa de suturer le bout supérieur à la portion descendante du côlon, en oblitérant le bout inférieur du petit intestin. Mais, par suite d'une mauvaise technique opératoire, il prit le bout supérieur du côlon pour l'inférieur et aboucha l'une à l'autre les deux extrémités stomacales du tube digestif, ainsi qu'on le vérifia à l'autopsie. — Voir aussi : Chaput. Traitement de l'anus contre nature et des fistules entéro-vaginales (*Bull. et Mém. de la Soc. de chir.*, 1896, t. XXII. Séance du 13 mai).

[2] Narath. *Arch. f. klin, Chir.*, 1896, t. LII, p. 572. — Terrier et Gosset. *Rev. de Chir.*, Paris, 1900, t. XXI. p. 239. — H. Hartmann. *Congrès français de chirurgie*, Paris, 1903, p. 19.

[3] Les figures 751, 752 et 753 sont reproduites d'après Terrier et Gosset. *Loc. cit.*

[4] Lavisé. *Annales de la Soc. belge de chirurgie*, Bruxelles, 1898, n° 2, p. 70.

[5] von Erbach. *Wien. klin. Woch.*, 1895, n° 24, p. 70.

inséré dans une boutonnière de la cloison recto-vaginale, a été proposé par Jobert. Le **colpocleisis**, ou oblitération du vagin au-dessous de la fistule, précédé d'une large communication entre le rectum et le vagin, a été inspiré à Simon par son opération similaire pour la cure indirecte de la fistule vésico-vaginale. Le procédé de Casamayor[1] consiste dans la **création d'une voie de dérivation des matières vers le rectum**, en aval de la fistule vaginale. Pour arriver à ce but, Casamayor introduisit dans l'intestin, par la fistule, l'une des branches de pinces longues et courbées dans le sens du sacrum; il fit passer l'autre branche par le rectum. Elles furent alors articulées et, après s'être assuré qu'elles ne comprenaient entre elles que les parties à diviser, il les serra. Une escarre fut ainsi obtenue et, après sa chute, les matières purent directement passer dans le rectum; mais elles continuèrent aussi à passer par le vagin, et la malade succomba un mois après[2].

---

[1] Casamayor. *Loc. cit.*, p. 170.

[2] Verneuil a proposé de modifier ainsi la technique de Casamayor : 1° à l'aide d'un trocart courbe, perforer la cloison recto-vaginale à 1 centimètre au-dessous de la fistule, puis passer un tube de caoutchouc ; 2° perforer de la même manière la cloison iléo-rectale à 5 centimètres environ au-dessus de la première ponction, et passer un second tube de caoutchouc ; 3° réunir solidement les deux chefs rectaux ; on a ainsi une anse dont les deux chefs sortent par le vagin, l'un par l'anus anormal, l'autre au-dessous, et dont la partie moyenne répond à la cloison qu'il s'agit de diviser. Il ne reste qu'à serrer ces fils qui, par leur élasticité, opéreront la section.

Verneuil n'a pas eu l'occasion de mettre en pratique cet ingénieux procédé. On ne peut donc savoir si la dérivation ainsi établie vers le rectum suffirait à provoquer l'oblitération vaginale. Voir L.-H. Petit. *Loc. cit.*

CHAPITRE XXVIII

VAGINISME

Définition. Division. — Le vaginisme, ou *vaginodynie* (Simpson), *spasmus vaginæ* (Kiwisch), consiste dans une hyperesthésie anormale des organes génitaux externes pouvant aller jusqu'à la contracture spasmodique du constricteur du vagin, et même des autres muscles du plancher pelvien. Il existe trois classes distinctes de cette maladie, ou, pour mieux dire, trois types particuliers :

1° L'hyperesthésie avec contracture ; 2° l'hyperesthésie sans contracture ; 3° la contracture sans hyperesthésie.

Le premier de ces types est de beaucoup le plus fréquent, et le dernier le plus rare.

On a voulu établir une division basée sur le siège de la contracture, et l'on a distingué un **vaginisme inférieur**, dépendant du constricteur du vagin, et un **vaginisme supérieur**, provenant de la crampe des faisceaux les plus inférieurs et les plus internes du releveur de l'anus (Hildebrandt)[1]. Je ne crois pas que cette distinction mérite d'être conservée en clinique, car la contracture de la partie profonde du canal vaginal est une variété tout à fait exceptionnelle. Quant au **vaginisme essentiel** ou **idiopathique**, il n'existe probablement pas : le point de départ du réflexe peut seulement rester ignoré.

Aperçu historique. — C'est Marion Sims[2] qui a tracé le tableau clinique le plus complet du vaginisme et lui a donné le nom qu'il a depuis conservé. Toutefois, il serait injuste de lui attribuer une priorité entière, et H. Leroux[3] a fort bien mis en relief la part qui revient à ses prédécesseurs. Dès 1834, Huguier[4] consacrait plusieurs pages à l'étude de la constriction spasmodique du sphincter du vagin et établissait une analogie entre cette affection et la contraction spasmodique de l'anus.

[1] Hildebrandt. Ueber Krampf des Levator Ani beim Coitus (*Arch. f. Gyn.*, 1872, t. III, p. 221). — Revillout. Le vaginisme supérieur et le vaginisme proprement dit (*Gaz. des hôp.*, août 1874, p. 793, et *Ibid.*, 1881, p. 625). — P. Budin. Le releveur de l'anus chez la femme (*Progrès méd.*, 1881, p. 613).

[2] Marion Sims. *Obstet. Transact.*, Londres, 1862, t. II, p. 556.

[3] H. Leroux. Art. Vaginisme, in *Dict. encycl. des sciences méd.*, 1887, p. 288.

[4] Huguier. *Constriction spasmodique du sphincter du vagin.* Thèse de Paris, 1834.

Quelques notions assez précises sur ce point se trouvent encore éparses dans divers auteurs : Dupuytren[1], Lisfranc[2], Hervez de Chégoin[3], Kiwisch[4], Simpson[5] et Scanzoni[6]. Tous avaient bien indiqué l'hyperesthésie vulvaire et la contracture spasmodique du sphincter vaginal, mais ils ne leur avaient attribué aucune valeur nosologique précise.

Depuis la description de Sims, les travaux se sont succédé et ont porté à la fois sur l'étiologie et sur la thérapeutique de cette affection. Parmi eux, je mentionnerai, en particulier, ceux de Debout et Michon[7], Putegnat[8], Charrier[9], Visca[10], Lutaud[11], Trélat[12], Scanzoni[13], Gallard[14], Daude[15], Budin[16], Verneuil[17], Leroux[18], etc.

Étiologie. Pathogénie. — Deux conditions sont nécessaires pour l'apparition du vaginisme : 1° une grande excitabilité nerveuse de la femme ; 2° une irritation des organes génitaux externes donnant lieu, et servant, si l'on peut ainsi dire, de prétexte à des réflexes exagérés du côté des nerfs sensitifs ou moteurs, produisant l'hyperesthésie ou la contracture. La plupart des femmes atteintes de vaginisme sont donc jeunes, nerveuses, parfois hystériques ; toutefois l'hystérie n'est pas une condition absolue du vaginisme, qui peut exister en dehors d'elles[19].

L'irritation des organes génitaux a, le plus souvent, son point de départ au début de la vie conjugale, dans les **tentatives de** défloration.

Schröder a signalé l'importance de la situation particulière de la

[1] Dupuytren. Art. Fissure a l'anus, in *Clinique chirurg.*, 2e édit., 1859.

[2] Lisfranc. De l'excès de sensibilité des organes génitaux de la femme, in *Clin. chir. de la Pitié*, 1842, t. II, p. 263.

[3] Hervez de Chégoin. De la fissure à l'anus (*Union méd.*, 8 mai 1847, p. 227). — Kiwisch. *Klin. Vorträge*, 1849, t. II, p. 472.

[5] J.-Y. Simpson. *Med. Times*, 2 avril 1859, p. 333. — *Edinb. med. Journ.*, déc. 1861, t. VII, p. 594. — *Diseases of women*, 1872, p. 284.

[6] Scanzoni. *Wien. med. Woch.*, 1867, n° 15, p. 225, et *Ibid.*, n° 18, p. 273.

[7] Debout et Michon. *Bull. de thérap.*, 1861, t. LXI, p. 110, 154 et 300.

[8] Putegnat. Sur une affection assez rare et peu connue du vagin (*Journ. de méd. de Bruxelles*, 1861, t. XXXIII, p. 465).

[9] E. Charrier. *De la contracture spasmodique du sphincter vaginal.* Thèse de Paris, 1862.

[10] Visca. *Du vaginisme.* Thèse de Paris, 1874.

[11] A.-J. Lutaud. *Du vaginisme.* Thèse de Paris, 1874.

[12] Trélat. *Assoc. franç. pour l'avancement des sciences*, Nantes, 1875, p. 982.

[13] Scanzoni. *Lehrb. der Krankh. der weibl. Sexualorgane*, 1875, p. 704.

[14] Gallard. *Leçons cliniques sur les maladies des femmes.* Paris, 1879, p. 591.

[15] L. Daude. *De la contracture spasmodique du constricteur vulvaire.* Thèse de Paris, 1880.

[16] Budin. *Loc. cit.*, 1881, p. 613.

[17] Verneuil. *Gaz. méd. de Paris*, juill. 1884, p. 315.

[18] Leroux. *Loc. cit.*

[19] Stoltz. *Gaz. méd. de Strasbourg*, 1871-1872, n° 16, p. 185 ; n° 17, p. 197 ; et n° 20, p. 233. — Scanzoni. *Loc. cit.* — Decraud. Hystérie grave compliquée de vaginisme, guérie par l'or, intus et extra (*Gaz. méd. de Paris*, 1878, p. 516). — Vedeler. (*Tid. for den norsk. Leegeforening*, 1896, p. 607).

vulve chez certaines femmes, où elle est placée très en avant et déborde la symphyse, de telle façon que l'orifice urétral et la fosse naviculaire se présentent tout d'abord au pénis, et sont comprimés contre la symphyse dans les premières tentatives de coït. Dans certains cas, l'urètre est refoulé, dilaté, et c'est même dans son orifice élargi que se fait une sorte de copulation. Des excoriations en résultent, et l'hyperesthésie devient tellement vive que le plus léger contact est affreusement douloureux.

Chez d'autres femmes, l'hymen offre à l'état normal une dureté particulière; chez d'autres, son orifice est assez large pour que le pénis puisse s'y introduire sans le déchirer. Dans l'un et l'autre cas, qu'il s'agisse du refoulement ou de la dilatation de la membrane, elle s'enflamme, s'épaissit et devient très sensible. Non moins qu'une impétuosité maladroite, le manque de rigidité de l'organe mâle peut être une cause de vaginisme, parce qu'il ne permet pas la déchirure de l'hymen.

Le vaginisme s'observe aussi chez des femmes complètement déflorées dont les **caroncules myrtiformes** ont été enflammés par une irritation quelconque, dont la vulve présente des fissures ou est atteinte de kraurosis (V. p. 1348).

Les petites **tumeurs polypoïdes** de l'utérus, les hernies de la muqueuse urétrale, irritée par le coït, produisent les mêmes effets. La fissure à l'anus provoquerait aussi parfois une sphinctéralgie vaginale, par l'effet d'une sorte d'irradiation de la douleur et de la contracture. Enfin, on a prétendu que des **affections de l'utérus** et, en particulier, des ulcérations du col, pouvaient avoir le même résultat[1]. On a même cité des cas de vaginisme supérieur provoqué par des affections de l'utérus ou des ovaires[2]. Je crois qu'il y a là un véritable abus de langage, et qu'on a souvent attribué, à tort, le nom de vaginisme à de simples phénomènes douloureux sans véritable hyperesthésie vulvaire, et aux *mouvements de défense* qui en sont le résultat.

Tous les faits précédents sont relatifs au vaginisme du type le plus fréquent, où l'hyperesthésie s'accompagne de contracture. Dans des cas beaucoup plus rares, cette dernière fait défaut : cela s'observe, en particulier, chez des **jeunes filles vierges**, n'ayant subi aucune tentative de coït, mais n'étant pas à l'abri de tout soupçon d'onanisme. Gosselin[3] a signalé des faits où l'hymen offre alors une sensibilité exagérée.

E. Martin[4] attribue une grande importance à l'infection blennor-

---

[1] Trélat. *Loc. cit.*

[2] Hildebrandt. *Loc. cit.*

[3] Gosselin. Hyperesthésie vulvaire (*Clin. de la Charité,* Paris, 1873, t. II, p. 467).

[4] E. Martin. Ueber den sogenannten Vaginismus (*Berl. klin. Woch.,* 1871, n° 14, p. 166).
— R. Fehrer. Zu den Neurosen der Scheide (*Ibid.,* n° 15, p. 177).

ragique transmise aux jeunes femmes dans les premiers rapprochements.

Anatomie pathologique. — Les lésions sont tout à fait disproportionnées avec les symptômes, comme dans toutes les affections où le système nerveux joue le plus grand rôle. On peut rapprocher, à ce point de vue, le vaginisme de la fissure à l'anus et cette comparaison a été faite par les premiers observateurs. On trouve, le plus souvent, des signes d'inflammation de l'orifice de la vulve, de l'hymen ou de ses débris; des fissures, des rhagades de l'orifice vulvaire ou anal, des polypes ou tumeurs vasculaires de l'urètre. Parfois, on ne découvre rien. La dilatation de l'urètre qu'on rencontre est le résultat de tentatives de coït hétérotopique.

Symptômes. — Dans le type ordinaire du vaginisme, il y a hyperesthésie avec contracture. Le début des symptômes remonte, le plus souvent, au moment de la défloraison, qui a été faite d'une façon brutale ou, au contraire, hésitante et maladroite. Mais on connaît de nombreux exemples où l'apparition des symptômes s'est faite tardivement, chez des femmes depuis longtemps mariées. La douleur est l'élément primordial, et a valu à l'affection le nom de *névralgie*, de *névrose de la vulve*, d'*hyperesthésie vulvaire*. On l'observe parfois exactement limitée à des points déterminés, à des **zones** relativement steerrintes, situées à la face interne des petites lèvres, à la fourchette, à certains caroncules myrtiformes, au voisinage du méat urinaire. Chez d'autres malades, la sensibilité est répartie à tout l'orifice vulvaire.

Il n'est pas douteux qu'il existe un type clinique d'**hyperesthésie sans contracture**, mais il ne constitue pas le type le plus fréquent, et Gosselin a beaucoup exagéré en niant le spasme du constricteur de la vulve, comme il a nié le spasme du sphincter anal dans la fissure à l'anus. La sensibilité exquise de l'orifice vaginal peut être poussée au point que le simple attouchement avec les barbes d'une plume soit insupportable. Le plus souvent, on parvient pourtant à introduire le petit doigt, et alors on peut apprécier, quand elle existe, ce qui n'est pas constant, la contracture spasmodique provoquée par la douleur. Ce spasme peut gagner les muscles voisins : le sphincter anal, en particulier, peut offrir une dureté excessive qui a, dans un cas, été prise par la malade pour une tumeur (Sims). Verneuil[1] admet que le siège de la contracture se trouve le plus souvent moins dans les rares fibres du constricteur vaginal, à son avis insuffisantes, que dans le muscle transverse du périnée et dans le périnée musculaire tout entier. Les

---

[1] VERNEUIL, cité par VISCA. *Loc. cit.*

crampes peuvent s'étendre au canal de l'urètre[1]. Une sensation pénible, une pesanteur au périnée rendent la marche difficile.

C'est à l'entrée du vagin ou un peu au-dessus que siège la contracture tétanique. Mais le releveur de l'anus peut aussi entrer en jeu, et alors les crampes se propagent profondément.

Le coït est impossible et la **stérilité** est, par suite, la règle. Toutefois, on a vu la fécondation se produire, le sperme versé sur la vulve pénétrant dans le vagin par capillarité. Le vaginisme peut cesser pendant la grossesse et reparaître après l'accouchement. Benicke[2] a rapporté une observation où celui-ci fut entravé par les phénomènes de contracture. Toutefois, il est fréquent que la parturition fasse définitivement disparaître les phénomènes morbides.

Des **douleurs névralgiques** diverses siégeant aux autres points du corps s'observent assez souvent.

L'**état général** est bientôt altéré par la persistance des douleurs et la préoccupation morale de nature spéciale qui fait tomber les malades dans l'**hypochondrie**[3].

Diagnostic. — On ne confondra pas avec le vaginisme la **dyspareunie** (Barnes) ou simple douleur durant le coït, qui est un phénomène commun à la plupart des maladies des organes génitaux.

L'**imperforation de l'hymen**, l'**atrésie du vagin** seront immédiatement reconnues à l'inspection ; elles coïncident, du reste, avec l'absence ou la rétention des règles.

Simpson et Hildebrandt ont décrit la contraction du releveur de l'anus, que peuvent volontairement accomplir un petit nombre de femmes, sous le nom de phénomène du *penis captivus*. Il n'y a là qu'une curiosité physiologique absolument distincte du vaginisme du type ordinaire ; dans les cas rares où cette contraction affecte un caractère pathologique, on lui donne le nom de **vaginisme supérieur**[4]. C'est, le plus souvent, une **contracture sans hyperesthésie**. On l'accuse, sans preuves, de s'opposer à la fécondation.

Traitement. — Diminuer l'hyperesthésie morbide, traiter les lésions qui peuvent la mettre en jeu, tel est le plan que doit suivre le traitement. Le premier soin du médecin sera d'éloigner toute cause d'excitation sexuelle.

Une **médication antispasmodique** sera instituée : l'hydrothérapie et le bromure de potassium surtout rendront de grands services. On y

[1] Dolbeau. *Gaz. des hôp.*, 1868, p. 263.
[2] Benicke. *Zeitschr. f. Geb. und Gyn.*, 1878, t. II, p. 262.
[3] Arndt. *Berl. klin. Woch.*, 1870, n° 28, p. 514.
[4] Simpson. *Edinb. med. Journ.*, déc. 1861, t. VII, p. 594. — Hildebrandt. *Loc. cit.*, p. 221. — Revillout. *Loc. cit*, p. 793. — Budin. Remarques sur la contracture physiologique et pathologique du releveur de l'anus, chez la femme (*loc. cit.*, p. 615).

joindra les applications locales de cocaïne, les suppositoires opiacés et belladonés, etc. Mais l'indication capitale est de faire disparaître la **cause locale** qui est le point de départ des réflexes. On s'attachera à guérir la vulvite : on emploiera, pour cela, les bains de siège, les lotions fréquentes à l'eau blanche, à la solution boriquée, les onctions avec la vaseline boriquée ou iodoformée, les badigeonnages légèrement caustiques sur les fissures, avec la solution de nitrate d'argent à 1 pour 20, la poudre d'iodoforme, etc.

On s'attaquera ensuite aux lésions voisines, qui entretiennent l'état d'irritation : s'il existe une fissure anale, on fera la dilatation du sphincter; s'il y a un polype de l'urètre, on l'excisera, etc.

L'hymen enflammé, épaissi, incomplètement déchiré, ou même réduit à des débris, est très souvent l'origine des douleurs, bien qu'il ne joue pas le rôle exclusif que Sims lui avait attribué dans ses premières publications. **L'excision de l'hymen** ou des **caroncules myrtiformes** suffira souvent pour faire cesser les douleurs. On fera facilement cette petite opération avec des ciseaux courbes, en ayant simplement recours à l'anesthésie cocaïnique. Un surjet opérera la réunion immédiate de la plaie. Au bout de quelques jours, on commencera la **dilatation progressive.** La femme, prenant un bain de siège, s'introduit dans le vagin une série de spéculums à bains, de calibre croissant, enduits de vaseline. Si les tentatives de coït restent ensuite douloureuses, on aura recours à la **dilatation forcée,** sous le sommeil anesthésique. On procédera alors pour le sphincter vaginal comme pour le sphincter anal dans les cas de fissure à l'anus : le médius et l'annulaire de chaque main seront introduits dans la vulve, et, pressant alternativement sur les divers points de l'orifice, l'amèneront à la plus grande distension qui pourra être obtenue, sans éraillure de la peau.

Aujourd'hui personne ne songe plus à traiter le vaginisme par la **section du nerf honteux interne,** qu'a proposée et effectuée Simpson. Bien peu de chirurgiens pratiquent encore la **section du sphincter vaginal** ou opération de Sims. Voici en quoi elle consiste :

La malade étant chloroformée, on introduit deux doigts de la main gauche dans le vagin. On fait au bistouri successivement une incision de chaque côté de la fourchette, ayant 5 centimètres de long et s'étendant à 1 centimètre 1/2 du raphé périnéal. Dans leur ensemble, les deux incisions réunies ont la forme d'un Y; le tiers inférieur de l'incision intéresse le périnée. Sims dilatait ensuite fortement l'orifice, en le tamponnant avec de la ouate, qu'on enlevait le jour suivant pour la remplacer par un dilatateur en verre. Celui-ci était laissé en place deux heures la nuit et deux heures le jour, durant plusieurs semaines.

Le procédé suivant par **débridements et éversion de la muqueuse,** que j'ai imaginé[1], m'a donné les résultats les plus satisfaisants. La malade étant anesthésiée, on fait d'abord l'excision de l'hymen avec des ciseaux, puis la dilatation forcée de la vulve avec les doigts. Ensuite, on pratique à droite et à gauche une incision latérale à l'union du tiers inférieur et des deux tiers supérieurs de l'orifice vulvaire (fig. 754, 1). Cette incision, longue de 3 à 4 centimètres, dépasse un peu plus en bas qu'en haut la ligne d'insertion de l'hymen et forme avec elle

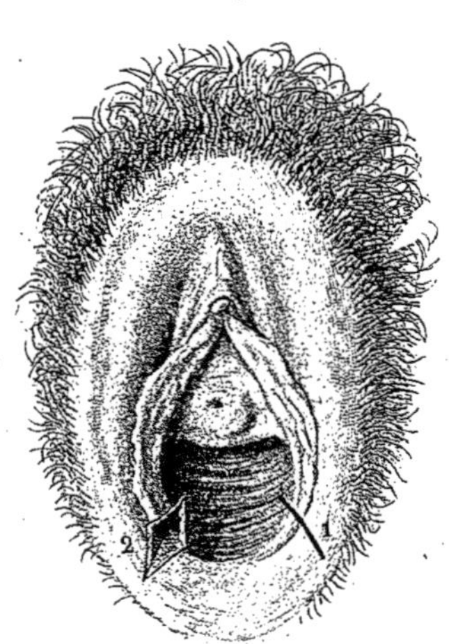

Fig. 754. — Opération contre le vaginisme
(Pozzi).

1. Incision perpendiculaire à la marge de la vulve, à l'union de la fourchette, et des petites lèvres. — 2. Écartement des bords de l'incision après la section.

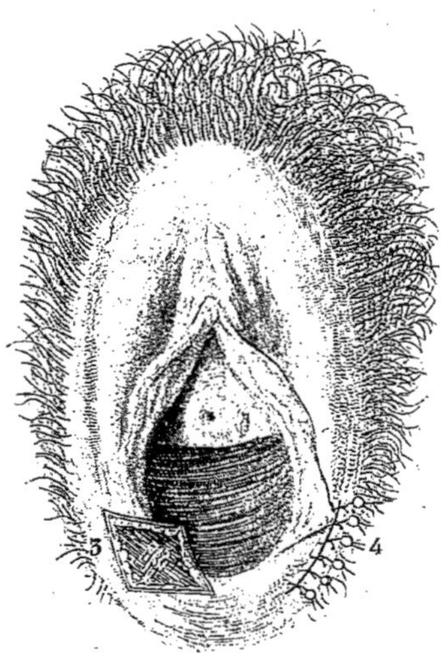

Fig. 755. — Opération contre le vaginisme
(Pozzi).

3. Écartement des bords de l'incision après dissection et libération sous-cutanée. — 4. Suture de l'incision ramenée à une ligne parallèle à la marge de la vulve.

une croix. Elle met à nu les fibres du *constrictor cuni* et divise leur couche la plus superficielle dans une épaisseur de 2 à 3 millimètres (fig. 754, 2) ; on dissèque les lèvres de la plaie de façon à produire leur écartement (fig. 755, 3), on donne ainsi peu à peu à l'incision primitive la forme d'un losange allongé à grand axe parallèle au bord de l'orifice vulvaire. On réunit alors la plaie opératoire, de manière à obtenir une ligne de suture qui croise perpendiculairement la direction de l'incision primitive et qui se trouve reportée en dehors du point qu'occupait l'insertion de l'hymen marquant l'orifice primitif de la vulve ; la suture a attiré la muqueuse vaginale jusqu'au niveau de

[1] S. Pozzi. Communication au XIe Congrès des sciences méd. de Rome (*Ann. de Gyn.*, 1894, t. XLI, p. 591).

l'angle inférieur de l'incision qu'on a faite au commencement de l'opération (fig. 755, 3). On voit qu'on fait ainsi de chaque côté de la vulve une sorte de débridement sagittal suivi de suture transversale, c'est-à-dire une opération de type analogue (quoique précisément inverse) au dédoublement transversal suivi de suture sagittale que fait Lawson Tait dans son opération de périnéorraphie. On obtient de la sorte un agrandissement de la vulve et on produit un léger renversement de la muqueuse vaginale en dehors de l'orifice, de manière à soustraire aux frottements du coït la zone d'où partaient auparavant les actions réflexes.

La suture des deux grandes incisions doit être faite au crin de Florence ou au fil d'argent et porter uniquement sur la muqueuse. Le premier fil que l'on place réunira l'extrémité supérieure à l'extrémité inférieure de l'incision première. On suture par un surjet de catgut les petites plaies résultant de l'excision de l'hymen qui débordent les sutures précédentes.

Je mentionnerai, enfin, l'emploi de l'électricité qui paraît avoir donné deux succès remarquables à Lomer[1].

L. Huppert[2] dit avoir obtenu de bons résultats au moyen du colpeurynter.

Les malades étant généralement très anémiées, on ne négligera pas de les soumettre à un **régime tonique**. Enfin, on fera grande attention à l'état **mental** de certaines femmes, spécialement de celles qui sont prédisposées à la folie, par l'hérédité. Les distractions, le changement de milieu, les voyages seront prescrits, si possible.

---

[1] Lomer. Zwei Fälle von Vaginismus geheilt durch den galvanischen Strom. (*Centr. f. Gyn.*, 1889, n° 50, p. 869).

[2] L. Huppert. *Centralb. für Gyn.*, 1901, n° 52.

CHAPITRE XXIX

DÉCHIRURES DU PÉRINÉE

Étiologie. Pathogénie. — Le périnée est un plancher fibro-musculaire résistant, qui ferme inférieurement la cavité abdominale et supporte le poids des viscères qui y sont contenus. Vu de dedans en dehors, il se présente sous la forme d'un entonnoir très largement évasé, prenant ses attaches sur le pelvis, excentriquement percé, à sa partie antérieure, d'un orifice pour le passage du vagin. Vu de l'extérieur, le périnée est réduit à l'espace compris entre la fourchette et l'anus, formant la base d'une sorte de pyramide triangulaire ; son plan profond répond à la peau et à l'entre-croisement du sphincter de l'anus, du constricteur de la vulve et du transverse, tandis que le sommet de la pyramide se perd dans la cloison recto-vaginale. L'un des côtés est longé par le vagin, et son bord inférieur est ourlé et renforcé par l'hymen ou ses vestiges ; l'autre côté est tangent au rectum ; les parties latérales du prisme périnéal ònt pour appui, profondément, les bords internes des releveurs de l'anus, attachés sur les côtés au rectum ; ces muscles, par l'intrication inférieure de leurs fibres, forment un véritable soutien à toute la région.

Au moment de l'**accouchement**, la vulve doit donner passage au fœtus dont les dimensions sont excessives, relativement à l'orifice qu'il traverse. Il ne peut y parvenir, sans causer d'effraction, que grâce à un double artifice : l'imbibition de toutes les parties molles, par suite de la congestion veineuse intense de la fin de la grossesse ; l'élasticité des plans musculaires et cutané.

Quand l'une de ces conditions normales fait défaut, le périnée cède et se déchire. Cet accident arrive dans diverses circonstances : rigidité exceptionnelle des tissus chez les primipares âgées, ou présentant une étroitesse spéciale de la vulve ; volume excessif ou position postérieure non réduite de la tête fœtale ; passage trop brusque de la tête et des épaules ; étroitesse de l'arcade pubienne ; bassin vicié par une position trop perpendiculaire du sacrum qui permet à la tête de se porter trop en arrière, comme en cas de bassin plat ou rachitique; application de forceps mal faite; introduction trop hâtive de la main dans le vagin, pendant la version; ulcérations syphilitiques, etc.

Dans l'accouchement, ce n'est donc pas le revêtement cutanéomuqueux de la commmissure vulvaire qui forme le principal obstacle à la distension, mais les fibres musculaires qui la doublent immédiatement. Ces fibres seraient, pour Olshausen, celles du constricteur de la vulve; pour H.-A. Kelly, les fibres les plus internes du releveur de l'anus à leur insertion sur le rectum. Budin[1] paraît attacher moins d'importance au plan musculaire et pense que la rigidité de la vulve provient de l'hymen. La déchirure hyménale peut, en cas de distension exagérée, jouer, selon l'expression de Pajot, le rôle du coup de ciseaux du commis de nouveautés qui veut déchirer une étoffe. Il ne semble pas pourtant que les déchirures des parties molles superficielles soient le phénomène initial. Il se fait d'abord, je crois, des ruptures sous-cutanées des fibres musculaires qui renforcent la résistance tégumentaire. Cette rupture profonde peut même rester isolée si la vulve se laisse suffisamment dilater et, au lieu d'une rupture apparente du périnée, on n'a plus qu'un **affaiblissement du périnée**, dont le rôle étiologique est très important pour la production du prolapsus génital[2]. Ce n'est que si la fourchette n'est pas assez élastique, même après la rupture de la sangle musculaire qui la bridait profondément, qu'elle se fend à son tour et que la déchirure périnéale se produit. Celle-ci s'opère le plus souvent un peu sur le côté gauche, très près de la ligne médiane et s'étend plus ou moins loin : tantôt elle ne dépasse pas le tégument; tantôt elle entame l'orifice anal et remonte plus ou moins haut, le long de la cloison recto-vaginale.

Le mécanisme des **ruptures centrales**, qui sont très rares, est analogue ; la tête, mal dirigée, passe en arrière vers le milieu du périnée, qu'elle distend et fait éclater; puis, après le répit qui suit la diminution momentanée de la distension, elle peut remonter légèrement, se diriger vers l'orifice vulvaire et le franchir, en y causant encore une rupture plus ou moins étendue. D'autres fois, comme dans un cas de Simpson, l'enfant passe par l'ouverture centrale[3].

[1] Budin (*Semaine méd.*, 1887, p. 90) fait remarquer qu'on doit souvent accuser, comme cause de rupture du périnée, dans des conditions normales, une faute de l'accoucheur inexpérimenté, qui ne s'oppose pas à la sortie brusque de la tête pendant un effort violent de la femme, et qui ne prend pas la précaution de ne la laisser se dégager que dans l'intervalle de deux contractions. Une fois que le sous-occiput s'est adossé à la symphyse, la *vis a tergo* projette la tête trop en bas et c'est la réaction du périnée qui refoule le bregma, puis le front, puis la face en avant et en haut. L'accoucheur doit atténuer la distension périnéale, en pressant avec les doigts de bas en haut pour aider au mouvement d'ascension du front et de déflexion de la tête.

[2] Howard A. Kelly. Injuries and lacerations of the perineum, in *A System of Gynecology*, Philadelphie, 1888, t. II, p. 726.

[3] J.-Y. Simpson. *Edinb. med. Journ.* uill. 1855, t. I, p. 1.

Les **traumatismes** divers sont encore une cause de déchirure du périnée, mais relativement rare : coup de corne, coup de fourche, chute à califourchon sur un objet pointu, etc.

Anatomie pathologique. — La description suivante s'applique aux seules déchirures anciennes cicatrisées.

C'est à la fourchette, un peu à côté de la ligne médiane, que se fait la déchirure.

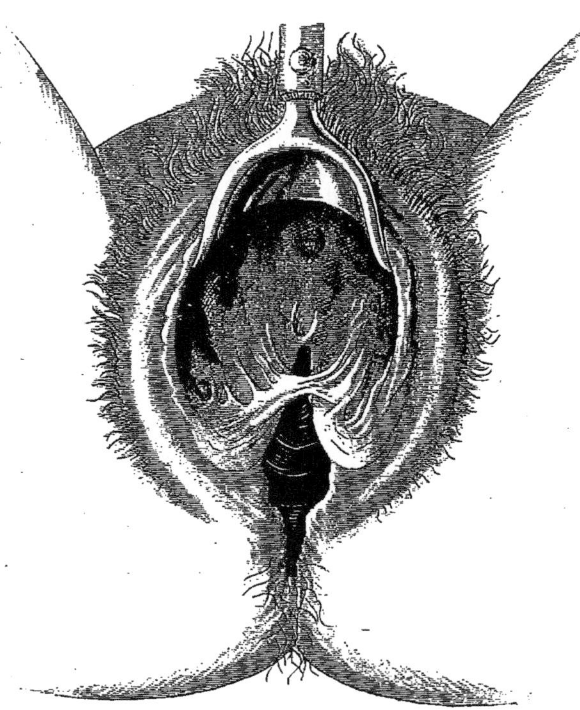

Elle est dite incomplète, quand elle n'arrive que jusqu'à l'anus, complète dans le cas contraire.

Dans la déchirure incomplète, on peut, en outre, distinguer deux variétés, selon que la fourchette seule est entamée, ou que la déchirure est plus profonde, et comprend le plan musculaire, sans rompre pourtant le sphincter de l'anus.

Fig. 756. — Rupture complète du périnée et d'une partie de la cloison recto-vaginale.

La vulve paraît allongée en arrière et béante; on trouve, au niveau de la fourchette, une surface cicatricielle lisse; si la lésion est ancienne, il y a presque toujours un peu de cystocèle et même d'abaissement de l'utérus.

Dans la déchirure **complète**, les orifices vulvaire et anal sont réunis et forment une sorte de cloaque où proéminent souvent des plis et des bourrelets de muqueuse hémorroïdaire. La cloison recto-vaginale est arrondie en plein cintre ou en ogive; du sommet de la courbe se détache, parfois, un petit lambeau triangulaire, sous forme de pendentif; en effet, la colonne postérieure du vagin est souvent isolée par deux déchirures latérales qui lui donnent l'aspect d'une luette flottante. Plus souvent encore, la déchirure a passé sur le côté gauche de cette saillie. Le tissu cicatriciel déforme, du reste, la région de manière très variable, épaississant l'un des bords de la fente, amincissant l'autre, jetant parfois, entre eux, des brides en guise de ponts (fig. 756). Cette division peut se poursuivre jusqu'au cul-de-sac postérieur du vagin.

Sur les limites inférieures de la déchirure, les bords sont attirés en haut par la contraction des fibres du releveur de l'anus.

On a distingué deux variétés dans les ruptures complètes, selon que le sphincter et l'orifice anal seuls sont rompus, ou que la division est étendue à la cloison recto-vaginale (Gaillard Thomas). Cette distinction offre une certaine importance au point de vue opératoire, car la réparation de la cloison nécessite un temps spécial.

Il est habituel de voir des déchirures profondes du col coïncider avec celles du périnée et s'accompagner de métrite. Gaillard Thomas a prétendu que le vagin restait lui aussi, dans ces cas-là, en subinvolution [1]. On observe assez souvent de la cystocèle et du prolapsus utérin.

Symptômes. — L'examen au toucher et au spéculum révèle les désordres que je viens d'indiquer. Pour le pratiquer, on devra placer la femme alternativement dans la position dorso-sacrée et dans la position déclive (fig. 150 et 151, p. 148), et l'on éclairera la région avec une large valve antérieure et des écarteurs latéraux.

Diagnostic. — Les signes rationnels varient selon que la rupture est incomplète ou complète. Dans la rupture incomplète, tous les troubles sont imputables à la simple béance de la vulve qui favorise la cystocèle, l'abaissement de l'utérus et aussi la métrite. De plus, il n'est pas rare de voir les femmes se plaindre de grande difficulté de la marche, de douleurs vagues, qui sont du domaine de l'entéroptose, et tiennent au trouble profond apporté à la statique utérine par l'absence de soutien périnéal.

Dans la rupture complète, il y a incontinence des gaz intestinaux et des matières fécales liquides, tandis que les matières fécales solides sont très bien gardées [2]. Toutefois certaines malades, même avec une déchirure qui paraît entamer le sphincter dans toute son épaisseur parviennent à retenir les gaz dans le décubitus horizontal.

Pronostic. — Cette lésion est fort pénible, même lorsque la

---

[1] Gaillard Thomas. *Mal. des femmes*, trad. franç., p. 109.
[2] G. Bouilly. *Manuel de pathologie externe*, t. IV, p. 519.

rupture ne donne pas lieu à l'infirmité qui résulte de l'abolition du sphincter de l'anus. Elle rend, généralement, les femmes impropres à toute fatigue. Enfin, elle prédispose au prolapsus génital et entretient la métrite qui a souvent succédé à l'accouchement, origine première des lésions.

Traitement. — *Déchirures récentes du périnée.* — Ne peut-on pas souvent confier la réparation aux soins de la nature qui l'effectue toute seule, en maintes circonstances, ou, au contraire, ne vaut-il pas mieux aider et diriger cette réparation, le plus souvent insuffisante ou défectueuse, en faisant la **suture immédiate**? Cette question a été controversée, mais surtout à une époque où l'ignorance des bienfaits de l'antisepsie et de l'asepsie rendait les succès fort aléatoires. Assurément, comme on l'a dit, dans certaines circonstances, on fera mieux de s'abstenir, si la femme est, par exemple, très épuisée, qu'on manque des aides nécessaires [1], etc. Mais de pareilles contre-indications n'ont rien de spécial à cette opération. En somme, il faut réparer les lésions d'emblée toutes les fois que cela est possible; on a même réussi quand la région paraissait contuse et se prêter mal à un essai de réunion primitive. Cette conduite a l'avantage d'éviter une opération ultérieure plus complexe et de fermer la porte aux inoculations. La cicatrisation spontanée, qui est possible, sans intervention, dans les déchirures très superficielles, est fort exceptionnelle dans les déchirures profondes. Quoique Pajot, Tarnier et Guéniot disent en avoir observé des exemples, on ne saurait compter sur d'aussi heureux résultats.

Un procédé simple et expéditif de réunion est la suture au catgut en surjet, à étages superposés [2], qu'on fera en s'efforçant de rétablir la continuité des parties telle qu'elle était auparavant, en profitant de l'avivement naturel constitué par la plaie, de quelque étendue qu'elle soit. Cette suture est infiniment préférable aux serre-fines et aux agrafes de Michel (p. 109) qui ne suffisent que pour les déchirures du repli cutanéo-muqueux de la fourchette. Toutefois, comme le catgut est susceptible de s'infecter dans ces cas-là, je conseille d'avoir plutôt recours au crin de Florence ou au fil d'argent en faisant à la fois des sutures profondes et superficielles. Du reste, l'anesthésie générale n'est pas absolument indispensable. Grâce à la célérité du procédé, des applications locales de cocaïne, soit en badigeonnages, soit en injections hypodermiques, insensibilisent les parties. On aura soin de maintenir les jambes de la malade rapprochées, de lui défendre de s'asseoir dans son lit, durant quinze jours. On veillera avec grand soin à la propreté de la région.

[1] Hegar et Kaltenbach. *Gynécol. opérat.*, trad. franç., p. 611.
[2] Doléris. Périnéorraphie immédiatement après l'accouchement, au moyen des sutures continues (*Arch. de tocol.*, 1885, p. 174).

Quand le chirurgien n'a pu intervenir immédiatement, convient-il de pratiquer, dès le premier mois, la **réunion immédiate secondaire**, comme on l'a proposé, soit en rapprochant les surfaces bourgeonnantes, soit en grattant les bourgeons charnus avec une curette tranchante[1]? On a pu ainsi obtenir quelques succès; pourtant, je crois qu'il y a plus d'inconvénients que d'avantages à ne pas attendre que les parties soient décongestionnées et que la femme soit mieux en état de supporter une opération[2].

Déchirures anciennes du périnée. — **Aperçu historique.** — La première opération de rupture du périnée par la suture paraît avoir été conçue et proposée par Ambroise Paré et exécutée pour la première fois par Guillemeau, chirurgien français au xvɪɪ[e] siècle[3]. Au siècle suivant, de La Motte, Smellie, Noël (de Reims), Murenna, Saucerotte, la tentèrent avec plus ou moins de réussite[4]. A l'époque actuelle, Dieffenbach[5], en Allemagne, a été le promoteur d'une méthode qui a servi de type à de nombreux procédés et qui a été perfectionnée et introduite en France par Roux[6]. Ce qui caractérise essentiellement le procédé de Dieffenbach, outre le **large avivement**, ce sont les **incisions libératrices**, dont on retrouve plus tard la trace dans le débridement du sphincter de Mercier[7] et de Baker Brown[8]; le point capital du procédé de Roux était la suture enchevillée d'une plaie beaucoup plus large que celle qu'on osait faire avant lui. Avec Langenbeck prend naissance une méthode nouvelle, la **périnéo-synthèse**, basée sur la combinaison de l'avivement et de l'autoplastie par dédoublement; elle a donné naissance, en France, aux procédés de Demarquay[9], Richet[10], Le Fort[11], Marc Sée[12], Polail-

---

[1] Maisonneuve. *Bull. de la Soc. de chir.*, 1849, t. I. p. 263. — Nélaton. *Éléments de pathol. chirurg.*, t. V, p. 859. — J. Holst. *Monatsschr. f. Geb.*, 1863, t. XXXI, p. 303. — E. Schwartz. *Revue de chir.*, 1885, p. 966. — H. Dayot. *Contribution à l'étude de la périnéorraphie*. Thèse de Paris, 1886.

[2] Verneuil a préconisé la réunion immédiate secondaire même dans des cas anciens. Il se servait du thermo-cautère pour pratiquer l'avivement et faisait les sutures à la chute des eschares. Il ne faut pas confondre ce procédé avec la cautérisation angulaire de la déchirure, analogue à celle que J. Cloquet pratiquait pour les fissures palatines, et qui a pu, dans quelques cas, être utili-ée pour diminuer une division étendue de la cloison recto-vaginale. Je m'en suis moi-même alors servi avec succès. *Bull. et Mém. de la Soc. de chir.*, 1884, p. 314.

[3] J. Guillemeau. *OEuvres de chirurgie*, Rouen, 1649.

[4] Voir, pour l'historique, Verneuil. *Gaz. heb.*, 1862, p. 369 (art. reproduit dans *Mém. de chir.*, t. I, p. 954).

[5] Dieffenbach. *Die operative Chirurgie*, 1845.

[6] Roux. *Gaz. méd. de Paris.* 1834, t. II, p. 17.

[7] Mercier. *Journ. des connaiss méd.-chir.*, 1839, p. 89.

[8] Baker Brown. *The surgical diseases of women.* Londres, 1866.

[9] Demarquay. *Gaz. des Hôp.*, 24 sept. 1864, p. 445. — E. Bourdon. *Des anaplasties périnéo-vaginales*. Thèse de Paris, 1875.

[10] Richet. *Union méd.*, 1869, p. 63. — Picqué. *Encycl. intern. de chir.*, édit. franç., t. VII, p. 755.

[11] Le Fort. *Manuel de méd. opér. de Malgaigne*, 9e édit., 1889, t. II, p. 16.

[12] Marc Sée. *Bull. et Mém. de la Soc. de chir.*, 1885, t. XI, p. 360.

lon[1]; en Allemagne, il faut citer Simon[2], Freund[3], Hildebrand[4], Wilms[5], Staude[6], Bischoff[7], Hegar[8], pour ne nommer que les principaux.

En Amérique, Marion Sims appliquait, dès 1855, à la rupture du périnée, les principes si simples et si précis qui l'avaient guidé dans l'opération de la fistule vésico-vaginale. Débarrassant l'opération de toute complication inutile, et notamment des divers plans de suture, il reprit tout simplement le procédé de Roux, en augmentant la hauteur de l'avivement et en employant les **fils métalliques**; c'était une très grande simplification, qui précéda et prépara le procédé de son élève et ami, Emmet[9]. L'originalité de celui-ci consista à la fois dans le mode de suture qui a pour effet de rapprocher la plaie, en la fermant comme on ferme une bourse, et dans le soin apporté au rapprochement des deux bouts du sphincter divisés, par l'application d'un fil spécial dit **fil sous-sphinctérien**, très profond et très oblique d'arrière en avant. Ce procédé, qui dérivait de celui de Marion Sims perfectionné, fut vulgarisé en France par Jude Hüe[10] (de Rouen), et aussitôt accepté par la majorité des chirurgiens. Verneuil[11] et Trélat[12], notamment, renoncèrent pour lui à des procédés qu'ils avaient auparavant employés.

On put croire un moment que la technique opératoire était arrivée à son plus haut degré de simplification. Il n'en était rien cependant : Lawson Tait[13], perfectionnant un procédé dû à J. Duncan et à Simpson (d'Edimbourg)[14], réduisait l'opération de la périnéorraphie à un **dédoublement** rapide, suivi de l'application de quelques points de suture; l'opération durait, en tout, de 5 à 10 minutes. Cette technique

---

[1] POLAILLON. *Ibid.*, p. 242. — *Arch. de tocol.*, 1885, p. 298.

[2] G. SIMON. *Mittheilungen aus der chir. Klinik des Rostocker Krankenhauses*, 1861-1865, p. 241.

[3] FREUND. Ueber Dammplastik (*Arch. f. Gyn.*, 1874, t. VI, p. 517).

[4] HILDEBRANDT. *Die Krankh. der weibl. Genitalien.* Stuttgart, 1877.

[5] Voir GÜTERBROK (élève de WILMS). *Arch. f. klin. Chir.*, 1879, t. XXIV, p. 108

[6] STAUDE. *Zeitschr. f. Geb. und Gyn.*, 1880, t. V, p. 71.

[7] Voir W. MATZINGER (élève de BISCHOFF.) Zur Kolpoperineoplastik nach Bischoff (*Wien. med. Blätt.*, 1880, t. III, p. 703, 728, 758, 781, 802, 829, 853, 875, 901 et 972).

[8] HEGAR et KALTENBACH. *Loc. cit.*, p. 607.

[9] T.-A. EMMET. *Med. Record*, 1872, p. 121. — *The principles and pratice of gynecol.*, 3e édit. 1885, p. 379.

[10] GUÉNIOT. Rapport sur un mémoire de JUDE HÜE (*Bull. et Mém. de la Soc. de chir.*, 5 avril 1876, p. 291). — KIRMISSON. *Ibid.*, 1885, p. 228, 237 et 240. — JUDE HÜE. *Ibid.*, 1886, p. 705.

[11] VERNEUIL. *Bull. de l'Acad. de méd.*, 1861, t. XXXVI, p. 173.

[12] BONAUD (élève de TRÉLAT). *Étude sur la périnéorraphie.* Thèse de Paris, 1879.

[13] La première description du procédé de L. TAIT a été faite par HEIBERG (de Copenhague). Om Perinäoraphie til Lawson Tait's Methode (*Gynäk. og obst. Meddel.*, 1887, t. VI, n° 3). — Un travail très important a été publié ensuite par SÄNGER. Ueber Perineorrhaphie durch Spaltung des Septum recto-vaginale und Lappenbildung (*Samml. klin. Vorträge*, 1887, n° 301). D'après SÄNGER, L. TAIT aurait été précédé dans cette modification opératoire par Voss (de Christiania). — Voir aussi SÄNGER. *Centr. f. Gyn.*, 1888, n° 47, p. 765.

[14] HART et BARBOURG. *Manuel de gynécol.*, trad. franç., 1886, p. 600.

a rapidement été adoptée en Amérique et en Allemagne, avec ou sans modifications[1].

Je ne saurais avoir la prétention de décrire chacun des procédés dont j'ai fait l'énumération. Je me contenterai d'en exposer les principaux. J'ai pris soin, du reste, de donner des indications bibliographiques suffisantes, pour qu'il soit facile de se reporter aux sources, en ce qui concerne les autres.

1° Déchirures incomplètes du périnée. — Tous les procédés de colpopérinéorraphie, que j'ai indiqués au chapitre ·des PROLAPSUS GÉNITAUX (p. 716), trouvent ici leur application. Il n'y a qu'une différence de degré entre les déchirures incomplètes et le **relâchement du périnée** qui est l'un des éléments de la plupart des prolapsus du vagin ou de l'utérus. Dans ce dernier cas,

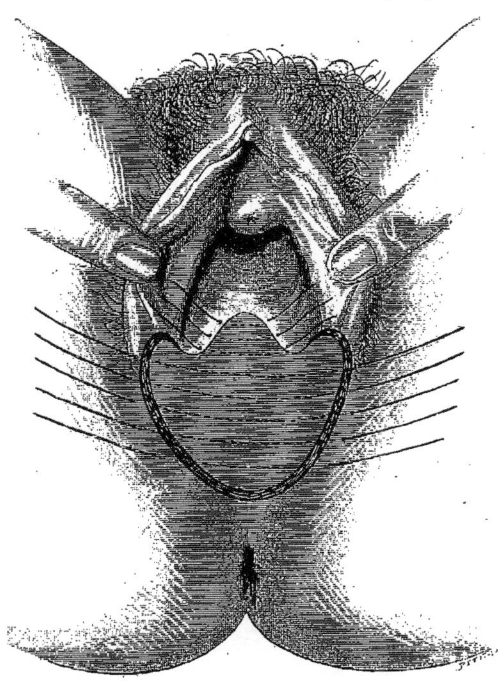

Fig. 757. — Rupture incomplète du périnée. Périnéorraphie. Procédé de Simon.

la peau a résisté et il n'y a pas de cicatrice extérieure, tandis que le

---

[1] H. FRITSCH (Ueber Perineoplastik, in [Centr. f. Gyn., 1887, n° 30, p. 475) ne paraît pas s'être inspiré du procédé de L. TAIT, quand il a préconisé, de son côté, le dédoublement comme mode unique d'avivement; son procédé de suture diffère, du reste, totalement de celui de L. TAIT.

Parmi les chirurgiens qui ont adopté plus ou moins complètement le procédé de L. TAIT, je citerai, outre SÄNGER : ZWEIFEL. Deutsche med. Woch., 1888, p. 629. — MEINERT. Centr. f. Gyn., 1888, n° 40, p. 649. — ROKITANSKY. Wien. klin. Woch., 1888, p. 249. — SCHAUTA, PIERING, RIEDINGER. Ibid., 1888, n° 26, p. 531. — A.-V. WINIWARTER. Ibid., 1888, p. 631, 654 et 682. — SCHUBERT. Dissert. inaug., Greifswald, 1888. — A. MARTIN. Berl. klin. Woch., 1889, n° 6, p. 108. — MENDÈS DE LÉON (d'Amsterdam). Centr. f. Gyn., 1889, n° 23, p. 408.

Par contre le procédé de LAWSON TAIT a été combattu, en Allemagne, par HIRSCHBERG (de Francfort), SCHATZ, HEGAR. 3° Congrès all. de gynéc. à Fribourg, juin 1889 (Centr. f. Gyn., 1889, n° 30, p. 515).

contraire a lieu dans le premier cas. Mais il existe un facteur commun : la tonicité du plan musculaire profond a été forcée, la charpente fibreuse a été irrémédiablement distendue, et les conditions statiques de l'utérus ont été modifiées d'une façon similaire. On pourrait dire que le relâchement périnéal est une véritable déchirure sous-cutanée. On se rend nettement compte de ce fait, en saisissant les tissus entre deux doigts introduits dans le vagin et le rectum ; on constate, alors, la diminution de la pyramide charnue qui sépare ces conduits et sa moindre consistance. Cette lésion coïncide avec la forme évasée de la fourchette intacte, la béance de la vulve, que rend plus marquée la position de la femme en demi-déclive (fig. 151, p. 149) ou en semi-pronation ou position de Sims, le moindre enfoncement de l'orifice anal, et une particularité qui pourrait donner le change, la largeur inusitée du périnée, qui s'est affaissé et étalé.

Je ne reviendrai pas sur les moyens de consolidation du périnée que j'ai décrits ; la colpo-périnéorraphie de Hegar, les périnéauxésis de A. Martin, le procédé de dédoublement (Lawson Tait-Pozzi), le procédé de T.-A. Emmet[1], la périnéoplastie par glissement de Doléris, etc. (p. 716 et suivantes).

[1] Il ne faut pas confondre le nouveau procédé d'Emmet que j'ai décrit p. 725 avec le procédé ancien du même chirurgien. Comme celui-ci a joui longtemps d'une grande

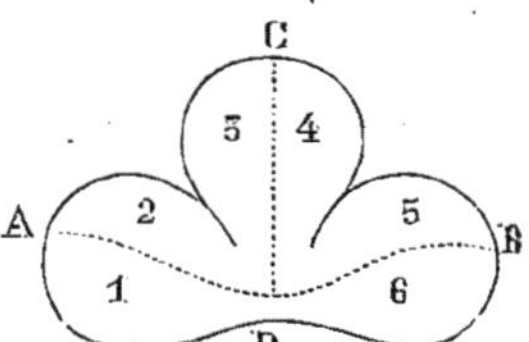

Fig. 758. — Rupture incomplète du périnée. Périnéorraphie. Procédé d'Emmet (schéma).

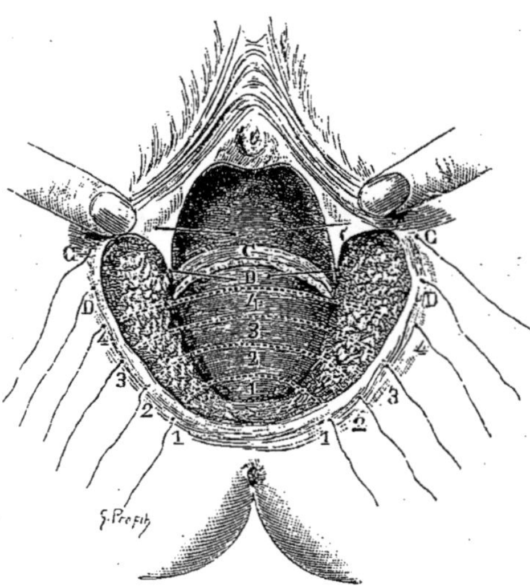

Fig. 759. — Rupture incomplète du périnée. Périnéorraphie. Procédé d'Emmet.

vogue, je crois devoir en comparer ici la description à titre de document historique : *Procédé d'Emmet (Ancien)*. — Ce procédé destiné aux ruptures incomplètes ne doit pas être confondu avec le procédé pour la rupture complète (p. 1265), dont il diffère essentiellement. Le chirurgien enlève, au niveau du périnée et sur le côté interne et inférieur de la vulve, un lambeau muqueux ayant la forme de deux folioles (fig. 758), comme l'avait fait auparavant Baker Brown. Emmet dépouille aussi de sa muqueuse toute la partie inférieure de la paroi vaginale postérieure, avoisinant la

Je me bornerai, sans le décrire, à donner la figure du **procédé de Simon** pour la rupture incomplète (fig. 757)[1]; ce procédé d'avivement et de suture a inspiré celui de Hegar pour les ruptures complètes (fig. 760 et 761).

2° Déchirures complètes du périnée. — Le procédé de l'avivement triangulaire de Simon a été adopté et perfectionné par Hegar. Il part de ce principe que, le périnée étant déchiré suivant trois faces, il faut faire l'occlusion de la solution de continuité dans ces trois directions, et faire des sutures successivement du côté du vagin, du rectum et de la peau. Hegar fait un large avivement dont l'ensemble rappelle un peu la figure d'un papillon aux ailes déployées, dont le corps serait placé au niveau de la cloison recto-vaginale. Il n'emploie pas le dédoublement, mais il pratique seulement l'excision des surfaces cicatricielles et muqueuses pour obtenir une plaie d'affrontement suffisante.

Voici les divers temps de son opération :

Procédé de Simon-Hegar. — **Premier temps : avivement.** — Pour bien mettre à nu le champ opératoire, un aide soulève avec une large valve la paroi vaginale antérieure, pendant que le chirurgien saisit et fixe avec une pince à griffes la paroi vaginale postérieure, au-dessus du point x (fig. 760). Hegar introduit dans le rectum, surtout s'il y a du prolapsus de la paroi rectale, une éponge montée, imbibée d'eau chlorée, pour éviter la souillure de la peau par les matières fécales. On saisit alors la peau avec des pinces au niveau des points auxquels doivent répondre les extrémités du nouveau périnée, c'est-à-dire : en avant, sur la face interne des grandes lèvres en a et b; en arrière, au voisinage du bord antérieur de l'anus en c et d; on écarte ces points l'un de l'autre. On commence l'avivement en dessinant le triangle nxn. Le point x doit être situé sur la ligne médiane de la paroi vaginale postérieure et être éloigné de 2 centimètres environ du point e qui

fourchette. Le but qu'il se propose est non pas de réunir, comme dans les autres procédés, les parties gauches de l'avivement aux parties droites, en les pliant en quelque sorte sur la ligne médiane, mais bien d'attirer la partie vaginale avivée derrière la partie vulvaire avivée, de manière à les renforcer l'une par l'autre et à les dédoubler. Pour obtenir ce résultat, le fil C (fig. 759) qui passe dans la grande lèvre, au-dessus de l'avivement, passe dans la partie de la paroi vaginale C qui n'a pas été avivée. Le fil D passe sous la partie supérieure de l'avivement de la grande lèvre, puis dans la partie avivée du vagin, mais seulement sur la ligne médiane, et il est libre dans tout le reste de son étendue ; les fils 1, 2, 3 et 4 circulent, au contraire, sur tout le trajet, dans l'épaisseur de la lèvre et de la cloison, et ne sont nulle part apparents. Lorsque les fils sont serrés, le résultat est le suivant : la partie droite (3) de la foliole médiane vaginale (fig. 758) se met en contact avec la partie la plus reculée (2) de la foliole avivée sur la lèvre droite. La partie vaginale gauche (4) s'applique sur la partie postérieure de la foliole labiale gauche (5). Les parties extérieures des folioles labiales droite et gauche (1 et 6) s'accolent pour reformer le périnée et la fourchette, et les points ACB se retrouvent accolés, au niveau de la fourchette (L. Le Fort).

[1] P. ZWEIFEL. Die Krankheiten der aüsseren weibl. Genitalien und die Dammrisse (*Deutsche Chir.*, cp., 61, 1885, p. 116).

représente l'extrémité du triangle d'avivement de la paroi rectale. En excisant le petit triangle muqueux à l'extrémité dirigée vers le cul-de-sac vaginal, on évite de voir l'extrémité des lèvres de la plaie faire saillie en haut, quand on nouera les fils à suture, et l'on facilite singu-

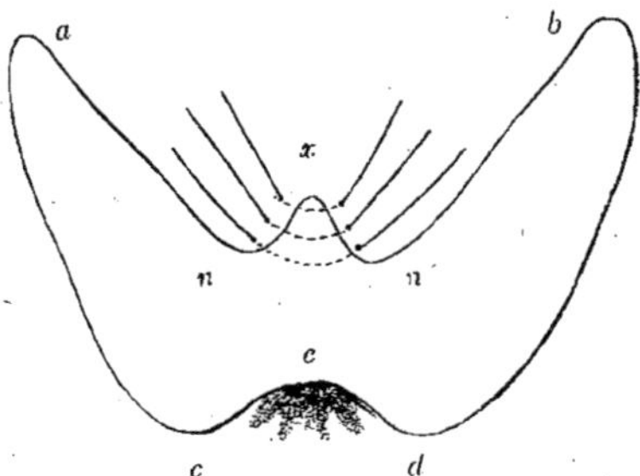

Fig. 760. — Déchirure complète du périnée.
Périnéorraphie.

Procédé de Simon-Hegar. Avivement.

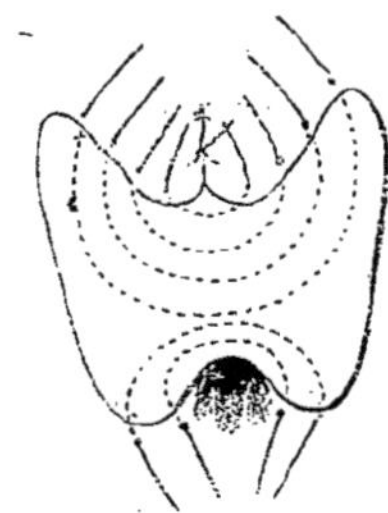

Fig. 761. — Déchirure complète du
périnée. Périnéorraphie.

Procédé de Simon-Hegar. Sutures
vaginales et rectales.

lièrement le glissement vers la ligne médiane des parties latérales avivées. De plus, en agissant ainsi, on donne plus de solidité à la paroi recto-vaginale qu'on va créer, car les points x et e, qui représentent sur le vagin et sur le rectum le sommet des lignes avivées, seront plus éloignés l'un de l'autre que si x se trouvait situé sur le milieu d'une ligne droite unissant les points n et n. Enfin, on assure plus complètement la solidité de la réunion et l'on évite beaucoup mieux en e la production des fistules recto-vaginales.

Partant de nn, on fait, en se dirigeant en haut et en dehors, une incision courbe, convexe en avant; elle s'étendra jusqu'aux points a et b, qui, unis ensemble, formeront la fourchette du nouveau périnée. Ces points sont situés sur la partie inférieure du bord interne des grandes lèvres. De là, on trace les incisions ac et bd, longues de 3 à 4 centimètres, qui, réunies, formeront le raphé du nouveau périnée. Ces incisions seront fortement dirigées en bas et convergeront vers le point où sera plus tard l'anus. On infléchit alors l'incision pour tracer les lignes ce et ed; ces dernières incisions seront faites, de préférence, avec les ciseaux. On isolera les bords du lambeau ainsi dessiné, en enfonçant un bistouri à plat à une profondeur de 2 à 3 millimètres, et l'on complétera enfin l'avivement en disséquant complètement le lambeau circonscrit.

Sur les parties latérales, il existe des plexus veineux importants qui sont parfois lésés, et une hémorragie assez notable a lieu : on comprimera avec un tampon de coton les points qui donnent du sang, et, au besoin, on les saisira momentanément avec des pinces à forcipressure.

Il est rarement nécessaire de lier les vaisseaux. Après avoir appliqué des pinces à forcipressure, on aura soin, avant de serrer et de nouer les fils à suture, de réséquer les parcelles de tissu qui auraient été saisies et comprimées entre les mors de la pince; il suffit, ensuite, d'affronter exactement les lèvres de la plaie pour voir l'hémorragie cesser d'elle-même.

Hegar fait judicieusement observer que les débutants commettent généralement la faute de donner à la surface avivée une étendue beaucoup trop grande. C'est augmenter inutilement l'étendue du traumatisme et c'est accroître les difficultés de la réunion, car il faudra tendre beaucoup les tissus pour affronter les parties latérales de la surface avivée. Il est également inutile de reporter trop en avant les points c et d. Il ne faudrait pas commettre une nouvelle faute en dessinant l'avivement de telle sorte que les points d et c soient situés trop en dehors. Si l'on agissait ainsi, on éprouverait de très grandes difficultés pour affronter les lignes ed et ec (fig. 760).

Quand la déchirure est peu profonde, la surface avivée aura la forme d'ailes de papillon, le petit triangle nxn représentant la tête de l'insecte. Si la déchirure occupe une grande partie de la cloison recto-vaginale, l'avivement sera modifié et remontera sur chaque lèvre de la cloison recto-vaginale.

Deuxième temps : suture. — Quand la plaie est bien régularisée, on commence à suturer les lèvres du triangle nxn (fig. 760). Hegar se sert, à cet effet, d'aiguilles courbes montées sur un porte-aiguille et munies d'un fil d'argent. On fera pénétrer l'aiguille dans la muqueuse à 5 millimètres du bord de la plaie et, dirigeant son extrémité à plat dans tout le fond de la plaie, on la fera sortir à 5 millimètres en dehors de la lèvre opposée. Si le triangle nxn est fort large, on évitera de saisir une masse trop considérable de tissu, et l'on ne fera pas cheminer le fil sous toute l'étendue de la plaie, au milieu de laquelle il restera libre dans une certaine longueur. En agissant ainsi, on rendra l'affrontement des deux lèvres avivées plus parfait.

Dès qu'on aura terminé la suture vaginale, on passera quelques fils dans le rectum. En partant du rectum, on enfoncera à 2 à 5 millimètres du bord de la plaie une aiguille qui sera dirigée de bas en haut; l'aiguille, après avoir parcouru un certain trajet dans la plaie, sera tirée en dehors, saisie de nouveau avec le porte-aiguille et enfoncée dans la plaie du côté opposé, en un point exactement symétrique à celui d'où elle vient de sortir; l'aiguille sera alors dirigée de la plaie vers la peau; c'est-à-dire en bas et en dehors. Les chefs des fils ainsi passés pendront dans le rectum. Au lieu de diriger l'aiguille, comme je viens de le dire, on peut encore fixer une aiguille à chaque extrémité du fil, et faire pénétrer chaque aiguille de haut en bas et de dedans en dehors.

sur chaque partie latérale de la plaie. Il est fort difficile de retirer les fils métalliques que l'on a appliqués dans le rectum et qu'on a coupés court; de plus, les malades les supportent difficilement : aussi Hegar préfère-t-il pour les sutures rectales le fil de catgut ou de soie très fine qu'il abandonne complètement.

Pour serrer les fils on peut avoir recours à deux procédés :

1° Passer tout d'abord tous les fils, puis les nouer ensuite, comme l'a fait Hildebrandt, ainsi qu'on le verra plus loin.

2° Passer d'abord le fil le plus profond, le serrer, le nouer, voir ensuite quel est le résultat obtenu; passer un second fil embrassant plus de tissus, le serrer, le nouer; continuer ainsi, en égalisant au fur et à mesure les lèvres de la plaie, en modifiant la disposition des fils, en corrigeant la forme de l'avivement, suivant le besoin; c'est ce dernier procédé que Hegar a adopté.

Dès que les sutures rectales et vaginales sont appliquées et nouées (fig. 761), on procède à l'application des sutures périnéales. On suivra ici les règles ordinaires. Pendant qu'on nouera les fils, on aura soin de rapprocher les jambes de la malade l'une de l'autre, afin de diminuer la tension des tissus. Il est bon que, pendant tout ce temps de l'opération, la femme soit étendue dans le décubitus dorso-sacré.

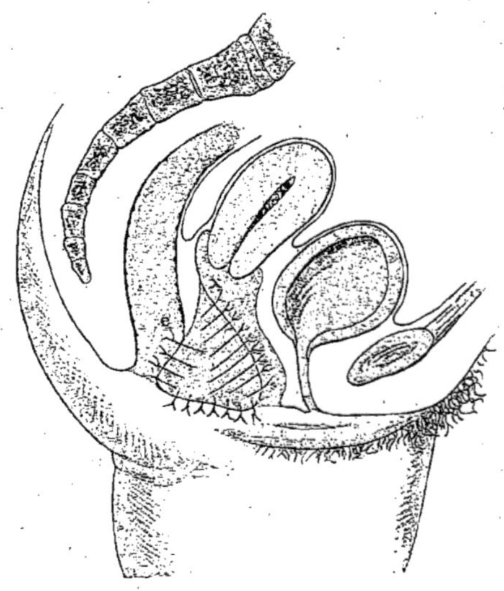

Fig. 762. — Déchirure complète du périnée. Périnéorraphie. Procédé de Simon-Hegar. Disposition générale des sutures.

Comment convient-il de disposer les sutures superficielles et les sutures profondes ? Dieffenbach ne plaçait de sutures profondes que sur le périnée, et, d'un autre côté, Simon attachait la plus grande importance aux sutures qui sont appliquées sur le rectum et le vagin. Plus tard, Simon regarda comme fort avantageux d'appliquer des sutures très profondes sur le rectum, et seulement des sutures demi-profondes sur le vagin. Hegar préfère, également, faire les sutures profondes sur les parois rectale et vaginale, plutôt que sur le périnée, sans cependant les réserver exclusivement à ces parois (fig. 762). Le point capital, dit-il, est de ne laisser aucun espace où les parois ne soient pas exactement appliquées l'une contre l'autre et dans lequel les liquides puissent s'accumuler.

Quand la déchirure est très profonde, Hegar modifie son procédé ordinaire. Si la déchirure remonte dans le rectum à une profondeur excédant 4 centimètres, les surfaces avivées sur la cloison recto-vaginale sont tellement étroites qu'il suffit d'appliquer une seule série de sutures, qui seront nouées du côté du vagin et qui embrassent toute l'épaisseur de la cloison : si l'on voulait, en effet, appliquer deux séries de sutures, une du côté du rectum et l'autre du côté du vagin, les fils ne pourraient pas embrasser une épaisseur suffisante de tissu. On pourrait, d'autre part, craindre qu'en appliquant une seule série de sutures, l'affrontement ne fût pas régulier ; mais on évite aisément cet inconvénient en faisant alterner les sutures profondes embrassant toute l'épaisseur de la cloison, et les sutures superficielles ne saisissant que la paroi vaginale. Quand on arrive plus bas, sur le périnée, au niveau duquel les surfaces avivées sont plus étendues, on fait la triple suture décrite plus haut. Enfin, quand la solution de continuité sera très grande, on pourra faire l'opération en plusieurs étapes. On avivera tout d'abord une certaine étendue, on fera la suture en ce point, puis on avivera un autre segment de la solution de continuité, qu'on suturera encore. En opérant ainsi, on évitera les grandes hémorragies et l'on n'exposera pas une vaste plaie trop longtemps à l'action de l'air.

Une fois les sutures terminées, on aura soin d'exprimer avec les doigts le peu de sang qui pourrait être retenu entre les lèvres de la plaie, et l'on fera un soigneux lavage antiseptique du vagin, du rectum et de la plaie périnéale.

Hegar pratique ensuite la section, sous-cutanée ou à ciel ouvert, du sphincter anal, en faisant sur le bord postérieur de l'anus deux incisions latérales. Cette opération provoque fréquemment une hémorragie assez notable, mais on s'en rend aisément maître en faisant une ligature ou la forcipressure. La section du sphincter présente, d'après Hegar, des avantages, car elle permet d'éviter les tiraillements sur la suture rectale, et, pendant les premiers jours, elle facilite la libre issue des matières fécales et des gaz qui, ne s'accumulant pas dans le rectum, ne distendent pas les parois de ce canal, et, par suite, n'opposent aucun obstacle à la réunion. Baker Brown faisait aussi la section sous-cutanée du sphincter, mais en arrière, vers le coccyx. Hegar n'a plus eu recours aux incisions libératrices latérales de Dieffenbach qu'il avait primitivement employées. Ces incisions, parallèles à la ligne d'union des lèvres avivées et plus longues qu'elle d'un tiers, devaient en être séparées d'un pouce environ et en dépasser les limites en haut et en bas. Elles pénétraient jusque dans le tissu cellulo-graisseux sous-cutané. Ces incisions, cependant, deviennent inutiles, car la tension des tissus n'est pas trop grande, quand on a eu soin de ne pas exagérer les dimensions de la surface d'avivement sur les lèvres. De plus, le voisinage de deux plaies béantes n'est pas sans présenter des inconvénients, car ces plaies sont des portes ouvertes à l'infection.

Procédé de Lauenstein (suture) [1]. — Ce procédé de suture *sous-muqueuse* a pour but d'empêcher l'infection du trajet des fils par les sécrétions du vagin et du rectum; cette infection, en effet, a les plus grandes chances de se produire lorsqu'on fait pénétrer les fils dans ces cavités, selon le procédé de suture ordinaire [2]. Lauenstein introduit les

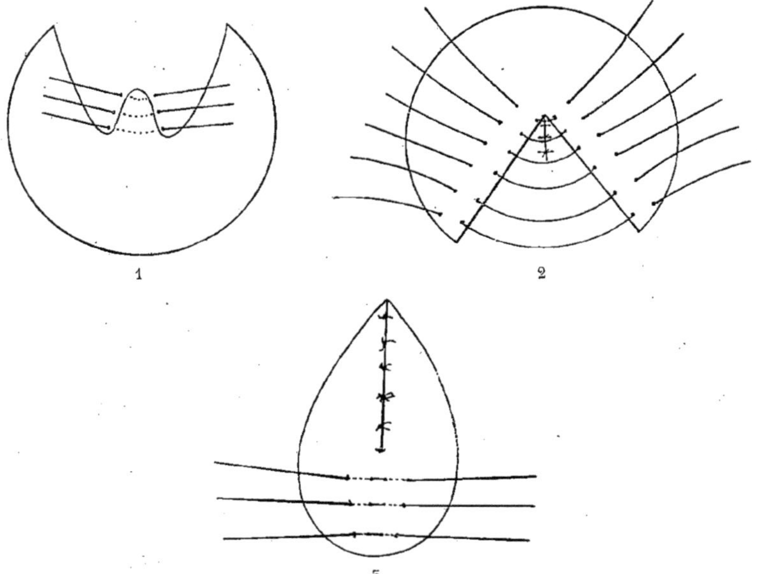

Fig. 765. — Déchirure incomplète du périnée. Suture par le procédé de Lauenstein.

1. Suture de l'angle antérieur de l'avivement, selon le procédé ordinaire. 2. Suture sous-muqueuse de la paroi vaginale. 5. Sutures perdues dans la profondeur de la plaie.

fils à 1 demi-centimètre des bords de la plaie dans l'intérieur de la surface cruentée, et fait des sutures perdues au catgut, à points séparés, à la manière de Werth [3]; quand les muqueuses rectale et vaginale ont été

[1] C. Lauenstein. Die Vermeidung der Stichkanäle in Scheide und Mastdarm bei der Plastik des Septum recto-vaginale (*Centr. f. Gyn.*, 1886, n° 4, p. 48).

[2] Ce danger d'infection des sutures qui pénètrent dans les cavités naturelles avait déjà été bien mis en relief par P. Kraske. Ueber einen üblen Zufall nach der Gastrostomie. (*Centr. f. Chir.*, 1881, n° 5, p. 35.)

[3] Werth. *Centr. f. Gyn.*, 1879, n° 25, p. 561.

ainsi affrontées, Lauenstein diminue encore en arrière la profondeur de la plaie par quelques sutures perdues; puis il réunit le périnée, à

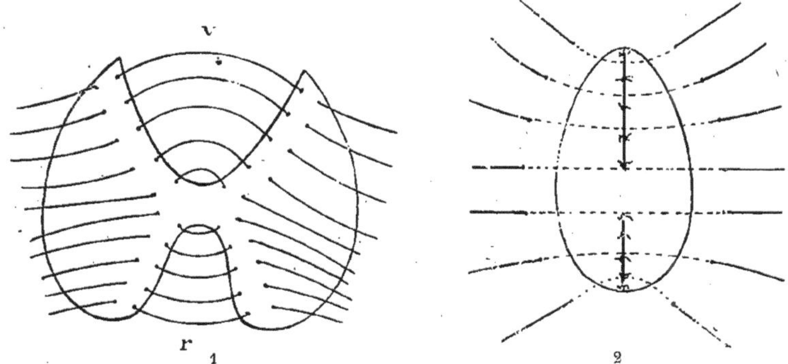

Fig. 764. — Déchirure complète du périnée. Suture par le procédé de Lauenstein.

1. Introduction des sutures affrontant les muqueuses vaginale et rectale. 2. Introduction des sutures périnéales, après que les sutures du rectum et du vagin ont été nouées.

l'aide de fils d'argent. Dans la rupture complète, l'angle antérieur de l'avivement de la cloison, selon le procédé Simon-Hegar, doit être réuni d'abord par des sutures placées à la manière ordinaire (fig. 763 et 764).

Procédé de A. Martin (suture). — Martin fait un avivement analogue

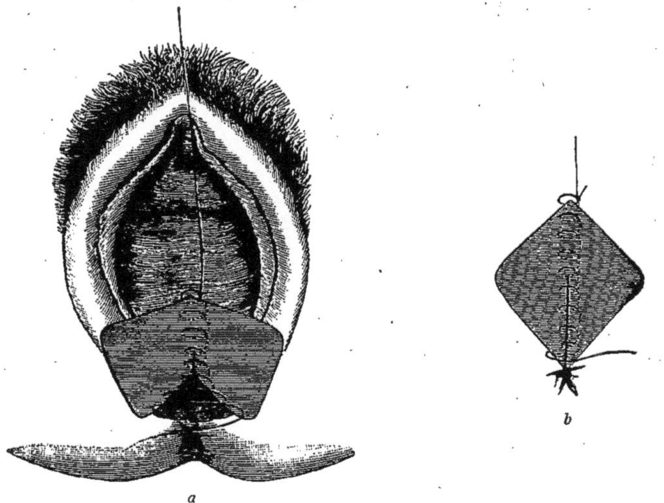

Fig. 765. — Déchirure complète du périnée. Périnéorraphie. Procédé de A. Martin.

a. Étage le plus profond de la suture continue; *b*. passage de l'étage profond à un second étage.

à celui de Simon, mais emploie pour la suture un procédé très expéditif qui met parfaitement en garde contre l'absence de coaptation des tissus pour laquelle Hildebrandt et Heppner ont inventé des procédés de sutures ingénieux, mais compliqués[1]. Il fait une suture continue au catgut, à étages superposés. Il débute, comme pour la colporraphie, par l'angle supérieur de la plaie, et ferme d'abord le rectum par des points qui partent de la muqueuse intestinale, pénètrent dans la surface cruentée et ressortent de nouveau dans le rectum. La déchirure intestinale une fois fermée jusqu'au niveau de l'anus, il fait avec le même fil, mais cheminant en sens contraire, un premier étage de sutures dans la plaie elle-même; cet étage remonte dans le vagin jusqu'à l'angle supérieur qui a servi de point de départ. Si cet étage unique est suffisant, il réunit ainsi les lèvres de là plaie vaginale d'abord, et celles du périnée ensuite. Si les surfaces saignantes offrent, au contraire, une trop grande étendue, il fait un second étage de sutures, avant de procéder à l'occlusion définitive (fig. 765).

Procédé de L. Le Fort. — Je me bornerai à mentionner ce procédé

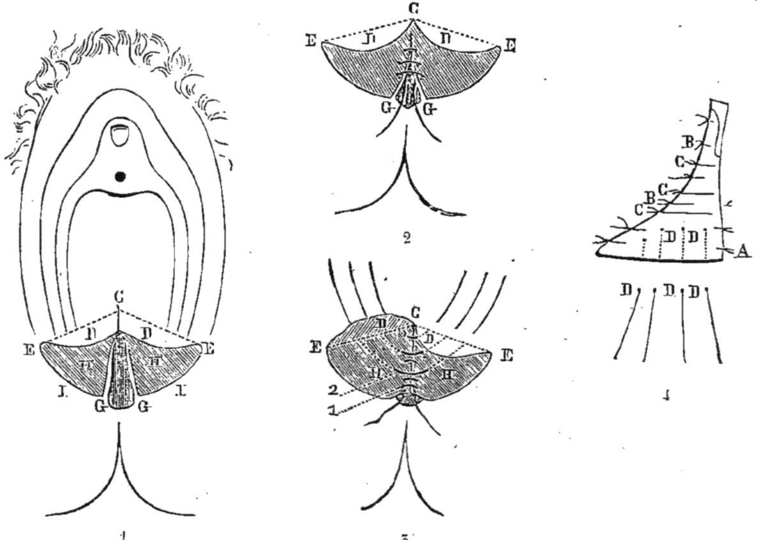

Fig. 766. — Déchirure complète du périnée. Procédé de L. Le Fort.
1. Tracé des incisions. 2. Reconstitution de la paroi rectale, trajet des sutures. 3. Reconstitution de la cloison vaginale. 4. Ensemble des sutures sur une coupe verticale.

actuellement tombé en désuétude (fig. 766). Il se rapprochait beaucoup d'un procédé analogue décrit précédemment par Demarquay[2]. Il s'ap-

[1] Hildebrandt. Die Krankheiten der weibl. Genitalien. Stuttgart, 1877. — Heppner. Petersb. med. Zeitsch., 1870.
[2] Le Fort (*Manuel de méd. opér. de Malgaigne*, 9e édit., t. II, p. 716) a appliqué son

pliquait surtout aux déchirures complètes portant sur une grande hauteur de la cloison.

Procédé de Richet[1]. — Ce procédé dérive, comme le précédent, de celui de Demarquay. Il présente, toutefois, plusieurs particularités originales. Il a été fort bien décrit par Picqué[2].

Procédé d'Emmet (pour rupture complète). — Décrit par son auteur d'une manière assez diffuse, ce procédé est surtout connu en France par la description faite par Jude Hüe, qui a parfaitement mis en relief les points originaux de la méthode à laquelle il a dû de nombreux succès. L'exposé qu'il en a présenté et la figure qu'il en a donnée, répétés ensuite par les divers auteurs[3], ne paraissent pourtant pas répondre tout à fait à l'opération originale de l'auteur, notamment en ce qui regarde la partie antérieure de l'avivement et de la suture. Il n'est pas exact, non plus, comme on l'a sans cesse répété, qu'une longue aiguille courbe montée sur un manche soit indispensable; Emmet ne se sert que d'une aiguille ordinaire[4], qu'il introduit jusqu'au sommet de l'avivement pour l'y faire ressortir et la réintroduire ensuite dans le même orifice. A part ces réserves, j'emprunterai la description de ce procédé à Kirmisson, qui l'a fort bien présenté. (Les figures que je reproduis sont tirées du mémoire de Hanks[5], élève d'Emmet.)

La malade étant endormie et placée sur le bord du lit dans la position de la taille, deux aides soutiennent de chaque côté les membres inférieurs. L'opérateur, après avoir soigneusement lavé la région anale, le périnée et le vagin, procède à l'avivement qui doit être fait suivant les mêmes principes que dans les autres procédés de périnéorraphie. Il doit, en effet, porter sur de larges surfaces. Il représente sur chacun

procédé pour la première fois le 25 nov. 1858 et l'a publié le 2 mars 1869, précédant de quelques jours, dit-il, l'opération analogue de Richet. — Le procédé de Demarquay remonte à 1858.

[1] Picqué. *Encycl. internat. de chirurgie*, édit. franç., t. VII, p. 753.

[2] On peut rapprocher des procédés de Le Fort et de Richet, ceux de Marc Sée et de Polaillon. *Bull. et Mém. de la Soc. de chir.*, 1885, p. 242. — Ils n'en diffèrent que par des points de détail fort intéressants.

Le procédé de Terrillon (*Annal. de Gyn.*, 1879, t. XI, p. 530, et *Bull. et Mém. de la Soc. de chir.*, 15 avril 1885, p. 228) ressemble beaucoup à celui d'Emmet, quant à la manière de passer les fils, mais il n'a pas, comme ce dernier, le bénéfice de la suture en bourse. Terrillon fait une première suture enchevillée, comme Roux, et une seconde suture profonde sur une plaque de plomb, à l'exemple de Trélat.

[3] Jude Hüe. *Bull. et Mém. de la Soc. de chir.*, 1886, p. 710. — E. Kirmisson. Art. périnéorraphie, in *Dict. encycl. des sciences méd.*, 1886, p. 114. — Picqué. *Loc. cit.*

[4] Le Fort (*Manuel de méd. opér. de Malgaigne*, 9e édit., t. II, p. 726) a fort bien relevé cette inexactitude. Mais je suis forcé de soutenir, contrairement à cet auteur, que le procédé d'Emmet est bien à un seul rang de suture pour les ruptures complètes du périnée. Ce n'est que dans les cas très exceptionnels où la déchirure remonte très haut sur la cloison recto-vaginale qu'il l'avive antérieurement et la suture du côté du vagin, par une véritable opération complémentaire qui n'altère en rien le principe fondamental de son procédé de périnéorraphie.

[5] H. T. Hanks. *Med. Record*, New-York, 1er juill. 1882, t. XXII, p. 1. — Ce mémoire a été également mis à profit par Munde. *Minor surgical Gynecology*, 1885, p. 501.

des côtés du périnée déchiré un triangle dont la base est la peau, dont un des côtés suit la paroi vaginale et remonte jusqu'au quart inférieur de la grande lèvre, tandis que l'autre, passant au-devant de la limite antérieure de l'orifice anal, vient rejoindre l'incision cutanée. Ces deux triangles sont reliés l'un à l'autre, sur la ligne médiane, par un avivement pratiqué aux dépens de la partie inférieure de la cloison recto-vaginale, et remontant jusqu'à 5 centimètres de hauteur. La figure qui résulte de l'avivement ainsi pratiqué peut être assez justement comparée à un papillon, ayant les ailes déployées; l'avivement médian représente le corps de l'animal, et les deux avivements latéraux, les ailes (fig. 767).

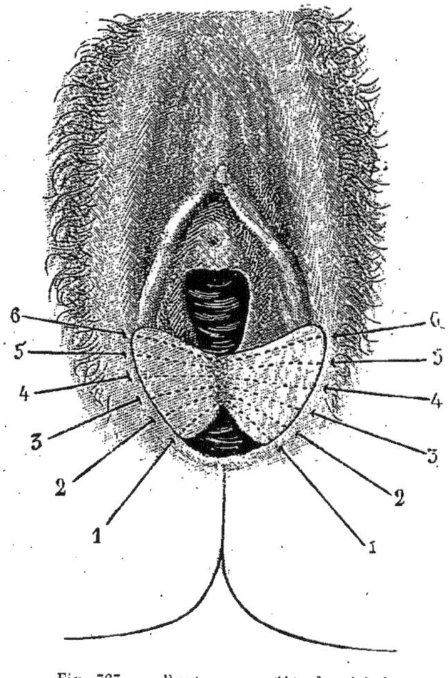

Pour assurer la régularité des surfaces avivées, qui doivent se correspondre exactement dans tous leurs points, une fois l'affrontement pratiqué, il est bon d'en tracer d'abord les limites avec la pointe d'un bistouri. Une autre précaution fort utile, c'est de commencer par l'avivement de la partie moyenne. En effet, en procédant autrement, on serait gêné par le sang fourni par l'avivement des parties latérales. Jude Hüe fait très judicieusement remarquer que, quelque soin qu'on mette à pratiquer un avivement aussi superficiel que possible, l'avivement de la cloison donne beaucoup de sang. C'est une raison de plus

Fig. 767. — Rupture complète du périnée. Périnéorraphie. Procédé d'Emmet. Avivement et disposition des fils.

pour commencer par la partie moyenne, parce que, pendant qu'on procédera à l'avivement des parties latérales, l'hémostase aura le temps de se produire. Le doigt d'un aide, introduit dans le rectum, tend la cloison recto-vaginale et la fait saillir en avant, ce qui rend l'avivement de la partie moyenne beaucoup plus facile. Pendant l'avivement des parties latérales, il est également nécessaire que, par une légère traction en dehors, l'aide tende les parties sur lesquelles doit porter le bistouri. Une fois l'avivement terminé, il faut débarrasser le champ opératoire du sang écoulé et assurer l'hémostase; pour cela on pra-

·tique, dans le vagin, dans le rectum et sur les surfaces avivées elles-mêmes, des irrigations froides avec un liquide antiseptique (acide borique, solution phéniquée, ou sublimée faible). On procède ensuite à la suture, et c'est là le temps le plus spécial dans la périnéorraphie par le procédé d'Emmet. Cette suture peut être faite en un seul temps avec une aiguille à grande courbure, montée sur un manche, et dont la tige représente un peu plus d'une demi-circonférence (fig. 66, 1), ou simplement avec une très grande aiguille de Hagedorn, solidement maintenue par mon porte-aiguille (fig. 72, 1 et fig. 73, 2). On se sert habituellement de fils d'argent de moyen volume. Ces fils doivent être placés d'arrière en avant. Pour cela, l'opérateur engage, sur le côté gauche du périnée, la pointe de l'aiguille tenue de la main droite, à 1 centimètre et demi environ en arrière et en dehors de la circonférence postérieure de l'anus; il fait cheminer l'aiguille à travers la partie inférieure de la cloison recto-vaginale, pour la ressortir sur le côté droit de l'anus dans un point symétrique à son point d'entrée. Si l'on a une grande épaisseur de tissus à traverser, il est plus commode

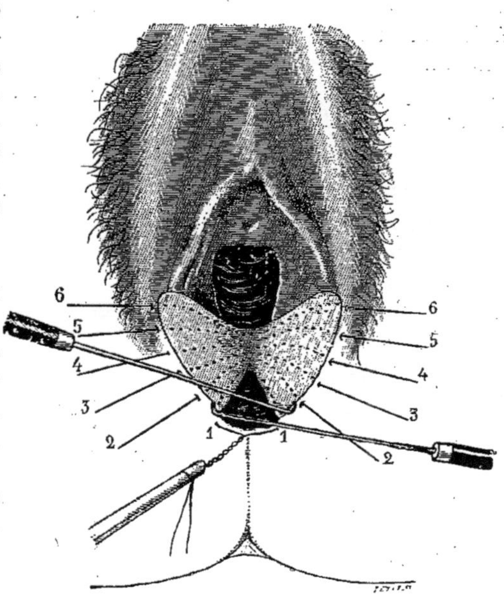

Fig. 768. — Rupture complète du périnée. Périnéorraphie. Procédé d'Emmet. Constriction du fil postérieur, sous-sphinctérien.

de faire passer le fil en s'y reprenant à deux fois, et d'enfoncer d'abord une aiguille moyenne jusqu'au niveau de la cloison, de la retirer, puis de l'introduire de nouveau, en la faisant pénétrer exactement à son point de sortie. Pendant toute la durée de ce temps, l'introduction de l'index gauche dans le rectum est absolument indispensable : il tend la cloison recto-vaginale, guide le cheminement de l'aiguille dans son épaisseur et l'empêche de faire issue dans l'intérieur du rectum. Cette petite manœuvre du passage du fil demande à être exécutée avec beaucoup d'attention et une certaine lenteur, afin que l'aiguille ne traverse pas la paroi rectale, ne se perde pas dans les parties profondes et vienne bien sortir du côté de la peau dans un point symétrique à son point d'entrée. Quatre ou cinq autres fils sont ensuite placés de la même manière au-dessus du précédent (fig. 768). Introduits à 1 centimètre en dehors de la ligne d'avivement, ils cheminent également à travers la cloison recto-vaginale, à 1 demi-centimètre environ au-dessus les uns des autres, et viennent sortir sur le côté opposé du périnée.

Il est capital de bien passer le premier fil; il est destiné à réunir les deux extrémités divisées du sphincter, et à reconstituer l'anus, autant que possible, dans son intégrité première; il doit cheminer sous la surface cruentée très près de son bord postérieur, mais pénétrer très franchement dans l'angle de division de la cloison où il doit prendre un point d'appui solide. Généralement, cinq ou six points de suture suffisent pour assurer la restauration complète du périnée; si, cependant, la région de la fourchette n'était pas suffisamment affrontée, un

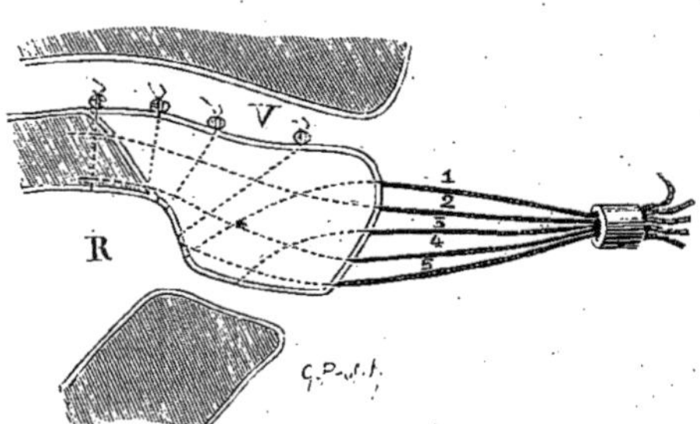

Fig. 769. — Déchirure complète du périnée et de la cloison recto-vaginale. Périnéorraphie.
Procédé d'Emmet : ensemble des sutures (coupe verticale).

point de suture superficiel à ce niveau serait nécessaire. De même aussi, si les lèvres cutanées de l'incision périnéale n'étaient pas amenées partout en contact parfait par la suture profonde, on placerait quelques points complémentaires de suture superficielle. L'opération est ainsi terminée ; un lavage soigneux de toutes les parties doit être pratiqué encore une fois, après quoi on procède au pansement.

Comme on le voit, d'après la description précédente, le procédé d'Emmet, pour la rupture complète, sauf les cas exceptionnels où la cloison recto-vaginale est déchirée très haut, rentre dans les procédés à un seul plan de suture. Ici, en effet, pas de suture rectale, pas de suture vaginale isolée; tous les fils sont passés, suivant un plan unique, de la peau à travers la cloison recto-vaginale ou la paroi du vagin. C'est donc une simplification très grande du mode opératoire. Mais là n'est pas son but principal. Ce que l'on se propose, d'après Emmet et Gaillard Thomas, en plaçant le fil postérieur en arrière de l'anus et en lui faisant traverser la cloison recto-vaginale, c'est d'attirer en avant les deux extrémités divisées du sphincter que la rétraction a portées en arrière et de les mettre en contact, de façon à rétablir dans son intégrité l'anneau représenté par le sphincter anal et à lui restituer à la fois sa forme et ses fonctions. Quoi qu'il en soit, l'application

de ce fil postérieur demande à être surveillée; une fois l'opération terminée, le chirurgien devra toujours introduire le doigt dans le rectum,
pour s'assurer que le conduit anal n'est pas trop rétréci par la suture,
car il y aurait grand danger à ne pas laisser une issue facile aux gaz et
aux matières fécales.

Un grand avantage du procédé d'Emmet, c'est de fermer, en traversant la paroi recto-vaginale, la solution de continuité par une constriction circulaire, comme on ferme une bourse en tirant sur ses cordons.
En même temps on abaisse la cloison recto-vaginale, ce qui permet de
se dispenser le plus souvent de la suturer isolément. Ainsi se trouvent
réalisées, du côté du vagin, l'occlusion exacte et la protection de la
ligne de suture que cherchait à obtenir Langenbeck par la création de
son lambeau autoplastique. Enfin, l'absence de sutures rectales diminue
considérablement les chances d'infection.

Si une division excessivement élevée de la cloison en rend la suture
nécessaire, Emmet a soin de n'aviver que la surface vaginale de cette
déchirure et de passer ses fils sous toute l'étendue de la surface
cruentée, en évitant la cavité intestinale. Il les fixe par des grains de
plomb dans l'intérieur du vagin (fig. 769). Mais cette sorte d'opération
complémentaire n'est que très rarement nécessaire, et le type du procédé reste toujours la seule suture périnéale.

Procédé de Lawson Tait-Pozzi ou procédé de dédoublement. — J'em-

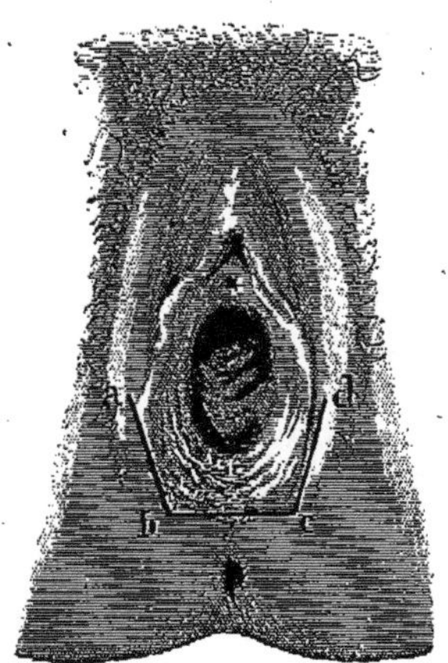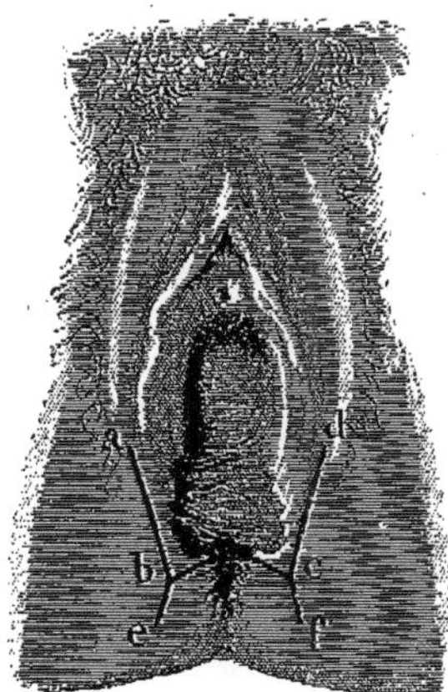

Fig. 770. — Déchirures du périnée. Périnéorraphie. Procédé de Lawson Tait-Pozzi.
Tracé des incisions.
a. b. c. d. Incision pour la déchirure incomplète. — a. b. c. d. e. f. Incision pour la déchirure
complète.

ploie presque uniquement, aujourd'hui, pour les ruptures complètes du
périnée, le procédé de dédoublement auquel Lawson Tait a attaché son

nom, mais avec des modifications assez profondes, tant au point de vue du mode d'avivement que de la suture. Je l'ai déjà décrit p. 721 et je renvoie à cette description à laquelle je dois ajouter quelques détails pour les ruptures où la marge de l'anus et la cloison recto-vaginale sont intéressées.

Le point important est de dédoubler la cloison dans une hauteur suffisante pour mobiliser la paroi antérieure du rectum, de manière à amener le sommet de la déchirure intestinale jusqu'à la marge de l'anus que l'on doit reconstituer. Il est dangereux de réparer la déchirure intestinale isolément par une suture verticale ; on s'expose ainsi à l'infection consécutive de la plaie du dédoublement et l'on ne doit se résoudre à cette suture que dans des cas tout à fait exceptionnels. Dans l'immense majorité des ruptures complètes, la dissection progressive de la paroi intestinale déchirée permet un abaissement suffisant du rectum ; la paroi rectale, qui est alors tendue comme un rideau en arrière de la plaie du dédoublement, la protège de toute infiltration liquide ou gazeuse. J'insiste sur la nécessité d'affronter la muqueuse rectale avec un très grand nombre de sutures (au crin de Florence) autour de la marge du nouvel anus : c'est la condition essentielle du succès.

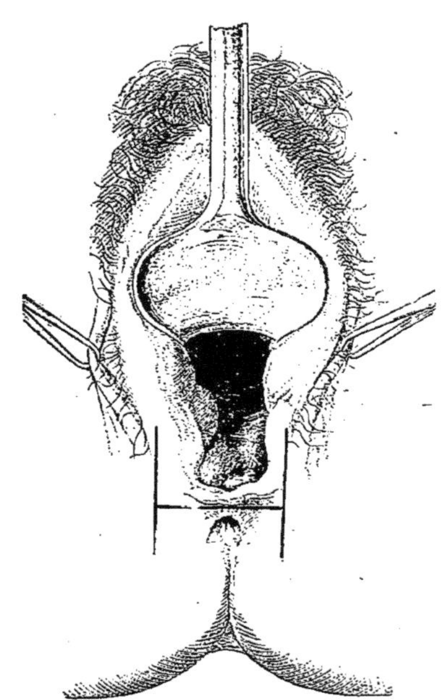

Fig. 771. — Déchirure presque complète du périnée. Procédé de Lawson Tait-Pozzi. Tracé de l'incision.

Si l'on est obligé, vu la trop grande étendue de la déchirure rectale, de faire une suture verticale, on devra pratiquer celle-ci avec des points séparés de catgut, passés à travers la paroi rectale sans comprendre la muqueuse et noués sur la suture cruentée du côté de la plaie de dédoublement (suture de Lauenstein, p. 1262); on évitera ainsi le plus possible l'infection des fils.

On procèdera de la même manière, et s'il y a lieu, à la suture verticale de la paroi vaginale.

Ce procédé opératoire de dédoublement et de suture verticale isolée du vagin et du rectum a été d'abord décrit par Simpson qui l'appliquait à

tous les cas[1], alors que je ne conseille de s'y résoudre qu'exceptionnellement et comme procédé de nécessité (fig. 772 et 773). On doit en rapprocher le procédé de Fritsch et Walzberg[2] (fig. 774 et 775).

La suture de l'avivement produit par le dédoublement se fait à la fois
par un surjet de catgut profond et par deux ou trois fils d'argent de
soutien (p. 722, fig. 495 et 496). Il faut avoir soin le plus possible, en
faisant ces sutures, d'affronter les bords des muscles des releveurs et
les extrémités du sphincter de l'anus divisé. Pierre Duval et R. Proust[3]
ont beaucoup insisté, avec raison, sur la myorrhaphie des releveurs
(fig. 776) ; Emmet préconise depuis longtemps la suture du sphincter
rompu. À la vérité, il est le plus souvent impossible de distinguer nette-

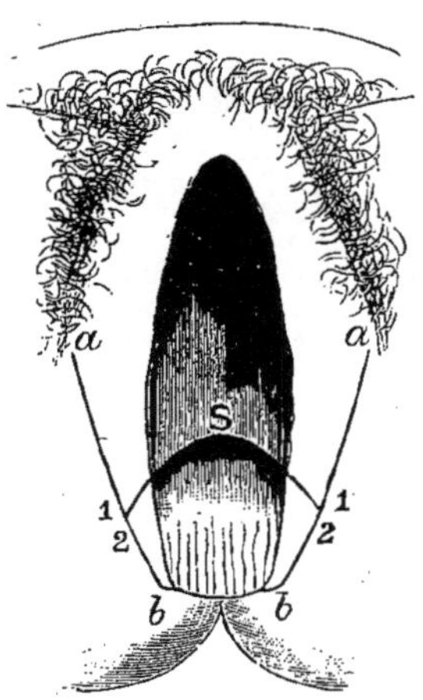

Fig. 772. — Déchirure complète du
périnée. Périnéorraphie.
Procédé de Simpson : avivement.

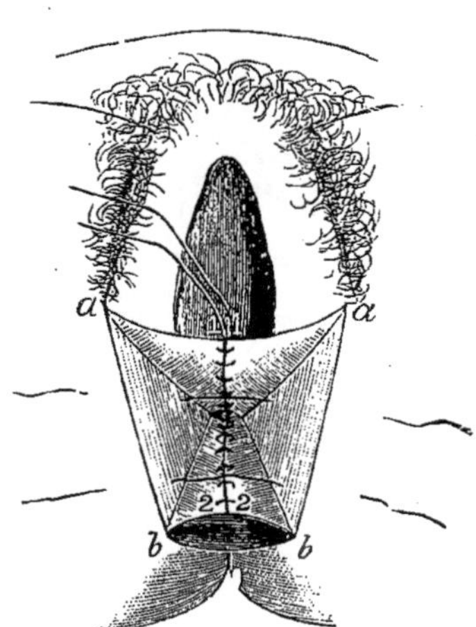

Fig. 773. — Déchirure complète du périnée.
Périnéorraphie.
Procédé de. Simpson : sutures.

ment ces divers muscles sur la surface cruentée et l'opérateur doit simplement charger avec son aiguille une épaisseur de tissu suffisante pour
que cette suture musculaire soit effectivement réalisée.

On doit toujours donner au nouveau périnée une dimension qui paraît
être exagérée si elle devait se maintenir intégralement et définitivement
(5 à 6 cent) ; en effet, alors même qu'il ne se produirait pas de désunion
ultérieure, le simple tassement des tissus et l'élargissement de l'anus

[1] Simpson in Hart et Barbour. *Manuel de gynécologie*, trad. franç., 1886, p. 600.

[2] Fritsch. *Die Krankheiten der Frauen*, 3e édit., 1886 et *Cent. f. Gyn.*, 1887, n° 30.
p. 473. — Walzberg. *Arch. f. klin. Chir.*, 1888, t. XXXVII, p. 841.

[3] Pierre Duval et Robert Proust. — *La Presse médicale*, 1902, n° 94, p. 1120 et R. Proust.
Chirurgie de l'appareil génital de la femme, Paris, Masson, 1906, p. 17.

et de la vulve diminuent très sensiblement les dimensions qu'offre le
périnée immédiatement après l'opération.

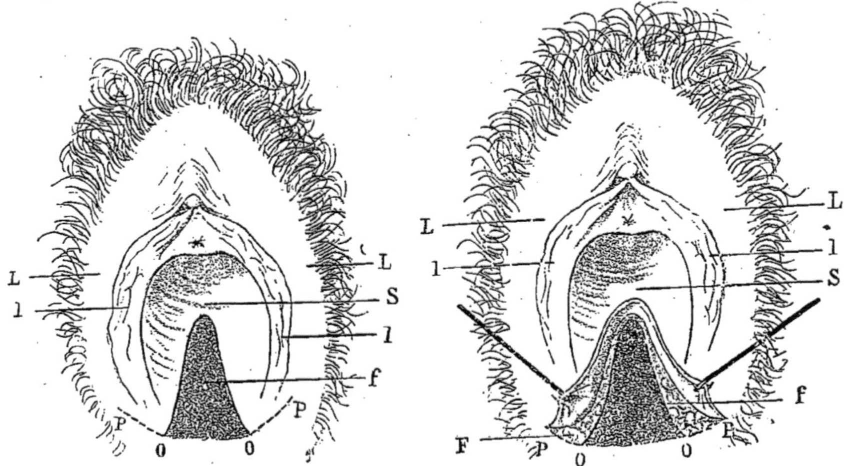

Fig. 774. — Déchirure de la cloison recto-vaginale. Procédé de dédoublement (Fritsch-Walzberg).
Dédoublement et suture de la cloison déchirée. S. cloison recto-vaginale; f. fente ou déchirure de cette
cloison; L. grande lèvre; I. petite lèvre; P. périnée: F. portion rectale du lambeau dédoublé.

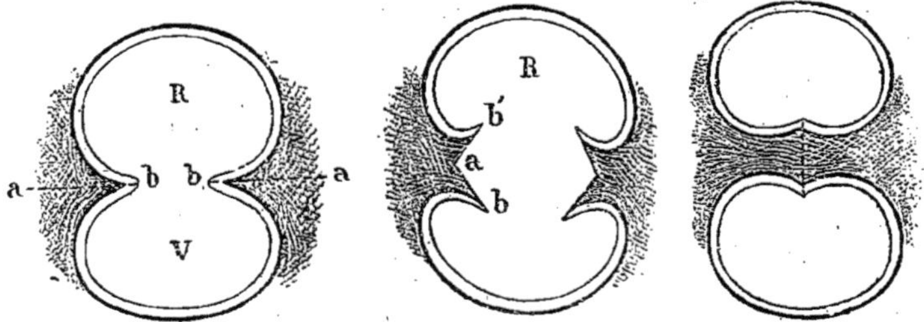

Fig. 775. — Déchirure de la cloison recto-vaginale. Procédé de dédoublement (Fritsch-Walzberg).
Dédoublement et suture de la cloison déchirée (Schéma). R. rectum; V. vagin; a b b'. incision.
1. incision. 2. dédoublement. 3. réunion.

Soins consécutifs à la périnéorraphie. — Le pansement se
réduit à de grands soins de propreté et à des applications locales de
gaze antiseptique ou aseptique. Il est préférable de mettre une sonde à
demeure ou de sonder les malades les premiers jours, pour éviter que
l'urine ne souille la vulve.

Une question importante est celle de savoir s'il faut, après l'opération, constiper ou non les malades pendant plusieurs jours. Il est
certain que le contact des matières fécales peut infecter la suture,
mais, d'autre part, le passage tardif de matières endurcies peut la
faire céder; enfin, la constipation ne présente pas seulement un danger

mécanique à brève échéance; elle est nuisible par le trouble qu'elle apporte à la nutrition générale, et elle entrave ainsi indirectement le travail plastique. Le mieux est, je crois, de maintenir les opérées à la diète lactée durant la première semaine et de leur administrer un léger purgatif vers le cinquième jour. Dès qu'une ou deux selles auront

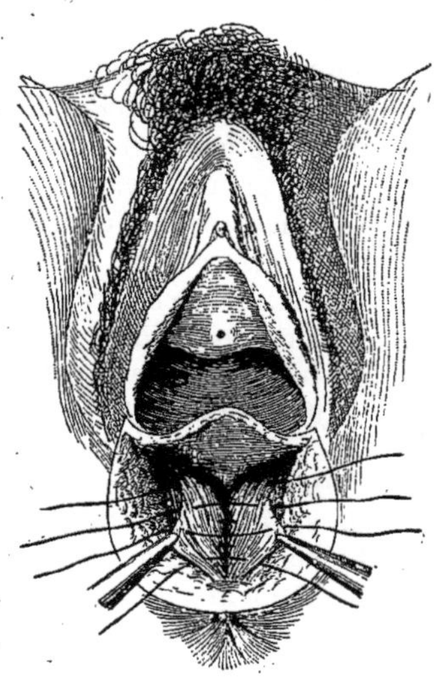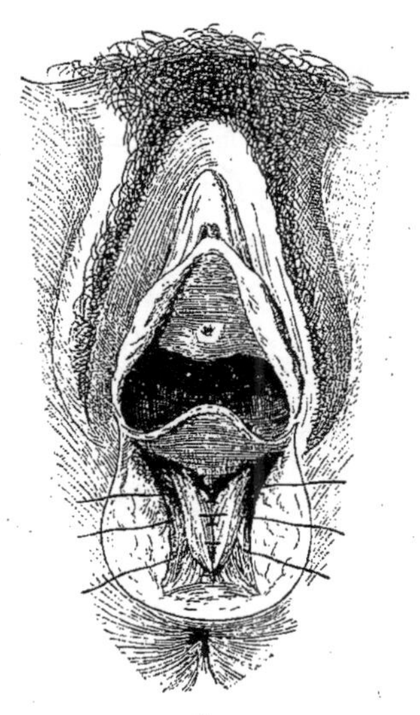

A   B

Fig. 776. — Myorraphie des releveurs (Duval et Proust).
A. Les muscles sont maintenus éversés pour montrer la disposition des sutures profondes.
B. Adossement des bords inférieurs des muscles.

été obtenues, on cessera toute purgation, et, si l'effet simplement laxatif était dépassé, on administrerait même de l'opium. De nouvelles évacuations seront provoquées, quatre jours après.

Les jambes seront maintenues rapprochées et lâchement liées. On ne permettra pas à la femme de s'asseoir avant trois semaines.

La propreté la plus grande sera observée; des lavages seront faits sur la vulve et le périnée, après chaque garde-robe.

On doit surveiller avec beaucoup d'attention la température de l'opérée. Une élévation avertira qu'il y a eu infection de la plaie et qu'un abcès est à craindre. Celui-ci prend ordinairement naissance dans un point insuffisamment affronté, dans un *espace mort* de la profondeur de la plaie où ont pu s'accumuler du sang ou de la sérosité qui ont fourni un milieu de culture aux microbes, introduits durant une opération insuffisamment aseptique ou venus le long des sutures. La région devient alors douloureuse, tendue; les fils s'enfoncent dans les tissus œdématiés et les sectionnent. Si l'on ne les enlève pas rapidement, l'inflammation devient plus intense et amène d'elle-même la désunion totale. Parfois, en ôtant un ou deux fils de suture au moment opportun, on peut circonscrire le travail inflammatoire et n'observer qu'une désunion partielle. Si c'est du côté du périnée qu'une partie seulement de la réunion primitive a manqué, elle ne tarde généralement pas à se compléter secondairement. Si c'est vers la cloison recto-vaginale, il faut craindre l'établissement d'une fistule; le signe pathognomonique de cette désunion profonde est l'incontinence pour les gaz de nouveau accusée par la malade.

En général, on enlèvera les sutures périnéales du sixième au dixième jour. Il est inutile de s'inquiéter des sutures au catgut.

Pronostic et résultats de la périnéorraphie. — La périnéorraphie n'est généralement pas une opération grave; il n'y a à craindre ni hémorragie, ni septicémie. Les cas de cette dernière complication qui ont été rapportés remontent tous à une époque où les règles de l'asepsie étaient mal comprises et mal appliquées.

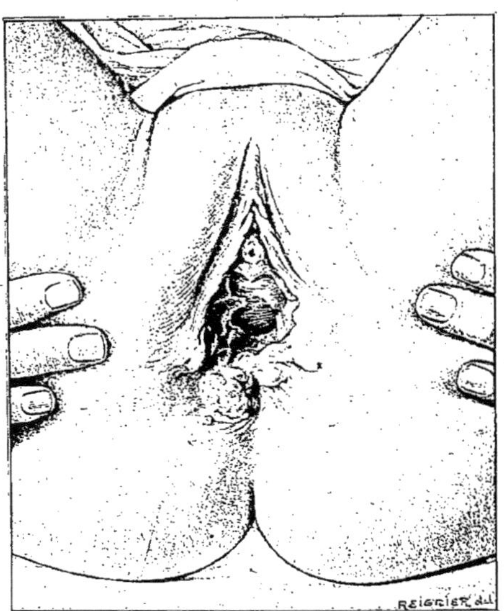

Fig. 777. — Déchirure complète du périnée.
(S. Pozzi).

Les résultats sont aussi bien plus complets, depuis qu'on n'a plus guère à craindre la suppuration. Jadis, l'absence d'antisepsie, la multiplicité des sutures du côté du vagin et du rectum, rendaient l'infection de la plaie presque inévitable dans sa partie profonde; aussi la réunion se faisait-elle souvent vers la superficie et manquait au-dessous, laissant subsister une fistule recto-vaginale qui constituait une infirmité à peine moindre que l'absence du périnée. On voit cet accident arriver bien plus rarement, depuis qu'on pratique l'antisepsie, qu'on apporte plus de soin à l'affrontement profond et qu'on a appris à se passer, dans l'immense majorité des cas, de toute autre suture que de sutures du côté du périnée (procédés d'Emmet, de Lawson Tait).

Enfin, le soin qu'on met à réunir les plans musculaires profonds, à rapprocher les bouts du sphincter divisé, rend compte de l'amélioration des résultats obtenus au point de vue des fonctions de l'intestin.

On voyait assez souvent, autrefois, des femmes chez lesquelles le périnée était, en apparence, entièrement réparé, être incapables cependant de retenir ni gaz ni matières liquides.

Des faits très nombreux prouvent que l'accouchement peut s'opérer
sans rupture nouvelle du périnée, même lorsque le chirurgien a diminué la vulve dans de très grandes proportions. On devra, toutefois, se tenir en garde contre
un rétrécissement excessif de
cet orifice, qui constitue une
faute opératoire.

Choix du procédé. — Cha=
cun des procédés qui ont été
décrits a donné des résultats
satisfaisants ; on peut donc dire
qu'ils sont tous bons. Pourtant,
toutes choses égales d'ailleurs,
il est évident que la préférence
sera donnée à celui qui présentera le plus de simplicité et de
rapidité d'exécution.

Pour ma part, j'ai obtenu
constamment de très beaux résultats par le procédé de dédoublement de Lawson Tait avec
les modifications que je lui ai
apportées. Dans le cas de rupture incomplète sans grand
relâchement, je recommande

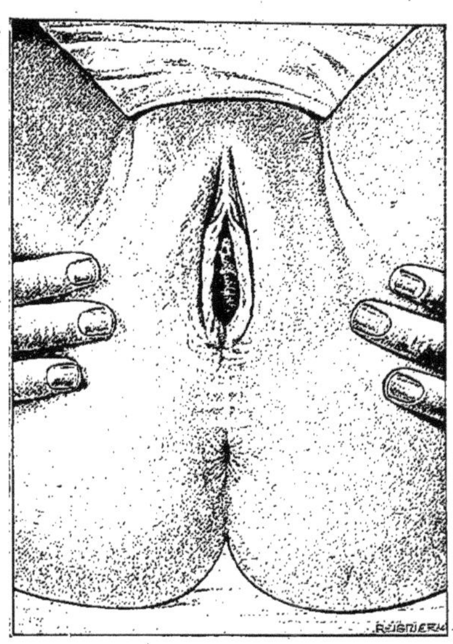

Fig. 778. — Résultat de la périnéorraphie par le
procédé de Lawson Tait-Pozzi, dans le cas de déchirure complète figuré ci-contre (fig. 777). (S.Pozzi).

aussi le procédé de Hegar, et, dans le cas de relâchement sans grande
déchirure, le nouveau procédé d'Emmet. Si ces deux lésions sont combinées, et surtout dans le cas de déchirure complète, le procédé de
dédoublement tel que je l'ai décrit me paraît infiniment supérieur.

Le plus souvent, la périnéorraphie doit être précédée d'un curettage
utérin et d'une opération sur le col, nécessités par la métrite concomitante.

CHAPITRE XXX

INFLAMMATION, OEDÈME, GANGRÈNE, ÉRYSIPÈLE ECZÉMA, HERPÈS DE LA VULVE

INFLAMMATION DE LA VULVE OU VULVITE

Anatomie pathologique. — La vulve est formée de parties très distinctes, au point de vue de l'anatomie générale; elle comprend des replis cutanés : les grandes lèvres; des replis muqueux : les petites lèvres et l'hymen; elle présente enfin l'orifice de canaux : le méat urinaire, l'embouchure des conduits des glandes de Bartholin.

L'inflammation de ces diverses parties revêt des caractères très différents. On a voulu indiquer la principale de ces divisions, en distinguant une **vulvite sébacée**, localisée au tégument, et une **vulvite muqueuse**. Mais, le plus souvent, toutes les parties constituantes de la région sont atteintes par l'inflammation diffuse. Ce sont spécialement, à la vérité, les glandes de la peau, sébacées et sudoripares (Verneuil), qui sont le point de départ des pustules d'acné ou des abcès furonculeux qui siègent sur les grandes lèvres. D'autre part, l'embouchure des canaux excréteurs des glandes de Bartholin sont les principaux foyers de l'inflammation du côté de la muqueuse.

L'adénite inguinale est une conséquence fréquente de la vulvite cutanée. De même les glandes de Bartholin sont assez facilement envahies.

La suppuration du tissu cellulaire lâche des grandes lèvres est bien rare.

Symptômes. — Une douleur locale vive, exaspérée par la marche, par le contact de l'urine, est le premier phénomène qui frappe les malades. Un écoulement plus ou moins abondant et parfois fétide baigne la région, irrite la face interne des cuisses, la rainure interfessière et même l'anus. Des érosions peuvent s'y joindre : leur fond grisâtre, l'engorgement ganglionnaire peuvent alors simuler une lésion syphilitique. La muqueuse des petites lèvres, de la fourchette et du vestibule, est rouge et boursouflée; du pus grumeleux, mélangé de smegma, s'amasse entre les petites et les grandes lèvres. Sur la peau

de ces dernières, œdématiées, on aperçoit de très petites pustules qui
siègent à la base des poils; les plus volumineuses ressemblent à des
furoncles; des abcès circonscrits peuvent en résulter.

Huguier[1] a décrit la forme cutanée de l'affection, sous le nom de
folliculite vulvaire, il lui reconnaît trois périodes : une d'éruption, une
de suppuration, et une de déclin. La terminaison peut aussi se faire,
exceptionnellement, par induration; la forme particulière de la petite
tumeur qui résulte de cette évolution ressemble beaucoup à l'acné
sébacée : c'est l'**acné varioliforme** de Bazin, ou l'**exdermoptosis vulvaire**
de Huguier. Ces petits boutons ainsi formés, du volume d'un grain de
chènevis, sont indurés, sans cercle inflammatoire; dans leur intervalle
la peau est complètement saine[2].

L'intensité de l'inflammation est variable. Quand elle est très vive,
elle peut provoquer la fièvre; il y a alors ordinairement complication
de lymphangite et d'adénite inguinale parfois suppurée.

C'est, vraisemblablement, à la lymphangite qu'il faut toujours attri
buer la suppuration de la grande lèvre, ou **vulvite phlegmoneuse**. On
l'observe rarement.

L'inflammation de l'orifice de l'urètre provoque de la dysurie.

Si la glande de Bartholin s'enflamme, on en est averti par la tumeur
qu'elle forme et par le pus qui sort, à la pression, de son conduit
excréteur.

Diagnostic. — Il est facile de reconnaître la vulvite, mais le point
important est d'en déterminer exactement les **complications** du côté de
l'urètre et des glandes vulvo-vaginales, ou du vagin.

Le **diagnostic étiologique** est en général facile, mais il offre aussi
une grande difficulté dans certains cas. En matière médico-légale, on
ne doit pas oublier que, chez les enfants lymphatiques et dépourvus de
soins hygiéniques, un catarrhe vulvaire très intense peut survenir,
sans contagion par manœuvres vénériennes, à la suite de la simple
décomposition du smegma, et amener des érosions ou même des ulcérations. On ne se hâtera donc pas de conclure, sans autres preuves,
dans un examen médico-légal, au viol ou à la contagion.

Le phlegmon de la grande lèvre se distingue de l'**abcès de la glande
de Bartholin** par le siège de la tuméfaction qui occupe le plus ordinairement la partie externe ou cutanée de ce repli tandis que l'abcès de la
glande est à la partie interne et inférieure.

Étiologie. — De toutes les causes de vulvite, la plus fréquente est
assurément la **contagion gonorrhéique**. Celle-ci est responsable même

---

[1] P.-C. Huguier. Mémoire sur les maladies des appareils sécréteurs des organes génitaux
externes de la femme (*Mém. de l'Acad.*, 1850, t. XV, p. 527).

[2] Gallard. *Leçons clin. sur les maladies des femmes*, 1879, p. 355.

dans des cas nombreux où l'on hésite à l'incriminer, par exemple, dans les épidémies de vulvite et de vulvo-vaginite qu'on observe chez les enfants agglomérés dans une même famille (épidémies de maison), dans une pension ou dans un hôpital. Je renvoie, pour plus de détails sur ce point, au chapitre des VAGINITES. Il n'est pas douteux, d'autre part, qu'indépendamment du gonocoque, le développement de microbes saprogènes, chez des enfants et des femmes mal tenues, puisse arriver à provoquer des vulvites qu'on pourrait appeler **sordides**. Les petites filles lymphatiques et les femmes obèses, particulièrement dans la classe pauvre, y sont, de ce fait, particulièrement prédisposées. - Chez les enfants, les **oxyures** venus du rectum peuvent jouer un certain rôle.

Dans les cas de fistules vésico-vaginales, le contact incessant de l'urine irrite la vulve, ainsi que la face interne des cuisses; mais l'irritation chronique qu'elle entretient a quelque chose de spécial, ne provoque pas de sécrétion et se rapproche plutôt de l'érythème chronique que de la vulvite. On peut en dire autant de l'irritation provoquée par les lochies fétides, les écoulements ichoreux, etc.

Traitement. — Dans la période aiguë, on recommandera des bains, des lotions abondantes à l'eau boriquée ou à l'eau blanche, une extrême propreté et le repos. Dans des cas très aigus on pourra faire des badigeonnages vulvaires avec une solution faible (1/50) de nitrate d'argent; la douleur est considérablement diminuée et le nitrate est un excellent antiseptique. Des lotions et des injections au sublimé (1/1000) ou au permanganate de potasse à 1/1000 seront aussi prescrites. On saupoudrera la vulve de poudre d'amidon, de talc, additionnée ou non d'un dixième de poudre d'iodoforme, d'aristol, de tanin, etc. Dans la période de déclin, si l'orifice de la glande vulvo-vaginale est enflammé, on peut le cautériser avec le crayon de nitrate d'argent, après l'avoir agrandi avec le petit couteau de Weber qui sert au débridement des points lacrymaux. Si les cryptes péri-urétrales semblent être le refuge du catarrhe, on tâchera d'y faire pénétrer une fine pointe rougie, ou l'on pratiquera simplement à leur niveau une cautérisation au nitrate d'argent.

Les abcès vulvaires et les bubons seront rapidement ouverts.

OEDÈME ET GANGRÈNE DE LA VULVE

L'*œdème* localisé à la vulve survient parfois, durant la grossesse, à cause de la gêne de la circulation du petit bassin et de la présence de varices des veines honteuses externes.

Dans l'état puerpéral peu après l'accouchement, si l'on observe l'œdème d'un seul côté de la vulve, il est un sûr indice d'une infection locale, et l'on découvre, dans le vagin, une déchirure, une escarre ou un phlegmon.

Dans l'**anasarque généralisée**, les grandes lèvres, dont le tissu sous-cutané est lâche et lamellaire, se gonflent à l'extrème; la miction et le cathétérisme peuvent devenir très difficiles. Des éraillures spontanées ou de petites ouvertures faites intentionnellement à la peau donnent alors issue à la sérosité, mais sont souvent aussi le point de départ d'un érysipèle.

Dans les **lésions syphilitiques** de la vulve, et spécialement dans le chancre infectant, on observe parfois un œdème dur, tout particulier,

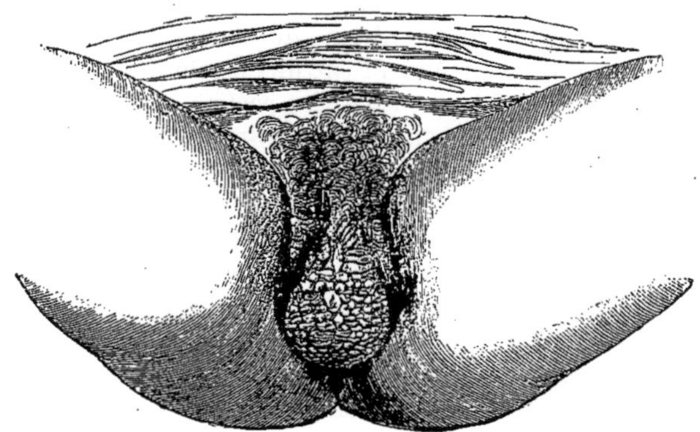

Fig. 779. — Œdème hypertrophique de la petite lèvre gauche, consécutif à une lésion syphilitique (Mac Clintock).

qui attire souvent l'attention des malades bien plus que le chancre lui-même, qu'elles considèrent comme une écorchure sans importance. Cet œdème, qui survit très longtemps à la guérison de l'ulcération, siège surtout sur les petites lèvres et le capuchon du clitoris, qu'il transforme en un tissu scléreux, hypertrophié, d'apparence éléphantiasique. J'ai dû, dans un cas de ce genre, exciser une véritable tumeur qui datait de plusieurs mois et n'avait pas été modifiée par le traitement interne. C'est probablement à des faits de ce genre que se rapportent en partie les hypertrophies syphilitiques de la vulve (fig. 779), décrites par Mac Clintock[1].

La **gangrène** de la vulve peut être causée par le traumatisme de l'accouchement, lorsqu'à cette cause locale vient se joindre l'influence d'une affection générale, de la fièvre puerpérale[2].

---

[1] Voir BARNES. *Traité clin. des maladies des femmes,* trad. franç., 1866, p. 746.
[2] VEILLARD. *Épidémie de gangrène des organes génitaux chez les nouvelles accouchées.* Thèse de Paris, 1873.

Les autres septicémies peuvent avoir le même résultat : typhus, rougeole, scarlatine, variole, etc.

Chez les enfants débiles et scrofuleux, la gangrène de la vulve survient comme le noma de la bouche; elle peut aussi être épidémique et mortelle.

Le *traitement* aura pour but d'assurer l'antisepsie du vagin et d'en isoler les parois pour éviter la formation d'adhérences.

ÉRYSIPÈLE PRIMITIF DE LA VULVE

L'érysipèle primitif de la vulve se montre assez souvent chez le nouveau-né, de même qu'au niveau du cordon ombilical; il est très grave et se termine fréquemment par une péritonite mortelle.

Chez les femmes pubères on observe parfois, **au moment des règles,** une poussée érysipélateuse qui se montre périodiquement. On l'a même vu revenir à l'époque menstruelle, en l'absence d'écoulement sanguin, et on lui a attribué un caractère supplémentaire[1]. Il est probable que les microbes pathogènes persistent sur place, mais demeurent latents jusqu'à ce qu'ils soient réveillés, chaque mois, par la congestion sanguine du molimen cataménial.

Comme *traitement,* le repos, des applications locales de poudre d'amidon, de talc, d'oxyde de zinc, des injections et des lotions adoucissantes amènent quelque soulagement.

Hüter et Bœkel ont recommandé les injections hypodermiques d'une ou deux seringues de Pravaz d'une solution phéniquée à 2 ou 3 pour 100, sur les limites de la plaque érysipélateuse, renouvelées matin et soir. Lücke a prescrit des frictions avec la térébenthine[2].

ECZÉMA DE LA VULVE

Cet **exanthème** peut se présenter sur les grandes lèvres et le mont de Vénus avec le caractère aigu ou chronique.

Dans la **forme aiguë,** le début est brusque et se manifeste par une sensation de brûlure, bientôt suivie de tuméfaction et de coloration rouge intense. De petites **vésicules** transparentes, du volume d'une tête d'épingle, parsèment la peau, mais elles sont parfois difficiles à distinguer, parce qu'elles ont été crevées par le grattage: on doit, pour les décou-

---

[1] J. Rouvier, (de Marseille). Quelques phénomènes supplémentaires des règles (*Ann. de Gyn.*, 1879, t. XII, p. 120).

[2] Voir Zweifel. *Die Krankh. der äusseren weibl. Genitalien,* 1885, p. 50.

vrir, regarder la peau obliquement au moyen de l'éclairage latéral. Il y a souvent un peu d'embarras gastrique et de **fièvre catarrhale**. Ces éruptions se produisent, de préférence, au printemps chez les arthritiques. Au bout d'une quinzaine de jours, la poussée aiguë est terminée, mais la maladie peut passer à l'état chronique.

L'eczéma chronique affecte le plus souvent la forme d'*eczéma rubrum* (Hebra). Tandis que, dans la forme aiguë, les grandes lèvres seules sont ordinairement atteintes, ici le mal peut s'étendre au mont de Vénus, aux faces internes et supérieures des cuisses, au périnée et à l'anus. Les lèvres sont gonflées, la vulve est maintenue béante, et, comme elle est baignée de muco-pus, on peut croire, à première vue, à l'existence d'une vulvite blennorragique. Il existe des démangeaisons et une sensation de brûlure insupportables. Des fissures douloureuses peuvent se produire du côté de la fourchette et de l'anus ou dans les plis génito-cruraux. Des croûtes succèdent aux excoriations.

D'après Hebra, dans plus de la moitié des cas, cette affection s'accompagne de **troubles de la menstruation**; le même fait a été noté pour l'herpès, par Lagneau. On a signalé l'influence du **diabète sucré**; celle de l'arthritisme n'est pas douteuse.

On se gardera de confondre avec des **ulcérations syphilitiques** les excoriations et les fissures qui peuvent être la suite de l'eczéma chronique. Quant à l'**herpès**, il se distingue par la disposition agminée des vésicules plus grosses; le derme est plus épaissi dans l'eczéma. Le simple **prurit vulvaire** ne s'accompagne pas d'éruption.

Le traitement, dans la période aiguë, consistera dans l'application de cataplasmes de fécule, et dans l'emploi fréquent de laxatifs. On prescrira un régime doux, excluant les épices et la charcuterie. Dans les cas chroniques, on emploiera avec avantage les lavages avec une solution de sublimé à 1/1000 et les onctions avec une pommade contenant 2 grammes d'oxyde de zinc et 1 gramme d'iodoforme pour 30 grammes de lanoline. On ne négligera pas le traitement général de la diathèse arthritique ou scrofuleuse, ou du diabète.

HERPÈS DE LA VULVE

Cette affection est caractérisée par de petites **vésicules** transparentes, du volume d'une tête d'épingle à celui d'une lentille, réunies par groupes, tantôt peu nombreux, tantôt multiples, ce qui a fait distinguer une forme **discrète** et une forme **confluente**. Une forme plus rare encore est l'**herpès solitaire** (Fournier), qui est constitué par une érosion unique présentant parfois une assez grande étendue et résultant de l'excoriation d'un groupe unique de vésicules.

L'herpès cause toujours, au début de son apparition, des **démangeai-sons**, une sensation caractéristique de chaleur et de cuisson.

On observe d'abord une rougeur diffuse ou en plaques, qui se recouvre ensuite de vésicules agminées, formant une sorte d'archipel. Plusieurs îlots rapprochés se fusionnent parfois en une grande bulle pemphigoïde. Quand la vésicule est crevée, il reste une vésication du derme qui est rouge vif ou blanchâtre, comme recouvert d'une pseudo-membrane ; les bords de cette ulcération sont festonnés ; elle est recou-verte par une croûte, sous laquelle la cicatrisation se fait en 9 ou 15 jours. Quand elle tombe, la peau, rosée et turgescente, ressemble parfois à une papule syphilitique. Les **ganglions inguinaux** sont fré-quemment engorgés, mais suppurent rarement ; ils sont douloureux, ce qui distingue cette adénite subaiguë de l'adénopathie syphilitique.

Un **embarras gastrique** fébrile accompagne ordinairement l'herpès confluent. C'est surtout un à deux jours avant les règles qu'on voit apparaître l'éruption. Chez certaines femmes, elle se reproduit ainsi périodiquement (**bouton de règles**) ; elle se montre aussi très souvent pendant la grossesse. La congestion des organes génitaux est donc évidemment une cause prédisposante.

Toute irritation de la vulve peut amener un **herpès accidentel** : infection blennorragique, syphilitique, négligence des soins hygié-niques ; l'herpès peut aussi être **constitutionnel**, selon le langage clas-sique, c'est-à-dire être amené par la moindre irritation locale chez les individus arthritiques et dartreux, ou *herpétiques*.

L'herpès de la vulve n'a pu être inoculé[1].

Diagnostic. — Fournier a mis en garde contre la confusion entre le chancre et l'herpès solitaire, entre les **plaques muqueuses** et les ulcérations qui succèdent à un herpès discret ou confluent.

Le **chancre syphilitique** présente plutôt le caractère d'une érosion que d'une ulcération ; il ne présente pas de dépression, mais plutôt, parfois, une légère saillie ; sa surface est lisse, vernissée, rouge foncé. Quelquefois, pourtant, son centre se creuse légèrement ; c'est ce qu'on a appelé la *forme ulcéreuse*. Mais, dans la *forme érosive*, la lésion principale semble constituée, non par la perte de substance, insigni-fiante, mais par une petite plaque indurée, parcheminée ou foliacée, qu'on ne reconnaît qu'en saisissant un pli de téguments entre le pouce et l'index, à une certaine distance de la lésion, et parallèlement à sa surface. L'engorgement ganglionnaire indolent, en forme de *pléiade*, est caractéristique. Il n'y a ni cuisson, ni démangeaison dans le chancre. L'évolution typique des lésions herpétiques en 8 ou 15 jours,

---

[1] BRUNEAU. *Étude sur les éruptions herpétiques qui se font sur les organes génitaux de la femme.* Thèse de Paris, 1880.

pour le même groupe, la coexistence d'autres symptômes caractéristiques dans la syphilis, sont aussi d'un grand secours. Mais il faut savoir que, dans certains cas, le diagnostic peut rester longtemps douteux.

Le **chancre simple** pourrait être confondu avec la forme confluente de l'herpès. En effet, cette lésion est toujours multiple; mais la physionomie des ulcérations chancreuses est très différente des exulcérations qui succèdent aux vésicules d'herpès. Le fond en est inégal, anfractueux, jaunâtre; les bords sont taillés à pic, décollés; la suppuration est épaisse et assez abondante. Il y a très fréquemment de l'adénite suppurée. L'inoculation donnerait un résultat positif; mais il vaut mieux ne pas avoir recours à ce moyen de diagnostic, qui peut donner lieu à des accidents.

Les **syphilides** de la vulve, qui se présentent sous les formes *papuleuse, érosive* et *ulcéreuse* sont disséminées, généralement, en beaucoup plus grande abondance et sur une surface bien plus étendue que les lésions de l'herpès. La forme érosive seule ne présente aucun caractère propre, et ne peut être distinguée que par les autres signes de l'infection syphilitique; la forme ulcéreuse consiste en ulcérations d'aspect circiné, en croissant, et coexiste avec des plaques muqueuses en d'autres régions, la bouche, la marge de l'anus, les espaces interdigitaux des orteils et d'autres lésions syphilitiques. La forme papuleuse offre un plateau aplati, rond ou ovale, rouge cuivré, à surface sèche ou exulcérée (forme *papulo-érosive* de Fournier). On voit combien une pareille lésion diffère de l'herpès; elle est, du reste, rarement localisée à la région vulvaire, mais disséminée sur tout le corps.

Traitement. — Il faut, au début, surtout dans la forme confluente, calmer les douleurs par des bains tièdes prolongés, des cataplasmes de fécule; les ulcérations seront saupoudrées d'un mélange à parties égales de poudre d'oxyde de zinc, de sous-nitrate de bismuth et d'iodoforme; si la cicatrisation tardait, on pourrait aussi les toucher avec une solution au 1/50e de nitrate d'argent ou les laver avec une solution de permanganate à 1/1000. On traitera en même temps l'état général pour éviter le retour de la lésion, qui dépend surtout de la prédisposition diathésique.

CHAPITRE XXXI

ESTHIOMÈNE DE LA VULVE

Définition. — Le nom d'esthiomène (de ἐσθίειν, ronger) ou de *lupus de la vulve* a gardé, depuis Huguier, qui a le premier distingué cette affection[1], une signification purement clinique. Il a été appliqué, sans doute, à des lésions de nature variable, offrant pour caractère commun la tendance à l'hypertrophie, en même temps qu'à l'ulcération lente, progressivement destructive de la région vulvaire, dépourvue des allures envahissantes du cancer pour les ganglions et les parties voisines. On a justement assimilé cette lésion, dans certaines variétés, à celle du lupus de la face, pour son aspect extérieur et pour sa marche. Actuellement, la démonstration de la nature tuberculeuse de la lésion, faite pour le lupus de la face, semble aussi démontrée pour l'esthiomène de la vulve.

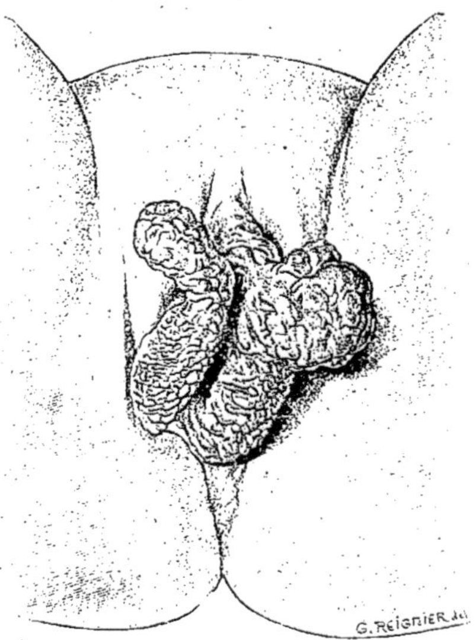

Fig. 780. — Esthiomène tuberculeux de la vulve (S. Pozzi).

Quelques auteurs cependant, dont Verchère[2], continuent à regarder l'esthiomène — ou sclérème ano-génital, comme l'appelle ce dernier — non comme une détermination vulvaire d'un processus tuberculeux,

---

[1] Huguier. De l'esthiomène de la vulve et du périnée (*Mém. de l'Acad. de méd.*, 1840, t. XIV, p. 507).

[2] Verchère. Sclérème ano-vulvaire (*Revue de Gyn. et de Chir. abd.*, 1898, n° 5, p. 777).

mais comme un aboutissant commun à des états morbides fort disparates.

Anatomie pathologique. — Toute ulcération à marche lente et accompagnée d'hypertrophie de ses bords ayant été qualifiée d'esthiomène, il n'est pas étonnant que les altérations histologiques les plus diverses aient été rencontrées. On a trouvé, tour à tour, des altérations comparables à celles de l'éléphantiasis (Renaut) et de l'épithélioma tubulé

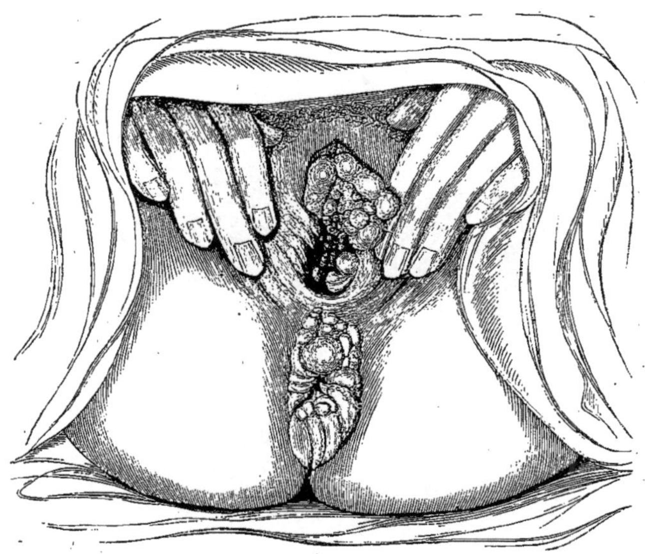

Fig. 781. — Esthiomène de la vulve (Mac Clintock).

(Cornil)[1], du *syphilome de Wagner* ou de la tumeur gommeuse aux différents stades de nodulation, d'ulcération et de sclérose (Paul Petit)[2]. D'autres fois, toutes les lésions se sont bornées à une inflammation du derme, à une infiltration du tissu conjonctif par des éléments embryonnaires, principalement autour des vaisseaux dilatés[3] (fig. 782 et 783).

Dans un cas que j'ai observé, le microscope a permis de déceler des noyaux tuberculeux avec des cellules géantes (fig. 782 et 784). Martin et Nicolle[4], dans un cas d'esthiomène à forme hypertrophique, au

[1] Cornil. *Arch. de tocol.*, 1874, t. I, p. 412 et *Bull. de la Soc. anat.*, 1874, p. 231.

[2] P. Petit. *Arch. d'Obstét. et de Gyn.*, 1889, t. IV, p. 6.

[3] Leroy des Barres. *Bull. de la Soc. anat.*, janv. 1870, p. 72. (Examen histologique fait par Cornil.) — J. Matthews Duncan. On the ulceration or lupus of the female generative organs, etc. (*Transact. obstet. Soc.*, Londres, 1885, t. XXVII, p. 159 et 230. Examen histologique fait par Thin.)

[4] A. Martin. De l'esthiomène (*La Normandie médicale*, 1895, p. 33).

milieu d'un tissu d'œdème chronique constituant presque la totalité du néoplasme, ont trouvé des amas tuberculeux et ont même pu colorer quelques rares bacilles de Koch.

Symptômes. — On peut reconnaître deux types cliniques, selon que prédomine l'ulcération ou l'hypertrophie.

1° Forme ulcéreuse. — On en a décrit diverses variétés : l'esthiomène érythémateux est l'ulcération très superficielle, colorée

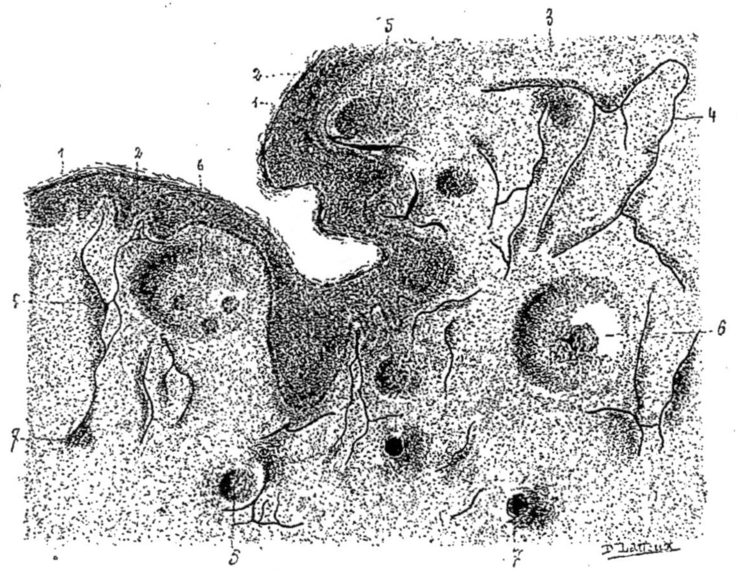

Fig. 782. — Esthiomène de la vulve.
Coupe perpendiculaire à la surface de la tumeur.
1. Couche cornée. 2. Corps de Malpighi. 3. Derme avec nombreuses cellules conjonctives. 4. Capillaires ramifiés. 5. Accumulation de cellules embryonnaires inflammatoires. 6. Centre tuberculeux avec sa cellule géante. 7. Vaisseaux entourés d'une zone embryonnaire inflammatoire.

en rouge livide, comme le lupus de ce nom à la face ; l'**esthiomène tuberculeux** est constitué par des mamelons d'hypertrophie disséminés, qui soulèvent le fond de l'ulcère. Celui-ci a des bords taillés en biseau, une coloration blafarde ou violacée. Un de ses caractères les plus importants est la facilité avec laquelle la cicatrisation se fait spontanément d'un côté, tandis que l'ulcération progresse de l'autre ; ce travail réparateur peut se produire et se détruire ainsi, au même endroit, plusieurs fois de suite. L'ulcère est dit : **serpigineux**, quand il pousse des prolongements lointains et sinueux vers le vestibule ; perforant, quand il creuse des fossettes profondes.

L'écoulement qui provient des ulcérations est peu abondant.

Des perforations profondes et des **fistules** du côté du rectum, de la vessie, peuvent se produire.

Une cicatrisation partielle des ulcérations peut provoquer un **rétrécissement** du méat urinaire ou de l'anus.

2° **Forme hypertrophique.** — L'hypertrophie, qui rarement manque

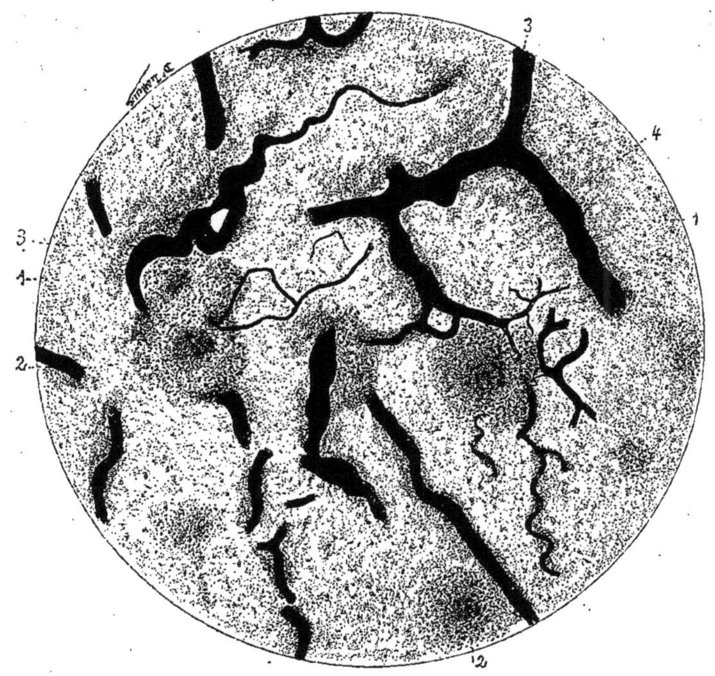

Fig. 785. — Esthiomène de la vulve.

Vaisseaux variqueux. (Photographie d'une pièce injectée.)

1. Stroma fibreux du derme infiltré de nombreux éléments cellulaires. 2 Centres tuberculeux. 5. Vaisseaux variqueux ou hypertrophiés, s'arrêtant à la périphérie des zones tuberculeuses et ne pénétrant jamais à l'intérieur. 4. Accumulation de cellules embryonnaires à la périphérie des vaisseaux.

tout à fait, même dans la forme précédente, prend ici des proportions très grandes; les petites lèvres, le capuchon du clitoris, doublent ou triplent de volume et semblent infiltrés d'un œdème dur qui leur donne une consistance élastique: en divers autres points de la peau voisine existent des tubercules ou noyaux hypertrophiques disséminés qui peuvent envahir tout le périnée; la face interne des parties malades est polie, luisante, rouge ou violacée. Dans certains cas, l'augmentation hypertrophique de la grande lèvre est si considérable qu'elle éveille l'idée d'éléphantiasis. Ces parties indurées sont rarement douloureuses, à moins d'être momentanément enflammées; pourtant les caroncules du méat urinaire sont ordinairement très sensibles (Duncan).

Les formes hypertrophique et ulcéreuse sont parfois isolées, mais le plus souvent confondues en une **forme mixte**.

Diagnostic. — La marche lente de l'ulcération, son cortège hyper-trophique et l'absence d'engorgement ganglionnaire notable la feront distinguer du **chancre phagédénique**, des **syphilides tertiaires**, du **cancer**. On ne pourra la confondre avec l'**éléphantiasis**, où il n'existe pas d'induration marquée des tissus ni d'ulcération spontanée.

Pronostic. — Cette affection est grave, quoiqu'elle ait une marche lente : l'affection peut avoir une durée de huit à dix ans. On a vu la mort survenir par péritonite, à la suite d'une propagation du côté du rectum.

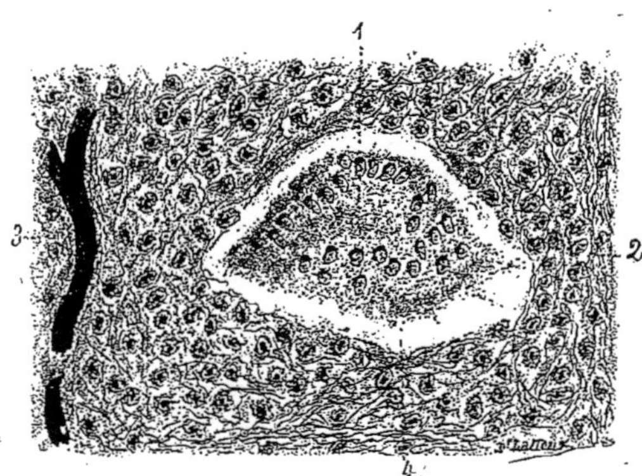

Fig. 784. — Esthiomène de la vulve.

Un centre tuberculeux avec sa cellule géante.

1. Cellule géante contenant un nombre énorme de vaisseaux. 2. Tissu conjonctif lâche avec nombreux éléments cellulaires arrondis. 3. Gros vaisseau. Vide entre la cellule géante et le tissu ambiant.

Étiologie. — L'esthiomène est une affection rare. C'est de vingt à trente ans qu'elle a été le plus souvent observée, chez les femmes de la basse classe, les prostituées. La cause la plus importante est la **tuberculose** dont elle n'est, d'ailleurs, qu'une manifestation cutanée. Une malade de Le Fort, deux de Bernutz et deux observées par Fiquet[1] avaient des antécédents tuberculeux très nets. Toutes les causes qui amènent la **misère physiologique**, privations, excès, syphilis hérédi-taire, prédisposent à l'esthiomène.

Traitement. — Il consiste essentiellement dans la **cautérisation** des ulcères ou l'**excision** au bistouri des portions hypertrophiées. Le cautère actuel est très préférable aux caustiques potentiels, acide nitrique fumant (E. Martin), potasse caustique (G. Veit), acide sulfurique (Guil-

[1] Fiquet. *Essai sur l'esthiomène de la région vulvo-anale.* Thèse de Paris, 1876.

laumet). Quant aux scarifications et au grattage à la curette, qui ont rendu de si grands services dans le lupus de la face, ils n'auraient quelque chance de réussir que dans la forme érythémateuse ou superficielle. Le pansement à l'iodoforme[1] et les attouchements de teinture d'iode ont aussi donné quelques succès.

[1] SIREDEY: *Soc. méd. des hôp.*, séance du 22 juillet 1876, p. 220.

CHAPITRE XXXII

TUMEURS DE LA VULVE

TUMEURS VARIQUEUSES

Pendant la grossesse, il est très fréquent d'observer des varices aux grandes lèvres. Les tumeurs variqueuses peuvent acquérir un volume considérable. Holden cite un cas où les grandes lèvres avaient la grosseur d'une tête de fœtus; la malade mourut de phlébite.

Le plus souvent, les varices ne donnent lieu qu'à une sensation de pesanteur et à un peu de gêne dans la marche. Elles offrent l'aspect de gros paquets bleuâtres, violacés du côté de la muqueuse. Elles produisent des accidents graves d'hémorragie, quand elles viennent à se rompre sous l'influence d'un effort ou d'un traumatisme. Cette rupture peut même être spontanée[1]. On connaît plusieurs cas d'hémorragie mortelle[2]. On devra donc soutenir la région variqueuse, et la comprimer légèrement à l'aide d'un bandage en T.

HÉMATOME VULVO-VAGINAL

On désigne sous ce nom un épanchement sanguin infiltré ou collecté dans le tissu cellulaire de la vulve et du vagin.

L'hématome de la vulve est traumatique ou puerpéral.

Étiologie. — L'hématome traumatique est la forme la plus rare: on le voit survenir surtout à la suite d'une chute à califourchon sur un objet résistant et dur (échalas de vigne, bord d'une planche, dossier d'une chaise, etc.) mais, il peut succéder aussi à des rapports sexuels exagérés, ou au moment de la défloration lorsqu'il y a disproportion

---

[1] HESSE. *Mediz. Zeit.* Berlin, 1842, n° 48, p. 214.
[2] P. BUDIN. *Des varices chez les femmes enceintes.* Thèse d'agrég., 1880. — MOUSSAUD. *Des varices de la vulve et des hémorragies consécutives à leur rupture.* Thèse de Paris, 1889.

considérable entre le volume de la verge et la capacité du vagin (Neugebauer)[1].

Bien que beaucoup plus fréquent, l'hématome puerpéral est une
complication relativement rare de la grossesse et de ses suites. Deneux[2]
n'en a vu que 3 cas en 40 ans, Winckel 1 sur 1600 accouchements,
Charpentier 1 sur 1800 accouchements, Tarnier 1 sur 1200 accouchements[3]. Enfin, d'après Mme Sosanoff[4], sur 100 cas de thrombus vulvo-
vaginaux, 4 se produiraient pendant la grossesse, 39 pendant le travail
et 57 après la délivrance.

Parmi les **causes prédisposantes**, on a incriminé la primiparité, les
tumeurs abdominales, la grossesse gémellaire, les rétrécissements du
bassin, les varices de la vulve, les cardiopathies et l'hémophilie. De
toutes ces causes, l'influence des varices, celle de l'hémophilie paraissent les mieux établies.

Quant aux **causes déterminantes**, ce sont surtout les violences et les
manœuvres exercées sur la vulve au moment de l'accouchement qui
sont responsables du thrombus vulvo-vaginal : applications du forceps,
volume excessif de la tête de l'enfant, efforts exagérés de la part de la
mère, lenteur du travail, etc. Mais, chez les hémophiles, on a vu des
épanchements sanguins survenir sans cause appréciable, ou sous l'influence d'un facteur traumatique absolument insignifiant.

Anatomie pathologique[5]. — Le volume de la tumeur est très
variable; parfois il ne dépasse guère celui d'un œuf, mais on en a vu
qui présentaient la grosseur d'une tête d'adulte. Son contenu est
constitué par des caillots noirâtres plus ou moins altérés.

Au point de vue du siège, il faut en distinguer trois variétés, qui,
parfois, se trouvent réunies : 1° le **thrombus vulvaire**, qui siège presque
toujours dans une des grandes lèvres, exceptionnellement dans les
petites; 2° le **thrombus périnéal**, qui peut être superficiel — et dans ce
cas il fuse vers le mont de Vénus, vers la paroi abdominale ou du côté
de l'aine — ou bien profond et s'étend du côté de la fosse iliaque,
vers le sacrum ou la région lombaire; 3° le **thrombus vaginal**; il
occupe le tissu cellulaire extra-vaginal latéral ou postérieur; de là il
peut se propager dans les ligaments larges, dans le tissu cellulaire sous-
péritonéal, etc.

Symptômes. — Dans le cas d'hématome traumatique, la malade
éprouve une douleur subite, aiguë, parfois même syncopale, et l'on

[1] Neugebauer. *Mont. f. Geb. u. Gyn.*, 1899. — Tuffier et Lévy. *Sem. méd.*, 1895, p. 277.
[2] Deneux. Thèse de Paris, 1835.
[3] Phellipon. Thèse de Paris, 1900.
[4] Girard. Thèse de Paris, 1874. — Sosanoff. *Ann. de gyn.*, 1884, p. 447.
[5] Breisky. *Deutsche Chirurgie von Billroth u. Lücke*, 1886. t. LX, p. 8. — Perret. Thèse
de Paris, 1864.

voit bientôt l'une des lèvres de la vulve devenir le siège d'une tuméfaction pouvant atteindre rapidement un volume considérable. Dans le thrombus puerpéral, cette douleur est ordinairement moins vive, et elle fait bientôt place à une sensation de distension, de tension gravative capable de s'irradier à l'hypogastre, aux aines, aux cuisses et jusque dans la région lombaire.

La tumeur une fois constituée offre une forme arrondie et une surface ecchymotique bien caractéristique; son volume varie avec l'abondance de l'épanchement; sa consistance, d'abord molle et fluctuante, devient ensuite dure, résistante et plus ou moins élastique. Cette tumeur, toujours irréductible, a un aspect violacé, noirâtre, surtout au niveau des points où existe la muqueuse; par la palpation, il est assez fréquent de percevoir de la crépitation sanguine.

Abandonné à son évolution spontanée, l'hématome vulvo-vaginal a des destinées diverses. Très souvent il se termine par la **résolution** pure et simple de son contenu, ou bien il se transforme en une sorte de **kyste** dont la durée peut être fort longue. D'autres fois, il se produit une **rupture**, donnant lieu à une hémorragie, parfois très abondante, mais très rarement mortelle; ou bien c'est la **suppuration** qui se déclare, avec frissons, fièvre, formation d'un phlegmon circonscrit ou diffus. Enfin, chez quelques malades, le thrombus se termine par la **gangrène**, surtout dans la forme puerpérale.

Diagnostic. — En général, il est très facile de reconnaître un **hématome de la vulve** : le diagnostic se fonde sur la présence, au niveau d'une des grandes lèvres, d'une tumeur ecchymotique, douloureuse, irréductible et brusquement développée. Son aspect est absolument caractéristique et il me paraît aisé d'éviter toute confusion avec une bartholinite, une hernie inguino-labiale ou un fibrome.

Quant à l'**hématome vaginal**, on le reconnaîtra à la présence d'une tumeur molle, pâteuse, lisse, diffuse, de teinte violacée; la rapidité de son développement permettra de la distinguer d'une cystocèle, d'une rectocèle ou d'un kyste du vagin. Seul l'**hématome pédiculé** — mais il est très rare — pourrait donner, au premier abord, le change avec un néoplasme proprement dit[1].

Pronostic. — Le pronostic de l'hématome vulvo-vaginal dépend de l'abondance de l'hémorragie et surtout de la nature des complications qui peuvent survenir. En général, le thrombus traumatique n'offre pas de gravité; mais on ne saurait en dire autant du thrombus puerpéral, qui constituait, autrefois, un très grand danger pour les

---

[1] QUÉIREL. *Annal. de gyn. et d'obst.*, 1895, p. 224.

nouvelles accouchées; il suffit de jeter les yeux sur la statistique suivante reproduite dans la thèse de Phellipon[1] :

Deneux signale 22 morts sur 62 cas d'hématome puerpéral; Blot signale 5 morts sur 19 cas d'hématome puerpéral; Perret signale 17 morts sur 45 cas d'hématome puerpéral. La plupart de ces parturientes succombèrent à l'infection.

Aujourd'hui, grâce aux progrès de l'asepsie, le pourcentage de la mortalité a très sensiblement baissé, et les seuls cas graves sont ceux où un épanchement sanguin considérable a fusé, le long des parois vaginales, jusque dans le tissu cellulaire sous-péritonéal; heureusement ces formes sont exceptionnelles. D'une manière générale, on peut donc dire que le pronostic de l'hématome de la vulve est bénin.

Traitement. — Le traitement du thrombus vulvo-vaginal est **prophylactique et curatif.**

Pendant la grossesse, on peut essayer de prévenir la formation d'un hématome, chez les femmes prédisposées, en imposant aux malades le repos complet pendant les derniers mois, en conseillant le port de ceintures, en exerçant au niveau de la vulve une compression ouatée méthodique. Les efforts, les écarts de régime, la constipation seront évités avec le plus grand soin. Il est vrai que le thrombus peut se produire quand même, en dépit des précautions les plus minutieuses. Dans ces cas, on ne devra intervenir chirurgicalement que s'il y a accroissement trop rapide ou menace de rupture.

Pendant le travail, la situation est plus sérieuse, et il est sage de terminer l'accouchement dans le plus bref délai, de manière à pouvoir donner ensuite tous les soins à l'épanchement sanguin.

Si l'hématome s'est produit après la délivrance et s'il est peu volumineux, il vaut mieux attendre, faire de la compression, surveiller l'asepsie de la vulve : il n'est pas rare de voir l'épanchement se terminer par résorption pure et simple.

La même règle de conduite temporisatrice s'applique au traitement de l'hématome traumatique.

Dans les cas où il y a menace de rupture, ou si la résorption se faisait trop longtemps attendre, l'hésitation n'est plus permise : il faut ouvrir largement la poche, enlever les caillots, faire l'hémostase, enfin réunir la plaie par des sutures profondes, sans oublier de drainer. Si la poche est infectée, on débridera largement et, après un nettoyage minutieux, on bourrera la cavité avec de la gaze antiseptique[2].

---

[1] Phellipon, Thèse de Paris, 1900. — Voy. aussi : Devoir. Thèse de Paris, 1896. — Coulmon. *Gazette des hôpitaux*, 1888, p. 1135.

[2] Vincent. Traitement des thrombus vaginaux (*Lyon médical*, 1890, p. 584). — Voy. Blot. *Tumeurs sanguines de la vulve et du vagin* (Thèse de Paris. 1855). — Doléris. *Dict. Jaccoud.* — Monssaud. *Varices de la vulve.* (Thèse de Paris, 1889). — Cadilhac. Thèse de Mont-

VÉGÉTATIONS SIMPLES

On les désigne parfois aussi sous les noms de *condylomes* ou de *papillomes*.

Ces tumeurs sont des excroissances en chou-fleur, parfois très volumineuses, constituées par une hypertrophie des papilles de la peau ou de la muqueuse vulvo-vaginale. Souvent isolées, sous forme de *crêtes de coq*, dont elles ont reçu le nom, elles peuvent, quand elles sont agglomérées, former des amas du volume d'une tête de fœtus. Leur couleur est blanc rosé ou rouge vineux; elles siègent sur toute l'étendue de la vulve, du périnée, de la marge de l'anus; on en voit aussi dans le vagin (fig. 784).

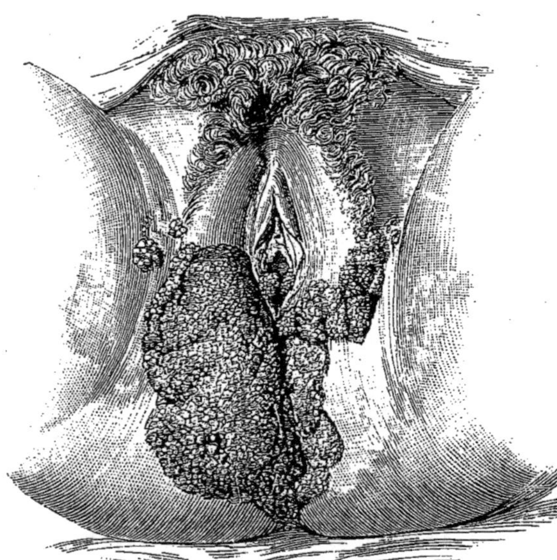

Fig. 785. — Végétations simples de la vulve (Tarnier).

Dans la masse énorme que peut former la réunion de ces végétations, on distingue des groupes de différents ordres séparés par des sillons plus ou moins profonds. Elles s'accompagnent d'un suintement sanieux et fétide. Le frottement de la marche les enflamme et les rend douloureuses. Les fissures qui se produisent à leur base deviennent le siège d'une véritable hyperesthésie.

On a longtemps considéré les végétations comme l'indice constant d'une infection vénérienne, soit blennorragique, soit syphilitique.

pellier, 1894. — Budin. *Varices de la femme enceinte* (Thèse d'agr. Paris, 1880). — Charpentier. Traité des accouch., t. II. — Ribemont-Dessaignes et Lepage. *Précis d'obst.*, Paris. 1897.

Il n'est pas douteux qu'elles ne soient provoquées, le plus souvent, par l'écoulement gonorrhéique ou le suintement irritant des plaques muqueuses vulvaires, surtout chez les femmes qui négligent les soins de propreté. Mais on observe aussi les *crêtes de coq* chez des femmes enceintes, atteintes de simple leucorrhée: elles semblent donc être le

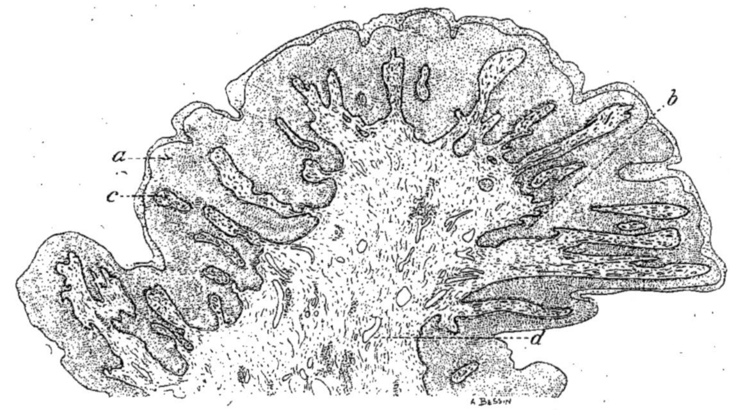

Fig. 786. — Coupe de végétation vulvaire (X. Bender).
(Grossissement : 20 diamètres).

a. Épithélium pavimenteux épaissi ; *b*. Papilles très hypertrophiées ; *c*, Formation conjonctivo-vasculaire ; *d*. Derme infiltré, riche en vaisseaux embryonnaires.

résultat de l'irritation sordide des papilles, autant que de la contamination d'un virus.

La transmission par contact et l'inoculation des papillomes vulvaires n'est pas démontrée[1].

Traitement. — Le meilleur et le plus simple traitement est l'excision avec des ciseaux, suivie de la cautérisation de la base des tumeurs avec le galvano-cautère ou le thermo-cautère ou de la suture de la plaie linéaire. On peut faire cette opération sans douleur, avec la cocaïne et en plusieurs séances, si la tumeur est peu volumineuse ; mais, si les végétations sont multiples ou grosses, mieux vaut donner le chloroforme. Il ne faut pas hésiter à opérer pendant la grossesse, l'avortement étant exceptionnel. Il est, en effet, très important que le canal génital ne présente aucune source d'infection, au moment de l'accouchement. Zweifel[2] a signalé un cas de sa pratique où des accidents

[1] KRANZ. *Deutsches Arch. f. klin. Med.*, 1867, t. II, p. 79. — PETTERS (*Viertelj. f. Dermat. u. Syph.*, 1875, p. 255) et GÜNTZ (*Berlin. klin. Woch.*, 1876, n° 39, p. 561) ont fait, sur ce point, des expériences dont les résultats ne sont pas concluants.
[2] ZWEIFEL. *Loc. cit.*

mortels de suppuration pelvienne eurent leur point de départ dans

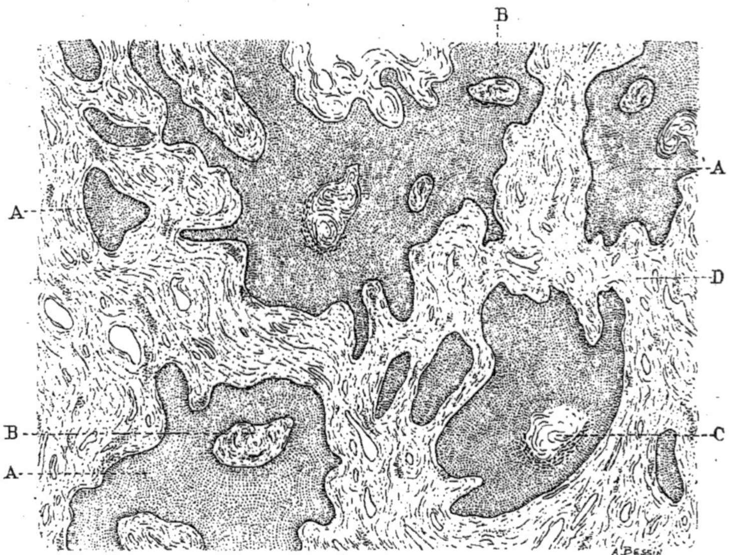

Fig. 787. — Coupe horizontale de végétation vulvaire.(X. Bender).

(Grossissement : 55 diamètres).

A. Epithélium pavimenteux, papilles coupées horizontalement : B, B. Formations conjonctivo-vasculaires (vaisseaux des papilles coupés horizontalement) ; C. Bloc de substance cornée, la couche cornée a été intéressée par la coupe dans une dépression interpapillaire : D. Derme.

des condylomes de la vulve qui avaient amené l'infection d'une déchirure du vagin survenue pendant le travail[1].

ÉLÉPHANTIASIS

L'éléphantiasis des Arabes (qu'il ne faut pas confondre avec la lèpre, ou *éléphantiasis des Grecs*) est constitué par une hyperplasie de la peau et du tissu cellulaire sous-cutané. On l'observe surtout au membre inférieur (95 fois sur 100) et son nom provient de l'apparence de pied d'éléphant qui en résulte. On le voit aussi, quoique plus rarement, au scrotum et à la verge, chez l'homme, aux lèvres et au clitoris[2], chez la femme. C'est une affection très rare dans nos climats.

[1] Fritsch *Mal. des femmes*, trad. fr. de Stas. Paris, 1902.
[2] Rokitansky. *Allg. Wien. med. Zeit.*, 1881, p. 477. — H. A. Kelly. Elephantiasis of the clitoris (*Johns Hopkins Hosp. Reports*, 1890, t. II, p. 227).

Anatomie pathologique. — Les grandes lèvres hypertrophiées forment des masses volumineuses qui peuvent dépasser les dimensions d'une tête d'adulte et dont le poids a atteint 10 kilogrammes. Leur base est le plus souvent large, mais il y a, d'autres fois, une véritable pédiculisation, et la tumeur affecte la forme que les anciens ont décrite sous le nom de *molluscum pendulum*, dénomination clinique qui comprenait, du reste, toutes les tumeurs polypoïdes du tégument, éléphantiasis, lipomes, fibromes ou myxomes. Beaucoup de cas publiés jadis, comme de prétendus éléphantiasis avec intégrité de la peau, me paraissent provenir de cette confusion.

A l'examen histologique, on peut observer trois formes principales[1] :

1° Dans la première, tout le derme hypertrophié revient à un état embryonnaire. Au milieu de ce tissu transformé, se produisent de vastes lacunes lymphatiques, comparables à celles qu'on rencontre dans les lymphangiomes.

2° Dans une seconde forme, qui succède souvent à des œdèmes répétés, l'engorgement des tissus s'étend sur une vaste surface. Il y a stagnation de la lymphe dans les capillaires, les troncs et les espaces lymphatiques. C'est surtout dans ces cas que les ganglions eux-mêmes sont atteints et subissent une transformation fibreuse.

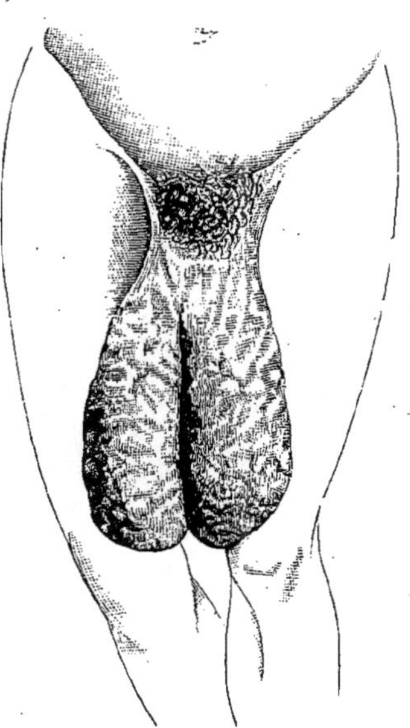

Fig. 789. — Éléphantiasis de la vulve.

3° La troisième variété est remarquable par l'accroissement énorme de l'épaisseur du derme. Il existe, ici, une prolifération abondante des divers éléments constituants du derme, fibres conjonctives, fibres élastiques, fibres musculaires lisses. Comme dans les deux premières, on constate également dans cette variété une dilatation notable des lymphatiques. On a aussi signalé l'oblitération des lymphatiques par prolifération endothéliale (Hildebrand).

Quelques pathologistes ont fait jouer à la stagnation de la lymphe et à son abondance plus grande un rôle important dans la pathogénie de l'éléphantiasis, comme pouvant amener, par elle-même, une hyperplasie des éléments qu'elle baigne. En résumé, quelle que soit la forme

---

[1] DE SINÉTY (*Manuel de gynécol.*, 1884, p. 109) attribue cette description à CORNIL et RANVIER.

qu'on observe, la lésion anatomique constante et qui domine toutes les autres, c'est la dilatation des lymphatiques.

Symptômes. — Le principal signe est la **tuméfaction**, qui arrive bientôt à gêner la miction et la marche. Des ulcérations peuvent se produire par le fait du frottement, mais elles ont une tendance naturelle à guérir. L'épaississement des tissus peut envahir toute la région vulvaire, périnéale et anale et former d'énormes tumeurs. Il n'existe pas de douleurs. On observe souvent l'aménorrhée.

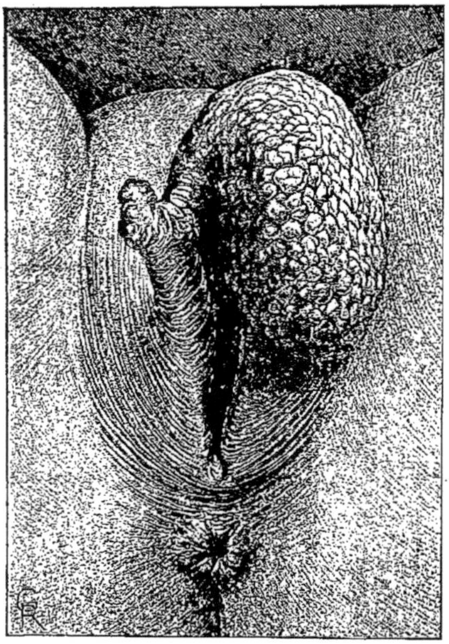

On a distingué : l'**éléphantiasis glabre**, quand la peau est lisse; **verruqueux**, quand elle est couverte d'aspérités ; **papillomateux**, quand ces saillies sont très hypertrophiées; **dur**, quand la consistance est ferme; **mou**, quand le tissu cède sous la pression, qui peut même laisser une empreinte comme dans l'œdème.

Diagnostic. — Il ne peut guère offrir de difficultés; la tuméfaction hypertrophique de l'**esthiomène** s'accompagne toujours d'ulcérations et reste contenue dans des limites très étroites. Les **végétations papillaires** sont implantées sur la peau, tandis que l'épaississement porte sur la trame même du derme dans l'éléphantiasis. Les **fibromes** et **myxomes pédiculés**, qu'on a abusivement dénommés parfois éléphantiasis partiel, sont toujours des tumeurs isolées, circonscrites, tandis que l'éléphantiasis est essentiellement diffus.

Fig. 789. — Éléphantiasis des petites lèvres avec hypertrophie considérable à gauche (Howard A. Kelly).

Étiologie. — Cette affection, très rare dans nos climats, est fréquente aux Antilles, et particulièrement aux Barbades. Dans ces pays, la période du début est souvent marquée par une lymphangite aiguë accompagnée de fièvre intense. Le traumatisme a été noté dans quelques observations (Verneuil).

Traitement. — Le seul traitement rationnel est l'ablation. Je crois le bistouri préférable au thermo-cautère ou au galvano-cautère.

On réunira la plaie par première intention; la suppuration serait ici particulièrement dangereuse, à cause du grand développement des lymhatiques.

FIBROMES ET FIBRO-MYOMES. — MYXOMES

Ces tumeurs proviennent ordinairement de la grande lèvre, quoiqu'on en ait trouvé aussi au niveau du périnée et même des petites lèvres. Elles contiennent du tissu fibreux pur (fig. 790) ou mélangé à

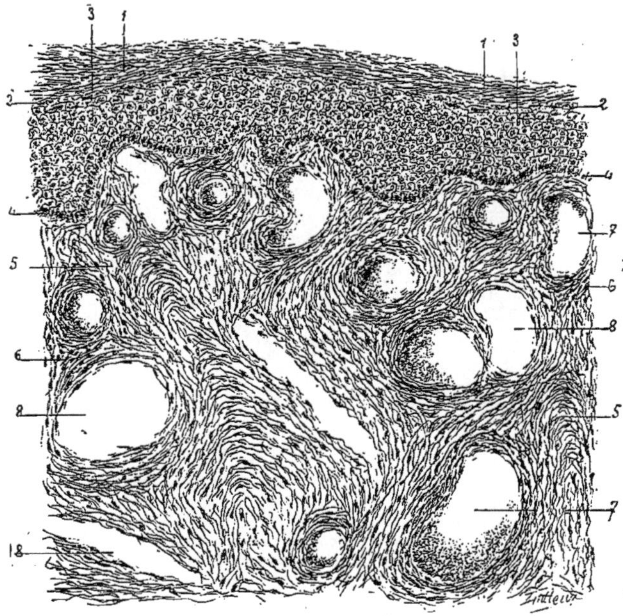

Fig. 790. — Molluscum de la vulve.
Coupe perpendiculaire à la surface de la tumeur (Latteux).

1. Couche cornée superficielle épaissie. 2. Couche de cellules aplaties granuleuses. 3. Corps de Malpighi. 4. Couche profonde pigmentée. 5. Tissu conjonctif à faisceaux flexueux. 6. Centre de développement de cellules embryonnaires au voisinage des vaisseaux. 7, 7. Vaisseaux sanguins 8. 8. Lymphatiques.

des fibres musculaires lisses (fig. 791), ou encore du tissu myxomateux. Elles se pédiculisent souvent, formant, quand leur consistance est molle, une des variétés de ce que les anciens appelaient *molluscum pendulum*[1] (Willan), et ce qui a été ensuite décrit sous le nom de *molluscum simplex*[2].

[1] Bazin. *Leçons théoriques et cliniques sur les affections cutanées, etc.*, Paris, 1862.
[2] Marfan. *Arch. de tocol.*, 1882, p. 705.

Schrœder[1] a vu un fibrome de la vulve qui était gros comme une tête d'enfant et qui pendait entre les cuisses de la malade. D'après cet

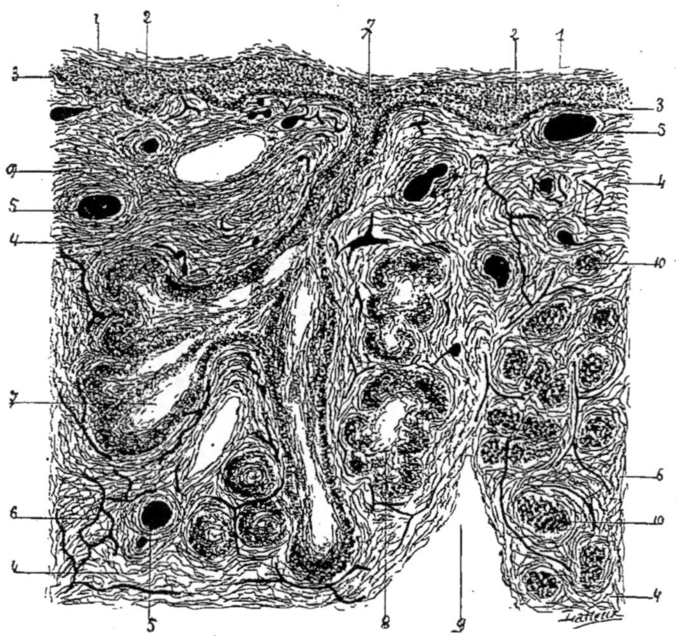

Fig. 791. — Molluscum de la vulve.

Coupe du pédicule (Pièce injectée.) (Latteux).

1. Couche cornée superficielle. 2. Corps de Malpighi. 3. Couche profonde de cellules cylindriques pigmentées. 4. Couche de fibres conjonctives, formant un tissu dense. 5. Gros vaisseau coupé en travers et rempli de matière à injection. 6. Capillaires ramifiés. 7. Glande sébacée dont la cavité est remplie de cellules épithéliales desquamées. 8. Lobules sébacés isolés. 9. Lymphatique. 10. Fibres musculaires lisses coupées en travers.

auteur, ces tumeurs peuvent s'infiltrer d'œdème, s'ulcérer et même subir la dégénérescence kystique.

Zielewicz[2] rapporte un cas de fibrome kystique de la lèvre gauche qui mesurait 59 centimètres de circonférence.

Thomass (de Brandebourg)[3] a enlevé, à une jeune fille de 17 ans, un fibrome pur, gros comme un œuf de poule, qui siégeait à l'extrémité inférieure de la paroi antérieure du vagin, immédiatement au-dessous du méat urinaire, entre les deux petites lèvres.

---

[1] Schrœder et Hofmeier. *Loc. cit.*, p. 49.

[2] Zielewicz. *Deut. med. Woch.*, 1886, n° 24. — Piering. *Prag. med. Woch.*, 1896, n° 22. — Geldner. Thèse de Greifswald, 1897. — Burgio. *Arch. di ost. e gin.*, 1899, n° 8.

[3] Thomass. *Centralb. f. Gyn.* 1902, n° 25, p. 657.

Ces tumeurs sont bénignes et ont une marche lente; on les énucléera ou on en sectionnera le pédicule, sans danger d'hémorragie. On peut

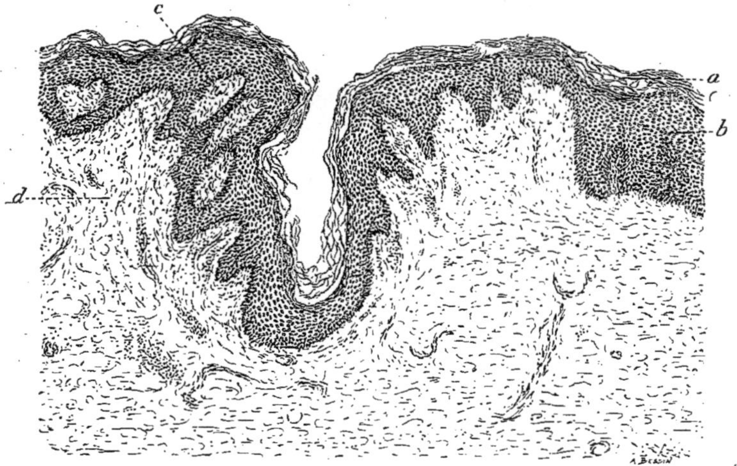

Fig. 792. — Coupe d'un Molluscum pendulum de la petite lèvre (X. Bender).
(Grossissement : 80 diamètres.

a. Couche cornée; *b.* Epithélium pavimenteux de revêtement; *c.* Papille coupée obliquement
d. Derme infiltré de leucocytes.

même intervenir pendant la grossesse, sans craindre des complications (Fritsch).

LIPOMES

Les lipomes de la région vulvaire prennent naissance dans le pannicule graisseux des grandes lèvres ou du mont de Vénus. Ils peuvent acquérir de très grandes dimensions et simuler l'éléphantiasis au premier aspect. Stiegele[1] en a opéré un qui pesait 10 livres. Dans une observation de Bruntzel[2] la tumeur s'était considérablement accrue, durant une grossesse. Fritsch[3] a enlevé un lipome dont le volume dépassait celui d'une tête d'adulte et descendait jusqu'au niveau des genoux.

On trouve à la coupe que la tumeur forme des ilots traversés par de forts tractus fibreux. L'extirpation n'offre aucune difficulté.

[1] STIEGELE. *Zeitschr. f. Chir. und Geb.*, 1856, t. IX, 245.
[2] BRUNTZEL. *Centr. f. Gyn.*, 1882. p. 626.
[3] FRITSCH. *Mal. des femmes*, trad.fr. de Stas, Paris, Maloine, édit., 1902, p. 65. — CARMALT.
Amer. Journ. of Obstet., mai 1901. — PLATAU. *Münch. med. Woch.*, 1904, n° 34.

ENCHONDROMES

L'enchondrome de la région vulvaire est une rareté pathologique. On connaît un cas de tumeur cartilagineuse du clitoris du volume du poing, pédiculée, qui présentait des parties calcifiées (Schneevogt)[1]. Un fait de prétendue ossification du clitoris, rapporté par Beigel[2], est peut-être du même ordre, ainsi que la curieuse observation, si souvent citée, de Bartholin[3], relative à une courtisane vénitienne qui blessait ses amants avec son clitoris ossifié.

NÉVROMES

J'en ai trouvé deux exemples dans la science : un de Simpson[4], où il existait des noyaux douloureux, près du méat urinaire; un de Kennedy[5], où les tubercules sensibles à l'attouchement ne pouvaient être vus qu'à la loupe : cette dernière observation n'est pas incontestable.

KYSTES DE LA VULVE

Je décrirai plus loin les **kystes des glandes de Bartholin** qui forment la grande majorité des collections des grandes lèvres.

Indépendamment de ceux-ci, il peut exister des kystes d'une origine différente sur diverses parties de la vulve :

A. — **Aux grandes lèvres** : superficiellement, des **kystes sébacés**; Winckel en a opéré un de la grosseur d'un œuf[6].

Profondément, des **kystes séreux**, qui, pour beaucoup d'auteurs, seraient des **hydrocèles enkystées du ligament rond**, et qui, suivant Duplay[7], seraient presque toujours des **kystes sacculaires** développés dans un sac herniaire déshabité.

On a observé également, dans les grandes lèvres, des **kystes hématiques**, qui siègent à la partie supérieure de ce repli et sont, comme les kystes séreux dont je viens de parler, très distincts des kystes de

<hr>

[1] SCHNEEVOGT. *Verhandl. van het Genootschap ter Bevord. der Genees en Heelkunde te Amsterdam.* 1855, t. II, p. 67.

[2] H. BEIGEL. *Die Krankh. des weibl. Geschlechts.* 1875, t. II, p. 728.

[3] TH. BARTHOLIN. *Hist. anat. et med. rar. cent.* III. Copenhague, 1661 (hist. 69).

[4] SIMPSON, cité par P. ZWEIFEL. *Loc. cit.*, p. 85.

[5] KENNEDY. *Med. Press and Circ..* 7 juin 1874.

[6] F. WINCKEL. *Lehrb. der Frauenkr..* 2e édit.. 1890, p. 29.

[7] DUPLAY. *Collections séreuses et hydaliquesde l'aine.* Thèse de Paris, 1865.

la glande de Bartholin. Ils seraient dus, d'après Koppe[1], à une hématocèle dans l'intérieur de la portion terminale du ligament rond. Weber[2] aurait, en effet, démontré que ce cordon est creux chez l'embryon, et cette cavité pourrait anormalement persister. Pour d'autres auteurs, ces collections hématiques, comme les collections séreuses, se font toujours dans des sacs herniaires déshabités (Voir p. 1051 : TUMEURS DES LIGAMENTS RONDS).

On observe encore dans cette région des produits kystiques dont l'origine est très obscure. La structure de ces tumeurs rappellerait celle des kystes de l'ovaire[3]. Klob[4] a émis l'opinion que certains de ces kystes se développent autour de thrombus, d'autres par ectasie des vaisseaux lymphatiques.

Boys de Loury et Klebs ont décrit, mais sans citer

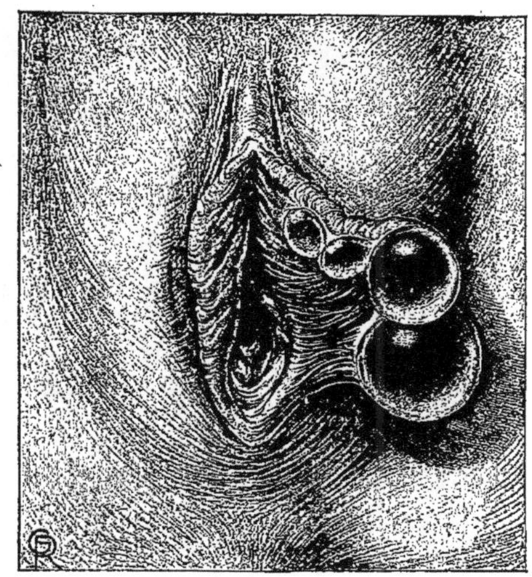

Fig. 795. — Kystes de la petite lèvre gauche.
(Howard A. Kelly.)

de cas, des **kystes dermoïdes**, contenant du tissu dermique, des poils et même des dents[5]. Villar[6] a publié une observation sous ce titre.

Enfin, Léon Weber[7] a réuni quatre cas de **kystes à épithélium cilié** qu'il croit d'origine wolfienne.

B. — **Aux petites lèvres**, les productions kystiques, quoique infiniment plus rares, ont été signalées par plusieurs auteurs. Morestin[8] a publié un cas de kyste de la petite lèvre gros comme un petit œuf, à contenu rougeâtre et filant ; il siégeait à la face externe de ce repli. Bluhm[9] relate aussi deux kystes gros comme de petites pommes,

[1] KOPPE. Zur Genese und klin. Deutung der Vulvarcysten (*Centr. f. Gyn.*, 1887, n° 40, p. 639).
[2] WEBER, cité par GOTTSCHALK. (*Centr. f. Gyn.*. 1887, n° 21, p. 334).
[3] WERTH. Zur Anatomie der Cysten der Vulva (*Centr. f. Gyn.*. 1878, p. 512).
[4] KLOB. *Path. Anat.*, p. 463.
[5] KLEBS. *Handbuch*, etc., 1873, p. 987.
[6] VILLAR, in Thèse SAGE, Bordeaux, 1894-95.
[7] LÉON VEBER. Contribution à l'étude des kystes vulvaires (Kystes wolffiens). Thèse, Paris, 1898.
[8] MORESTIN. *Bull. et Mém. de la Soc. anat.*, 1902, 21 mars.
[9] BLUHM. *Arch. f. Gyn.*, t. LXII, n° 1. Idem *Cent. f. Gyn.*, 1902, n° 5, p. 113. — SNEGUIREFF. *Arch. f. Gyn.*, LXII, n° 1.

qu'il considère comme étant d'origine glandulaire. Howard A. Kelly rapporte un cas de kystes multiples de la petite lèvre variant en dimensions de 1/2 à 2 centimètres de diamètre (fig. 795).

Les kystes des petites lèvres sont des kystes graisseux, développés aux dépens des glandes sébacées, ou des kystes muqueux dont la pathogénie prête à discussion.

C. — **Au niveau du clitoris**, on a mentionné quelques cas de kystes à contenu ordinairement hématique. Howard A. Kelly en a figuré un assez volumineux qui renfermait une matière épaisse, d'aspect sébacé (fig. 794).

D. — **Au niveau du vestibule**, entre le méat urinaire et le clitoris, on a vu des kystes qui atteignent le volume d'un haricot, qui contiennent un liquide séreux ou jaunâtre et sont tapissés d'épithélium cylindrique. Ils proviennent, probablement, de petites glandes sébacées[1]. Léon Weber a publié un cas de kyste du vestibule à épithélium cilié.

E. — **Au niveau du pourtour du méat** et au niveau de la muqueuse même de l'urètre on trouve des kystes variant du volume d'une noisette à celui d'un œuf d'oie,

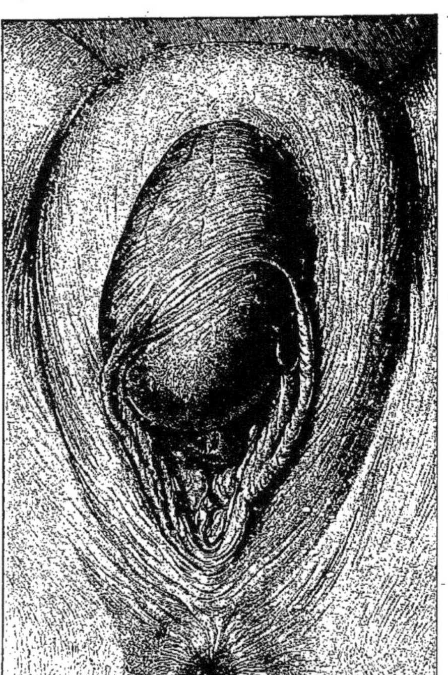

Fig. 794. — Kyste du clitoris.

Le capuchon du clitoris embrasse la convexité de la tumeur, s'étendant d'une petite lèvre à l'autre. Un petit kyste lenticulaire se trouve à la base de la petite lèvre gauche (Howard A. Kelly).

se développant en bas, du côté du vagin, déterminant parfois des phénomènes de compression de l'urètre.

Ces kystes se développent soit aux dépens de l'urètre, soit aux dépens des canaux ou glandes de Skene, soit enfin aux dépens des vestiges embryonnaires de l'embouchure du canal de Gärtner.

[1] G. Peckham (*Amer. journ. of Obstet.*, 1891, t. XXIV, p. 1155) a observé un kyste du clitoris contenant environ 60 grammes d'un liquide couleur chocolat.

On a trouvé des kystes à contenu graisseux ou des kystes à contenu muqueux.

F. — **Au niveau de l'hymen, des kystes congénitaux** ont été d'abord observés par Winckel[1]. Ils sont très petits, et contiennent le produit de la désintégration de cellules épithéliales pavimenteuses. Döderlein[2] attribue leur formation à la soudure de deux plis de l'hymen, qui produit une cavité close : il a pu saisir sur le fait ce processus qui rappelle celui qui donne naissance à certains petits kystes du vagin. Léon Weber en a relevé dans la science neuf cas, observés presque exclusivement chez des enfants en bas âge, siégeant de préférence sur la ligne médiane et sur le segment supérieur de la membrane, offrant un petit volume (lentille, pois, noisette).

TUMEURS VASCULAIRES DU MÉAT URINAIRE

Ainsi que j'ai essayé de le démontrer[3], l'**hymen** ne constitue pas un organe isolé, mais seulement la majeure partie d'un appareil **hyménal** qui comprend : 1° la bride masculine du vestibule; 2° l'encadrement du méat urinaire; 3° l'hymen. Si l'on examine avec attention le méat urinaire d'une petite fille ou d'une jeune fille vierge, en attirant en bas l'hymen, on voit très nettement le prolongement supérieur de cette membrane entourer l'orifice externe de l'urètre par un véritable anneau qui forme la boucle supérieure, très réduite, d'un 8 de chiffre dont l'hymen figurerait l'énorme boucle inférieure. Ce 8 est surmonté par une mince bandelette verticale, la bride masculine, qui part du méat et se perd dans le tiers supérieur du vestibule. L'encadrement de l'urètre forme, chez certaines femmes, un bourrelet saillant, de la partie inférieure duquel on voit se détacher une petite languette, en forme de luette qui se renverse dans l'intérieur du canal. Cette dépendance de l'hymen est parfois tellement nette et distincte, qu'on pourrait, par analogie, l'appeler *hymen urétral*. Comme l'hymen vaginal, il a pu constituer, anormalement, une membrane continue, donnant lieu à l'imperforation du méat urinaire; comme lui[4], il

[1] Winckel. *Loc. cit.*, p. 82. (Les deux premiers cas observés, pendant l'hiver de 1883-84, à la clinique de Munich, ont été publiés par Bastelbérger, élève de Winckel.)

[2] Alb. Döderlein. *Arch. f. Gyn.*, 1886. t. XXIX, p. 288. — Voir aussi Zeigenspeck. *Ibid.*, t. XXXII, n° 1, p. 159. — O. Piering. *Prag. med. Woch.*, 1887, n° 49, p. 409. — Richard Palm. *Arch. f. Gyn.*, 1896, t, LI, p. 483. — Weber. Thèse de Paris, 1898.

[3] S. Pozzi. De la bride masculine du vestibule et de l'origine de l'hymen (*Comptes rendus et mém. de la Soc. de Biologie*, 26 janv. et 16 février 1884. — *Annal. de Gyn.*, avril 1884, t. XXI, p. 268).

[4] Henle a cité des cas où l'hymen contenait du tissu caverneux dans son épaisseur. Cette particularité rend compte des hémorragies très graves qu'on a observées, à la suite de la défloraison.

peut exceptionnellement offrir une structure érectile, qui témoigne de son homologie avec le corps spongieux de l'urètre de l'homme, dont l'appareil hyménal représente le tissu matriculaire non développé, la charpente fibro-élastique non érectilisée.

Je crois les considérations précédentes propres à jeter un certain jour sur la pathogénie des tumeurs vasculaires du méat urinaire.

Anatomie pathologique. — Signalées d'abord par Morgagni[1], sommairement décrites par Boyer[2] et d'autres auteurs, ces tumeurs, qui sont le plus souvent pédiculées et méritent le nom de **polypes**, ont

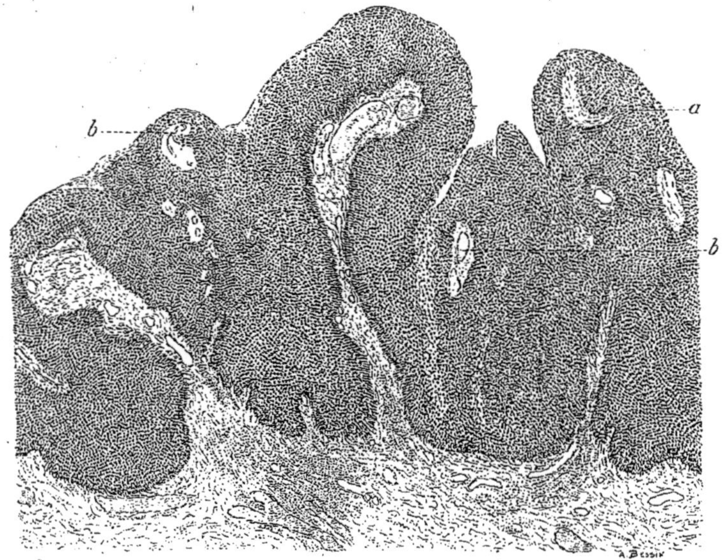

Fig. 795. — Papillome du méat urétral (X. Bender).
(Grossissement : 50 diamètres.)

a. Épithélium pavimenteux considérablement épaissi ; — b, b. Formations conjonctivo-vasculaires intra-épithéliales.

été, pour la première fois, l'objet d'un examen histologique par G. Simon[3] et par Verneuil[4], qui les décrivit sous le nom de *polypes papillaires* et insista sur leur grande vascularité. Elle est telle que quelques auteurs leur ont donné le nom d'*hémorrhoïdes de l'urètre*[5] et que

[1] J.-B. Morgagni. *De sedibus et causis morborum*, etc., Leyde, 1767, t. III, épist. 50.
[2] Boyer. *Maladies chirurg.*, t. X, p. 404.
[3] G. Simon. *Charité-Annal.*, 1850. t. I. p. 2.
[4] A. Verneuil. *Comptes rendus des séances de la Soc. de biol.*, 1855, p. 123.
[5] Richet. *Gaz. des hôp.*, 1872, n° 64, p. 505, et n° 65. p. 514. — Hutchinson. *Lancet*, 1874, . II, p. 855.

Wedl[1] a comparé les vaisseaux de ce tissu pathologique aux *vasa vorticosa* de la choroïde. Pour Virchow, ce qui les différencie des tumeurs télangiectasiques ordinaires, c'est que les parois des vaisseaux ne sont pas épaissies ni dilatées. Jondeau[2] a pratiqué l'examen histologique de deux polypes urétraux. A la base, il a trouvé du tissu conjonctif adulte, enchevêtré de fibres élastiques assez abondantes. Entre les mailles de ce tissu, les écartant et les dissociant, on voyait de gros vaisseaux dilatés ayant conservé leur paroi propre, formant par leur réunion, en certains points, de véritables lacs sanguins. Sur une coupe pratiquée suivant l'axe de la tumeur, tous ces vaisseaux paraissaient divisés plus ou moins obliquement et même longitudinalement, ce qui démontrait leur direction parallèle à l'axe du pédicule. Plus loin, dans le corps de la tumeur, au tissu conjonctif adulte succédait un tissu embryonnaire, caractérisé par de fines travées et des fibres conjonctives. Là encore et jusqu'à la périphérie de la tumeur, on apercevait des vaisseaux dilatés, bien que d'un moindre volume; ces vaisseaux n'avaient pas de paroi. Enfin, tout à fait à la périphérie de la tumeur, on trouvait des papilles hypertrophiées et recouvertes d'un épithélium pavimenteux stratifié. Cette hypertrophie des papilles paraît être secondaire et accessoire.

En somme, il semble qu'il y ait là simplement apparition anormale de tissu érectile dans une région qui en comporte le développement chez l'homme, mais qui, chez la femme, en est dépourvue. Les efforts de la miction contribuent, sans doute, à la pédiculisation des tumeurs.

Il y a des cas où la tumeur est plutôt formée par la muqueuse prolabée que par des polypes distincts. Je ne crois pas que ces **prolapsus de la muqueuse urétrale** soient essentiellement différents des productions polypoïdes, car ils coïncident toujours avec une augmentation notable de vascularité. Il n'y a qu'une question de degré entre ces faits et les précédents. Mais le relâchement général de la muqueuse, dû à une idiosyncrasie ou à une faiblesse générale, joue ici un rôle marqué[3].

Étiologie. — Cette affection se rencontre assez souvent chez les

[1] Wedl, cité par Winckel. Die Krankh. der weibl. Harnröhre und Blase (*Deutsche Chir.,* n° 62, p. 55).

[2] Jondeau. *Étude sur les tumeurs vasculaires polypoïdes du méat urinaire chez la femme.* Thèse de Paris, 1888.

[3] Tavignot. Hernie de la muqueuse urétrale (*Examinateur méd.,* 1842. p. 73 et 85). — J. Patron. Du renversement de la muqueuse de l'urètre et de la muqueuse vésicale (*Arch. gén. de méd.,* 1857, 5e sér., t. X, p. 549). — Guersant. *Bull. de thérap.,* 1866, t. LXXI, p. 307. — Rizzoli. *Des excroissances et des tumeurs qui se développent à l'intérieur et à l'orifice de l'urètre, chez la femme,* trad. Gallez, Bruxelles, 1875. — Blum. Des affections de l'urètre chez la femme (*Arch. gén. de méd.,* 1877, 6e sér., t. XXX, p. 309). — H. Blanc. Prolapsus de la muqueuse urétrale chez la femme (*Ann. des malad. des org. génito-urin.,* 1895, p. 523). — A. Broca. Le prolapsus de l'urètre chez les petites filles (*Ann. de Gyn.,* 1896, t. XLV, p. 211).

petites filles. Larcher[1] et Dollez[2] en ont réuni de très nombreux exemples. Benicke et Rüge[3] ont observé la procidence de la muqueuse urétrale, chez des enfants de 7 à 11 ans. C'est vers l'âge moyen de la vie, toutefois, que ces lésions se rencontrent le plus souvent. On les observe aussi chez les vieilles femmes : une malade de Trélat avait 75 ans. Toutes les causes d'irritation locale du méat urinaire, de congestion des organes du petit bassin, d'inflammation des voies urinaires, chez les adultes, de débilité ou de cachexie générales chez les enfants, favorisent leur production[4].

Symptômes. — Pour bien voir les polypes, il faut écarter les petites lèvres et presser sur l'urètre avec le doigt introduit dans le vagin de manière à ramener hors du méat le petit polype qui pourrait s'y être caché. Leur volume est variable et peut aller de celui d'une tête d'épingle à celui d'une noix[5]. J'en ai enlevé un, sur une vieille femme, qui avait le volume et l'apparence d'une framboise. Il est possible que tout le pourtour de l'urètre soit saillant et forme une procidence circulaire, comparable à certaines hernies de la muqueuse rectale, produites par des hémorrhoïdes.

Le point d'implantation le plus fréquent des polypes est la partie inférieure du méat, au niveau de la saillie en forme de luette que j'y ai signalée comme disposition normale assez fréquente. La base d'implantation est ordinairement large : mais il peut y avoir un pédicule, ou plutôt un étranglement voisin de leur insertion.

Leur couleur est rouge vineux ou violacé : ils pâlissent par la compression et diminuent un peu de volume. Leur surface est lisse, mais ils s'excorient facilement et saignent alors avec abondance. Le prolapsus de la muqueuse constitue une tumeur cylindrique, qui occupe la place du méat et qui présente, à son sommet, une fente parfois difficile à découvrir. Elle est rarement réductible. Ces tumeurs occasionnent de la douleur spontanément et au moment de la miction, du coït, et peuvent être la cause d'une forme de vaginisme[6]; il y a parfois des crises de dysurie et de rétention d'urine, par action réflexe.

Diagnostic. — Les phénomènes douloureux, en l'absence d'un examen local suffisant, pourraient faire croire à une cystite, à du

---

[1] LARCHER. *Des polypes chez les petites filles.* Thèse de Paris, 1854.

[2] DOLLEZ. *Polypes chez les petites filles.* Thèse de Paris, 1866.

[3] BENICKE et RÜGE. *Soc. obst. et gyn. de Berlin,* 24 janv. 1890 (*Centr. f. Gyn.,* 1890, p. 165).

[4] TERRILLON. Excroissances polypeuses de l'urètre, symptomatiques de la tuberculisation des organes urinaires chez la femme (*Progrès méd.,* 1880, p. 101, 124 et 143). Cette lésion n'a, dans ce cas particulier, rien de pathognomonique et n'a pas la valeur que l'auteur lui attribue.

[5] P. PETIT (*Bull. Soc. Anat.,* 1889, p. 468) a observé un polype de la grosseur d'une noix. L'examen histologique l'a conduit à le qualifier d'angiome caverneux.

[6] BOULOUMIÉ. *Union méd.,* 1880, 3e sér., t. XXX, p. 51 et 85.

vaginisme ou à une **métrite**. Il est impossible, d'après les caractères de la tumeur, de la confondre avec un **épithélioma**. Quant au **prolapsus de la muqueuse urétrale**, ce n'est pas une lésion essentiellement distincte : c'est la forme diffuse, moins vasculaire, de la lésion dont le polype est la forme circonscrite[1].

Traitement. — Quand la tumeur est assez nettement pédiculée, on peut provoquer sa mortification par la **ligature** de sa base avec un petit fil élastique. Mais le traitement le plus simple, c'est l'**excision** suivie de **cautérisation** au thermo-cautère ou au galvano-cautère. On n'a pas à craindre ainsi l'hémorragie qui peut être assez gênante, si l'on emploie l'instrument tranchant. Quant au rétrécissement du méat, il n'est pas non plus à redouter si l'on prend soin de ne pas cautériser la totalité de son pourtour, ce qui est inutile, même lorsque la tumeur, formée par la procidence de la muqueuse, l'occupe tout entier. L'ablation de deux segments et leur cautérisation suffiront, même alors, à amener la guérison, par la propagation du travail inodulaire, ainsi que cela se produit pour les hémorrhoïdes du rectum. En cas d'hémorragie, on s'en rendrait facilement maître par une suture au catgut.

CANCER OU ÉPITHÉLIOMA DE LA VULVE

Anatomie pathologique. — Le cancer primitif ou épithélioma de la vulve est rare, surtout si on le compare au cancer de l'utérus. Sur 7 479 femmes atteintes de cancer, Gurtl a noté 72 fois le cancer de la vulve[2], soit presque 1 pour 100. Cette proportion paraît bien forte et il est probable que beaucoup de ces cancers étaient secondaires.

Le cancer des parties génitales externes de la femme offre plusieurs formes histologiques et anatomiques.

Au point de vue topographique, on pourrait aussi décrire deux types différents, selon que le néoplasme se développe au niveau des petites lèvres et du clitoris (**cancer du vestibule**) ou qu'il a pour point

[1] La prétendue *hernie de la muqueuse vésicale*, à travers l'urètre, a été admise d'après des observations anciennes, très contestables, réunies par Patron. *Loc. cit.* — Consulter à ce sujet : Francis Villar. Du prolapsus de la muqueuse de l'urètre chez la femme (*France méd.*, 1888, t. II, p. 1709 et suiv.).

[2] Voir P. Zweifel. Die Krankh. der äusseren weibl. Genitalien, etc. (*Deutsche Chir.*, Stutgart, 1885, n° 61, p. 88). — Francke. Beiträge zur Kenntniss maligner Tumoren an den äusseren Genitalien des Weibes (*Virchow's Archiv*, 1899, t. CLIV, p. 365). — Fileux. Les tumeurs malignes primitives de la vulve (*Thèse de Paris*, 1902). — Goldschmidt. Ueber das Vulvacarcinom (*Thèse de Leipzig*, 1902). — Ralle. Ein Beitrag zur Kenntniss des primären Scheiden und Vulvakarzinoms (*Thèse de Greifswald*, 1903).— Bordères. Des tumeurs malignes primitives du clitoris (*Thèse de Montpellier*, 1905).

de départ le méat urinaire, le long duquel il s'infiltre autour de l'urètre (cancer péri-urétral)[1].

L'épithélioma de la vulve n'offre rien de particulier, au point de vue histologique. Il prend ordinairement naissance dans le sillon qui sépare la petite lèvre de la grande, plus rarement dans le clitoris[2] ou au méat urinaire[3], sous forme de nodules, faisant corps avec la peau et recouverts de couches épithéliales épaissies. Ces squames sont parfois de formation ancienne, antérieures au néoplasme, et l'indice d'une *leucoplasie vulvaire* (v. p. 1338) qui a favorisé le développement du cancroïde ; L. Mayer[4] en a le premier rapporté plusieurs observations ; depuis lors, des exemples en ont été donnés par d'autres auteurs[5]. Plus tard, les nodules s'ulcèrent et le mal envahit largement les parties voisines : il n'a, toutefois, aucune tendance à envahir le vagin, sauf dans le cas de cancer développé d'abord au niveau du méat urinaire, qui semble se propager le long du canal et peut ainsi envahir la paroi antérieure du vagin. Les ganglions inguinaux sont rapidement engorgés.

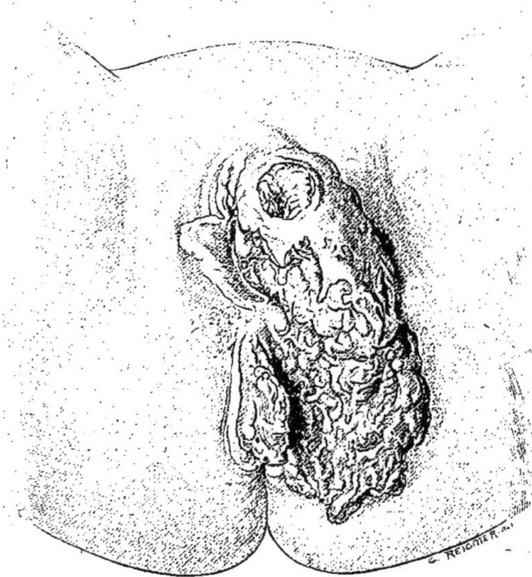

Fig. 796. — Cancer ou épithélioma de la vulve.

Étiologie. — C'est de quarante à soixante ans que les cancers de la

---

[1] M. WASSERMANN. *Épithélioma primitif de l'urètre.* Thèse de Paris, 1895.

[2] J. DAURIAC. *Du cancer primitif de la région clitoridienne.* Thèse de Paris, 1895. — F. LAURADOUR. *Contribution à l'étude du cancer primitif du clitoris.* Thèse de Bordeaux 1895. — C.-G. CUMSTON. On primary malignant tumors of the clitoris (*Ann. de Gyn a. Pæd.*, 1895, t. IX, p. 268).

[3] L. SOULLIER. *Du cancer primitif du méat urinaire chez la femme.* Thèse de Paris, 1889.

[4] L. MAYER. Beiträge zur Kenntniss der malignen Geschwülste der äusseren Genitalien (*Monatssch. f. Gyn.*, oct. 1868, t. XXXII, p. 244).

[5] JOUIN. *France méd.*, 1882, t. I, p. 675. — P. RECLUS. *Gaz. des hôp.*, 1888, n° 74, 685.

vulve sont le plus fréquents; mais on en a observé dans le jeune âge. De Saint-Germain aurait opéré une petite fille de cinq ans[1]; Arnott[2] cite le cas d'une jeune fille de vingt ans. Par contre, on connaît plusieurs observations de cancer de la vulve chez de vieilles femmes. R. Francke[3],

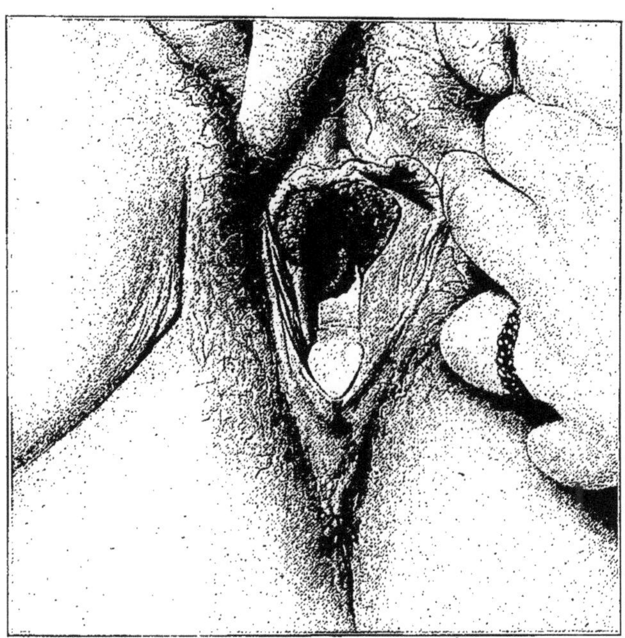

Fig. 797. — Cancer ou épithélioma du vestibule urétral de la vulve.

Lovrich[4], Kouwer[5] en ont observé des exemples chez des femmes âgées de 64, 66, 68 et même 70 ans.

J'ai déjà mentionné, dans le paragraphe précédent, l'influence prédisposante du psoriasis ou plutôt de la *leucoplasie*. Le *kraurosis* se complique également de cancer dans un certain nombre de cas (v. p. 1358). Atchinson a avancé que les lésions syphilitiques antérieures avaient une réelle valeur étiologique; mais le fait paraît douteux.

Symptômes. — Les nodules cancéreux peuvent passer longtemps inaperçus et le **prurit vulvaire** constituer le premier symptôme; il est parfois très intense et tourmente beaucoup les malades; il présente

[1] Maurel. *De l'épithélioma vulvaire primitif.* Thèse de Paris, 1888.
[2] Arnott. *Trans. of the path. Soc.,* Londres, 1873, t. XXIV, p. 157.
[3] Francke. *Virchow's Archiv,* CLIV, p. 563.
[4] Lovrich. *Soc. des méd. hongr.* de Budapest, 1898. 15 nov.
[5] Kouwer. *Soc. de gyn. néerland.,* 1901, 20 janvier.

des crises séparées par des périodes de calme relatif. Un suintement séro-sanguinolent, d'odeur fétide, se montre dès que la petite tumeur est excoriée. Celle-ci ressemble d'abord à une verrue, de la grosseur d'une noisette, dure, mamelonnée, sessile ou légèrement pédiculée.

Lorsque les nodules sont multiples et confluents, toute la région peut prendre une consistance ligneuse, comme dans le cancer en cuirasse de la mamelle, et l'orifice vaginal peut être rétréci ; le méat urinaire, dans la forme péri-urétrale, est aussi plus ou moins obturé. Par le toucher vaginal on sent alors le canal de l'urètre transformé en un cylindre dur. L'ulcération qui se produit a des bords inégaux, taillés à pic, recouverts d'écailles épidermiques ou de croûtes provenant de la concrétion des produits de sécrétion ; dans le voisinage, la peau, infiltrée par un œdème dur, a l'aspect et la consistance de la peau d'orange. On

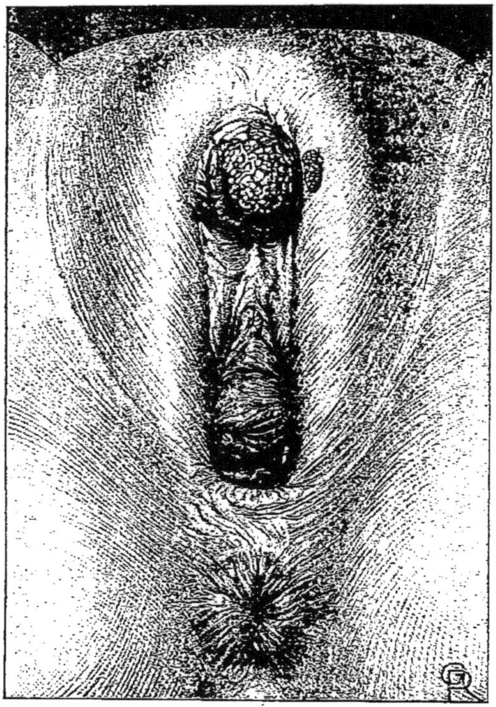

Fig. 798. — Carcinome du clitoris avec une greffe à la grande lèvre gauche (Howard A. Kelly).

a vu les poils tomber complètement et donner à la vulve un aspect tout à fait glabre. La sécrétion de l'ulcération est sanieuse, puriforme ; les hémorragies sont rares. Les ganglions de l'aine se tuméfient, et bientôt se montrent tous les signes de la cachexie cancéreuse ; la généralisation peut se faire dans les divers viscères, et la mort être hâtée par une complication, telle qu'une phlébite ou une pleurésie. Le vagin, le rectum, l'urètre et la vessie sont envahis par propagation : les douleurs causées par la rectite, la cystite, deviennent alors très vives. L'envahissement de l'urètre ou du méat détermine rapidement de la rétention d'urine.

Marche. Pronostic. — La période latente, ou période du simple prurit, peut durer assez longtemps. Mais, dès que l'ulcération s'est produite, les accidents se succèdent rapidement. En général, la mort survient au bout de 2 ou 3 ans. Les cas où la maladie aurait duré 10 et 20 ans (Deschamps)[1] sont d'un diagnostic douteux. Cornil[2] a signalé un cas où la tumeur, formée par un épithélioma tubulé, fut éliminée en partie et remplacée par une cicatrice.

Diagnostic. — Les **végétations papillaires** de la vulve ne ressemblent nullement au cancer; j'en dirai autant des **polypes** du méat urinaire. L'absence d'ulcération est ici un critérium certain.

Le **chancre infectant** se présente sous la forme d'une ulcération superficielle, ou d'une saillie papuleuse, érodée, très peu suintante. L'engorgement ganglionnaire précoce en forme de pléiade qui l'accompagne et l'apparition d'autres manifestations spécifiques éclaireront le diagnostic.

Les **syphilides papulo-érosives** sont multiples, aplaties, constituées par une sorte de plateau arrondi, ressemblant à une petite pastille posée sur les téguments[3], de la grosseur d'une lentille à celle d'une pièce de 1 franc; la surface est dénudée, humide et sécrétante comme celle d'un vésicatoire; elles disparaissent très rapidement sous l'influence du traitement local et général qui peut, au besoin, servir de pierre de touche.

Lorsque les papules sont confluentes et se réunissent par leurs bords, elles peuvent former des plaques de 6 à 8 centimètres d'étendue, recouvrant toute la région vulvaire et débordant sur le périnée : c'est ce qu'on appelle les **syphilides en nappe.** Au premier aspect, cette lésion rappelle de loin l'infiltration totale du derme par des nodules cancéreux dans certains *cancers en cuirasse.* Mais un examen un peu plus attentif fera très vite reconnaître les caractères de la papule syphilitique. Les énormes végétations des **syphilides papulo-hypertrophiques** (Fournier) n'ont aussi une apparence maligne que pour un clinicien inexpérimenté.

Le **chancre simple** a une marche aiguë, ne repose sur aucune induration, est entouré de peau saine; l'ulcération se compose de plusieurs petites plaies, à divers degrés d'évolution; car, selon l'expression pittoresque de Ricord, « le chancre mou vit en famille, entouré de ses rejetons ».

L'**esthiomène** offre le double caractère de l'ulcération et de l'hypertrophie, ce dernier élément étant souvent celui qui prédomine. Il existe, dans cette affection, une marche pour ainsi dire indécise, la destruction alternant avec la réparation, ce dont il est facile de se rendre compte

---

[1] Deschamps. *Arch. de tocol.*, 1885, p. 120.
[2] Cornil. *Bull. de la Soc. anat.*, 1874, p. 257.
[3] Billoir. *Contrib. à l'étude clinique de la syphilis vaginale.* Thèse de Paris, 1890.

en examinant les cicatrices, les brides qui s'observent sur les bords de l'ulcère. Les contours en sont plus sinueux que dans le cancer, disposés par étages, avec une tendance plus marquée à s'étaler vers le périnée et les aines : souvent,. on aperçoit au fond des anfractuosités un lit rosé, jaune, rougeâtre, couvert d'une cuticule cicatricielle. Rien de pareil ne s'observe dans le cancer, dont la marche destructive est continue. L'engorgement ganglionnaire, nul ou peu marqué dans l'esthiomène, ne tarde pas à se montrer dans le cancer ulcéré.

Traitement. — L'extirpation[1] complète du mal est le seul moyen d'en arrêter la marche ; on a conseillé de faire cette ablation au thermocautère, pour éviter l'hémorragie. Mais en procédant rapidement avec le bistouri et les ciseaux, et grâce à la forcipressure, on peut rendre la perte de sang insignifiante. Or, il y a tout avantage à obtenir une plaie qu'on puisse réunir immédiatement par des sutures. J'ai ainsi obtenu la cicatrisation complète d'une très grande surface, provenant de la dissection d'un cancer qui avait détruit le vestibule et la plus grande partie des petites lèvres. On apportera un soin particulier à restaurer le méat urinaire, par l'affrontement exact des muqueuses. Dans les cas de cancer péri-urétral, on s'aidera, pour la dissection, d'une sonde introduite dans le canal, et il pourra être nécessaire de poursuivre le néoplasme jusqu'au col de la vessie.

S'il y a des ganglions inguinaux engorgés, on en fera l'extirpation ; mais il faut savoir que la récidive ne peut alors être longtemps conjurée ; cependant Mme Pilliet[2] cite l'exemple d'une survie de six années après une première extirpation. Mauclaire[3] a conseillé l'extirpation systématique et « en bloc » de la tumeur, des lymphatiques et des ganglions.

Dans les cas où l'on ne pourrait faire l'ablation du mal trop étendu, on aura recours aux **palliatifs**. On s'attachera surtout à combattre les accidents qui gênent le plus les malades : le suintement ichoreux, l'odeur fétide, l'irritation des parties voisines. On usera de lavages fréquents avec des solutions antiseptiques et désinfectantes ; on fera des pansements souvent renouvelés ; on recommandera d'oindre les téguments des aines et de la partie interne des cuisses avec un corps gras, tel que la vaseline boriquée, pour s'opposer à l'érythème que provoque la leucorrhée irritante.

Dans les cas inopérables, la radiothérapie peut rendre des services[4].

Comme moyen préventif, il est bon d'extirper les plaques de leucoplasie vulvaire toutes les fois qu'on les rencontre.

[1] Voir les auteurs suivants : Ch. Noth. *Amer. journal of obst.*, 1901, mai et juin. — Baldy. *Ibid.*, 1898, août, et 1899, janvier. — Koppert. Thèse de Iéna, 1898.

[2] Mme Pilliet. *Bull. et Mém. de la Soc. anat. de Paris*, 1899, p. 403.

[3] Mauclaire. *Tribune médicale*, sept.-oct. 1903.

[4] Raymond et Chanoz. *Lyon médical*, 31 janvier 1904. — E. Mauxion. *L'épithélioma de la vulve.* Thèse de Paris, 1905.

SARCOME DE LA VULVE

Anatomie pathologique. — Le sarcome de la vulve est plus rare que l'épithélioma dont il est, d'ailleurs, très difficile à distinguer cliniquement. Ces tumeurs, de forme infiltrée ou pédiculée peuvent acquérir des dimensions considérables comme, par exemple, dans un cas de Winckel[1] ou le volume dépassait celui d'une tête d'adulte.

Histologiquement, on a observé des sarcomes purs, des fibro-sarcomes[2], des myxo-sarcomes, mais la variété la plus commune paraît être le sarcome mélanique[3]. Dans ce dernier cas, la tumeur débute sous la forme d'une petite élevure, de coloration brunâtre ou noirâtre, qui augmente rapidement de volume et ne tarde pas à s'ulcérer.

Symptômes. — A la période d'état, les symptômes du sarcome de la vulve se confondent avec ceux de l'épithélioma. La marche en est généralement plus rapide, particulièrement dans les sarcomes mélaniques, qui représentent la variété la plus maligne des néoplasmes vulvaires.

Traitement. — Le traitement du sarcome de la vulve se confond avec celui de l'épithélioma (v. ci-dessus).

[1] WINCKEL. Die Pathologie der weiblichen Sexualorgane, 1881, p. 277. Voir aussi : BRUHN. Ueber sarkomatöse Neubildungen der Vulva (*Inaug. Dissert.*, Iéna, 1887). — EHRENDORFER. *Centr. f. Gyn.*, 1892, p. 521. — WERNITZ. *Centr. f. Gyn.*, 1894, p. 632. — BLUHM: *Arch. f. Gyn.*, 1904, n° 71. t. 1. — HERMANS. Ein Fall von Sarkom des Klitoris als Beitrag zu den malignen Klitorisgeschwülsten (*Inaug. Dissert.*, Bonn. 1905).

[2] HUNTER ROBB. Myxo-sarcoma of the clitoris (*John's Hopkins Hosp. Rep.*, 1890, 1. II, p. 231. — SZILI. Fibrosarkom der Vulva (*Beitr. zur Klin. Chir.*, 1902, t. XXXI, n° 3).

[3] R. W. Taylor. Melano-sarcome primitif de la vulve, trad. par LABUSQUIÈRE. (*Ann. de Gyn.*, 1889, t. XXXI, p. 401 et XXXII, p. 30). — *Cf.* : GOTH. Pigment-Sarcom der äusseren Genitalien (*Centr. f. Gyn.*, 1881, p. 473). — MÜLLER. Zur Kasuistik der Neubildungen an der äusseren weiblichen Genitalien (*Berl. Klin. Woch.*, 1881, n° 51, p. 446).— TERRILLON. Mélanose généralisée ayant débuté par une petite lèvre (*Ann. de Gyn.*, 1886, t. XXVI, p. 1). — TORGGLER. Ueber Melanosarkome der weiblichen Schamtheile (*Monats. f. Geb. und Gyn.*, 1900, t. XI). — PIOLLET. Tumeur mélanique de la région clitoridienne (*Gaz. des Hôp.*, 1902, n° 82). — JAHN. Ein Fall von Melanosarkome der Vulva (*Inaug. Dissert. München*, 1904).

CHAPITRE XXXIII

KYSTES ET ABCÈS DES GLANDES DE BARTHOLIN

Étiologie et pathogénie générales. — Les glandes de Bartholin[1], que Huguier a proposé d'appeler *vulvo-vaginales*, ont aussi été désignées sous les noms de *glandes de Duverney*, *glândes de Cowper* : cette dernière appellation a l'avantage de montrer leur analogie avec les glandes ainsi nommées chez l'homme. Elles ont la grosseur d'un haricot et sont assez profondément situées à la partie interne de la grande lèvre, où l'on peut les sentir chez les femmes maigres. Leur conduit excréteur, long de 2 centimètres, s'ouvre immédiatement en avant de l'hymen, vers le milieu de la hauteur de l'orifice vulvaire: il peut admettre la canule d'une seringue de Pravaz.

La pathologie de ces glandes a été, pour ainsi dire, créée par Huguier[2]. Depuis lors, on a peu ajouté à ses descriptions, mais on a reconnu que toutes les lésions de ces glandes, inflammation ou kystes, n'ont vraisemblablement qu'une même origine, la blennorragie[3]. Cependant, de récentes recherches ont établi que cette infection peut être due à d'autres micro-organismes que le gonocoque: au staphylocoque blanc, au coli-bacille, au streptocoque (Dujon)[4]; enfin Halle[5] a prouvé que les anaérobies peuvent exister seuls ou être associés au gonocoque.

Breton[6] a, le premier, démontré que cette maladie peut rester longtemps localisée au conduit excréteur de la glande, après avoir abandonné le vagin, et qu'elle en sort de nouveau, pour des retours offensifs; Zeissl[7] a confirmé ces données. La suppuration du canal excréteur des glandes de Bartholin est la règle dans la vaginite, et il est facile de s'en convaincre en pressant à ce niveau, après avoir préalablement bien

---

[1] G. BARTHOLIN. *De ovariis mulierum et generationis historiâ*, Leyde, 1675. — J.-G. DUVERNEY. (*Mém. de l'Acad. des sciences*, 1701, p. 184) ne les avait étudiées, avant lui, que chez la vache.

[2] HUGUIER. *Mém. de l'Acad. de méa.*, 1850, t. XV, p. 527; — *Journ. des conn. méd.-chir.*, 1852, n° 6 et 8 p. 141 et 197; — *Ann. des sciences natur.*, avril 1850; 3° sér., t. XIII, p. 239.

[3] SÄNGER, cité par R. LABUSQUIÈRE. *Ann. de Gyn.*, févr. 1890, t. XXXIII, p. 156.

[4] DUJON. Thèse de Paris, 1897.

[5] HALLÉ. Thèse de Paris, 1898.

[6] BRETON. *De la bartholinite*. Thèse de Strasbourg, 1861.

[7] ZEISSL. *Allg. Wien. med. Zeit.*, 1865, n° 45, p. 265 et n° 46, p. 275.

essuyé la région : on voit une gouttelette de pus sourdre par le conduit. Son orifice est, du reste, entouré d'une auréole rouge pourpre, de la grosseur d'une lentille, rappelant une piqûre de puce, que Sänger a appelée **macule gonorrhéique**. On doit, pour guérir cette inflammation du canal, l'inciser avec le couteau de Weber, qui sert au débridement des points lacrymaux, et le cautériser avec le crayon de nitrate d'argent ou une solution faible (1/50e) de chlorure de zinc.

L'infection intense propagée à toute la glande ou à quelques-uns de ses *acini* cause l'abcès de la glande ; l'oblitération ou le rétrécissement du canal excréteur donne lieu aux **kystes**, parmi lesquels on a assez arbitrairement distingué, sans preuve anatomique réelle, les **kystes du canal excréteur**, plus superficiels, plus petits et plus transparents, et les **kystes de la glande**. Ces expressions sont aussi peu justifiées que celle d'abcès du canal excréteur, appliquée à la simple suppuration de ce conduit, dont j'ai parlé comme du phénomène initial de toutes ces lésions.

KYSTES DES GLANDES DE BARTHOLIN

Symptômes. — La poche peut être unique ou multiloculaire : elle est formée aux dépens de la totalité de la glande ou seulement d'un de ses lobules, le reste des *acini* étant refoulés latéralement. Sa forme est ovoïde, sa surface lisse; elle est rarement transparente. Le contenu est visqueux, incolore ou jaune plus ou moins foncé, parfois mélangé de sang et couleur chocolat. Le volume varie de celui d'une noix à celui d'un œuf d'oie. La tumeur, ordinairement unilatérale, plus fréquente à gauche, est allongée selon l'axe de la grande lèvre, dont elle occupe la moitié postérieure, plus près de la muqueuse que de la peau. A la pression, elle est élastique et dépressible plutôt que fluctuante.

Ces kystes causent une certaine gêne pendant la marche et surtout pendant le coït. Ils ont une tendance marquée à s'enflammer et à suppurer.

Les auteurs distinguent tous, depuis Huguier, deux espèces de kystes de la glande de Bartholin sous les noms, un peu arbitraires, de **kyste du canal excréteur** et de **kyste de la glande**. Nous ignorons complètement, en l'absence de dissection démonstrative, la part qui revient, en réalité, aux diverses parties de l'organe dans la formation de la poche kystique. Mais, au point de vue clinique, nous savons qu'il existe deux types assez différents de la maladie.

Dans le prétendu **kyste du canal excréteur**, qu'on devrait tout simplement appeler **kyste superficiel**, la tumeur est généralement plus petite, de la grosseur d'une noisette ou d'une noix. Elle siège à la base même de la petite lèvre qu'elle déplisse, fait saillie sur la muqueuse du vagin, et paraît immédiatement placée sous la muqueuse, qui glisse sur elle ; on peut assez souvent y percevoir de la transparence. L'orifice du conduit est, dans certains cas, resté perméable ; on peut y introduire un fin stylet ou même faire sourdre par la pression le liquide très visqueux ; il semble donc que l'altération dans la qualité de la sécrétion ait ici joué un rôle au moins égal à l'obstruction temporaire ou au rétrécissement du conduit, pour amener la production du kyste.

Dans le prétendu **kyste de la glande**, que je préférerais nommer **kyste profond**, la tumeur, ordinairement plus volumineuse, siège en arrière de la grande lèvre, entre l'entrée du vagin et la branche ascendante de l'ischion, et soulève à la fois la grande et la petite lèvre. Dans cette variété, le conduit n'est pas perméable et le liquide est souvent coloré par des extravasations sanguines anciennes. Le cas rapporté par Hœning[1], où la tumeur allait jusque dans le bassin, me paraît devoir être classé non dans les kystes de la grande lèvre, mais dans les kystes du vagin : ce kyste, sans doute d'origine wolffienne, s'était développé à l'entrée et débordait, par suite, dans la grande lèvre.

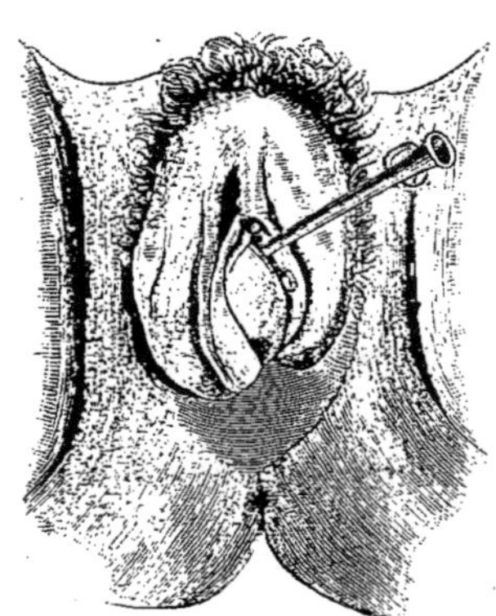

Fig. 799. — Kyste de la glande de Bartholin.
(Une sonde est introduite dans l'urètre.)

Diagnostic. — Les tumeurs réductibles doivent d'abord être éliminées. On doit se demander ensuite s'il s'agit d'une **tumeur solide** ou **liquide**. La fluctuation et la transparence ne peuvent pas ici, comme dans les collections du scrotum, sûrement indiquer la nature liquide et séreuse du contenu ; la transparence, sauf dans des cas exceptionnels, manque dans les kystes profonds des grandes lèvres. Quant à la fluctuation, elle peut aussi faire défaut, si la tumeur est très tendue, ou être simulée par le ramollissement partiel d'une tumeur solide, un fibrome par exemple[2]. Dans les cas douteux, une ponction avec l'aspirateur lèverait le doute, si l'on ne préfère attendre jusqu'au moment de l'incision exploratrice, qui constituera le premier temps de l'extirpation, indiquée dans l'un et l'autre cas.

Après s'être assuré que la tumeur est liquide, on doit encore préciser sa localisation exacte. Les hydrocèles de la femme ou kystes de la

---

[1] Hœning. *Monatschr. f. Geb.*, 1869, t. XXXIV, p. 150.

[2] Odebrecht. Soc. obst. et gyn. de Berlin, 24 janv. 1890 (*Centr. f. Gyn.*, 1890, n° 10, p. 165).

grande lèvre, indépendants de la glande de Bartholin, qui ont donné lieu à tant de discussions théoriques[1], occupent plutôt la moitié supérieure de la grande lèvre. Ces collections liquides, qui peuvent être séreuses ou hématiques, se réduisent, au point de vue clinique, à un petit nombre de variétés. Il suffira de rappeler leurs caractères pour éclairer le diagnostic : 1° kystes petits, du volume d'une noisette ou d'une amande, pouvant pénétrer dans le canal inguinal plus ou moins dilaté et en sortir facilement et même rentrer complètement dans la cavité abdominale, sous une légère pression, pour ressortir aussitôt; ce sont des **kystes sacculaires**, ou sacs herniaires déshabités, oblitérés et remplis de liquide; 2° kystes plus volumineux, non réductibles, logés dans la partie supérieure de la grande lèvre et contenant un liquide séreux ou brunâtre et hématique qui leur a fait donner le nom d'hématocèles; ils sont parfois munis d'un pédicule qui se continue dans le canal inguinal : pour certains auteurs ce sont des hydrocèles ou kystes du **canal de Nück**[2]; pour d'autres, des kystes nés dans l'épaisseur même du **ligament rond**[3]; pour d'autres, enfin, ce sont encore des kystes sacculaires dans de vieux sacs herniaires déshabités; 3° très exceptionnellement, un kyste séreux pourra se développer au-devant d'une hernie maintenue par un bandage, sorte d'hygroma occasionné par le frottement; mais la clinique n'a guère à compter avec de pareilles raretés.

Restent les **tumeurs solides** et, parmi elles, en premier lieu, les **épiplocèles irréductibles**. Leur consistance pâteuse, lobulée, pourra déjà les faire soupçonner. Le meilleur signe est fourni par la recherche du pédicule; pour le sentir, on attirera le plus possible la tumeur en bas, en mettant le doigt sur l'anneau. Si l'on ne sent pas, à ce niveau, le moindre pédicule rattachant la tumeur à la cavité abdominale, c'est qu'il ne s'agit pas d'une hernie; on sera confirmé dans ce diagnostic si l'on ne perçoit l'impulsion de la toux ni au niveau de l'anneau ni dans la tumeur. Quant aux **entérocèles irréductibles**, elles sont très rares dans cette région et leur sonorité à la percussion serait caractéristique. Une difficulté pour le diagnostic peut être causée par la présence de liquide dans le sac. On se souviendra également que la hernie peut coïncider avec une tumeur de la grande lèvre, ce qui complique énormément les difficultés du diagnostic. On a vu l'ovaire hernié descendre jusque dans la grande lèvre, quoique, le plus souvent, il s'arrête dans

---

[1] Voir à ce sujet Picqué. *Encycl. intern. de chir.*, édit. franç., t. VII, p. 787. — Koppe. Zur Genese und klin. Deutung der Vulvarcysten (*Centr. f. Gyn.*, 1887, n° 40, p. 639). — Henning. Ueber Hydrocele muliebris (*Arch. f. Gyn.*, 1885, t. XXV, p. 103).

[2] R. Koppe. Hæmatocele processus vaginalis peritonei (*Centr. f. Gyn.*, 1886, n° 12, p. 179).

[3] S. Gottschalk. Hæmatoma ligamenti rotundi Uteri (*Centr. f. Gyn.*, 1887, n° 21, p. 529). — E.-H. Weber prétend, en effet, contrairement à Kölliker, que le ligament rond est creux chez le fœtus.

le canal inguinal. Ordinairement, la glande a conservé sa forme et sa sensibilité normales, et la pression exercée sur la face antérieure de l'utérus par le vagin détermine un mouvement de retrait de la tumeur. Mais le diagnostic devient presque impossible s'il existe autour de l'ovaire, plus ou moins atrophié et refoulé contre les parois de la poche, une couche de liquide emprisonné dans le sac herniaire[1].

Enfin on a observé quelques cas de **cancer primitif de la glande de Bartholin**[2]. Ce sont là des faits tout à fait exceptionnels. D'ailleurs l'extension de la tumeur aux parties voisines mettra rapidement sur la voie du diagnostic.

Traitement. — On ne doit pas se borner à évacuer leur contenu, qui se reproduirait très vite. Il faut profondément modifier, détruire ou extirper la poche kystique. On a proposé de nombreux procédés opératoires.

L'**injection de 10 à 12 gouttes de solution de chlorure de zinc au 10ᵉ** avec une seringue de Pravaz, sans vider le kyste et après simple aspiration d'une quantité équivalente de son contenu, a donné des succès[3]; mais l'inflammation ainsi provoquée peut être très vive et amener la suppuration.

Une **large incision**, suivie d'un tamponnement à la gaze iodoformée jusqu'à exfoliation de la poche, est un moyen sûr, mais de trop longue durée.

On doit préférer l'**extirpation du kyste**, suivie de la réunion immédiate de la plaie par la suture au catgut, à étages superposés. Pour faciliter la dissection, que rendrait très laborieuse la moindre éraillure qui crèverait la poche, j'ai appliqué, à cette opération, mon procédé d'injection préalable au blanc de baleine[4]. On ponctionne d'abord le kyste avec un trocart à hydrocèle, on l'évacue, on lave à l'eau chaude pour enlever tout le liquide filant qu'il contient, puis on y fait pénétrer du spermaceti dissous au bain-marie, à une température relativement basse. Quand la poche est ainsi distendue, on l'entoure de glace pilée, et au bout de quelques minutes on obtient une masse dure qu'il est possible d'extirper rapidement, avec la simple anesthésie par le froid et les injections de cocaïne; mais, en règle générale, l'anesthésie au chloroforme est préférable.

[1] P. Tillaux. *Traité de chirurgie clinique*, Paris, 1889, t. II, p. 472.

[2] Schweizer. Carcinoma glandulæ Bartholini (*Arch. f. Gyn.*, 1893, t. XLIV, p. 522).

[3] Ed. Duvernoy. Traitement des kystes des glandes vulvo-vaginales par les injections de chlorure de zinc (*Ann. de Gyn.*, 1880, t. XIII, p. 251).

[4] S. Pozzi. *Bull. et Mém. de la Soc. de chir.*, 1878, p. 715.

ABCÈS DES GLANDES DE BARTHOLIN

Étiologie. — La bartholinite primitive est en général regardée aujourd'hui comme d'origine blennorragique. Neisser[1], Arning, Welander, Bumm, Sänger, Gersheim, Menge, Dujon, Hallé, ont trouvé des gonocoques, soit purs, soit associés à d'autres microorganismes pathogènes.

Le gonocoque se trouve à l'état de pureté dans les suppurations non ouvertes ou non fétides. Si l'abcès est ouvert à l'extérieur, une infection secondaire par le staphylocoque ou le streptocoque survient facilement.

Les suppurations fétides doivent leur odeur à des anaérobies. Veillon[2], le premier, a publié un cas de bartholinite fétide renfermant un anaérobie. Dujon a relaté un second cas ; Hallé, dans une étude sur ce point, conclut que dans les bartholinites à contenu fétide on trouve toujours des germes anaérobies identiques à ceux que l'on peut isoler du vagin de la femme.

Symptômes. — La suppuration de la glande de Bartholin peut survenir d'emblée ou être consécutive à l'inflammation d'un kyste. La **tuméfaction** et l'œdème périphérique sont assez considérables et s'étendent à toute la partie postérieure de la région vulvaire, ou même jusqu'à l'anus ; la **douleur** est vive, lancinante ; il y a toujours un certain degré de fièvre et parfois de la rétention d'urine. La fluctuation devient d'abord apparente à la face interne de la grande lèvre, et la collection purulente s'ouvre par un ou plusieurs pertuis situés au-dessous de l'orifice du canal excréteur. Le pus est très abondant et souvent fétide, comme au voisinage de toutes les cavités naturelles.

Longtemps après que l'orage inflammatoire s'est dissipé, des fistules persistent, aboutissant parfois à des foyers distincts qui correspondent aux divers lobules de la glande (*abcès granuleux* de Huguier). Mais le plus souvent la totalité de la glande et du tissu cellulaire périphérique a été envahie en bloc par la suppuration (*abcès parenchymateux* de Huguier), et les fistules multiples qui résultent de l'évacuation aboutissent à un clapier commun. Exceptionnellement, elles peuvent s'ouvrir vers le périnée ou le rectum, et donner lieu à des fistules

---

[1] Neisser. Ueber eine Gonorrhœ eigenthümliche Micrococcusforme. *Centralbl. f. die med. Wiss.*, juill. 1879. — Arning. *Vierteljahreschrift für Dermatologie und Syphilis*. 1883, p. 371. — Welander. Ueber das Vorkommen des Gonococcus bei Bartholinitis (*Vierteljahreschrift für Dermatologie und Syphilis*, 1883, p. 19). — Bumm. *Deutsch. med. Woch.*, 1887. — Sänger. *Schmits Jahrbücher*, 1889. — M. Sée. *Le Gonocoque*. Thèse de Paris 1896. — Menge. *Bakteriologie des weiblichen Genitalkanales*. Leipzig 1897. — Dujon. *Étude sur la glande vulvo-vaginale et ses abcès*. Thèse de Paris 1897. — Hallé. *Recherches sur la bactériologie du canal génital de la femme*. Thèse de Paris 1898.

[2] Veillon. *Sur un microcoque anaérobie trouvé dans des suppurations fétides*. Soc. de biol., 29 juillet 1893.

recto-vulvaires[1]. Si le tégument est détruit à ce niveau, il existe une vaste ulcération à la surface interne de la grande lèvre.

A cette forme aiguë peut succéder une **inflammation chronique** de la glande vulvo-vaginale, qui parfois même s'établit d'emblée; c'est une forme clinique très distincte, qui a été bien décrite par Hamonic[2] et par Fauvel[5], comme localisation rebelle de la gonorrhée. Huguier l'avait déjà nettement indiquée, sous le nom d'*hypersécrétion purulente*. Il n'y a pas alors, à vrai dire, de signe inflammatoire ni de tumeur distincte, mais une simple **induration hypertrophique** de la glande dont le conduit excréteur laisse échapper, par la pression, du pus verdâtre ou lactescent, qui coule aussi par les orifices fistuleux qui ont succédé à l'évacuation spontanée. C'est un dernier refuge de la blennorragie, source fréquente et peu suspectée de contamination pour l'homme et d'où peut aussi partir de nouveau l'infection ascendante du canal génital de la femme après l'accouchement ou l'avortement.

Diagnostic. — Un abcès stercoral, né à la marge de l'anus et propagé à la partie postérieure de la grande lèvre, sera distingué par l'intensité plus grande des symptômes locaux du côté de l'anus, et par sa plus grande diffusion.

Le phlegmon de la **grande lèvre,** qui est le plus souvent d'origine angioleucitique, et dont on n'a pu suivre l'évolution, siège plutôt à la face externe et cutanée, tandis que l'abcès de la glande vulvo-vaginale proémine à la face interne et muqueuse.

Les **furoncles** siègent dans la peau, ont un aspect acuminé et une évolution spéciale.

On ne confondra pas l'ulcération qui peut résulter de la mortification partielle de la paroi du foyer avec une ulcération de **chancre simple**; les commémoratifs suffiraient pour éviter l'erreur.

Traitement. — On fera la large **incision** de la poche, dès qu'apparaîtront les premiers signes d'inflammation; on plongera le bistouri à l'union de la peau et de la muqueuse, en dedans du bord libre de la grande lèvre ; on aura soin de ne laisser subsister aucun clapier, aucun cul-de-sac, et de les débrider largement; le passage de tubes à drainage serait tout à fait insuffisant. Il est d'une bonne pratique de faire d'emblée, après l'incision, l'extirpation de la glande au fond de la plaie, en excisant rapidement toute la surface interne de la poche avec des ciseaux courbes. Si l'on était en présence de fistules anciennes résultant d'une évacuation spontanée, on procéderait de même à l'extir-

---

[1] CHEVALERIAS, cité par St. BONNET. Kystes et abcès des glandes vulvo-vaginales (*Gaz. des hôp.*, 16 juin 1888, p. 637).

[2] HAMONIC. *Ann. de dermat.*, 1885, p. 427.

[5] R. FAUVEL. *De l'inflammation chronique et des fistules de la glande vulvo-vaginale.* Thèse de Paris, 1886; — *Arch. de tocol.*, 1886, p. 557.

pation de là glande, ce qui est le seul moyen de guérir la suppuration intarissable de ces fistules, qui se ferment et se rouvrent incessamment. On s'efforcera d'obtenir la réunion immédiate de la plaie sur la majeure partie de son étendue, en laissant seulement un petit drainage. Un point très important consiste à obtenir l'accolement des lèvres de la plaie dans la profondeur ; il faut se garder de laisser, sous la peau réunie, un espace mort, qui deviendrait aussitôt le point de départ d'un abcès ou même d'un phlegmon.

CHAPITRE XXXIV

PRURIT VULVAIRE, COCCYGODYNIE[1]

Prurit vulvaire.

Définition. — La sensation de démangeaison, de brûlure, qui accompagne les éruptions de la vulve ou son irritation par la leucorrhée abondante de la vaginite, de la métrite et du cancer, ou encore, chez les enfants surtout, par des oxyures, ne constitue qu'un symptôme et point une maladie. Ce qui caractérise le prurit vulvaire, qu'on pourrait appeler **idiopathique**, c'est l'absence de toute lésion pour expliquer une cuisson intolérable qui pousse invinciblement les malades à se gratter et à s'excorier.

Étiologie. — En l'absence de toute cause apparente, certains auteurs ont cru pouvoir invoquer une origine centrale[2].

La **diathèse arthritique**, incriminée par Guéneau de Mussy, et dont l'influence paraît incontestable, ne semble causer aucune modification anatomique du derme, appréciable à l'examen clinique.

A côté de faits nombreux où il n'existe aucune lésion des organes génitaux, il en est d'autres où l'on peut constater une **affection de l'utérus** ou même **des ovaires**; elle semble agir par une sorte d'action réflexe sur la sensibilité de la vulve. C'est ainsi que des calculs vésicaux provoquent de vives démangeaisons du gland.

Le **diabète**[3] est une des causes les plus avérées; agit-il par l'irritation de l'urine qui souille la vulve, par une modification des sécrétions cutanées ou par une action sur le système nerveux central? Il est diffi-

---

[1] Je place l'étude de la coccygodynie dans le même chapitre que celle du prurit vulvaire, quoiqu'elle ne constitue pas une MALADIE DE LA VULVE; mais il m'a paru préférable de ne pas faire un ARTICLE spécial pour décrire cette petite affection. Le rapprochement avec le prurit vulvaire, inexact au point de vue topographique, est, du reste, très légitime au point de vue nosologique.

[2] H. BEIGEL. *Krankh. des weibl. Geschlechts*, 1875, t. II, p. 731.

[3] F. WINCKEL. *Deutsche Zeitschr. f. prakt. Med.*, 1876, n° 1, p. 2. — Voyez aussi SÄNGER. *Centralb. f. Gyn.*, 1894, n° 7. — KÜSTNER. *Centralb. f. Gyn.*, 1885, p. 16. — SCHULTZE. *Centralb. f. Gyn.*, 1894, p. 275. — FRITSCH. *Mal. des femmes*, trad. franç., p. 58, Paris, 1902, Maloine.

cile de trancher la question. La **grossesse** favorise l'apparition du prurit, et c'est spécialement au début ou à la fin qu'il apparaît, quand la congestion des parties génitales est le plus accusée.

Symptômes. — La **sensation prurigineuse** peut être continue ou intermittente, et ne revenir qu'à certaines heures, principalement la nuit, sous l'influence de la chaleur du lit. On a cité des cas où elle n'apparaissait qu'à deux ou trois jours d'intervalle. Beaucoup de femmes ne souffrent qu'aux époques menstruelles ou après la miction; d'autres à chaque grossesse. Le prurit siège, le plus souvent, sur une assez large surface, au niveau du clitoris, du mont de Vénus et des grandes lèvres. On connaît une observation où le clitoris seul était atteint[1]. Les malades s'écorchent en se grattant, et ces excoriations elles-mêmes deviennent une nouvelle source de cuissons. Enfin, le frottement de la vulve conduit à l'**onanisme**; il résulte, parfois, de cette excitation exagérée du **système nerveux** des troubles profonds de la santé générale et de l'état mental, pouvant aller jusqu'à l'anémie grave et à la folie.

Diagnostic. — On doit surtout s'attacher à reconnaître s'il existe une cause quelconque d'**irritation locale** : on examinera avec soin l'état de l'utérus et des annexes; on portera aussi son attention du côté des voies urinaires et du rectum. On recherchera les diathèses et en particulier le **diabète**.

Pronostic. — Il est très variable, et subordonné à la cause probable des accidents. Les cas les plus rebelles sont ceux où l'étiologie est obscure.

Traitement. — Il faut, d'abord, guérir toute **maladie concomitante** dont l'influence peut être soupçonnée. On s'efforcera de modifier la **nutrition générale** des malades, qui sont herpétiques ou arthritiques, par un régime approprié : abstinence de boissons alcooliques, d'épices, de poissons et de crustacés, etc.; boissons légèrement alcalines, laxatifs fréquents, bains prolongés; on administrera aussi l'arsenic à l'intérieur. S'il y a du diabète, on instituera un traitement pour le combattre.

Localement, on traitera les éruptions, s'il en existe. On a recommandé les **topiques** les plus divers contre le prurit idiopathique : ce qui paraît le mieux réussir pour calmer les douleurs, ce sont les badigeonnages de cocaïne (solution au 10ᵉ). On a aussi recommandé l'application d'une éponge très chaude (47°), d'une vessie de glace, les cautérisations légères avec le nitrate d'argent[2] ou une solution phéniquée forte; l'eau

---

[1] Küchenmeister. Pruritus clitoridis (*Obst. Zeitschr. f. prakt. Heilk.*, 7 nov. 1873).
[2] P. Rüge. Zur Therapie des Pruritus Vulvæ (*Zeit. f. Geb. u. Gyn.*, 1896, t. XXXIV, p. 355).

chloroformée, l'eau blanche, la liqueur de Van Swieten[1], le menthol[2], etc.

L'électricité statique sous forme de souffle dirigé localement a donné de bons résultats entre les mains de Leloir, de Doumer, de Brocq[3], etc. Campe[4] a obtenu un succès par l'emploi du courant galvanique.

A l'intérieur, tous les **antispasmodiques** et, en particulier, le bromure de potassium et le *cannabis indica* seront utiles. Schröder et Löhlein[5] ont obtenu, le premier quatre succès, le second un succès par l'excision des portions de la muqueuse ou de la peau où était localisé le prurit (l'examen histologique n'a démontré à Schröder l'existence d'aucune lésion).

Coccygodynie.

Définition. — On désigne sous ce nom une douleur intense localisée au coccyx, qui se montre présque exclusivement chez la femme, et qui est souvent liée à des maladies de l'appareil génital. Elle a été d'abord signalée par Nott[6], comme une névralgie du coccyx. Mais c'est Simpson[7] qui en a, le premier, publié une complète description et lui a donné son nom. Scanzoni[8] lui a consacré plusieurs mémoires importants, auxquels on a depuis peu ajouté.

Étiologie. — Dans quelques cas, il n'existe pas de lésion appréciable et il semble bien qu'on ait affaire à une véritable **névralgie**. Mais, chez la majorité des malades, on découvre des **lésions concomitantes** de l'utérus ou des ovaires; ces lésions, si elles ne suffisent pas à expliquer la localisation et l'intensité de la douleur, paraissent pourtant liées à son apparition et à sa permanence. Enfin, dans une troisième catégorie de cas, il existe des **lésions du coccyx** ou de ses ligaments, qui jouent encore ici bien plutôt le rôle de cause occasionnelle que de cause efficiente pour l'excessive douleur. De ce nombre on a noté la mobilité anormale de l'os, due peut-être à une sorte d'entorse ou de luxation pendant un accouchement laborieux, l'ankylose, la longueur exagérée, l'ostéite (Nott).

[1] Tillaux. *Loc. cit.*, p. 460.

[2] A. Duke. Menthol in Pruritus vulvæ (*Brit. med. Journ.*, 1888; t. II, p. 75).

[3] L. Brocq. *Traitement des dermatoses*, Paris, 1898.

[4] Campe. *Centralbl. für Gyn.*, 1888, n° 53.

[5] Schröder et Löhlein. Soc. d'obst. et de gynéc. de Berlin, 11 nov. 1884 (*Centr. f. Gyn.*, 1884, p. 804). — Schröder et Hofmeier. *Mal. des femmes*, 1879, 12e édit., p. 44, 5e édit., de la trad. franç.

[6] Nott. *New-Orleans med. Journ.*, mai 1844; — *Amer. Journ. of Obstet.*, nov. 1868, t. I, p. 243.

[7] J. Simpson. *Med. Times and Gaz.*, 2 juill. 1859, t. II, p. 7.

[8] Scanzoni. *Würzburg. med. Zeitschr.*, 1861, t. II, p. 4; — *Lehrbuch der Frauenkr.*, 1867, p. 325.

L'influence de la parturition paraît hors de doute. Scanzoni, sur 34 observations personnelles qu'il a rassemblées, n'a jamais rencontré que des femmes ayant eu des enfants; chez 9 d'entre elles, la douleur était apparue durant le travail, et 5 avaient été délivrées à l'aide du forceps : il est naturel de supposer qu'il y avait eu, dans ces cas-là, une luxation du coccyx. Il faut pourtant remarquer que Hyrtl[1] a 34 fois rencontré des vestiges anatomiques de luxation avec ankylose consécutive sur 180 bassins qu'il a examinés dans ce but : on doit donc admettre que cette lésion est à la fois assez fréquente et peu douloureuse. Elle ne suffit pas, évidemment, à elle seule, pour expliquer la névralgie, car les cas de coccygodynie sont incomparablement moins fréquents que les cas de luxation. Gräfe[2], qui a observé 6 cas de coccygodynie, tous survenus chez des femmes dont l'accouchement avait été facile, n'attribue, du reste, aucune importance à la lésion du coccyx; sur deux de ses malades, la douleur était apparue à la fin de la grossesse, et il croit qu'elle a pour cause la pression exercée par la tête du fœtus sur la partie terminale du plexus sacré, occasionnant une névrite.

Tout en réduisant l'importance des lésions du coccyx, on ne saurait se refuser à l'admettre : chez une jeune fille observée par Zweifel, douleur était consécutive à une chute qui avait probablement fracturé ou luxé l'os; elle disparut au bout d'un an. Scanzoni a noté, dans deux observations, l'influence de l'équitation.

Zweifel et Courty ont observé cette affection chez des vierges, et Beigel[3] chez des enfants; ces derniers faits sont tout à fait exceptionnels.

Symptômes. — La douleur limitée au coccyx ou à son voisinage immédiat est le signe capital. Elle est intense, réveillée par la pression, par les mouvements exécutés pour se lever et pour s'asseoir, par la marche, la défécation, le coït, les efforts de toute sorte. Tout ce qui ébranle le coccyx réveille cette douleur, qui est parfois si intense que Scanzoni la compare à celle d'une névralgie dentaire. Pour s'assurer de l'état anatomique du coccyx, on devra pratiquer le toucher rectal et le saisir entre le pouce et l'index.

Traitement. — La guérison des maladies concomitantes, en particulier de la rétroflexion, amènera parfois la cessation des douleurs.

On pourra essayer de diminuer la douleur par des injections hypodermiques de cocaïne (1 centigramme). Les injections de morphine, les suppositoires belladonés rendront aussi des services.

---

[1] Hyrtl. *Handbuch der topogr. Anatomie*, 1871, t. II, p. 22.

[2] Gräfe. Ein Beitrag zur Ætiologie und Therapie der Coccygodynie (*Zeitschr. f. Geb. und Gyn.*, 1888, t. XV, n° 2, p. 544).

[3] H. Beigel. *Loc. cit.*

Lorsqu'il n'existe pas de lésion de l'os, Gräfe recommande l'électricité (faradisation) et il lui a dû de beaux succès. Il place une électrode sur le sacrum, l'autre sur le coccyx, et il augmente à chaque séance la force du courant ; 3 à 8 séances suffiraient.

Le traitement chirurgical paraît seul procurer la guérison des cas invétérés. Dans le but d'éviter les mouvements du coccyx causés par l'action musculaire, Simpson faisait une série de sections sous-cutanées, myotomies et ténotomies, qui avaient pour effet d'isoler l'os de toutes parts.

Mais cette opération s'est souvent montrée infidèle. Le mieux est d'avoir recours à l'extirpation du coccyx, pratiquée d'abord par Nott. Plusieurs succès ont été ainsi obtenus dans des cas qui avaient résisté à tous les autres agents thérapeutiques [1]. Je lui ai dû moi-même la guérison complète et durable d'un cas très rebelle.

[1] Amann. Zur Behandlung der Coccygodynie (*Bayer ärztl. Intelligenzbl.*, 1870, n° 50). — Plum. *Hosp. Tid.*, 1877, p. 55. — Munsich. *Amer. Journ. of med sciences*, janvier 1874, p. 122. — Th. Moore. *Brit. med. Journ.*, 8 févr. 1890, p. 501. (Le coccyx était, dans ce cas, fortement dévié en arrière et faisait saillie sous la peau ; la malade souffrait depuis quatre ans et ne pouvait ni s'asseoir, ni marcher. Extirpation, guérison.)

CHAPITRE XXXV

PLAIES DE LA VULVE ET DU VAGIN. — STÉNOSES ET ATRÉSIES ACQUISES. — CORPS ÉTRANGERS

PLAIES DE LA VULVE ET DU VAGIN

Étiologie. — Le plus fréquemment, les déchirures de la vulve et du vagin sont consécutives à la **défloration** ou à l'accouchement; on en a observé aussi après des **traumatismes**.

Un **coït brutal**, soit pendant le premier rapprochement volontaire, soit précédé de **viol**, peut déchirer l'hymen, en le décollant, pour ainsi dire, et même en l'arrachant presque en totalité; d'autres fois, la déchirure s'étend au delà de l'insertion de la membrane, vers la petite lèvre ou le vestibule. La paroi vaginale est plus rarement intéressée que la vulve. Cependant on a publié des cas où la paroi postérieure du canal a été rompue pendant le viol. Sabin[1] a rapporté un fait dans lequel la paroi recto-vaginale avait été déchirée depuis la vulve jusqu'au cul-de-sac de Douglas. Barnes[2] mentionne une pièce du musée de l'hôpital Saint-Georges, où l'on voit une déchirure du vagin, pénétrant dans le péritoine; elle avait été causée par le coït chez une vieille femme, probablement atteinte de rétrécissement atrophique de ce canal. Breisky[3] en cite un cas, suivi de guérison, imputable aussi à l'involution sénile.

Pendant l'accouchement, l'hymen est souvent rompu, car Budin a constaté 13 fois chez 75 primipares qu'il était intact à ce moment[4]. La rupture de l'hymen peut alors se prolonger sur le périnée (voir le chap. DÉCHIRURES DU PÉRINÉE). Le vagin a été rompu, au moment de l'accouchement, par le forceps ou le céphalotribe.

Parmi les **traumatismes chirurgicaux** où l'on a observé la rupture du vagin, je citerai les manœuvres violentes pour réduire une inversion chronique de l'utérus, l'extraction de volumineux fibromes, etc. Les

---

[1] SABIN, cité par L.-H. PETIT, Art. VAGIN (PATHOLOGIE). *Dict. encycl. des sciences méd.*, 1886, p. 235.

[2] BARNES. *Traité clin. des maladies des femmes*, trad. franç., Paris, 1876, p. 727.

[3] BREISKY. Die Krankh. der Vagina (*Deutsche Chir.*, 1886, fasc., 60, p. 89).

[4] Ce fait ne prouve pas absolument que l'hymen n'ait pas été rompu auparavant; on sait en effet, que les déchirures de cette membrane peuvent se cicatriser (BROUARDEL).

traumatismes accidentels le plus souvent observés sont les coups de corne, les chutes sur un objet pointu, l'introduction brusque ou le séjour prolongé d'un corps étranger, etc.

Symptômes. — Le siège et l'étendue des plaies du vagin et de la vulve varient beaucoup d'après la cause qui les a produites.

L'hémorragie est parfois très importante dans les déchirures de l'hymen, ce qu'on peut attribuer à la présence du tissu érectile, que Henle a exceptionnellement signalée dans cette membrane. La déchirure peut aussi s'étendre jusqu'au bulbe du vagin. Elle peut être assez grave pour compromettre la vie[1].

L'ouverture du cul-de-sac de Douglas s'est accompagnée de l'issue d'une anse intestinale; si elle n'est pas réduite, elle s'étrangle, se gangrène, et laisse après sa chute une fistule iléo-vaginale, quand la mort n'est pas le résultat de cet accident[2]. L'ouverture du rectum ou de la vessie peut laisser persister une fistule fécale ou une fistule urinaire.

Diagnostic. — Le diagnostic soulève d'importantes questions de médecine légale. On est généralement tenté d'attribuer à des tentatives de viol toutes les écorchures ou déchirures de la vulve observées chez des petites filles. Hofmann[3] et Maschka[4] ont sur ce point formulé d'expresses réserves et ont montré que de simples manipulations pouvaient avoir le même effet. Or, elles sont parfois opérées dans un but de chantage, concernant l'individu qui est accusé d'attentat à la pudeur.

Pronostic. — L'hémorragie n'offre de gravité que si la femme est privée de tout secours.

Les complications inflammatoires et septiques, qui peuvent suivre ces blessures, sont en rapport avec les soins qui ont présidé au pansement. Il est pourtant digne de remarque, et difficilement explicable, que des blessures très graves, ayant ouvert le péritoine, ont parfaitement guéri à la période pré-antiseptique ou, plus récemment, malgré l'insuffisance des précautions prises contre l'infection[5]. Au contraire, on a vu des plaies insignifiantes, comme des piqûres de sangsues, mal soignées, occasionner de graves suppurations[6]. Les déchirures du vagin, pendant l'accouchement, sont spécialement graves, s'il existe une cause d'infection de ce canal : végétations, blennorragie, escarres, etc.

[1] Ascher. *Prag. med. Woch.*, 1889, n° 3.

[2] Dans un cas rapporté par Stanley (*Lancet*, 1839-1840, t. I, p. 248), il persistait dans le vagin un orifice, faisant communiquer le péritoine avec ce canal, véritable fistule péritonéo-vaginale, qui permettait l'issue et la rentrée de l'intestin grêle.

[3] E. Hofmann. *Lehrb. der gerichtl. Med.*, Vienne, 1877.

[4] Maschka. *Handbuch der gerichtl. Med.*, 1882, t. III, p. 164.

[5] Colombat. *Traité des maladies des femmes*, t. II, p. 424. — Fleury. *Annal. de Gyn.*, 1877, t. VIII, p. 457.

[6] Gallois. *France méd.*, 1878, t. I, p. 775.

Traitement. — Quand il y a une étroitesse anormale du vagin ou de la vulve (voir l'article suivant), on aura à instituer un traitement prophylactique pendant la grossesse ou le travail. Contre la déchirure elle-même, on devra suivre les règles générales pour toute lésion traumatique : arrêter l'hémorragie par la ligature, la forcipressure à demeure, ou une suture hémostatique en surjet ; réunir la plaie, après avoir réduit les organes qui ont pu faire hernie par la solution de continuité ; enfin, assurer l'antisepsie de la région. Le tamponnement lâche du vagin avec la gaze iodoformée devra suivre la suture d'une plaie de ses parois. On comprimera légèrement les parties au moyen d'un bandage en T.

STÉNOSES ET ATRÉSIES ACQUISES

Étiologie. — Dans l'immense majorité des cas, le rétrécissement (sténose) ou l'oblitération (atrésie) du vagin ou de la vulve, quand ils ne sont pas d'origine congénitale, sont le fait d'un **accouchement laborieux**[1]. Quand les escarres produites par la compression de la tête fœtale ont détruit la totalité des parois, elles ont au moment de leur chute, amené des fistules urinaires ou fécales. Si une portion seulement de l'épaisseur du vagin a été mortifiée, la cicatrice qui succède à l'élimination subit un travail de rétraction inodulaire. Souvent aussi les parties voisines en contact se fusionnent par une véritable *réunion immédiate secondaire*.

Il est possible que la cicatrice qui cause le rétrécissement soit due à une **blessure** par un **corps étranger**, ayant violemment pénétré et produit un véritable empalement vaginal, ou ayant longtemps séjourné et provoqué des ulcérations consécutives, par exemple à un pessaire oublié[2]. Les **cautérisations**, pratiquées dans l'intention de provoquer l'avortement[3] ou dans un but chirurgical[4], les escarres dues à la **gangrène**, durant une maladie infectieuse, l'**esthiomène** de la vulve, les **ulcérations syphilitiques**, les **suppurations** du petit bassin (périvaginite phlegmoneuse disséquante) ont été des causes de rétrécissement cicatriciel. La **vaginite** seule pourrait, chez les enfants (Simpson)[5] et chez les adultes (Hildebrandt)[6], amener une soudure plus ou moins grande des parois vaginales.

---

[1] F. NEUGEBAUER. *Zur Lehre von den angeborenen und erworbenen Verwachsungen und Verengerungen der Scheide.* Berlin, 1895. — POLAILLON a observé un cas d'oblitération et un de rétrécissement du vagin par tissu cicatriciel, à la suite d'un accouchement (KASANSKY, *Thèse*, Paris, 1906).

[2] BREISKY (*Loc. cit.*) mentionne un exemple de ce genre, provenant du musée anatomique de Prague : il s'agit d'une femme de soixante-huit ans qui avait gardé son pessaire pendant trente-quatre ans.

[3] LEVY. *Bibl. f. Laeger*, 1869, p. 59.

[4] E. KENNEDY. *The Dublin Journ.*, 1840, t. XVI, p. 80.

[5] SIMPSON. *Clin. lect. on diseases of women.* Edimbourg, 1872, p. 259.

[6] H. HILDEBRANDT. *Monats. f. Geb.*, 1868, t. XXXII, p. 128.

Il est une cause rare de rétrécissement vaginal qui siège presque exclusivement sur la partie postérieure du canal, au voisinage du col : c'est l'atrophie sénile. Le canal se rétrécit, devient infundibuliforme, et, au fond du cône qu'il forme, on arrive avec peine sur le col atrophié. Il est quelquefois difficile de distinguer les cas de ce genre des rétrécissements cicatriciels ou cancéreux[1]. On n'observe ce rétrécissement que chez les femmes qui n'ont pas de rapports sexuels. J'en ai vu un curieux exemple.

Symptômes. — Les cicatrices peuvent siéger à l'entrée de la **vulve**, quand elles sont le résultat d'un coup de corne, d'un empalement, d'une brûlure ou d'une gangrène de la vulve chez les petites filles. Mais la grande majorité des brides ou oblitérations étant dues à des pertes de substance par escarres, à la suite de l'accouchement, leur situation, dans le **vagin**, est plus profonde. Les troubles qui en résultent surviennent progressivement et sont parfois longtemps retardés par la dilatation incessante que produisent les rapports conjugaux. Il suffit, du reste, d'une perméabilité très médiocre du vagin pour permettre le coït et pour assurer aussi l'écoulement du sang menstruel. Il peut donc arriver que les femmes portent des lésions très accusées, sans en être averties. Toutefois, si l'orifice par lequel s'échappent les règles est fort étroit, il y a souvent de la **dysménorrhée** qu'on a qualifiée d'obstructive.

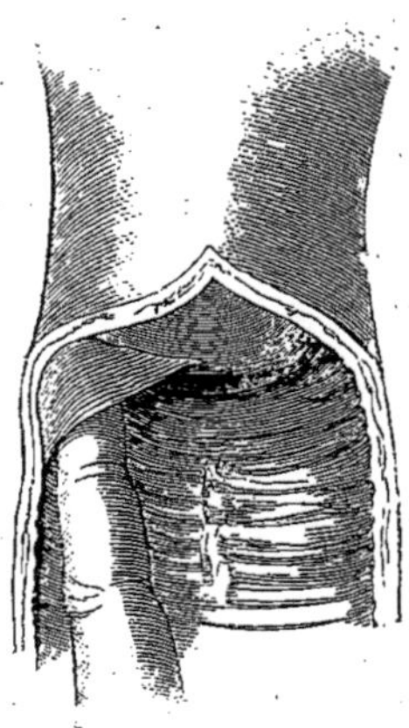

Fig. 800. — Bande cicatricielle falciforme, allant de la paroi vaginale au col de l'utérus ; elle est soulevée par un doigt (Barnes).

Si l'oblitération est complète (atrésie), le sang des règles s'accumule au-dessus de l'obstacle et distend le vagin, en totalité ou en partie, l'utérus et même les trompes (**hématocolpos**, **hématométrie**, **hématosalpinx**). Je renvoie pour cette étude au chapitre des Accidents DE RÉTENTION CONSÉCUTIFS AUX ATRÉSIES GÉNITALES (page 1437). On a, par contre, observé un certain nombre de fois que l'obstruction accidentelle des voies génitales amenait l'aménorrhée, circonstance heureuse qui mettait à l'abri de pareils accidents[2].

Les **sténoses** peuvent se présenter sous la forme d'**anneaux cicatriciels** formant une sorte de diaphragme dont la saillie apporte un obstacle à l'issue des sécrétions utérines qui s'accumulent au-dessus. L'anneau est souvent incomplet, en forme de croissant ou de **bande**

---

[1] Barnes. *Loc cit.*, p. 727.
[2] E. Kennedy. *Loc. cit.*, p. 93.

falciforme, tendue au-devant du museau de tanche qui en est tout à fait masqué, et qui n'est accessible au toucher qu'à travers ce rideau membraneux (fig. 800). Certaines **déviations de l'utérus** paraissent reconnaître cette cause; j'en ai observé plusieurs exemples. Il y a presque toujours en même temps de la **métrite**, causée sans doute par l'obstacle apporté au drainage normal de la cavité utérine. Le rétrécissement peut être si étroit que l'orifice qui donne passage aux règles n'est découvert qu'avec difficulté.

Traitement. — Le traitement des imperforations ou **atrésies acquises** se confond avec celui des atrésies congénitales. On peut avoir à créer un vagin artificiel dans le seul but de permettre le coït ou de porter remède à de graves accidents de rétention (voir page 1419).

Les brides cicatricielles, donnant lieu à de simples rétrécissements ou **sténoses**, nécessitent l'intervention du chirurgien dans trois circonstances différentes : en dehors de l'état de gravidité de l'utérus, pendant la grossesse, et au moment du travail.

1° **En dehors de la grossesse.** — Ce n'est pas seulement pour faciliter les rapprochements sexuels que l'on doit faire disparaître ces lésions. Elles jouent le rôle de véritables corps étrangers qui sont le point de départ d'actions réflexes, et amènent des douleurs et des métrorragies.

Le moyen le plus simple de diviser ces brides est de les soulever avec le doigt sans le secours du spéculum, mais en abaissant, s'il est nécessaire, le col ou les parties voisines avec des pinces; on les sectionnera ensuite, à petits coups, avec de longs ciseaux, en prenant bien garde de ne pas entamer la paroi vaginale[1]. Ces sections pourront être faites en plusieurs temps et être suivies de la dilatation du vagin, d'abord avec un tamponnement à la gaze iodoformée, puis avec des cylindres de caoutchouc, ou avec les boules de Bozeman qui servent à la dilatation du canal dans le traitement préliminaire de la fistule vésico-vaginale. Plus tard, on fera bien, dans certains cas, de placer un pessaire de Dumontpallier ou de Hodge, de manière à étaler les parois du vagin. Si l'on se trouvait aux prises avec une masse inodulaire très épaisse et très étendue, le mieux serait de l'exciser, puis de combler la perte de substance par l'**autoplastie**, avec des lambeaux de muqueuse saine disséqués dans le voisinage[2].

Dans le cas où il existe, en même temps que des cicatrices vaginales rétrécissant le canal, une fistule vésicale ou rectale, il faut prendre bien garde que la destruction du rétrécissement ne puisse agrandir la fistule. Cette circonstance doit même parfois décider le chirurgien à se résigner

[1] GUÉNIOT. *Arch. de tocol.*, 1886, p. 193.
[2] HARRIS (de Paterson). *Amer. Journ. of Obstet.*, 1882, p. 888. — CREDÉ. *Arch. f. Gyn.*, 1883, t. XXIII, p. 259.

au traitement indirect de la fistule, par oblitération du vagin ou colpocleisis.

2° Pendant la grossesse. — Les rétrécissements ou sténoses du vagin chez une femme enceinte soulèvent de graves questions opératoires. La première est de savoir si l'on doit provoquer l'**avortement** ou un **accouchement prématuré** ou simplement essayer de détruire l'obstacle afin de permettre à la grossesse de suivre son cours. Oldham[1] provoqua avec succès, dans un cas de ce genre, l'accouchement prématuré. Doherty[2] ne put s'y résoudre et vit sa malade succomber. Churchill[3] se prononce pour cette intervention, afin d'éviter la rupture de l'utérus et du vagin, qui a été la conséquence fréquente de la temporisation. Toutefois, il faut d'abord s'assurer que par la **section progressive** des brides cicatricielles on n'arrive pas à obtenir une dilatation suffisante. Il faut aussi ne pas perdre de vue qu'au moment de l'accouchement le ramollissement des tissus rend souvent très dilatables des cicatrices qui auparavant paraissent inextensibles.

3° Au moment du travail. — Du reste, il peut se faire qu'on ignore l'état du vagin, au moment de l'accouchement, et qu'on se trouve alors en présence de l'obstacle. Dans les cas où la dilatation spontanée est manifestement impossible, Churchill, à l'exemple de Doherty, recommande de faire des **incisions vaginales**, au risque de les voir dégénérer en déchirures ou en fistules. Il faut, dit-il, avoir ensuite recours, au besoin, à la **craniotomie**. Les manœuvres qu'elle nécessite dans un vagin très étroit et très friable ne sont pas elles-mêmes sans danger. On devra préférer souvent, je crois, l'**opération de Porro**[4], qui mettra définitivement la femme à l'abri de nouveaux dangers. Elle est, à ce point de vue, préférable à l'**opération césarienne**. L'opération de Porro s'imposerait absolument, si le rétrécissement vaginal était trop étroit pour permettre le libre écoulement des lochies qui est indispensable après l'opération césarienne, et surtout si, comme dans un cas de Lévy, l'oblitération complète du vagin dans une grande étendue était survenue pendant a grossesse[5].

---

[1] Oldham. *London med. Gaz.*, 1849, t. X, p. 45.

[2] Doherty. *The Dublin Journ.*, 1842, t. XXI, p. 67.

[3] Fleetword Churchill. *Traité pratique des maladies des femmes*, trad. franç., par Leblond, Paris, 1881, p. 151.

[4] Porro. *Della amputazione uetro-ovarica come complimento di taglio cæsareo.* Milan, 1876. — F. Neugebauer. *Loc. cit.*

[5] Si l'oblitération complète du vagin n'occupe pas une grande étendue de ce canal et forme un obstacle d'une médiocre épaisseur, on n'hésitera pas à le sectionner, comme s'il s'agissait d'une bride. C'est ce qu'a fait avec succès le professeur Pinard dans le fait suivant qu'il a bien voulu me communiquer : jeune femme ayant déjà accouché, amenée à la Maternité de Lariboisière, en travail ; on trouve une oblitération complète du vagin siégeant à sa moitié supérieure (cette femme s'est fait tous les jours pendant un mois des injections de vinaigre pour se faire avorter, au troisième mois de sa grossesse) ; pendant la période d'expulsion, le professeur Pinard remarqua qu'en un endroit la membrane cicatricielle était très mince ; il la perfora avec l'hystéromètre, puis dilata l'ouverture avec les doigts,

CORPS ÉTRANGERS DU VAGIN

Les corps étrangers les plus divers ont été introduits et ont séjourné dans les voies génitales : pessaires, éponges, tampons, bobines, étuis, pots de pommade, flacons, verres, canules, crayons, épingles à cheveux, etc. Des vers intestinaux et des insectes ont aussi pu y pénétrer et occasionner des accidents.

Étiologie. — C'est parfois en jouant que les enfants s'introduisent ainsi des objets dans les voies génitales. Mais le plus souvent, il s'agit de corps servant à la masturbation qui échappent aux doigts qui les tiennent et sont entraînés dans la profondeur. Enfin certains corps étrangers, comme des canules brisées, des fragments de spéculums de verre, ont été laissés dans le vagin par inadvertance. Il est rare qu'un corps étranger pénètre par le rectum ou par la vessie, après avoir perforé ou ulcéré la paroi vaginale.

Symptômes et marche. — Si l'objet est lisse, non poreux, il peut demeurer longtemps aseptique et être toléré ; c'est le fait des pessaires métalliques ou en gomme durcie. Toutefois, la pression continue sur le même point finit par ulcérer les tissus, et alors le corps étranger les entame et s'y enchatonne pour ainsi dire. J'ai vu un exemple de ce fait, fréquent autrefois et mentionné par plus d'un auteur : un pessaire avait été oublié et enseveli dans une certaine étendue sous la muqueuse qui passait au-dessus de lui à la manière d'un pont; pour l'extraire, on dut inciser cette sorte d'opercule.

Dans d'autres circonstances, le corps étranger devient tolérable par un mode particulier qui rappelle le processus de guérison de quelques néoplasmes, la **calcification**. Des objets pointus, comme des épingles, sont ainsi ensevelis dans une espèce de gangue qui empêche leur action vulnérante. Getschell[1] a observé un de ces calculs, qui rappellent ceux qui se forment dans la vessie, en pareilles circonstances. Peut-être, il est vrai, certains des faits de prétendues pierres vaginales, cités dans les vieux auteurs, ne sont-ils que des fibromes utérins calcifiés, ou encore des calculs vésicaux, ayant ulcéré la paroi vaginale.

Si l'objet est poreux, il s'infecte et peut déterminer des accidents d'inflammation suppurative ou d'ulcération progressive qui le fait cheminer au loin. On a retiré une épingle à cheveux qui avait séjourné

et l'accouchement se fit sans accident; on put constater ensuite la persistance d'un diaphragme cicatriciel, irrégulier, au niveau de l'atrésie primitive.

[1] F. H. GETSCHELL. *Philad. med. Times*, juill. 1873, p. 635.

16 ans dans le vagin et qui avait provoqué une fistule vésico-vaginale[1], un pot de pommade qui au bout de 16 ans avait déterminé une fistule recto-vaginale[2]. J'ai vu, en 1887, dans le service de Freund, à Strasbourg, une femme qui souffrait depuis 10 ans, après un avortement provoqué par l'introduction dans l'utérus, par le vagin, d'une épingle à cheveux. La laparotomie fit découvrir un pyosalpinx, et, accolée à la poche suppurée, l'épingle, rongée de rouille.

On a, en effet, observé, soit immédiatement, soit très tardivement, des suppurations pelviennes et de la péritonite[3].

L'irritation que produit, autour de lui, un corps étranger d'un certain volume peut amener un **rétrécissement** circulaire du vagin. Pearse[4], Kottmann, Carter, Breisky, Broer, Winternitz ont vu une oblitération presque complète de ce canal au-dessous d'une bobine qui s'était pour ainsi dire, enkystée dans la partie supérieure du vagin.

Sauf des cas exceptionnels, le séjour des corps étrangers, même tolérés, amène un **écoulement leucorrhéique** plus ou moins abondant qui peut devenir purulent et fétide et s'accompagner **d'hémorragies**. Celles-ci proviennent bien moins de l'ulcération des parois du vagin, que de la muqueuse malade de l'utérus, qui a été contaminée par l'infection vaginale.

Dans un cas rapporté par Maly[5] un pessaire ayant séjourné dans le vagin 39 ans presque sans interruption, a déterminé une plaie qui a été le point de départ d'un **carcinome**, l'ulcération représentait exactement l'empreinte du pessaire alors que le reste de la muqueuse vaginale était intact. Veit[6] cite 6 cas analogues.

Diagnostic. — Il peut être difficile, quand l'objet est enfoui dans les tissus ou masqué dans un rétrécissement; il ne faut jamais, du reste, compter sur les aveux ou sur les souvenirs de la malade. L'exploration avec le stylet aidera le toucher vaginal; le toucher rectal sera souvent d'une grande utilité.

Traitement. — Il consistera d'abord à extraire le corps étranger, puis à guérir les lésions qu'il a provoquées.

Les petits objets libres dans les culs-de-sac, tels que les insectes, les vers intestinaux, les graines, etc., seront chassés, sans difficulté, à l'aide d'abondantes irrigations, faites au travers d'un spéculum qui maintient

[1] L. Atthill. *Med. Press and Cic.*, 1881, t. XXXI, p. 291.

[2] P. Segond. *Bull. et Mém. de la Soc. de chir.*, 1895, t. XXI, p. 168.

[3] Léonard. *Progrès méd.*, sept. 1884, p. 167.

[4] A. Pearse. *Brit. med. J.*, 1873, p. 728. — A. Kottmann. *Korresp. f. Schw. Aerzt.*, 1875, p. 698. — M. Carter. *Obst. trans.*, 1880, vol. XXII, p. 54. — A. Breisky. *Prag. med. Woch.*, 1885, p. 77. — F. W. Broer. Dissert. Inaug. Greifswald, 1894. — E. Winternitz. *Centr. f. Gyn.*, 1895, p. 641.

[5] Maly. *Centralbl. f. Gyn.*, 1905, n° 27, p. 828, anal. in *Rev. de Gyn. et de Chir. abd.*, 1904, p. 528.

[6] Veit. Handb. d Gynäkologie. — V. p. 1170.

les parois du canal béantes. S'il y a un rétrécissement du vagin au-dessous d'un corps dur et arrondi, on pourra le lui faire franchir, en agissant avec le doigt par le rectum.

Il est généralement plus facile, après avoir reconnu la situation de l'objet par l'application du spéculum, de ne pas s'en servir durant les manœuvres d'extraction. Toutefois, on se trouvera bien, dans certains cas, de déprimer la fourchette avec une valve plate, très courte.

On glissera les pinces le long du doigt introduit jusque sur le corps étranger; s'il y a des brides qui le retiennent, on les incisera avec les ciseaux, en se guidant aussi sur l'index plutôt que par la vue. Pour les épingles à cheveux, qui constituent une classe importante de corps étrangers, on se souviendra que leurs pointes sont, presque toujours, dirigées en avant et ont pu s'implanter, dans la paroi vaginale, ce qui nécessite d'abord leur dégagement. S'il s'agit de corps volumineux et couverts d'aspérités, on n'opérera des tractions sur eux qu'après les avoir saisis dans une large tenette ou après avoir protégé les parois vaginales avec des rétracteurs ou de petites lames de carton. Si l'objet est très gros, mais lisse, une pince à faux germe sera très commode. Enfin, pour les corps volumineux, on pourra, s'ils sont pierreux, les égruger avec les instruments inventés pour évider les gros calculs vésicaux; s'ils sont seulement très durs, on pourra utiliser l'instrument appliqué autrefois par Segond à l'extraction des gros polypes.

On désinfectera soigneusement la cavité vaginale par des injections et des tamponnements antiseptiques, et en particulier, le diverticule qui logeait le corps étranger. Enfin, on aura presque toujours à traiter consécutivement la métrite par le curettage.

CHAPITRE XXXVI

LEUCOPLASIE — KRAUROSIS VULVÆ

LEUCOPLASIE DE LA VULVE, DU VAGIN ET DE L'UTÉRUS

L'appareil génital de la femme, soit au niveau de la vulve, soit au niveau du vagin et même de l'utérus, peut être atteint de leucoplasie. L'étude de cette maladie a été exposée dans tous ses détails par F. Jayle et X. Bender[1].

Aperçu historique. — La première observation connue de leucoplasie de la vulve date de 1875 et appartient à Robert F. Weir[2], la seconde à Schwimmer[3]. Jouin[4], en 1882, publia la première observation en France ; la même année, Saint-Philippe[5] en relatait un cas douteux. Ces trois faits passèrent inaperçus et c'est Reclus[6] qui attira l'attention sur la leucoplasie vulvo-vaginale par une clinique parue en 1887, par la thèse de son élève Bex[7], par un nouvel article paru en 1888[8]. De nouvelles observations furent publiées par Perrin[9]; E. Monod[10], Pichevin et Pettit[11];

[1] F. Jayle et X. Bender. La leucoplasie de la vulve, du vagin et de l'utérus. (*Rev. de Gyn. et de Chir. abdom.*, 1905, p. 965).

[2] Robert F. Weir. Ichtyosis of the tongue and vulva. (*New York med. Journ.*, 1875, 1er mars, p. 246.

[3] E. Schwimmer. Die idiopathischen Schleimhautplaques der Mundhöhle; Leucoplakia buccalis (*Viertelj. f. Derm. u. Syph.*, 1877, p. 560).

[4] Jouin. Psoriasis de la muqueuse vulvaire (*La France médicale*, 1882, 16 mai, p. 672).

[5] Saint-Philippe. *Mém. et Bull. de la Soc. de méd. et de Chir. de Bordeaux*, 1882, p. 579.

[6] P. Reclus. Cancroïdés et leucoplasie des muqueuses buccale et linguale (*Gaz. hebd.*, 1887, p. 420.

[7] G. Bex. Leucoplasie et cancroïdes de la muqueuse vulvo-vaginale. *Thèse de Paris*, 1887.

[8] P. Reclus. Leucoplasie et cancroïde des muqueuses buccale et vaginale (*Gaz des hôp.*, 1888, p. 685).

[9] Perrin. Utilité de l'intervention chirurgicale précoce dans les leucokératoses de la bouche et de la vulve (*Ann. de dermatologie et de syphiligr.*, 1891, p. 825). — Perrin. Contribution à l'étude de la leucokératose vulvo-vaginale ; ses rapports avec le kraurosis vulvae ; son traitement (*Annales de dermatologie et de syphiligraphie*, 1901, p. 23).

[10] E. Monod. Leucoplasie vulvo-vaginale et cancroïde (*Annales de la polyclinique de Bordeaux*, 1896, p. 220).

[11] Pichevin et A. Pettit. De la leucoplasie vulvo-vaginale. *Comptes rendus du IIe Congrès international de gynécologie et d'obstétrique*, Genève, 1896; *Section de gynécologie*, vol. II, p. 137; Leucoplasie vulvo-vaginale (*La Semaine gynécologique*, 1897, p. 257, 265, 276, 284). — De Puiffe de Magondeau. Contribution à l'étude de la leucokératose vulvo-vaginale. *Thèse de Paris*, 1897, 29 mai.

Noto[1], Letulle[2], Butlin[3], Hugo Szasz[4], Perruchet[5], F. Jayle et Bender, etc.

La description de la leucoplasie du vagin a été confondue avec celle de la leucoplasie de la vulve.

La leucoplasie utérine a été surtout étudiée à l'étranger, non au point de vue clinique ni comme entité morbide, mais seulement au point de vue histologique et à propos de lésions inflammatoires ou dégénératives de la muqueuse utérine. Plusieurs travaux allemands et américains concernant l'étude histologique des métrites ou de l'épithélioma pavimenteux du corps de l'utérus ont ainsi fourni des documents permettant d'établir la réalité et les caractères de cette affection. Les premiers sont les mémoires de Zeller[6] en 1885, de Piering[7] en 1887; les seules observations publiées en France sont celle de d'Hotman de Villiers et Thérèse[8], les trois cas de Verdalle[9] et ceux de F. Jayle et X. Bender.

I. Leucoplasie de la vulve. — La leucoplasie de la vulve est une affection rare ; elle a été souvent confondue avec l'eczéma, le prurigo, le kraurosis vulvæ (voir p. 1348).

Étiologie. — La leucoplasie vulvaire s'observe à l'âge de la ménopause ou après ; elle a été relevée cependant à 27 et 30 ans.

Le diabète a été mentionné deux fois. L'arthritisme serait une cause prédisposante. La syphilis est d'autant plus incriminée que certains auteurs (Landouzy, Gaucher[10]) regardent toute leucoplasie comme d'origine syphilitique ; cependant elle n'a encore été mentionnée dans aucune observation de leucoplasie vulvaire.

Symptomatologie. — Les symptômes physiques de la leucoplasie de la vulve (fig. 801) sont caractérisés par l'existence de plaques irré-

[1] A. Noto. Leucoplasia della vulva. Suoi rapporti clinici ed anatomo-patologici coll'epitelioma (*Archivio di ostetricia et ginecologia*, 1899, sept., p. 530 et oct., p. 595).

[2] Letulle. Leucoplasie vulvaire (*Bull. et Mém. de la Soc. anat. de Paris*, 1901, p. 125).

[3] Butlin. Leucoma or leucoplakia of the vulva and cancer (*Brit. med. Journ.*, 1901, p. 61).

[4] Hugo Szasz. Ueber leucoplakische Veränderungen der Vulva, ihre Beziehungen zur Kraurosis der selben, nebst zwei Fällen von Vulvarcarcinom (*Monats. f. Geb. und Gyn.*, 1905, t. XVII, p. 1020).

[5] Perrochet. Un cas de leucoplasie vulvo-vaginale (*La Gynécologie*, 1904, n° 1, p. 51).

[6] Zeller. Plattenepithel im Uterus (psoriasis uteri) (*Zeitschr. f. Geb. und Gyn.*, 1885, t. II, p. 66).

[7] Piering. Ueber einen Fall von atypischer Carcinombildung im Uterus (*Zeitsch. f. Heilkunde*, 1887, t. VIII, p. 335).

[8] D'Hotman de Villiers et Thérèse. Une forme peu commune d'altération épithéliale du col de l'utérus (*IIᵉ Congrès international de Gyn. et d'Obst.*, Genève, 1896; *Gynécologie*, 2ᵉ vol., p. 224).

[9] Verdalle. La leucoplasie du col utérin et ses rapports probables avec la syphilis et l'épithélioma. (*Bull. de la Soc. méd. des hôp. de Paris*, 1903, 22 mars).

[10] L. Landouzy, E. Gaucher. — *La Presse Médicale*, 1903, 8 juillet, p. 493.

gulières, blanchâtres, virant tantôt sur le jaune et le gris, tantôt sur le blanc d'argent et la nacre. La plaque peut être unique, constituant parfois un placard recouvrant toute une petite lèvre et davantage; plus souvent, on voit plusieurs plaques espacées qui peuvent être reliées par des sortes de bandes de leucoplasie; exceptionnellement et d'une manière passagère, comme s'il se faisait une poussée aiguë de leucokératose, toute la région peut être comme couverte d'un enduit blanchâtre sur lequel tranchent les plaques leucoplasiques.

La plaque leucoplasique est toujours adhérente; elle ne s'enlève ni par les irrigations, ni par le frottage, ni par le grattage. Pour la faire disparaître, il faut sectionner les tissus jusqu'au derme.

Les plaques les plus récentes sont opalines et transparentes, la muqueuse n'est pas soulevée à leur niveau et semble avoir été touchée légèrement avec un crayon de nitrate d'argent. A une période plus avancée, on voit, disséminées sans

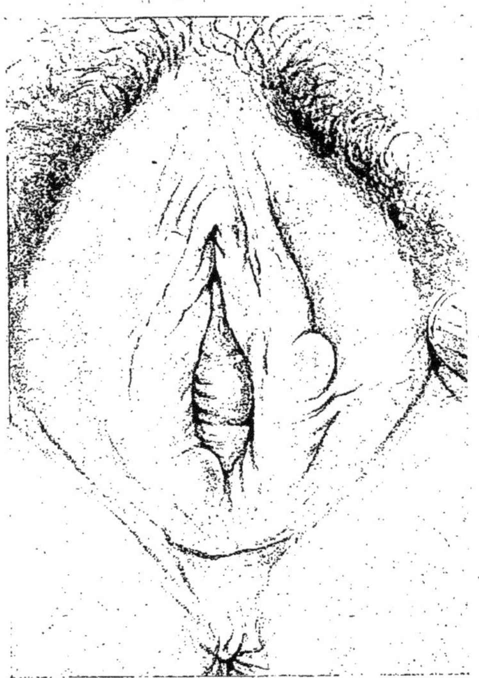

Fig. 801. — Leucoplasie vulvaire. (F. Jayle et X. Bender.)

La vulve, dans son ensemble, présente un aspect blanchâtre, dû à une sorte de poussée de leucokératose. Sur la partie supérieure des petites lèvres, à droite et à gauche, sont des plaques leucoplasiques. Sur la petite lèvre gauche, on remarque une plaque arrondie d'épaississement inflammatoire, bordée par une collerette leucoplasique.

ordre sur la muqueuse, des plaques de dimensions variées, semblables à des couches légères de craie ou de fromage blanc. Les plaques anciennes sont argentées et opaques; elles font une saillie parfois assez marquée, appréciable à la vue et au toucher; leur surface est rugueuse et chagrinée, leur consistance dure et sèche. Autour de ces points la muqueuse conserve ses caractères ordinaires et sa coloration normale. Quand les lésions sont très accentuées, la vulve est épaissie dans son ensemble et les téguments ne présentent plus leur souplesse normale; les plaques leucoplasiques apparaissent alors parcheminées, recouvertes

de squames qui se laissent facilement détacher ou bien sont sillonnées
de fissures plus ou moins profondes.

La leucoplasie vulvaire siège sur les petites lèvres, sur le clitoris et

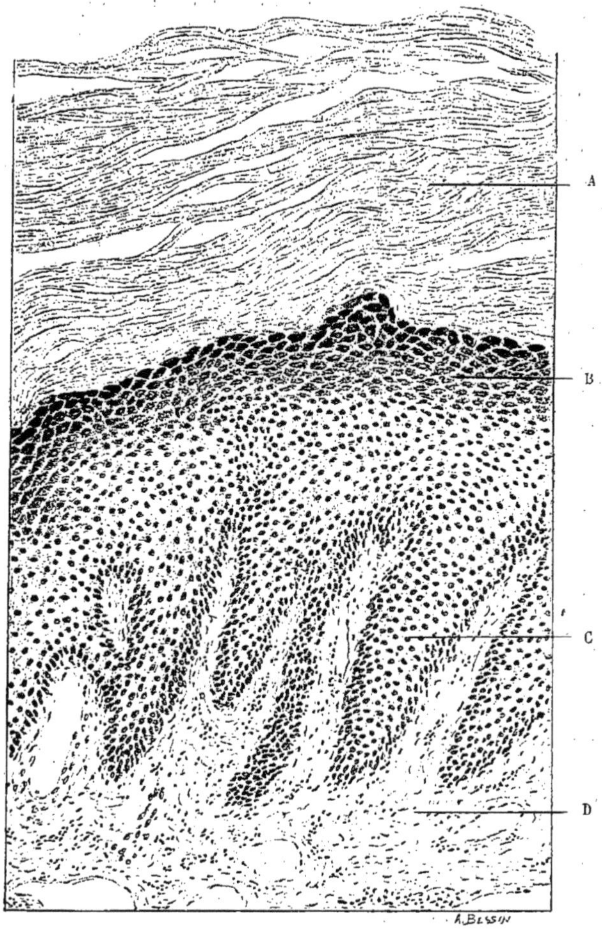

Fig. 802. — Coupe histologique d'une plaque de leucoplasie vulvaire (Grossissement : 120 diam.).
(F. Jayle et X. Bender).

Cette figure montre une coupe de leucoplasie vulvaire avec tous ses caractères histologiques. L'épithélium est considérablement épaissi ; la couche cornée, A, est très épaissie; la couche granuleuse, B, est formée de 5 à 6 couches de cellules à éléidine ; les bourgeons interpapillaires, C, sont
déformés et hypertrophiés. Le derme, D, est sclérosé, riche en vaisseaux, infiltré de leucocytes.

son capuchon, sur la face interne des grandes lèvres et sur toute cette
région de la vulve où la peau a un aspect plus muqueux que cutané

et porte le nom d'ailleurs anatomiquement impropre de muqueuse vulvaire.

La leucoplasie vulvaire n'envahit le vagin qu'exceptionnellement ; aussi l'expression de leucoplasie vulvo-vaginale, dénomination courante de l'affection, doit-elle être rejetée parce qu'elle se rapporte à la plus rare variété des cas. La leucoplasie vulvaire peut coexister avec des lésions anales de même nature ou avec une leucoplasie buccale.

Les **symptômes fonctionnels** consistent en démangeaisons et prurit ; parfois ils sont nuls. Si les plaques leucoplasiques se fissurent, des douleurs surviennent.

Diagnostic. — Le diagnostic est facile ; l'étude préalable de la leucoplasie buccale sera d'un utile adjuvant. Mais, pour être précis, le diagnostic se basera sur un examen histologique que l'on pratiquera aisément par une biopsie.

Le kraurosis **vulvæ** doit en être distingué (voir p. 1348).

Anatomie pathologique microscopique. — Histologiquement la leucoplasie vulvaire est due à un épaississement de la couche épithéliale ; elle se caractérise par l'hypertrophie de la couche cornée (hyperkératose), le développement des cellules de la couche à éléidine qui sont augmentées de nombre et « gorgées de granulations » (hypergranulose) et l'hypertrophie des bourgeons interpapillaires (hyperacanthose). La richesse en éléidine est telle dans la plupart des cas de leucoplasie qu'elle devient un caractère histologique pathognonomique, la signature de l'affection ; mais cette éléidinose peut manquer ; peut-être n'existe-t-elle qu'à une première période de la maladie et « dans une deuxième, la leucoplasie est le siège d'une série d'altérations irritatives et dégénératives ; en particulier, la couche granuleuse chargée d'éléidine s'atrophie et disparaît » (Pichevin et A. Pettit). Le derme présente des lésions inflammatoires chroniques : les papilles sont pour la plupart élargies et arrondies, les vaisseaux dilatés (fig. 802).

Marche. Terminaisons. — La marche de la leucoplasie vulvaire est chronique et progressive, elle peut persister des années, peut-être indéfiniment ; exceptionnellement, on a constaté des rétrocessions de la maladie.

De même que la leucoplasie buccale, la leucoplasie vulvaire peut dégénérer en cancer (fig. 805) : F. Jayle et X. Bender ont réuni 10 cas de leucoplasie vulvaire simple et 14 cas compliqués de cancer. Elle peut se compliquer de kraurosis **vulvæ** (voir p. 1350).

Pronostic. — La possibilité de la dégénérescence cancéreuse assombrit le pronostic de la leucoplasie vulvaire ; les lésions cancéreuses évoluent parfois avec lenteur[1], souvent avec rapidité.

[1] P. Reclus. *La Presse Médicale*, 1905, nᵒ 97, p. 777.

Traitement. — Le traitement comporte l'asepsie de la région (bains de siège, ablutions, injections), fréquemment la cure d'une vaginite ou

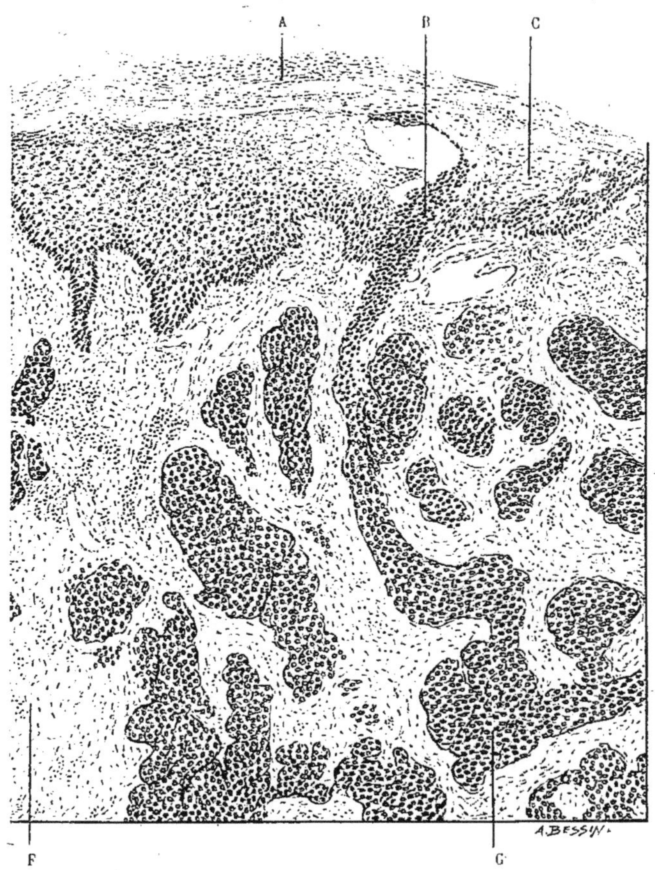

Fig. 803. — Coupe histologique d'une plaque de leucoplasie vulvaire compliquée d'épithélioma.
(Grossissement : 80 diam.). (F. Jayle et X. Bender).

A, couche cornée renfermant encore quelques noyaux. Au niveau du cancer, les cellules du corps de Malpighi, C, sont kératinisées et présentent une apparence plus claire. En B, on voit l'épithélium pousser dans la profondeur un bourgeon néoplasique. Le derme, F, est sclérosé et infiltré de leucocytes ; on y reconnaît un grand nombre de noyaux cancéreux, G, affectant la forme d'îlots ou de travées irrégulières et constitués par des cellules polyédriques.

d'une métrite concomitante ; mais la guérison ne sera généralement obtenue que par l'ablation des plaques leucoplasiques.

Dans les cas où la syphilis est soupçonnée ou reconnue, le traitement spécifique est à instituer.

II. Leucoplasie du vagin. — La leucoplasie de la vulve peut atteindre par contiguïté la muqueuse vaginale; cette propagation est exceptionnelle et Jayle et Bender n'ont pu en trouver que 4 cas.

La leucoplasie vaginale non consécutive à la leucoplasie vulvaire paraît encore plus rare. Il n'en existe que deux observations publiées; dans les deux cas les lésions occupaient la partie profonde du vagin, les culs-de-sac vaginaux (fig. 804), et elles coexistaient avec un cancer du col de l'utérus.

La symptomatologie et le diagnostic de la leucoplasie du vagin sont identiques à ceux de la leucoplasie vulvaire.

L'anatomie microscopique ne peut être précisée : dans un cas observé par A. Pettit sur une guenon existaient l'hyperkératose et l'hypergranulose, comme dans la leucoplasie vulvaire; dans les deux observations recueillies chez la femme, les plaques leucoplasiques vaginales différaient des plaques leucoplasiques vulvaires : la couche cornée était absente et la couche des cellules à éléidine n'était

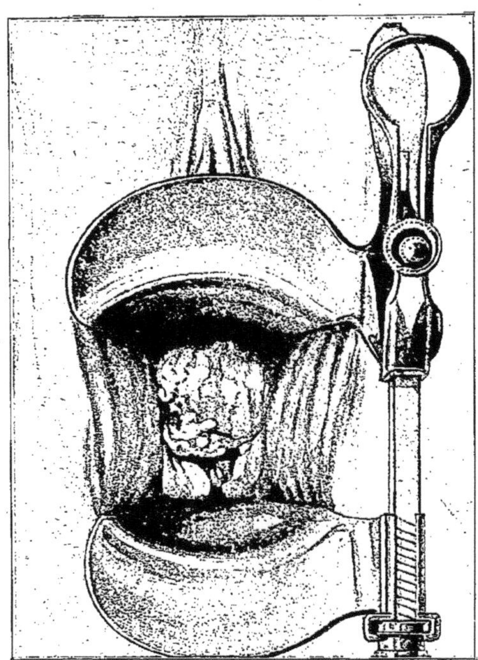

Fig. 804. — Leucoplasie de la partie supérieure du vagin.
(F. Jayle et X. Bender).

Par suite de l'existence d'un repli falciforme siégeant à la partie supérieure de la face postérieure du vagin, on n'aperçoit pas le col. Le spéculum s'arrête juste au-devant de ce repli, si bien que ce sont les parois vaginales, antérieure et postérieure, qui se présentent. Elles sont séparées l'une de l'autre par un large orifice en forme de croissant; à première vue, on croirait qu'il s'agit du col, mais celui-ci est plus en arrière, caché par les parois vaginales. De nombreuses plaques blanches recouvrent celles-ci à ce niveau.

nulle part reconnaissable; le revêtement épithélial avait une épaisseur considérable et il y avait une acanthose marquée; le derme était enflammé (fig. 805).

III. Leucoplasie de l'utérus. — La leucoplasie de l'utérus est plus rare et plus mal connue encore que la leucoplasie vulvaire et que la leucoplasie vaginale. On peut admettre aisément, *a priori*, l'existence

d'une leucoplasie de la portion vaginale du col : le museau de tanche
est, en effet, tapissé par un épithélium pavimenteux stratifié, absolument identique à l'épithélium vaginal, et le col est exposé aux mêmes
traumatismes et aux mêmes causes d'inflammation chronique que

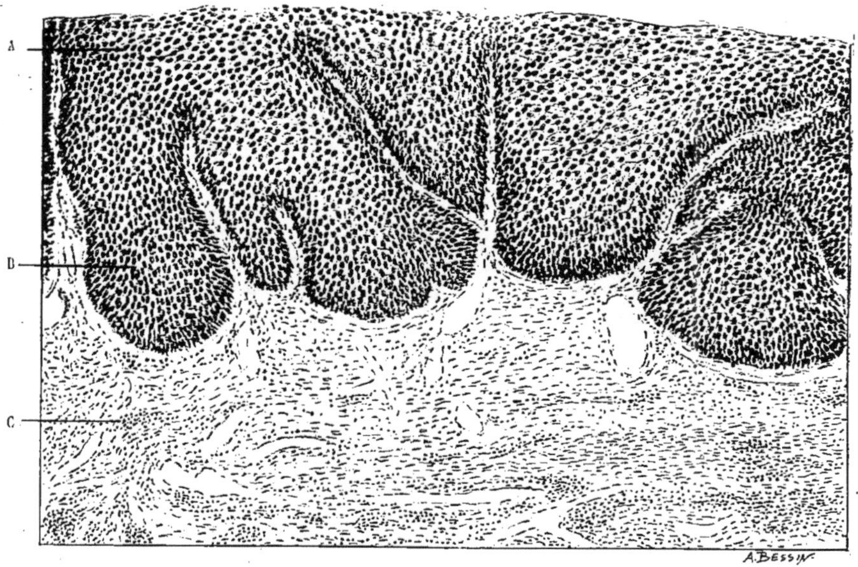

Fig. 805. — Coupe histologique de leucoplasie vaginale. (Grossissement : 80 diam.).
(F. Jayle et X. Bender).

Il n'y a pas de couche cornée ni de cellules à éléidine. L'épithélium, A, est très épaissi et présente
de volumineux bourgeons interpapillaires, B, qui déforment complètement les papilles. Les cellules
épithéliales subissent, de la profondeur vers la superficie, un processus de kératinisation progressive,
mais les noyaux se colorent bien, jusque dans les assises les plus superficielles. Le derme, C, est
formé d'un tissu conjonctif très dense, fibrillaire, contenant de nombreux vaisseaux.

le vagin ; il n'est donc pas surprenant que, sous ces diverses influences,
la muqueuse cervicale subisse parfois un processus d'épidermisation
pouvant conduire à la leucoplasie. La question devient beaucoup plus
complexe lorsqu'il s'agit de la muqueuse du canal cervical et de
la muqueuse du corps : il existe en ces régions un épithélium cylindrique cilié dont l'hyperplasie simple ne peut, en aucune manière, conduire à la leucoplasie ; pour que la leucoplasie survienne, il faut, par un
mécanisme quelconque, qu'un épithélium pavimenteux se soit substitué
dans la cavité utérine à l'épithélium cylindrique normal.

La leucoplasie de l'utérus comprend donc deux variétés : 1° la leucoplasie de la muqueuse vaginale du col ; 2° la leucoplasie de la muqueuse
endo-utérine (canal cervical et cavité corporelle).

Leucoplasie de la portion vaginale du col. — Elle ne paraît avoir été observée que cinq fois, toujours chez des femmes âgées.

Les **symptômes fonctionnels** sont nuls ; les **symptômes physiques** sont analogues à ceux de la leucoplasie vulvaire. L'affection se carac-

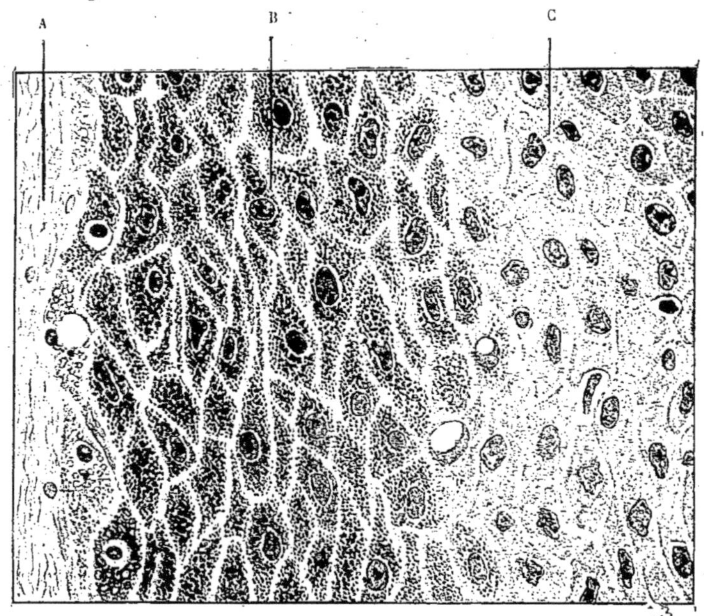

Fig. 806. — Coupe histologique de leucoplasie du col de l'utérus. (Grossissement : 500 diam.).
(F. Jayle et X. Bender).

A, partie la plus profonde de la couche cornée ; B, couche granuleuse dont les cellules sont gorgées de granulations d'éléidine ; C, cellules du corps de Malpighi, sous-jacentes à la couche granuleuse, munies de prolongements filamenteux très nets.

térise par l'existence de plaques blanchâtres ou opalines, *adhérentes*, ne dépassant guère les dimensions d'une pièce de 50 centimes et siégeant sur le col.

Le **diagnostic** de la *leucoplasie vraie* de la portion vaginale du col doit être fait avec la *leucoplasie fausse* ; chez les femmes atteintes de métrite chronique, on constate assez communément sur le col, au pourtour et au niveau de son orifice ou sur une de ses lèvres, des plaques blanchâtres, opalines, de forme parfois lenticulaire et plus fréquemment irrégulières, dont le contour se fond insensiblement avec la muqueuse voisine ; au lieu de plaques on peut trouver des bandes de même aspect. A la simple inspection, ces plaques ressemblent à des plaques leucoplasiques vraies ; mais elles s'enlèvent aisément par le frottement, et au microscope on les trouve formées par un coagulum fibrineux englobant un plus ou moins grand nombre de leücocytes et des cellules épithéliales desquamées.

Les **lésions histologiques** paraissent être analogues à celles de la leucoplasie vulvaire (fig. 806).

La **marche** de la leucoplasie du col semble lente, mais l'affection peut se transformer en cancer.

Le **traitement** consistera d'abord dans une asepsie complète ; si la plaque leucoplasique persiste, son extirpation sera à conseiller, la dégénérescence cancéreuse étant à craindre.

Leucoplasie de la muqueuse endo-utérine. — Elle est à peine connue ; elle existe cependant [1] (fig. 807). Elle ne peut survenir qu'après

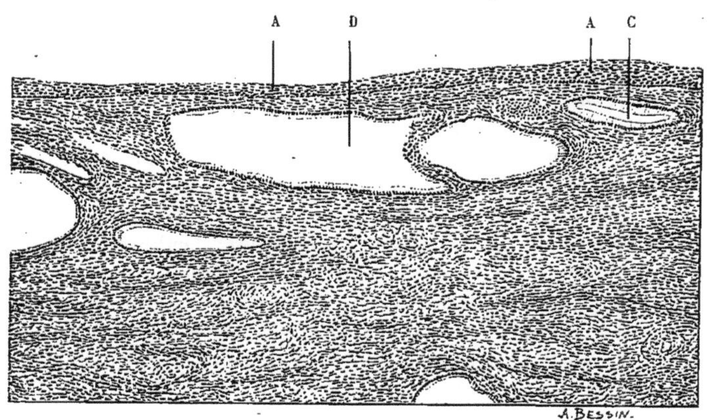

Fig. 807. — Coupe histologique de leucoplasie de la muqueuse endo-utérine (cavité corporelle). (Grossissement : 45 diam.). (F. Jayle et X. Bender).
A, épithélium pavimenteux stratifié remplaçant l'épithélium cylindrique normal ; C, glande à peu près normale ; D, glande transformée en kyste tapissé par un épithélium aplati.

la substitution d'un épithélium pavimenteux à l'épithélium cylindrique. Cette substitution est prouvée, d'une part, par la constatation d'un épithélium pavimenteux à la surface de fragments ramenés par curettage dans des cas d'endométrite chronique ; d'autre part, par l'existence aujourd'hui avérée d'épithéliomas pavimenteux primitifs du corps

[1] Chez une malade, F. JAYLE ET X. BENDER ont constaté, après hystérectomie, que la muqueuse du canal cervical présentait une coloration blanche opaline, un épaississement manifeste et un aspect lisse. Les lésions s'étendaient au delà de l'orifice interne sur la face postérieure de la cavité utérine jusqu'à l'union de son tiers inférieur avec son tiers moyen ; il existait à ce niveau une large plaque à bord irrégulier, dont la couleur opaline tranchait nettement sur la coloration rosée de la muqueuse, demeurée saine.

Histologiquement, il existait une acanthose particulièrement marquée au niveau du canal cervical. On ne trouvait de l'hyperkératinisation qu'en certains points limités ; il n'existait pas de couche granuleuse (la présence de cellules à éléidine dans la muqueuse endo-utérine a cependant été signalée par quelques auteurs, en particulier par Zeller et Piering).

de l'utérus. Cette substitution est peut-être due en partie aux divers modes de traitement médical utilisés dans les métrites chroniques.

KRAUROSIS VULVÆ

Aperçu historique. — Le terme de kraurosis vulvæ a été créé par Breisky[1] pour désigner une rétraction atrophique de la peau « atteignant, à des degrés divers et plus ou moins en même temps, le vestibule, les petites lèvres, le frein et le prépuce clitoridien, la surface interne des grandes lèvres jusqu'à la commissure postérieure et la peau du périnée_ » ; à ces lésions d'atrophie Breisky a joint des lésions de leucoplasie, « la peau étant blanchâtre et sèche, pourvue par places d'un épiderme épais et présentant çà et là des taches blanchâtres et des ramifications ectasiques vasculaires ».

Il est résulté de cette définition, comprenant deux ordres de lésions : l'atrophie, d'une part, la leucoplasie, de l'autre, que le terme de kraurosis n'a pas eu une signification nette, a prêté à la confusion et est devenu, pour certains auteurs, synonyme de leucoplasie vulvaire.

Des observations un peu disparates ont été successivement publiées sous le nom de kraurosis vulvæ par Janovski[2], Orthmann[3], A. Martin[4], Czempin[5], Peter[6], A. Von Mars[7], Jung[8], J. Heller[9], Trespe[10], Hugo Szasz[11], etc., en Allemagne ; Ohmann-Dumesnil[12], Heitzmann, Bernays, Hallowel[13], Smith[14], etc., en Amérique ; Noto[15], en Italie ; Pichevin et Pettit[16], Perrin[17], Boursier[18], Gaucher et Louste[19], F. Jayle et X. Bender[20], L. Nonique[21], en France.

[1] Breisky. Ueber Kraurosis vulvae, einewenig beoachte Form von Hautatrophie am pudendum muliebre (*Zeit f. Heilkunde*, 1885, p. 69).

[2] V. Janovski. *Monatssch. f. prakt. Dermatologie*, 1888, 1er octobre, t. VII. n° 19, p. 951.

[3] S. D. Orthmann. *Zeit. f. Geb. u. Gyn.*, 1890, t. XIX, p. 283.

[4] A. Martin. *Samml. klin. Vort.*, *Volkmann*, 1894, F; *Gynäkologie*, n° 102, p. 167.

[5] Czempin. *Verhandl. der Gesellschaft f. Geb. u. Gyn.*, Berlin, séance du 23 février 1894, in *Zeit. f. Geb. u. Gyn.*, t. XXX, p. 294.

[6] Peter. *Monats. f. Geb. u. Gyn.*, 1896, t. III, p. 297.

[7] A. von Mars. *Monats. f. Geb. u. Gyn.*, 1898, t. VII, p. 616.

[8] Ph. Jung. *Deut. med. Woch.*, 1900, n° 21 et *Zeit. f. Geb. und Gyn.*, 1904, t. LII, p. 15.

[9] J. Heller. *Zeit. f. Geb. u. Gyn.*, 1900, t. XLIII, p. 120.

[10] Trespe. *Arch. f. Gyn.*, 1902, t. LXVI, p. 521.

[11] Hugo Szasz. *Monats. f. Geb. u. Gyn.*, 1903, t. XVII, p. 1020.

[12] A. H. Ohmann-Dumesnil. *Monats. f. prakt. Dermatologie*, t. X, p. 293.

[13] Hallowel. *Northwestern Lancet*, 1891, t. XI, p. 561.

[14] Smith. *Buffalo med. and surg. Journal*, 1890-1891, t. XXX, p. 160 (cité par Ohmann-Dumesnil).

[15] Noto. *Archivio di Ost. e Ginec.*, 1899, p. 550 et 595.

[16] Pichevin et Pettit. *Semaine gynécologique*, 1897, n° 7, p. 49.

[17] Perrin. *Annales de dermatologie et de syphiligraphie*, 1901, janvier, p. 23.

[18] Boursier. *Journal de médecine de Bordeaux*, 1904, t. XXXIV, p. 349.

[19] Gaucher et Louste. *Congrès français de médecine*, 1904 ; *Comptes rendus*, p. 442.

[20] F. Jayle et X. Bender. *Bull. de la Soc. anat.*, 1905, p. 626.

[21] L. Nonique. *Thèse de Paris*, 1905.

Avant Breisky, Lawson-Tait[1] avait déjà décrit, sous le nom de *vascular degeneration of the nymphal with atrophy of mucous membran*, une atrophie particulière non compliquée de leucoplasie, identique à certains cas de kraurosis publiés par Breisky ou d'autres auteurs; A. Martin[2] a cependant exclu du kraurosis la maladie observée par Lawson-Tait.

D'autre part, au cours d'une discussion sur le kraurosis de Breisky, Olshausen[3] désignait sous ce nom l'atrophie vulvaire et la sténose vaginale survenant après la castration ovarienne.

Ces diversités de vues ôtaient toute signification précise au terme de kraurosis.

S'en tenant à l'étymologie stricte du mot kraurosis (χραυρωσις, rétraction), F. Jayle[4] réunit sous ce nom toutes les variétés d'atrophie vulvaire, avec sténose de l'orifice vaginal, sépare nettement le kraurosis de la leucoplasie et donne la description suivante :

Définition. — Le kraurosis vulvæ n'est pas une entité morbide; c'est un syndrome clinique caractérisé par l'atrophie scléreuse progressive des téguments cutanéo-muqueux de la vulve, conséquemment par l'affaissement des grandes lèvres, la disparition des petites lèvres, du capuchon et du frein clitoridien, la rétraction de la région vestibulaire et hyménéale et par suite la sténose de l'orifice vaginal.

Histologiquement, le kraurosis n'est pas le résultat de lésions spéciales et constantes de la peau.

Cette définition permet de séparer le kraurosis de la leucoplasie.

Variétés cliniques du kraurosis. — Le kraurosis peut s'accompagner de lésions diverses macroscopiques et s'observe dans des conditions étiologiques particulières.

Il présente ainsi des formes ou des variétés cliniques dont F. Jayle a proposé de nommer les principales sous les noms suivants :

1° Kraurosis leucoplasique ou kraurosis blanc. { simple, syphilitique

2° Kraurosis inflammatoire ou kraurosis rouge { folliculaire, vasculaire.

3° Kraurosis sénile.

4° Kraurosis post-opératoire.

---

[1] LAWSON-TAIT. *Diseases of women*, 1877, p. 43. Cette indication bibliographique est reproduite d'après L. NONIQUE. *Thèse de Paris*, 1905.

[2] A. MARTIN. *Cent. f. Gyn.*, 1894, p. 310 et 313.

[3] OLSHAUSEN. *Cent. f. Gyn.*, 1894, p. 312.

[4] F. JAYLE. Le Kraurosis vulvæ. *Livre d'Or du professeur S. Pozzi*, 8 juillet 1906 et *Rev. de Gyn. et de Chir. abd.*, n° 4, juillet-août, 1906, p. 653.

Kraurosis leucoplasique ou **kraurosis blanc** ou **kraurosis de Breisky**. — Le kraurosis leucoplasique est caractérisé par la coexistence des lésions du kraurosis et des lésions de la leucoplasie (fig. 808).

1° La leucoplasie peut se développer sur une vulve déjà atteinte de kraurosis; 2° la leucoplasie et le kraurosis peuvent évoluer simultanément; 3° la leucoplasie peut aboutir au kraurosis, ainsi que l'ont pensé Janovski, Orthmann, Noto, Perrin, Hugo Szasz, etc...

Noto admet même que le kraurosis est l'aboutissant naturel de la leucoplasie; les lésions se succéderaient dans l'ordre suivant : 1° plaques opalines ; 2° plaques blanches ; 3° kraurosis.

Symptomatologie. — Les *symptômes physiques* du kraurosis leucoplasique sont ceux qu'a décrits Breisky; ils tiennent du kraurosis et de la leucoplasie et les figures 808 et 811, en donnent une idée suffisante. Ils consistent essentiellement : en disparition des petites lèvres ; affaissement et coloration pâle des grandes lèvres ; rétraction de la commissure postérieure; atrophie, dans un stade avancé, du gland et du clitoris; existence de plaques blanches, leucoplasiques, plus ou moins développées. Au toucher, la région kraurotique est aussi sèche que les tissus environnants. En écartant les lèvres on voit se former un pli transversal au dessous du méat; à la partie postérieure de la vulve la peau, inextensible, forme également des plis lorsqu'on cherche à la distendre (fig. 811). L'aspect général est une rétraction de toute la vulve, amenant une sténose vestibulaire marquée, avec développement de plaques blanches.

Les *symptômes fonctionnels* consistent en prurit, cuisson (exagérée après les mictions, par le contact de l'urine), tension douloureuse surtout pendant la marche; coït douloureux ou impossible ; ces signes sont d'ailleurs inconstants.

Diagnostic. — Il doit être fait avec la leucoplasie simple, qui

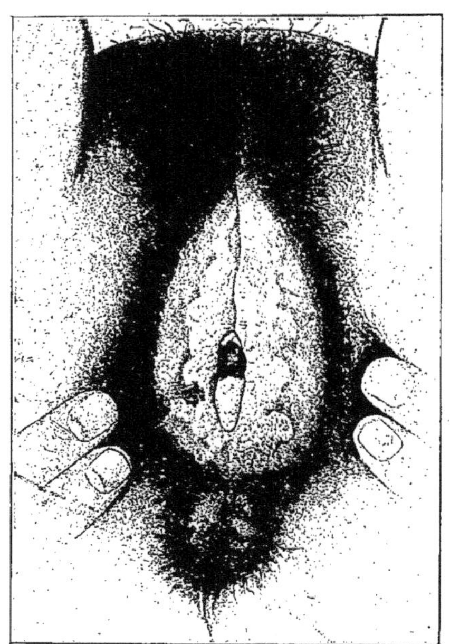

Fig. 808. — Kraurosis blanc ou leucoplasique de la vulve (femme de 62 ans). (A. von Mars).

ne _ s'accompagne ni de rétraction ni d'atrophie (fig. 801).
Comme cause générale, on recherchera la syphilis avec le plus grand soin.

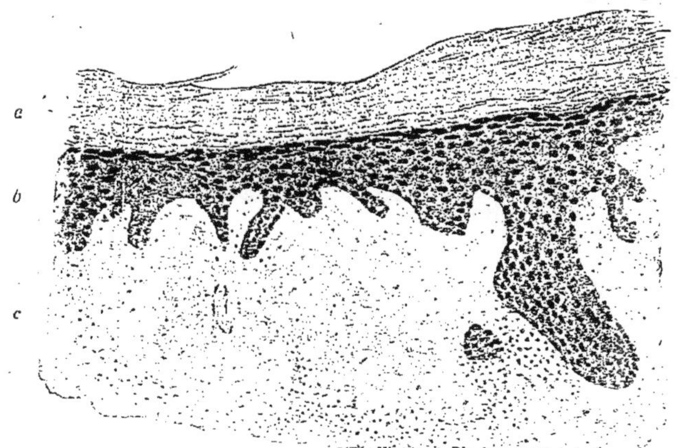

Orthmann del.

Fig. 809. — Coupe histologique d'un kraurosis leucoplasique de la vulve dans le stade de rétraction. (A. Martin).

a, Stratum corneum; *b*, Stratum mucosum; *c*, Chorion, très pauvre en cellules d'aspect vitré.

Localement, on s'assurera qu'il n'existe pas d'induration limitée pouvant faire penser à un début d'épithélioma. Par le toucher on cherchera s'il n'existe pas quelque lésion néoplasique du vagin ou du col.

Anatomie pathologique microscopique. — L'examen histologique a donné entre les mains de divers auteurs des résultats différents parce que, suivant que le kraurosis ou que la leucoplasie prédomine, les coupes montrent des aspects variables : « à la dégénérescence et à la rétraction de l'épiderme et des couches supérieures du chorion constatées par Fischel, Orthmann, Peter, Jung et Trespe[1], il faut opposer les résultats constatés par

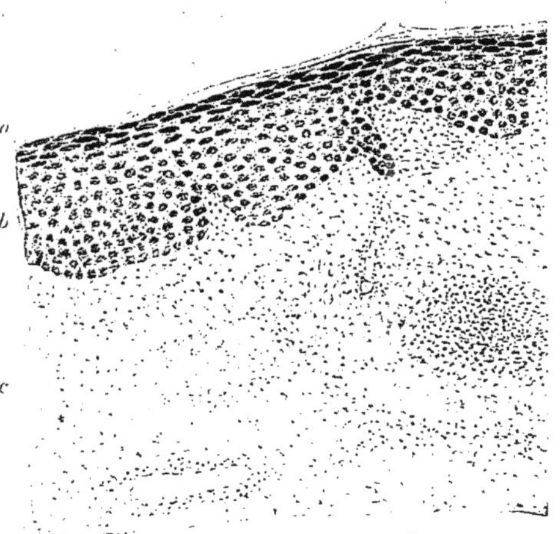

Fig. 810. Coupe histologique d'un cas de kraurosis leucoplasique de la vulve, dans le stade inflammatoire (A. Martin).

a, Stratum corneum; *b*, Stratum mucosum; *c*, Chorion avec infiltration embryonnaire et vaisseaux peu nombreux.

[1] Trespe. *Arch. f. Gyn.*, 1902, t. LXVI, p, 521.

Mars, Heller et Ohmann : « hypertrophie ou hyperplasie des couches de l'épiderme et du chorion, par places ». Mais tous les auteurs sont d'accord sur ce point qu'il s'agit d'une inflammation chronique des couches épidermiques et sous-épidermiques de la peau (fig. 809 et 810).

Il faut remarquer que la couleur blanche, leucoplasique, de la peau n'entraîne pas l'existence de l'hyperkératinisation, ni de l'hypergranulose. Milian[1] a insisté à nouveau et fort justement sur ce point et émis l'idée que la couleur blanche tient simplement à un état moléculaire spécial des cellules du corps muqueux. Ainsi l'on comprend facilement qu'une atrophie de l'épiderme peut coexister avec une couleur blanche. Dans un cas de leucoplasie du vagin, Jayle et Bender[2] avaient déjà observé l'absence d'hyperkératose et d'hypergranulose.

Kraurosis leucoplasique syphilitique. —

Certains auteurs, Landouzy, Gaucher[3], etc., soutiennent que toute leucoplasie est d'origine syphilitique. Si cette idée doctrinale est acceptée par la suite, la variété précédente disparaîtra et tout kraurosis leucoplasique sera considéré comme syphilitique.

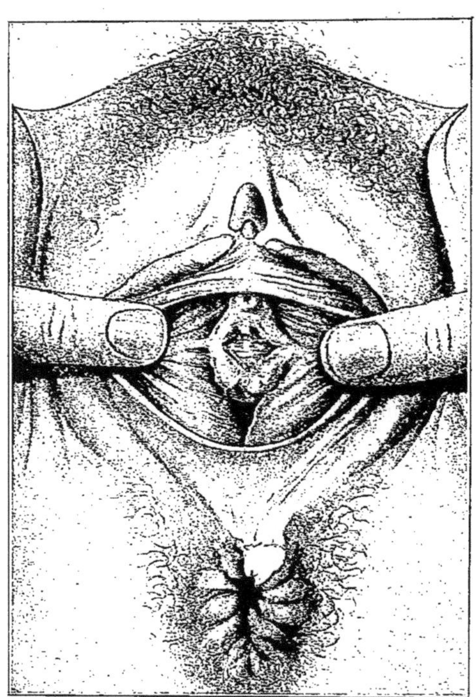

Fig. 811. — Kraurosis leucoplasique syphilitique de la vulve avec leucoplasie anale (femme de 58 ans). (F. Jayle).

La **symptomatologie** du kraurosis leucoplasique syphilitique ne présente aucun signe différentiel avec le kraurosis leucoplasique simple (fig. 811).

Le diagnostic se fera par la recherche des antécédents. Pour relever,

[1] Milian. La leucoplasie. Rapport au *Congrès de Lisbonne*, 1906, avril; *Gaz. des hôp.*, 1906, n° 51, p. 603.

[2] F. Jayle et X. Bender. *Rev. de Gyn. et de chir. abd.*, 1905, p. 986.

[3] L. Landouzy, E. Gaucher. *La Presse Médicale*, 1905, 8 juillet, p. 493.

trouver, reconnaître des antécédents, des lésions, des stigmates de syphilis ancienne, il faut non seulement des connaissances spéciales de la part de l'observateur, mais encore de la bonne foi ou de la mémoire de la part des malades.

Kraurosis inflammatoire ou ***kraurosis rouge***. — Dans certains cas, le kraurosis donne à l'œil un aspect nettement inflammatoire soit par un développement anormal de petits vaisseaux dont la couleur rouge tranche nettement sur le fond pâle de la muqueuse, soit par la congestion intense et même la suppuration des follicules de la muqueuse vestibulaire. Cette couleur rouge peut faire accepter la dénomination de *kraurosis rouge*, par opposition au terme de *kraurosis blanc* sous lequel serait alors désigné le kraurosis leucoplasique.

Développement des vaisseaux et inflammation des follicules peuvent s'observer simultanément chez le même sujet; mais ils peuvent

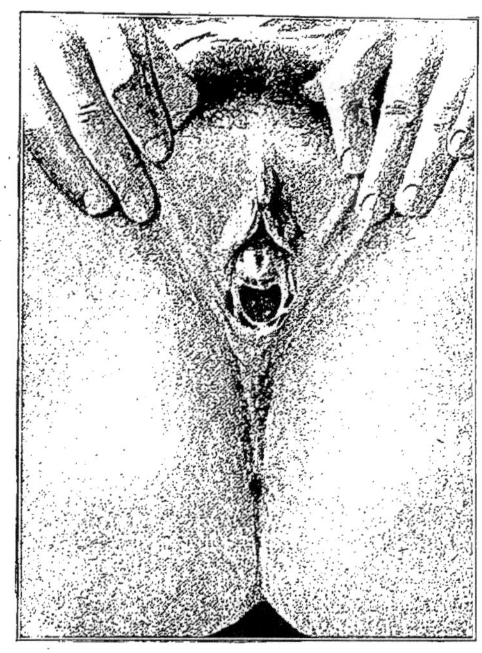

Fig. 812. — Kraurosis rouge ou inflammatoire, post-opératoire (remarquer les taches, qui étaient rougeâtres, sur le pourtour de l'anneau vulvaire), chez une femme de 55 ans. (F. Jayle).

aussi exister isolément et F. Jayle subdivise le kraurosis inflammatoire en vasculaire et folliculaire.

Kraurosis inflammatoire vasculaire ou kraurosis de Lawson-Tait. — Lawson-Tait[1] a parfaitement décrit cette variété de kraurosis en 1875, soit dix ans avant le travail de Breisky.

L'étiologie en est mal connue. Le kraurosis inflammatoire vasculaire s'observe au moment de la ménopause (Lawson-Tait), après la castration (Olshausen, F. Jayle), chez des femmes séniles ou atteintes de sénilité vulvaire précoce. (Voir plus loin KRAUROSIS SÉNILE.)

[1] LAWSON-TAIT. *Loc. cit.*

La **symptomatologie** se caractérise au point de vue fonctionnel par de la dyspareunie, des sensations de cuisson, de brûlure, de tension; au point de vue physique par l'atrophie des petites lèvres et parfois des grandes, la rétraction de l'orifice vaginal, un aspect rouge de tout l'anneau vulvaire dû soit à de fines arborisations vasculaires en traînées serpigineuses (Lawson-Tail), soit à des taches rougeâtres des dimensions d'une tête d'épingle, d'une lentille, d'une pièce de cinquante centimes; ces taches (fig. 812) varient de ton depuis le rouge brique jusqu'au rouge intense.

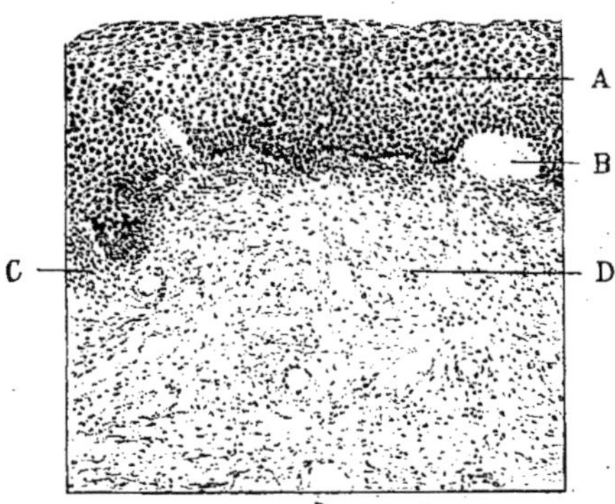

Fig. 813. — Coupe histologique d'un kraurosis rouge, post-opératoire, correspondant à une plaque rouge (X. Bender).

A. Épithélium légèrement aminci, mais sans lésions bien manifestes; B. Vaisseau sanguin dilaté enclavé dans l'épithélium dont il a refoulé la couche basale; C. infiltration leucocytaire sous-épithéliale, formant une nappe à peu près continue au-dessous de la couche basale; D, derme scl rosé et infiltré de leucorytes.

L'anatomie microscopique est encore peu connue. Lawson-Tail avait relevé l'existence d'une atrophie progressive de la muqueuse, les derniers tissus atteints étant les capillaires et les fibrilles nerveuses; au niveau des taches rouges il avait noté que le réseau des capillaires avec leurs parois amincies et dilatées se trouve presque sans protection.

F. Jayle et X. Bender ont également signalé un développement vasculaire marqué soit dans le derme (fig. 814, c), soit dans l'épaisseur même de l'épiderme (fig. 813, B); ils ont signalé une infiltration leucocytaire sous-épithéliale (fig. 813, C) se condensant parfois en véritables amas (fig. 815, b et b'). Le derme est sclérosé et les fibres élastiques hyperplasiées.

Krausoris inflammatoire folliculaire. — Le kraurosis inflammatoire folliculaire (fig. 816) se caractérise par l'inflammation des follicules glandulaires qui occupent le vestibule de l'urètre ou l'entrée du vagin.

La **symptomatologie** ne présente comme particularité que celle qui en fait une variété clinique; outre les symptômes ordinaires du kraurosis, on constate des points rouges dus à l'inflammation des follicules et situés en cinq points principaux : sur la ligne médiane, entre le clitoris et le méat, de chaque côté du méat dans une dépression que l'on observe chez la plupart des femmes, enfin au niveau de l'orifice du canal des glandes de Bartholin; parfois à la pression on peut faire sourdre une gouttelette de liquide louche ou purulent.

Le **diagnostic** est facile: il faut toutefois bien écarter les petites

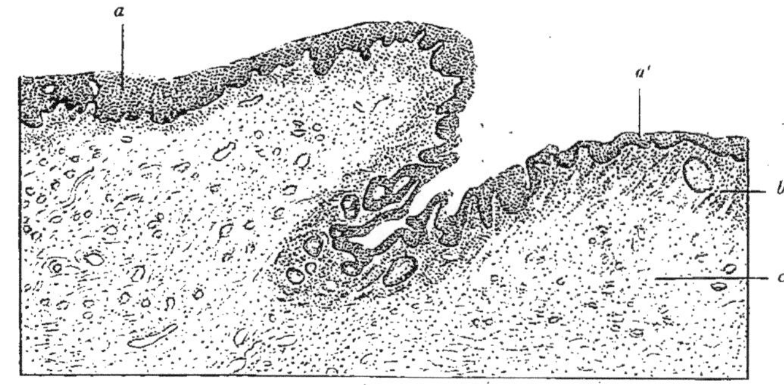

Fig. 814.

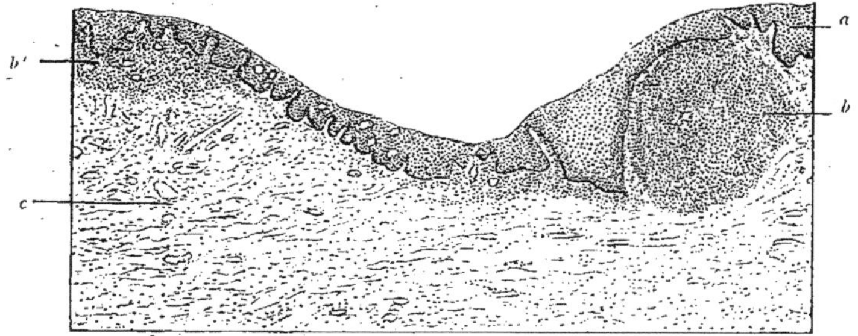

Fig. 815.

Fig. 814 et 815. — Coupes histologiques de kraurosis post-opératoire, correspondant à une plaque rouge brique (X. Bender).

Fig. 814. — L'épithélium présente une épaisseur variable suivant les points considérés. En *a*, le nombre des couches de cellules épithéliales est voisin de la normale; en *a'*, ce nombre est très diminué : l'épithélium est aminci et le relief papillaire à peine indiqué. Sous l'épithélium on trouve une infiltration leucocytaire abondante, formant une nappe à peu près continue *b*. Le derme *c* est sclérosé; il contient des vaisseaux en assez grand nombre.

Fig. 815. — L'épithélium *a* présente la même disposition que dans la figure 814. On trouve aussi la même infiltration leucocytaire disséminée; mais en deux points *b* et *b'* cette infiltration se condense sous la forme d'amas au contact immédial de la couche génératrice de l'épithélium. Le derme et le tissu cellulaire sous-cutané *c* sont plus denses, plus lamelleux que dans la figure 814. Les vaisseaux y sont aussi moins nombreux.

lèvres et étaler la région du vestibule de l'urètre pour voir les follicules enflammés.

Kraurosis sénile ou ***présénile***. — Le kraurosis sénile doit son nom à l'âge des malades chez lesquelles il s'observe; il prend le nom de présénile quand il survient à un âge peu avancé : quarante et même trente ans.

La **symptomatologie** n'offre aucun caractère spécial et on retrouve le cortège clinique décrit avec les variétés précédentes (fig. 817).

Le diagnostic doit être fait avec l'atrophie sénile, qui, dit Martin[1] avec raison, ne se confond pas avec le kraurosis : « Dans l'atrophie sénile, il n'y a pas disparition des petites lèvres ; de plus, au microscope, on ne constate pas la disparition des nerfs et des glandes comme dans le kraurosis. » Le kraurosis n'est pas, en effet, la terminaison naturelle de l'évolution de l'appareil génital externe. Si les petites lèvres disparaissent, si l'entrée du vagin se sténose, avec ou sans inflammation vasculaire ou folliculaire, il y a état pathologique, il y a kraurosis.

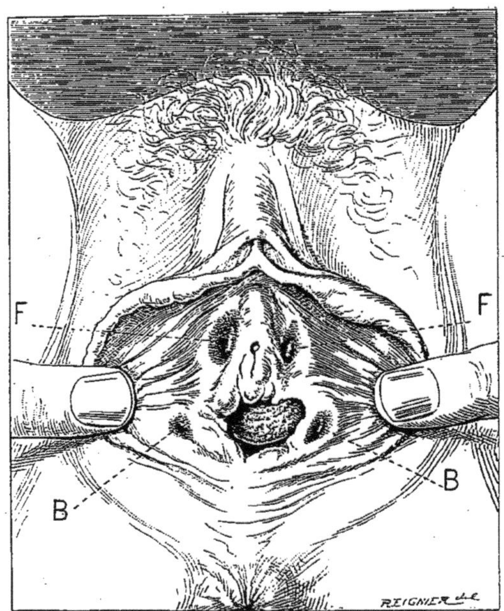

Fig. 816. — Kraurosis folliculaire de la vulve chez une femme de 20 ans (au début) (F. Jayle).
F, F, dépression avec follicules enflammés ; B, B, orifices des canaux des glandes de Bartholin enflammés.

Kraurosis post-opératoire. — Après la castration ovarienne, il n'est pas rare de constater du rétrécissement de l'orifice du vagin avec atrophie des petites lèvres ; si les lésions ne s'accompagnent ni de développement vasculaire ni de folliculite, les symptômes fonctionnels sont nuls ; les malades ne se plaignent pas plus de leur sténose vestibulaire que de l'atrophie des petites lèvres : elles se sentent seulement, et non toujours, plus étroites. Mais, s'il survient les lésions du kraurosis vasculaire ou folliculaire, on relèvera la dyspareunie, le prurit, la cuisson, etc.

Cette variété ne mérite d'être mise en vedette qu'au point de vue de son étiologie spéciale et de sa fréquence assez grande.

La **symptomatologie** ne présente pas de particularité ; les signes fonctionnels sont à peu près nuls dans le kraurosis simple, et si un

---

[1] A. MARTIN. *Centr. f. Gyn..* 1894, p 510.

élément vasculaire ou folliculaire le complique, le tableau clinique devient celui du kraurosis vasculaire ou folliculaire, déjà décrit.

Étiologie du kraurosis. — Le kraurosis vulvæ survient dans les conditions les plus diverses et sa pathogénie est loin d'être claire.

Il faut d'abord remarquer que les inflammations locales les plus vives ne lui donnent pas naissance ; une blennorragie très forte, des abcès multiples des glandes de Bartholin, des poussées fréquentes confluentes d'herpès, des érysipèles, des ulcérations chancreuses, tuberculeuses, cancéreuses, peuvent exister ou avoir existé sans qu'on trouve le kraurosis. La ménopause n'amène pas non plus fatalement le kraurosis.

Pour que le kraurosis se développe, il faut des conditions spéciales dont deux au moins nous sont connues : la syphilis et la castration.

Le kraurosis syphilitique existe incontestablement, sans qu'on puisse préciser le mode d'action de la syphilis.

Le kraurosis consécutif à la castration ovarienne est d'observation assez fréquente. La suppression des deux ovaires chez des femmes jeunes *peut* déterminer le kraurosis. Est-ce par

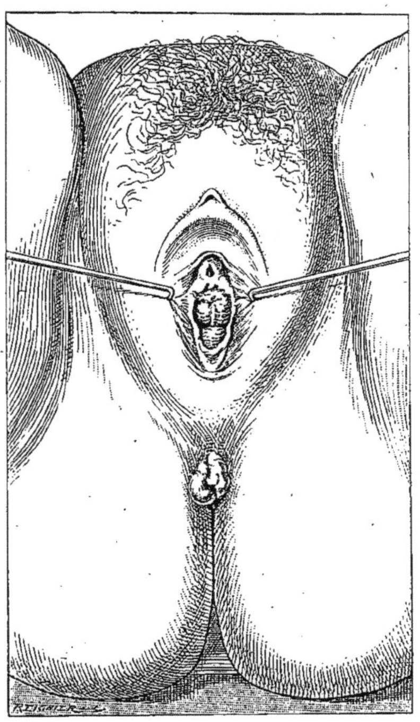

Fig. 817. — Kraurosis sénile de la vulve (femme de 64 ans). (F. Jayle).

suite de la suppression de la sécrétion interne, est-ce par suite de sections nerveuses opérées par l'opération? F. Jayle[1] ne croit pas à l'influence du traumatisme causé par l'intervention et se rallie à l'hypothèse d'un trouble nerveux d'ordre réflexe causé par la suppression de la glande ovarienne, trouble qui ne survient d'ailleurs que dans des conditions particulières restant à préciser. Continuant cette hypothèse, il pense que les femmes non ovariectomisées qui présentent des phénomènes de kraurosis sont de celles chez lesquelles les ovaires sont atteints eux-mêmes de lésions atrophiantes.

----

[1] F. JAYLE. *Loc. cit.*

Un élément infectieux local, folliculite, etc., vient-il se surajouter à la lésion kraurotique, les symptômes fonctionnels augmentent d'intensité. Mais cet élément seul ne peut créer le kraurosis ; il faut de plus un trouble d'ordre nerveux pour le déterminer.

Pronostic. — Le pronostic varie suivant la variété clinique. Le kraurosis leucoplasique s'accompagne de lésions cancéreuses (fig. 818) dans une proportion de cas assez marquée. Trespe, sur 67 observations de kraurosis leucoplasique, a relevé 6 cas de cancer. Il importe de faire ressortir que l'élément leucoplasie tient une grande place dans cette variété de kraurosis et que par conséquent le kraurosis leucoplasique participe du pronostic de la leucoplasie. Le kraurosis sénile peut se compliquer de cancer (fig. 819),

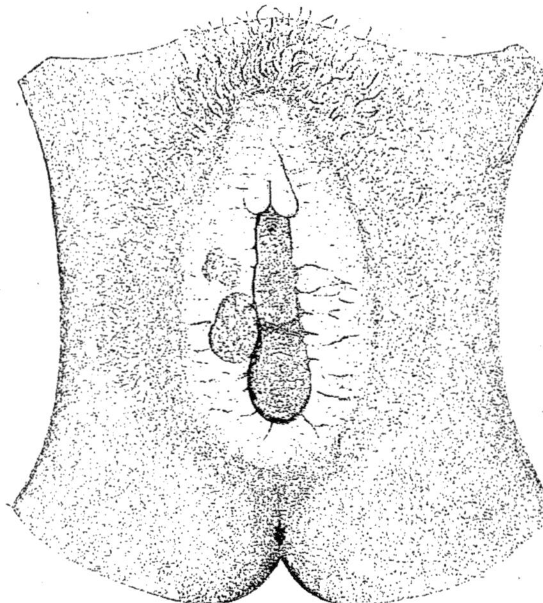

Fig. 818. — Kraurosis leucoplasique de la vulve, compliqué de cancer (deux ulcérations à droite chez une femme de 67 ans) (A. Martin).

mais la fréquence de cette complication est absolument inconnue.

Le kraurosis post-opératoire ne se complique pas de dégénérescence épithéliomateuse.

Traitement. — Quelle que soit sa variété, leucoplasique, vasculaire, folliculaire, le kraurosis relève d'un traitement médical dans la majorité des cas, d'un traitement chirurgical dans des conditions que l'on peut assez bien préciser.

Le **traitement médical** consiste d'abord dans une propreté méticuleuse de la région vulvaire. Pour l'obtenir, il y aura lieu souvent de traiter une métrite chronique.

Les *injections* et *ablutions adoucissantes*, et, en particulier, les injections à l'eau de pavot, de tilleul, de camomille, donneront de fréquentes améliorations.

Les urines seront examinées et si elles sont irritantes par contact, au moment de la miction, on prescrira un traitement spécial (diurétiques, lavages de la vessie, etc.), concernant le rein ou la vessie.

S'il s'agit de kraurosis folliculaire, on cautérisera tous les points enflammés à la solution concentrée, de permanganate de potasse au moyen d'un fin stylet garni d'une très mince couche de coton qu'on fait pénétrer dans les cryptes folliculaires après l'avoir imbibé de cette solution antiseptique et légèrement caustique.

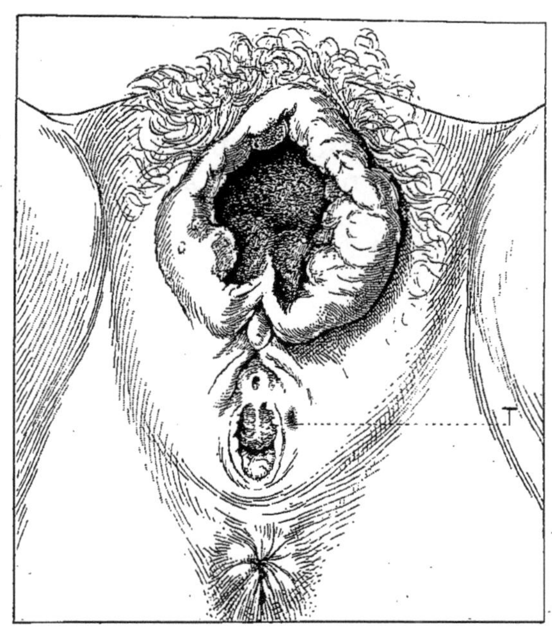

Fig. 819.—Kraurosis sénile de la vulve, compliqué de cancer sus-clitoridien chez une femme de 72 ans. — T, tache brunâtre (F. Jayle).

Le kraurosis syphilitique peut, si les lésions sont de date récente, comporter un traitement anti-syphilitique.

En cas de plaques leucoplasiques persistantes, le **traitement chirurgical** sera à conseiller et il consistera dans l'ablation large de toutes les parties atteintes.

Contre la dyspareunie, l'excision des tissus sclérosés de l'anneau vulvaire peut être indiquée ; il faudra alors procéder avec soin à la reconstitution autoplastique de l'orifice vaginal.

CHAPITRE XXXVII

MALFORMATIONS DES ORGANES GÉNITAUX

APERÇU DU DÉVELOPPEMENT
DE L'APPAREIL GÉNITAL

Les organes génitaux ont dans les deux sexes une même origine embryonnaire: ils proviennent des corps de Wolff, des canaux de Müller, des glandes génitales embryonnaires et de saillies particulières (tubercule et bourrelets génitaux) développées autour de l'orifice uro-génital.

Le corps de Wolff, ou d'Oken, ou rein primordial, ou mésonéphros (fig. 820 F) est un organe glandulaire, sorte de rein primitif qui s'étend à partir du cœur, en avant, jusque vers le cloaque, en arrière. Il est formé de canalicules transverses pelotonnés sur eux-mêmes, commençant par un glomérule vasculaire identique à ceux du rein, sur le côté interne de la glande, et aboutissant sur son côté externe, dans un canal longitudinal, le canal ou conduit de Wolff. Le canal de Wolff (g) court sur toute la longueur du mésonéphros et vient déboucher en arrière, sur les côtés d'une large cavité endodermique, le cloaque interne, ou plus simplement, le cloaque, formé par la réunion du canal intestinal et du canal allantoïdien. Ce dernier sert de pédicule à la vésicule allantoïde qui est un diverticule de la paroi ventrale du tube digestif. Le cloaque est légèrement renflé en ampoule (fig. 822). Dans la partie postérieure de cette ampoule s'ouvre un petit canal qui ne tardera pas à disparaître, c'est l'intestin post-anal. (Voir plus loin fig. 822, 2′).

Les *reins définitifs* (fig. 820, A) se développent en arrière et au-dessus des corps de Wolff, et restent ensuite tout à fait indépendants du développement de l'appareil génital. Leurs conduits excréteurs, les *uretères* (*B*), nés d'un bourgeonnement inférieur du conduit de Wolff[1], vont s'ouvrir dans la *vessie*. Celle-ci, ainsi que le segment profond de *l'urètre*, se forme aux dépens de l'allantoïde, qui est, chez l'embryon, un diverticule du rectum. La partie de l'allantoïde qui s'étend de la vessie à l'ombilic constitue l'ouraque et deviendra plus tard le *ligament suspenseur de la vessie*. On voit se former deux autres conduits paral-

---

[1] Cette dépendance explique les faits d'abouchement des uretères dans les canaux déférents qui sont représentés, chez l'homme, par les canaux de Wolff persistants et développés.

lèles à ceux de Wolff et situés en dehors et au-dessus d'eux ; ce sont les **conduits de Müller** (fig. 820, *h*) ; ils se fusionnent en bas et s'ouvrent dans la partie inférieure de l'allantoïde, au-dessous de la dilatation vésicale, en un point de cette vésicule qui formera le *canal de l'urètre*. La cavité où s'abouchent les canaux de Müller communique largement en arrière avec le rectum et on l'appelle, pour cela, le **cloaque** (fig. 822 et 823).

Jusqu'au troisième mois, l'embryon n'a pas de sexe, ou, pour mieux dire, il possède les éléments des deux sexes ; il est de sexe indifférent et indéterminé. De cet état in-

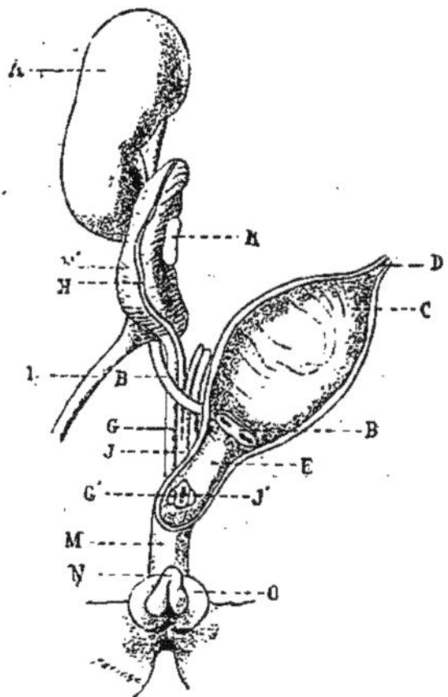

1. État embryonnaire
de l'appareil génito-urinaire.

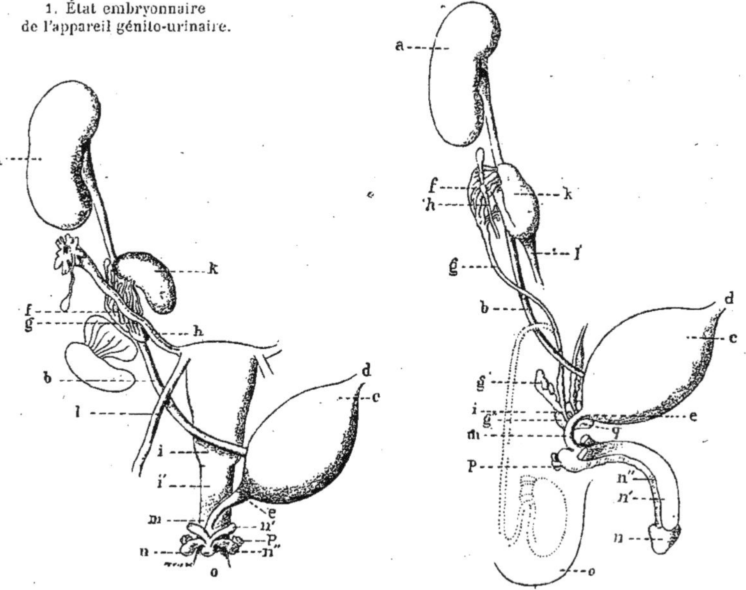

2. Type féminin.   3. Type masculin.

Fig. 820. — Schéma du développement de l'appareil génito-urinaire (Henle).

A. Rein ; *B.* uretère ; *C.* vessie ; *D.* ouraque ; *E.* urètre ; *F.* corps de Wolff qui, chez l'homme, formera le rete testis et l'epididyme, chez la femme le corps de Rosenmüller ; *G.* conduit excréteur du corps de Wolff qui, chez l'homme, forme le canal déférent ; *g'*, vésicules séminales ; *H.* canal de Müller qui, chez la femme forme la trompe, etc. ; *I.* utérus formé par la fusion des canaux de Müller lesquels, chez l'homme, forment l'utricule prostatique ou utérus mâle ; *K*, glandes séminales ; *L.* ligament du rein primordial, lequel formera le ligament rond de l'utérus ; *M.* sinus uro-génital ; *N.* tubercule génital ; *n. n'*, corps caverneux ; *o*, bourrelet génital, scrotum ; *p*, glandes de Bartholin ou de Cowper ; *q*, prostate.

(Les lettres minuscules des figures 2 et 3 correspondent aux lettres capitales de la figure 1).

différent il est facile de passer à l'état mâle et à l'état femelle. La glande génitale se différencie et devient soit un *testicule* soit un *ovaire*. Le corps de Wolff s'atrophie toujours en tant qu'organe rénal, mais il fournit cependant des parties qui, dans le sexe mâle, deviennent très importantes. On peut le diviser en deux portions : une antérieure céphalique, ou partie génitale, et une postérieure, caudale, ou partie urinaire (Waldeyer). La partie génitale donne, chez le mâle, le *rete testis* et l'*épididyme*; chez la femme, l'*organe de Rosenmüller*. La partie caudale donne le *paradidyme* chez l'homme et le *parovarium* chez la femme.

Le conduit de Wolff fournit chez le mâle le *canal déférent* et, vers sa terminaison, les *vésicules séminales* et les *conduits éjaculateurs*; chez la femelle, il disparaît à peu près complètement ; son extrémité antérieure forme le *canal longitudinal du corps de Rosenmüller*; son extrémité postérieure persiste, chez quelques animaux, sous la forme de conduits rudimentaires placés dans la paroi de l'utérus, les *canaux de Gärtner*.

Les conduits de Müller ont une destinée inverse : chez le mâle, ils disparaissent en totalité sauf à leur extrémité supérieure (*hydatide non pédiculée*) et à leur extrémité inférieure (*uterus masculinus*); chez la femelle, ils persistent, au contraire, sur toute leur longueur et forment les *trompes* et l'*utérus*. Pendant longtemps, on a cru qu'ils participaient également à la formation du vagin (Voir plus loin).

Quant au sinus uro-génital, il contribue à former chez l'homme, l'*urètre prostatique* et une partie de l'*urètre membraneux* ; chez la femme, il devient le *vagin* et l'*urètre*. Mais, avant d'étudier le développement de ces parties internes, il est indispensable de voir les changements de forme que subissent le **tubercule génital** et les **bourrelets** ou replis génitaux.

L'inspection de la figure 821 permet de suivre aisément le développement progressif des *organes génitaux externes*. Si l'on compare, en effet, les dessins de la figure 821, on peut se faire une idée des changements qui surviennent dans les organes génitaux externes dans l'un et l'autre sexe. La figure A représente l'état primitif de ces parties qui offrent la même configuration dans les deux sexes jusqu'à l'époque où l'embryon humain atteint une longueur de 5 centimètres environ. Entre le cordon ombilical (*n*), et l'appendice caudal (*s*), on voit l'extrémité du **tubercule génital** ou *gland* (*e*). La face inférieure du tubercule génital est creusée d'un sillon (*f*), qui aboutit en arrière à l'excavation appelée cloaque et qui est bordé de deux saillies longitudinales (*hl*), dites **replis génitaux**. La figure C représente un stade un peu plus avancé, mais qui ne permet pas encore de reconnaître le sexe d'après la configuration des organes génitaux externes.

Dès que l'embryon arrive à une longueur de 4 à 5 centimètres, c'est-à-dire à partir de la 10ᵉ semaine, les différences apparaissent et s'accusent avec les progrès de l'âge (comparer fig. B à D). Dans le sexe féminin, l'**ouverture du sinus urogénital** (*ng*), se raccourcit et reste limitée à la face inférieure du tubercule génital : c'est la **fente génitale** (*f*). Entre l'extrémité postérieure de cette fente et l'appendice caudal (*s*) s'est formée une saillie percée d'un orifice : c'est l'*anus* (*a*). L'anus est séparé de l'orifice du sinus urogénital par un pont cutané, l'*ébauche du périnée*.

Dans le sexe masculin (fig. 821, D), la fente génitale ou ouverture du

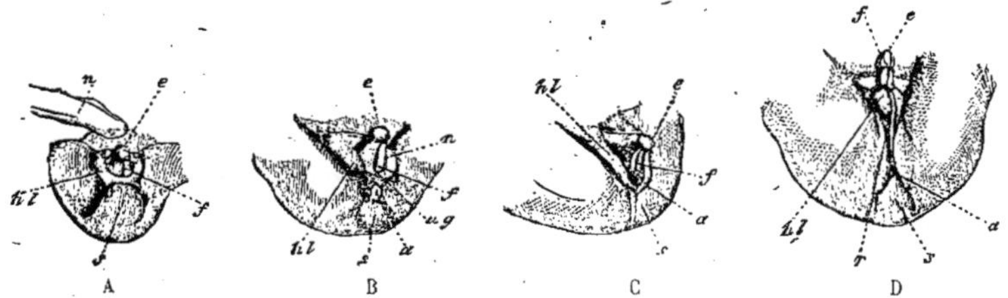

Fig. 821. — Développement des organes génitaux externes (Ecker).

A. Extrémité inférieure du corps d'un embryon à la 8ᵉ semaine; stade indifférent (grossi 2 fois), *e*, gland, au sommet du tubercule génital; *f*, sillon génital aboutissant en arrière à l'ouverture du rectum et par suite faisant partie du cloaque; *h. l.* bourrelets génitaux; *s.* extrémité du corps de l'embryon en forme de queue; *n.* cordon ombilical.

B. Embryon d'environ 10 semaines, féminin; *a.* anus; *u. g.* Sinus uro-génital; *n.* bords du sillon génital, *n*, replis génitaux ou petites lèvres (les autres lettres comme ci-dessus).

C. Embryon un peu plus jeune que le précédent grossi deux fois, pour montrer le stade qui précède immédiatement l'indication du sexe.

D. Embryon mâle vers la fin du 4ᵉ mois. (Mêmes lettres que ci-dessus.)

sinus urogénital disparaît non seulement au niveau du périnée, mais encore sur toute la face inférieure ou caudale du tubercule génital. D'arrière en avant, les bords des replis génitaux (*hl*) se rapprochent et se soudent et le vestige de la soudure est représenté par une ligne saillante ou *raphé* qui s'étend, sur le plan médian, de l'anus au gland.

A ces changements dans la configuration des parties externes correspondent des modifications profondes des canaux de Wolff, de Müller, de l'allantoïde et de la cavité commune où débouchent ces conduits. La figure 822 rend compte des rapports de ces divers conduits et des limites de la cavité commune : l'intestin (2), après être arrivé dans la région caudale de la colonne vertébrale, s'ouvre dans la cavité (5) qui est le cloaque. L'extrémité antéro-supérieure du cloaque reçoit un autre conduit, allantoïde (4) qui se dirige d'autre part vers l'ombilic et se prolonge en dehors du corps embryonnaire pour atteindre le chorion. Dans le cloaque débouchent en outre (sur les parois postéro-latérales) les conduits excréteurs des reins primitifs ou conduits de Wolff (5).

A cette époque, le cloaque est fermé, du côté externe, par une membrane épithéliale (6), **membrane cloacale**, qui s'étendait à l'origine depuis la région caudale jusque vers l'ombilic. La membrane cloacale se raccourcit grâce au développement du tissu conjonctif (7), qui constitue la paroi mésodermique sous-ombilicale. Au point de jonction de l'intestin et de l'allantoïde, on remarque la pointe d'un repli (8) qui s'étend de la cavité pleuro-péritonéale (9) jusque dans le cloaque (3).

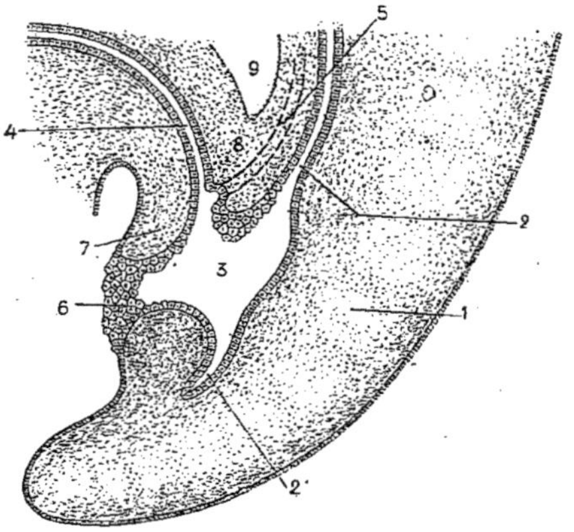

Cloisonnement du cloaque. — Au cours du développement, il s'effectue dans le cloaque une division de travail qui aboutit à la séparation des conduits excréteurs du tube digestif et des organes génito-urinaires : c'est là le cloisonnement du cloaque. Il suffit de comparer entre elles les figures 822, 823 et 824 pour saisir d'un coup d'œil l'ensemble du processus. Le repli (8), dit éperon périnéal, s'accroît et s'avance dans la cavité cloacale (3) : dans la figure 823, il arrive au milieu de la cavité et, dans la figure 824, il fait saillie au niveau des téguments, de sorte que son extrémité inférieure ou caudale constitue l'ébauche du *périnée* (8'). Du côté dorsal, l'extrémité terminale du tube digestif (fig. 824,r) s'ouvre maintenant séparément en dehors, de même que, du côté ventral, il existe un conduit unique, **sinus uro-génital**, qui sert de canal excréteur aux organes génito-urinaires. Le pédicule de l'allantoïde s'est élargi sur ces entrefaites, en 4', pour constituer la *vessie* qui reçoit les *uretères*, et le canal de Wolff (non représenté dans les figures 823 et 824) continue à s'ouvrir dans le sinus

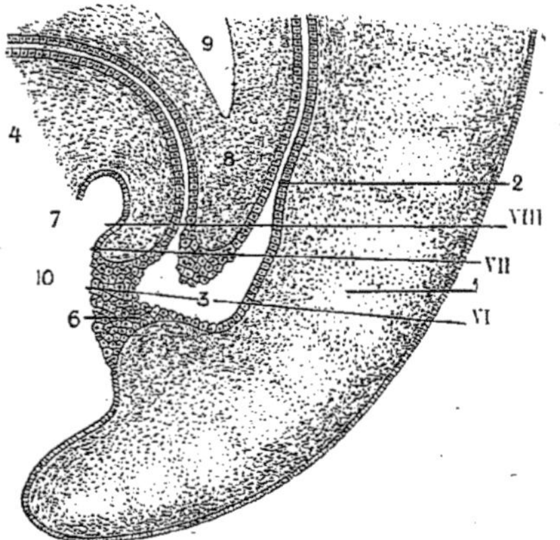

Fig. 822. — Stade du cloisonnement du cloaque, sur un embryon de mammifère de 7ᵐᵐ de long. (Retterer.).

1, colonne vertébrale; 2, tube digestif; 2', intestin post-anal; 3, cloaque; 4, allantoïde; 5, canal de Wolff; 6, épaississement épithélial du cloaque; 7, paroi abdominale; 8, cloison recto-uro-génitale; 9, cavité péritonéale.

Fig. 823. — Stade du cloisonnement du cloaque sur un embryon de mammifère de 9ᵐᵐ de long. (Retterer.)

(Même légende des lettres que dans la figure 822.) VI, VII, VIII, niveaux où passent les coupes représentées dans les figures 825, 826 et 827.

urogénital et se transformera chez le mâle en *canal déférent*. Remarquons, de plus, qu'en avant et en haut du sinus urogénital (en 10), il s'est formé une saillie, dite **tubercule génital**, et qui représente l'ébauche du *pénis* ou du *clitoris*.

Comment s'accroît et s'allonge l'éperon périnéal pour diviser le cloaque en deux cavités distinctes? Pour se rendre compte du processus, il est indispensable de débiter en coupes frontales et sériées toute l'extrémité inférieure ou caudale des embryons longs de 6, 7, 8, 9, 10, 11, 12 millimètres. En étudiant ces coupes, on trouve les images suivantes qui se succèdent constamment de l'éperon périnéal vers la cavité du cloaque : la coupe 827 qui passe par la partie conjonctive et vasculaire de l'éperon (VIII de la fig. 823) comprend une portion centrale de tissu conjonctif réticulé. Celui-ci est revêtu d'un épithélium épaissi, aussi bien sur sa face rectale que sur la face qui regarde le sinus urogénital (fig. 827). La coupe (fig. 826), qui passe par la pointe de l'éperon (VII de la fig. 823) ne comprend qu'une **cloison épithéliale** (ou septum), réunissant les deux faces du cloaque. Enfin, la coupe (fig. 825) qui passe par la portion du cloaque immédiatement sous-jacente à la pointe de l'éperon (VI de la fig. 823), montre sur chaque face latérale un épaississement épithélial dont les crêtes correspondent et sont sur le point de se rencontrer.

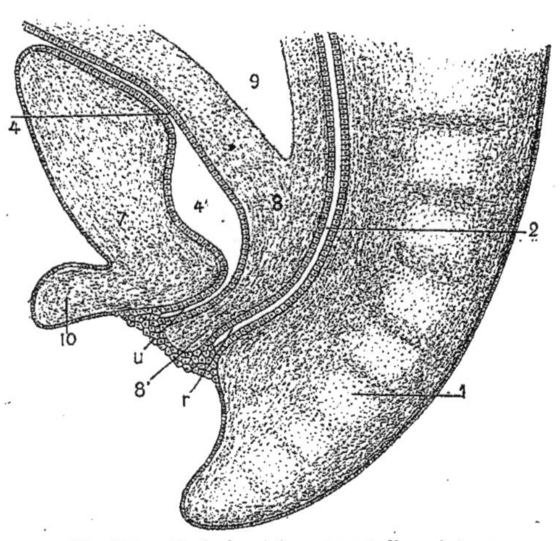

Fig. 824. — Stade du cloisonnement d'un cloaque sur un embryon de mammifère de 12 ᵐᵐ. (Retterer.) (Même légende que dans la fig. 822. — 4', vessie; 8', périnée; 10, tubercule génital; *u*, urètre ; *r*, rectum.

Telles sont les dispositions qu'on observe sur les embryons des divers âges dont le cloaque est en voie de cloisonnement. En étudiant les phénomènes de division et de transformation cellulaires, on constate que l'épithélium du cloaque se multiplie plus activement aux points où se développent les crêtes que partout ailleurs (fig. 825). Lorsque le sommet de l'une des crêtes arrive au contact de celui de sa congénère, il s'y accole et s'y soude; d'où la formation d'une cloison épithéliale (fig. 826,1). Dans la portion centrale de cette cloison épithéliale, les cellules se transforment en tissu conjonctif réticulé (fig. 827, 1).

En un mot, le processus histogénétique qui détermine la division du travail physiologique, c'est-à-dire le cloisonnement du cloaque, est identique à celui qui préside à l'apparition du tissu conjonctif dans

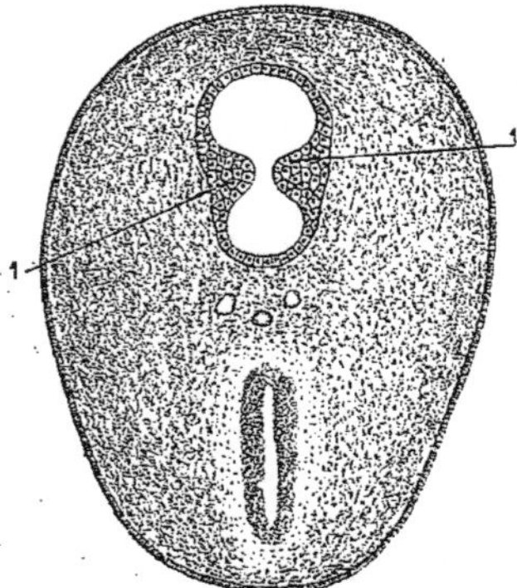

Fig. 825. — Coupe frontale de l'embryon de la figure 825, passant par le niveau VI. (Retterer.)

1, crêtes épithéliales sur les parois latérales du cloaque.

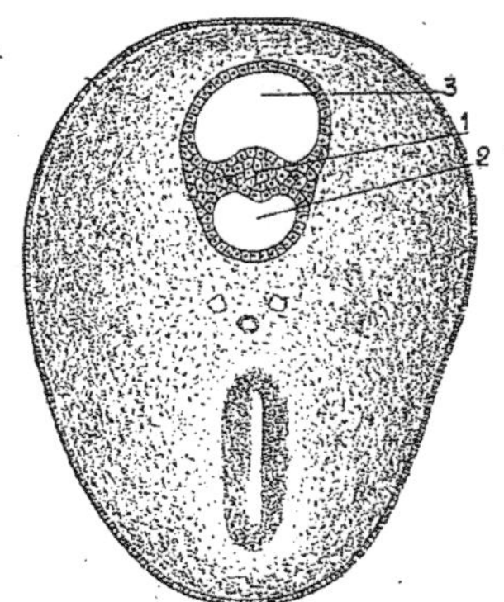

Fig. 826. — Coupe frontale de l'embryon de la figure 825, passant par le niveau VII. (Retterer.)

1, crêtes réunies en septum épithélial; 2, rectum; 5, sinus urogénital.

le germe embryonnaire, ainsi qu'à la cicatrisation des plaies[1]. Il se résume ainsi : les cellules épithéliales se multiplient et produisent des amas épithéliaux qui ultérieurement se transforment en éléments conjonctifs et vasculaires.

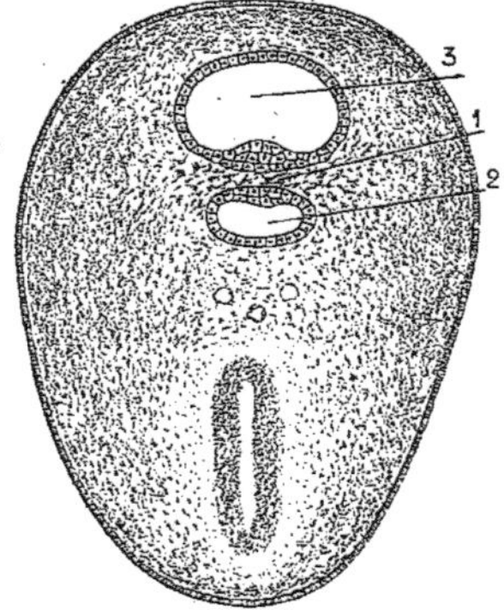

Fig. 827. — Coupe frontale de l'embryon de la figure 825, passant par le plan VIII. (Retterer.)

1, cloison recto-uro-génitale; 2, rectum; 5, sinus uro-génital.

Développement du périnée. — Lorsque les embryons sont longs de 11 et 12 millimètres, les **crêtes cloacales** sont arrivées au tégument externe et le rectum est séparé du sinus urogénital. Celui-ci communique à l'extérieur par une gouttière revêtue de cellules épithéliales (fig. 824, *u*). Les bords de cette gouttière continuent à s'allonger et aller à la rencontre l'un de l'autre. Après s'être accolées, les cellules des crêtes épithéliales se soudent et forment une cloison

épithéliale (fig. 828, 2) dont les éléments se transforment en tissu conjonctif (fig. 829, 2), de la même façon que dans le septum cloacal. C'est ainsi que l'ouverture externe est reportée en avant, c'est-à-dire du

[1] Voir pour les détails Retterer : Cicatrisation des plaies de la cornée (*Journal de l'Anatomie*, 1903, p. 454) et Structure et évolution du tégument externe (*Ibid.*, 1904, p. 337.) Les faits morphologiques qui aboutissent au cloisonnement du cloaque, du périnée et au

côté ventral, vers la base du tubercule génital. La cloison ou espace qui sépare l'ouverture du rectum de l'ouverture du sinus urogé-nital porte le nom de *périnée*.

Le cloisonnement s'arrête, dans le sexe féminin, à la base du tu-bercule génital; mais, dans le sexe masculin, les bords de la gouttière du sinus urogénital con-tinuent à croître et à se souder jusqu'à l'extrémité du tubercule génital pour constituer *l'urètre spongieux* et *balanique*.

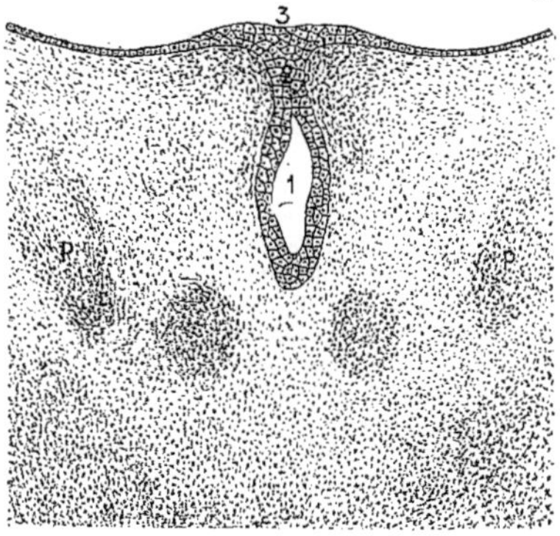

Raphés des organes génito-urinaires. — L'inspection des figures 826 et 827 montre qu'aux points où se sont réunies les crêtes cloacales, ainsi que les crêtes pé-rinéales (fig. 828 et 829), l'épithé-lium est plus épais le long du plan médian que partout ailleurs. Cet épaississement épithélial constitue une

Fig. 828. — Coupe frontale pour montrer le développement du périnée et de l'urètre périnéal. (Retterer.)
1, gouttière épithéliale; 2, lame épithéliale; 3, épaississement épithélial; P, P, pubis, et, entre les deux branches pubiennes, la coupe des corps caverneux.

plaque épithéliale, ou raphé, dont les cellules évoluent comme par-tout ailleurs, c'est-à-dire qu'elles se transforment en tissu conjonc-tif. Mais, comme le revêtement épithélial est plus épais sur la ligne médiane, le tissu conjonctif aura en ce point une épaisseur double ou triple de celui des téguments avoisinants. Cette ligne épaissie persistera chez l'adulte; sur la pa-roi ventrale du rectum, elle est effacée par des plis transversaux ou obliques de la muqueuse; mais elle est bien nette sur la paroi dor-sale du sinus urogénital (*crête urétrale de l'urètre prostatique*

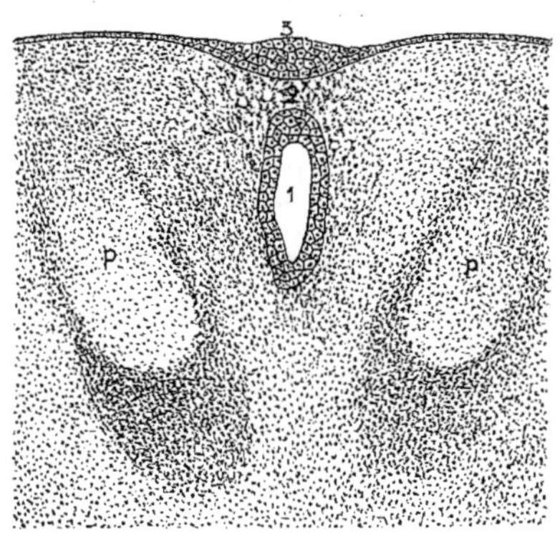

Fig. 829. — Fermeture de la gouttière ur'trale. (Retterer.)
1, urètre; 2, cloison conjonctive; 3. épaississement épithélial, ébauche du raphé périnéal; P. P. pubis.

et verumontanum). La crête homologue constitue, dans le type féminin, la *colonne postérieure* ou *dorsale du vagin*. (Voir plus loin pour la

développement de l'urètre ont été observés de bonne heure par les embryologistes. Mais le mode ou processus a été différemment compris en raison des méthodes plus ou moins parfaites

colonne antérieure.) Au périnée, l'épaississement médian donnera naissance au *raphé ano-vulvaire*, qui est une bande fibro-élastique de même structure que le derme, mais d'une épaisseur double ou triple[1].

dont les observateurs ont disposé. C'est là ce qui explique les diverses théories qui ont eu cours sur ce sujet.

Rathke [*Abhandlungen zur Bildungs und Entwickelungsgeschichte des Menschen und der Thiere*, 1re partie, p. 57 à 63, 1832] le premier pratiqua sur des embryons de veau, de mouton et de porc des dissections fines qu'il examina à la loupe pour étudier le développement des organes génito-urinaires. Il vit la cavité commune ou cloaque où se terminent le tube digestif et l'allantoïde et qui s'ouvre par un conduit sur le tégument externe. Le cloaque se dédoublerait en rectum et en canal urétral de la façon suivante : un pli moyen qui sépare, à l'origine, le rectum de l'allantoïde s'allonge et se réunit à deux plis latéraux qui prennent naissance sur les parois latérales du cloaque. Lorsque la cloison urétro-rectale arrive au tégument externe, l'orifice urétral se continue chez le mâle avec une gouttière que présente la face caudale du pénis ; les bords de cette gouttière se rapprochent et se soudent pour constituer l'urètre pénien.

Cette théorie régna jusqu'en 1888, époque à laquelle Tourneux (*Journal de l'Anatomie*, 1888) étudia, sur des coupes microscopiques, le développement du cloaque sur les embryons de mouton. Il découvrit l'*amas épithélial* qui ferme l'orifice externe du cloaque et qu'il appela *bouchon cloacal*. Tourneux vit le bouchon cloacal se prolonger sous le tubercule génital. Se fondant surtout sur les coupes longitudinales, Tourneux attribua au pli moyen du cloaque (*éperon périnéal*) le rôle essentiel dans la division du cloaque et dans le développement du raphé périnéal. Chez le porc, et quelques embryons humains, il observa, en 1889, des phénomènes identiques.

De 1887 à 1893 (*Société de Biol.*, 2 avril, 25 juin, 2 juillet, 23 juillet, 26 nov. 1887, *Journal de l'Anat.*, 1890, p. 126 et *Ibid.*, 1892, p. 225 et *Bibliographie anatomique*, 1893, p. 184), Retterer reprit cette étude sur des embryons de lapin, de mouton, de porc, de cobaye et sur les embryons humains. Sur des coupes rigoureusement sériées, il constata la présence d'une traînée épithéliale pleine reliant l'intérieur du cloaque au tégument externe.

Aux points où le cloaque va se dédoubler, il se forme, sur la paroi latérale du cloaque, à une hauteur différente selon l'âge de l'embryon, une saillie ou pli qui s'élève, s'accole et se soude à sa congénère pour constituer une cloison frontale (urétro-rectale). L'éperon périnéal est le résultat de leur soudure. Le périnée et la paroi caudale de l'urètre procèdent de deux plis analogues.

Reichel (*Verhandl. der phys. med. Gesell.*, Würzburg, t. 27, 1895) arriva, sur des porcs et des embryons humains, à des résultats semblables à ceux de Retterer.

Keibel (*Arch. f. Anat. und Physiol., Anat. Abth.*, 1896, p. 55 à 156) étudia le cloaque sur des embryons humains et fit des reconstructions en cire de ses coupes. Il observa également des plis sur les parois latérales du cloaque.

Fleischmann (*Morphol. Jahrbuch*, t. 30 et 32) et son élève Schwarztrauber (*Ibid.*, t. 32). viennent de publier des mémoires étendus sur le développement du cloaque de la taupe, du mouton et du porc. Ils ne se placent qu'au point de vue morphologique et ne considèrent ni les divisions, ni les transformations cellulaires. En s'abaissant, le repli ou éperon périnéal séparerait l'urètre du rectum. Ce sont là les résultats de Tourneux exposés avec une terminologie fondée sur des vues phylogéniques.

Retterer (*Soc. de biologie*, 24 juin 1905, p. 1040 et 1er juillet 1905, p. 22) a repris cette étude pour déterminer le rôle des épaississements épithéliaux qu'on observe au cours de l'évolution des organes génito-urinaires (*bouchon cloacal, plaque urogénitale, mur balanique*, etc.). Des recherches expérimentales lui avaient appris que l'épithélium continue chez l'adulte à fournir des éléments cellulaires qui se transforment ultérieurement en tissu conjonctif. Or, dans les organes génito-urinaires apparaissent, partout où il y a cloisonnement ou occlusion de gouttières, des crêtes épithéliales qui se réunissent par leurs bords pour former des cloisons épithéliales. Plus tard, ces cloisons épithéliales se transforment en cloisons conjonctives et musculaires. En un mot, la division du cloaque en deux conduits distincts, ainsi que la fermeture de la gouttière urétrale, sont déterminées par un processus identique à celui qui guérit les plaies accidentelles : 1° prolifération épithéliale; 2° transformation de cet épithélium en tissu conjonctif.

[1] Retterer. Du développement et de la structure des raphés des organes génito-urinaires. *Soc. de biol.*, 1er juillet 1905, p. 22.

Développement de l'utérus, du vagin et de l'urètre féminin. —
Sur les jeunes embryons de mammifères (embryons humains de 3 à
4 centimètres; embryons de cobaye de 1^{cm} à 1^{cm},5), les canaux ou
conduits de Müller (fig. 830, 3, 3) s'étendent de la cavité abdominale au
sinus uro-génital. Pour simplifier le dessin, ils sont représentés (fig. 830
à 832) comme des tubes vides, mais réunis par une cloison épithéliale. En réalité, ils sont pleins, et l'un est intimement accolé à l'autre.
Tel est l'état embryonnaire du type femelle des mammifères. A ce stade
succédera celui d'une séparation plus ou moins complète des voies
génitales et urinaires, c'est-à-dire le développement de l'urètre, d'une
part, de l'utérus et du vagin, de l'autre.

On a expliqué de plusieurs façons différentes cette division du travail :
les premiers embryologistes ont admis un bourgeonnement du sinus
urogénital, une sorte d'excroissance que sa paroi dorsale émettrait pour
faire communiquer sa cavité avec les canaux de Müller : cette excroissance deviendrait le vagin et le col de la matrice, tandis que les canaux
de Müller formeraient les cornes utérines ou trompes de Fallope.

Plus tard, on a observé, sur les coupes, la fusion des canaux de Müller
dans leur portion inférieure et leur abouchement dans le sinus urogénital. Le canal unique, qui en résulte, **canal utéro-vaginal**, est situé
d'abord très haut; plus tard, son extrémité inférieure descendrait dans
le sinus urogénital, entraînerait l'urètre et les extrémités de ces deux
conduits viendraient faire saillie entre les petites lèvres sous forme
de méat urinaire et d'orifice vaginal.

Cette seconde théorie ne répond pas à la réalité, car les coupes rigoureusement sériées, faites sur les embryons, comprenant tous les stades
de développement ne montrent aucun fait en faveur de la descente de
canaux de Müller ou de l'urètre; elles établissent, au contraire, que le
sinus urogénital se divise, dans le type femelle, en *vagin* et en *urètre*,
d'après un processus identique à celui qui cloisonne le cloaque[1].

Deux ordres de faits nous éclairent sur le cloisonnement du sinus
urogénital : ce sont les changements de configuration et les transfor-

[1] Le développement de l'utérus, du vagin et de l'urètre féminin est un problème des
plus difficiles. On peut grouper, d'après Retterer, les théories émises sur ce point sous
les chefs suivants :

1° *L'utérus et le vagin sont des évaginations du sinus urogénital.*

J. Müller (*Bildungsgeschichte der Genitalien.* Düsseldorf, 1830, 588), le premier, donna
le nom de sinus urogénital au canal commun dans lequel débouchent les organes génitaux
et l'ouraque. Chez les embryons femelles, la paroi dorsale de ce sinus pousse un diverticule
qui s'élève pour former la portion impaire de l'utérus. La portion inférieure ou caudale du
sinus devient le *vagin*. Les canaux de Müller ne formeraient que les cornes utérines.

Selon Rathke (*Untersuchungen über die Geschlechts-Werkzeuge der Säugethiere.* Abhandlungen, 1832, 3e partie, p. 59 et 60), l'urètre (sinus urogénital) des embryons femelles de
porc et de ruminants pousse, au voisinage de la vessie, une bosselure prenant la forme
d'une bouteille dont le col se continue avec les trompes (conduits de Müller). Le corps de
la bosselure devient le *vagin*, et son col, le *col de la matrice*.

Les théories de J. Müller et de Rathke étaient oin de convaincre Bischoff, qui (*Traité du*

mations cellulaires qui se passent dans cette cavité. Nous nous bornerons à cet égard aux embryons humains et aux fœtus de cobayes.

développement de l'homme et des mammifères, trad. Jourdan, 1843, p. 570) admet une atrophie du sinus urogénital, ce qui rendrait la séparation de la vessie et du vagin plus complète !

2° *Les canaux de Müller deviennent l'utérus et le vagin.*

Pour J.-F. Meckel (cité par Leukart (*Illustrirte medicinische Zeitung*, t. I, p. 52, München 1852), la fusion des canaux de Müller produit le vagin et l'utérus. Leukart partage cet avis et pense que le sinus urogénital ne s'accroît plus à partir du stade embryonnaire ; il reste court et s'élargit de sorte qu'il paraît être une continuation directe du vagin (*atrium s. vestibulum vaginæ*).

C. Thiersch (*Illustrite medic. Zeutung*, t. I, 1852, p. 1) eut recours aux coupes sur les embryons de mouton pour voir la destinée des canaux de Müller et de Wolff dont l'ensemble constitue le *cordon génital*. Les canaux de Müller se fusionnent avant de déboucher dans le sinus urogénital et plus tard se différencient en vagin et en utérus.

Pour G. Valentin (*Handbuch der Entwickelungsgeschichte*, 1835, p. 422), le *canal urogénital* représente, à l'origine, chez les femelles, non seulement le vagin, mais encore l'urètre. L'urètre est un canal qui prolonge la vessie et qui se sépare du canal uro-génital en restant situé du côté ventral de ce dernier. Cette séparation se fait probablement par un étranglement rapide (*wahrscheinlich geschieht diese durch eine rasch und vielleicht von beiden Seiten her erfolgende Abschnürung*). Cependant Valentin n'est pas certain que les choses se passent ainsi (*Doch bin ich über diesen Hergang noch ungewiss*).

A. Kölliker (*Entwickelungsgeschichte des Menschen und der höheren Thiere*, 1861, p. 451) explique de la façon suivante le développement de l'urètre et du vagin : le dernier segment de la vessie qui s'étend à partir de l'embouchure des canaux de Wolff et de Müller, et que J. Müller a désigné sous le nom de *sinus urogénital*, se raccourcit avec les progrès de développement. Sur ces entrefaites, la partie contiguë de l'appareil urinaire se transforme en urètre et les canaux de Müller se convertissent en utérus et vagin. De telle sorte que l'urètre et le vagin finissent par aboutir à un segment commun, dit *vestibule du vagin*. Ce raccourcissement n'est qu'apparent ; il est dû, en effet, à ce fait que le sinus uro-génital primitif s'accroît moins que les autres parties, de sorte que finalement ses dimensions sont très réduites.

Livius Fürst, Dohrn, Langenbacher, Tourneux et Legay (voir les indications bibliographiques dans Tourneux et Herrmann, Art. *Utérus* dans le Dictionnaire de Dechambre, p. 709) se rattachent tous à cette théorie qui fait provenir l'utérus et le vagin des extrémités inférieures des canaux de Müller.

Si l'on jette un coup d'œil sur les figures 810 à 812, on voit que la cloison recto-urogénitale, d'une part, la cloison urétro-vaginale, de l'autre, constituent à tout moment des membranes conjonctives continues et denses qui empêchent tout glissement de l'une des parties sur l'autre. Comment, dans ces conditions, le vagin peut-il s'allonger, avec l'urètre, pendant que le sinus urogénital s'atrophie. Quels sont les signes de cette atrophie ? C'est le contraire qu'Amann a observé (Voir plus loin).

Nagel (*Harn-und Geschlechtsorgane* in *Bardeleben's Handbuch*, 1896, p. 24) se borne à dire : « Le vagin descend en même temps que l'urètre se forme » et il ajoute plus loin : « La portion de l'urètre, correspondant au segment distal de l'urètre prostatique et à l'urètre membraneux de l'homme, disparaît chez la femme et il ne persiste qu'un rudiment représentant la fosse naviculaire du vestibule.

Tandis que la majorité des auteurs admettent la végétation des canaux de Müller et l'atrophie du sinus urogénital, il en est qui ont constaté une prolifération active des cellules qui tapissent l'extrémité supérieure du sinus urogénital.

J. A. Amann (Beiträge zur Morphologie der Müller'schen Gänge. *Arch. f. Gyn.*, t. 42, 1892, p. 177), par exemple, a vu, sur les embryons de mouton, l'épithélium des canaux de Müller constituer une traînée pleine qui s'accole à la paroi postérieure du sinus urogénital. En ce point, l'épithélium du sinus forme un épaississement considérable. Aussi, contrairement à Thiersch, conclut-il que l'épithélium du sinus va au-devant de celui des canaux de Müller et effectue la perforation en en produisant l'usure. Comment alors peut-on expliquer la prolifération ultérieure des extrémités inférieures des canaux de Müller dont les cellules épithéliales ont été atrophiées ?

D'après Reiterer, les théories précédentes ne reposent que sur les apparences et ne

Sur les embryons humains du commencement du 3e mois (longs de 4 à 5 cent.), l'extrémité supérieure du sinus urogénital, c'est-à-dire le point où débouchent les canaux de Müller et l'urètre, se trouve au niveau d'un plan qui passe par le milieu du pubis. Sur les fœtus de 6 cent. 5 (fin du 3e mois), ce point (où débouchent l'urètre et le vagin) est situé au niveau du bord inférieur du pubis. Sur les fœtus de 8 centimètres de long (4e mois), les extrémités inférieures de l'urètre et du vagin se trouvent à 1 millimètre environ au-dessous du bord inférieur du pubis. Sur les fœtus de 10 centimètres, le plan horizontal où sont arrivés l'orifice vaginal et le méat urinaire est à égale distance du bord inférieur du pubis et du bord vulvaire. Au 7e mois, les orifices du vagin et de l'urètre arrivent au niveau du bord supérieur, ou adhèrent des petites lèvres qu'ils finissent par dépasser le 8e et 9e mois.

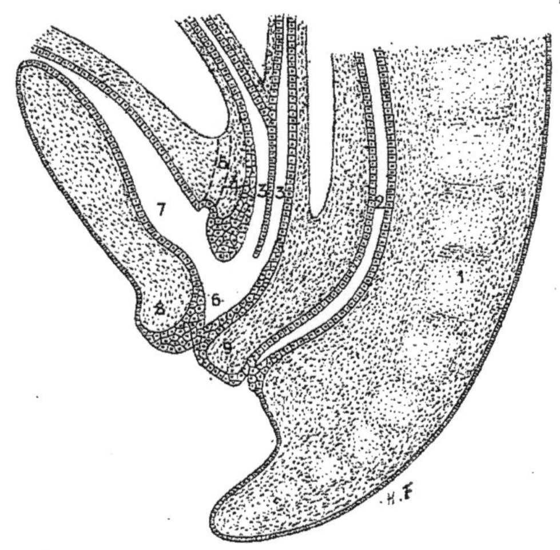

Fig. 850. — Stade du développement de l'utérus, du vagin et de l'urètre chez le cobaye femelle. — Coupe longitudinale de l'extrémité caudale d'un embryon de cobaye long de 17ᵐᵐ (Retterer).

1, colonne vertébrale; 2, rectum; 3, canaux de Müller; 4, ébauche de la cloison urétro-vaginale; 5, canal de Wolff; 6, sinus urogénital; 7, vessie; 8, tubercule génital; 9, périnée.

Chez le cobaye, il en est de même. Sur les embryons longs de 17 millimètres, les canaux de Müller aboutissent au sinus urogénital à un demi-millimètre au-dessus du plan horizontal qui passerait par les articulations coxo-fémorales[1]. Chez les embryons plus âgés, cette extrémité inférieure des canaux de Müller ne descend pas davantage, et, chez l'adulte, ce point correspond au museau de tanche. Ce fait établit que les canaux de Müller, après s'être fusionnés dans leur portion inférieure (disparition de la cloison épithéliale mitoyenne), donnent naissance au *corps de l'utérus*.

Sur les fœtus de cobayes de 5 centimètres de long, ils se sont fusionnés en un conduit unique (fig. 851, 3), qui constitue le corps de l'utérus.

tiennent nul compte des phénomènes de multiplication et de transformations cellulaires. En réalité, l'urètre et le vagin se développent par cloisonnement du sinus urogénital, d'après un processus identique à celui qui détermine le cloisonnement du cloaque.

[1] Voir Retterer. *Soc. de Biol.*, 12 déc. 1903, p. 1570.

De plus, on voit que la cloison **frontale** (fig. 851 et 852, 4) qui existe entre les canaux de Müller et le sinus uro-génital, s'est accrue et se prolonge dans la cavité du sinus urogénital, de façon à la diviser en un conduit dorsal ou postérieur (*v*) ou *vagin* et un conduit ventral (*u*) qui reste en relation avec le pédicule de l'allantoïde (7). Le bord inférieur ou libre de cette cloison urétro-vaginale, arrive sur l'embryon long de 4 centimètres, au niveau du bord inférieur des branches ischio-pubiennes (entre les deux racines du corps caverneux).

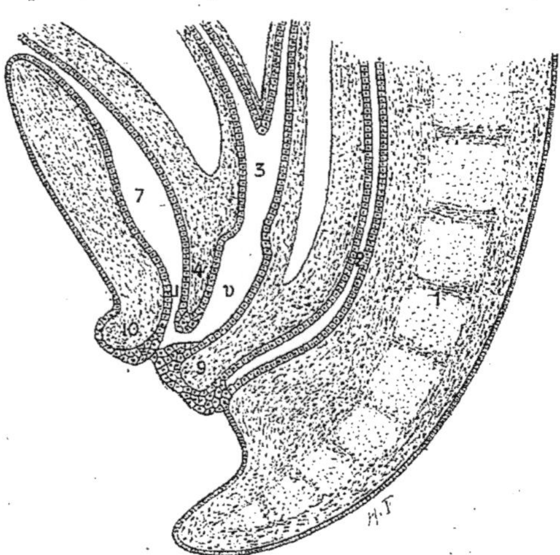

Fig. 851. — Coupe longitudinale de l'extrémité caudale d'un embryon de cobaye long de 5 centimètres. (Retterer.)

1, colonne vertébrale; 2, rectum; 3, utérus; 4, cloison urétro-vaginale; 7, vessie; 9, périnée; 10, tubercule génital; *u*, urètre; *v*, vagin.

Sur le fœtus long de 55 millimètres, l'extrémité inférieure de la cloison urétro-vaginale dépasse les racines du corps caverneux et le sinus urogénital est réduit à une petite cavité (*vestibule du vagin*) longue de 1 millimètre où débouchent en avant l'urètre et en arrière le vagin. Enfin, sur les fœtus de 6 centimètres à 7 centimètres, la cloison arrive jusqu'au niveau du tégument externe, de sorte que l'*urètre* s'ouvre séparément en avant du vagin, au-dessous du gland du clitoris; le vagin débouche de même séparément à la surface de la peau (fig. 852).

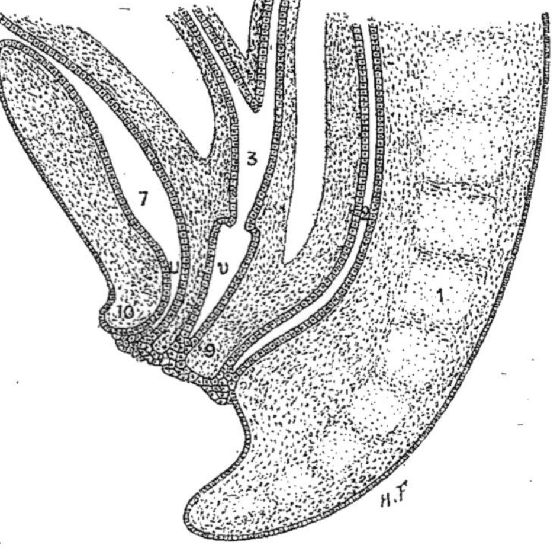

Fig. 852. — Coupe longitudinale de l'extrémité caudale d'un fœtus long de 55 millimètres. (Même légende que fig. 851). (Retterer.)

Tels sont les phénomènes morphologiques qui président à la formation de deux conduits aux dépens d'une seule cavité. Nulle part on n'assiste à la pénétration d'un conduit dans un autre, à l'allongement des canaux de Müller et à l'atrophie concomitante du sinus urogénital. Mais les coupes longitudinales qui sont excellentes pour constater la formation des deux conduits et le développement de la cloison urétro-vaginale sont insuffisantes pour montrer le processus de la division. Il est indispensable de débiter la région génitale d'une série complète

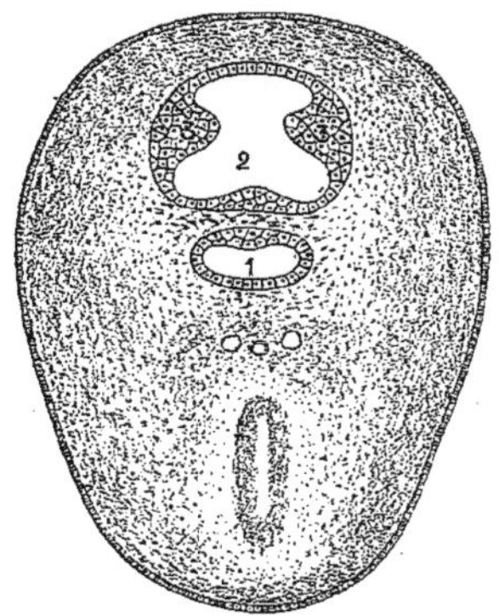

Fig. 853.— 1, rectum ; 2, cavité du sinus uro-génital ; 3, crêtes épithéliales sur les parois latérales du sinus. (Retterer.)

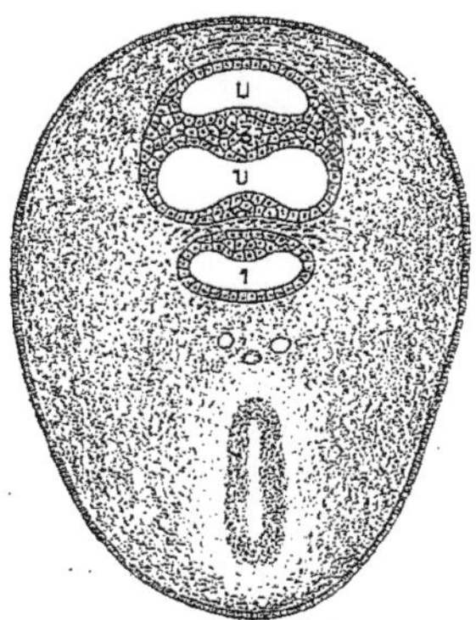

Fig. 854.— Coupe passant par un niveau plus élevé où les crêtes latérales se sont réunies en une cloison (3) qui sépare le sinus uro-génital en vagin, vi, et en urètre, u). (Retterer.)

Fig. 853 et 854. — Coupes transversales de l'extrémité caudale de deux fœtus de cobaye femelles pour montrer le processus du cloisonnement du sinus uro-génital.

d'embryons dans une espèce donnée, en coupes *frontales* rigoureusement sériées et d'y étudier les phénomènes cellulaires au point où s'effectue cette division. Nous choisirons comme type le cobaye, dont Retterer a fait une étude détaillée. A chacun de ses stades de développement et de division, le sinus urogénital présente constamment, au-dessous du bord inférieur ou caudal de la cloison urétro-vaginale, la forme d'un sablier (fig. 853, 2). Vers son tiers ventral, il se développe, sur chaque paroi latérale du sinus, une crête épithéliale (3) dont le bord libre se rapproche de celui de sa congénère. Quand les deux bords se sont rencontrés, ils s'accolent et se soudent : de là la formation d'une cloison ou **septum épithélial** (fig. 854, 3), dont les cellules se transforment dans la portion centrale en éléments conjonctifs et musculaires ; c'est là la *cloison urétro-vaginale définitive*. Sur la ligne médiane des deux faces de la cloison, il persiste quelque temps un épaississement longitudinal de cellules épithéliales, qui évoluent de même façon, c'est-à-dire qu'elles finissent par se convertir en tissu conjonctif, sauf dans leur portion superficielle. La saillie longitudinale ou *colonne antérieure du vagin* dérive de l'épaississement médian et dorsal de la cloison

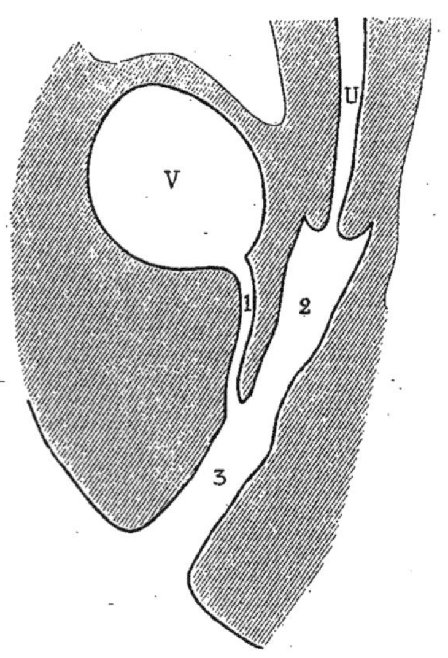

urétro-vaginale et la *crête urétrale* provient de son épaississement médian et ventral.

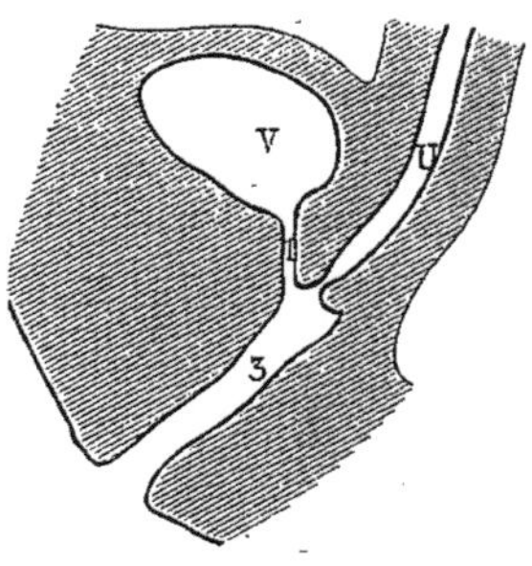

Nous avons décrit lé cloisonnement du sinus urogénital chez le cobaye où il aboutit à la division totale du sinus urogénital en vagin et urètre (fig. 838). Il n'en va pas de même chez les divers mammifères. Chez *l'hyène tachetée* (fig. 835), l'utérus (*u*), c'est-à-dire le museau de tanche, s'ouvre directement dans le vestibule, ou canal commun aux organes génito-urinaires (5). Il n'y a pas de vagin[1]. En d'autres termes, sauf les dimensions plus considérables, le sinus urogénital persiste, chez la femelle d'hyène, avec les connexions qu'il présente à l'état embryonnaire (fig. 830 et 831). Par

Fig. 835. — Organes génito-urinaires de l'hyène tachetée. *u*, utérus ; *v*, vessie ; 1, urètre ; 5, vestibule. (Schéma d'après Retterer).

suite de l'absence de cloisonnement, l'urètre débouche au niveau où se terminent les canaux de Müller fusionnés, c'est-à-dire l'utérus. Chez la plupart des mammifères, la jument par exemple, le sinus urogénital (fig. 836) se cloisonne sur une longueur n'atteignant pas la moitié de son étendue longitudinale, de sorte que le segment inférieur ou caudal non cloisonné, c'est-à-dire le vestibule, atteint (5) chez l'adulte des dimensions considérables (10 à 14 centimètres). A ce type, se rattachent les ruminants, la truie, la chienne, la chatte et la lapine.

Dans l'espèce humaine, l'urètre aboutit entre les petites lèvres. Au 5e mois de la vie fœtale, les canaux de Müller débouchent isolément dans le sinus urogénital ; au cours du 4e mois, ils se fusionnent en un canal unique (corps de l'utérus). Au 5e et 6e mois, le sinus urogénital se dédouble de haut en bas ; le *méat urinaire* et l'*orifice vaginal* sem-

Fig. 836. — Organes génito-urinaires de la jument. *u*, utérus ; *v*, vessie ; 1, urètre ; 2, vagin ; 3, vestibule. (Schéma d'après Retterer).

---

[1] *Cf* WATSON. *Journal of Anatomy and Physiology*, vol. XIV, 1879, p. 73, fig. 21.

blent descendre et se rapprocher des petites lèvres. Budin a insisté, dès 1879, sur cette descente du vagin. Schæffer[1] en a proposé l'explication suivante : les organes génitaux et le bas-sin exécuteraient un mouvement en sens inverse; par le fait de la croissance, le bassin remonterait de bas en haut sur le vagin qui descendrait en bas, « *mutandis mutatis* ». Les phénomènes sont plus simples et plus faciles à expliquer, lorsqu'on considère le développement des crêtes latérales du sinus urogénital, leur fusionnement et leur transformation en tissu conjonctivo-musculaire : à mesure que la cloison se forme et s'allonge de haut en bas, le méat urinaire d'une part, l'orifice du vagin de l'autre, se rapprochent des petites lèvres. Le cloisonnement cesse chez la femme lorsque ces orifices

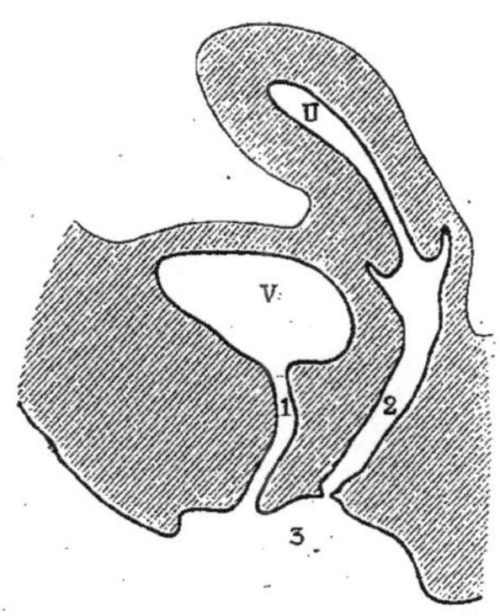

Fig. 857. — Organes génito-urinaires féminins. *u*, utérus; *v*, vessie; 1, urètre; 2, vagin; 3, vestibule. Schéma (Retterer).

sont parvenus au niveau du clitoris et des petites lèvres, de sorte qu'il persiste dans l'espèce humaine un petit *vestibule* (fig. 857, 3).

L'évolution variable du sinus urogénital nous explique les rapports également variables qu'affectent le bulbe et le muscle bulbo-caverneux à l'égard de l'urètre, du vagin et du vestibule. Elle nous permet de plus de comprendre les homologies de l'urètre féminin.

Lorsque le cloisonnement du sinus urogénital s'arrête de bonne heure (jument, etc.), le bulbe du vagin est situé sur les parties latérales et inférieures du *vestibule*. Le muscle bulbo-caverneux devient *constricteur du vestibule*. Chez le cobaye, le bulbe et le muscle bulbo-caverneux embrassent de la même façon le vagin et le segment correspondant, c'est-à-dire terminal, de l'urètre. Ici le bulbo-caverneux est *constricteur du vagin et de l'urètre*.

Chez la femme, le bulbe et le muscle bulbo-caverneux sont situés en majeure partie sur les parties latérales de l'entrée du vagin et de l'urètre. Une faible portion des faisceaux musculaires (antérieurs) déborde le bord antérieur de ces conduits et appartient au vestibule. Il existe donc, chez la femme, un *bulbe* et un *muscle constricteur du vagin et du vestibule*.

En un mot, les mammifères possèdent, à l'origine, une forme embryonnaire commune à toutes les espèces. C'est le sinus urogénital où débouchent les canaux de Müller et l'orifice de la vessie. Le dédoublement du sinus urogénital se fait sur une étendue variable; chez l'hyène, il n'y en a pas, pour ainsi dire : le vagin ne se développe point; il

---

[1]. Schæffer — *Arch. für Gynäkologie*, vol. XXXVII, 1890.

n'existe qu'un vestibule commun à l'utérus et à l'urètre. Chez les solipèdes, les ruminants, la truie, la chienne, la chatte et la lapine, le cloisonnement a lieu, mais sur une faible longueur; l'urètre et le vagin restent fort éloignés de la vulve et le reste du sinus urogénital (vestibule futur), aura une longueur considérable. Chez la femme, le

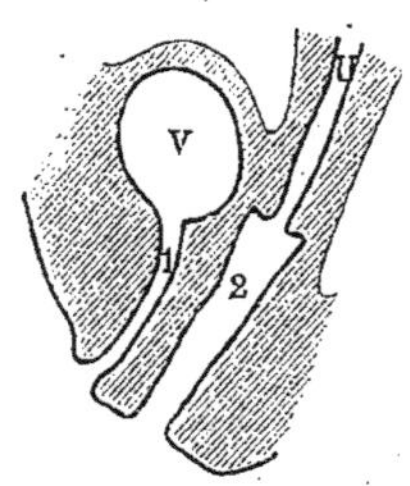

Fig. 838. — Organes génito-urinaires du cobaye femelle. *u*, utérus; *v*, vessie; 1, urètre; 2, vagin. Schéma (Retterer).

cloisonnement se poursuit jusqu'aux petites lèvres, de sorte que le bulbe et le muscle bulbo-caverneux se trouvent placés autour de l'entrée du vagin et de l'urètre. Chez le cobaye, le rat et la souris enfin, le cloisonnement se prolonge jusqu'à l'extérieur du sinus urogénital : l'urètre s'ouvrira sur un tubercule saillant à l'extérieur et l'entrée du vagin sera reportée au niveau du périnée; Il n'existera plus, chez l'adulte, trace de vestibule du vagin (fig. 838).

Les homologies de l'urètre femelle varient avec l'étendue du cloisonnement. Chez l'hyène, l'urètre correspond à la portion du sinus urogénital située au-dessus de l'abouchement des canaux de Müller. Chez la jument, il s'y ajoute le segment ventral du sinus urogénital qui s'est cloisonné. Chez la femme, l'*urètre* comprend, de plus, la **portion bulbeuse du sinus urogénital**. Chez le cobaye, enfin, l'urètre représente toute la portion ventrale du sinus urogénital. Chez l'hyène femelle, l'urètre correspond à la portion prostatique de l'urètre mâle et le vestibule représente les portions membraneuse, bulbeuse et spongieuse de l'urètre mâle. (Comparer les fig. 835, 836, 837 et 838).

Chez les mammifères, l'urètre femelle n'a pas d'équivalent chez le mâle, car la portion terminale de l'urètre femelle ne représente que le segment ou moitié ventral du sinus urogénital, tandis que, chez le mâle, tout le **sinus urogénital** se transforme, à partir de l'utricule prostatique, en *portion membraneuse* et *bulbaire de l'urètre*[1].

C'est, en tenant compte de leur structure et développement inégal qu'il est possible, comme je l'ai montré[2], dès 1884, d'établir l'**homologie des diverses parties des organes génitaux externes dans les deux sexes.**

Dans l'espèce humaine, le cloisonnement du sinus urogénital s'arrête entre les petites lèvres, et l'orifice urétral se présente sous la forme d'une fente limitée de chaque côté par une lame verticale, reste des

[1] Voir pour les détails : Retterer. Sur le développement du vagin de la femme. (*Soc. de Biol.*, 1891, p. 291); Sur le développement comparé du vagin et du vestibule des mammifères. *Ibid.*, 1891, p. 512; Sur le développement et les homologies des organes génito-urinaires du cobaye femelle. *Ibid.*, 12 déc. 1903, p. 1571; Du rôle de l'épithélium dans le développement des organes génito-urinaires externes. *Ibid.*, 24 juin 1905, p. 1050.

[2] S. Pozzi. *Annal. de Gyn.*, avril 1884, t. XXI, p. 257; — *Compte rendu du Congrès int. des sciences méd.*, Copenhague, 1884, t. I, p. 67.

lames latérales du sinus urogénital. Pendant la période fœtale, la prolifération épithéliale s'étend jusqu'au-dessous de la face inférieure du tubercule génital; mais, dans le type féminin, elle est moindre et constitue une lame épithéliale moins élevée que dans le sexe masculin. Bien qu'elle ne soit pas capable de produire deux crêtes latérales qui se rejoignent pour constituer un septum, les éléments de cette lame épithéliale se transforment en un tissu conjonctif qui forme la *bandelette* longitudinale réunissant le clitoris, le méat urinaire et l'hymen que j'ai découverte en 1884 et que j'ai dénommée *bride masculine du vestibule* (fig. 839

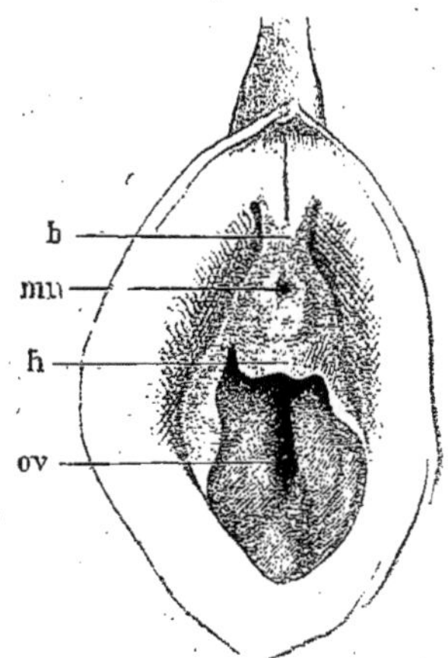

Fig. 859. — Débris de l'hymen et bride masculine du vestibule chez une femme ayant accouché (S. Pozzi).

b. Bride; mu. méat urinaire; h, débris de l'hymen; ov. orifice vuivaire.

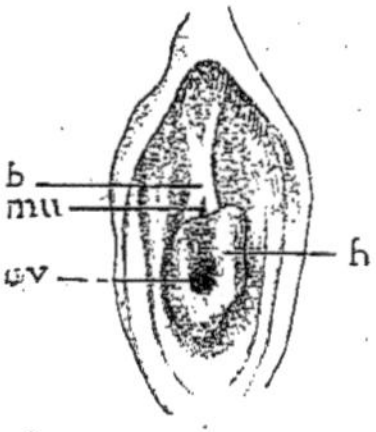

Fig. 840. — Hymen infundibuliforme et bride masculine chez un fœtus nouveau-né (S. Pozzi).

b. Bride; mu. méat urinaire; h. hymen; ov, orifice vulvaire.

et 840). Cette bride masculine est l'homologue de la portion ventrale du corps spongieux de l'urètre masculin, la portion spongieuse de l'urètre féminin restant à l'état de gouttière urétrale sans se développer en canal.

Quant aux homologies des parties extérieures, elles sont résumées dans le tableau suivant :

FEMME	HOMME
Gland du clitoris.	Partie supérieure du gland du pénis.
Capuchon du clitoris	Partie supérieure du prépuce.
Corps caverneux du clitoris	Corps caverneux du pénis.
Bride masculine du vestibule et réseau intermédiaire de Kobelt.	Portion cylindroïde du corps spongieux de l'urètre.
Hymen et bulbe du vagin	Verumontanum et bulbe de l'urètre.
Freins du clitoris	Freins du prépuce.
Petites lèvres	Couche profonde du scrotum.
Grandes lèvres.	Couche superficielle du scrotum et fourreau de la verge.
Vestibule et très petite partie du vagin en arrière de l'hymen (1 à 2 millim.).	Portion bulbaire et membraneuse de l'urètre masculin.
Glandes de Bartholin.	Glandes de Cowper.

MALFORMATIONS DE LA VULVE

Les malformations de la vulve par arrêt de développement sont les suivantes :

Atrésie complète de la vulve et de l'urètre. — Cette atrésie résulte, d'après Tourneux, de la persistance de l'état tridermique du bouchon cloacal. Comme la lame mésenchymateuse qu'il renferme alors ne subit jamais les phénomènes de désagrégation qui sont le partage du

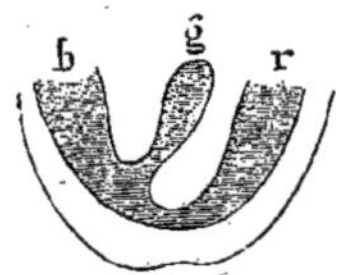

Fig. 841. — Atrésie complète de la vulve. r. rectum, g. canal génital, b. vessie, communiquant entre eux. Schéma (Schrœder).

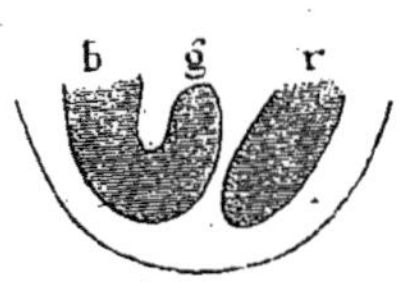

Fig. 842. — Atrésie complète de la vulve. L'allantoïde s'est séparée du rectum, r.; la vessie b. et le canal génital g. sont distendus par l'urine. Schéma (Schrœder).

bouchon cloacal épithélial, il en résulte que l'orifice cloacal ne s'ouvre pas. Il n'y a pas alors d'ouverture vulvaire. Selon que le cloisonnement du cloaque s'est effectué, ou ne s'est pas effectué, le rectum, la vessie et le canal génital sont séparés ou communiquent (fig. 841 et 842). Les enfants atteints de cette dernière malformation ne sont pas d'ordinaire viables. L'urètre étant absent ou imperforé, la vessie et le canal génital sont considérablement distendus par l'urine.

Absence de cloisonnement du cloaque. — Cette malformation est

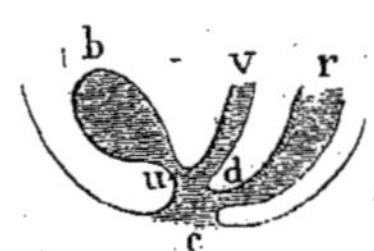

Fig. 815. — Atrésie ano-vulvaire. Le périnée d. ne s'est pas formé et le cloaque persiste : la vessie b, le vagin v. et le rectum r. aboutissent à ce cloaque commun, c; u, urètre. Schéma (Schrœder).

parfois observée seule, le sinus uro-génital étant ouvert et communiquant largement avec le rectum, qui n'aboutit pas à l'anus, mais paraît s'ouvrir dans le vagin; c'est ce qu'on a appelé l'atrésie **ano-vulvaire** ou **vestibulaire** et **ano-vaginale** (*atresia ani vestibularis* ou *ani vaginalis*)[1] (fig. 843). En réalité, ce n'est pas dans le vagin que s'ouvre alors le rectum, mais bien dans le cloaque qui a été imparfaitement cloisonné et qui sert de confluent au rectum, au vagin et à l'urètre. Ce qui rend l'homologie difficile à établir, c'est qu'on est tenté de subordonner les

[1] Heppner. *Petersb. med. Zeitschr.*, 1870, t. I, p. 204. — Rovillain. *Contrib. à l'étude des vices de conformation de l'anus et, en particulier, de l'anus vulvaire*. Amiens, 1872. — Rizzoli. Dell'ano vulvare (*Mem. dell' Acad. delle scienze de l'Inst. di Bologna*, 1875, t. V). — J. v. Massari. *Wien. med. Woch.*, 1879, n° 33, p. 879. — R. Winternitz. *Prag. med. Woch.*, 1883, t. VIII, p. 149. — Aveling. *Lancet*, 1884, t. II, p. 1085. — W. Jacubowitsch.

connexions à la considération, tout à fait accessoire, des dimensions respectives des parties.

Il peut y avoir aussi simple fistule vaginale congénitale[1].

Hypospadias. — L'hypospadias de la femme correspond à un arrêt analogue, quoique moins prononcé. Le périnée a pris un développement normal, tandis que le sinus uro-génital a conservé sa disposition embryonnaire. Dans certains cas, ce qui constitue le **premier degré** de la lésion, le canal vulvaire ou vestibulaire est long et étroit (comme un canal de l'urètre) et il reçoit assez haut l'abouchement de l'urètre et du vagin. On a considéré, à tort, cette disposition comme une simple ouverture du canal de l'urètre à un niveau élevé, dans un vagin inférieurement rétréci. L'hypertrophie du clitoris coïncide souvent avec cette difformité qui est le plus

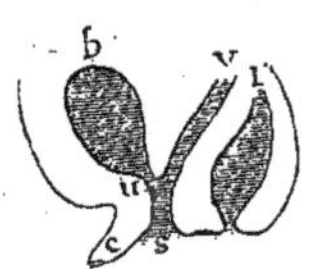

Fig. 844. — Hypospadias, chez la femme. 1" degré coïncidant avec une hypertrophie du clitoris, c ; s, sinus uro-génital persistant sous la forme d'un long canal vestibulaire ; u. urètre et v. vagin s'ouvrant dans le canal vestibulaire ; c. clitoris hypertrophié. Schéma (Schrœder).

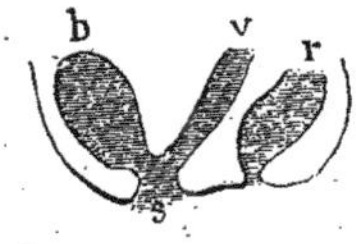

léger degré de l'hypospadias, chez la femme (fig. 844). Il semble bien dans ce cas qu'il y ait, comme il a été dit ci-dessus, une simple persistance de l'état embryonnaire avec un canal vestibulaire bien développé ; toutefois, l'hypertrophie du clitoris peut faire soupçonner une malformation plus grave, c'est-à-dire de l'hermaphrodisme plus ou moins marqué.

L'hypospadias proprement dit a lieu lorsque, le sinus uro-génital ayant régulièrement disparu, la partie inférieure de l'allantoïde qui devait se transformer en canal de l'urètre a été anormalement comprise dans la formation de la vessie. L'urètre manque alors totalement et le vagin et la

Fig. 845. — Hypospadias proprement dit, chez la femme. L'allantoïde tout entière s'est transformée en vessie b : celle-ci s'abouche directement, sans l'intermédiaire d'un urètre, dans le sinus uro-génital s, c'est-à-dire dans le vestibule ; v. vagin ; r. rectum. Schéma (Schrœder).

vessie s'ouvrent ensemble dans le canal vestibulaire, ce qui donne

Arch. f. Kinderkr., 1886, t. VII, p. 401. — HADRA. Soc. méd. de Berlin, nov. 1888 (Berl. klin. Woch., 1888, p. 1018). — P. PUECH. Des abouchements congénitaux du rectum à la vulve et au vagin. Thèse de Montpellier, 1890. — TH. DWIGHT. A case of anus vulvalis, etc. (Amer. J. of med. Sc., 1895, vol. CIX, p. 433).

[1] Très rarés sont les cas où, avec une conformation normale de l'anus et du rectum, il existe une communication congénitale entre ce canal et le vagin ou la vulve. CARADEC. Gaz. des Hôp., 1863, n° 7, p. 27. Dans ce fait, la fistule est décrite comme s'ouvrant au-dessous de la vulve ; mais il est probable que c'est là une erreur d'interprétation, et qu'il s'agissait, en réalité, d'un second vagin rudimentaire, communiquant avec le rectum. — Consulter, pour l'interprétation de ces cas de fistules ano-vulvaires, sans rétrécissement anal : PAUL REICHEL (Die Entwicklung des Dammes und ihre Bedeutung zur Entstehung gewisser Missbildungen (Zeitschr. f. Geb. und Gyn., 1887, t. XIV, n° 1, p. 82), en rapporte une observation. — A. v. ROSTHORN. Unvollkommene Cloakenbildung, etc. (Wien. klin. Woch., 1890, n° 10, p. 183 en relate une autre observation.

l'apparence clinique d'une ouverture du col vésical[1] dans le vagin (fig. 845). Cette malformation dépend évidemment d'un trouble du développement de la région vésico-urétrale, exposé plus haut.

Épispadias. — L'épispadias[2] est une malformation assez rare chez la femme et son origine exacte est encore soumise à discussion; elle peut coïncider avec l'exstrophie de la vessie et le manque d'union de la symphyse pubienne, ainsi qu'avec l'atrésie de l'anus. Elle est certainement en relation avec une disposition défectueuse du bouchon cloacal comme l'ont montré Vialleton[3], puis son élève Durand[4]. Le bouchon cloacal et la lame urogénitale qui en provient peuvent en effet s'hypertrophier ou se déplacer. Comme ils sont toujours destinés à se désagréger, ils laissent, là où ils ont normalement été transportés, un orifice conduisant dans une partie quelconque du canal allantoïdien transformé maintenant en vessie ou en urètre. Cet orifice peut être très limité et donner un simple épispadias, ou bien très large et s'étendre à une grande partie de la paroi vésicale antérieure qui fait alors défaut (exstrophie de la vessie). Tourneux[5] s'est rallié à l'explication donnée par Vialleton et a beaucoup développé l'étude des malformations ano-génitales en rapport avec le développement du cloaque et de l'éperon périnéal. On a vu la bifidité du clitoris constituer toute la lésion.

Je ne parlerai pas des cas d'exstrophie de la vessie qui n'appartiennent pas à mon sujet, et je me bornerai à ceux où la lésion est réduite au canal de l'urètre, qui fait partie des organes génitaux externes de la femme. A la place du vestibule et du méat on voit alors une gouttière ouverte en haut, pouvant admettre le doigt, ou un orifice en fer à cheval dont la courbe supérieure est appliquée à la symphyse pubienne. La muqueuse vésicale fait hernie, sous forme de bourrelet. Le clitoris dans un cas (Nuñez) a paru faire défaut; il est ordinairement bifide.

Les grandes lèvres divergent supérieurement, la petite lèvre est

---

[1] Mosengeil. *Arch. f. klin. Chir.*, 1870, t. XII, n° 2, p. 721. — Lededeff. Ueber Hypospadie beim Weibe (*Arch. f. Gyn.*, 1880, t. XVI, p. 290).

[2] Gosselin. *Gaz. des Hôp.*, mars 1851, n° 37, p. 145. — Testelin. *Gaz. méd. de Paris*, 1851, n° 46, p. 733. — Kleinwächter. *Monatsschr. f. Geb.*, 1869, t. XXXIV, p. 81. — A. Herrgott. *De l'exstrophie vésicale dans le sexe féminin.* Paris, 1874. — Möricke. *Zeitschr. f. Geb. und Gyn.*, 1880, t. V, p. 524. — Nuñez. *Étude sur les vices de conformation de l'urètre chez la femme.* Thèse de Paris, 1882. — R. Frommel. *Zeitschr f. Geb. und Gyn.*, 1882, t. VII, p. 430. — Dohrn. *Ibid.*, 1886, t. XII, n° 1, p. 117. — Guinard. *Loc. cit.* — Emmet. *La pratique des maladies des femmes*, trad. franç., Paris, 1887. — Richelot. *Union méd.*, mars 1887, 3e sér., t. XLIII, p. 365. — Auffret. *Congrès franç. de Chir.* (6e session), 1892, p. 233. — Himmelfarb. *Arch. f. Gyn.*, 1893, t. XLIV, p. 512.

[3] Vialleton. *Arch. prov. de Chir.*, 1892, p. 253.

[4] Durand. *L'exstrophie vésicale et l'épispadias.* Thèse de Lyon, 1894 et *Ann. de Gyn. et d'Obst.*, 1895, t. XLIV, p. 14.

[5] Tourneux. *Les malformations congénitales de la région anogénitale.* Vol. jubilaire de la Soc. de Biologie. 1899.

annexée à chaque moitié du clitoris bifide. Souvent, la symphyse pubienne n'offre aucun écartement. L'incontinence d'urine n'est jamais complète; les malades peuvent en être atteintes assez longtemps; mais le moindre effort favorise l'émission qui survient dès que le besoin s'est manifesté.

Abouchement de l'uretère dans le vagin ou à la vulve[1]. — L'abouchement de l'uretère dans le vagin ou à la vulve près du méat constitue une malformation très rare, mais qui offre un grand intérêt par suite de l'incontinence d'urine congénitale qu'elle entraîne. Indépendamment des cas où les deux uretères s'ouvrent dans le vagin, par le fait de l'absence de l'urètre et du col de la vessie comme dans le véritable hypospadias, on a vu, pour toute malformation, l'ouverture d'un uretère se faire plus ou moins près du méat urinaire. Cette malformation est très probablement due à un arrêt du développement de la région vésico-urétrale. L'abouchement de l'uretère dans le canal de Müller s'explique par la substitution de ce dernier au canal de Wolff, lieu d'origine de l'uretère, à cause de la disparition totale du canal Wolffien chez la femme.

Absence totale de la vulve. — L'absence totale de la vulve est caractérisée par la simple ouverture du sinus uro-génital à la région vulvaire, sans qu'aucune des parties constituantes de cette région ne se soit formée. C'est un arrêt de développement des bourrelets et des replis génitaux. Cette anomalie peut-elle coïncider avec le développement normal des organes génitaux internes? On en trouve plusieurs observations dans les auteurs anciens, mais elles sont toutes contestables. Foville[2] en a rapporté un cas qui paraît plutôt devoir être expliqué par une soudure des grandes lèvres que par un arrêt de développement.

Il y a aussi absence de tout relief de la région vulvaire dans les cas dont j'ai déjà parlé où les fœtus, généralement mort-nés, présentent une atrésie totale de la vulve et de l'urètre; mais la première partie de la malformation est alors très accessoire.

Absence des grandes ou des petites lèvres ou du clitoris. — L'absence des grandes lèvres est la règle dans les cas d'exstrophie de la vessie; on peut l'observer indépendamment de toute autre anomalie, ainsi que j'en ai vu un exemple. Les petites lèvres peuvent aussi manquer[3]

---

[1] Sécheyron. *Des abouchements anormaux de l'uretère dans le vagin ou à la vulve* (*Arch. de Tocol.*, avril, mai 1889, p. 254, 555). — Je rappellerai que l'uretère peut aussi s'aboucher dans le [rectum. Voir sur ce dernier point : Jeannel. *Revue de chir.*, 1887, p. 190 et 265.

[2] Foville. *Bull. de la Soc. anat.*, févr. 1856, p. 61.

[3] D'Hotman de Villiers (*Arch. de tocol.*, mai 1890, p. 272) a publié un cas d'absence totale des petites lèvres; le clitoris était recouvert par une adhérence fibreuse des grandes lèvres qui étaient notablement atrophiées. — Voir aussi Auvard. *Trav. d'Obstét.*, 1889, t. II, p. 533.

et ce fait est souvent lié au développement incomplet du clitoris. L'origine de cette malformation s'explique par la même raison que l'absence totale de la vulve.

On a vu l'absence du clitoris coïncider avec l'épispadias.

Hypertrophie des petites lèvres. — Il est bien plus fréquent d'en observer l'hypertrophie. Parfois elles forment deux ou trois feuillets juxtaposés, d'autres fois elles dépassent beaucoup en longueur les grandes lèvres et font saillie hors de la vulve. Cette disposition, très exagérée dans certaines races, donne lieu à ce qu'on a appelé le *tablier des Hottentotes*[1].

État infantile de la vulve. — L'état infantile de la vulve s'observe, généralement, chez des sujets débiles qui présentent aussi un développement incomplet de l'utérus et des trompes. On sait que, d'après Freund, cette conformation incomplète des oviductes les prédisposerait aux inflammations. L'indication fournie par l'examen de la vulve a donc, en clinique, une certaine valeur.

Hypertrophie du clitoris. — L'hypertrophie du clitoris, rare dans nos climats, serait plus fréquente dans les régions tropicales. Elle peut donner lieu à quelque hésitation sur la nature du sexe, lorsqu'elle coïncide avec l'occlusion apparente des parties génitales externes. L'hypertrophie du clitoris (fig. 848), a été observée, comme malformation accessoire, dans d'autres anomalies, comme l'hypospadias et le dédoublement du canal génital.

Union des petites et des grandes lèvres. — L'union des petites lèvres ne paraît pas être toujours un phénomène de malformation congénitale, mais bien résulter d'une soudure analogue à celle qui réunit le prépuce au gland dans les cas de phimosis chez les petits garçons. C'est ainsi qu'on peut trouver, chez les petites filles, des nymphes soudées jusqu'à la hauteur de l'urètre de manière à gêner parfois la miction. Ces adhérences se détachent parfois assez facilement par la simple traction[2]. Les grandes lèvres peuvent aussi être soudées dans une certaine étendue, en avant de la fourchette.

MALFORMATIONS DE L'HYMEN

Développement de l'hymen. — Le développement de l'hymen est tardif dans l'embryon féminin; ce n'est qu'à la dix-neuvième semaine

---

[1] R. BLANCHARD. Étude sur la stéatopygie et le tablier des femmes boschimanes (*Bull. de la Soc. zool. de France,* 1883, p. 15 et suiv.).

[2] BOKAI. Ueber zellige Atresie der Schamspalte bei Kindern (*Jahrb. f. Kindenkr.,* 1872, t. V, p. 26 et 165).

qu'on voit apparaître une sorte de repli du pourtour du conduit vulvo-vaginal à l'orifice antérieur du canal vaginal, qui est formé en haut par la fusion des conduits de Müller, en bas par le canal vestibulaire, vestige du sinus uro-génital. Il y a, au début, deux saillies linéaires qui s'avancent sur la ligne médiane jusqu'à ce qu'elles se rencontrent: l'hymen est, à ce moment-là, un organe double, et la bandelette qu'il forme de chaque côté de la fente uro-génitale se continue, au delà de l'ouverture de l'urètre, jusque vers la base du clitoris. Quand les orifices vulvaire et urétral sont constitués, elle encadre l'une et l'autre de ces ouvertures, formant à la première la collerette de l'hymen et autour de la seconde un bourrelet annulaire, très visible chez les enfants, continu en bas avec l'hymen, en haut avec une saillie médiane, analogue à la bride des hypospades masculins. L'appareil hyménal, ainsi constitué, se compose donc de trois parties : 1° l'hymen ; 2° le bourrelet du méat (parfois assez prononcé pour mériter le nom d'*hymen urétral*) ; 3° la bride masculine du vestibule (fig. 839 et 840). Les anomalies de développement peuvent atteindre ces trois segments, et leur solidarité, jusqu'ici méconnue[1], permet d'interpréter beaucoup de faits, sans elle difficilement explicables.

Cette théorie de l'origine de l'hymen est, à la vérité, contraire à celle qui est communément acceptée[2]. On admettait généralement depuis Blandin, en France, Henle, en Allemagne, que l'hymen est une simple saillie du vagin. Budin compare même la façon dont l'extrémité antérieure du vagin pénètre dans le canal vulvaire à la saillie que fait le col de l'utérus dans le vagin[3].

Hymen infantile. — Chez l'enfant, à la naissance, tout l'*appareil hyménal* offre un grand développement et ses trois parties sont fort dis-

[1] S. Pozzi. De la bride masculine du vestibule et de l'origine de l'hymen (*Bull. et Mém. de la Soc. de biologie*, 26 janv. et 16 févr. 1884) ; — *Gaz. méd. de Paris*, 23 févr. 1884, p. 85 ; — *Annal. de Gyn.*, avril 1884, t. XXI, p. 268 ; — Sur une particularité méconnue des org. génitaux externes de la femme (*Compte rendu du Congrès intern. des sciences méd.*, Copenhague, 1884, t. I, p. 67). Je dois insister sur les dates de mes travaux, puisque, par suite d'une singulière omission, ils n'ont pas été cités dans l'analyse d'un mémoire de plusieurs mois postérieur à mes premières publications : O. Küstner (d'Iéna). Das Analogon des Corpus cavernosum Urethræ beim Weibe, lu le 23 mai à la *Soc. de méd. et d'hist. nat. d'Iéna* (*Centr. f. Gyn.*, 1885, p. 25).

[2] Ledru. *De la membrane appelée hymen.* Thèse de Paris, 1855. — F. Roze. *De l'hymen.* Thèse de Strasbourg. 1865. — J. Henle. *Handb. der Eingeweidelehre*, 1886, p. 444. — Budin. Recherches sur l'hymen et l'orifice vaginal (*Progr. méd.*, 1879, p. 677, 697, 717 et 737 et *Bull. de la Soc. de biologie*, 1880, p. 265).

[3] Une preuve de l'indépendance du vagin et de l'hymen, qui me paraît péremptoire, est l'existence de cette membrane, plusieurs fois constatée, dans les cas d'absence totale du vagin. Comment, en effet, la partie existerait-elle, si le tout est supprimé? Il est aussi injuste que commode de récuser, comme le fait Donux (*Die Bildungsfehler des Hymens, in Zeitschr. f. Geb. u. Gyn.*, 1884, t. XI, p. 1), l'observation d'Hofmann (*Hand. der gericht. Med.*, p. 115) relative à un hymen pourvu de trois orifices trouvé dans un cas d'absence totale du vagin, ainsi que ma propre observation, où dans un cas semblable, l'hymen circulaire était parfaitement développé (*Bull. de la Soc. de Biologie*, 16 févr. 1884). —

tinctes. L'hymen présente même alors un volume si considérable qu'il a pu être pris par des observateurs inexpérimentés pour les petites lèvres, tandis que celles-ci étaient regardées comme les grandes lèvres, ce qui amenait à conclure à l'absence de l'hymen ou à sa destruction : on conçoit l'importance de cette erreur, en médecine légale[1]. Il est souvent disposé en forme de collerette saillante, surtout prononcée inférieurement, *en gargouille*, ou en forme de bourse plissée comme une *blague à tabac*.

Mais la forme la plus habituelle est la forme *labiée* (Brouardel). Une fente antéro-postérieure sépare deux valves allant depuis le bulbe du vagin, en avant, jusqu'à la partie postérieure. Chez le nouveau-né, elle laisse pénétrer une bougie ayant $0^m,009$ de diamètre. Cette forme peut persister toute la vie. Chez une enfant de 7 ans elle permet l'introduction d'une bougie ayant $0^m,01$ de diamètre, et chez une jeune fille nubile le doigt pénètre très facilement.

Il peut exister une saillie de la partie postérieure de la lèvre hyménale gauche, en avant de la lèvre hyménale droite. Il y a là un entrecroisement analogue à celui des piliers du diaphragme, et de cette position sur des plans différents résulte un sillon qui entre obliquement dans l'orifice de l'hymen, en se dirigeant d'arrière en avant et de droite à gauche.

Brouardel[2] a présenté des remarques, très importantes au point de vue de la médecine légale, sur l'hymen des petites filles. A l'examen, les jambes écartées, la membrane est si tendue que le doigt ne peut pénétrer ; mais, si l'on fait rapprocher les cuisses, l'hymen se replie en gousset et la valve postérieure s'abaisse, en laissant à l'orifice une dimension plus grande et une distension plus facile. La pénétration n'offre plus de difficulté, et il est bon de noter qu'elle a pu n'en pas offrir davantage au pénis de l'inculpé qu'au doigt de l'expert.

Il arrive souvent que les bras du croissant que figure la membrane et qui vont s'insérer plus ou moins près de la colonne antérieure du vagin subissent des arrêts de développement; le bord libre présente

Mais, depuis lors, de nombreux faits ont été publiés. Consulter : GROHE INSTITUT (Greifswald), cité par WINCKEL. *Lehrb. der Frauenkr.*, 1886, p. 80. — BRUNS. *Centr. f. Gyn.*, 1888, p. 566. — ZWEIFEL. *Soc. obst. et gyn. de Leipsick*, 21 janv. 1889 (*Ibid.*, 1889, n° 25, p. 441). — LAS CASAS DE SANTOS. *Zeitschr. f. Geb. und. Gyn.*, 1888, t. XIV, n° I, p. 151 et 155. Ce dernier auteur a observé, dans le service de SCHRÖDER, trois cas d'absence totale du vagin avec un hymen bien conformé. Il n'est plus permis de négliger ces faits nombreux ainsi que l'a fait DOHRN pour les deux premiers. Enfin, comme je le dirai plus loin, l'hymen a parfois été rencontré chez l'homme hypospade, et ses connexions avec la bride souspénienne, résultat de l'aplasie du corps spongieux, en rendent les véritables affinités évidentes.

[1] A. DOHRN. *Handbook of gynec. Operations*, 1887, p. 4.

[2] BROUARDEL. Causes d'erreur et règles d'expertise dans les affaires d'attentat à la pudeur (*Gaz. des Hôp.*, 1887, p. 880); — Membrane hymen; son examen, ses différentes formes (*Ibid.*, p. 901).

alors des encoches. Deux de ces encoches sont fréquentes : elles occupent, à peu près symétriquement, en général, les bras du croissant à l'union du tiers supérieur avec les deux tiers inférieurs. Ces encoches ont parfois deux ou trois millimètres d'étendue. Dans quelques cas, il n'existe qu'une seule encoche sur l'une des branches, l'autre étant intacte. Dans d'autres cas plus rares, on en trouve quatre ainsi placées : deux symétriquement en arrière, à l'union du tiers inférieur et des deux tiers supérieurs, les deux autres comme ci-dessus ; si bien que la membrane hymen est en définitive formée par une saillie postérieure médiane, deux saillies moyennes latérales et deux petites saillies antérieures. Le siège de ces encoches et l'intégrité de leur bord libre lorsqu'on les déplisse permettront de faire la distinction entre un arrêt de développement naturel et des déchirures accidentelles.

Les déformations de l'hymen, consécutives au coït, ne sont pas constantes ; celui-ci peut s'accomplir sans entraîner de déchirure de l'hymen, surtout si la jeune fille consent. Budin dit avoir vu, chez 75 primipares, l'intégrité de l'hymen 13 fois.

Brouardel et Laugier ont montré par une observation probante que les déchirures de l'hymen peuvent se cicatriser, peu de jours après la défloration. Mais, par un examen attentif, on découvre toujours alors la cicatrice blanche et fibreuse.

D'autre part, des sillons normaux sont souvent pris, par des médecins peu expérimentés, pour des déchirures anciennes. Il suffit, pour *éviter* l'erreur, d'introduire l'index et de rechercher avec la pulpe du doigt les traces de cicatrice.

Chez les petites filles, il peut exister diverses autres particularités morphologiques, d'origine congénitale, dont le médecin légiste doit être soigneusement averti, pour *éviter* des erreurs très graves. Les petits points blancs, semblables à des grains de chènevis, provenant de l'hypertrophie des glandes sébacées et proéminant sur les petites lèvres, ne sont nullement, comme on l'a prétendu, des signes de *manuélisme*. Une disposition spéciale de la vulve chez quelques enfants pourrait donner lieu à de grandes incertitudes. Dolbeau a décrit, chez des petites filles, une déformation spéciale qui succède aux tentatives de coït dans les voies génitales trop étroites. Il a appelé **canal vulvaire** l'infundibulum ou fausse route que se creuse la verge au-dessus de la fourchette. Or, un aspect très analogue existe lorsque le *canal vestibulaire* de la période fœtale est resté anormalement développé, et ce fait constitue parfois une conformation de famille. Brouardel rapporte qu'il a constaté, chez une petite fille, un canal vulvaire où il introduisait le pouce. La mère accusait le père d'avoir commis un attentat sur son enfant, pendant qu'elle était absente avec sa seconde fille. Brouardel examina cette dernière et trouva chez elle la même conformation, qui était évidemment un caractère de famille.

Anomalies de siège. — Chez l'enfant à la naissance, l'hymen est beaucoup plus profondément situé, le vestibule étant plus enfoncé (Budin); cette disposition est encore beaucoup plus accusée dans la race nègre[1]. Anormalement, l'hymen peut offrir, chez l'adulte, un siège assez élevé. Krimer[2] l'a trouvé à deux centimètres de profondeur, chez une jeune fille de 20 ans, où l'orifice vulvaire en paraissait à première vue dépourvu.

Anomalies de nombre. — On trouve dans la science des cas de prétendus hymens doubles. Les uns ne sont que des occlusions membraniformes du vagin, chez les nouveau-nés, suite d'adhérences des parois de ce conduit, avec accumulation de mucus au-dessus d'elles[3]; les autres, parfois observés chez des adultes[4], ne sont probablement que des vestiges d'une lésion analogue, survenue pendant la vie embryonnaire ou l'enfance. On pourrait peut-être y voir, d'autres fois, une anomalie réversive, reproduisant une disposition normale chez beaucoup d'animaux. Dans un cas, Fristo (de Metz[5]) trouva cinq membranes hyméniformes, chez une femme enceinte qui avait subi à la puberté l'incision de l'hymen pour rétention du flux menstruel.

Anomalies de forme. — Si l'on accepte la théorie que j'ai formulée sur l'origine de l'hymen, on ne sera pas surpris des excessives variétés de forme et de proportion qu'il présente. En effet, il ne s'agit pas là d'un organe, pour ainsi dire fixe, mais d'un vestige ou résidu embryonnaire de *l'organe spongieux*[6] qui, complètement développé chez l'homme, a avorté chez la femme, où il est demeuré membraniforme, à l'exception de sa partie la plus externe, érectilisée pour former le

---

[1] Turnipseed. *Amer. Journ. of Obstet.*, 1877, t. X. — Selon Bischoff (*Abhandl. der k. Bayer-Akad.*, 1879, et *Canstatt's Jahresb.*, 1879, t. I, p. 4), l'hymen manquerait chez les singes anthropomorphes : chez eux le vestibule serait excessivement profond.

[2] Krimer. Missbildung der weiblichen Geschlechtstheile (*Hufeland's Journ.*, sept, 1834, p. 48).

[3] Breisky. Die Krankh. der Vagina (*Deutsche Chirurg.*, op. 60, 1886).

[4] Sänger (*Arch. f. Gyn.*, t. XXXVI, n° 3) a observé l'oblitération du vagin, à son tiers inférieur, par une membrane située à 4 centimètres au-dessus de l'hymen, dans laquelle on découvrait avec peine un petit orifice; la femme était enceinte de 7 mois. On pratiqua l'excision de cette membrane et la grossesse continua (*Centr. f. Gyn.*, 1889, p. 440, et in C. Heyder. *Arch. f. Gyn.*, 1889, t. XXXVI, p. 502).

[5] Fristo. *Gaz. des Hôp.*, 1861, n° 96, p. 382.

[6] Le corps spongieux de l'urètre se forme par l'érectilisation de la couche profonde de la muqueuse urétrale. Or si l'on se reporte à ce que j'ai dit de l'homologie des organes génitaux, chez l'homme et la femme, et de la manière de la rendre apparente en fendant et en relevant la verge, on verra que la muqueuse de la portion pénienne de l'urètre masculin doit s'étendre, chez la femme, du méat urinaire au clitoris. C'est précisément le siège de la *bride du vestibule* qu'on peut considérer très exactement comme l'homologue de la partie supérieure de la portion pénienne de l'urètre, chez l'homme : elle en a, du reste, sa structure fibro-élastique. J'ai employé le mot d'*organe du corps spongieux* pour pouvoir appliquer un nom commun aux organes aux dépens desquels se forme le tissu érectile du corps spongieux masculin et du bulbe féminin, organes qui sont similaires dans les deux sexes. Il serait intéressant de rechercher, chez l'embryon féminin, le mode d'érectilisation des bulbes du vagin et leurs connexions primitives avec l'hymen.

bulbe du vagin. Cette extrême variabilité s'explique ainsi tout naturellement, comme celle du *corps de Rosenmüller* chez la femme, ou de
l'*organe de Giraldès* chez l'homme.

Quoi qu'il en soit, il existe une forme plus fréquente de cette membrane chez l'adulte : c'est la forme **annulaire**. L'hymen est dit **circulaire**, quand l'orifice est tout à fait central ; **semi-lunaire**, quand il est

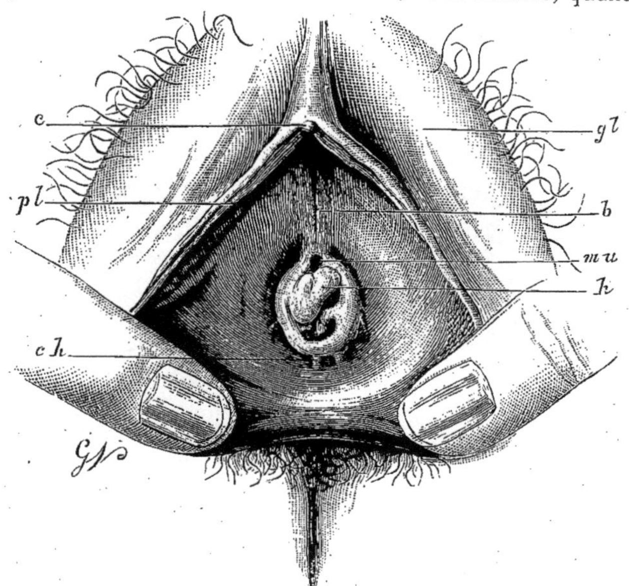

Fig. 846. — Anomalie de l'hymen. Hymen charnu et godronné chez une jeune fille vierge.
A. Clitoris; g. l. Grandes lèvres; p. l. Petites lèvres; b. Bride masculine du vestibule; m. u. Méat
urinaire; h. Hymen.

plus rapproché du bord supérieur, ce qui donne à la membrane la
forme d'un croissant; **falciforme**, quand l'orifice très large ne laisse
plus subsister en bas qu'un petit repli [1].

Ces variétés ont été décrites sous les noms les plus divers.

L'hymen **godronné** (*denticulatus*), ordinairement charnu et épais
(fig. 846), est une persistance du type infantile : il faut, dans un examen médico-légal, le déplisser, pour s'assurer qu'il n'est pas déchiré,
comme ses plis irréguliers peuvent le faire croire.

L'hymen dit **caréné** et **linguiforme** n'est qu'une variété de l'espèce
précédente.

J. Heitzmann. Abnorme Bildungen des Hymens (*Wien. med. Presse*, 1884, t. XXV, p. 242).
— Donnx. Die Bildungsfehler des Hymens (*Zeitschr. f. Geb. und. Gyn.*, 1884, t. XI, n° 1,
p. 1). — Courty (*Loc. cit.*, p. 112) a reproduit plusieurs figures des thèses de Roze et
Ledru.

L'hymen **frangé** est beaucoup plus rare[1]. L'hymen **infundibuliforme**, renversé en avant comme le calice d'une fleur, reproduit le type infantile; à son degré le plus accusé, il mérite le nom d'hymen **hypertrophique**, et cette disposition est souvent associée à une malformation génitale plus grave. L'hymen **cloisonné** (*septus* ou *biseptus*) présente deux orifices séparés par une bandelette, ordinairement élargie à sa partie postérieure. Cette disposition de l'hymen, d'ailleurs très rare, est invoquée par les partisans de son origine müllérienne comme une preuve décisive. Mais elle n'a, en réalité, aucune valeur : celle-ci serait, du reste, complètement annihilée par les faits d'imperforation totale[2].

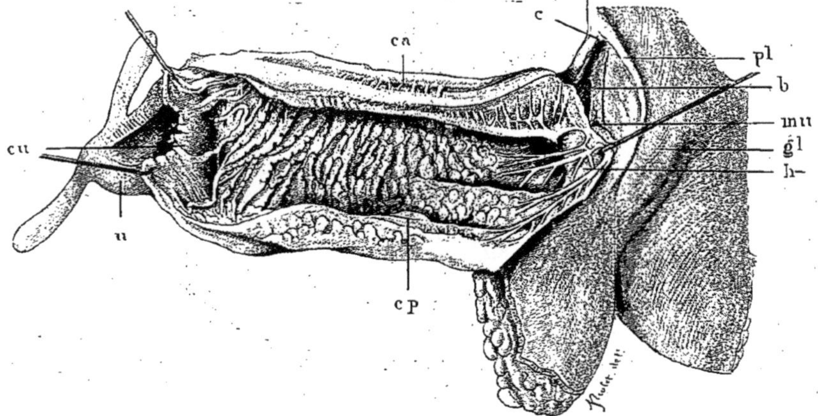

Fig. 847. — Vulve et vagin d'un fœtus de 8 mois (ouverts sur le côté).

On voit les plis du vagin se continuer à la surface du col et sur la face interne de l'hymen. c. a. Colonne antérieure du vagin; c. p. Colonne postérieure; c. Clitoris; b. Bride masculine du vestibule; p. l. Petites lèvres; g. l. Grandes lèvres; m. u. Méat urinaire; h. Hymen; c. u. Col utérin; u. Utérus.

Les deux orifices n'ont souvent rien de régulier, et figurent **deux fenêtres inégales** (*hymen bifenestratus*): enfin, toute la membrane peut être irrégulièrement criblée de petits trous : c'est l'**hymen cribriforme.**

L'hymen à colonnes (*hymen columnatus*), est celui où l'on observe un épaississement, en forme de pilastre, sur la face postérieure. C'est un vestige des colonnes du vagin, le plus souvent de la colonne postérieure; chez le fœtus, elles se prolongent sur la face profonde de la

---

[1] Luschka. Der Hymen fimbriatus (*Zeitschr. f. rat. Med.*, 1866, t., XXVI, p. 300).

[2] D'autres observations sont encore plus convaincantes, et démontrent l'indépendance des conduits de Müller et de l'nymen, même dans des cas de cloisonnement. Breisky a vu des traces d'une cloison vaginale, tout à fait séparée de l'hymen. — L. Corazza (*Schmidt's Jahrb.*, 1870, t. IV, p. 148) a, dans un cas de vagin double, observé un hymen unique placé à une distance d'un millimètre, en avant de la cloison. — Winckel. (*Lehrb. der Frauenkr.*, 1886, p. 246) en a rapporté un cas analogue.

membrane, ainsi que les plis de la muqueuse vaginale (fig. 847). En effet, l'hymen est constitué par une double lamelle, qu'on peut toujours très nettement distinguer au cinquième mois[1]. L'externe est une dépendance de la vulve, c'est la membrane fondamentale de l'hymen; l'interne n'est qu'un revêtement venu de l'intérieur du vagin; les deux lamelles se fusionnent plus tard, et la face postérieure devient lisse par effacement des plis du vagin, tandis que l'épithélium du vestibule revêt la face antérieure, toujours dépourvue de reliefs.

Atrésie de l'hymen. — Toutes les fois qu'on trouve le vagin fermé par une mince membrane, on est tenté de considérer celle-ci comme représentant l'hymen. Le plus souvent, pourtant, il s'agit d'une imperforation terminale du vagin, ou d'une adhérence des parois de ce canal, et l'hymen, refoulé par la collection consécutive à l'accumulation des règles, est simplement accolé à une membrane avec laquelle il paraît confondu (fig. 887 et 888), mais dont il se sépare, après l'évacuation de l'hématocolpos. Matthews Duncan[2] a souvent pu, en pareil cas, découvrir l'hymen circulaire qu'on prétendait atrésié, et il en a figuré un bel exemple. Schröder[3] note expressément cette erreur, et il a observé à deux reprises, sur la face inférieure de la membrane obturatrice prise pour l'hymen, l'ouverture de ce repli. Il existe pourtant des cas certains où l'hymen formait une cloison continue : dans une observation de Godefroy[4], c'était du mucus qui était accumulé dans le vagin d'un enfant de 2 mois et causait de la compression de l'urètre et du rectum.

On a publié des faits d'un haut intérêt qui montrent bien la solidarité des diverses portions de l'appareil hyménal, et notamment de l'hymen vulvaire et du cadre ou bourrelet qui entoure le méat urinaire. A l'état normal, on voit très fréquemment un prolongement en forme de luette ou de valvule qui se détache du bord supérieur de l'hymen et recouvre, en partie, l'orifice de l'urètre. Or on a décrit des cas où un hymen très distinct, pourvu de franges, entourait le méat[5]; bien plus, on connaît des faits où l'hymen recouvrait en entier cet orifice, donnant lieu à une rétention d'urine, chez l'enfant nouveau-né[6].

---

[1] O. Schæffer. Bildungs-Anomalien weibl. Geschlechtsorgane (*Arch. f. Gyn.*, 1890, t. XXXVII, n° 2, p. 199).

[2] M. Duncan. *Trans. obstet. Soc.*, Londres, 1883, t. XXIV, p. 212.

[3] Schröder. *Mal. des org. gén. de la femme*, Trad. franç., 1886, p. 46.

[4] Godefroy. *Gaz. des Hôp.*, 1856, p. 142. — On sait, en effet, que chez le fœtus le vagin est rempli de débris épithéliaux.

[5] Voir la figure d'un fait de Luschka, in Gallard (*Leçons clin. sur les maladies des femmes*, 1879, p. 113) et celle d'un fait de Ledru, in Courty (*Traité prat. des mal. de l'utérus*, 1879, p. 112).

[6] P. A. Böhmer. *Observ. anat. rar.*, Halle, 1756, fasc. II. — M. N. Tucker. *Die regelwidr. Geb.*, 1826, p. 235. — Ch. Robin, art. Membrane in *Dict.* de Nysten (éditions parues depuis 1855).

C'est une atrésie superficielle, qu'on pourrait appeler *imperforation de l'hymen urétral*[1]. Elle ne doit pas être confondue avec l'aplasie de tout ou partie de l'urètre, qui peut exister seule ou coïncider, chez le nouveau-né, avec la persistance et la perméabilité de l'ouraque, qui permet l'évacuation de l'urine[2].

Anomalies de structure. — L'hymen est ordinairement mince, membraniforme, et paraît simplement constitué par l'adossement de deux lamelles recouvertes d'épithélium pavimenteux, souvent fusionnées, parfois partiellement distinctes. Les variations qu'il présente au point de vue de sa structure sont : 1° l'épaisseur plus grande, qui le rend charnu, sans en augmenter la ténacité ; 2° la rigidité particulière, qui lui donne une consistance scléreuse, et qui a parfois nécessité sa section avec l'instrument tranchant, la défloration ayant été impossible sans cette intervention. D'après Budin[3], cette rigidité de l'hymen serait souvent le principal facteur de la déchirure postérieure du périnée, en portant obstacle à la dilatation progressive de la vulve ; inversement, l'élasticité de l'hymen peut être telle qu'on n'observe que de très petites fissures, après un accouchement normal[4] ; la membrane a été trouvée tout à fait intacte, après un avortement à six mois[5] ; 3° la **vascularité** excessive de la membrane qui a causé des hémorragies graves et même mortelles au moment de la défloration[6]. Ces faits, fort difficiles à comprendre si l'on admet que l'hymen n'est qu'un repli de la muqueuse vaginale, deviennent très clairs lorsqu'on les considère comme un débris de l'*organe des corps spongieux* (muqueuse urétro-pénienne de l'homme), demeuré à l'état embryonnaire et pouvant par anomalie présenter, chez la femme, du tissu érectile comme dans son homologue, chez l'homme. Henle a, du reste, mis ce dernier fait hors de doute,

---

[1] Les connexions constantes de l'hymen avec le cadre du méat urinaire et avec la bride allant vers le clitoris, qui traverse verticalement le vestibule, ont été indiquées, dès 1884, dans mes communications déjà citées à la *Société de biologie* et au *Congrès de Copenhague*. Elles ont été de nouveau retrouvées par O. Schæffer (*loc. cit.*), qui ne paraît pas avoir pris connaissance de mes travaux et présente son observation comme nouvelle. Il en tire, avec raison, la conclusion que l'hymen est une production ectodermique, et il appuie cette opinion sur des considérations intéressantes, relatives à sa structure et à son développement.

[2] Cadrol, en 1555, a opéré, à Beaucaire, une jeune fille qui présentait cette anomalie. — Un cas curieux en a été publié par Middleton. (*Amer. Journ. of med. sciences*, janv. 1868, p. 79).

[3] Budin. *Semaine méd.*, 9 mars 1889.

[4] Budin. Deux petites fissures de l'hymen chez une primipare, après accouchement d'un gros enfant (*Progrès méd.*, 1887, t. VI, p. 460).

[5] Obs. de Tolberg, citée par Doran. *Loc. cit.*

[6] Winckel. *Lehrb. der Frauenkr.*, 1886, p. 80. — L. Ascher. Ein Fall von hochgradiger Blutung nach dem ersten Coïtus. (*Prag. med. Woch.*, 1889, t. XIV, p. 25). L'hémorragie en nappe, très abondante, fut arrêtée par le tamponnement. Elle était causée par une simple déchirure de l'hymen, entamant légèrement la petite lèvre gauche et la fosse naviculaire.

car il a exceptionnellement trouvé du tissu érectile dans l'hymen[1].

Absence congénitale de l'hymen. — Les observations anciennes d'absence totale de l'hymen doivent être acceptées avec défiance. Il est probable que, dans bien des cas, elles sont relatives aux erreurs dont j'ai signalé les causes. Devilliers[2], Tardieu, Brouardel[3], n'en ont jamais vu d'exemple dans le nombre considérable d'enfants qu'ils ont examinées au point de vue médico-légal.

Hermaphrodisme[4].

Le véritable hermaphrodisme (Ερμῆς et Αφροδίτη) serait celui où les organes des deux sexes seraient réunis sur le même individu, et capables de fonctionner. Les faits publiés de ce genre seront exposés et discutés plus loin. Mais l'apparence d'un double sexe peut se rencontrer dans diverses circonstances, par suite de malformations des organes génitaux qui les ont arrêtés dans leur phase embryonnaire, chez l'homme, ou bien en ont développé excessivement certaines parties, chez la femme. Les individus de la première catégorie sont incomparablement plus nombreux que ceux de la seconde, et la grande majorité des pseudo-hermaphrodites qui ont été décrits et figurés étaient des hommes hypospades. Neugebauer[5] a pu réunir 50 cas de mariage entre individus du même sexe ; dans 46 de ces cas, un homme s'était marié comme femme ; dans 3 cas, une femme s'était mariée comme homme, dans 1 cas, il est dit qu'un des deux époux était hermaphrodite. Dans une autre série de 44 cas d'erreur de sexes relevée par l'opération, 43 fois il s'agissait de sexe mâle chez des individus élevés comme femmes, 1 fois de sexe femelle chez un individu élevé comme homme[6]. Le cri-

[1] Ce qu'on pourrait appeler l'*organe du corps spongieux* de l'embryon, qui s'érectilise en entier chez l'homme, reste chez la femme fibro-élastique et ne subit la transformation vasculaire que dans sa portion marginale et profonde. A cette transformation partielle est dû le *bulbe* du vagin (qui, réuni à l'hymen, est l'homologue du bulbe de l'urètre et du verumontanum de l'homme), et le *réseau intermédiaire de Kobelt*, qui se porte du bulbe du vagin au clitoris, en doublant la bride masculine, et qui, avec cette bride, est l'homologue du corps spongieux de l'urètre de l'homme. Cette dernière particularité, qui complète et confirme mes recherches, a fort bien été mise en relief par Guinard. *Comparaison des organes génit. externes dans les deux sexes.* Thèse d'agrég., 1886. — J'avais, du reste, moi-même modifié ce que mes premières conclusions avaient de trop absolu, relativement au bulbe du vagin, très peu de temps après leur publication (*Congrès intern. des sciences méd.*, Copenhague, 1884, t. I, p. 67-69).

[2] C. Devilliers. Nouvelles recherches sur la membrane hymen et les caroncules hyménales (*Revue méd.*, 1840, t. II, p. 180).

[3] Brouardel. Causes d'erreur et règles d'expertises, dans les affaires d'attentat à la pudeur (*Gaz. des hôp.*, sept. 1887, p. 881) ; — Membrane hymen ; son examen, ses différentes formes (*Ibid.*, p. 901).

[4] Le mot *hermaphroditisme* serait plus correct, mais il est moins usité.

[5] Fr. Neugebauer. Cinquante cas de mariage entre personnes du même sexe (*Rev. de gyn. et de chir. abd.*, 1899, p. 193. Une nouvelle série de 29 observations d'erreur de sexe (*Rev. de gyn. et de chir. abd.*, 1900, p. 133).

[6] Fr. Neugebauer. Quarante-quatre erreurs de sexes révélées par l'opération. (*Rev. de Gyn. et de Chir. abd.*, 1900, p. 457).

térium pour la détermination du sexe, dans ces cas complexes, est fourni par la présence ou l'absence des testicules ou des ovaires, et ce qui crée la principale difficulté dans certaines circonstances, sur le vivant, c'est l'impossibilité de savoir quelle est la nature de la glande génitale, placée dans les canaux inguinaux ou cachée dans le ventre.

Pour présenter un tableau d'ensemble de l'hermaphrodisme, je crois utile d'établir, plutôt au point de vue pratique que pour une classification théorique, la division en pseudo-hermaphrodisme et hermaphrodisme vrai.

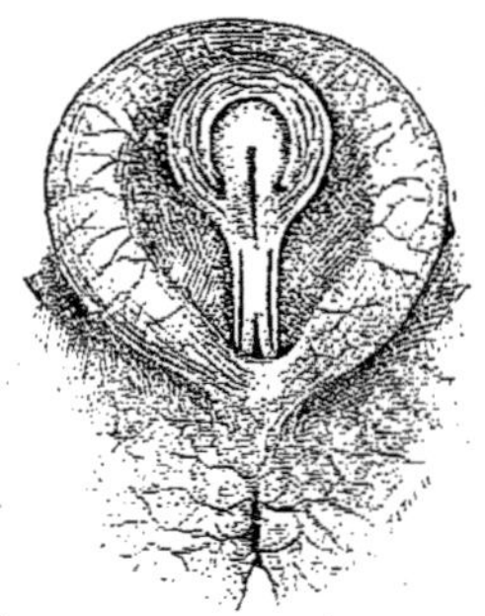

Fig. 848. — Pseudo-hermaphrodisme par hypertrophie du clitoris (Gynandroïde à clitoris phalloïde).

Organes génitaux externes d'une petite fille de trois semaines (grandeur naturelle; pièce déposée au Musée de médecine légale, de Vienne, par le professeur Hofmann); les téguments portent les traces d'une longue macération dans l'alcool. — La saillie des grandes lèvres encadre le clitoris et cache l'orifice vulvaire. La bride du vestibule est très volumineuse.

I. Pseudo-hermaphrodisme. — Il

n'existe que quelques particularités de l'un des sexes, avec les glandes séminales (ovaires ou testicules) de l'autre. Cette division comprendra deux classes : les **gynandroïdes** et les **androgynoïdes**, selon que l'individu appartient au sexe féminin ou au sexe masculin.

A. *Gynandroïdes* — On pourrait distinguer, dans cette classe, une première variété, où la principale cause d'erreur ou de doute sur le sexe est l'absence de mamelles où plutôt le type masculin de ces organes, que je propose d'appeler andromastie. Cette anomalie coexiste ordinairement avec un aspect général masculin, le développement du système pileux du visage, la raucité de la voix. On note le plus souvent des malformations du côté des organes génitaux externes pouvant aller jusqu'à l'occlusion complète de la vulve et l'absence du vagin[1]. Mais il existe un utérus plus ou moins rudimentaire et des ovaires.

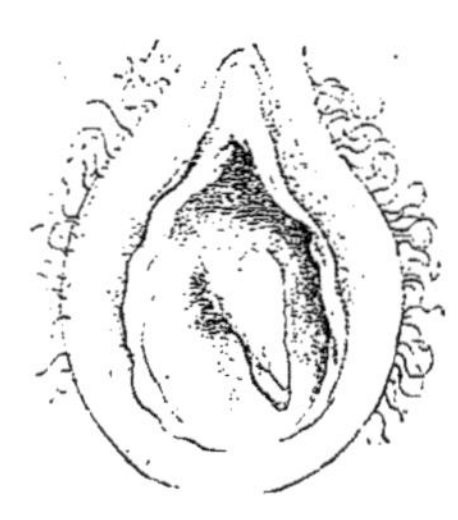

Fig. 849. — Hypertrophie ou tubercule antérieur du vagin simulant un clitoris (de Sinéty).

Une seconde variété de gynandroïdes est celle qui est constituée par le développement exagéré du clitoris, d'aspect **phalloïde**; il s'y joint souvent un trait de ressemblance de plus avec le type masculin, par suite de la soudure des grandes ou même des petites lèvres, simulant le scrotum et masquant l'orifice vaginal (fig. 848). La ressemblance

[1] PÉAN. Sur un cas d'hermaphrodisme. (*Bull. de l'Acad de méd. de Paris*, 2 avril 1895), 3ᵉ série, t. XXXIII, p. 581.

est encore plus accusée quand il existe à l'anus ou dans la grande lèvre un ovaire hernié[1].

L'hypertrophie du clitoris ne change pas sa forme, et ne fait qu'exagérer ses dimensions et celles de son capuchon.

Le clitoris a pu atteindre 4 et 5 centimètres de longueur (obs. de Huguier). Dans la pièce que je reproduis, on remarquera l'hypertrophie notable de la bride masculine du vestibule, se rendant à l'hymen (fig. 848).

Les organes génitaux internes féminins sont parfois irrégulièrement conformés[2].

De Sinéty[3] a publié un cas où l'hermaphrodisme était simulé par l'hypertrophie du tubercule antérieur du vagin.

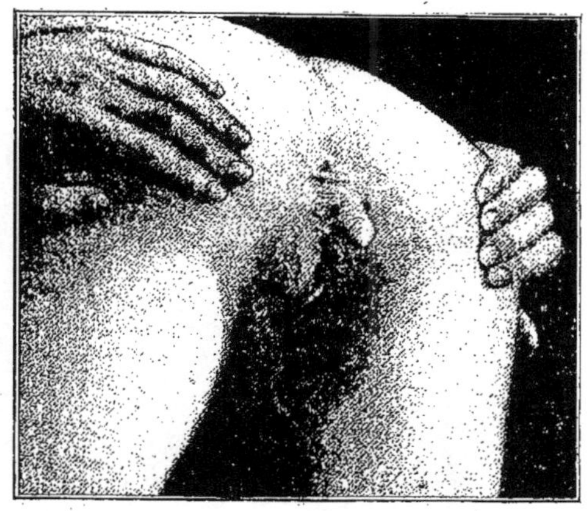

Fig. 850. — Variété exceptionnelle de pseudo-hermaphrodisme ; clitoris ou pénis périnéal supplémentaire (Neugebauer).

Fr. Neugebauer[4] a rapporté une variété jusqu'ici unique de pseudo-her-

---

[1] Eschricht. *Müllers' Arch. f. Anat.*, 1836, n° II, p. 139. — Observation de Bouillaud et Manec (avec autopsie). *Journ. univ. et hebd. de méd. et de chir. prat. et des inst. méd.*, Paris, 1833, t. X, p. 467. — Observation de Debout, in Le Fort. *Vices de conformation de la vulve et du vagin.* Thèse d'agrég., Paris, 1865. —·Le cas de Joseph Marzo, dont l'observation a été publiée (*Annal. d'hygiène et de méd. légale*, 1866, 2ᵉ série, t. XXV, p. 180) est douteux. — J. Simpson (*Collected works*, t. II, p. 407) a décrit les organes génitaux d'une petite fille, d'apparence masculine, observée par Ramsbotham (*Med. Gaz.*, 1834, t. XIII. p. 184), avec autopsie démonstrative. Ils ont été représentés par Hart et Barbour. *Manuel de gynéc.*, trad. franç., 1886, p. 584. — E. Hofmann (*Wien. med. Jahrb.*, 1877, p. 293 et suiv.) a publié un cas analogue à celui que reproduit la fig. 829. Cette dernière, dont je dois le dessin à l'extrême obligeance de cet éminent professeur, provient d'une pièce du Musée de médecine légale, à Vienne, où elle est classée sous la rubrique de « développement excessif du clitoris ». L'individu s'appelait Henriette Rupp ; c'était une enfant rachitique qui mourut à l'âge de 3 semaines, de bronchite capillaire. Les organes génitaux internes étaient normaux ; il n'existait, sur le reste du corps, aucune autre difformité.

[2] Jeannel (*Bull. et Mém. de la Soc. de chir.*, 1887, p. 505) a rapporté une observation où, avec un utérus bicorne, il y avait un développement exagéré du clitoris.

Dans l'autopsie de la malade de Bouillaud, faite par Manec (*Loc. cit.*), il est parlé de la présence d'une prostate, autour de l'urètre, recevant l'extrémité inférieure et rétrécie du vagin, qui ne s'ouvrait pas isolément à la vulve. Cette disposition est essentiellement masculine. Mais l'absence d'examen microscopique laisse subsister quelque doute sur la nature de cette prétendue prostate. L'interprétation du fait est, du reste, en un autre point, un peu défectueuse. Ce n'est pas le vagin qui s'ouvre alors dans l'urètre, c'est l'urètre et le vagin qui s'ouvrent ensemble dans un canal vestibulaire, vestige du sinus uro-génital (voir la fig. 825).

[3] De Sinéty. Hypertrophie du tubercule antérieur du vagin simulant l'hermaphrodisme. *Rev. de Gyn. et de Chir. abd.*, 1899, p. 211.

[4] F. Neugebauer. *Cent. f. Gyn.*, 1899, p. 159 et *Rev. de Gyn. et de chir. obst.*, 1899, p. 909.

maphrodisme : chez une femme de 27 ans venant d'accoucher, il a

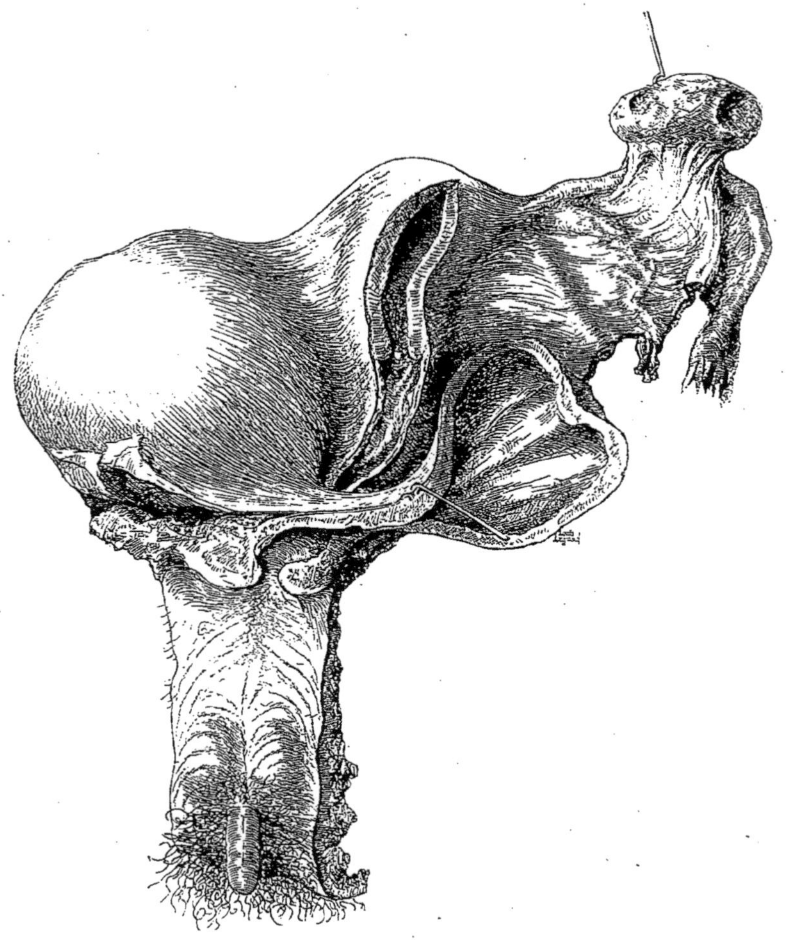

Fig. 851. — Gynandroïde simulant complètement un mâle cryptorchide (H. Roger).

On voit le pénis entouré de poils et, au-dessus de lui, le périnée remarquable par ses plis transversaux et par la présence d'un scrotum. L'anus est incisé et le rectum, ouvert, est rejeté à droite et reporté en bas au moyen d'une érigne. A gauche du dessin, on voit la vessie et le cul-de-sac vésico-rectal, puis l'utérus ouvert, le col avec l'arbre de vie et un œuf de Naboth ; le vagin également ouvert, disparaît sous la vessie. Le ligament large n'existe qu'à droite où il renferme la trompe, l'ovaire scléro-kystique, relevé au moyen d'une érigne, pour montrer le paquet vasculaire et le ligament rond.

constaté l'existence, en plein périnée, à un centimètre au-dessous de la fourchette, d'un organe érectile de 45 à 50 millimètres, de la gros seur du petit doigt, présentant un gland, recouvert en partie d'un prépuce et qui semblait être plutôt un pénis rudimentaire qu'un clitoris supplémentaire hypertrophié (fig. 850).

Roger[1] a publié un cas de gynandroïde, âgé de dix-neuf ans, ayant des organes génitaux externes d'une ressemblance presque parfaite avec les organes mâles. Seule l'autopsie a permis de fixer le sexe par la découverte d'un utérus, d'une trompe et d'un ovaire (fig. 851).

B. *Androgynoïdes*. — On peut, au point de vue clinique, établir quelques divisions dans cette classe.

Une première catégorie contient les individus chez lesquels le caractère dominateur du pseudo-hermaphrodisme est le développement féminin des mamelles, les **gynécomastes**[2]. Ils présentent ordinairement un développement incomplet de la verge et des testicules; ils sont monorchides ou cryptorchides. Ce sont pour la plupart des dégénérés au point de vue physiologique et psychologique. Du reste, ici, le type masculin des organes génitaux externes existe, le scrotum est soudé et surmonté d'une verge à gland perforé. Mais l'absence de testicules dans les bourses,

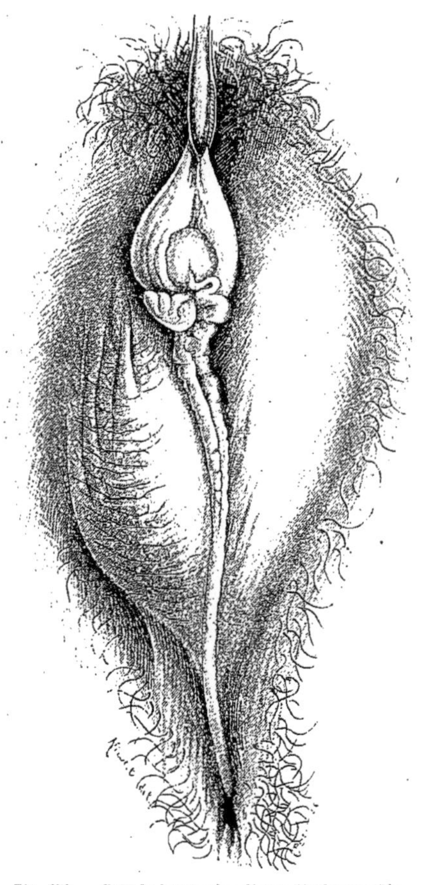

Fig. 852. — Pseudo-hermaphrodisme (Androgynoïde gynécomaste).

Organes génitaux externes du nommé Jan..... (S. Pozzi).

Hypertrophie des freins du prépuce se prolongeant le long du raphé scrotal en une saillie bifide simulant le bord libre des petites lèvres. (Ce jeune sujet présentait, en outre, un développement féminin des mamelles; le testicule gauche atrophié était retenu à l'anneau.)

le peu de développement de la verge, la dépressibilité médiane du scrotum qui simule deux grandes lèvres juxtaposées, le volume des

[1] H. ROGER. — Anomalies génitales (*La Presse médicale*, 1902, 22 mars. p. 279).
[2] ÉMILE LAURENT. *Les bi-sexués*. Paris, 1894.

seins, qui peuvent être aussi développés que chez la femme. enfin, comme dans un cas que j'ai observé (fig. 852), la présence de vestiges de petites lèvres, formant une crête sur le raphé scrotal, donnent à l'individu un aspect féminin[1]. Le développement des mamelles, corollaire fréquent, chez l'homme, des arrêts de développement des organes

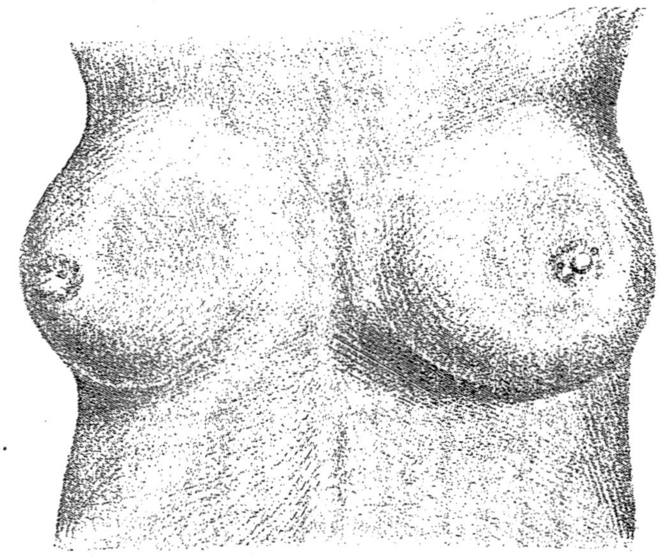

Fig. 855. — Pseudo-hermaphrodisme (Androgynoïde gynécomaste).
Mamelles du nommé Jan..... (S. Pozzi).

de la génération, est un fait de *sympathie organique* absolument inexpliqué, mais intéressant à rapprocher de ce que la physiologie nous a enseigné sur la solidarité de ces organes (fig. 855).

Une seconde catégorie de ces pseudo-hermaphrodites comprend ceux que j'ai proposé d'appeler les **androgynoïdes réguliers**[2], c'est-à-dire ceux chez qui les organes génitaux externes sont régulièrement conformés selon le type féminin et avec les proportions normales de leurs diverses parties, clitoris, petites lèvres. grandes lèvres et même vagin (fig. 854). La présence des testicules au lieu d'ovaires soit dans l'abdomen. soit dans des hernies inguinales, constitue ici le trait dominant de l'hermaphrodisme. Du reste, il existe toujours un développement

[1] S. Pozzi. Note sur deux nouveaux cas de pseudo-hermaphrodisme (*Mém. de la Soc. de Biologie*, 1885, p. 21-29, 1re obs.).

[2] S. Pozzi. Sur un pseudo-hermaphrodite androgynoïde (*Bull. de l'Acad. de méd. de Paris*. Séance du 28 juillet 1896, 3e série, t. XXXVI, p. 152).

incomplet de l'utérus, des trompes et souvent du vagin. Mais, au point
de vue de la morphologie générale, ces particularités passent inaperçues, et les individus de cette sorte sont déclarés *femmes* à leur naissance et en conservent durant toute leur vie le nom comme ils en ont
l'apparence.

Dans un cas de ce genre, j'ai pu faire l'examen des testicules et de

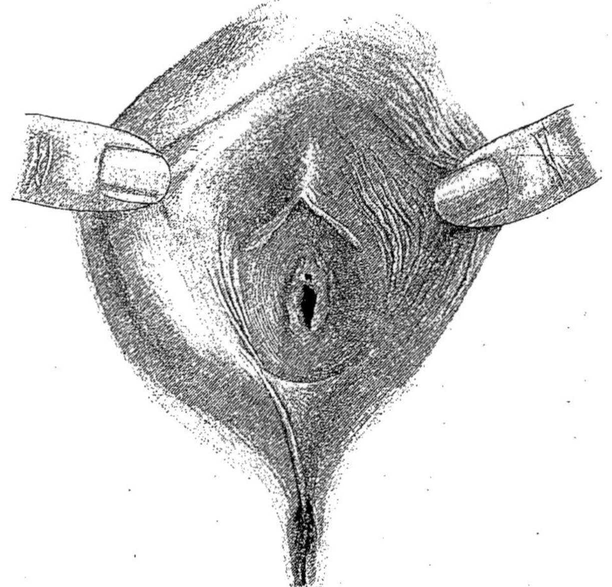

Fig. 854. — Pseudo-hermaphrodisme (Androgynoïde régulier).
Organes génitaux externes de Marie C....

l'utérus rudimentaires. J'ai constaté un arrêt de développement dans
leur structure intime, rappelant l'état fœtal et caractérisé par l'abondance des *cellules interstitielles* de Hofmeister (fig. 857 et 858).

Enfin une troisième catégorie est celle des **androgynoïdes irréguliers**
ou **hypospadiaques**, chez lesquels les organes génitaux externes ont
bien le type féminin, mais avec un développement disproportionné
de leurs divers éléments, un pénis clitoridien énorme à côté d'une
vulve rudimentaire. Les faits de cet ordre comprennent la grande
majorité des cas observés. Il s'agit là d'hommes ayant un *hypospadias scrotal* ou pour mieux dire *périnéo-scrotal*[1], et de nombreuses
autopsies ont pu en déterminer l'exacte signification. J'en ai, pour ma

[1] Sur l'hypospadias chez l'homme, voir : Guyon. *Vices de conformation de l'urètre*. Thèse
d'agrég., 1863. — Boursson. *Tribut à la chirurgie*, 1868, t. II, p. 500.

part, décrit trois cas, d'après l'individu vivant[1], et tous trois étaient exactement calqués sur le même type, qui concordait avec les observations de mes devanciers. Ces individus sont, en règle générale, regardés à leur naissance comme du sexe féminin, enregistrés comme filles[2], et ils en reçoivent le costume et l'éducation. Un très grand nombre ont été mariés : presque tous ont des rapports avec les hommes par l'orifice de l'u-

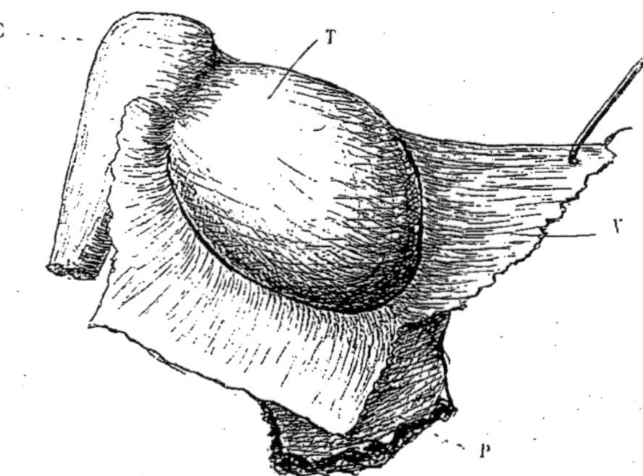

Fig. 855. — Pseudo-hermaphrodisme (Androgynoïde régulier). Testicule et utérus de Marie C...., face antérieure.

C. Corne gauche de l'*uterus unicornis rudimentarius*; T, testicule; V vaginale; P, pédicule.

rètre qui se creuse en infundibulum, bien plus encore que par la dépression vulvaire qui existe au-dessous de lui : mais, en même temps, beaucoup ont du goût pour les femmes et pratiquent un coït plus ou moins incomplet. Il y a des cas où les règles ir-

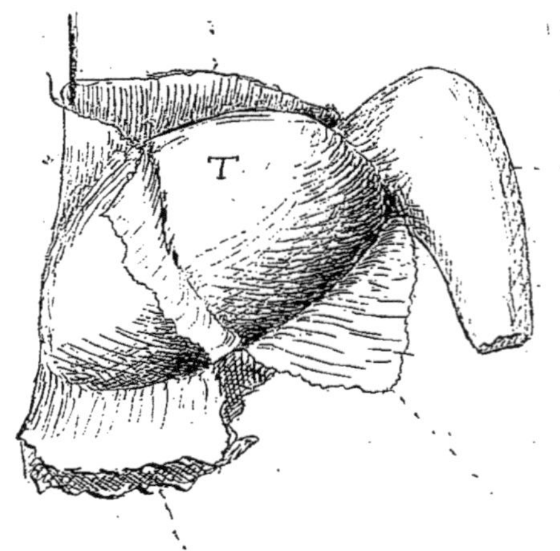

Fig. 856. — Pseudo-hermaphrodisme (Androgynoïde régulier). Vue postérieure de la pièce représentée dans la figure 855.

[1] S. Pozzi. *Bull. de la Soc. de Biol.*, 26 janv. 1884, p. 21 ; — *Ibid.*, 1885, p. 21-29 ; — *Bull. de la Soc. d'anthrop.*, 5 déc. 1889. 2ᵉ série, t. XII. p. 602. — Winter (*Zeitschr. f. Geb. u. Gyn.*, 1890, T. XVIII. p. 159). Petit (Pseudo-hermaphrodisme par hypospadias périnéo-scrotal. in *Arch. d'Obstét. et de Gyn.*, 1891, p. 435). Hallopeau, Lagneau (*Bull. de l'Acad. de méd.*, 1895, p. 410 et p. 415) et beaucoup d'autres auteurs en ont publié des observations.

[2] Des observateurs même expérimentés ont pu s'y tromper, ainsi que le prouve une obser-

régulières sont simulées par des hémorragies qui se font au niveau de l'urètre dilaté et irrité[1]; mais des exemples indéniables de menstrua-

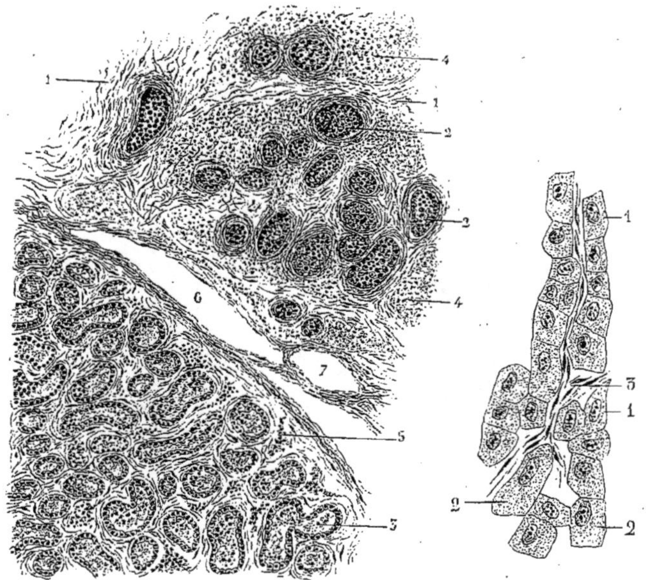

I   II

Fig. 857. — Structure du testicule d'un pseudo-hermaphrodite (Androgynoïde régulier, Marie C....).

I. Coupe perpendiculaire à la surface de l'organe (150 diam.).

1. Tissu conjonctif plus ou moins lâche. — 2. Section de gros tubes séminifères formant le tissu périphérique de l'organe. — 3. Section de tubes plus petits constituant un noyau central bien limité. — 4. Amas plus ou moins considérable de *cellules interstitielles* spéciales (Hofmeister) englobant les tubes dans leurs masses. — 5. Les mêmes amas cellulaires dans la zone des petits tubes. — 6. Grand espace lymphatique séparant les deux zones. — 7. Vaisseau sanguin.

II. — Petits tubes séminifères de la zone centrale (500 diam.).

1. Stroma conjonctif à cellulles allongées, circonscrivant des espaces occupés par les tubes. — 2. Cellules épithéliales à noyaux volumineux granuleux sur un ou deux rangs (partie centrale du tube occupée par une substance granuleuse amorphe). — 3. Vide produit par le retrait de la couche épithéliale.

tion, faible et intermittente à la vérité, ont été observés, et l'état anatomique en rend, du reste, suffisamment compte.

La conformation extérieure des organes génitaux ressemble à celle d'un embryon, vu à travers un verre grossissant. La verge fait peu de

vation de Polaillon (*Bull. et Mém. de la Soc. obstét. et gyn. de Paris*, 14 mai 1891, p. 125); il s'agissait d'un sujet de 25 ans, présenté comme femme à l'Académie de Médecine. Il vint mourir dans le service de Polaillon; l'examen des deux prétendus ovaires, fait par le professeur Cornil (*Ibid.*, p. 128), démontra qu'on était en présence de deux testicules.

[1] Observation d'Ernestine G., présentée par E. Magitot (*Bull. de la Soc. d'anthrop.*, 1881. t. IV, p. 487). et d'Adèle H., que j'ai présentée à la même Société (*Ibid.*, 5 déc. 1889, p. 602).

saillie : elle est parfois comme collée au pubis et elle est inférieurement maintenue par une bride : le gland a la dimension de celui d'un
enfant, ou d'un adolescent : il est imperforé, mais son extrémité est
marquée d'une encoche, sous forme de rainure, avec une bandelette
charnue qui en part inférieurement et se prolonge vers le périnée.
Cette *bride*, bien décrite d'abord par Bouisson au point de vue chirurgical, et dont j'ai démontré l'homologie avec la bride masculine du
vestibule de la femme, s'étend du gland au méat urinaire, situé à deux
ou trois centimètres environ, au-dessous de la racine du pénis. Plus bas,
on trouve un orifice vulvaire, de dimension variable, ordinairement

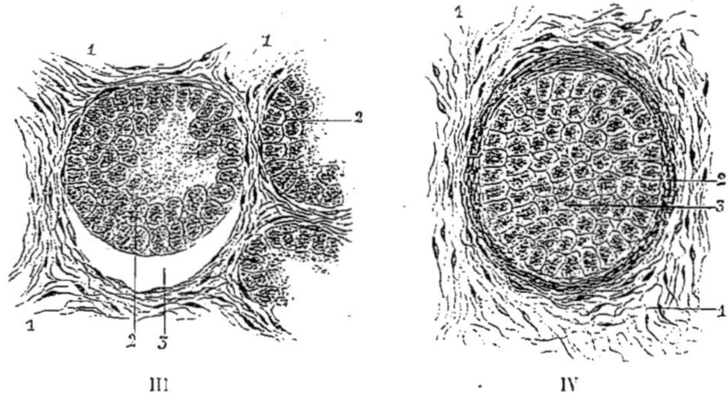

Fig. 858. — Structure du testicule d'un pseudo-hermaphrodite
(Androgynoïde régulier, Marie C....).

III. — Gros tubes séminifères de la zone périphérique (500 diam.).

1. Stroma conjonctif. — 2. Couche limitante sclérosée formée d'un tissu fibreux dense. — 3. Cavité
entièrement comblée par des cellules épithéliales.

IV. — Les grosses cellules interstitielles (Hofmeister) entourant les tubes (1000 diam.).

1. Cellules polyédriques moyennes à protoplasma granuleux avec noyau très gros et nucléole.
2. Cellules plus volumineuses. — 3. Capillaires à larges mailles.

très restreinte, à peine suffisant pour l'introduction de l'index. Un
hymen parfaitement bien conformé peut exister autour de l'orifice
vaginal. J'en ai observé deux exemples[1]. Ce qui contribue à le maintenir intact, c'est l'hyperesthésie que présente souvent cet orifice. Le
vagin qui succède à la vulve a une profondeur variable, allant jusqu'à
plus de 10 centimètres.

Les canaux de Müller peuvent même prendre un développement complet chez l'homme, avec des malformations même légères des organes
génitaux externes. C'est ce qu'on a appelé l'**uterus masculinus**[2].

[1] S. Pozzi. *Loc. cit.* — Sänger a montré à la *Société obst. et gynéc. de Leipzig*, le
21 janv. 1889 (*Centr. f. Gyn.*, 1889, n° 25, p. 440), une prétendue femme, remarquablement
grande, et présentant, quoique mariée, tous les attributs d'un homme hypospade, ainsi que
Zweifel le fit remarquer ; à l'orifice vulvaire rudimentaire, existaient les restes d'un hymen
en croissant.

[2] Marchand. Ein neuer Fall von Hermaphroditismus am Lebenden beobachtet (*Virchow's*

Il existe, au musée anatomo-pathologique de Würzbourg, une pièce décrite par Franqué[1], où l'on voit les organes génitaux externes d'un homme et, au-dessus, un vagin s'ouvrant dans la portion prostatique de

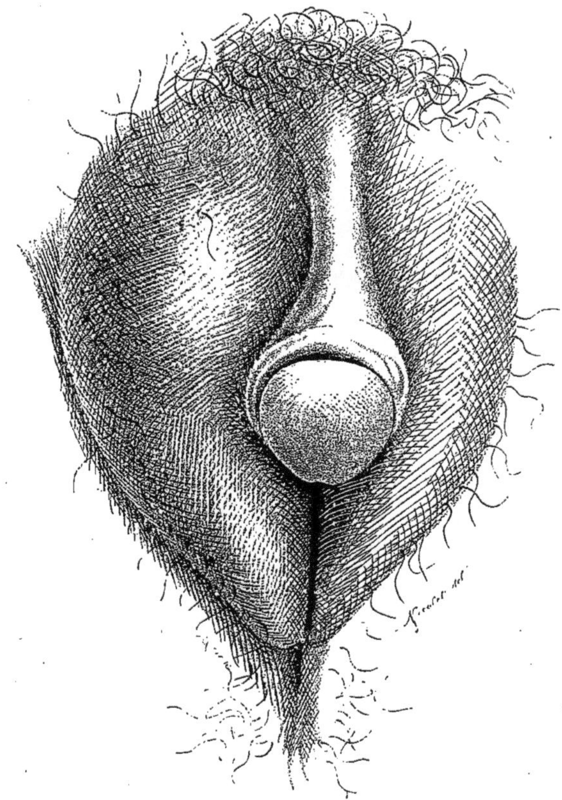

Fig 859. — Pseudo-hermaphrodisme (Androgynoïde irrégulier ou hypospadiaque).
Organes génitaux externes de Julie D. (homme). (S. Pozzi.)
Aspect masculin des parties génitales externes, la verge étant abaissée et les cuisses rapprochées.

l'urètre, ainsi qu'un utérus bien développé et des oviductes. Zweifel cite un cas où, à l'autopsie d'un enfant de six mois, on constata un

Arch., 1883, t. XCII, p. 286). Voir, sur le point spécial de l'Uterus masculinus : AHLFELD (Missbildungen, etc., p. 250), JULES BŒCKEL. Extirpation d'une matrice et d'une trompe herniées chez un homme (Gazette méd. de Strasbourg, 1892, 6e série, n° 9, p. 87). — Une importante autopsie a été publiée par ADRIEN POZZI et P. GRATTERY (Pseudo-hermaphrodisme, in Progrès méd., 1887, p. 308). Une des particularités intéressantes de cette observation est la structure de la bride masculine qui, sous un revêtement muqueux, présentait du tissu érectile.

[1] FRANQUÉ, cité par KÖLLIKER. Embryologie, trad. franç., 1882, p. 1045.

hypospadias avec présence de testicules, mais où les canaux de Müller s'étaient complètement développés en vagin, utérus et trompe. Ahlfeld a rassemblé plusieurs faits analogues. C'est dans l'intérieur de ce canal que se fait l'éjaculation[1]. Pendant l'érection, la verge est, ordinairement, incurvée par la bride.

Le prépuce, ouvert en bas, affecte la disposition du capuchon clitoridien : il y a des petites lèvres rudimentaires et des grandes lèvres très marquées. Des testicules, toujours rudimentaires et sécrétant un sperme infécond, comme celui des cryptorchides, y sont parfois descendus, ou sont demeurés à l'anneau ou dans l'abdomen.

Le développement des mamelles est souvent féminin ainsi que l'aspect des fesses et des cuisses, où le pannicule adipeux est très épais. Le larynx est peu saillant, la voix est plutôt féminine; le bassin est masculin; la barbe, parfois rare, est d'autres fois très fournie, et quand cette particularité s'accompagne du développement féminin des seins, ce n'est pas un des caractères qui frappent le moins. Ordinairement, par le toucher rectal combiné avec le cathétérisme vésical, on ne peut découvrir trace d'utérus, ni, généralement, de prostate. La palpation bi-manuelle ne révèle pas l'existence d'ovaires.

Ces individus sont ou faibles d'esprit ou, s'ils sont intelligents, déséquilibrés[2]; ils ont, du reste, le plus souvent des antécédents hérédi-

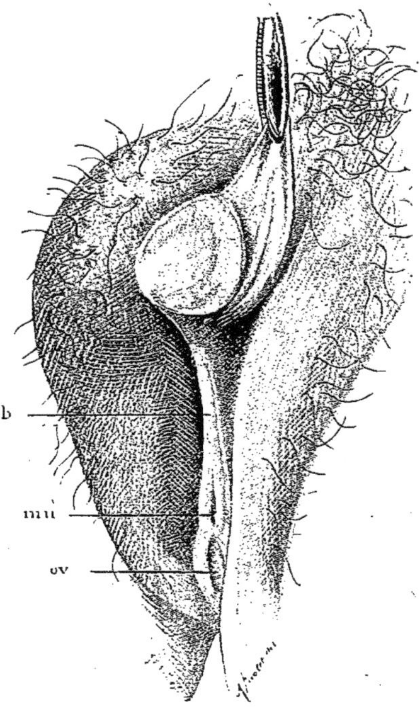

Fig. 860. —Pseudo-hermaphrodisme (Androgynoïde irrégulier ou hypospadiaque).

Organes génitaux externes de Julie D.(homme). (S. Pozzi.)

Aspect féminin des parties génitales externes, la verge étant relevée et les cuisses écartées.
b. Bride; mu. méat urinaire; ov. orifice vulvaire.

[1] On a vu les canaux déférents s'ouvrir sous le méat urinaire, à côté de l'orifice pseudo-vulvaire. Donax. Ein verheiratheter Zwitter (*Arch. f. Gyn.*, 1884, t. XXII, p. 225).

[2] L'importance des malformations des organes génitaux (microrchidie, cryptorchidie) sur le développement des maladies mentales a été signalée par Christian (*Annal. médico-psychol.*, 1882, t. VII, p. 126; — *Étude sur la mélancolie*, obs. 59, p. 154) et par Legrand du Saulle. *Les signes physiques des folies raisonnantes*, p. 15. — Ce sujet a été l'objet d'une intéressante étude de Raffegeau. *Du rôle des anomalies des organes génitaux dans le développement de la folie chez l'homme*. Thèse de Paris, 1885. — Voir aussi : Magnan. *Des anomalies, des aberrations et des perversions sexuelles*. Commun. faite à l'Acad. de Méd.

taires du côté du système nerveux; on a noté la coïncidence

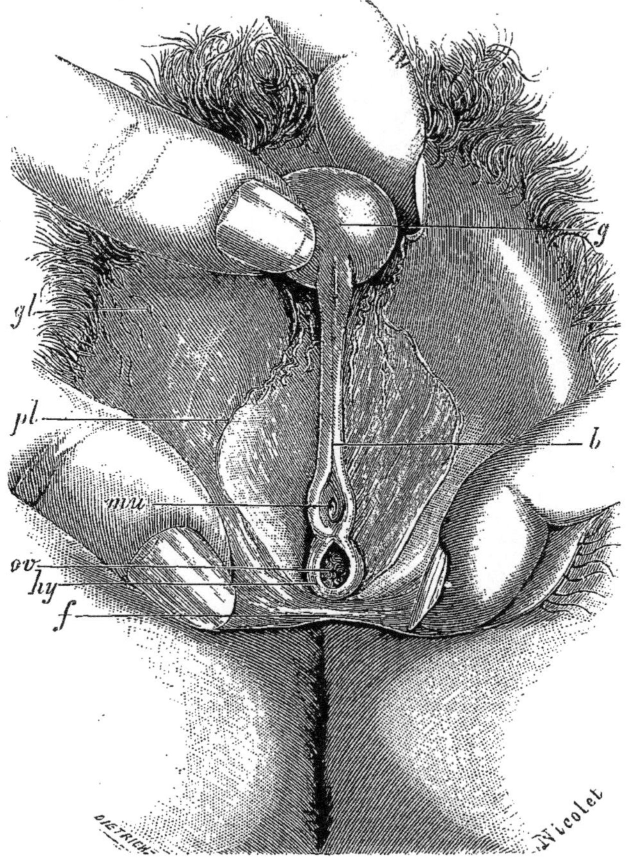

Fig. 861. — Pseudo-hermaphrodisme (Androgynoïde irrégulier ou hypospadiaque).
Organes génitaux externes de Louise B. (S. Pozzi.)

g. Gland; *b*. Bride; *mu*. Méat urinaire; *or*. Orifice vulvaire; *hy*. Hymen; *f*. Fourchette;
pl. Petites lèvres; *gl*. Grandes lèvres.

de difformités analogues chez les individus de la même famille[1].

le 13 janv. 1885 (*Progrès méd.*, 1880, p. 49); — Trois cas de conformation vicieuse des
organes génitaux (*Bull. de la Soc. d'anthrop.*, 17 févr. 1887). — On a observé la folie
(MAGNAN). La fameuse Alexina B., qui a fait l'objet d'une monographie remarquable au point
de vue psychologique par TARDIEU (*L'identité dans ses rapports avec les vices de conformation
des organes génitaux*, Paris, 1872), s'est suicidée. La relation complète de son autopsie a
été publiée par GOUJON (*Journ. de l'anat. et de la phys. norm. et path. de l'homme et des
animaux*, 1869, p. 599). C'était un homme hypospade.

[1] Voir la curieuse généalogie de la famille de Jan..., que j'ai observée avec le docteur
MOTET. *Mém. de la Soc. de Biologie*, 1885, p. 24.

II. **Hermaphrodisme vrai**. — Admis sans hésitation par les anciens auteurs qui en ont cité de nombreuses observations, toutes fort

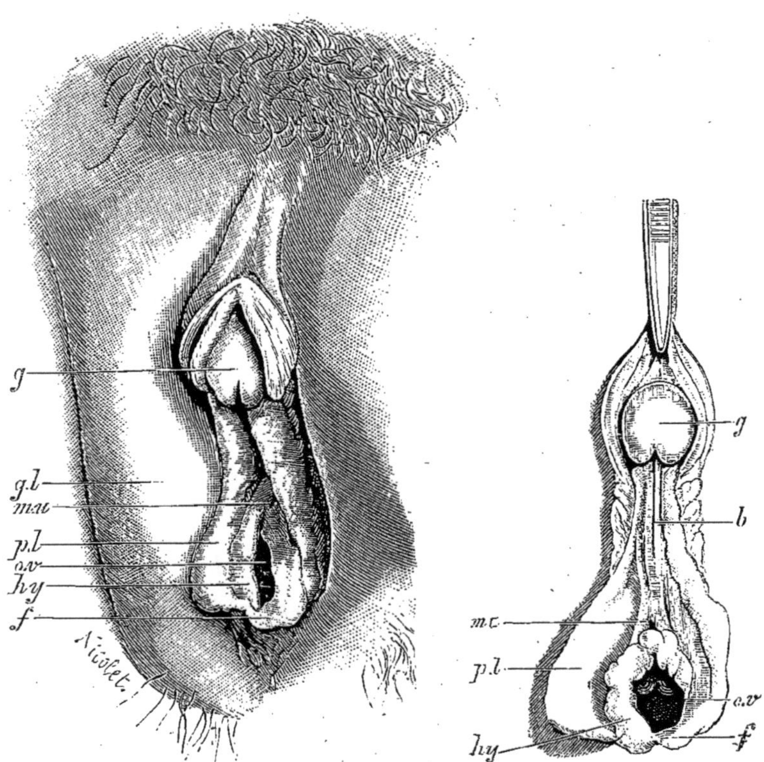

Fig. 862. — Pseudo-hermaphrodisme (Androgynoïde hypospadiaque).
Organes génitaux externes de Julie D. (homme). Vue d'ensemble, les cuisses écartées. (S. Pozzi.)

Fig. 863. — Détails de l'hymen et de la bride du vestibule chez le même sujet.
g. Gland ; *b*. Bride du vestibule ; *mu*. Méat urinaire ; *pl*. Petites lèvres ; *ov*. Orifice vulvaire ; *hy*. Hymen ; *f*. Fourchette.

peu probantes, l'hermaphrodisme vrai est aujourd'hui très contesté.

Klebs a théoriquement classé l'hermaphrodisme vrai en : 1° bilatéral : il existerait des deux côtés testicule et ovaire, c'est ce qu'on a encore appelé l'*hermaphrodisme vertical*; 2° unilatéral : il y aurait d'un seul côté testicule et ovaire ; 5° latéral : on trouverait d'un côté un testicule, de l'autre un ovaire.

On peut rapidement éliminer les deux premières variétés : on n'a pas cité un seul cas d'hermaphrodisme unilatéral; ceux d'hermaphrodisme bilatéral sont plus que douteux. Je discuterai surtout les cas d'herma phrodisme latéral, qui ont encore, à tort, me semble-t-il, entraîné la conviction de quelques auteurs[1].

On ne peut accorder une importance réelle qu'aux faits suivis d'autopsie. Or, l'observation de Catharina Hohmann[2], si souvent citée, n'a pas subi ce contrôle, comme cela a été dit par erreur. Il est facile, grâce aux détails de l'observation, de se convaincre qu'il s'agissait d'un pseudo-hermaphrodisme par hypospadias périnéoscrotal. Le testicule droit était seul descendu dans la grande lèvre. Ce sujet prétendait et paraissait avoir un écoulement mens-

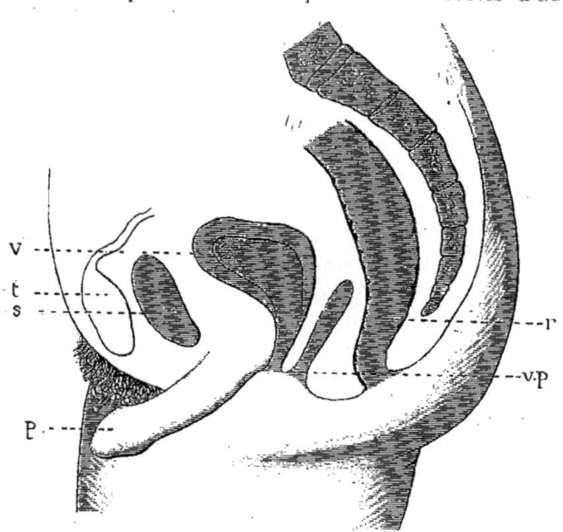

Fig. 864. — Pseudo-hermaphrodisme (Androgynoïde hypospadiaque). Figure schématique pour montrer les connexions profondes. v. Vessie; t. Testicule; s. Symphyse du pubis; p. Pénis hypospadiaque; vp. Vésicule prostatique (pseudo-vagin); r. Rectum (Zweifel).

truel régulier; mais il a été plus tard reconnu que ces prétendues règles étaient dues à une supercherie[3]. Rokitansky, ainsi trompé, croyait à la réalité de cette menstruation, que Schultze avait déjà mentionnée dans l'hermaphrodisme, et en concluait par induction et très hypothétiquement qu'il y avait des ovaires et des vésicules de de Graaf, en un mot, qu'il s'agissait d'un hermaphrodisme vrai. Cet individu avait des mamelles féminines.

Le fait si connu de Heppner, de Saint-Pétersbourg[4], invoqué comme

[1] M. Laugier. Art. Hermaphrodisme in *Dict. de méd. et de chir. prat.*, 1873, t. XVII, p. 504. — A. Guinard. Thèse d'agrég., 1886.

[2] Rokitansky. Ein Fall von Hermaphrodisia vera lateralis (*Allg. Wien. med. Zeit.*, 1868, t. XIII, p. 225). Cet article a été complètement, mais assez incorrectement traduit dans l'*Union méd.*, 1868, p. 498. — Voir aussi sur ce même cas : *Allg. med. Centralzeit.*, Berlin, 1868, p. 492, et *Virchow's Arch.*, 1868, t. XLIII, p. 329 et *Ibid.*, 1869, t. XLV, p. 1.

[3] Ahlfeld (*Loc. cit.*, p. 225) remarque la grande tendance qu'ont ces individus à tromper le médecin. Catharina H. avait tous les mois des épistaxis dont elle profitait pour se badigeonner de sang les parties génitales.

[4] G. L. Heppner. Ueber den wahren Hermaphroditismus beim Menschen (*Arch. f. Anat. Physiol.*, etc., 1870, p. 687). Une analyse a été donnée par Doumic. *Gaz. méd. de Paris*, 1872, p. 290. — Cette observation a souvent été très incorrectement rapportée. Il faut remarquer que la pièce examinée avait séjourné, pendant plusieurs années, dans l'alcool.

probant par les partisans de l'hermaphrodisme vrai, paraît d'abord
irréfutable, puisqu'il s'appuie sur une autopsie ; mais, en l'examinant
de près, on voit qu'il laisse planer des doutes très grands. Il s'agissait
d'un enfant de deux mois, présentant les organes génitaux externes du
type féminin ou de l'hypospadias périnéo-scrotal. L'utérus, les trompes
et les ovaires étaient très bien développés, et de chaque côté existait, en
outre, une glande additionnelle qui ressemblait à un testicule. Entre ce
corps et l'ovaire était le parovarium ou corps de Wolff, ratatiné, adhérent à un prétendu testicule. Soumis à l'examen microscopique par
Heppner, ce corps indéterminé démontra l'existence de tubes dirigés
vers un hile : leurs parois étaient hyalines, sans stries ni noyaux, sous
l'influence de l'acide acétique : on ne put trouver de *vasa deferentia*.
C'est sur cette simple donnée que Heppner se base pour conclure à la
nature testiculaire de l'organe. Slavjansky ne se déclara pas convaincu
que ce n'étaient pas des ovaires ; on sait que Beigel a assez fréquemment
trouvé des ovaires surnuméraires. A l'appui de cette conclusion, il convient de faire observer que la structure primitive de l'ovaire et du
testicule est très analogue et que leur différenciation est excessivement
délicate (Zweifel).

L'autopsie du prétendu hermaphrodite latéral vrai de Meyer[1] donne
prise aux mêmes objections. Le petit corps ressemblant à un ovaire,
trouvé du côté gauche, n'était vraisemblablement qu'un testicule atrophié ; les grandes cellules observées alors par Klebs n'étaient, sans
doute, que des ovules mâles ; il lui a été impossible de découvrir des
follicules de de Graaf.

Je ne puis m'attarder à discuter les observations, trop anciennes pour
avoir de la valeur, au point de vue histologique, ou trop incomplètes
pour faire foi[2].

[1] HERMANN MEYER (de Zürich). Ein Fall von Hermaphroditismus lateralis (*Virchow's Arch.*,
1857. t. XI, p. 420). KLEBS. *Handbuch der path. Anat.*, Berlin. 1876. — Voir pour la critique
détaillée de ce fait : J. GARRIGUES. *Amer. system of gynecology* (edited by MANN, t. I, p. 273).

[2] BERTHOLD (*Abhandl. der königl. Gesellsch. der Wissensch. zu Göttingen,*, 1845, t. II,
p. 104) a trouvé, chez un nouveau-né atteint d'hypospadias, d'un côté un testicule, de l'autre
un prétendu ovaire : ce corps où il n'a pu découvrir de follicules était sûrement le second
testicule atrophié.

A. P. BAXON. *Dublin quart. journ. of. med. sciences,* 1852, t. XIV, p. 66 : mêmes remarques que ci-dessus. — Voir sur ce fait AHLFELD (*Loc. cit.*), ainsi que pour la critique des
autres observations anciennes de SUE, MARET, VAROGLER, RUDOLPHI, STARK, BARKOW, GRUBER
KLOTZ.

Il existe, au musée Dupuytren, deux pièces relatives à de prétendus cas d'hermaphrodisme vrai : la pièce n° 264 est un moulage en cire de LEMONNIER, relative aux organes
génitaux externes d'un individu dont la pièce n° 265 reproduit, également, en cire, les
organes génitaux internes, d'après l'autopsie. La notice qui l'accompagne s'exprime ainsi :
« A l'appareil génital féminin complet se trouvent surajoutés deux testicules et deux
canaux déférents qui tiennent la place des ligaments ronds. » — Il m'a semblé qu'il s'agissait simplement là d'une double hernie de l'ovaire dans les grandes lèvres. HOUEL, l'ancien
conservateur du musée à qui je demandais son avis sur cette pièce la qualifiait de « *simple
imagination* ». — La pièce n° 267 B est ainsi désignée : Hermaphrodite neutre, Angélique

G.-F. Blacker et Lawrence[1] ont établi que, sur les vingt-huit cas réputés d'hermaphrodisme vrai qu'on trouve dans la science, trois seulement méritent d'être discutés; celui de Heppner (qui nous paraît si peu probant) serait un exemple probable d'hermaphrodisme bilatéral; les cas d'Obolonsky et de Schmorl seraient des exemples d'hermaphrodisme latéral; enfin G.-F. Blacker et Lawrence auraient observé un fœtus de huit mois et demi avec un *ovo-testis* d'un côté (hermaphrodisme unilatéral).

En somme, il n'existe pas actuellement un seul exemple avéré d'hermaphrodisme vrai bilatéral, de coexistence des ovaires et des testicules chez l'homme des deux côtés[2]. Cette anomalie ne semble toutefois pas impossible, *a priori*. Cette disposition est fréquente chez les poissons et les batraciens[3]. Elle constitue même la règle chez le crapaud. Mais elle

Courtois (dissection dans l'alcool). « Cet hermaphrodite, ajoute la notice, observé par M. Follin, est homme par ses organes génitaux externes, femme par ses organes génitaux internes, femme et homme par ses organes génitaux profonds » (Follin, *Gaz. des Hôp.*, 4 déc. 1851, p. 561). — Ce cas est pour moi un simple hypospadias, avec testicule atrophié.

[1] G.-F. Blacker et Lawrence. *Obstet. Soc. of London.* Séance du 1er juillet 1896 (*The Lancet*, 11 juillet 1896, vol. II, p. 115).

[2] F. Neugebauer, sur un total de 1200 observations d'hermaphrodisme humain qu'il a rassemblés, n'a pas relevé un seul cas où l'on aurait vu un testicule et un ovaire chez le même individu. Mais dans cinq cas l'examen histologique a permis de trouver une glande mixte, *ovotestis*, contenant du tissu testiculaire et du tissu ovarien, des ovules de de Graaf et des canalicules séminifères : cas de Blacker et Lawrence (fœtus), cas de V. Salen (femme opérée d'un myome utérin), cas de Garré (jeune homme herniotomisé), cas de Landau (tumeur ovarienne chez une femme mère de deux enfants, contenant du tissu testiculaire d'après Pick qui lui donna le nom d'*adenoma testiculare ovarii*), cas de Pick (ce dernier moins démonstratif) (*Communication écrite*, 1906).

[3] On trouve fréquemment un ovaire et un testicule du même côté chez le genre de poisson *serranus*, et un peu moins souvent chez le hareng, la morue, etc. Quelque étrange que le fait puisse paraître, l'hermaphrodisme vrai est la condition normale du crapaud (*bufo vulgaris*) et il est très fréquent chez la grenouille rousse (*rana temporaria*). On trouve dans le mâle de cette dernière espèce, de chaque côté, le testicule surmonté du *corps adipeux* avec un conduit qui fonctionne, à la fois, comme canal déférent et comme uretère; les vésicules séminales existent ainsi que des canaux de Müller; ces derniers, qui dans la femelle s'élargissent et deviennent les oviductes, forment, chez le mâle, des bandelettes délicates qui se portent des vésicules séminales jusqu'au-dessous du poumon (Bland Sutton).

Les vésicules séminales de la grenouille paraissent, à un examen superficiel, de simples dilatations du conduit de Müller, mais elles appartiennent, en réalité, au conduit de Wolff.

Chez le crapaud, entre le testicule et le corps adipeux, on voit un petit organe particulier appelé *organe de Bidder*, du nom de celui qui l'a décrit; cet organe, d'après les travaux les plus récents, est tout simplement un ovaire rudimentaire et il paraît exercer une influence très remarquable sur le haut degré de développement des conduits de Müller chez le crapaud mâle. Chez la grenouille, les conduits de Müller du mâle sont ordinairement à peine visibles, mais, par une anomalie assez fréquente, les grenouilles mâles peuvent présenter aussi un *organe de Bidder*, ou ovaire rudimentaire, à côté du testicule, formant un véritable *ovo-testis*; en même temps, on voit alors le conduit de Müller ou oviducte prendre un volume considérable. Leur développement est ainsi en raison directe du volume de l'*organe de Bidder*. En résumé, l'*ovo-testis* (hermaphrodisme vrai) constitue la règle chez le crapaud et une malformation fréquente chez la grenouille. J. Bland Sutton. Diseases of the lower animals (*Trans. of the path. Soc. of London*, 1885, p. 509).— A. F. S. Kent. A case of abnormal development of reproductive organs in the frog (*Journ. of Anat. and Physiol.*, juin 1885, t. XIX, 347).

paraît très rare chez les vertébrés supérieurs. On a pourtant trouvé l'hermaphrodisme vrai chez la chèvre[1] et chez le cochon[2]. L'hypospadias avec pseudo-hermaphrodisme a été plus fréquemment observé, et j'en ai vu un bel exemple chez le chien.

Traitement des malformations de la vulve et du pseudo-hermaphrodisme[3].

Les malformations diverses que j'ai énumérées intéressent, pour la plupart, plus l'anatomiste que le chirurgien, et une intervention active est rarement opportune.

La **soudure des lèvres** sera désunie par décollement, et, au besoin, par incision[4].

L'**hypertrophie des lèvres et du clitoris** pourra nécessiter l'amputation des parties exubérantes, surtout si l'irritation produite par le contact des vêtements est pénible. Cette opération pourra être faite à l'aide de l'anesthésie locale, à l'instrument tranchant. On se rendra maître de l'hémorragie par la forcipressure, par une suture en surjet, et, au besoin, par la cautérisation au thermocautère du corps caverneux du clitoris.

Dans l'**épispadias**, on devra suturer les parties, après un avivement approprié à la forme et aux dimensions de la fissure, comme Roser[5], Schröder[6], Dohrn[7], Richelot[8] l'ont fait.

Les **malformations de l'hymen** peuvent exiger des incisions ou des résections partielles.

Le **pseudo-hermaphrodisme** peut-il donner lieu à des indications chirurgicales? Chez un des individus que j'ai observés, l'érection étant très gênée par la bride sous-pénienne, il m'avait prié de la détruire. Une simple section serait ici insuffisante; il faudrait faire l'excision de la bride, suivie d'autoplastie par glissement. Je me proposais de faire cette petite opération, mais le sujet s'y refusa.

Il est assez fréquent de reconnaître le pseudo-hermaphrodisme au cours

---

[1] F. Schnopfhagen. *Wien med. Jahrb.*, 1878, fasc. III, p. 541.

[2] V. Kölliker. Uber einige Fälle von Hermaphroditismus beim Schweine (*Compte rendu du congrès périod. internat. des sciences méd.*, 8ᵉ session, Copenhague, 1884, t. I, p. 47). Deux de ces observations sont de simples hypospadias chez des mâles, avec développement d'un vagin et d'un gros utérus bicorne, et trompes imperforées. Dans un troisième cas, il y avait hermaphrodisme vrai latéral (un testicule et un ovaire) ; utérus bicorne et organes génitaux externes du type femelle. Ces faits ont été l'objet d'une monographie de J. Reuter. Dissert. inaug., Würzburg, 1884.

[3] Pour les opérations nécessitées par les atrésies vaginales de l'anus et de ses diverses variétés, je renvoie aux Traités de chirurgie générale.

[4] Sänger. Conglutinatio labiorum (*Soc. obs. de Leipzig.* 20 juillet 1891, *in Centr. f. Gyn.*, 1891, p. 1022).

[5] Roser. *Würtemb. Corresp.*, 12 juin. 1866.

[6] Voir Moricke. *Loc. cit.* — Frommel. *Loc. cit.*

[7] Dohrn. *Zeitschr. f. Geb. und Gyn.*, 1886, t. XII, nᵒ 1. p. 1.

[8] G. Richelot. *Union méd.*, mars 1887, 5ᵉ sér., t. LXIII, p. 565.

d'une herniotomie. Neugebauer[1] a pu ainsi relever 39 observations d'*herniotomie* avec résultat inattendu : sur 52 herniotomies pratiquées chez des sujets élevés comme femmes, l'opérateur trouva un testicule dans la hernie; six fois, l'on constata dans la hernie, chez un homme, un utérus uni ou bicorne; une fois. l'opération permit de diagnostiquer le sexe douteux d'un enfant.

MALFORMATIONS DU VAGIN ET DE L'UTÉRUS

Développement du vagin et de l'utérus. — Les conduits de Müller forment la portion interne du canal génital, trompes et utérus (voir page 1362). Les parties supérieures divergentes des canaux de Müller deviennent les cornes utérines. Normalement, ces cornes sont peu marquées dans l'espèce humaine, étant, pour ainsi dire, absorbées dans le corps de l'utérus par l'effet du développement ultérieur. Mais, si l'espace compris entre l'insertion des ligaments ronds et le sommet du canal génital se trouve réduit à rien, comme cela est la règle chez certains animaux et une anomalie exceptionnelle chez la femme, le corps de l'utérus est diminué ou supprimé : l'organe se développe alors uniquement aux dépens des cornes, qui prennent une importance prédominante et s'ouvrent par deux orifices distincts dans le vagin; c'est ce qui a lieu chez le lapin, le lièvre, l'écureuil. Si la limite entre le vagin et l'utérus se trouve augmentée, par suite de l'insertion des ligaments ronds, un peu au-dessous du sommet du canal génital, un petit corps utérin peut prendre naissance. Mais l'utérus sera très fortement bicorne; il en est ainsi chez le rat, le cochon d'Inde. Enfin, le corps de l'utérus sera d'autant plus considérable que la limite utéro-vaginale se sera produite à une distance plus grande du sommet (carnassiers, pachydermes, ruminants, solipèdes, etc.). Dans l'ordre des chéiroptères, les cornes utérines sont déjà très allongées; elles disparaissent chez les singes. Dans le type humain, cette disposition de simplicité de l'utérus présente son plus haut degré à l'état normal[2], mais toute une série de malformations peut provenir de dispositions embryonnaires, reproduisant par **anomalie réversive** (Darwin) les types que je viens d'indiquer dans l'échelle animale.

On doit aussi rapprocher d'autres anomalies de faits fournis par l'anatomie comparée. Chez la plupart des marsupiaux (*didelphys dorsigera*),

[1] Fn. Neugebauer. *Rev. de Gyn. et de Chir. abd.*, 1900, p. 457.

[2] Chez le fœtus humain l'utérus est bicorne jusqu'au troisième mois de la vie embryonnaire (Meckel, J. Müller, etc.); mais déjà on peut noter la présence d'un espace appréciable où se développera le corps utérin, destiné à absorber et à effacer les cornes. En effet, dès le début du quatrième mois chez le fœtus humain, la distance entre les insertions des ligaments ronds est de 4 millimètres, alors que la largeur du fond de l'utérus ne dépasse pas 2 millimètres. Tourneux et Legay. Mém. sur le développement de l'utérus et du vagin (*Journ. de l'anat. et de la physiol. norm. et path.*, 1884, p. 550).

les conduits de Müller ne se fusionnent pas, mais évoluent isolément et donnent naissance à deux utérus et à deux vagins, s'ouvrant par deux orifices distincts dans le vestibule. D'autres fois, les deux vagins, séparés dans leur partie moyenne en deux canaux tout à fait distincts, se fusionnent à leur extrémité supérieure, qui reçoit les deux utérus, ainsi qu'à leur extrémité inférieure qui débouche dans le vestibule (*halmaturus*)[1]. Des traces de la division intérieure originelle du canal génital existent à un degré plus ou moins accusé chez tous les animaux, à l'exception de l'homme et des singes. Chez beaucoup de rongeurs, les lièvres, par exemple, il y a ainsi un double utérus et un double vagin. Chez d'autres, comme la souris, la cloison ne porte que sur la partie supérieure de l'utérus.

Les considérations précédentes sont d'un intérêt tout aussi grand pour l'intelligence des malformations du vagin et de l'utérus que les notions d'embryologie humaine, qu'elles complètent et éclairent. Ce n'est pas seulement en anatomie comparée, mais aussi en tératologie que la phylogénie doit être associée à l'ontogénie. Quelques notions relatives à cette dernière permettront maintenant de rendre compte des étapes que parcourt le développement du canal génital, et les arrêts qu'il peut subir.

Les conduits de Müller, parallèlement disposés dans le cordon génital, sont fusionnés dans toute son étendue, sauf à l'extrémité inférieure, sur laquelle je reviendrai, au début du troisième mois. A ce moment, le canal génital n'est pas encore différencié en portion utérine et vaginale. Toute la partie inférieure du conduit génital est encore dépourvue de lumière et les parois opposées du futur vagin sont soudées, comme le sont celles des paupières et du prépuce, qui se forment à la même époque[2].

A la fin du troisième mois, on voit la lumière du sinus uro-génital progressivement augmenter à mesure que ce conduit s'éloigne du vestibule; les deux canaux de Wolff cheminent sur les parois latérales du conduit utéro-vaginal et viennent s'ouvrir au vestibule, en arrière de l'urètre. Ce conduit, qui était séparé par une cloison épithéliale, jusqu'au niveau du vestibule, devient unique par la disparition progressive de la cloison, qui se fait de bas en haut. Ce travail est complet au cinquième mois. La différenciation véritable du canal génital en utérus et en vagin commence à la fin du troisième mois par l'apparition du col de l'utérus; un mois plus tard, la saillie en est constituée[3].

La surface interne de l'utérus reste inégale et plissée durant toute la

---

[1] L'obstacle apporté, chez les marsupiaux, à la fusion des conduits de Müller résulte d'une disposition spéciale des uretères qui, au lieu d'embrasser dans leur courbure le cordon génital, s'engagent entre les conduits de Müller et empêchent leur coalescence (Tourneux).

[2] R. Geigel. Ueber Variabilität in der Entwicklung der Geschlechtsorgane beim Menschen (*Verhandl. der phys.-med. Gesellsch.*, Würzburg, 1883, n. s., t. XVII, p. 1).

[3] Donnx. Zur Kenntniss der Müller'schen Gänge und ihrer Verschmelzung (*Sitzungsber. der ges. Naturwissensch. zu Marburg*, 1865). — Le développement du col commence de la quinzième à la seizième semaine par la lèvre antérieure : une saillie arrondie bourgeon-

période fœtale. Elle est pourvue des plis de l'arbre de vie, qui paraissent s'étendre jusqu'au fond de l'organe, parce qu'ils occupent tout le corps et que le fond n'est pas développé; ce dernier, en effet, ne se forme qu'un peu plus tard par une sorte d'épaississement de l'espace compris entre les trompes. Celles-ci, d'abord pourvues d'un simple orifice, acquièrent un pavillon frangé.

Le développement de la partie inférieure du vagin n'est pas encore définitivement établi. Hoffmann[1] avait déjà avancé que les canaux de Wolff prenaient part à sa constitution; Tourneux et Legay[2] ont, de nouveau, soutenu une théorie analogue, qui paraît très contestable. Mais il ne me paraît pas douteux, d'après des faits tératologiques où l'on voit si fréquemment l'existence d'un très court canal vestibulaire coïncider avec l'absence du segment supérieur du vagin, que la région qu'on pourrait appeler avec Legay[3] le canal vestibulaire, et que l'on confond d'ordinaire avec le vagin, en est indépendante au point de vue embryogénique. Cette région, presque effacée chez l'adulte par suite des déformations et du tassement de la vulve qu'entraînent le coït et l'accouchement, est très appréciable chez les petites filles, et s'étend, chez elles, du bord interne des grandes lèvres à un millimètre au-dessus de l'hymen. Le développement prouve que c'est la portion inférieure ou externe du sinus uro-génital. L'embryologie (V. plus haut, p. 1369) et l'anatomie comparée (p. 1374) nous fournissent à cet égard des résultats qui concordent de tous points avec les faits tératologiques et qui permettent de dire : le canal vestibulaire est la partie du sinus uro-génital qui ne s'est pas cloisonnée. C'est ce canal vestibulaire qui constitue, par son énorme allongement, la majeure partie du *pseudo-vagin* des pseudo-hermaphrodites (hypospades mâles). On conçoit, dès lors, qu'il puisse être pourvu d'hymen, qui est, je crois, d'origine ectodermique et non müllérienne.

nant en arrière refoule la paroi postérieure du vagin, qui elle-même donne naissance, un peu après, à la lèvre postérieure au-dessus de la dépression. — TOURNEUX et LEGAY (*loc. cit.*) prétendent, au contraire, que le museau de tanche n'est pas formé par un épaississement de la paroi interne du canal génital, mais que c'est l'épithélium pavimenteux stratifié de ce canal qui, bourgeonnant en dehors et en haut, vient en quelque sorte sculpter, dans l'épaisseur de la paroi, la portion vaginale du col.

[1] v. HOFFMANN. Congrès des méd. et nat. all. (*Centr. f. Gyn.*, 1878, n° 21, p. 505).

[2] TOURNEUX et LEGAY. *Loc. cit.*

[3] La signification des mots *sinus uro-génital* a subi quelques variations, suivant les auteurs. — JOH. MÜLLER (*Bildungsgeschichte der Genitalien*, etc., Düsseldorf, 1830) a ainsi désigné la portion antérieure du cloaque, détachée sous forme d'un conduit tubuleux de l'intestin postérieur et recevant, à son extrémité supérieure e. tout près les uns des autres, les uretères, les conduits de Wolff et les conduits de Müller. — VALENTIN (*Handb. der Entwicklungsgeschichte des Menschen*, Berlin 1835) propose de remplacer le mot de *sinus uro-genitalis* par celui de *canalis uro-genitalis*. Cette désignation, souvent employée depuis, est en effet plus exacte. — KÖLLIKER (*Traité d'Embryol.*, trad. franc., 1882) et ses élèves réservent la dénomination de sinus uro-génital à la portion inférieure du sinus, à celle qui est commune à l'urètre et au conduit utéro-vaginal chez la femme. — CH. LEGAY (*Développement de l'utérus jusqu'à la naissance*. Thèse de Lille, 1884) propose, très judicieusement, de l'appeler *canal vestibulaire*.

L'hymen, pour les partisans de la théorie la plus communément admise, qui font provenir tout le vagin des canaux de Müller, se formerait par une sorte d'invagination de ces canaux dans le sinus uro-génital. Son apparition est assez tardive. Dohrn[1] place son apparition au début de la 19e semaine. Pour Tourneux et Legay, cette membrane résulte plutôt de la transformation du renflement primitif, dépendant de la paroi postérieure du sinus uro-génital, que traversent les canaux de Müller pour s'aboucher dans ce sinus ou plutôt pour adosser leur épithélium à celui qui le tapisse. J'ai déjà sommairement indiqué (p. 1385) que cette membrane ne forme pas un diaphragme isolé, mais se relie à un véritable petit *appareil hyménal*, qui est l'homologue du représentant embryonnaire de la partie de la muqueuse urétrale qui donne naissance au corps spongieux de l'urètre dans le sexe masculin[2]. Quoi qu'il en soit, l'hymen ne revêt sa forme caractéristique et ne devient saillant dans le canal vestibulaire que lorsque le vagin se dilate par l'accumulation de cellules épithéliales pavimenteuses qui, vers la fin du 5e mois, le remplissent à la manière d'un boudin, bourré de matière caséeuse. A ce moment, les plis du vagin et la saillie de ses colonnes se prolongent sur la face postérieure de l'hymen, ce qui a contribué à confirmer l'opinion que les deux membranes étaient absolument solidaires. Cette continuité du même revêtement pour des parties d'origine différente s'observe souvent en embryologie et n'est qu'un fait secondaire du développement. La constitution de l'hymen est essentiellement différente de celle du vagin ; on n'y trouve point, notamment, de fibres musculaires lisses. O. Schaeffer a démontré qu'il était primitivement formé de deux lamelles indépendantes, qui ne s'unissent qu'après le 5e mois. La membrane supérieure, seule, est un prolongement du vagin, et certains faits tératologiques tendent à prouver que la partie du canal, située immédiatement au-dessus de l'hymen qu'elle tapisse et relie ainsi au vagin müllérien a, en réalité, une origine ectodermique et forme la partie supérieure du vestibule[3].

A la naissance, l'utérus conserve encore un aspect sensiblement

---

[1] Dohrn. *Loc. cit.*

[2] L'opinion qui représente l'hymen comme l'homologue du verumontanum de l'homme se rapproche beaucoup de ma propre conception. En effet, le verumontanum est une portion non érectilisée, demeurée embryonnaire, du tissu matriculaire, dépendance de la muqueuse urétrale, aux dépens duquel s'est développé le corps spongieux de l'urètre, et que j'appelle, pour plus de concision, l'*organe du corps spongieux*. L'homologie de l'hymen et du verumontanum a été soutenue par H. Meckel (*Zur Morphologie der Harn und Geschlechtswerkzeuge der Wirbelthiere.* Halle, 1848) et par R. Leuckart (*Wagner's Physiol.*, 1853, t. IV, p. 706 et suiv.).

[3] On a vu un hymen circulaire, situé à 1 millimètre au-dessous d'un vagin double et indépendant de la cloison verticale ; dans des faits très nombreux d'absence d'ouverture inférieure du vagin müllérien, prise à tort pour une atrésie de l'hymen, on a observé l'intégrité de l'hymen juxtaposé à la membrane obturatrice qui correspond évidemment à la partie terminale imperforée des canaux de Müller. L'hymen est donc situé dans le canal vestibulaire, près de sa limite supérieure, mais ce n'est pas lui qui la forme.

différent de celui qu'il présentera dans l'état adulte (fig. 847). Le col en
forme la partie principale, et le corps paraît en être une simple dépendance : la longueur du col est double de celle du corps et ses parois
sont beaucoup plus épaisses. Le museau de tanche est gros, la lèvre
antérieure déborde parfois la lèvre postérieure, et cette disposition en
museau de tapir se retrouve souvent chez l'adulte, comme un vestige
non disparu de l'état fœtal. Si l'on sépare les deux parois antérieure et
postérieure, en divisant les bords latéraux de l'utérus, on constate sur
chacune d'elles l'existence d'une nervure longitudinale ou rachis, d'où
partent, comme d'un axe, des plis obliquement dirigés en haut et en
dehors ; ces rachis, qui commencent tout près de l'orifice vaginal du
canal cervical, s'étendent jusqu'à un demi-centimètre du fond de
l'utérus, et ils s'emboîtent dans une gouttière correspondante de la
paroi opposée, sillonnée par les plis transversaux de l'*arbre de vie*.
L'axe antérieur est à droite, le postérieur à gauche[1]. J'insiste sur cette
disposition, car elle a été invoquée pour différencier des variétés d'arrêt
de développement ou d'hypoplasie très voisines, qu'il n'y a aucune utilité réelle à séparer : l'*utérus fœtal*, où l'arbre de vie offre l'aspect que
je viens de décrire, et l'*utérus infantile*, où l'arbre de vie cesse à une
distance plus grande du fond de l'utérus et où il existe une démarcation marquée, à la surface interne de l'organe, entre la cavité du col
et celle du corps. Ces distinctions, intéressantes au point de vue purement théorique, n'ont aucune importance pratique.

Pendant les premières années de la vie, l'utérus ne semble pas parti-
ciper à la croissance au même degré que le reste du corps. La vie de
cet organe reste, pour ainsi dire, latente jusqu'au moment de la
puberté. Alors, au contraire, des changements rapides de volume et de
forme se produisent. C'est sur le corps surtout que porte la croissance,
et elle a pour effet de lui donner bientôt une prédominance considérable sur le col, qui est ramené à l'état d'appendice, devenu deux fois
moins grand et beaucoup moins épais que le corps. En même temps,
les plis de la cavité utérine s'effacent et le relief de l'orifice supérieur
du col s'accuse.

Il n'est pas sans intérêt de remarquer que ce développement complet
de l'utérus peut ne pas être achevé à la puberté, et que la grossesse
même peut, exceptionnellement, le devancer[2].

Dans le but de faciliter l'intelligence et la classification des malformations qui résultent d'un arrêt de développement, on peut établir,
avec L. Fürst[3], cinq divisions dans la période embryonnaire :

1ʳᵉ Période, de la fécondation à la 5ᵉ semaine. — Elle comprend

---

[1] Guyon. *Des cavités de l'utérus à l'état de vacuité*. Thèse de Paris 1858.
[2] P. Müller. Mangelhafte Entwicklung des Uterus (*Deutsche Chir.*, fasc. 55, 1885, p. 278).
[3] L. Fürst. *Monatsschr. f. Geb.*, 1867, t. XXX, p. 108.

l'époque qu'on pourrait appeler *indifférente*, où l'orientation vers l'un ou l'autre sexe n'est pas encore marquée par l'atrophie des conduits de Müller ou bien des corps de Wolff. Les conduits de Müller sont accolés et séparés par une cloison. Il existe un cloaque où s'ouvrent l'intestin et l'ouraque. Le tubercule génital et la fente génitale sont aussi dépourvus d'indices sexuels.

2e Période, de la 5e à la 12e semaine. — A la fin de celle-ci, la cloison du canal génital a totalement disparu; la fusion des canaux de Müller s'est prolongée plus haut; l'insertion du ligament rond sépare nettement ce qui sera la trompe, au-dessus, de ce qui sera la corne utérine, au-dessous. C'est à la fin de cette période que le cloaque se divise en portion anale et portion uro-génitale.

3e Période, de la 12e à la 20e semaine. — Les cornes de l'utérus se sont fusionnées, l'arbre de vie a fait son apparition dans la cavité de l'organe, tandis que le vagin est encore lisse. Le col de l'utérus est formé. Le périnée s'est élargi. Le sinus uro-génital se divise par cloisonnement en vagin et urètre, de telle sorte que la vessie paraît maintenant s'ouvrir dans le canal génital. Le reste du sinus uro-génital est désormais le vestibule du vagin, où l'hymen fait saillie. Le tubercule génital s'est réduit aux proportions du clitoris, les bords de la fente génitale ont formé les petites lèvres.

4e Période, de la 20e semaine à la fin de la période fœtale. — Elle est marquée par la formation de plis dans la muqueuse vaginale et dans le col de l'utérus et par le développement du fond de l'utérus.

5e Période, de la naissance à la puberté. — L'utérus augmente un peu d'épaisseur : vers la sixième année, la muqueuse utérine qui, jusqu'alors, était plissée, devient lisse, et il n'y subsiste plus qu'un seul pli vertical.

Étiologie et pathogénie des malformations vagino-utérines. — On a longtemps considéré les malformations de tous les organes comme de simples caprices de la nature. Les premières tentatives d'explication rationnelle, basées sur l'arrêt du développement, appartiennent à Meissner[1] et à Busch[2], mais c'est A. Küssmaul[3] qui a surtout développé et rendu classiques ces notions dans un ouvrage magistral qui a fait oublier ses devanciers. En France, cette classification nouvelle fut d'abord exposée par Le Fort[4]. Depuis lors, de très nombreuses observations ont été publiées isolément ou dans des tra-

[1] Fr. L. MEISSNER. *Die Frauenzimmerkrankheiten*, Leipzig, 1845, t. 1, p. 543 et 555.
[2] W. H. BUSCH. *Das Geschlechtsleben des Weibes*, 1875, t. III.
[3] A. KÜSSMAUL. *Von dem Mangel der Verkümmerung und Verdopplung der Gebärmutter, von der Nachempfängniss und der Ueberwanderung des Eies.* Würzburg, 1859.
[4] L. LE FORT. *Des vices de conformation de l'utérus et du vagin et des moyens d'y remédier.* Thèse d'agrég., Paris, 1865.

vaux d'ensemble[1]. Fürst a beaucoup contribué à déterminer l'époque exacte du développement embryonnaire à laquelle correspond chaque anomalie.

Quelle est la cause initiale des anomalies des organes génitaux? Faut-il admettre un **arrêt du développement** ou remonter plus haut, vers une cause supérieure, l'atavisme, reproduisant sporadiquement dans une espèce les formes d'une autre espèce, par l'effet de ce que Darwin a appelé un phénomène de **réversion**? Je me borne à indiquer cet intéressant point de vue.

Les causes prédisposantes sont très obscures. Il n'est pas douteux que l'**hérédité** n'entre souvent en jeu, quelque paradoxal que le fait puisse paraître, quand il est énoncé pour des cas d'absence d'utérus. Squarey[2] cite le cas de trois sœurs qui n'avaient jamais eu de règles, et dont les trois tantes étaient stériles.

La cause immédiate, la condition anatomique de la malformation est, dans l'immense majorité des cas, un simple **arrêt dans l'évolution morphologique** ou dans la **croissance organique**. Il importe de faire une distinction très nette entre ces deux catégories de faits. Dans la première, l'organe, tout en présentant le **type fœtal**, peut avoir des dimensions adultes; dans la seconde, qui peut exister seule ou se combiner à la première, l'organe ayant le **type adulte** a été atteint d'**aplasie**, il est resté plus petit, en totalité ou dans certaines de ses parties.

Enfin, il y a des faits qui semblent ne pouvoir s'expliquer que par un véritable **processus pathologique**, ayant produit des adhérences et des soudures durant la vie embryonnaire. De cet ordre seraient certaines brides vaginales et aussi la bride péritonéale, allant de la paroi postérieure de la vessie à la face antérieure du rectum, qu'on a trouvée dans plusieurs cas d'utérus bicorne. A la vérité, il faut être très sobre de pareilles explications, qui ne tendraient à rien moins, si on les acceptait trop facilement, qu'à dispenser de toute autre recherche. Dans les cas d'adhérences vaginales, l'influence pathologique qu'on a invoquée peut être contestée, et on peut faire intervenir l'arrêt de développement, puisqu'à un certain moment la lumière de ce canal n'existe pas. Quant à la bride péritonéale passant au-dessus de l'utérus bicorne, il est aussi naturel d'admettre qu'elle est un effet de la malformation que de l'indiquer comme cause.

Les malformations de l'utérus et du vagin sont fréquemment solidaires. C'est ainsi qu'on observe simultanément l'absence complète d'un des segments du canal génital avec le développement rudimen-

---

[1]. Consulter spécialement : P. Müller. *Loc. cit.* — Las Casas dos Santos. Missbildungen des Uterus (*Zeitschr. f. Geb. und Gyn.*, 1888, t. XIV, n° 1, p. 143).

[2] C. E. Squarey. *Obstet. Transact. of London*, 1875, t. XIV, p. 212. — Des cas analogues ont été cités par Hauff et Philips (Schröder. *Mal. des org. gén. de la femme*, trad. franç. p. 57).

laire ou le cloisonnement de l'autre. Toutefois, comme ces anomalies peuvent aussi exister séparément, il y a un véritable intérêt clinique à décrire, dans des chapitres distincts, les vices de développement du vagin et ceux de l'utérus.

Malformations du vagin.

I. Absence complète et développement rudimentaire du vagin. — *Anatomie pathologique et symptômes.* — Anatomiquement, il y a une différence radicale entre ces deux variétés, mais elle s'efface au point de vue clinique. Dans l'absence complète, il n'y a aucune trace de tissu vaginal intermédiaire à la vessie et au rectum; dans le développement rudimentaire, il existe des traînées fibreuses de tissu conjonctif dans la direction que devrait occuper le vagin.

L'utérus peut manquer totalement, ou être réduit à un noyau rudimentaire[1]. Dans d'autres cas, il est normal, les ovaires existent, mais il n'y a pas de molimen menstruel. Plus exceptionnellement, ils donnent lieu à des douleurs périodiques au moment de l'ovulation. L. Le Fort a observé un cas où l'utérus existait et où il y avait des douleurs excessives à chaque époque menstruelle, accompagnées d'hémorragies supplémentaires par les conjonctives, la peau des jambes qui se fendillait spontanément, ou d'hémoptysies[2]. On a vu la vulve faire complètement défaut[3] en même temps que le vagin.

Mais le plus souvent elle est bien conformée, et il y a même une petite dépression infundibuliforme, en arrière des petites lèvres, bien développées; on a fréquemment trouvé l'hymen parfaitement normal (fig. 865). Le canal de l'urètre est parfois dilaté par suite des tentatives de coït.

On doit distinguer deux variétés importantes, selon que cette absence complète ou ce développement rudimentaire portent sur toute la longueur du conduit vaginal ou seulement sur une de ses parties. On sait que l'évolution de la cavité vaginale aux dépens des conduits de Müller se fait toujours de haut en bas[4]. On conçoit, par suite, difficilement que ce soit la partie inférieure du vagin qui existe le plus souvent au lieu de la partie supérieure, lorsqu'il y a arrêt de développement. Je crois qu'il faut voir dans ces faits la persistance et l'allongement anormal du canal vestibulaire, ou partie antérieure du sinus uro-génital.

---

[1] v. Swiecicki (*Wien. med. Blätter*, 1891, n° 6, p. 85) a signalé un cas d'absence du vagin, de l'utérus, et de l'ovaire gauche.

[2] L. Le Fort. *Manuel de méd. opér. de Malgaigne*, 9e édit., 1889, p. 702. — R. Frommel (*Münch. med. Woch.*, 1890, n° 15, p. 265) a publié un cas analogue à celui de Le Fort, au point de vue des douleurs.

[3] Polaillon. *Bull. et Mém. de la Soc. de chir.*, 25 mars 1887, p. 204.

[4] Richard Geigel. *Loc. cit.* — F. Tourneux et Ch. Legay. *Loc. cit.*

Cette sorte d'embouchure ectodermique, assez insignifiante à l'état normal, reprend alors la prépondérance qu'elle a eue à la période embryonnaire, avant qu'elle ne fût refoulée et distancée par le développement du canal müllérien. Ce cul-de-sac, qu'on observe si fréquemment dans les cas d'absence du vagin et de l'utérus, a une longueur de 2 ou

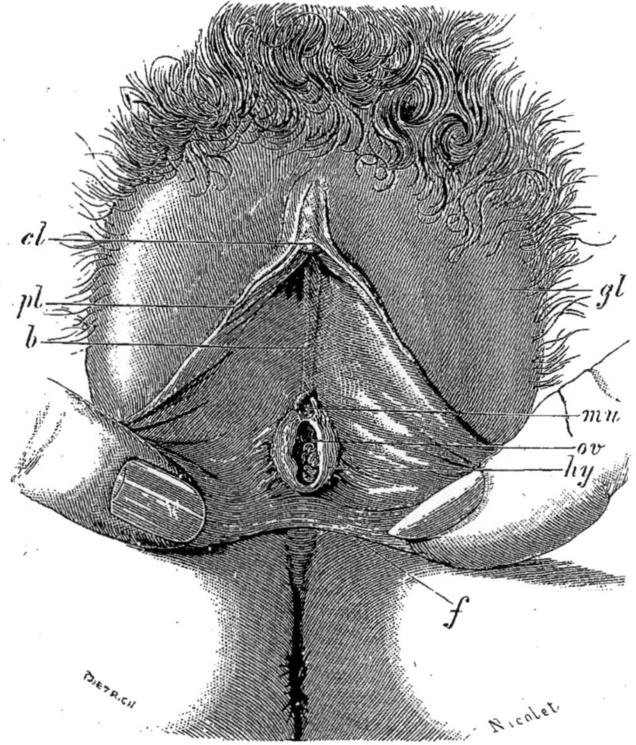

Fig. 865. — Absence de vagin et d'utérus (ou utérus rudimentaire ?) avec un hymen bien développé.

3 centimètres et une médiocre largeur, à peine suffisante pour l'introduction du bout du doigt; mais cette longueur et cette largeur peuvent être considérablement développées par la pratique du coït. Le cul-de-sac vestibulaire est fermé par une membrane nacrée, réticulée, d'aspect cicatriciel.

On a vu manquer la partie médiane du vagin, et ses deux tronçons être séparés par une membrane d'épaisseur variable et parfois perforée; il y a eu alors, sans doute, arrêt de développement du vagin müllérien et développement compensateur du canal vestibulaire, qui est allé à sa rencontre et n'a pu se fusionner avec lui. On a vu aussi ces deux conduits empiéter l'un sur l'autre, en chevauchant, sans s'aboucher. Admettre en pareil cas qu'un des conduits de Müller est oblitéré en haut et l'autre en bas, c'est émettre une hypothèse bien invraisemblable[1]. Celle que je viens de proposer parait plus naturelle.

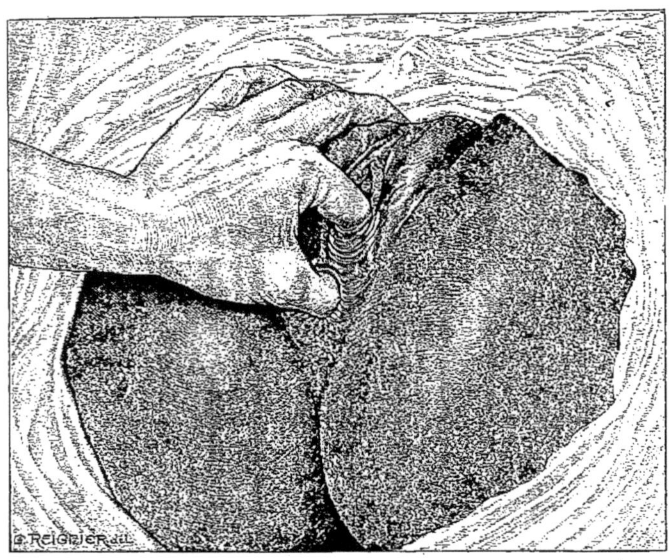

Fig. 866. — Atrésie du vagin chez une négresse.
L'index est introduit dans l'urètre dilaté et le pouce dans l'anus (Howard A. Kelly).

On devra toujours pratiquer, avec soin, le toucher rectal et l'associer au cathétérisme ou même au toucher vésical, parfois facilité par la dilatation de l'urètre consécutive au coït anormal (fig. 866), et qu'on peut rapidement compléter avec des bougies de Hegar. On percevra ainsi le cordon fibreux qui existe dans les cas de développement rudimentaire, et qui peut être d'un précieux secours, comme guide, pendant l'opération. En cas d'absence ou d'état rudimentaire de l'utérus, le toucher rectal permettra de percevoir la sonde non seulement en bas, mais aussi en haut. On recherchera avec soin les ovaires par la palpation abdominale, combinée avec le toucher rectal. Cet examen devra toujours être fait sous l'anesthésie chloroformique.

Traitement. — L'absence de tout ou partie du vagin donne lieu à des indications thérapeutiques bien différentes, selon l'état de l'utérus.

---

[1] SCHRÖDER. *Maladies des organes gén. de la femme,* trad. franç., 1886, p. 497.

Si cet organe est bien développé, il surviendra, au moment de la puberté, des phénomènes d'**hématométrie** qui nécessiteront une intervention sur laquelle j'aurai à revenir plus tard.

S'il n'existe pas d'utérus, mais seulement des ovaires bien développés, les douleurs dysménorrhéiques qui paraîtront au moment de l'ovulation pourront être une raison suffisante pour pratiquer la **castration**. Cette opération a été plusieurs fois faite avec succès[1].

Restent les cas où il n'y a qu'une difformité et une infirmité sexuelle, et où la femme réclame la création d'un vagin uniquement en vue du coït. Est-on autorisé à essayer de **créer un vagin** artificiel, purement *pro forma* et en dehors d'une indication fournie par des accidents de rétention? La question a été résolue d'une façon différente. Schröder, Hegar et Kaltenbach inclinent vers la négative, en insistant sur les dangers de l'opération et le risque de s'égarer et de blesser les organes voisins, quand on n'a pas pour se guider la tumeur utérine. Mais Le Fort[2] fait judicieusement remarquer qu'il est des circonstances où une opération de complaisance peut devenir une opération de nécessité.

Elle a été d'abord pratiquée par Amussat.

Si l'on se décide à faire un vagin artificiel, on procédera avec les plus grandes précautions au décollement du rectum, au fond de la dépression vulvaire, en s'aidant surtout des doigts, dès que les parties molles auront été divisées, et procédant pas à pas, par une sorte de dissection et de dilacération combinées. Le doigt de l'opérateur ou d'un aide sera maintenu dans le rectum et une sonde sera placée dans la vessie.

Dès qu'on sera arrivé assez profondément, 6 à 8 centimètres environ, on procédera au second temps de l'opération, qui n'est pas le moins important, et qui consiste à revêtir de tégument le fond de l'infundibulum créé, pour s'opposer à la rétraction cicatricielle. On utilisera, pour cela, le décollement et le glissement de la muqueuse et de la peau voisines; on les aura soigneusement ménagées dans l'incision première, qu'il convient de faire transversale, suivie de deux petits débridements latéraux, en H. Après les sutures, le canal artificiel sera bourré de gaze iodoformée, et on continuera ce tamponnement jusqu'à cicatrisation parfaite. On pourra ensuite lui substituer un mandrin ou un pessaire Gariel.

Malgré tout le soin apporté à cette opération, il faut compter que le

---

[1] Las Casas dos Santos (*loc. cit.*) mentionne les opérations de Tauffer, Langenbeck, Peaslee, Savage, Kleinwächter. — Duvelius (*Soc. obst. et gyn. de Berlin*, in *Centr. f. Gyn.*, 1889, n° 9, p. 143) rapporte une opération de ce genre. Les ovaires, enlevés par A. Martin, contenaient des corps jaunes et des cicatrices.

[2] Le Fort. *Manuel de méd. opérat. de Malgaigne*, 9e édit., 1889, t. II, p. 698. — Deux autres cas sont dus à Max Strauch. Zur Castration wegen functionirenden Ovarien bei rudimentärer Entwicklung der Müller'schen Gänge (*Zeitsch. f. Geb. und Gyn.*, 1888, t. XV, n° 1, p. 138).

résultat opératoire primitif se maintient difficilement, car l'angle diè-
dre qui forme le fond de la cavité n'est pas aisément[1] tapissé par la
greffe, et le tissu cicatriciel qui s'y forme a une tendance invincible,
même quand cette greffe paraît lui adhérer, à refouler le lambeau en
dehors et à combler peu à peu la cavité. Heureusement que l'œuvre
du chirurgien trouve souvent un auxiliaire précieux dans la pratique
quotidienne du coït, qui arrive, chez certaines opérées, à donner des
résultats tout à fait inespérés (Richet).

Mackenrodt[2] a tapissé l'infundibulum qu'il venait de créer avec des
lambeaux de muqueuse vaginale, pris à des femmes atteintes de prolapsus, et Blondel[3] a utilisé les pellicules obtenues par l'application de
vésicatoires appliqués sur la surface externe des cuisses.

Polaillon, dans un cas où il a pu parvenir jusqu'à l'utérus, a procédé
en deux séances, à trois semaines de distance[4]; ces **opérations successives** étaient, du reste, préconisées par Amussat qui, le premier, a tenté
la création d'un vagin artificiel.

Le Fort a obtenu un succès par l'**électrolyse** dans un cas où l'utérus
existait et où les règles étaient remplacées par des hémorragies supplémentaires. Le résultat obtenu fut immédiatement des plus satisfaisants; mais nous ignorons s'il s'est maintenu[5].

II. **Vagin unilatéral.** — Il est probable que, dans bien des cas,
sans que cette anomalie de développement soit apparente, un seul des
canaux de Müller sert à former le vagin : c'est, sans doute, ce qui a lieu
dans le cas d'utérus unicorne. On peut soupçonner ce fait d'après
l'étroitesse du canal. Dans les faits de duplicité partielle du vagin, il y
a eu développement incomplet d'un des canaux de Müller et le vagin
est partiellement unilatéral; mais il est plus naturel de ranger ces faits
dans la classe suivante.

III. **Vagin cloisonné.** — Quand la cloison divise la totalité du
vagin, l'utérus est aussi double ou, pour mieux dire, divisé. Il peut y
avoir, comme je l'ai dit plus haut (p. 1588), un hymen perforé de deux
orifices, simulant un double hymen, ou seulement un hymen annulaire,
séparé de la cloison par un intervalle appréciable. La cloison n'est généralement pas placée au milieu de l'organe, de telle sorte que l'un des

---

[1] L. Picqué. Absence congénitale du vagin : opération autoplastique, création d'un conduit vaginal artificiel (*Annal. de gyn.*, fév. 1890, t. XXXIII, p. 124). — Voir aussi la discussion à la Soc. de chir. (*Bull. et Mém.*, 1895, t. XXI, p. 642). — Dumitrescu. *Étude des
absences congénitales du vagin, etc.* Th. de Paris, 1895-1896.

[2] Mackenrodt. Ueber den künstlichen Ersatz der Scheide (*Centr. f. Gyn.*, 1896, p. 546).

[3] Blondel et Chatinière. *La Gynécologie.* 1905, p. 106.

[4] Polaillon. *Absence complète de vagin. Douleurs menstruelles périodiques, création d'un
vagin artificiel* (*loc. cit.*, p. 204).

[5] Le Fort. *Loc. cit.*, p. 702.

conduits, le gauche ordinairement, se trouve situé un peu en avant de l'autre.

Une variété importante de cette malformation est ce qu'on pourrait appeler le **vagin borgne latéral** (*atresia vaginæ lateralis*). Elle est constituée par un développement rudimentaire d'un des conduits de Müller ayant formé un demi-vagin, qui demeure fermé du côté de la vulve, tandis qu'en haut il reçoit un des cols de l'utérus double ou bicorne. Cette lésion siège presque toujours à droite (20 fois sur 28, d'après Puech). Ainsi se trouve constituée une poche, plaquée contre la paroi du vagin principal, où elle demeure perdue et ignorée jusqu'au moment où elle se remplit de sang, à l'époque de la puberté, ou de pus, à la suite d'une infection qui s'est communiquée à elle par un point faible de la cloison. De la sorte prennent naissance ces collections bizarres qui déroutent longtemps le diagnostic, et qu'on a appelées **hématocolpos** et **pyocolpos**

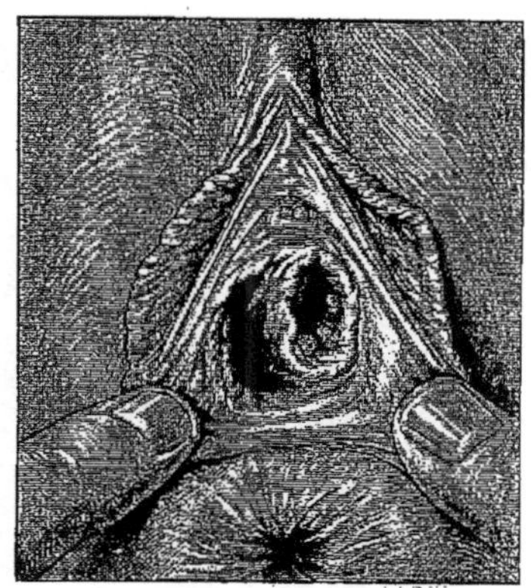

Fig. 867. — Vagin double avec cloison épaisse et charnue. L'orifice gauche est ovale et le droit est en croissant (Howard A. Kelly).

latéraux[1]. Le premier, dû à la rétention des règles, coïncide souvent avec une hématométrie latérale; mais la collection de pus du pyocolpos peut être bornée à la poche vaginale, sans distension du segment correspondant de l'utérus, car elle arrive rapidement à se faire jour au dehors, en perforant la cloison vaginale (comme j'en ai rencontré un exemple). On a pourtant observé des cas de pyométrie concomitante: ils sont graves, et la perforation, qui peut se faire en un point élevé de la cloison, dans l'utérus, ne fait pas disparaître les accidents, car la poche se remplit bientôt de nouveau après son évacuation (Breisky).

Quand il y a coïncidence d'hématométrie, la collection peut ressembler, à s'y méprendre, à celle d'une hématocèle pelvienne intra-péritonéale. Quand la tumeur vaginale existe seule, on peut croire à un kyste du vagin, et Freund[2] a même soutenu que certains de ces kystes n'avaient pas d'autre origine; il y a là, je crois, une véritable confusion entre deux lésions très distinctes.

Le cloisonnement du vagin peut être partiel; c'est alors la partie

---

[1] Les premiers cas ont été décrits par Holst. *Beiträge z. Gyn. u. Geb.*, Tubingen 1865, n° I, p. 65. — Veit. *Krankh. der weibl. Geschlechtsorg.*, 2° édit., Erlangen, 1867. — G. Simon. *Monatsch. f. Geb.*, 1864, t. XXIV, p. 292. — Breisky (*loc. cit.*) en a rassemblé 47 cas.

[2] Freund. *Zeitschr. f. Geb. und Gyn.*, 1877, t. I, p. 242.

supérieure de la cloison qui manque, car la coalescence des canaux de Müller se fait de haut en bas[1]. Cependant, lorsque l'utérus est double, on trouve parfois le vagin cloisonné à sa partie supérieure, comme si la cloison utérine se prolongeait dans le vagin, tandis que la partie inférieure s'est fusionnée.

Ordinairement, la cloison est épaisse, charnue, rappelant la consistance de la cloison recto-vaginale. Mais elle peut être amincie en certains points ou perforée. Enfin, elle est parfois réduite à des vestiges, à des brides fibreuses tendues, comme des ponts, de droite à gauche. On a vu, tour à tour, dans ces lésions des restes de la fusion des conduits de Müller ou des adhérences formées pendant la vie embryonnaire.

Le cloisonnement du vagin est souvent compatible avec l'accouchement normal. Dunning[2] a rapporté l'observation d'une jeune femme présentant deux vagins séparés par une cloison qui commençait au-dessus de la vulve et se continuait jusqu'à l'intervalle de deux petits cols; la sonde permettait de constater que la cloison se poursuivait dans l'utérus. Une grossesse étant survenue à droite, où la cavité utérine était, du reste, plus profonde, les deux cols se tuméfièrent également, et la cloison qui séparait les deux utérus disparut, probablement par résorption. Durant le travail, la cloison vaginale se fendit de haut en bas, la portion inférieure persistant seule; l'accouchement se fit sans difficulté. La résorption, pendant la grossesse, de la cloison qui sépare le vagin de l'utérus paraît un fait assez fréquent; on dirait que ces tissus anormaux subissent de profondes perturbations dans leur nutrition, sous l'influence des changements qu'amène l'état puerpéral. De là

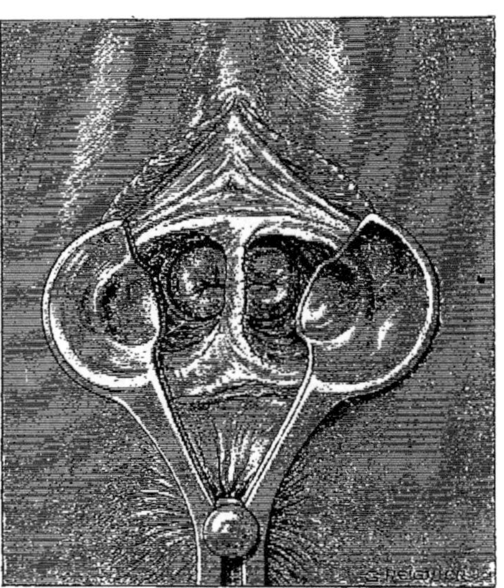

Fig. 868. — Vagin double; une valve de spéculum est placée dans chaque vagin (Howard A. Kelly).

<hr>

[1] HOPPENHEIMER (*New-York med. Woch.*, fév. 1889, n° 2, p. 89) a rapporté un cas de vagin double où l'un des conduits était réduit à un simple cul-de-sac de 1 cent. 1/2, en arrière et à la partie inférieure de l'hymen.

[2] L.-H. DUNNING. *Journ. of the Amer. med. Assoc.*, 1er déc. 1888, p. 762.

viennent, à la fois, le danger de rupture utérine, la facilité de déchirure de la cloison vaginale ou l'extensibilité inespérée de brides congénitales. Cependant il arrive que des cloisonnements incomplets forment un éperon qui s'oppose au passage de la tête fœtale. On peut les diviser, au moment du travail, sans danger d'hémorragie.

Pour les symptômes et le traitement de l'hématométrie, compliquant l'hématocolpos latéral, je renvoie au chapitre suivant.

Quant au pyocolpos simple, sans dilatation de l'utérus, il demande à être ouvert très largement, sans quoi la suppuration devient intarissable. Je crois qu'il est indiqué de faire, en même temps que l'incision, la résection de toute la paroi de la poche qui formerait, sans cela, un double éperon longitudinal dans la cavité vaginale, devenue unique. On peut faire cette section avec les ciseaux et en cautériser la tranche au thermo-cautère pour obtenir une hémostase rapide ; on l'obtiendrait aussi avec un surjet de catgut. On complétera le traitement par des injections antiseptiques et le tamponnement iodoformé.

On exciserait de même une cloison ou des brides, résultant d'un cloisonnement incomplet, qui seraient une gêne pour la copulation.

IV. Atrésie et sténose congénitales, brides transversales. — L'histoire de l'atrésie du vagin se confond, au point de vue anatomique, avec celles des imperforations de l'hymen, de l'absence et du développement rudimentaire du vagin, qui ont déjà été décrits.

La **sténose** (ou rétrécissement) d'origine congénitale, quand elle se présente sous forme d'adhérences partielles et de **brides transversales**, est sans doute due à la persistance partielle de la soudure qui unit les parois vaginales à un certain moment de l'existence embryonnaire, ainsi que Geigel l'a constaté sur un fœtus de 4 mois. Mais elle peut aussi provenir d'un arrêt de développement plus accusé des canaux de Müller, en un point déterminé de leur trajet ; c'est ainsi qu'on a vu un rétrécissement considérable, admettant à peine une sonde de trousse, occuper le tiers supérieur seulement du vagin [1]. Les rétrécissements de cette nature siègent sur une assez grande hauteur.

Je mentionnerai simplement l'étroitesse du vagin dans les cas d'utérus unicorne ; elle est sans doute due à ce que l'organe s'est formé aux dépens d'un seul conduit de Müller, l'autre ayant avorté dans toute la longueur du canal génital.

Les rétrécissements qui sont formés par des brides transversales peuvent affecter la forme de croissants ou de diaphragmes incomplets : ce sont assurément ces cas qu'on a parfois décrits comme des hymens

---

[1] Kyri. *Soc. obst. et gyn. de Vienne*, 15 mai 1888 (*Centr. f. Gyn.*, 1889, n° 7, p. 116). Dans ce cas, il y eut d'abord avortement, puis hématométrie. — M. Rothenberg (*Missbildungen des weiblichen Genitalschlauches*. Dissert. inaug., Kœnigsberg, 1887) a observé une sténose siégeant au-dessus d'un vagin double.

supplémentaires [1]. Ces rétrécissements causent la rétention du sang dans l'utérus quand un obstacle momentané vient en obstruer la lumière ; puis une débâcle se produit, suivie elle-même d'une nouvelle accumulation de liquide ; des accidents sérieux peuvent ainsi survenir.

L'obstacle à la copulation et à l'accouchement nécessite souvent l'intervention opératoire [2]. Je dois pourtant faire remarquer, ici comme dans les cas de cloisonnement vaginal, que, pendant le travail, les tissus se gonflent, s'amollissent et se distendent à un degré tout à fait inespéré, ce qui rend parfois inutile une intervention qu'on aurait crue nécessaire [3]. Cette extensibilité a des limites, et il ne faut pas hésiter à diviser avec des ciseaux une bride qui offrirait une résistance manifeste au moment de l'accouchement. Pour avoir trop temporisé, on a vu survenir la rupture de l'utérus [4].

On peut rapprocher l'anomalie que constituent les brides transversales observées dans le vagin, chez la femme, de la disposition qui existe, à l'état normal, chez certains animaux. Chez les cétacés [5] on a trouvé jusqu'à huit replis successifs simulant une série de museaux de tanche superposés. Chez la femelle du chimpanzé [6], les plis du vagin forment des croissants fort étendus ; chez la brebis [7], les anneaux ou diaphragmes se succèdent dans le vagin jusqu'au col de l'utérus.

Malformations de l'utérus.

I. Absence de l'utérus, développement rudimentaire de l'utérus. — Ces deux malformations méritent d'être réunies dans une même description, car les différences qui les séparent, intéressantes au point de vue tératologique, n'ont aucune importance en clinique. Dans l'un et l'autre cas, l'organe est annihilé au point qu'on n'en trouve aucune trace ou qu'il en existe un vestige insignifiant.

L'absence complète (*defectus uteri*) est extrêmement rare et plusieurs des cas qui en ont été rapportés sont dus à une erreur d'interprétation : dans plusieurs autopsies, on paraît avoir pris pour les

---

[1] Fr.-L. *Die Frauenzimmerkrankheiten.*, 1845, t. I, p. 555. — L. Kleinwächter (Die angeborenen partiellen Verengerungen der Vagina, in *Prag. med. Woch.*, 1890, n° 48, p. 589) pense que ces rétrécissements sont plus rares que les autres ; sur 21 cas, dont 1 personnel, de sténose congénitale, il n'a trouvé qu'un seul rétrécissement occupant la partie supérieure du vagin.

[2] C. Heyder (*Arch. f. Gyn.*, 1889, t. XXXVI, p. 502) a fait l'excision au thermo-cautère d'un rétrécissement congénital à la fin d'une grossesse qui continua à évoluer normalement.

[3] Sänger. *Soc. obst. et gyn. de Leipzig*, 24 janv. 1889 (*Centr. f. Gyn.*, 1889, n° 25, p. 440).

[4] E. Kennedy. *Dublin Journ.*, 1840, t. XVI, p. 88.

[5] H. Beauregard et Boulard. *Journ. de l'anat. et de la physiol.*, 1882, t. XVIII, p. 187.

[6] G. V. Hoffmann. *Zeitschr. f. Geb. und Gyn.*, 1878, t. II, p. 4.

[7] P. Müller. *Ibid.*, t. III, p. 164.

trompes ce qui n'était, en réalité, que des cornes utérines rudimen-, taires. L'insertion exacte des ligaments ronds est pour cette détermina-tion un précieux point de repère. Dans l'absence complète d'utérus, le rectum et la vessie se touchent et les ligaments ronds se perdent dans le tissu conjonctif situé entre ces deux cavités. Les ovaires peuvent aussi faire défaut. Une pareille anomalie se rencontre surtout, avec d'autres graves malformations, du côté des viscères, chez des fœtus non viables.

L'**utérus rudimentaire** (*uterus rudimentarius*) est constitué par une

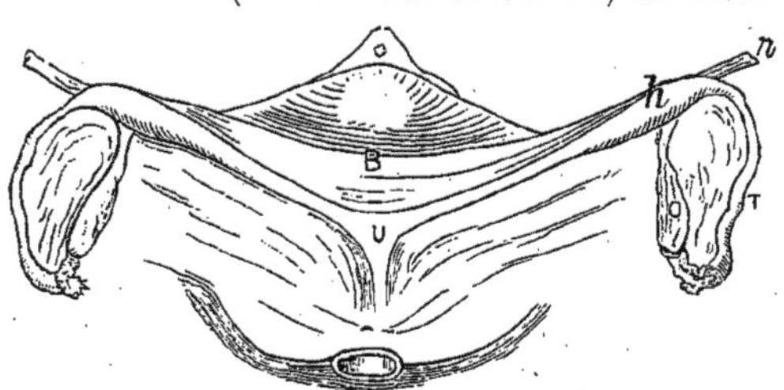

Fig. 869. — Utérus rudimentaire (J. Veit).

petite masse de forme variable, occupant la place où devait se ren-contrer l'utérus. A son degré le plus accusé, qui a souvent été con-fondu, à tort, avec l'absence complète, il existe seulement un léger

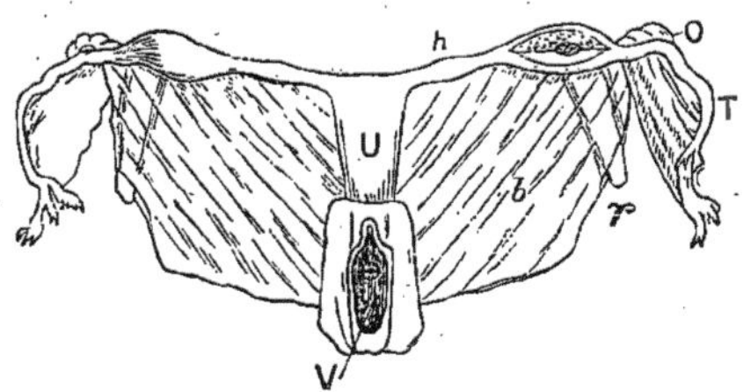

Fig. 870. — Utérus rudimentaire de la variété *bipartitus* (Rokitansky).

V. Vagin fermé; U. Col de l'utérus; *h*. Corne rudimentaire; T. Trompe de Fallope; *r*. Ligament rond; O. Ovaire; *b*. Ligament large.

épaississement de la paroi postérieure de la vessie (Veit), ou bien quel-ques travées fibro-musculaires renforcent simplement les ligaments larges (Langenbeck), ou encore il existe une sorte de bandelette éten-due entre les deux trompes (Nega). Quand celle-ci se joint à un col pour former une sorte de T, on a appelé *uterus bipartitus* l'organe ainsi réduit à deux cornes, reproduisant le type de certaines espèces ani-males. Ces cornes sont parfois creuses et tapissées d'une muqueuse. Les ovaires peuvent manquer, ou, s'ils existent, être atrophiés, aplatis ou effilés, mais ils peuvent aussi être normalement développés (fig. 869 et 870).

L'ovulation a lieu en pareil cas, mais elle ne provoque pas de *molimen*, en règle générale, et il n'y a pas de menstruation. Du reste, le vagin manque le plus souvent en totalité ou, au moins, dans toute sa partie müllérienne, et n'est inférieurement simulé que par un court canal vestibulaire. Les parties génitales externes sont régulièrement conformées.

Dans certains cas, le vagin est complètement développé. J'en ai observé deux exemples[1]. Mundé[2] en a rapporté une observation personnelle; Leopold paraît aussi avoir vu un cas de ce genre. Une observation, suivie de castration pour douleurs causées par l'ovulation, a été rapportée par Max Strauch[3]. On est, en effet, parfois obligé d'avoir recours à l'ablation des ovaires quand leur développement s'est fait normalemement, malgré l'atrophie de l'utérus, et que l'ovulation provoque le retour de douleurs et de troubles nerveux périodiques. C'est une des indications de *l'opération de Battey* (voir p. 786).

Chez les femmes qui présentent ces anomalies rien ne peut les faire soupçonner extérieurement; les formes du corps, la voix, les caractères psychiques sont ceux d'une femme bien conformée; le développement des seins est normal. Elles ont, le plus souvent, des rapports avec des hommes, et les rapprochements finissent par déprimer la vulve ou le canal vestibulaire en un cul-de-sac assez profond; d'autres fois, c'est l'urètre qui est dilaté et qui sert à la copulation.

Le diagnostic entre un utérus normal et un organe atrophié est facile à établir grâce à l'exploration bimanuelle en s'aidant, au besoin, du tou-

---

[1] Dans un premier cas, il s'agissait d'une jeune fille d'apparence lymphatique, mais parfaitement conformée du reste, présentant un vagin normal, terminé en cul-de-sac. Aucune trace d'utérus ni d'ovaires par la palpation bimanuelle, pas de molimen menstruel. Elle n'éprouvait aucune douleur et me consultait uniquement pour son aménorrhée. Dans un second cas, il y avait aussi des organes génitaux externes normaux, mais l'aménorrhée s'accompagnait de douleurs intenses. Je fis la castration et je trouvai des ovaires normaux et un utérus gros comme un dé à coudre. Guérison parfaite.

[2] MUNDÉ. Zur Kasuistik des totalen Mangels der Gebärmutter bei normaler Vagina und einer seltener Zwitterbidung (*Centr. f. Gyn.*, 1887, n° 42, p. 670). — Ce travail pourrait induire en erreur, s'il n'était soumis à une soigneuse critique. En effet, des quatre observations que MUNDÉ rapproche de la sienne, trois, sans aucun doute, sont essentiellement différentes et se rapportent à des pseudo-hermaphrodites mâles, hypospades à pseudovagin vestibulaire (cas de RICCO, STEGLEUNER, GIRAUD, CHAMBERS). — La seule observation de LEOPOLD (cité par MUNDÉ, *loc. cit.*, p. 671) paraît se rapporter à une femme n'ayant pas d'utérus, mais un vagin complet. Les ovaires (que LEOPOLD croit avoir été des testicules) siégeaient à l'entrée du canal vaginal. Chez l'individu observé par MUNDÉ, il existait aussi une double hernie inguinale et, après sa réduction, on constatait dans les grandes lèvres deux corps ovoïdes que GAILLARD THOMAS qualifie d'ovaires et que MUNDÉ, sans preuve suffisante, qualifie de testicules, ce qui ferait de son sujet un hermaphrodite. Rien dans la conformation des organes génitaux externes ne permet pourtant de croire à un hypospadias périnéo-scrotal, comme cela serait si l'individu était mâle et si les corps des grandes lèvres étaient des testicules et non des ovaires herniés.

[3] MAX STRAUCH. Zur Castration wegen functionirenden Ovarien bei rudimentärer Entwicklung der Müller'schen Gänge (*Zeitschr. f. Geb. und Gyn.*, 1888, t. XV, n° I, p. 158). — Un cas analogue a été publié par O. BLOCH. *Nord. med. Ark.*, 1891, n° 2. — Voir aussi A. DECKER. Ueber Castration bei rudimentären Genitalien. Dissert. inaug., Leipzig, 1895.

cher rectal. La position dorso-sacrée demi-déclive (fig. 151 p. 148), ou dorso-sacrée déclive facilite beaucoup l'exploration et, par suite, permet de mieux différencier un utérus normal d'un utérus rudimentaire. Quant à déterminer, sur le vivant, s'il y a absence totale de l'utérus ou utérus rudimentaire, cela est ordinairement tout à fait impossible.

Breisky a établi une division particulière pour les cas d'absence et d'atrophie du col utérin, qui coïncident souvent avec une absence de la partie supérieure du vagin. L'utérus est atrophié, membraniforme, mais diffère de l'utérus rudimentaire par la présence d'une véritable cavité utérine où se fait parfois l'exhalation menstruelle, ce qui constitue une hématométrie. Le col est tout à fait absent, ou représenté par un simple renflement mal limité. S'il ne se produit pas d'effusion de sang dans l'utérus, les symptômes n'ont rien qui diffère de ceux de l'utérus rudimentaire. En cas contraire, les symptômes sont ceux de l'hématométrie.

II. **Utérus unicorne.** — L'utérus s'est développé aux dépens d'un seul des canaux de Müller, l'autre s'étant atrophié. L'organe, à

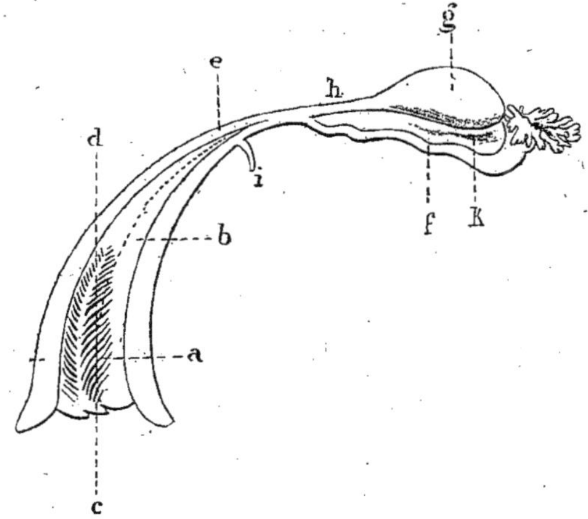

Fig. 871. — Figure schématique d'un utérus infantile unicorne gauche (P. Müller).

a. Portion cervicale; *b.* Corps; *c. d.* Axe longitudinal du corps du fœtus; *e.* Sommet de la cavité utérine; *c. e.* Axe longitudinal du corps de l'utérus; *f.* Trompe; *g.* Ovaire; *h.* Ligament de l'ovaire; *i.* Ligament rond; *k.* Parovarium.

partir du col, s'allonge et s'effile en se courbant vers la trompe, avec laquelle il se continue directement et dont il ne constitue que l'expansion inférieure; du sommet de la corne part aussi l'ovaire.

Il n'existe, en réalité, que la moitié du corps de l'utérus; aussi, sa cavité est-elle très petite, relativement à celle du col; le vagin est fort étroit (fig. 871).

Du côté opposé, il peut n'exister aucun vestige du canal de Müller, et alors l'utérus est absolument unicorne.

Une variété importante est constituée par la présence d'une **corne rudimentaire**. Celle-ci peut être formée d'une bande compacte de tissu musculaire, ou être creusée d'une petite cavité qui communique avec celle de la grande corne et en constitue une sorte de diverticule. La corne rudimentaire s'insère au niveau de l'orifice interne du col, car,

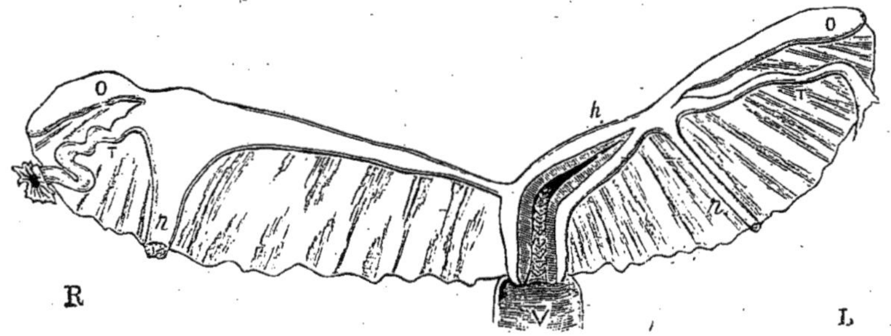

Fig. 872. — Utérus unicorne (Schröder).

R. Côté droit ; L. Côté gauche : la corne gauche (*h*) est normalement développée et communique avec la cavité utérine. La corne droite se présente sous la forme d'une bandelette allongée ; son point de jonction avec la trompe est indiqué par l'insertion du ligament rond, qui est hypertrophié ; *r*. Ligament rond ; O. Ovaire ; T. Trompe ; V. Vagin.

en pareil cas, le corps de l'utérus n'existe pas ; elle se porte en haut et en dehors. Elle est fort longue, comme étirée, ainsi que l'ovaire du côté correspondant, et sujette à de grandes variations de forme.

L'utérus unicorne est un organe mutilé à son origine, mais, quand il est devenu adulte, il fonctionne comme l'utérus normal ; la menstruation est régulière ; la grossesse évolue, sans perturbation, dans la grande corne. Il en est tout autrement si l'œuf s'est greffé dans la corne rudimentaire ; alors ses parois, incapables de fournir une étoffe suffisante pour la cavité qu'exige le développement de l'œuf, se rompent du 3e au 6e mois. Aussi cette grossesse est-elle rangée, avec raison, parmi les grossesses ectopiques, et étudiée dans le même chapitre que les GROSSESSES EXTRA-UTÉRINES, avec lesquelles elle offre les plus grandes analogies.

Il est rare qu'on en fasse le diagnostic ; on pourra pourtant soupçonner la malformation quand, avec un vagin étroit, un col gros et court, on limitera par la palpation bimanuelle un utérus allongé et recourbé en croissant.

La grossesse dans une corne rudimentaire est presque toujours prise pour une grossesse tubaire, à cause du pédicule qui sépare la tumeur de la grande corne ; celle-ci simule alors le corps d'un utérus bien conformé.

III. Utérus double. — L'utérus est réellement dédoublé quand les canaux de Müller ne sont pas fusionnés, ou ne se sont réunis que

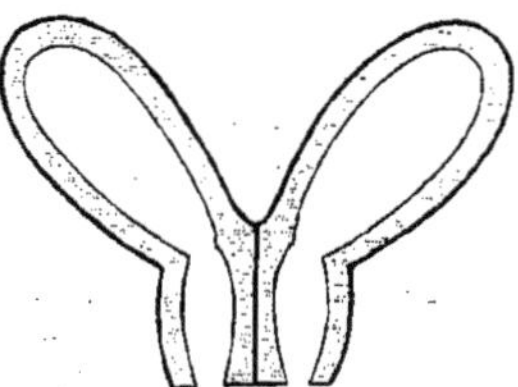

Fig. 873. — Utérus bicorne double ; corps indépendants, cols accolés.

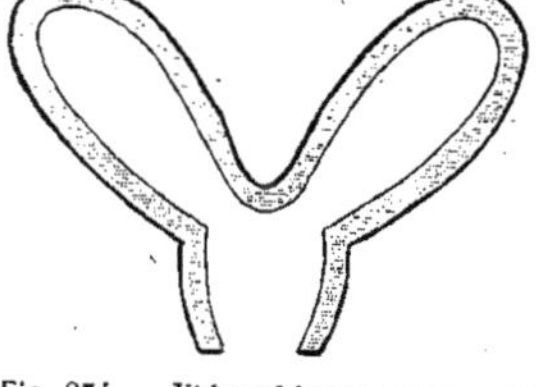

Fig. 874. — Utérus bicorne unicervic corps indépendants, cols fusionnés.

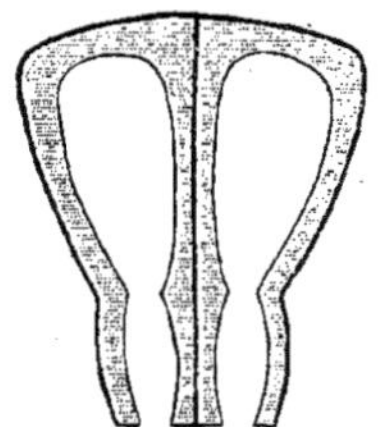

Fig. 875. — Utérus biloculaire complet (*uterus septus biparti-tus*) ; corps accolés, cols accolés.

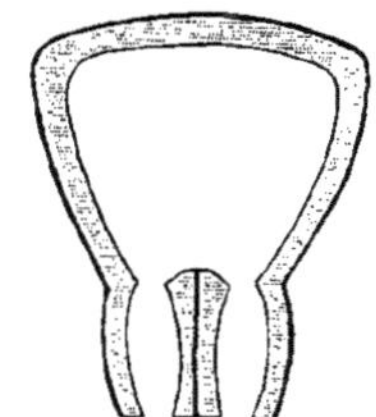

Fig. 876. — Utérus biloculaire partiel (*uterus subseptus*) ; corps accolés, cols fusionnés.

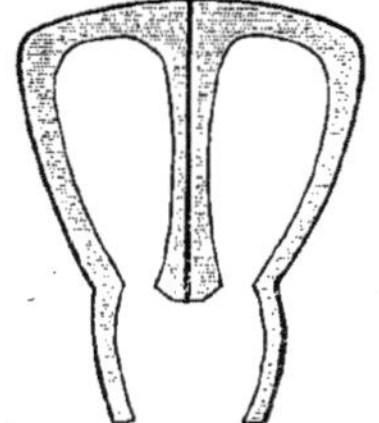

Fig. 877. — Utérus biloculaire partiel (*uterus subseptus*) ; corps fusionnés, cols accolés.

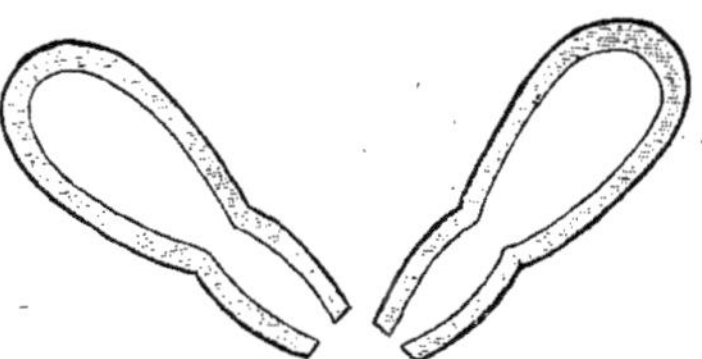

Fig. 878. — Utérus didelphe ; corps indépendants, cols indépendants.

Schéma des divers types d'utérus double (Ombredanne et A. Martin).

partiellement, tout en prenant, chacun de leur côté, un développement complet.

Il existe plusieurs espèces d'utérus double[1].

1° Utérus bicorne. — L'utérus bicorne (*uterus bicornis*), est celui où les deux cornes de l'utérus se différencient et s'écartent l'une de l'autre. Diverses variétés peuvent exister. Si ce dédoublement se poursuit jusqu'au col qui est lui-même cloisonné, on a affaire à l'utérus

[1] Ombredanne et A. Martin. Les utérus doubles. *Rev. de Gyn. et de Chir. abd.*, 1903, p. 959.

bicorne , double proprement dit (*uterus bicornis duplex*, ou *septus*) (fig. 875). Quand la coalescence est plus avancée, le col n'offre plus aucune trace de division, mais reste très gros : c'est l'utérus bïcorne

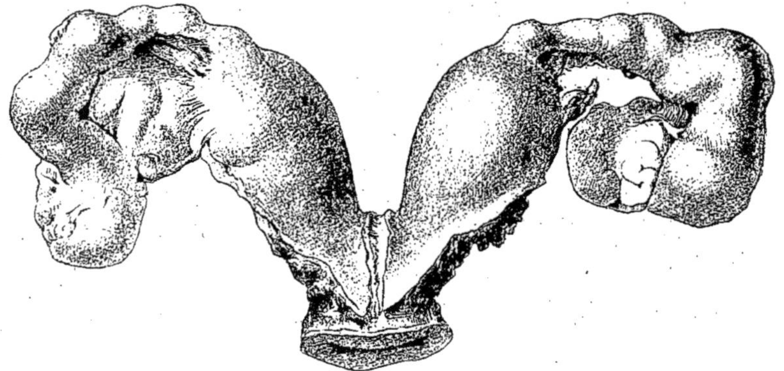

Fig. 879. — Utérus double bicorne unicervical (les corps sont indépendants et les cols fusionnés) avec salpingo-ovarite (Ombredanne et A. Martin).

unicervical (*uterus bicornis unicollis*) (fig. 874, 879 et 880). Enfin, l'union des deux moitiés de l'utérus peut être presque complète, et la tendance à la bifidité ne se manifeste que par une dépression du fond de l'organe, très étalé : c'est l'utérus bicorne arqué (*uterus arcuatus*), forme de transition et dernière étape vers l'état normal (fig. 861).

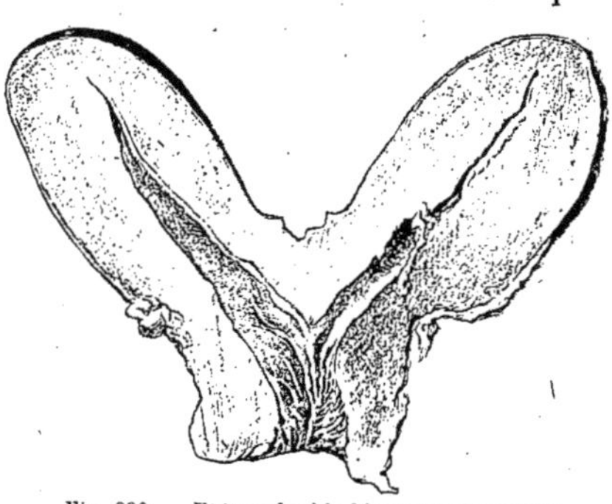

Fig. 880. — Utérus double bicorne unicervical.
(Coupe de la pièce représentée fig. 879).

En général, la corne gau che est dirigée en avant, en sorte que l'utérus a subi un certain degré de rotation sur son axe vertical. On trouve très fréquemment une bride qui va de la face postérieure de la vessie à la face antérieure du rectum, en passant par-dessus la dépression qui sépare les deux cornes utérines : elle est soit l'origine, soit la conséquence de la malformation. Son importance devient très grande dans les cas de grossesse, comme cause de dystocie.

Les deux moitiés de l'utérus sont rarement égales, et l'on observe toutes les transitions entre l'utérus bicorne et l'utérus unicorne avec corne rudimentaire. Le côté le moins développé peut être atteint d'atrésie et donner lieu à l'**hématométrie**.

Les parties génitales externes et les mamelles offrent un développement normal. Mais le vagin est souvent double et l'une des moitiés peut être borgne et atteinte d'hématocolpos latéral.

La menstruation, dans l'utérus bicorne avec développement égal des deux segments, peut se faire par les deux côtés. La grossesse a parfois laissé persister la menstruation d'un côté[1].

La **grossesse**[2] peut suivre un cours régulier et le fœtus être mené à terme. La moitié vide de l'utérus s'hypertrophie en même temps que la moitié gravide, et l'on a observé l'expulsion d'une caduque. Pendant le travail, les deux cornes se contractent.

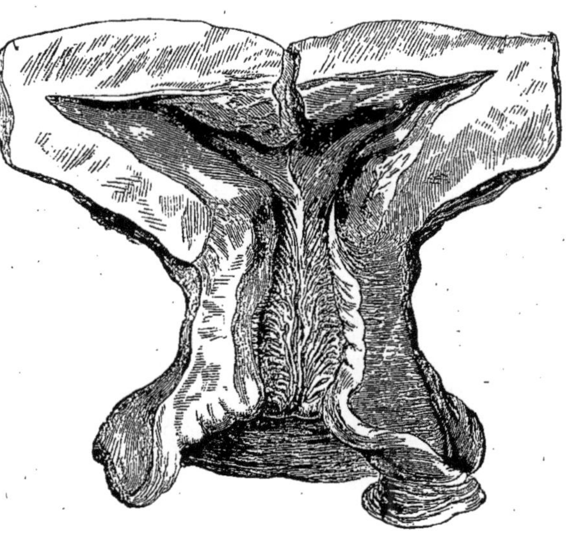

Fig. 881. — Utérus bicorne arqué (Barnes).

Gontermann[3] a rapporté un cas où la grossesse a paru s'effectuer alternativement dans chacune des cornes. On a observé des grossesses gémellaires avec un fœtus dans chaque corne ou les deux fœtus dans une seule. Dans le cas d'*utérus arqué*, les positions transverses sont fréquentes. Cette malformation de l'utérus serait, comme toutes les autres, une cause d'insertion vicieuse du placenta. On a observé la rupture de l'utérus.

La bride vésico-rectale que j'ai signalée peut former un obstacle pour la tête fœtale. Parfois il suffira de corriger l'obliquité de la corne gra-

---

[1] F. Henderson. *Glasgow med. Journ.*, avril 1883, t. XIX, p. 268.

[2] Sur le diagnostic des anomalies utérines pendant la grossesse, consulter : L. G. Litschkus. Beitrag zur Frage über die Anomalien des Uterus (*Zeitschr. f. Geb. und Gyn.*, 1888, t. XIV, n° 2, p. 569). G.-E. Curatulo. Gravidanza in utero doppio (*Riforma med.*, 1891, n° 104).

[3] E. Gontermann. Geschichte eines Uterus bicornis (*Berl. klin. Woch.*, 1879, n° 41, p. 616).

vide, ou de coucher la malade sur le côté opposé; dans le cas contraire, on fera la version podalique et l'extraction. Les brides cloisonnant le vagin seront, au besoin, divisées. On évacuerait une hématométrie latérale qui serait une cause de dystocie.

Je dois noter, en terminant, combien il est fréquent de voir une anomalie utérine passer inaperçue pendant la grossesse ou le travail et n'être reconnue qu'ultérieurement[1]; la cloison intermédiaire est prise au toucher pour la paroi vaginale ou utérine.

2° **Utérus biloculaire** (*uterus bilocularis*; *uterus septus bipartitus*). — Le trait caractéristique de cette malformation consiste dans la configuration sensiblement normale de l'utérus à l'extérieur, tandis que sa cavité est séparée en deux parties par une cloison médiane. Cette division peut être complète (fig. 875) ou séparer seulement soit le corps (fig. 876) soit le col (fig. 877) (*uterus subseptus*) ou enfin être criblée de lacunes qui ne laissent subsister que des brides. Le vagin peut être unique ou cloisonné; dans ce dernier cas, chacune des cavités vaginales correspond à un segment du col (fig. 882). Corazza[2] a observé un fait exceptionnel où la duplicité du vagin existait, sans que l'utérus fût également cloisonné.

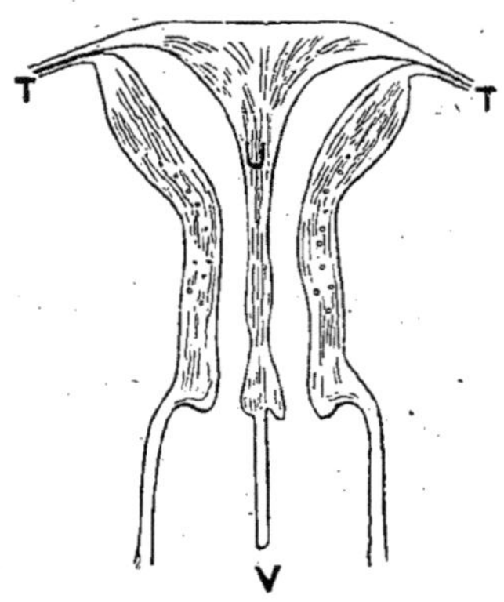

Fig. 882. — Utérus biloculaire et vagin cloisonné; coupe verticale (Küssmaul).

U. Cloison qui sépare la cavité utérine en deux parties latérales; T. Trompes; V. Vagin partagé en deux par la prolongation de la cloison utérine.

Ce que j'ai dit pour l'utérus bicorne relativement à la menstruation, à la grossesse, à l'atrésie d'un des segments suivi d'hématométrie, s'applique également à l'utérus biloculaire.

3° **Utérus didelphe** (*uterus duplex; separatus, diductus*). — Il y a véritablement, dans ce cas, deux utérus, séparés jusqu'au corps inclusivement (fig. 878). et non plus seulement deux corps utérins plus ou moins divergents, comme dans l'utérus bicorne. Ici, chaque segment a presque l'apparence d'un utérus complet; on dirait, avec raison, deux utérus unicornes également développés et juxtaposés sans fusion. On a cru longtemps que cette malformation ne se produisait que chez

---

[1] RIEDINGER. *Wien klin. Woch.*, 1889, n° 45, p. 859. — DUNNING (Uterus bilocularis, in *Journ. amer. med. Assoc.*, 23 août 1890, p. 282) n'a reconnu l'existence d'un utérus double qu'à la deuxième grossesse. — T. A. REAMY (*Transact. obstet. Soc.*, Cincinnati, 12 fév. 1891) a rapporté le cas d'une femme chez laquelle on ne reconnut un utérus double qu'à la quatrième grossesse.

[2] CORAZZA. *Schmidt's Jahrb.*, 1870, t. CXLVIII, p. 148.

les fœtus non viables, avec d'autres monstruosités graves. On la rencontre, en effet, dans ces conditions, coïncidant avec l'exstrophie
vésicale, l'atrésie de l'anus et la persistance du cloaque. Les cas observés chez les adultes sont tous de date relativement récente; mais il est
probable qu'il faut reviser et attribuer à l'utérus didelphe plusieurs
observations anciennes, clas-
sées parmi les utérus bicor-
nes[1]. Le cas le plus probant
d'utérus didelphe chez la femme
adulte est celui d'Ollivier[2]
(fig. 883), trouvé à l'autopsie
d'une femme de 42 ans, mère
de 6 enfants. Heitzmann[3] en
a observé un cas chez une
jeune fille de 23 ans : le vagin
était cloisonné et divisait le
col; le cathétérisme simultané
des deux cavités montrait que,
réunies au niveau du col, elles
divergeaient beaucoup au-
dessus et se trouvaient dans
deux organes distincts et mobiles.

On n'a pas signalé dans
l'utérus didelphe la présence
du ligament vésico-rectal,

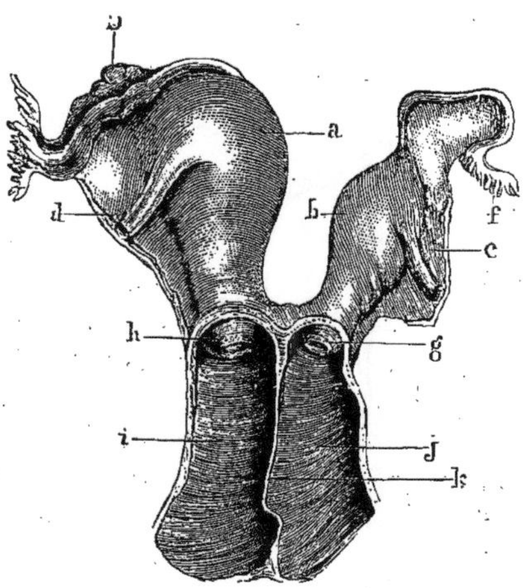

Fig. 883. — Utérus didelphe et vagin cloisonné
(Ollivier).

a. Segment droit; b. Segment gauche; c. d. Ovaire et
ligament rond droits; f. e. Ovaire et ligament rond
gauches; g. j. Col et vagin gauches; k. Cloison qui
sépare les deux vagins; h. i. Col et vagin droits.

qui passe si souvent au-dessus de la division de l'utérus bicorne.

Il est toujours très difficile, dans les examens cliniques, de décider
s'il s'agit d'un utérus bicorne complet ou d'un utérus didelphe. Cette
détermination ne peut guère se faire, avec certitude, que sur des pièces
anatomiques. L'histoire clinique de ces deux malformations paraît, du
reste, se confondre, autant qu'on en peut juger par le peu d'exemples
que nous possédons de la dernière.

[1] La classification exacte donne encore maintenant matière à contestations; ainsi le cas
de HEPPNER (*Schmidt's Jahrb.*, 1871, t. III, p. 161), considéré par SCHRÖDER (*Loc. cit.*, p. 59,
en note) comme un cas d'utérus didelphe, est formellement rejeté par BREISKY (*Loc. cit.*,
p. 263) au rang d'utérus rudimentaire *bipartitus*.

[2] A. OLLIVIER (Compte rendu de la Soc. de Biologie, in *Gaz. méd. de Paris*, 1872, p. 163)
rapproche son cas d'un autre, relatif à une femme de 25 ans, observé par BONNET, cité
par LE FORT (*Loc. cit.*, p. 25). — FRANZ FREUDENBERG (*Zeitschr. f. geb. und Gyn.*, 1880,
t. V. p. 354) a publié une observation d'utérus didelphe où l'utérus droit était fermé. —
FRITZ BENICKE (*Ibid.*, 1877, t. I, p. 366) a assisté à un accouchement où le fœtus était placé
dans le segment gauche d'un utérus didelphe.

[3] J. HEITZMANN. *Spiegelbilder der gesunden und kranken Vaginalportion und Vaginaux.*
Vienne, 1884, p. 71 — F. C. AMEISS (A case of uterus didelphis and vagina duplex. *Amer.
Journ. of Obst.* 1896, t. XXXIII, p. 693) a publié récemment un cas analogue.

L'atrésie d'un des segments de l'utérus didelphe peut produire l'hématométrie latérale[1].

Le Bec[2] a observé un cas d'utérus didelphe avec atrésie complète du col du segment gauche et *salpingo-ovarite kystique hématique* correspondante (fig. 884).

La grossesse peut se produire dans les deux cavités simultanément[5].

IV. **Utérus fœtal ou infantile**. — Cette

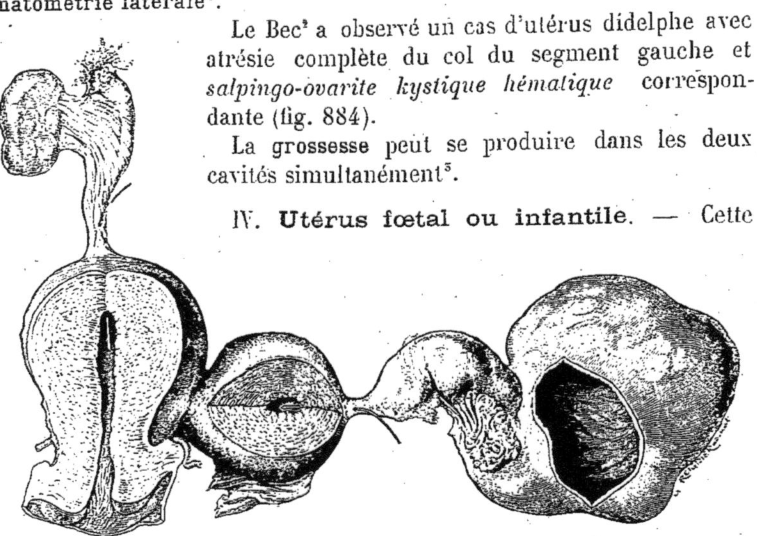

Fig. 884. — Utérus didelphe atypique (Le Bec).

Le segment gauche ne communique ni avec le vagin ni avec le segment droit : l'extrémité inférieure de la cavité utérine gauche est séparée de l'utérus normal par une couche musculaire de 2 centimètres et demi d'épaisseur.

anomalie se produit quand l'utérus, complètement développé dans sa forme générale, reste stationnaire en conservant les proportions et presque les dimensions qu'il avait à la naissance. On a établi une différence un peu subtile entre l'utérus fœtal, qui représente le dernier stade d'évolution de la vie embryonnaire, et où les plis de la muqueuse s'étendent dans le corps même de l'utérus, et l'utérus infantile, où cet organe offre le type de l'enfant nouveau-né, et où les plis palmés n'existent plus que dans le col. Il y a là une simple nuance d'anatomie pathologique qui mérite seulement d'être mentionnée; à tous les autres points de vue ces deux variétés se confondent. Ce qui les caractérise également, c'est la disproportion entre le col et le corps utérin, reproduisant le type fœtal. Le col est deux ou trois fois plus long que le corps, et, tandis que ses parois sont relativement

[1] STAUDE, cité par P. MÜLLER. *Die Sterililät der Ehe*, 1885, p. 272.

[2] LE BEC. *Rev. de Gyn. et de Chir. abd.*, 1904, p. 387.

[5] SOTSCHAWUA. *Moskowsk. med. Gaz.*, 1878, n° 25 (Anal. in *Centr. f. Gyn.*, 1879, n° 6, p. 152). — H.-ST. CLAIR GRAY. *Glasgow med. Journ.*, mars 1889, t. XXXI, p. 182. — ALTREN (de Wiesbaden). Schwangerschaft in beiden uteri bei Duplicität der Genitalien (*Centr. f. Gyn.*, 1890, n° 40, p. 711).

épaisses, celles du corps sont minces et parfois membraneuses. La longueur totale de la cavité utérine n'excède pas 4 centimètres; le museau de tanche est petit, à orifice étroit, de forme conique ou légèrement *tapiroïde* (en museau de tapir). Le vagin est ordinairement court et étroit; les parties génitales externes sont parfois peu développées, les seins petits; il y a une aménorrhée complète.

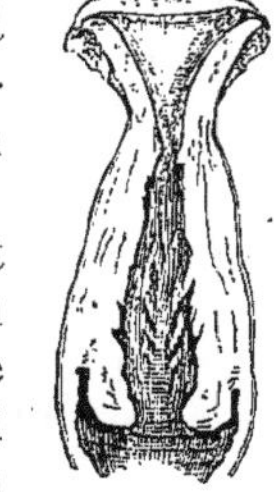

Fig. 885. — Utérus infantile (Schröder).

L'existence de l'atrophie de l'utérus sera facilement reconnue par la palpation bimanuelle, aidée, au besoin, du toucher rectal; pour distinguer l'utérus de type fœtal de l'utérus pubescent[1], qu'on pourrait appeler prépubère, qui présente les mêmes dimensions réduites et occasionne la même aménorrhée, on doit se guider, théoriquement, sur le volume du col. Dans l'utérus fœtal ce segment offre une certaine fermeté, surtout dans sa portion sus-vaginale; dans l'utérus pubescent, au contraire, tout l'organe, y compris le col, est mince et relâché. A vrai dire, en clinique, ces nuances, d'ailleurs sans intérêt pratique, sont à peu près illusoires.

Petites anomalies de l'utérus.

Il convient de décrire, sous ce nom, quelques malformations légères qui ne rentrent pas dans le cadre de celles qui ont été précédemment exposées.

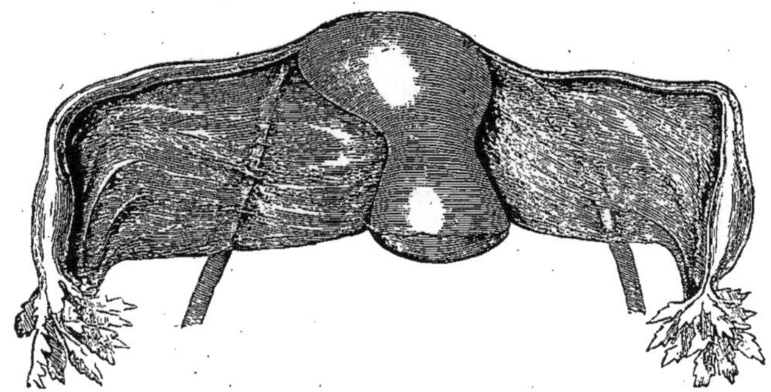

Fig. 886. — Obliquité congénitale de l'utérus. Développement incomplet du côté droit (Tiedemann).

Obliquité et latéro-position congénitales de l'utérus.

— Elles sont dues à une véritable asymétrie de l'utérus, dont l'une des

---

[1] *L'utérus pubescent* a été décrit sous le nom d'ATROPHIE CONGÉNITALE DU COL ET DE L'UTÉRUS (p. 760).

moitiés est prédominante et entraîne une distorsion de l'organe, qui s'incline du côté le plus développé : la brièveté relative du ligament large en est la conséquence. Dans les cas peu accusés, il y a simple latéro-version, qui peut être comparée à l'antéversion congénitale. Quand elle est très marquée, on pourrait confondre cette anomalie avec un utérus unicorne, si l'on n'était averti de cette cause d'erreur.

Duplicité de l'orifice externe du col (*uterus biforis*). — Un double orifice du museau de tanche peut exister en l'absence de tout cloisonnement du canal génital[1]. Cette anomalie a causé des accidents pendant la délivrance; le plus souvent cette bride est repoussée latéralement ou bien déchirée; pourtant, on a vu une hémorragie assez grave en être la conséquence. On conçoit quelle peut être la perplexité de l'accoucheur s'il ne songe pas à cette anomalie; s'il la reconnaît, il tâchera de maintenir la bride sur le côté et de dégager la partie fœtale, ou, s'il n'y réussit pas, il la coupera entre deux ligatures[2].

Cloisonnement transversal incomplet du col. — P. Müller[3] a, pour la première fois, décrit une curieuse difformité du col utérin, qui consiste dans la présence d'un repli transversal, faisant saillie dans sa cavité. Elle peut, après la dilatation de l'orifice externe, donner l'idée d'un second col emboîté dans le premier. Breisky avait aussi remarqué cette anomalie, mais son observation était restée inédite. Dans les deux faits, observés en dehors de la grossesse, la bride avait donné lieu à des hémorragies; elle avait paru agir à la manière d'un corps fibreux, d'un polype. L'excision de cette bride a amené la cessation des accidents.

Elle peut aussi devenir un obstacle à la délivrance. Bidder[4] a publié une observation très instructive à ce sujet. Plus tard, Budin[5] a de nouveau attiré l'attention sur ce sujet, en rapportant deux cas personnels où le cloisonnement du col n'avait pas été une cause de dystocie, et deux observations de Mme Henry où les cloisons paraissaient placées, l'une à l'orifice interne, l'autre à deux centimètres au-dessus, dans le segment inférieur de la cavité utérine. Deux observations analogues ont, depuis, été données par E. Blanc[6]. Le cloisonnement peut disparaître après l'accouchement ou lui survivre.

On a rapproché cette anomalie des replis transversaux du canal génital qui existent à l'état normal chez certains animaux, et que j'ai signalés à propos des brides du vagin (p. 1425).

---

[1] C'est l'état normal chez le fourmilier.

[2] MERKS. *Centr. f. Gyn.*, 1880, n° 13, p. 294.

[3] P. MÜLLER. *Zeitschr. f. Geb. u. Gyn.*, 1878, t. III, p. 159.

[4] E. BIDDER, cité par P. MÜLLER. *Loc. cit.*, p. 296.

[5] BUDIN. Du cloisonnement transversal incomplet du col de l'utérus (*Progrès méa.*, avril 1887, p. 267 et 307).

[6] ÉMILE BLANC. Du cloisonnement transversal incomplet du col de l'utérus (*Arch. de tocol.*, mai 1889, p. 559).

CHAPITRE XXXVIII

ACCIDENTS DE RÉTENTION CONSÉCUTIFS AUX ATRÉSIES GÉNITALES

Étiologie et symptômes. — J'ai indiqué dans quelles conditions le canal génital pouvait se trouver fermé par des atrésies, siégeant en divers points de son trajet, depuis l'hymen jusqu'à la portion rétrécie d'une corne rudimentaire. Cette occlusion, on l'a vu, peut complètement obstruer le canal, entièrement fermer une des moitiés provenant de son dédoublement, ou seulement séquestrer un diverticule provenant de la mauvaise conformation des parties. Quoi qu'il en soit, si l'état des ovaires et de la muqueuse tubo-utérine permet, au moment de la puberté, aux phénomènes menstruels de se produire, le sang qui s'exhale à la fois dans les trompes et dans l'utérus ne trouve pas d'issue au dehors. Il s'accumule alors dans l'espace clos qui lui est réservé, et le distend dans ses diverses parties.

Hématocolpos. — L'hématocolpos (αἷμα, sang, κόλπος, vagin) est la collection de sang dans le vagin oblitéré. Il se montre, dans les imperforations de l'hymen ou de la partie inférieure du vagin, sous la forme d'une tumeur qui comprime le rectum et la vessie et fait saillir la membrane qui la limite du côté de la vulve. L'utérus est refoulé en haut et coiffe la tumeur d'une espèce de bouton plus dur. La cavité seule du col est d'abord distendue, tandis que le corps lui résiste très longtemps. Par la palpation bimanuelle pratiquée à l'aide du toucher rectal, on perçoit de la fluctuation. La petite tumeur dure qui surmonte la poche, et qui est le corps de l'utérus non dilaté,

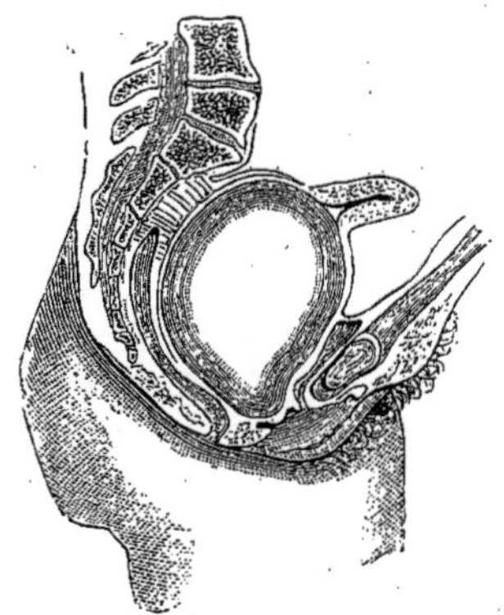

Fig. 887. — Hématocolpos par atrésie de l'hymen (Schröder).

provoque souvent des hésitations dans le diagnostic (fig. 887).

Lorsque la partie inférieure du vagin fait défaut, l'hématocolpos est limité à la portion du canal qui existe et au col de l'utérus. Mais, là encore, le corps de l'utérus n'est pas dilaté au début, et si sa dilatation survient, ce n'est que très tardivement. Quand l'ouverture de la collection sanguine est faite, le doigt ne perçoit aucune démarcation entre le vagin et le col distendus.

L'oblitération du vagin peut se compliquer d'une accumulation de liquide citrin ou muqueux[1] dans la cavité vaginale close, à la-

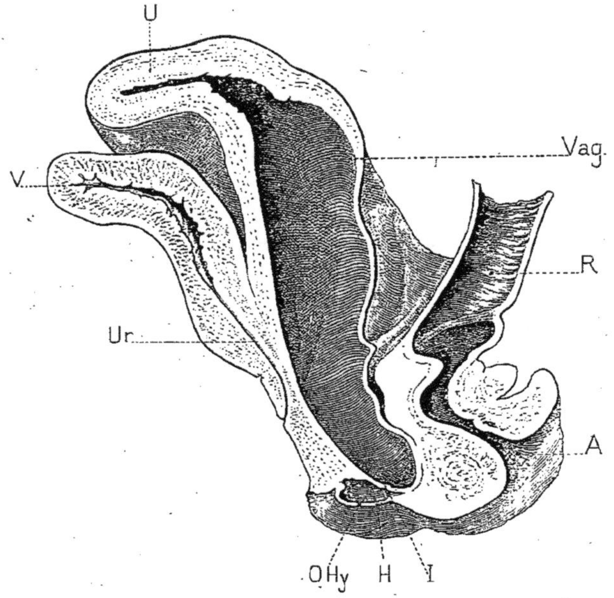

Fig. 888. — Hydrocolpos congénital (Cranwell).

U, utérus; Vag, vagin; V, vessie; Ur, urètre; R, rectum; A, anus; I, imperforation du vagin;
H, hymen; OHy, orifice hyménal.

quelle J. Cranwell[2] a donné le nom d'**hydrocolpos congénital** (fig. 888).

Hématométrie. — L'hématométrie (αἷμα, sang, μήτρα, matrice) est la rétention du sang menstruel dans l'utérus par suite de sténose ou d'atrésie du col, d'absence du vagin ou exceptionnellement d'imperforation de l'hymen[3]. Alors, toute la matrice se transforme en une poche, à parois le plus souvent épaisses, où corps et col sont confondus. Si l'atrésie siège au niveau de l'orifice interne, le corps seul se distend et le col conserve ses dimensions (fig. 889).

Si le canal génital est atteint de duplicité, les mêmes accidents d'hématométrie peuvent survenir avec quelques particularités dues à la disposition anatomie anormale[4].

[1] ED. SCHWARTZ. Un cas d'absence congénitale des deux tiers inférieurs du vagin avec développement incomplet des organes génitaux profonds. *Rev. de Gyn. et de Chir. abd.*, 1897, p. 961.

[2] DANIEL J. CRANWELL. *Rev. de Gyn. et de Chir. abd.*, 1905, p. 655.

[3] GELDEE. *Soc. gyn. de Dresde*, 6 avril 1891 (*Centr. f. Gyn.*, 1892, p. 106).

[4] GROSS. Hématométrie et hématocolpos dans les cas de duplicité du canal génital. *Thèse* Paris 1901.

Hémato-salpinx. — L'hémato-salpinx (αἷμα, sang, σάλπινξ, trompe) est une collection de sang retenu dans la cavité de la trompe. Dans tous les cas d'hématométrie, et dans beaucoup de cas d'hématocolpos, les trompes se dilatent en hémato-salpinx. Le sang ne s'y accumule pas par regorgement de l'utérus, et, ce qui le prouve bien, c'est qu'il peut ne pas y avoir de communication entre la collection utérine et, la collection tubaire[1], celle-ci même pouvant exister en l'absence de celle-là. On ne saurait se refuser à admettre que le sang de l'hémato-salpinx a été versé sur place par l'exhalation de la muqueuse des trompes, qui coïncide avec celle de la muqueuse de l'utérus, pendant la menstruation. Le peu d'épaisseur de la paroi des oviductes fait qu'ils se distendent, lorsque la pression augmente, dans l'intérieur du canal

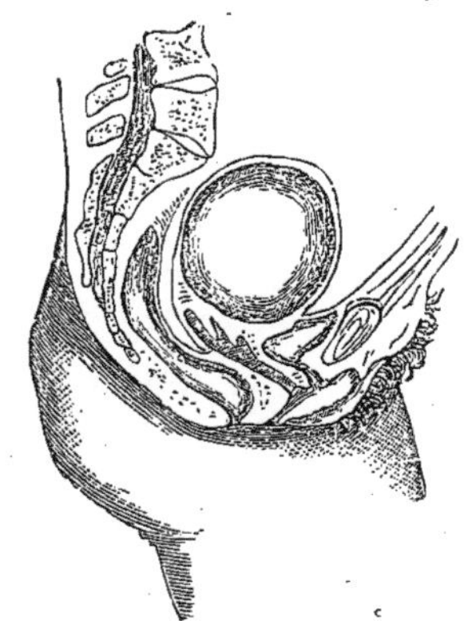

Fig. 889. — Hématométrie par oblitération de l'orifice interne du col.

génital, par l'occlusion de la partie inférieure du vagin, tandis que l'épaisse tunique musculaire de l'utérus résiste longtemps.

Dans les cas de vagin et d'utérus doubles, l'hématocolpos ou l'hématométrie présentent des dispositions spéciales de forme (fig. 891 et 892).

Les tumeurs tubaires, bosselées, contournées, peuvent acquérir un énorme volume. Parfois, une petite quantité de sang parvient à filtrer à travers l'orifice abdominal fermé, et alors de petites poussées de **péri-métro-salpingite** (pelvi-péritonite) se manifestent. Si le sang s'épanche dans l'abdomen en grande abondance, il ne peut plus se résorber, et constitue une **hématocèle pelvienne**, qui peut elle-même s'accompagner de **péritonite généralisée**.

Pyocolpos, pyométrie, physométrie. — Le contenu de ces diverses poches formées par la rétention des règles est un sang pour ainsi dire concentré, couleur chocolat, de consistance épaisse et sirupeuse comme le goudron ; les globules rouges sont très déformés. Après une ponction évacuatrice, on peut voir la poche suppurer et se transformer en **pyo-colpos** (πῦον, pus ; κόλπος, vagin) ou en **pyométrie** (πῦον, pus ; μήτρα, matrice)[2] ; la décomposition des liquides peut amener un développement de gaz ou **physométrie**.

---

[1] Gosselin. *Gaz. des Hôp.*, 1867, n° 57, p. 225. — De très nombreux cas analogues ont été publiés depuis.

[2] On a vu exceptionnellement une accumulation de mucus constituer la tumeur vaginale. — Godefroy (*Gaz. des Hôp.*, 1856, n° 42, p. 567) l'a observée derrière un hymen imperforé, chez une fillette de deux mois, chez laquelle il y avait compression du rectum et de l'urètre.

Outre l'apparition de la **tumeur**, qui débute avec la puberté et s'accroît progressivement, on observe des phénomènes de **douleur** au moment des règles, sous forme de coliques qu'on peut attribuer tant à la distension qu'à l'issue d'une petite quantité de sang dans le péri-

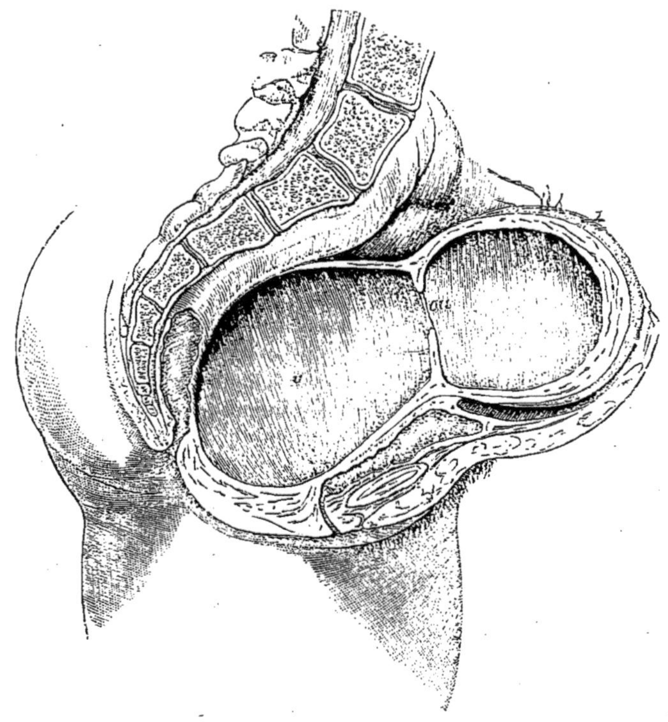

Fig. 890. — Hématocolpos et hématométrie par atrésie de la partie inférieure du vagin.
v. Vagin distendu ; *o. u.* Orifice interne du col (Barnes).

toine. Ces douleurs deviennent peu à peu plus fréquentes, puis constantes, et amènent le dépérissement des malades.

Dans certains faits qui correspondent, sans doute, à ceux où l'exha-

— Breisky (*Loc. cit.*) a été témoin de deux faits analogues, chez des nouveau-nés, et a pu se convaincre que la mince membrane obturatrice était non hyménale, mais rétro-hyménale. — A. Bryck (*Wien. med. Woch.*, 1865, n° 11, p. 169) a trouvé du mucus, au lieu de sang, chez une jeune fille de 18 ans. — Chez une jeune fille de 23 ans, le même fait a été observé par Veit (observ. publiée par Straetter. Dissert. inaug., p. 26). — Les collections sanguines peuvent être infectées d'une manière parfois difficile à déterminer et suppurent, comme le prouve un fait de Rheinstaedter : Primärer Pyocolpos und Pyometra bei einem 13 jährigen Kinde (*Centr. f. Gyn.*, 1890, n° 9, p. 142). Cet auteur a observé un cas curieux de pyométrie et de pyocolpos primitifs, par imperforation de l'hymen, sans accumulation sanguine préalable, chez une jeune fille impubère.

lation menstruelle est très médiocre, par suite d'une condition particulière des ovaires ou de la muqueuse utérine, l'accumulation de sang est fort modérée et le phénomène principal est constitué par la douleur[1]. Il peut même arriver qu'une véritable déviation compensatrice des règles, par hémorragie supplémentaire, empêche la formation d'une hématométrie[2]. Enfin, dans nombre d'occasions, l'oblitération du

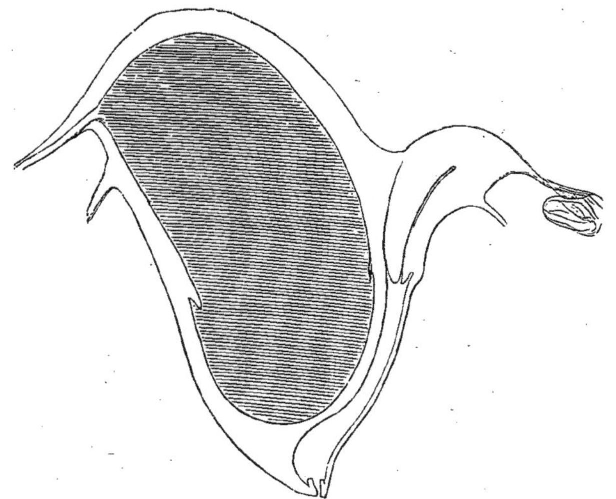

Fig. 891. — Hématocolpos latéral et hématométrie latérale par cloisonnement complet du canal génital, avec atrésie d'un des canaux vaginaux. Figure schématique (A. Martin).

canal génital coïncide avec une aménorrhée aussi réelle qu'apparente; certaines malades souffrent seulement chaque mois, à l'époque d'une ovulation, qui reste, pour ainsi dire, sans écho; il en est même qui n'éprouvent aucune douleur, et chez lesquelles l'ovaire, sans doute, ne fonctionne pas.

Diagnostic. — L'absence des règles, l'imperforation du vagin qu'on peut ordinairement constater par l'examen, l'apparition d'une tumeur occupant la place des cavités génitales sont des signes qui, réunis, sont pathognomoniques.

Les atrésies hyménale et rétro-hyménale ont, comme je l'ai dit (p. 1389), souvent été confondues entre elles, sans que cette confusion ait eu aucune importance pratique. Dans l'un et l'autre cas, la membrane limitante est dépressible, quoique assez épaisse pour que les ruptures spontanées soient fort rares. La vulve est saillante, le périnée

<hr>

[1] Polaillon. *Loc. cit.*
[2] L. Le Fort. *Loc. cit.*

bombé, et l'on a comparé cette tension à celle de la poche des eaux, pendant l'accouchement.

On doit procéder à l'examen des tumeurs utérine et tubaire avec beaucoup de ménagements et ne pas s'obstiner à y rechercher la fluctuation, de crainte d'amener une rupture. Cette sensation peut, du reste, faire défaut : quand la poche est très tendue, elle est simplement élastique.

Les doutes peuvent être grands, quand il s'agit d'une hématométrie

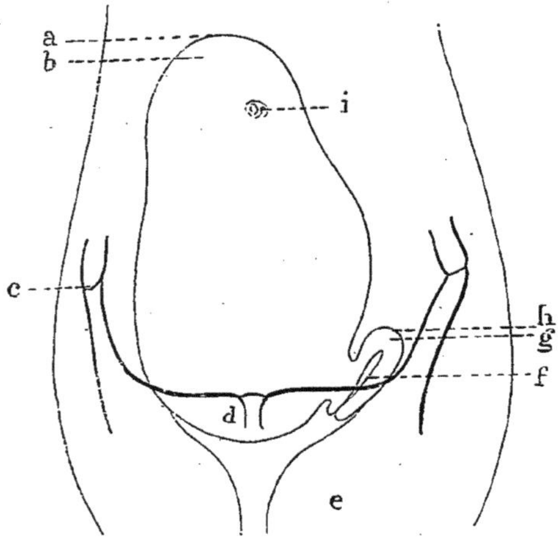

Fig. 892. — Hématométrie latérale dans un segment atrésié d'utérus double.
(Figure schématique (Staude).

a. b. Insertions de la trompe et du ligament rond droits ; c. Os iliaque ; d. Symphyse pubienne.
t. Utérus ; g. h. Insertions de la trompe et du ligament rond gauches ; i. Ombilic.

par oblitération de l'orifice interne, avec col intact. On devra faire le diagnostic différentiel avec une **grossesse**, un **fibrome**, d'après les signes qui leur sont propres et d'après les anamnestiques.

Dans les cas de dédoublement total ou partiel du canal génital, le diagnostic présente des difficultés particulières pour l'**hématocolpos** latéral ou l'**hématométrie** latérale (fig. 892). La tumeur formée par l'hématocolpos latéral ne longe pas toujours exactement le côté du vagin perméable, mais elle décrit, par suite d'une évolution qu'a bien indiquée Breisky, un trajet demi-spiroïde autour de ce canal, de telle façon que sa partie inférieure peut être antérieure, et la partie supérieure postérieure, ou *vice versa*. En haut, la tumeur, qui est fluctuante et cylindrique, est coiffée par la corne utérine correspondante. Il faudrait beaucoup d'inattention pour confondre avec une **cystocèle** un **kyste du vagin**, une **entérocèle vaginale**, un **thrombus** ou une **hématocèle** rétro-utérine. Le diagnostic est bien plus difficile quand il y a dédoublement du canal vaginal et par suite accumulation de sang menstruel dans un segment de l'utérus bicorne, biloculaire ou didelphe. On devra rechercher avec soin, par la palpation bimanuelle, à limiter exactement les rapports de la tumeur et à découvrir le segment non dilaté de l'utérus, refoulé latéralement. C'est surtout dans l'hématométrie d'une corne rudimentaire que les hésitations sont inévitables, et qu'on confond la tumeur avec une **trompe kystique**, d'autant plus que la trompe correspondante est également dilatée. On évitera aussi de croire à un **corps fibreux**. La **grossesse** peut survenir dans la partie libre de l'utérus et considérablement compliquer l'analyse des signes physiques. Je considère la ponction exploratrice comme très dangereuse et je lui préférerais beaucoup, s'il est nécessaire, l'incision exploratrice, dans les cas douteux[1].

Pronostic. — Abandonnées à elles-mêmes, les collections sanguines résultant des gynatrésies sont d'un pronostic très grave[2]. L'évacuation spontanée n'entraîne pas la guérison, mais un soulagement temporaire, suivi tôt ou tard de la récidive des accidents de rétention, souvent aggravés par la suppuration. En effet, la perforation qui s'est spontanément effectuée est toujours insuffisante et se referme, après avoir permis l'évacuation, mais aussi l'infection du sac. Quand la tumeur s'est vidée dans les organes voisins, dans l'intestin et même l'estomac, ce qu'on a rarement observé, l'issue n'en a pas moins été funeste; de nouvelles menstruations remplissent incessamment la poche, et la malade s'épuise. La mort peut survenir par **septicémie** après ouverture spontanée, ou par **péritonite** après rupture dans le péritoine.

Dans les gynatrésies d'un segment du canal génital dédoublé, le pronostic est moins grave. L'hématocolpos latéral se termine fréquemment par la **rupture à l'intérieur**, du côté du vagin perméable, ou au niveau de la cloison intra-cervicale. Mais la suppuration s'empare généralement de cette cavité, et il se produit un pyocolpos qui se vide et se remplit alternativement, et peut causer des accidents graves, si l'on n'intervient pas pour transformer la perforation naturelle en une large

---

[1] SOLOWJEW (*Soc. obst. et gyn. de St-Pétersbourg*, 23 févr. 1888, in *Centr. f. Gyn.*, 1888, n° 50, p. 856) rapporte un fait d'incision exploratrice, faite par le prof. SLAVJANSKY, dans un cas de gynatrésie (hématocolpos supérieur et hématométrie cervicale) pour bien fixer le diagnostic topographique, après quoi le ventre fut refermé et l'on ouvrit la collection par le vagin. — SLAVJANSKY préconise cette conduite, comme opération préliminaire, toutes les fois qu'on a de la difficulté à s'orienter.

[2] A. DESPRÈS (Rétention des règles; tumeur ombilicale, in *Bull. et Mém. de la Soc. de chir.*, 1886, p. 59) a publié un cas curieux d'hématométrie, chez une jeune fille de 14 ans, sans hématocolpos, et due, sans doute, à une atrésie du col; la collection s'évacua spontanément, et DESPRÈS se fonde sur ce fait pour recommander systématiquement l'abstention opératoire. Mais la maladie n'a pas été suivie plus d'un mois, et l'on ignore si la tumeur ne s'est pas reproduite, ce qui est probable.

ouverture. Dans les hématométries partielles ayant pour siège une corne rudimentaire, l'exhalation sanguine peut cesser et la tumeur rester stationnaire.

Avant l'ère antiseptique, l'ouverture de ces grandes collections entraînait très fréquemment la septicémie, soit qu'on la fît largement par une incision, sans déterger ensuite suffisamment la poche, soit qu'on la fît par ponction, pour éviter l'entrée de l'air, qu'on rendait responsable des accidents, ou pour éviter la décompression trop brusque, qui, pensait-on, était la cause des ruptures internes. En réalité, ces dernières se produisaient alors pour de tout autres raisons : primitivement, par suite d'une exploration trop violente : ou consécutivement, par suite de l'altération de la poche devenue friable, sous l'influence de la septicémie. Quoi qu'il en soit, l'intervention opératoire était regardée comme téméraire et déconseillée par Boyer, Dupuytren et Cazeaux ; cette intervention était encore fortement contestée, il y a peu d'années[1]. Actuellement, de très nombreux succès montrent son innocuité réelle, si l'on procède à la fois hardiment et antiseptiquement. Par suite, le pronostic thérapeutique s'est radicalement transformé.

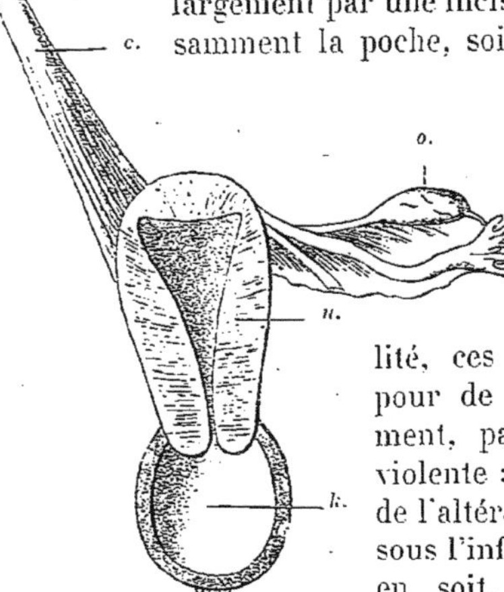

Fig. 895. — Kyste muqueux développé aux dépens du tiers supérieur du vagin, les deux tiers inférieurs étant congénitalement atrophiés (Ed. Schwartz[2]).

u. Utérus; c. Corne droit, atrophiée; o. Ovaire gauche; t. r. Trompe gauche; k. Kyste vaginal; t. f. Tractus fibreux.

Traitement. — 1° *Hématocolpos total et hématométrie partielle (cervicale) (atrésie hyménale ou rétro-hyménale).* — La ponction simple ou aspiratrice non suivie d'incision dans la même séance paraît une opération prudente, mais représente, en réalité, une opération grave et téméraire. Elle expose beaucoup à la suppuration[3]. Il faut donc évacuer la collection par une incision au bistouri, et permettre ainsi au liquide de s'écouler

---

[1] Voir à ce sujet GILLETTE. *Annal. de Gyn.*, mai et juill. 1874, t. I, p. 543, et t. II, p. 57. — J.-V. DELAUNAY. *Étude sur le cloisonnement transversal du vagin.* Thèse de Paris, 1877. — GRÉNIOT. *Bull. et Mém. de la Soc. de chir.*, 1878, p. 509 (Rapport sur un travail de BOEN).

[2] ED.-SCHWARTZ. *Rev. de Gyn. et de Chir. abd.* 1897, p. 961.

[3] DEFONTAINE. Sur un cas d'imperforation de l'hymen, avec rétention du sang menstruel; rapport de TERRIER. *Bull. et Mém. de la Soc. de chir.*, 1886, p. 745. — C'est un exemple de suppuration provoquée par une ponction.

complètement. On achève de nettoyer la poche par des injections
antiseptiques faibles et sous faible pression; on termine par un drainage à la gaze iodoformée faible[1].

On a objecté à ce procédé d'évacuation rapide le danger de provoquer
une rupture des trom-
pes (par suite de la traction consécutive à l'af-
faissement de la tu-
meur), quand elles sont
distendues et adhèrent aux parties
voisines. Mais, d'une part, cette
distension tubaire est très rare dans
l'hématocolpos par oblitération inférieure; d'autre part, les trompes
courent bien moins le danger de
se rompre lorsque leurs parois sont
encore résistantes, que lorsqu'on
temporise, et qu'un certain degré
de décomposition a ramolli l'hémato-salpinx[2], en altérant son contenu.

2° *Hématocolpos partiel et
hématométrie partielle ou totale
(atrésie d'une grande partie ou
de la totalité du vagin)*. — Il faut,
pour aller inciser la collection qui
donne lieu aux accidents, recourir à
une véritable dissection, très dangereuse, vu le voisinage immédiat

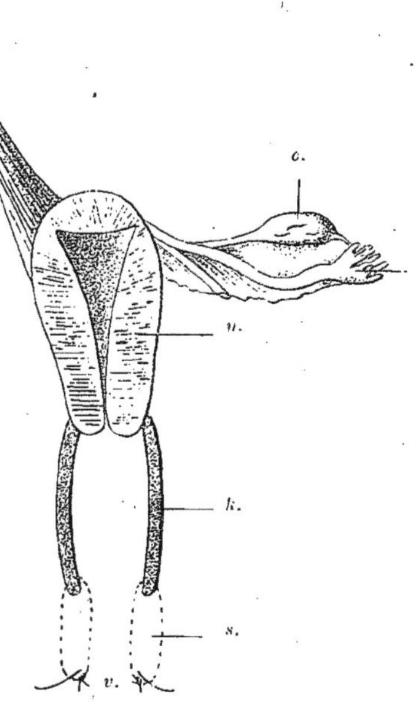

Fig. 894. — Création d'un orifice vaginal dans
un cas d'hydrocolpos congénital (Ed. Schwartz).

u. Utérus; *c*. Corne droite, atrophiée; *o*. Ovaire
gauche; *l. r*. Trompe gauche; *k*. Kyste
vaginal ouvert en bas et attiré au dehors;
s. Sutures; *v*. Vulve.

du rectum et de la vessie. Amussat[3], qui a eu, le premier, l'audace de
proposer la création d'un vagin artificiel, permettant l'évacuation immédiate de la collection, puis l'issue durable des règles, procédait en plusieurs séances, prenant chaque fois possession de la partie conquise
avec des éponges préparées; il repoussait complètement l'instrument
tranchant et agissait avec les doigts seulement pour écarter les tissus.

Actuellement, on opère en une seule séance, (fig. 893, 894) tout en

---

[1] Ce procédé est recommandé par Hegar et Kaltenbach, Breisky, etc. Il a été suivi par
P. Segond. Imperforation congénitale de l'hymen (*Bull. et Mém. de la Soc. de chir.*, 1883,
p. 840); — Rapport de Berger (*Ibid.*, p. 851).

[2] Dans le fait de Gosselin, si souvent cité à ce propos, la perforation tubaire ne se produisit que trois jours après la première tentative de création d'un vagin artificiel; il existait
déjà probablement des accidents de septicémie. — Hernu. *Thèse*, Lille, 1896.

[3] Amussat. *Observations sur une opération de vagin artificiel*. Paris, 1835.

mettant à profit les sages préceptes d'Amussat[1]. J'ai décrit le début de l'opération à propos des cas où il s'agit de créer seulement un canal pour la copulation, en l'absence d'utérus (p. 1419). Quand il y a hématométrie, la présence d'une tumeur sert de guide précieux pour orienter la dissection. Dès qu'on est arrivé dans son voisinage immédiat, ce que l'on reconnaît par le toucher rectal, on enfonce un trocart dans la direction du point fluctuant, et lorsqu'on a ainsi pénétré dans la poche, ce que montre l'écoulement de liquide, on se hâte de débrider, à petits coups, avec un bistouri à lame étroite, sur les côtés de la canule du trocart. Breisky recommande pour cela un couteau à lame cachée dans une canule; il n'est cependant pas indispensable. Il faudra plus tard maintenir le calibre du canal avec des bougies en gomme durcie ou en verre.

La **ponction par le rectum**, préconisée par Dubois, Boyer, Scanzoni et Baker Brown[2] doit être proscrite. La **ponction ou incision par la vessie**, qu'ont proposée Simon[3] et Spiegelberg dans les cas où l'incision par le périnée présente trop de risques, est également à rejeter; assurément, on pourrait ainsi, sans ouvrir le péritoine, évacuer une collection dont la rupture est imminente, mais la pénétration de l'urine dans la poche et l'infection de celle-ci par la cystite que peut provoquer l'évacuation du sang altéré constituent un véritable danger.

On pourra encore être conduit à pratiquer l'**hystérectomie abdominale** dans certaines circonstances déterminées. Cette opération sera indiquée dans tous les cas où l'on n'est pas parvenu par la dissection du périnée jusqu'à la tumeur et dans ceux où l'évacuation de la collection présente des difficultés par suite de la solidification de son contenu, transformé en masses fibrineuses, comme dans un cas de Jeannel[4]. L'hystérectomie serait faite d'emblée si l'on reconnaissait cette disposition d'avance, ou suivrait, séance tenante, la tentative infructueuse d'évacuation vaginale. Il importe, en effet, de ne pas trop longtemps prolonger les manœuvres par cette voie, ni d'exercer de pressions qui amèneraient la rupture des dilatations tubaires.

3° *Hématométrie totale (atrésie du col utérin).* — L'oblitération peut siéger, comme je l'ai dit, au niveau de l'orifice externe ou de l'orifice interne. Dans ce dernier cas, on commencera par dilater le col par des applications successives de laminaire, et l'on essayera d'intro

---

[1] LENGER. Absence totale de vagin: hématométrie : création d'un vagin artificiel, guérison (*Ann. de la Soc. belge de chir.*, 15 février 1896).

[2] BAKER BROWN. *Surgical diseases of women*, 5ᵉ édit., p. 284.

[3] SIMON. *Berl. klin. Woch.*, 1875, n° 20, p. 268.

[4] JEANNEL. *Bull. et Mém. de la Soc. de Chir.*, 1887, p. 505 (Rapport de BERGER). La malade, qui a succombé presque immédiatement après l'opération, paraît être morte d'hémorragie interne, résultant de la rupture d'hémato-salpinx causée par des manœuvres très laborieuses (deux heures) et des pressions exercées sur le ventre. La tumeur (utérus bicorne avec hématométrie gauche), très volumineuse, était pleine de caillots solides.

duire une sonde. Si l'on échoue, ou s'il s'agit de l'oblitération de l'orifice externe, on ponctionnera avec un trocart d'abord, puis on se servira du bistouri ou des ciseaux pour agrandir l'orifice de la ponction. Après des lavages répétés avec une solution antiseptique faible, à l'aide d'une sonde intra-utérine, on fera bien de tamponner cette cavité et celle du col avec la gaze et de maintenir ainsi une dilatation un peu exagérée, durant plusieurs jours. On laissera, ensuite, une canule de verre ou une sonde de caoutchouc à demeure dans l'utérus, jusqu'à ce que cet organe soit revenu à ses dimensions normales ; on devra ensuite traiter par le curettage la métrite qui est la conséquence forcée de la lésion première et compléter au besoin par une stomatoplastie.

Dans le cas où l'on n'aurait pas l'espoir de conserver un utérus capable de reprendre ses fonctions, et surtout dans les cas où l'on soupçonnerait des lésions des trompes, on ferait la **laparotomie** et l'on enlèverait les parties malades.

4° Hématocolpos latéral et hématométrie latérale (atrésie d'une partie du canal génital dédoublé). — Toute la série des lésions que je viens de passer en revue peut exister d'un seul côté du canal génital dédoublé. Aucune indication spéciale ne mérite ici d'être signalée : on appliquera les préceptes qui ont déjà été formulés.

Dans l'hématocolpos latéral, Schröder recommande de ne pas exciser la cloison trop largement, de façon que le pénis ne puisse s'égarer dans le vagin qui était obturé et pour qu'il ne survienne pas de conception de ce côté. Une pareille précaution me paraît illusoire, car le sperme s'insinue par le plus petit pertuis. D'autre part, il me semble, à tous les points de vue, préférable de réséquer largement la cloison et de transformer le vagin double en un canal unique.

Une difficulté très grande se présente pour le traitement comme pour le diagnostic, quand le sang s'est accumulé dans une *corne rudimentaire*, à pédicule souvent allongé, formant une tumeur qui paraît indépendante de la division principale de l'utérus. On a conseillé d'arriver à la collection hématique par la voie vaginale, et Ilegar a même préconisé soit la cautérisation, soit l'incision du cul-de-sac, suivie du tamponnement iodoformé porté jusque sur la tumeur, pour provoquer des adhérences préalables. Cette conduite me paraît plus dangereuse que la **laparotomie**, suivie de l'ablation de la corne rudimentaire et de la trompe correspondante, distendues par le sang[1]. Dans le cas où les adhérences étendues rendaient l'ablation absolument impossible, on a suturé la poche à la paroi abdominale, on l'a évacuée et amené son oblitération par granulation[2].

---

[1] Un cas de ce genre est cité par G. Leopold : Ueber Blutansammlung in verschlossenen utero-vaginal Kanäle und die Salpingotomie (*Arch. f. Gyn.*, 1889, t. XXXIV, Heft 3, p. 571).

[2] Ilowitz. *Centr. f. Gyn.*, 1882, p. 271.

L'hystérectomie a été pratiquée, avec succès, par John Homans[1] pour un cas d'hématométrie latérale dans un utérus bicorne. Cette conduite est à recommander toutes les fois que la tumeur donne lieu à des accidents : on sacrifiera d'autant plus facilement l'utérus dans ces cas là qu'il est anormal et qu'il expose la malade à des accidents ultérieurs.

5° *Hémato-salpinx.* — Quelle conduite convient-il de tenir vis-à-vis de l'hémato-salpinx qui complique souvent les gynatrésies? On ne saurait le négliger, car la rupture de la trompe, transformée en un sac à parois minces, a souvent entraîné la mort. Fuld[2] a rassemblé 66 cas de gynatrésies, tant acquises que congénitales, où cet accident a été rapporté, et 48 fois il a été suivi de mort. Parmi eux, 59 ont été consécutifs à une opération antérieure et 9 sont survenus avant toute intervention. L'hémato-salpinx existait 27 fois dans des atrésies du canal génital non dédoublé, et 12 fois dans des cas où il y avait dédoublement.

Pour bien apprécier les indications opératoires, il faut connaître l'évolution naturelle de la collection tubaire, après que la tumeur vaginale ou utérine a été évacuée. Dans beaucoup de cas, si l'on a eu soin de créer une voie assez large pour l'écoulement du sang et de la maintenir, l'hémato-salpinx disparaît[3]. Mais il y a aussi beaucoup d'observations où la tumeur tubaire ne subit pas de changements, ou bien, après s'être affaissée, elle reparut de nouveau, à l'époque des règles suivantes.

Les opérations évacuatrices qui ont été proposées exposent à des accidents graves et doivent être abandonnées. La **ponction par les culs-de-sac du vagin** (Kaltenbach, Alberti, Rennert, H. Bertram, P. Müller) peut donner lieu à la blessure de l'intestin et de la vessie, à l'effusion du sang dans le péritoine et à la suppuration de la poche. La **ponction par la paroi abdominale** (Haussmann) est passible des mêmes reproches.

Le seul traitement rationnel est la laparotomie suivie de la salpingectomie[4]. On y joindra le plus souvent l'hystérectomie, car l'utérus est

[1] John Homans. *Boston med. and surg. Journ.*, 8 nov. 1885, t. CIX. p. 436.

[2] S. Fuld. Die Salpingotomie wegen Hämatosalpinx bei Gynatresie *Arch. f. Gyn.*, 1889, t. XXXIV, n° 2, p. 191. — G. Leopold. *Loc cit.*, p. 571. — J. M. L. Woff. *Vratch*, 1895, n° 28. — M. Sänger. Drei Fälle von Salpingo-oophorectomia duplex bei Hematometra gynatetrica (*Centr. f. Gyn.*, 1896, p. 49).

[3] Aman. Ein Fall von Atresia hymenalis. Hämatocolpos. Hämatometra und Hämatosalpinx (*München med. Woch.*, 1888, n° 52, p. 909). Disparition spontanée de l'hémato-salpinx après évacuation de l'hématocolpos et de l'hématométrie.

[4] Setügin. *Vratch*, 1888, n° 24, p. 466 (Observ. XXIV). — Chapmann. *Edinb. med. Journ.*, 1884-85, t. XXX, p. 204. — Terrillon. *Revue de chir.* 1887, t. VII, p. 71, et *Bull. de thérap.*, 1877, t. CXIII, p. 390. — Ces chirurgiens, que Fuld cite, un peu à tort, à ce propos, ont opéré des hémato-salpinx survenus après des rétrécissements acquis et non pas congénitaux du canal génital. — Leopold (*Loc. cit.*, p. 571) a publié un fait de salpingotomie prophylactique, pratiquée dans un cas d'utérus bicorne avec une corne rudimentaire, où il existait de la salpingite insterstitielle hypertrophique occasionnant des douleurs. Ces faits, très disparates, ne sauraient être rapprochés.

ordinairement atteint de malformations ou de lésions qui rendent sa conservation inutile ou dangereuse.

Il est une autre circonstance où la laparotomie s'impose. C'est lorsqu'on voit, avant ou après une opération évacuatrice sur le vagin ou l'utérus atrésiés, la tumeur des trompes subitement s'affaisser, sans issue à l'extérieur d'une quantité de sang en rapport avec cette diminution de volume. Il est très probable, dès lors, qu'une rupture s'est faite dans le péritoine; des symptômes graves d'hémorragie interne rendraient le fait certain et commanderaient alors la laparotomie immédiate.

INDEX ANALYTIQUE

(Les chiffres renvoient aux pages : les chiffres 1 à 766 au tome premier ; les chiffres 767 à 1448, au tome second).

P

Pachy-salpingite, 814.
Pachyvaginite kystique. 1147.
Pâles couleurs, 262.
Palpation abdominale simple, 148.
— des uretères, 185.
Pansements (salle de), 11.
— (objets de), 24.
Paramétrite, 885.
Pasteur (four), 257.
Pédicule (torsion du) dans les kystes de de l'ovaire, 957, 964.
Pelvienne (cellulite) diffuse, 896, 905.
Pelviens (abcès), 891, 898.
Pelvi-péritonite. 885.
Périmétrite, 885.
Péri-métro-salpingite, 885.
— aperçu historique, 885.
— anatomie pathologique, 888 : péri-métro-salpingite séreuse, 887 ; péri-métro-salpingite suppurée, 891.
— étiologie générale, 896.
— symptômes et diagnostic, 897 : péri-métro-salpingite séreuse, 897 ; abcès pelviens, 899 ; phlegmons du ligament large, 901 ; cellulite pelvienne diffuse, 905.
— pronostic, 905.
— traitement : l'abcès proémine vers le vagin, 905 ; l'abcès proémine vers le rectum, 906 ; l'abcès est également éloigné du vagin et de la paroi abdominale, 906 ; l'abcès est plus rapproché de la paroi abdominale ; l'abcès a infiltré le plancher pelvien, 910 ; traitement des péri-métro-salpingites chroniques, 912.
Périnéale (voie) dans les abcès pelviens, 907.
Périnéauxésis, 718.
Périnée (déchirures du), voy. *Déchirures du périnée.*
Périnée (développement du), 1366.
Périnéorrhaphie, 727.
Périnéotomie dans les abcès pelviens, 907.
— transversale, 407, 907.
— verticale, 907.
Péritoine (tamponnement du), 130.
— (toilette du), 129.
Péritonéales (greffes), 134.
Péritonéaux (lavages), 129.
Péritonéoplastie, 133.
Péri-utérine (inflammations), 885.
Péri-vaginite phlegmoneuse disséquante. 1152.
Permanganate de potasse, 58.
Pessaires, 626, 629, 709.
— de Hodge, 650.
— indifférent, 650.
— de Gaillard-Thomas, 650.
— en berceau, 651.

Pessaires en huit de chiffre de Schultze, 652.
— à tige intra-utérine, 655.
— de Fritsch, 655.
— annulaire de Dumontpalier ou de Mayer, 627.
— de Borguet. 710.
— de Culler, 711.
— de Galabin, 628.
— de Thomas, 627.
— en berceau de Graily Hewitt, 627.
— intra-utérins, 762.
— (pour inversion de l'utérus), 746.
Phlegmons de la gaine hypogastrique, 804, 896.
Phlegmons du ligament large, 885, 894, 901.
Physométrie, 1459.
Pince à enlever les agrafes, 110.
— à forcipressure, 89.
— à forcipressure Péan-Terrier, 120.
— à griffes, 110.
— hémostatiques, 119.
— pour la forcipressure en masse, 121.
Pince-révolver de Michel, 109.
Piscidia erythrina, 369.
Plaies de la vulve et du vagin, 1329.
— étiologie, 1329.
— symptômes, 1330.
— diagnostic, 1330.
— pronostic, 1330.
— traitement, 1331.
Plaies du vagin, voy. *Plaies de la vulve et du vagin.*
Polyautoclave de Pozzi et Jayle, 17.
Polypectomie, 386.
Ponction exploratrice. 255.
Porte-aiguilles, 94.
Position de la malade, 141, voy. *Décubitus.*
— dorso-sacrée, 141.
— déclivé, 142.
— dorso-sacrée-déclive. 145.
— de la taille. 143.
— génu-cubitale ou génu-pectorale, 147.
— à quatre pattes, 147.
— en vache, 147.
— périnéale inversée, 151, 152.
— de Sims, 155.
Poupinel (étuve), 24.
Préparation de la malade, 55.
Prière mahométane, 645.
Procédé de Dührsen, 1208.
— de Fritsch, 1227.
— d'Emmet, 1265.
— de Lawson-Tait-Pozzi, 1269.
— de Küstner, 748.
— de Kehrer, 749.
— de Landau, 1209.
— de Lauenstein, 1262.
— de Le Dentu, 1227.
— de L. Lefort, 1264.
— de Martin, 1265.

TABLE DES NOMS PROPRES

DISPOSÉS PAR ORDRE ALPHABÉTIQUE

Les chiffres renvoient aux pages : les chiffres 1 à 765 au tome premier; les chiffres 766 à 1448, au tome second. Les noms propres ne sont mentionnés qu'une seule fois pour une même page, alors même qu'ils y figurent plusieurs fois.

A

ABADIE, 775, 1156.
ABEGG, 312.
ABEL, 496, 497, 501, 677, 915, 1098, 1109, 1118.
ACCONCI, 580, 1009, 1078, 1152.
ACHARD, 946, 948.
ACKERMANN, 337, 490, 1023.
ADAMKIEWICZ, 523.
ADENOT, 487.
ADULADSE, 746.
AÉTIUS, 783.
AGNEW, 479.
AHLFELD, 48, 57, 258, 291, 465, 539, 584, 1044, 1401, 1402, 1405, 1406.
AHRT, 1079.
AICHEL, 595.
AIMÉ, 476.
ALBARRAN, 183, 195, 196, 228, 505.
ALBERT, 290, 308, 417.
ALBERTI, 307, 1448.
ALBERTOLLETTI.
ALBINUS, 594.
ALEXANDER, 418, 423, 655, 656, 663, 734, 750.
ALEXANDROFF, 690.
ALGLAVE, 1167.
ALLEN, 481.
ALQUIÉ, 655, 656.
ALTHEN, 1434.
ALTHERTHUM, 818, 1056, 1060, 1071.
AMABILE (L.), 1187.
AMANN, 100, 133, 228, 500, 503, 533, 547, 558, 559, 592, 951, 1018, 1021, 1022, 1026, 1052,

1053, 1055, 1056, 1058, 1328, 1370, 1448.
AMBROISE PARÉ, voy. *Paré.*
AMEISS, 1433.
AMUSSAT, 389, 411, 680, 1419, 1445.
ANDERSCH, 671.
ANDERSON, 365.
ANDREW, 71, 698, 1041, 1108.
ANNA (d'), 349.
ANTAL (von), 376.
ANUFRIEF, 1041.
APELT, 1024.
APFELSTEDT, 472, 601, 606, 613, 618.
APOSTOKALIS, 927.
APOSTOLI, 284, 285, 286, 294, 315, 371, 372, 373, 374, 779, 837, 904.
AQUAVIVA, 750.
ARAN, 265, 655, 749, 791, 888, 1056.
ARNDT, 1244.
ARNING, 1321.
ARNOTT, 514, 1311.
ARONSSOHN, 342, 960.
ARRIZABALAGA, 681, 683.
ARTAUD, 508.
ASCH, 31, 155, 661, 662, 735, 1092.
ASCHER, 404, 1330.
ASCHER (L.), 1390.
ASCHOFF, 601, 606, 613, 618, 1111.
ASHTON, 992.
ASHWELL, 1235.
ASSAKY, 675.
ASTRUC, 339, 791.
ATKINSON, 1122.
ATLEE, 389, 392, 425, 455, 975, 977.
ATLEE (J.-L.), 980, 989.
ATLEE (W.-L), 932, 981.
ATTHILL, 1336.

G

N

T

55601. — Paris. Imprimerie LAHURE, 9, rue de Fleurus.

Introduction
à l'Étude de la Médecine

PAR

Le D' H. ROGER

Professeur à la Faculté de Paris, Médecin de l'hôpital d'Aubervilliers.

Deuxième édition

1 volume in-8° de 761 pages, cartonné, suivi d'un lexique donnant l'étymologie
et la signification des termes techniques.

Broché . . . . 9 fr. — Cartonné . . . . 10 fr.

Vient de paraître :

Le Livre de l'Infirmière

par M.-N. OXFORD

Adapté de l'anglais

par L. CHAPTAL

Préface de M. le Docteur Maurice Letulle

1 volume in-8° écu de VIII-310 pages . . . . 3 fr. 50

Vient de paraître :

Conférences pratiques

SUR LES

Maladies du Cœur et des Poumons

Par L. RÉNON

Professeur agrégé à la Faculté de médecine de Paris. Médecin de l'hôpital de la Pitié,
Membre de la Société de Biologie

1 volume in-8° de VIII-382 pages . . . . 5 fr.

Vient de paraître :

Manuel des
Maladies des Reins
et des Capsules surrénales

SOUS LA DIRECTION DE MM.

G.-M. DEBOVE

Doyen de la Faculté de Médecine de Paris, Membre de l'Académie de Médecine.

Ch. ACHARD	**J. CASTAIGNE**
Professeur agrégé à la Faculté	Chef de Laboratoire à la Faculté
Médecin des Hôpitaux.	Médaille d'or des Hôpitaux.

PAR MM.

J. CASTAIGNE, E. FEUILLIÉ, A. LAVENANT, M. LŒPER,
R. OPPENHEIM, F. RATHERY

1 vol. in-8°, avec figures dans le texte . . . . 14 fr.

CHARCOT — BOUCHARD — BRISSAUD

BABINSKI — BALLET — P. BLOCQ — BOIX — BRAULT — CHANTEMESSE — CHARRIN
CHAUFFARD — COURTOIS-SUFFIT — O. CROUZON — DUTIL — GILBERT — GRENET —
GUIGNARD — G. GUILLAIN — L. GUINON — GEORGES GUINON — HALLION
— LAMY — CH. LAUBRY — LE GENDRE — A. LÉRI — P. LONDE — MARFAN
— MARIE — MATHIEU — H. MEIGE — NETTER — ŒTTINGER —
ANDRÉ PETIT — RICHARDIÈRE — ROGER — ROGUES DE
FURSAC — RUAULT — SOUQUES — THOINOT
THIBIERGE — TOLLEMER — FERNAND WIDAL

OUVRAGE COMPLET

TRAITÉ DE MÉDECINE

DEUXIÈME ÉDITION

(Entièrement refondue)

PUBLIÉE SOUS LA DIRECTION DE MM.

BOUCHARD

Professeur à la Faculté de médecine de Paris,
Membre de l'Institut.

BRISSAUD

Professeur à la Faculté de médecine de Paris,
Médecin de l'hôpital St-Antoine.

10 volumes grand in-8°, avec figures dans le texte. . 160 francs.

Chaque volume est vendu séparément.

Tome I. 1 vol. grand in-8° de 845 pages, avec figures dans le texte : 16 fr.

Les Bactéries, par L. Guignard. — *Pathologie générale infectieuse*, par A. Charrin. — *Troubles et maladies de la nutrition*, par Paul Le Gendre. — *Maladies infectieuses communes à l'homme et aux animaux*, par G.-H. Roger.

Tome II. 1 vol. grand in-8° de 896 pages, avec figures dans le texte : 16 fr.

Fièvre typhoïde, par A. Chantemesse. — *Maladies infectieuses*, par F. Widal. — *Typhus exanthématique*, par L.-H. Thoinot. — *Fièvres éruptives*, par L. Guinon. — *Erysipèle*, par E. Boix. — *Diphtérie*, par A. Ruault. — *Rhumatisme articulaire aigu*, par W. Œttinger. — *Scorbut*, par Tollemer.

Tome III. 1 vol. grand in-8° de 702 pages, avec figures dans le texte : 16 fr.

Maladies cutanées, par G. Thibierge. — *Maladies vénériennes*, par G. Thibierge. — *Maladies du sang*, par A. Gilbert. — *Intoxications*, par H. Richardière.

Tome IV. 1 vol. grand in-8° de 680 pages, avec figures dans le texte : 16 fr.

Maladies de l'estomac, par A. Mathieu. — *Maladies du pancréas*, par A. Mathieu. — *Maladies de l'intestin*, par Courtois-Suffit. — *Maladies du péritoine*, par Courtois-Suffit. — *Maladies de la bouche et du pharynx*, par A. Ruault.

Tome V. 1 vol. grand in-8°, avec figures en noir et en couleurs dans le texte : 18 fr.

Maladies du foie et des voies biliaires, par A. Chauffard. — *Maladies du rein et des capsules surrénales*, par A. Brault. — *Pathologie des organes hématopoiétiques et des glandes vasculaires sanguines, moelle osseuse, rate, ganglions, thyroïde, thymus*, par G.-H. Roger.

Tome VI. 1 vol. grand in-8° de 612 pages, avec figures dans le texte : 14 fr.

Maladies du nez et du larynx, par A. RUAULT. — *Asthme*, par E. BRISSAUD. — *Coqueluche*, par P. LE GENDRE. — *Maladies des bronches*, par A.-B. MARFAN. — *Troubles de la circulation pulmonaire*, par A.-B. MARFAN. — *Maladies aiguës du poumon*, par NETTER.

Tome VII. 1 vol. grand in-8° de 550 pages, avec figures dans le texte : 14 fr.

Maladies chroniques du poumon, par A.-B. MARFAN. — *Phtisie pulmonaire*, par A.-B. MARFAN. — *Maladies de la plèvre*, par NETTER. — *Maladies du médiastin*, par A.-B. MARFAN.

Tome VIII. 1 vol. grand in-8° de 580 pages, avec figures dans le texte : 14 fr.

Maladies du cœur, par M. ANDRÉ PETIT. — *Maladies des vaisseaux sanguins*, par W. ŒTTINGER.

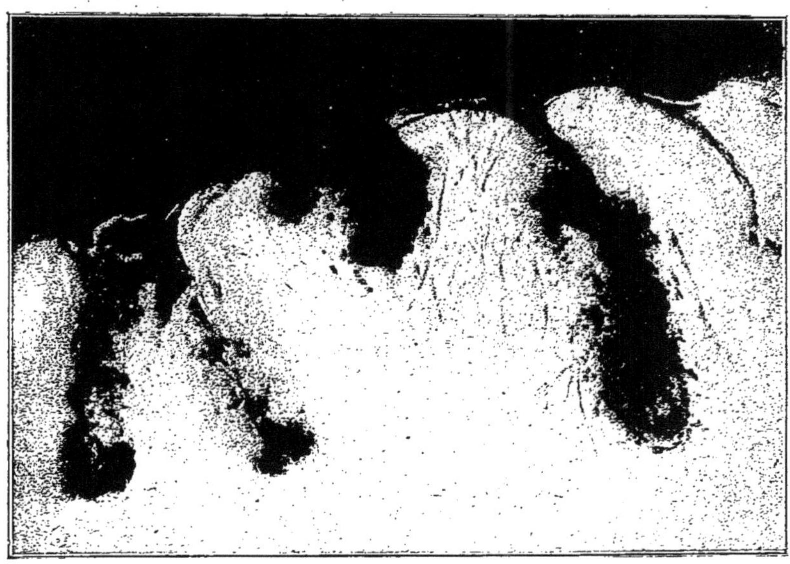

Figure extraite du Tome IX.

Tome IX. 1 vol. grand in-8° de 1092 pages, avec figures dans le texte : 18 fr.

Maladies de l'encéphale, par E. BRISSAUD, SOUQUES, P. LONDE et TOLLEMER. — *Maladies de la protubérance et du bulbe*, par G. GUILLAIN. — *Maladies intrinsèques de la moelle épinière*, par P. MARIE, O. CROUZON, A. LÉRI et G. GUINON. — *Maladies extrinsèques de la moelle épinière*, par G. GUINON. — *Maladies des méninges*, par G. GUINON. — *Syphilis des centres nerveux*, par H. LAMY.

Vient de paraître :

Tome X. 1 vol. grand in-8° de 1050 pages, avec figures en noir et en couleurs et 3 planches hors texte en couleurs . . . . 18 fr.

Des Névrites. — Pathologie des différents muscles et nerfs moteurs. — Tics, Crampes fonctionnelles et professionnelles. — Chorées, Myoclonies. — Maladie de Thomsen. — Paralysie agitante. — Myopathie primitive progressive. — Amyotrophie Charcot-Marie et Werdnig-Hoffmann. — Acromégalie, Gigantisme, Achondroplasie. Myxœdème. — Goitre exophtalmique. — Pathologie du grand sympathique. — Neurasthénie. — Épilepsie, Hystérie. — Paralysie générale progressive. — Les Psychoses.

Table analytique des 10 volumes.

Traité de
Pathologie générale

PUBLIÉ PAR

CH. BOUCHARD

MEMBRE DE L'INSTITUT

PROFESSEUR DE PATHOLOGIE GÉNÉRALE A LA FACULTÉ DE MÉDECINE DE PARIS.

SÉCRÉTAIRE DE LA RÉDACTION

G.-H. ROGER

Professeur agrégé à la Faculté de médecine de Paris, Médecin des hôpitaux.

COLLABORATEURS :

MM. ARNOZAN — D'ARSONVAL — BENNI — F. BÉZANÇON — R. BLANCHARD — BOINET — BOULAY — BOURCY — BRUN — CADIOT — CHABRIÉ — CHANTEMESSE — CHARRIN — CHAUFFARD — J. COURMONT — DEJERINE — PIERRE DELBET — DÉVIC — DUCAMP — MATHIAS DUVAL — FÉRÉ — GAUCHER — GILBERT — GLEY — GOUGET — GUIGNARD — LOUIS GUINON — J.-F. GUYON — HALLÉ — HÉNOCQUE — HUGOUNENQ — M. LABBÉ — LAMBLING — LANDOUZY — LAVERAN — LEBRETON — LE GENDRE — LEJARS — LE NOIR — LERMOYEZ — LESNÉ — LETULLE — LUBET-BARBON — MARFAN — MAYOR — MÉNÉTRIER — MORAX — NETTER — PIERRET — RAVAUT — G.-H. ROGER — GABRIEL ROUX — RUFFER — SICARD — RAYMOND TRIPIER — VUILLEMIN — FERNAND WIDAL.

6 vol. grand in-8°, avec figures dans le texte : 126 fr.

Chaque volume est vendu séparément.

TOME I. — 1 vol. grand in-8° de 1018 pages, avec figures dans le texte : **18** fr.
TOME II. — 1 vol. grand in-8° de 940 pages, avec figures dans le texte : **18** fr.
TOME III. — 1 vol. in-8° de 1400 pages, avec figures dans le texte, publié en deux fascicules : **28** fr.
TOME IV. — 1 vol. in-8° de 719 pages, avec figures dans le texte : **16** fr.
TOME V. — 1 vol. in-8° de 1180 pages, avec nombreuses figures dans le texte : **28** fr.
TOME VI. — 1 vol. in-8° de 935 pages : **18** fr.

Pathologie générale
expérimentale
Processus généraux

PAR LES

D¹ CHANTEMESSE	D¹ PODWYSSOTZKY
Professeur à la Faculté de médecine de Paris.	Professeur de Pathologie à l'Université d'Odessa, Doyen de la même Faculté.

TOME I

Histoire naturelle de la maladie. Hérédité. Atrophies. Dégénérescence. Concrétions. Gangrènes.

1 volume in-8° jésus de 428 pages, avec 162 figures en noir et en couleurs, broché. . . . . **22** fr.

TOME II

Hypertrophies. — Régénérations. — Tumeurs. — Pathologie de la circulation sanguine. — Pathologie du sang. — Pathologie de la lymphe et de la circulation lymphatique. — Inflammation. — Hypothermie. — Hyperthermie. — Fièvre.

1 volume grand in-8°, avec 57 figures en couleurs et 37 figures en noir. **22** fr.

Traité des 🞓🞓🞓🞓🞓🞓🞓🞓🞓🞓
🞓🞓 Maladies de l'Enfance

Deuxième Édition, revue et augmentée

PUBLIÉE SOUS LA DIRECTION DE MM.

J. GRANCHER ET **J. COMBY**

PROFESSEUR A LA FACULTÉ DE PARIS,
MEMBRE DE L'ACADÉMIE DE MÉDECINE.

MÉDECIN
DE L'HÔPITAL DES ENFANTS-MALADES.

5 volumes grand in-8°, avec figures dans le texte . . . . **112 francs.**

Tome I. 1 volume grand in-8° de 1060 pages, avec figures : **22 fr.**
> Physiologie et Hygiène de l'Enfance. — Maladies infectieuses. — Maladies générales de nutrition. — Intoxications.

Tome II. 1 volume grand in-8° de 964 pages, avec figures : **22 fr.**
> Maladies du tube digestif. — Maladies du pancréas. — Maladies du péritoine. — Maladies du foie. — Rate et ses maladies. — Maladies des capsules surrénales. — Maladies génito-urinaires.

Tome III. 1 volume grand in-8° de 994 pages, avec figures : **22 fr.**
> Maladies de l'appareil respiratoire. — Maladies de l'appareil circulatoire.

Tome IV. 1 volume grand in-8° de 1076 pages, avec figures : **22 fr.**
> Système nerveux. — Maladies de la peau.

Tome V. 1 vol. gr. in-8° de 1224 pages, avec figures **24 fr.**
> Maladies du fœtus et du nouveau-né. — Organes des sens. — Maladies chirurgicales. — Thérapeutique. — Formulaire.

Leçons cliniques ❧ ❧ ❧ ❧ ❧ ❧ ❧ ❧ ❧ ❧
❧ ❧ ❧ sur la Diphtérie

et quelques maladies des premières voies

Par A.-B. MARFAN
Professeur agrégé à la Faculté de médecine de Paris,
Médecin de l'hôpital des Enfants-Malades.

1 volume gr. in-8°, avec 68 figures. . . . . **10 fr.**

ÉLÉMENTS
d'Électrothérapie clinique

Par A. ZIMMERN
Ancien interne des hôpitaux de Paris

Préface du Professeur Bergonié

1 vol. grand in-8°, de XVI-393 pages, avec 3 planches et 151 figures dans le texte. . . . . **8 fr.**

Les différentes Formes cliniques et sociales
DE LA
Tuberculose Pulmonaire

PRONOSTIC, DIAGNOSTIC, TRAITEMENT
par G. DAREMBERG
Membre correspondant de l'Académie de medecine.

1 volume in-8° de 400 pages . . . . **6 fr.**

OUVRAGE COMPLET :

La Pratique ❧ ❧ ❧ ❧ ❧ ❧ ❧ ❧
❧ ❧ ❧ ❧ ❧ Dermatologique

Traité de Dermatologie appliquée

PUBLIÉ SOUS LA DIRECTION DE MM.

ERNEST BESNIER, L. BROCQ, L. JACQUET

PAR MM.

AUDRY, BALZER, BARBE, BAROZZI, BARTHÉLEMY, BÉNARD, ERNEST BESNIER,
BODIN, BRAULT, BROCQ, DE BRUN, DU CASTEL, COURTOIS-SUFFIT, A. CASTEX,
J. DARIER, DÉHU, DOMINICI, W. DUBREUILH, HUDELO, L. JACQUET, JEANSELME,
J.-B. LAFFITTE, LENGLET, LEREDDE, MERKLEN, PERRIN, RAYNAUD, RIST,
SABOURAUD, MARCEL SÉE, GEORGES THIBIERGE, F. TRÉMOLIÈRES, VEYRIÈRES.

4 volumes reliés toile, illustrés de figures en noir et de planches en couleurs.
156 fr.

Chaque volume est vendu séparément.

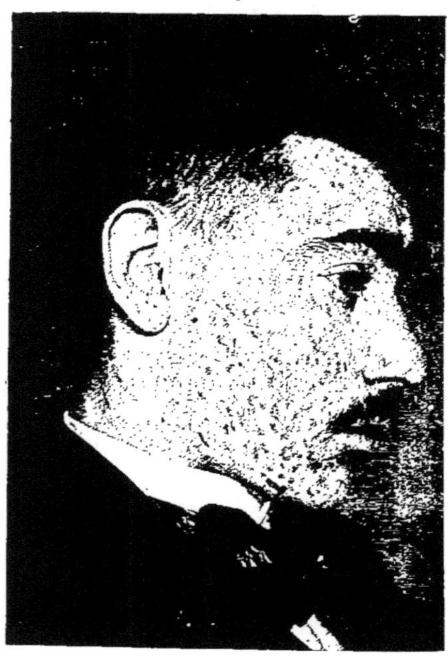

TOME I. Avec 230 figures
et 24 planches.   **36 fr.**

Anatomie et Physiologie
de la Peau.

Pathologie générale de la
Peau.

Symptomatologie générale
des Dermatoses.

Acanthosis nigricans
à Ecthyma.

TOME II. Avec 168 figures
et 21 planches.   **40 fr.**

Eczéma à Langue.

TOME III. Avec 201 figures
et 19 planches.   **40 fr.**

Lèpre à Pityriasis.

TOME IV. Avec 213 figures
et 25 planches.   **40 fr.**

Poils à Zona.

GUIDE PRATIQUE DU MÉDECIN

dans les Accidents du Travail

LEURS SUITES MÉDICALES ET JUDICIAIRES

PAR

Em. FORGUE	E. JEANBRAU
Professeur à la Faculté de Montpellier, Correspondant de l'Académie de médecine.	Professeur agrégé à la Faculté de Montpellier, Lauréat de la Société de chirurgie.

1 volume in-8° de 370 pages . . . . **4 fr. 50**

L'Ankylostomiase

Maladie sociale (Anémie des Mineurs)

Biologie, Clinique, Traitement, Prophylaxie

PAR

A. CALMETTE	M. BRETON
Directeur de l'Institut Pasteur de Lille.	Assistant à l'Institut Pasteur de Lille.

AVEC UN APPENDICE PAR E. FUSTER

Avec figures dans le texte

1 volume in-8°, cartonné toile anglaise . . . . **5 fr.**

Vient de paraître :

LA

LUTTE ANTITUBERCULEUSE

en France

PAR

Le Dr H. DEHAU et R. LEDOUX-LEBARD

1 vol. petit in-8° de xxvi-271 pages, broché. . . . . **3 fr. 50**

DIAGNOSTIC ET SÉMÉIOLOGIE

DES

MALADIES TROPICALES

PAR

R. WURTZ	A. THIROUX
Professeur agrégé, chargé de cours à l'Institut de médecine coloniale de la Faculté de médecine de Paris.	Médecin-major de première classe des troupes coloniales.

1 volume grand in-8°, avec 97 figures en noir et en couleurs. . . . . . **12 fr.**

Trypanosomes et Trypanomiases

PAR

A. LAVERAN	F. MESNIL
de l'Institut et de l'Académie de médecine.	Chef de Laboratoire à l'Institut Pasteur.

1 vol. in-8° de xii-418 p., avec 61 figures et 1 planche en couleurs. . . **10 fr.**

Traité

de

Physique Biologique

PUBLIÉ SOUS LA DIRECTION DE MM.

D'ARSONVAL, GARIEL, CHAUVEAU, MAREY

SECRÉTAIRE DE LA RÉDACTION

M. WEISS

Ingénieur des Ponts et Chaussées,
Professeur agrégé à la Faculté de médecine de Paris.

TOME I. — **Mécanique, Actions moléculaires, Chaleur.**
1 volume in-8° de 1150 pages, avec 591 figures dans le texte. . . . . 25 fr.
TOME II. — **Radiations, Optique.**
1 volume in-8° de 1160 pages, avec figures dans le texte . . . . 25 fr.
TOME III. — **Électricité, Acoustique** (*Sous presse*).

Les tomes I et II sont vendus **25** fr. chacun. On souscrit dès maintenant à l'ouvrage complet au prix de **70** fr. — Ce prix restera tel jusqu'à la publication du tome III.

Traité

de Physiologie

PAR

J.-P. MORAT

PROFESSEUR A L'UNIVERSITÉ DE LYON.

Maurice DOYON

PROFESSEUR AGRÉGÉ A LA FACULTÉ DE MÉDECINE DE LYON.

5 vol. grand in-8°. En souscription (Juin 1906). **60** *fr.*

Volumes publiés :

TOME I. — **Fonctions élémentaires.** — 1 vol. grand in-8°, avec 194 figures. **15** fr.
TOME II. — **Fonctions d'innervation.** — 1 vol. grand in-8°, avec 263 figures. **15** fr.
TOME III. — **Fonctions de nutrition.** — 1 vol. grand in-8°, avec 173 figures. **12** fr.
TOME IV. — **Fonctions de nutrition** (*suite et fin*). — 1 vol. grand in-8°, avec
167 figures. . . . . **12** fr.

Sous presse : TOME V et dernier. — **Fonctions de relation et de reproduction**

Leçons d'Ophtalmométrie

(Cours de Perfectionnement de l'Hôtel-Dieu)

PAR

G. WEISS

Ingénieur des Ponts et Chaussées
Professeur agrégé à la Faculté de médecine

Avec une Préface de M. le Professeur DE LAPERSONNE

1 vol. petit in-8° de 224 pages, avec 149 figures dans le texte. . . . . . . **5** fr.

COLLECTION DE PLANCHES MURALES

DESTINÉES A

L'Enseignement
de la Bactériologie

Publiées par l'INSTITUT PASTEUR DE PARIS

65 planches du format 80×62 cm., tirées en couleurs sur papier toile.
Avec texte explicatif rédigé en français, allemand et anglais.
Prix : 250 fr. (port en sus).

CLINIQUE MÉDICALE LAËNNEC

PLANCHES MURALES DESTINÉES A L'ENSEIGNEMENT
de l'Hématologie
et de la Cytologie

PUBLIÉES SOUS LA DIRECTION DE

L. LANDOUZY et **M. LABBÉ**
Professeur de Clinique.   Chef de Laboratoire.

SANG NORMAL, SANG PATHOLOGIQUE, SÉRUM, CYTODIAGNOSTIC

15 planches du format 80×62 cm., tirées en couleurs sur papier toile.
Avec texte explicatif en français, allemand et anglais. **Prix : 60 francs**
(port en sus).

Éléments de Physiologie Humaine

PAR

Léon FRÉDÉRICQ ET **J.-P. NUEL**
Professeurs à l'Université de Liége.

CINQUIÈME ÉDITION REVUE ET AUGMENTÉE

1 vol. grand in-8° de XXVI-716 pages, avec 284 fig. dans le texte . . . **12 fr. 50**

OUVRAGE COMPLET

Traité d'Anatomie Humaine

PUBLIÉ SOUS LA DIRECTION DE

P. POIRIER
Professeur d'anatomie à la Faculté
de médecine de Paris,
Chirurgien des hôpitaux.

et

A. CHARPY
Professeur d'anatomie
à la Faculté de médecine
de Toulouse.

AVEC LA COLLABORATION DE

O. AMOEDO — A. BRANCA — A. CANNIEU — B. CUNÉO — G. DELAMARE
Paul DELBET — A. DRUAULT — P. FREDET — GLANTENAY — A. GOSSET — M. GUIBÉ
P. JACQUES — TH. JONNESCO — E. LAGUESSE — L. MANOUVRIER
M. MOTAIS — A. NICOLAS — P. NOBÉCOURT — O. PASTEAU — M. PICOU
A. PRENANT — H. RIEFFEL — CH. SIMON — A. SOULIÉ

5 volumes grand in-8°, avec figures noires et en couleurs . . . . 160 fr.

Tome I. — **Introduction.** — **Notions d'Embryologie.** — **Ostéologie.**
— **Arthrologie.** *Deuxième édition, entièrement refondue.* 1 fort volume
grand in-8°, avec 814 figures, en noir et en couleurs . . . . . . 20 fr.

Tome II. — 1er fascicule : **Myologie.** *Deuxième édition, entièrement refondue.*
1 volume grand in-8°, avec 351 figures. . . . . 12 fr.

2e fascicule : **Angéiologie** (Cœur et Artères). Histologie. *Deuxième édition,*
entièrement refondue. 1 volume grand in-8°, avec 150 figures . . . 8 fr.

3e fascicule : **Angéiologie** (Capillaires, Veines). *Deuxième édition, revue.*
1 vol. grand in-8°, avec 85 figures. . . . . 6 fr.

4e fascicule : **Les Lymphatiques.** 1 volume grand in-8°, avec 117 fig. 8 fr.

Tome III. — 1er fascicule : **Système nerveux.** Méninges. Moelle. Encéphale.
Embryologie. Histologie. *Deuxième édition, entièrement refondue.* 1 vol.
grand in-8°, avec 265 figures . . . . 10 fr.

2e fascicule : **Système nerveux.** Encéphale. *Deuxième édition, entièrement*
refondue. 1 vol. grand in-8°, avec 151 figures . . . . 10 fr.

3e fascicule : **Système nerveux.** Les nerfs. Nerfs crâniens. Nerfs rachi-
diens. *Deuxième édition, entièrement refondue.* 1 volume grand in-8°, avec
228 figures. . . . . 12 fr.

Tome IV. — 1er fascicule : **Tube digestif.** Développement. Bouche. Pharynx.
OEsophage. Estomac. Intestins. Anus. *Deuxième édition, entièrement refon-*
due. 1 volume grand in-8°, avec 201 figures. . . . . 12 fr.

2e fascicule : **Appareil respiratoire.** Larynx. Trachée. Poumons. Plèvre.
Thyroïde. Thymus. *Deuxme édit. revue.* 1 volume grand in-8°, avec 121 fig. 6 fr.

3e fascicule : **Annexes du Tube digestif.** Dents. Glandes salivaires.
Foie. Voies biliaires. Pancréas. Rate. Péritoine. *Deuxième édition, entière-*
ment refondue. 1 volume grand in-8°, avec 448 figures. . . . . . 16 fr.

Tome V. — 1er fascicule : **Organes génito-urinaires.** Reins. Uretère. Vessie.
Urètre. Prostate. Verge. Périnée. Appareil génital de l'homme. Appareil
génital de la femme. 1 volume grand in-8°, avec 431 figures. . . 20 fr.

2e fascicule : **Les Organes des Sens.** Tégument externe, OEil, Oreille,
Nez et Fosses nasales. **Les Glandes surrénales.** 1 volume grand in-8°,
avec 544 figures. . . . . 20 fr.

Traité
de Chirurgie

Publié sous la direction

DES PROFESSEURS

SIMON DUPLAY   PAUL RECLUS

PAR MM.

BERGER — BROCA — Pierre DELBET — DELENS — DEMOULIN
J.-L. FAURE — FORGUE — GÉRARD-MARCHANT
HARTMANN — HEYDENREICH — JALAGUIER — KIRMISSON — LAGRANGE
LEJARS — MICHAUX — NÉLATON
PEYROT — PONCET — QUÉNU — RICARD — RIEFFEL — SEGOND
TUFFIER — WALTHER

DEUXIÈME ÉDITION, ENTIÈREMENT REFONDUE

8 volumes grand in-8°, avec nombreuses figures dans le texte . . **150 fr.**

TOME PREMIER. 1 vol. grand in-8° de 912 pages, avec 218 figures. . . **18 fr.**
TOME II. 1 vol. grand in-8° de 996 pages, avec 361 figures. . . . **18 fr.**
TOME III. 1 vol. grand in-8° de 940 pages, avec 285 figures . . . **18 fr.**
TOME IV. 1 fort vol. de 896 pages, avec 354 figures.. . . . . . **18 fr.**
TOME V. 1 fort vol. de 948 pages, avec 187 figures. . . . . **20 fr.**
TOME VI. 1 fort vol. de 1127 pages, avec 218 figures. . . . . . . **20 fr.**
TOME VII. 1 fort vol. de 1272 pages, avec 297 figures. . . . . . . **25 fr.**
TOME VIII. 1 fort vol. de 971 pages, avec 163 figures. . . . . . . **20 fr.**
TABLE ALPHABÉTIQUE des 8 volumes du *Traité de Chirurgie.*

Chaque volume est vendu séparément.

Leçons de Clinique Chirurgicale

Par O. LANNELONGUE

Professeur à la Faculté de médecine de Paris,
Membre de l'Institut et de l'Académie de Médecine.

1 vol. grand in-8° de 594 pages, avec 40 figures dans le texte et 2 planches
hors texte en couleurs. . . . . **12 fr.**

Leçons de Clinique
et de Technique Chirurgicales

(*CHARITÉ, HOTEL-DIEU*, 1899-1904)

Par J.-L. FAURE

Professeur agrégé à la Faculté de médecine de Paris,
Chirurgien des hôpitaux.

1 vol. grand in-8° de 284 pages, avec figures dans le texte . . . . **6 fr.**

Précis ▨ ▨ ▨ ▨ ▨ ▨ ▨ ▨ ▨ ▨ ▨
▨ ▨ ▨ ▨ ▨ d'Obstétrique

PAR

A. RIBEMONT-DESSAIGNES

Professeur agrégé à la Faculté de médecine de Paris, Accoucheur de l'hôpital Beaujon, Membre de l'Académie de médecine.

ET

G. LEPAGE

Professeur agrégé à la Faculté de médecine de Paris, Accoucheur de l'hôpital de la Pitié.

SIXIÈME ÉDITION ENTIÈREMENT REFONDUE

1 volume grand in-8° de 1420 pages, avec 568 figures dans le texte dont 400 dessinées par RIBEMONT-DESSAIGNES. Relié toile : **30 fr.**

Cette nouvelle édition du **Précis d'Obstétrique** n'est pas une simple réédition, mais est le résultat d'un remaniement complet.

Pour rester dans le cadre d'une œuvre didactique, il était nécessaire que le volume ne fût pas augmenté. C'est à quoi sont arrivés les auteurs en supprimant la presque otalité des notions anatomo-physiologiques concernant l'appareil génital de la femme et en procédant à une revision soigneuse des figures et du texte.

Ils ont pu ainsi 1° ajouter un certain nombre de figures nouvelles; 2° développer certaines questions de pratique, telles que celles des complications et hémorragies de la délivrance, des infections puerpérales, des ruptures de l'utérus, de l'ophtalmie purulente des nouveau-nés, etc.; mettre au point la plupart des questions importantes; 3° traiter des sujets nouveaux, tels que l'application de la radiographie à l'obstétrique. A la pathologie médicale du nouveau-né ont été ajoutées des notions sommaires sur la pathologie chirurgicale de l'enfant qui vient de naître.

Ouvrage complet :

Précis de ▨ ▨ ▨ ▨ ▨ ▨ ▨ ▨ ▨ ▨
▨ ▨ ▨ ▨ Technique opératoire

PAR LES PROSECTEURS DE LA FACULTÉ DE MÉDECINE DE PARIS

Avec Introduction par le Professeur Paul BERGER

Vient de paraître :

Pratique courante et Chirurgie d'urgence, par VICTOR VEAU. 2ᵉ édition.

Tête et cou, par CH. LENORMANT.
Thorax et membre supérieur, par A. SCHWARTZ.
Abdomen, par M. GUIBÉ.
Appareil urinaire et appareil génital de l'homme, par PIERRE DUVAL.
Membre inférieur, par GEORGES LABEY.
Appareil génital de la femme, par ROBERT PROUST.

7 volumes. — Chaque volume cartonné toile et illustré d'environ 200 figures. **4 fr. 50**

Traité 🀫 🀫 🀫 🀫 🀫 🀫 🀫 🀫 🀫 🀫 🀫 🀫 🀫 🀫 🀫 🀫 🀫 🀫 🀫 de Gynécologie

Clinique et Opératoire

par

Samuel POZZI

Professeur de Clinique gynécologique à la Faculté de Médecine de Paris
Membre de l'Académie de Médecine, Chirurgien de l'hôpital Broca.

QUATRIÈME ÉDITION ENTIÈREMENT REFONDUE

AVEC LA COLLABORATION DE

F. JAYLE

Chef de Clinique à la Faculté de Paris.

Tome I. — Asepsie et Antisepsie. — Anesthésie. — Moyens de réunion et d'hémostase. — Exploration gynécologique. — Métrites. — Adénomes et Adéno-myomes de l'utérus. — Cancer de l'utérus. — Sarcome et endothéliome de l'utérus. — Tumeurs utérines d'origine placentaire. — Déviations de l'utérus. — Prolapsus des organes génitaux. — Inversion de l'utérus. — Difformités du col de l'utérus. — Atrésie. — Sténose. — Atrophie. — Hypertrophie.

1 vol. gr. in-8° de XVI-766 pages, avec 526 fig. dans le texte, relié toile. **20 fr.**

Le Tome II actuellement sous presse sera vendu 15 fr.

*A dater de l'apparition du Tome II, le Tome premier ne sera plus vendu séparé-ment et le prix de l'ouvrage complet sera porté à **40 fr.***

Les Fractures des Os longs

Leur Traitement pratique

PAR LES DOCTEURS

J. HENNEQUIN ET Robert LŒWY

Membre
de la Société de Chirurgie.

Ancien interne des hôpitaux
Lauréat de l'Institut.

1 vol. grand in-8°, avec 215 fig. dont 25 planches représentant 222 radiographies originales. . . . . **16 fr.**

L'Anesthésie chirurgicale par la Stovaïne

Par le D' Léon KENDIRDJY

Ancien interne des hôpitaux

1 volume in-12 de 206 pages, broché . . . . **3 fr.**

ACHARD. — *Nouveaux Procédés d'Exploration.* Leçons professées à la Faculté de médecine de Paris par CH. ACHARD, agrégé, médecin de l'hôpital Tenon, recueillies et rédigées par P. SAINTON et M. LŒPER. *Deuxième édition, revue et augmentée.* 1 vol. grand in-8°, avec figures en noir et en couleurs . **8 fr.**

ALBARRAN ET IMBERT. — *Les Tumeurs du Rein,* par MM. J. ALBARRAN, professeur agrégé à la Faculté de médecine de Paris, et L. IMBERT, professeur agrégé à la Faculté de médecine de Montpellier. 1 vol. grand in-8°, avec 106 figures dans le texte, en noir et en couleurs . . . . **20 fr.**

BRISSAUD. — *Leçons sur les Maladies nerveuses* (Salpêtrière, 1893-1894), par le professeur BRISSAUD, recueillies et publiées par HENRY MEIGE. 1 vol. in-8°, avec 240 figures . . . . **18 fr.**

— *Leçons sur les Maladies nerveuses (Deuxième série* ; hôpital Saint-Antoine), par le professeur BRISSAUD, recueillies et publiées par HENRY MEIGE. 1 vol. in-8° avec 165 figures . . . . **15 fr.**

BROCA. — *Leçons cliniques de Chirurgie infantile,* par A. BROCA, chirurgien de l'hôpital Tenon (Enfants-Malades), professeur agrégé.
2° SÉRIE. 1 vol. in-8° broché, avec 99 figures . . . . **10 fr.**

CALOT. — *Technique du Traitement de la Coxalgie,* par le Dr CALOT, Chirurgien en chef de l'hôpital Rothschild, de l'hôpital Cazin-Perrochaud, etc. 1 vol. grand in-8°, avec 178 figures dans le texte. . . . . **7 fr.**

— *Technique du Traitement de la Luxation congénitale de la hanche,* par le Dr F. CALOT. 1 vol. grand in-8°, avec 205 figures et 5 planches en photocollographie. . . . . **7 fr.**

CHARRIN. — *Leçons de Pathogénie appliquée. Clinique médicale, Hôtel-Dieu* (1895-1896), par A. CHARRIN, professeur agrégé, médecin des hôpitaux, assistant au Collège de France. 1 vol. in-8° . . . . **6 fr.**

— *Les Défenses naturelles de l'organisme : Leçons professées au Collège de France* par A. CHARRIN. 1 vol. in-8° . . . . **6 fr.**

DEGUY ET WEILL. — *Manuel pratique du Traitement de la Diphtérie* (*Sérothérapie, Tubage, Trachéotomie*), par DEGUY, chef du laboratoire à l'hôpital des Enfants, et BENJAMIN WEILL, moniteur à l'hôpital des Enfants-Malades. Introduction par A.-B. MARFAN. 1 vol. in-8° br., avec figures . . . . . **6 fr.**

DIEULAFOY. — *Clinique médicale de l'Hôtel-Dieu de Paris,* par le professeur G. DIEULAFOY. 4 vol. gr. in-8°, avec figures dans le texte.
I. 1896-1897. 1 vol. in-8° . . . . **10 fr.**
II. 1897-1898. 1 vol. in-8° . . . . **10 fr.**
III. 1898-1899. 1 vol. in-8° . . . . **10 fr.**
IV. 1900-1901. 1 vol. in-8° . . . . **10 fr.**

DUCLAUX. — *Pasteur. Histoire d'un Esprit,* par E. DUCLAUX, membre de l'Institut, directeur de l'Institut Pasteur. 1 vol. gr. in-8°, avec 22 figures. . . **5 fr.**

— *Traité de Microbiologie,* par E. DUCLAUX. 7 volumes.
Tome I. *Microbiologie générale.* — Tome II. *Diastases, toxines et venins.* — Tome III. *Fermentation alcoolique.* — Tome IV. *Fermentations variées des diverses substances ternaires.* Chaque volume gr. in-8° avec figures. **15 fr.**

DUVAL. — *Précis d'Histologie,* par M. MATHIAS DUVAL, professeur à la Faculté de médecine de Paris, membre de l'Académie de médecine. *Deuxième édition, revue et augmentée.* 1 vol. gr. in-8°, avec 427 figures dans le texte . . . **18 fr.**

GAUTIER (A.). — *Cours de Chimie minérale et organique*, par M. ARM. GAU-TIER, membre de l'Institut, professeur à la Faculté de médecine de Paris. 2 vol. grand in-8°, avec figures.

    I. *Chimie minérale*. Deuxième édition, 1 vol. grand in-8°, avec 244 figures dans le texte . . . . 16 fr.

    Vient de paraître :

    II. *Chimie organique*. Troisième édition mise au courant des travaux les plus récents avec la collaboration de MARCEL DELÉPINE, professeur agrégé à l'École supérieure de pharmacie, 1 vol. grand in-8°, avec figures. . 18 fr.

— *Leçons de Chimie biologique normale et pathologique. Deuxième édition,* publiée avec la collaboration de M. ARTHUS, professeur de physiologie à l'Université de Fribourg. 1 vol, in-8°, avec 110 figures. . . . . 18 fr.

— *L'Alimentation et les Régimes chez l'Homme sain et chez les Malades.* par ARMAND GAUTIER. Deuxième édition, revue et augmentée. 1 vol. in-8°, avec figures, broché. . . . . 10 fr.

HAYEM. — *Leçons sur les maladies du sang* (*Clinique de l'hôpital Saint-Antoine*), par GEORGES HAYEM, professeur, médecin des hôpitaux, membre de l'Académie de médecine, recueillies par MM. E. PARMENTIER et R. BENSAUDE, 1 vol. in-8°, avec 4 planches en couleurs. . . . . 15 fr.

JAVAL. — *Entre aveugles : Conseils à l'usage des personnes qui viennent de perdre la vue,* par le Dr ÉMILE JAVAL, membre de l'Académie de médecine. 1 vol. in-16 avec frontispice. . . . . 2 fr. 50

KIRMISSON. — *Leçons cliniques sur les maladies de l'appareil locomoteur* (*os, articulations, muscles*), par le Dr KIRMISSON, professeur à la Faculté de médecine, chirurgien des hôpitaux. 1 vol. in-8°, avec figures . . . . . 10 fr.

— *Traité des Maladies chirurgicales d'origine congénitale,* par le professeur KIRMISSON. 1 vol. in-8°, avec 311 fig. et 2 pl. en couleurs . . . 15 fr.

— *Les Difformités acquises de l'Appareil locomoteur pendant l'enfance et l'adolescence,* par le professeur KIRMISSON. 1 vol. in-8°, avec 430 figures dans le texte. . . . . 15 fr.

LAVERAN. — *Traité du Paludisme,* par A. LAVERAN, membre de l'Académie de médecine et de l'Institut de France. 1 vol. grand in-8°, avec 27 figures dans le texte et une planche en couleurs . . . . 10 fr.

LUYS. — *La Séparation de l'Urine des deux reins,* par GEORGES LUYS, assistant du Service des voies urinaires à l'hôpital Lariboisière, préface de HENRI HARTMANN, professeur agrégé, chirurgien de l'hôpital Lariboisière, avec 35 figures dans le texte . . . . 6 fr.

— *Endoscopie de l'Urètre et de la Vessie,* par GEORGES LUYS. Préface par le Dr HENRI HARTMANN. 1 volume in-8°, avec 86 figures et 3 planches. Relié toile anglaise. . . . . 7 fr.

MANUEL DE PATHOLOGIE EXTERNE, par MM. RECLUS, KIRMISSON, PEYROT, BOUILLY, professeurs agrégés à la Faculté de médecine de Paris, chirurgiens des hôpitaux. Septième édition entièrement refondue, illustrée de nombreuses figures. 4 vol. in-8°, avec figures dans le texte. . . . . 40 fr.

    I. *Maladies des tissus et des organes,* par le Dr P. RECLUS.

    II. *Maladies des régions : Tête et rachis,* par le Dr KIRMISSON.

    III. *Maladies des régions : Poitrine et abdomen,* par le Dr PEYROT.

    IV. *Maladies des régions : Organes génito-urinaires, membres,* par le Dr BOUILLY.

    Chaque volume est vendu séparément. . . . . 10 fr.

MEIGE (HENRY) ET FEINDEL (E.). — *Les Tics et leur Traitement.* Préface de M. le Professeur BRISSAUD. 1 vol. in-8°, de 640 pages. . . . . 6 fr.

METCHNIKOFF. — *L'Immunité dans les Maladies infectieuses,* par E. Mᴇᴛᴄʜ-ɴɪᴋᴏғғ, professeur à l'Institut Pasteur, membre étranger de la Société royale de Londres. Un vol. gr. in-8°, avec 45 figures en couleurs dans le texte.   12 fr.

— *Études sur la Nature humaine, essai de philosophie optimiste,* par E. Mᴇᴛᴄʜ-ɴɪᴋᴏғғ, professeur à l'Institut Pasteur. 1 vol. in-8°, avec fig. dans le texte.   6 fr.

NOCARD ET LECLAINCHE. — *Les Maladies microbiennes des animaux,* par Eᴅ. Nᴏᴄᴀʀᴅ et E. Lᴇᴄʟᴀɪɴᴄʜᴇ, professeur à l'Ecole de Toulouse. *Troisième édition entièrement refondue et considérablement augmentée.* 2 vol. grand in-8°.   22 fr.

OLLIER. — *Traité des Résections* et des opérations conservatrices que l'on peut pratiquer sur le système osseux, par le Pʳ L. Oʟʟɪᴇʀ. 3 vol. . . . .   50 fr.

   I. *Introduction.— Résections en général.* 1 vol. in-8°, avec 127 fig. . . .   16 fr.
   II. *Résections en particulier. Membre supérieur.* 1 vol. in-8°, avec 156 fig.   16 fr.
   III. *Résections en particulier. Résections du membre inférieur, tête et tronc.*
     1 vol. in-8°, avec 224 fig. . . . .   22 fr.

PRUNIER. — *Les Médicaments chimiques,* par Lᴇᴏɴ Pʀᴜɴɪᴇʀ, membre de l'Académie de médecine, pharmacien en chef des hôpitaux de Paris, professeur à l'École supérieure de pharmacie.

   I. *Composés minéraux.* 1 vol. grand in-8° avec 137 fig. dans le texte. .   15 fr.
   II. *Composés organiques.* 1 vol. grand in-8°, avec 47 fig. dans le texte.   15 fr.

QUINTON. — *L'Eau de mer milieu organique. Constance du milieu marin original comme milieu vital des cellules à travers la série animale,* par Rᴇɴᴇ Qᴜɪɴᴛᴏɴ, Assistant du laboratoire de Physiologie pathologique des Hautes-Études au Collège de France. 1 vol. in-8°, broché. . . . .   15 fr.

RECLUS. — *L'Anesthésie localisée par la cocaïne,* par le Dʳ Pᴀᴜʟ Rᴇᴄʟᴜs, professeur agrégé à la Faculté de médecine de Paris, chirurgien de l'hôpital Laënnec, membre de l'Académie de médecine. 1 vol. petit in-8°, avec 59 figures dans le texte. . . . .   4 fr.

REDARD. — *Traité pratique des Déviations de la colonne vertébrale,* par P. Rᴇᴅᴀʀᴅ, ancien chef de clinique chirurgicale de la Faculté de médecine de Paris, chirurgien en chef du dispensaire Furtado-Heine, membre correspondant de l'« American Orthopedic Association ». 1 volume grand in-8°, avec 231 figures dans le texte. . . . .   12 fr.

REGNARD. — *La Cure d'altitude,* par le Dʳ Pᴀᴜʟ Rᴇɢɴᴀʀᴅ, membre de l'Académie de médecine, professeur de physiologie générale à l'Institut national agronomique, directeur adjoint du laboratoire de physiologie de la Sorbonne. *Deuxième édition.* 1 fort vol. grand in-8°, avec 29 planches hors texte et 110 figures dans le texte, relié toile pleine. . . . .   15 fr.

ROGER. — *Les Maladies infectieuses,* par G.-H. Rᴏɢᴇʀ, professeur agrégé à la Faculté de médecine de Paris, médecin de l'Hôpital de la Porte d'Aubervilliers, membre de la Société de Biologie. 1 vol. in-8° de 1520 pages, publié en 2 fascicules, avec figures dans le texte . . . .   28 fr.

SOULIER (H.). *Traité de Thérapeutique et de Pharmacologie,* par M. H. Sᴏᴜ-ʟɪᴇʀ, professeur à la Faculté de médecine de Lyon, membre correspondant de l'Académie de médecine. *Additionné d'un mémento formulaire des médicaments nouveaux* (1901). *Ouvrage couronné par l'Académie des sciences et par l'Académie de médecine.* 2 vol. grand in-8°. . . . .   25 fr.

THIBIERGE. — *Syphilis et Déontologie,* par Gᴇᴏʀɢᴇs Tʜɪʙɪᴇʀɢᴇ, médecin de l'hôpital Broca. 1 vol. in-8°, broché . . . .   5 fr.

TRABUT. — *Précis de Botanique médicale,* par L. Tʀᴀʙᴜᴛ, professeur d'histoire naturelle médicale à l'École de médecine d'Alger. *Deuxième édition,* entièrement refondue. 1 vol. in-8°, avec 954 figures . . . .   8 fr.

Encyclopédie Scientifique ✹ ✹ ✹ ✹ ✹
✹ ✹ ✹ ✹ ✹ ✹ ✹ des Aide-Mémoire

Publiée sous la direction de **H. LÉAUTÉ**, Membre de l'Institut.

Au 1ᵉʳ Septembre 1906, 362 VOLUMES publiés

Chaque ouvrage forme un vol. petit in-8°, vendu : Br., **2 fr. 50**. Cart. toile, **3 fr.**

DERNIERS VOLUMES MÉDICAUX PUBLIÉS

dans la *SECTION DU BIOLOGISTE*

BAZY. — *Maladies des Voies urinaires, Urètre, Vessie,* par le Dʳ Bazy, 4 vol.
I. *Moyens d'exploration et traitement.* 2ᵉ édition. II. *Séméiologie.* III. *Thérapeutique générale. Médecine opératoire.* IV. *Thérapeutique spéciale.*

BÉRARD ET PATEL. — *Les Formes chirurgicales de la Tuberculose Intestinale,* par Léon Bérard et Maurice Patel, professeurs agrégés à la Faculté de médecine de Lyon.

BERGÉ. — *Guide de l'Étudiant à l'hôpital,* par A. Bergé, interne des hôpitaux. *Deuxième édition.*

BERNARD. — *Les Méthodes d'exploration de la perméabilité rénale,* par Léon Bernard, chef de clinique médicale à la Faculté de Paris.

BODIN. — *Biologie générale des Bactéries,* par E. Bodin, professeur à Rennes.
— — *Les Bactéries de l'Air, de l'Eau et du Sol,* par E. Bodin.
— — *Les Conditions de l'Infection microbienne et l'Immunité,* par E. Bodin.

BONNIER. — *L'Oreille,* par Pierre Bonnier. 5 vol.
I. *Anatomie de l'oreille.* II. *Pathogénie et mécanisme.* III. *Physiologie : Les Fonctions.* IV. *Symptomatologie de l'oreille.* V. *Pathologie de l'oreille.*

BROCQ ET JACQUET. — *Précis élémentaire de Dermatologie,* par MM. Brocq et Jacquet, médecins des hôpitaux de Paris. 2ᵉ édition entièrement revue. 5 vol.
I. *Pathologie générale cutanée.* II. *Difformités cutanées, éruptions artificielles, dermatoses parasitaires.* III. *Dermatoses microbiennes et néoplasies.* IV. *Dermatoses inflammatoires.* V. *Dermatoses d'origine nerveuse. Formulaire thérapeutique.*

CHATIN. — *La Pelade,* par A. Chatin et F. Trémolières.

DELOBEL. — *L'Hygiène scolaire,* par le Dʳ J. Delobel.

FAISANS. — *Maladies des Organes respiratoires.* — *Méthodes d'Exploration. Signes physiques,* par le Dʳ Léon Faisans, médecin de l'hôpital de la Pitié. *Troisième édition.*

HÉDON. — *Physiologie normale et pathologique du Pancréas,* par E. Hédon.

LABBÉ. — *Analyse chimique du Sang,* par H. Labbé, chef de Laboratoire à la Faculté de médecine de Paris.

LABIT. — *L'Eau potable et les Maladies infectieuses,* par le Dʳ H. Labit, médecin principal de l'armée.

LABIT ET POLIN. — *Le Péril vénérien,* par MM. Labit et Polin, médecins principaux de l'armée.

LAVERAN. — *Prophylaxie du Paludisme,* par A. Laveran, membre de l'Institut.

MATHIEU ET ROUX. — *L'Inanition chez les dyspeptiques et les nerveux.* par A. Mathieu, médecin à l'hôpital Andral et J.-Ch. Roux.

MERKLEN. — *Examen et Séméiotique du Cœur, signes physiques,* par le Dʳ Pierre Merklen, médecin de l'hôpital Laënnec. *Deuxième édition.*

SERGENT ET BERNARD. — *L'Insuffisance surrénale,* par E. Sergent, ancien interne, médaille d'or des Hôpitaux, et L. Bernard, chef de clinique adjoint à la Faculté. *Ouvrage couronné par la Faculté de médecine de Paris.*

VIRES. — *L'Hérédité de la Tuberculose,* par Joseph Vires, professeur agrégé à la Faculté de médecine de Montpellier.

Bibliothèque Diamant

DES

Sciences médicales et biologiques

A l'usage des Étudiants et des Praticiens

Cette Collection est publiée dans le format in-16 raisin, avec nombreuses figures dans le texte, cartonnage à l'anglaise, tranches rouges.

QUATORZIÈME ÉDITION

entièrement refondue et considérablement augmentée du

MANUEL DE PATHOLOGIE INTERNE

par Georges DIEULAFOY

Professeur de Clinique médicale à la Faculté de médecine de Paris,
Médecin de l'Hôtel-Dieu, membre de l'Académie de médecine.

4 vol. in-16 diamant, avec figures en noir et en couleurs, cartonnés à l'anglaise, tranches rouges . . . . . **32 fr.**

DERNIERS VOLUMES PUBLIÉS

ARTHUS. — *Éléments de Chimie physiologique,* par MAURICE ARTHUS, professeur de physiologie et de chimie physiologique à l'Université de Fribourg (Suisse). *Quatrième édition, revue et augmentée.* 1 vol., avec figures . . . **5 fr.**

BARD. — *Précis d'Anatomie pathologique,* par M. L. BARD, professeur à la Faculté de médecine de Lyon, médecin de l'Hôtel-Dieu. *Deuxième édition, revue et augmentée.* 1 volume, avec 125 figures . . . . **7 fr. 50**

BERLIOZ. — *Manuel de Thérapeutique,* par le Dʳ F. BERLIOZ, professeur à l'Université de Grenoble, avec une préface du professeur BOUCHARD. *Quatrième édition, revue et augmentée.* 1 vol. . . . . **6 fr.**

— *Précis de Bactériologie médicale,* par F. BERLIOZ, avec une préface du professeur LANDOUZY. 1 vol., avec figures . . . . **6 fr.**

BROCA (A.). — *Précis de Chirurgie cérébrale,* par AUG. BROCA, chirurgien de l'hôpital Tenon, professeur agrégé à la Faculté de médecine. 1 vol., avec fig. **6 fr**

GILIS. — *Précis d'Embryologie, adapté aux sciences médicales,* par PAUL GILIS, professeur agrégé à la Faculté de médecine de Montpellier, avec une préface de M. le professeur MATHIAS DUVAL. 1 vol., avec 175 figures. . . . . . . **6 fr.**

LAUNOIS. — *Manuel d'Anatomie microscopique et d'Histologie,* par M. P.-E. LAUNOIS, professeur agrégé à la Faculté de médecine, médecin des hôpitaux. Préface de M. le professeur MATHIAS DUVAL. *Deuxième édition, entièrement refondue.* 1 vol., avec 261 figures . . . . **8 fr.**

SOLLIER. — *Guide pratique des Maladies mentales (séméiologie, pronostic, indications),* par le Dʳ PAUL SOLLIER, chef de clinique adjoint des maladies mentales à la Faculté de médecine de Paris. 1 vol. . . . . **5 fr.**

SPILLMANN ET HAUSHALTER. — *Manuel de Diagnostic médical et d'exploration clinique,* par P. SPILLMANN, prof. de clinique médicale à la Faculté de médecine de Nancy, et P. HAUSHALTER, prof. agrégé, *Quatrième édition, entièrement refondue.* 1 vol., avec 89 figures . . . . **6 fr.**

THOINOT ET MASSELIN. — *Précis de Microbie. Technique et microbes pathogènes,* par M. le Dʳ L.-H. THOINOT, professeur agrégé à la Faculté de médecine de Paris, médecin des hôpitaux, et E.-J. MASSELIN, médecin vétérinaire. Ouvrage couronné par la Faculté de médecine (Prix Jeunesse). *Quatrième édition, entièrement refondue.* 1 vol., avec figures en noir et en couleurs . . . . . . **8 fr.**

WURTZ. — *Précis de Bactériologie clinique,* par le Dʳ R. WURTZ, professeur agrégé à la Faculté de médecine de Paris, médecin des hôpitaux. *Deuxième édition, revue et augmentée,* 1 vol., avec tableaux et figures. . . . . **6 fr.**

L'ŒUVRE MÉDICO-CHIRURGICAL

D' CRITZMAN, directeur

SUITE DE MONOGRAPHIES CLINIQUES

SUR LES QUESTIONS NOUVELLES

En Médecine, en Chirurgie et en Biologie

La science médicale réalise journellement des progrès incessants. Les traités de médecine et de chirurgie auront toujours grand'peine à se tenir au courant. C'est pour obvier à ce grave inconvénient que nous avons fondé ce recueil de Monographies, avec le concours des savants et des praticiens les plus autorisés.

Chaque monographie est vendue séparément. . . . . **1 fr. 25**

Il est accepté des abonnements pour une série de 10 Monographies consécutives, au prix à forfait et payable d'avance de **10** francs pour la France et **12** francs pour l'étranger (port compris).

MONOGRAPHIES EN VENTE (Septembre 1906).

2. **Le Traitement du mal de Pott**, par A. Chipault, de Paris.
4. **L'Hérédité normale et pathologique**, par le prof. Ch. Debierre, de Lille.
5. **L'Alcoolisme**, par Jaquet, privat-docent à l'Université de Bâle.
6. **Physiologie et pathologie des sécrétions gastriques**, par A. Verhaegen.
7. **L'Eczéma**, *maladie parasitaire*, par Leredde.
8. **La Fièvre jaune**, par Sanarelli, de Montevideo.
9. **La Tuberculose du rein**, par Tuffier, prof. agr., chir. de l'hôp. de la Pitié.
10. **L'Opothérapie**, par le prof. A. Gilbert et P. Carnot.
11. **Les Paralysies générales progressives**, par M. Klippel.
12. **Le Myxœdème**, par G. Thibierge.
13. **La Néphrite des saturnins**, par H. Lavrand.
15. **Le Pronostic des tumeurs**, *basé sur la recherche du glycogène*, par A. Brault.
16. **La Kinésithérapie gynécologique**, par H. Stapfer.
17. **De la Gastro-entérite aiguë des nourrissons**, par A. Lesage, méd. des hôp.
18. **Traitement de l'Appendicite**, par Félix Legueu, prof. agr., chir. des hôp.
19. **Les Lois de l'Energétique dans le régime du diabète sucré**, par E. Dufourt.
20. **La Peste**, par H. Bourges.
21. **La Moelle osseuse à l'état normal et dans les infections**, par G.-H. Roger.
23. **L'Exploration clinique des fonctions rénales par l'élimination provoquée**, par Ch. Achard, prof. agr. à la Faculté, méd. des hôp., et J. Castaigne.
24. **L'Analgésie chirurgicale, par voie rachidienne**, par le D' Tuffier.
25. **L'Asepsie opératoire**, par MM. Pierre Delbet et Louis Bigeard.
26. **Anatomie chirurgicale et médecine opératoire de l'Oreille moyenne**, par A. Broca, prof. agr. à la Faculté de Paris, chir. des hôp.
27. **Traitements modernes de l'hypertrophie de la prostate**, par E. Desnos.
28. **La Gastro-entérostomie**, par les professeurs Roux et Bourget (de Lausanne).
29. **Les Ponctions rachidiennes accidentelles**, par E. Mathieu.
30. **Le Ganglion lymphatique**, par M. Dominici.
32. **La Médication hémostatique**, par le D' P. Carnot, docteur ès sciences.
33. **L'Elongation trophique**, par le D' A. Chipault, de Paris.
35. **Le Rhumatisme tuberculeux**, par le professeur A. Poncet et M. Mailland.
34. **Les Consultations de nourrissons**, par Ch. Maygrier, agrégé.
36. **La Médication phosphorée**, par le professeur Gilbert et le D' Posternak.
37. **Pathogénie et traitement des névroses intestinales**, *en particulier de la* « *Colite* » *ou entéro-névrose muco-membraneuse*, par le D' Gaston Lyon.
38. **De l'Énucléation des fibromes utérins**, par Th. Tuffier, professeur agrégé.
39. **Le Rôle du Sel en Pathologie**, par Ch. Achard, professeur agrégé.
40. **Le Rôle du Sel en Thérapeutique**, par Ch. Achard.
41. **Traitement de la Syphilis**, par le professeur Gaucher.
42. **Tics**, par le D' Henry Meige.
43. **Diagnostic de la Tuberculose par les nouveaux procédés de laboratoire**, par le D' Nattan-Larier, chef de clinique de la Faculté de Paris.
44. **Traitement de l'hypertrophie prostatique par la prostatectomie**, par R. Proust, professeur agrégé à la Faculté de Paris.
45. **De la Lactosurie** par M. Ch. Porcher, professeur à l'Ecole vétérinaire de Lyon.
46. **Les Gastro-entérites des nourrissons**. *Etude clinique*, par A. Lesage, médecin de l'Hôpital des Enfants.
47. **Le Traitement des gastro-entérites des nourrissons et du choléra infantile**, par A. Lesage.

Bulletin de l'Institut Pasteur

REVUES ET ANALYSES

DES TRAVAUX DE MICROBIOLOGIE, MÉDECINE, BIOLOGIE GÉNÉRALE, PHYSIOLOGIE, CHIMIE BIOLOGIQUE

dans leurs rapports avec la BACTÉRIOLOGIE

COMITÉ DE RÉDACTION :

**G. BERTRAND — A. BESREDKA — A. BORREL — C. DELEZENNE
A. MARIE — F. MESNIL**

de l'Institut Pasteur de Paris

Le Bulletin paraît deux fois par mois en fascicules grand in-8°, d'environ 5o pages.

ABONNEMENT ANNUEL : PARIS, SEINE ET SEINE-ET-OISE, **22** fr. — AUTRES DÉPARTEMENTS et UNION POSTALE, **24** fr.

ANNALES DE L'INSTITUT PASTEUR

(Journal de Microbiologie)

Fondées sous le patronage de M. PASTEUR

par M. E. DUCLAUX

Membre de l'Institut, Directeur de l'Institut Pasteur, Professeur à la Sorbonne et à l'Institut agronomique,

Comité de rédaction : MM. les Docteurs CALMETTE, CHAMBERLAND, GRANCHER, LAVERAN, METCHNIKOFF, NOCARD, ROUX et VAILLARD.

Les Annales paraissent tous les mois dans le format grand in-8°, avec planches et figures.

ABONNEMENT ANNUEL : PARIS, SEINE ET SEINE-ET-OISE, 18 fr. — AUTRES DÉPARTEMENTS, 20 fr. — UNION POSTALE, 20 fr.

Archives de Médecine Expérimentale

et d'Anatomie pathologique

Fondées par J.-M. CHARCOT

Publiées par MM. GRANCHER, JOFFROY, LÉPINE

Secrétaires de la rédaction : CH. ACHARD, R. WURTZ

Les Archives paraissent tous les 2 mois et forment chaque année un fort volume grand in-8°, avec planches hors texte en noir et en couleurs.

ABONNEMENT ANNUEL : PARIS, SEINE ET SEINE-ET-OISE, 24 fr. — AUTRES DÉPARTEMENTS, 25 fr. — UNION POSTALE, 26 fr.

Revue de Gynécologie

ET DE

Chirurgie Abdominale

DIRECTEUR

S. POZZI

Professeur de clinique gynécologique à la Faculté de médecine de Paris,
Chirurgien de l'hôpital Broca, Membre de l'Académie de médecine.

Secrétaire de la Rédaction : F. JAYLE

La Revue paraît tous les deux mois en fascicules très grand in-8° de 160 à 200 pages, avec figures et planches en noir et en couleurs.

Abonnement annuel : France (Paris et départements), 28 fr. Étranger (Union postale), 30 fr.

REVUE D'ORTHOPÉDIE

PARAISSANT TOUS LES DEUX MOIS

SOUS LA DIRECTION DE

M. le P' KIRMISSON

Avec la collaboration de MM.

O. LANNELONGUE,   A. PONCET,   PIÉCHAUD et PHOCAS

Secrétaire de la Rédaction : D' GRISEL, chef de clinique à l'hôpital Trousseau.

– La Revue d'Orthopédie paraît tous les deux mois, par fascicules grand in-8°, illustrés de nombreuses figures dans le texte et de *planches hors texte*, et forme chaque année un volume d'environ 500 pages.

ABONNEMENT ANNUEL : PARIS, SEINE ET SEINE-ET-OISE, 15 fr. — AUTRES DÉPARTEMENTS, 17 fr. — UNION POSTALE, 18 fr. — LE NUMÉRO 6 fr.

Annales des Maladies de l'Oreille et du Larynx

du Nez et du Pharynx

DIRECTEURS :

M. LERMOYEZ | **P. SEBILEAU**
Médecin de l'hôpital Saint-Antoine.   Professeur agrégé, chirurgien des hôpitaux.

E. LOMBARD
Oto-Rhino-Laryngologiste des hôpitaux.

SECRÉTAIRES DE LA RÉDACTION : H. BOURGEOIS ET H. CABOCHE

Les Annales des Maladies de l'Oreille et du Larynx paraissent tous les mois, et forment chaque année un volume in-8°, avec figures dans le texte.

ABONNEMENT ANNUEL : PARIS ET DÉPARTEMENTS, 20 fr.; UNION POSTALE, 25 fr.; LE NUMÉRO 2 fr.

REVUE DE LA TUBERCULOSE

Paraissant tous les deux mois

SOUS LA DIRECTION DE MM.

CH. BOUCHARD, Président de l'Œuvre de la Tuberculose.

Comité de Rédaction : MM.

ARLOING, BROUARDEL, CHAUVEAU, CORNIL, A. FOURNIER, J. GRANCHER, LANNELONGUE, F. RAYMOND, CH. RICHET, KELSCH, L. LANDOUZY

Rédacteur en chef : D' Henri CLAUDE
Professeur agrégé à la Faculté de Paris, Médecin des hôpitaux.

Secrétaire de la Rédaction : D' G. VILLARET

ABONNEMENT ANNUEL : Paris, Seine et Seine-et-Oise, 12 fr. — Autres Départements, 14 fr. — Union postale, 15 fr. — Le Numéro, 2 fr. 50

Journal de Physiologie et de Pathologie Générale

PUBLIÉ PAR MM.

BOUCHARD et CHAUVEAU

Comité de Rédaction : MM. J. COURMONT, E. GLEY, P. TEISSIER

Le *Journal de Physiologie et de Pathologie Générale* paraît tous les deux mois dans le format grand in-8°, avec planches hors texte et figures dans le texte. Outre les mémoires originaux, chaque numéro contient un *index bibliographique* de 30 ou 40 pages comprenant l'analyse des travaux français et étrangers.

Abonnement annuel : PARIS ET DÉPARTEMENTS, 35 fr. — UNION POSTALE, 40 fr.

LE NUMÉRO : 7 fr.

9 782019 941673